COLLECTION DE PRÉCIS MÉDICAUX

OUVRAGES SPÉCIALEMENT DESTINÉS

AUX ÉTUDIANTS EN MÉDECINE ET AUX MÉDECINS PRATICIENS

Volumes petit in-8°, cartonnés toile souple.

Précis de Physique biologique, par G. WEISS, ingénieur des Ponts et Chaussées, professeur agrégé à la Faculté de Paris. 1 vol. avec 543 figures.. 7 fr.

Éléments de Physiologie, par MAURICE ARTHUS, professeur à l'École de médecine de Marseille. ancien professeur de physiologie à l'Université de Fribourg (Suisse). *Deuxième édition revue et corrigée.* 1 vol. avec 122 figures.. 9 fr.

Précis de Microbiologie clinique, par FERNAND BEZANÇON, professeur agrégé à la Faculté de Paris, médecin des hôpitaux. 1 vol. avec 82 figures.. 6 fr.

Précis de Médecine légale, par A. LACASSAGNE, professeur de médecine légale à l'Université de Lyon. 1 vol. avec 112 figures dans le texte et 2 planches hors texte en couleurs.................. 10 fr.

Précis de Chirurgie infantile, par A. KIRMISSON, professeur de clinique chirurgicale des enfants à la Faculté de Paris, chirurgien de l'hôpital des Enfants-Malades, membre de l'Académie de médecine. 1 vol. avec 462 figures.. 12 fr.

Précis de Dissection, par P. POIRIER, professeur d'anatomie à la Faculté de Paris, chirurgien des hôpitaux, membre de l'Académie de médecine, et A. BAUMGARTNER, prosecteur à la Faculté de Paris. 1 vol. avec figures (*sous presse*).

(Janvier 1906.)

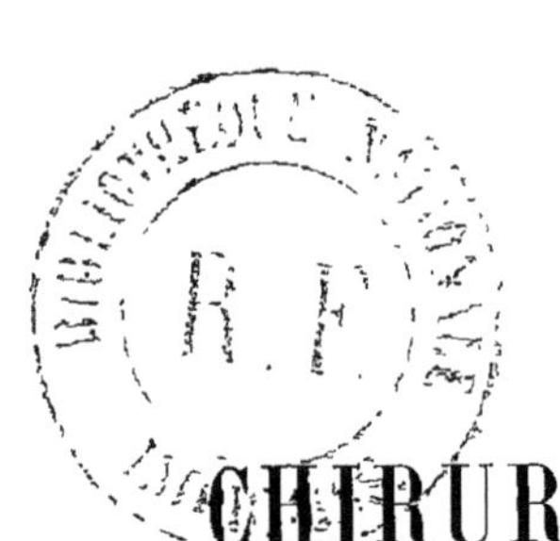

PRÉCIS

DE

CHIRURGIE INFANTILE

OUVRAGES DU MÊME AUTEUR

Leçons cliniques sur les Maladies de l'appareil locomoteur (*os, articulations, muscles*). 1890. 1 vol. in-8 avec figures dans le texte. 10 fr.

Traité des Maladies chirurgicales d'origine congénitale. 1898. 1 vol. in-8 avec 311 fig. dans le texte et 2 planches en couleurs. . . 15 fr.

Les Difformités acquises de l'appareil locomoteur pendant l'enfance et l'adolescence. 1902. 1 vol. in-8 avec 430 figures dans le texte. 15 fr.

Manuel de Pathologie externe, par MM. Reclus, Kirmisson, Peyrot, Bouilly. *Septième édition*. 4 volumes in-8 avec nombreuses figures dans le texte. . . . . 40 fr.

Tome II. *Maladies des régions : tête et rachis*, par E. Kirmisson. 7e édition, entièrement refondue et augmentée, avec figures dans le texte. 1903. 1 volume in-8. . . . . 10 fr.

1112-05. — Coulommiers. Imp. Paul BRODARD. — 1-06.

PRÉCIS

DE

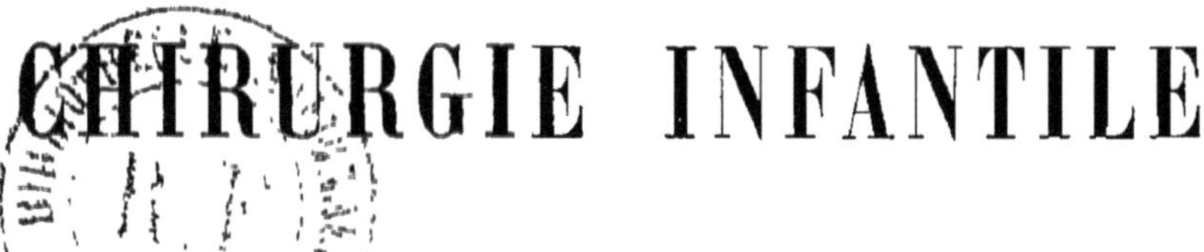

CHIRURGIE INFANTILE

PAR

E. KIRMISSON

Professeur de clinique chirurgicale infantile à la Faculté
de médecine de Paris,
Chirurgien de l'hôpital des Enfants-Malades,
Membre de l'Académie de médecine.

AVEC 462 FIGURES DANS LE TEXTE

PARIS

MASSON ET Cie, ÉDITEURS

LIBRAIRES DE L'ACADÉMIE DE MÉDECINE

120, BOULEVARD SAINT-GERMAIN

—

1906

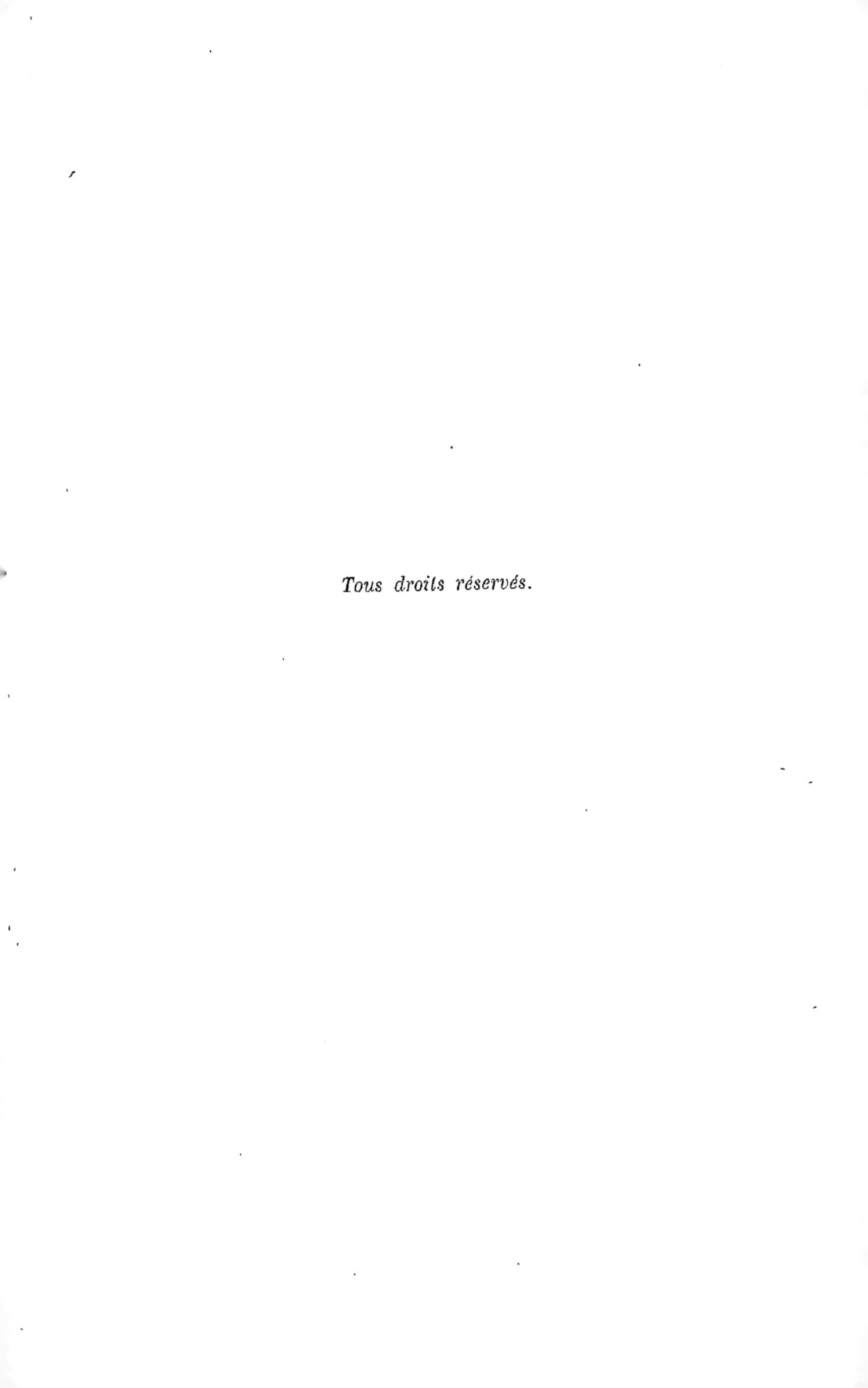

PRÉFACE

Il y a *manuel* et *manuel*, comme il y a *fagot* et *fagot*. Il est en effet des manuels, dont le but est de renfermer sous le plus petit volume possible le plus grand nombre de matériaux qu'on a pu y accumuler, historique, anatomie pathologique, symptômes et diagnostic, étiologie et pathogénie, traitement, tout s'y trouve résumé en une forme si brève et si concise que la lecture de pareils ouvrages ne laisse dans l'esprit aucune notion utile. De tels livres sont bons tout au plus pour la préparation, disons mieux, pour le *bachotage* des examens. Ils donnent à l'étudiant qui les lit un vernis superficiel, suffisant parfois pour lui permettre de subir heureusement un examen, ils ne lui laissent aucune notion durable et vraiment féconde pour l'avenir.

De tels ouvrages ne sont ni de mon goût, ni de mon âge. Le but que je me suis proposé, en offrant au public médical ce *Précis de chirurgie infantile*, est tout autre. J'ai voulu, avant tout, faire une œuvre qui fût vraiment utile ; utile à l'étudiant en médecine, soucieux d'acquérir les notions indispensables à l'exercice de sa profession, et au médecin obligé de suffire à toutes les exigences si nombreuses de la pratique. Aussi ai-je laissé volontairement de côté tout ce qui est de théorie pure, historique, anatomie pathologique, pathogénie, pour insister surtout sur les connaissances indispensables en clinique, c'est-à-dire sur la séméiologie, le diagnostic et le traitement. Je me suis proposé, en un mot, non de donner une description uniforme, dans laquelle tout se trouve sur le même plan; mais, au contraire, de tracer un tableau dans lequel soient bien mises en relief les notions principales, en laissant dans l'ombre tout ce qui est de moindre utilité.

Deux grands ordres de faits dominent toute la chirurgie infantile. Ce sont, d'une part, les vices de conformation, de l'autre, les maladies de l'appareil locomoteur. Il faut y joindre certaines questions qui, soit par leur fréquence, soit par les caractères spéciaux qu'elles revêtent dans l'enfance, méritent une place dans la chirurgie infantile. De ce nombre sont l'appendicite, la mastoïdite, certaines maladies de la gorge et du naso-pharynx, telles que l'hypertrophie des amygdales, les végétations adénoïdes, les abcès rétro-pharyngiens. De ce nombre sont encore la pleurésie purulente, l'invagination intestinale, le prolapsus et les polypes du rectum. A chacune de ces questions nous avons réservé une description, nous efforçant de leur accorder une place proportionnée à l'importance qu'elles offrent en clinique.

Ce qui frappe surtout quand on envisage d'ensemble la chirurgie infantile, c'est son caractère essentiellement pratique. Sans doute, on n'y rencontre que très exceptionnellement les grandes interventions opératoires qui caractérisent la chirurgie abdominale, par exemple; telles que gastro-entérostomies, entéro-anostomoses, résections de l'estomac et de l'intestin, etc. Mais de semblables opérations nécessitent de la part de ceux qui les entreprennent, outre des connaissances étendues, beaucoup de sang-froid et d'habileté opératoire, des aides exercés, des salles d'opérations parfaitement aménagées. Ce sont là des conditions multiples et délicates, qui ne sauraient être à la disposition de l'immense majorité des praticiens.

Tous, au contraire, auront à traiter des coxalgies, des maux de Pott, des pieds bots, des luxations congénitales de la hanche. Tous auront affaire à des abcès rétro-pharyngiens, des appendicites, des mastoïdites, des ostéomyélites. Tous devront traiter des fractures du coude chez les enfants, procéder à l'extraction des corps étrangers de la trachée et de l'œsophage. De la prompte détermination qu'ils prendront dans ces divers cas de chirurgie d'urgence dépendra bien souvent le sort des malades. Pour cela, pas n'est besoin d'une habileté opératoire exceptionnelle, ni d'aides spéciaux, ni d'une installation perfectionnée. Il y suffit d'une instruction solide. Cette branche de la chirurgie représente donc, vraiment, par excellence, la chirurgie pratique, celle que tout praticien doit bien connaître. Aussi sérions-nous heureux, pour notre part, si, par une description suffisante, nous permettions à tout praticien d'en acquérir les données, augmentant ainsi le champ de son action, et le mettant à même de rendre à ses malades le plus de services possible.

Un pareil livre devait nécessairement posséder une illustration suffisamment riche, aussi avons-nous à dessein multiplié le nombre des figures. Toutefois nous n'avons pas jugé nécessaire de faire exécuter un très grand nombre de figures originales, nous proposant bien moins de représenter des cas particuliers, que des types classiques, qui puissent rendre plus intelligibles nos descriptions. Pour les figures nouvelles, nous avons eu recours à notre dessinateur habituel, M. Warisse, dont la conscience et l'exactitude sont bien connues. Enfin, nous ne pouvons nous dispenser de remercier ici nos éditeurs, MM. Masson et Cie pour le soin qu'ils ont apporté à l'exécution matérielle de cet ouvrage.

E. Kirmisson.

26 décembre 1905.

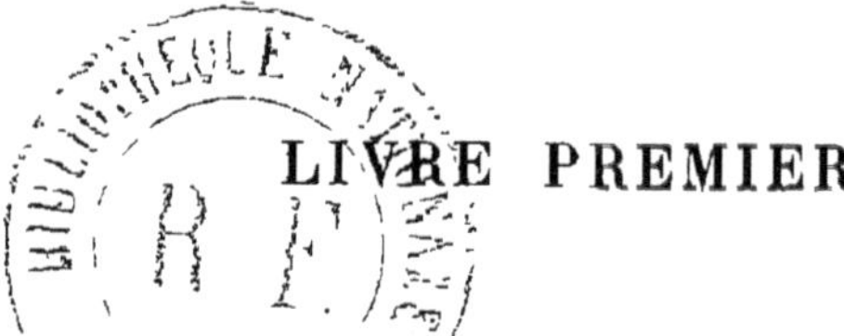

LIVRE PREMIER

MALADIES CHIRURGICALES D'ORIGINE CONGÉNITALE

PREMIÈRE SECTION

MALADIES CONGÉNITALES DU RACHIS DE LA TÊTE ET DU COU

CHAPITRE PREMIER

MALADIES CONGÉNITALES DU RACHIS

I. — NOTIONS PRÉLIMINAIRES D'EMBRYOLOGIE

Il est indispensable, pour comprendre la pathogénie des vices de conformation, de posséder quelques notions élémentaires d'embryologie.

Le premier fait qui caractérise la fécondation de l'œuf, c'est la segmentation de la substance qui le compose, ou segmentation du vitellus. Les cellules résultant du processus de segmentation se portent à la périphérie, tandis qu'au centre de l'œuf se forme une cavité dite cavité de segmentation. A cette période, l'œuf est limité par une paroi cellulaire unique; on dit qu'il est à la période de *blastula*. Bientôt à ce feuillet unique s'en ajoute un second; l'œuf passe ainsi du stade de *blastula* à celui de *gastrula*. En un point, il y a invagination de la paroi sur elle-même; la cavité de segmentation est ainsi peu à peu rétrécie. Elle finit même par disparaître complètement, quand les deux feuillets arrivent au contact. A ce moment, l'œuf représente une vésicule formée de deux parois; sa cavité n'est autre que l'intestin primitif ou cœlentéron, ouverte au dehors en un point qu'on appelle la bouche primitive ou blastopore.

Les deux feuillets constitutifs de la gastrula désignés, d'après leur situation, sous les noms de feuillet externe ou ectoderme, et feuillet interne ou endoderme, deviennent le point de départ d'un certain nombre des éléments constituants du nouvel être. Mais bientôt entre eux vient s'interposer un troisième feuillet auquel on donne le nom de feuillet moyen ou mésoderme.

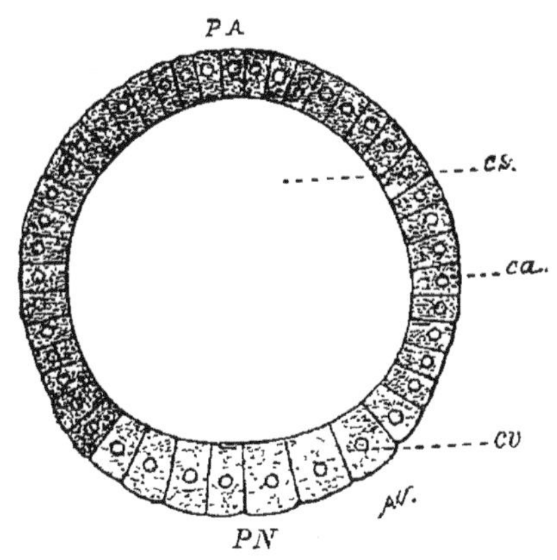

Fig. 1. — Blastula de l'Amphioxus (Hertwig). — *PA*, pôle animal; *PN*. pôle végétatif: *cs*, cavité de segmentation; *ca*, cellules animales; *cv*, cellules végétatives.

A l'intérieur du cœlentéron, on voit se former aux dépens de l'endoderme deux replis latéraux qui, pénétrant de dehors en dedans, dans cette cavité, la divisent en trois parties, une médiane qui représente le tube digestif futur, et deux latérales, cavités cœlomiques, origine des deux grandes cavités pleuro-péritonéales. C'est ainsi du moins que les choses se passent dans la larve du Sagitta. Bien que le mode de développement soit un peu différent dans les autres vertébrés, cependant le résultat définitif est le même. On voit, en effet, apparaître chez eux, entre les deux feuillets primitifs, une masse pleine, composée d'éléments cellulaires formant le mésoblaste. Toutefois cette masse elle-même est formée de deux feuillets accolés l'un à l'autre, et séparés par une simple fente. De ces deux feuillets, l'externe, appelé somatopleure. s'accole à l'ectoderme pour donner naissance

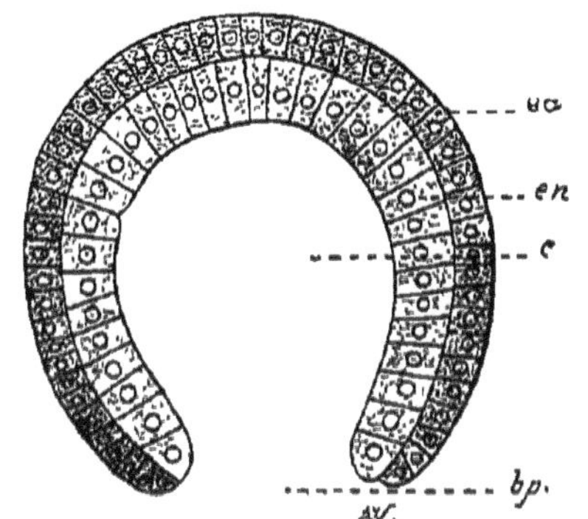

Fig. 2. — Gastrula de l'Amphioxus (Hertwig). — *ec*, feuillet externe ou ectoderme; *en*, feuillet interne ou endoderme; *c*, intestin primitif ou cœlentéron; *bp*, bouche primitive ou blastopore.

aux éléments constituants de la paroi thoraco-abdominale. L'interne ou splanchnopleure s'accolera à l'endoderme pour devenir l'origine des éléments constituants de la paroi intestinale. La fente qui les sépare est la trace de la cavité cœlomique, elle-même point de départ de la cavité pleuro-péritonéale.

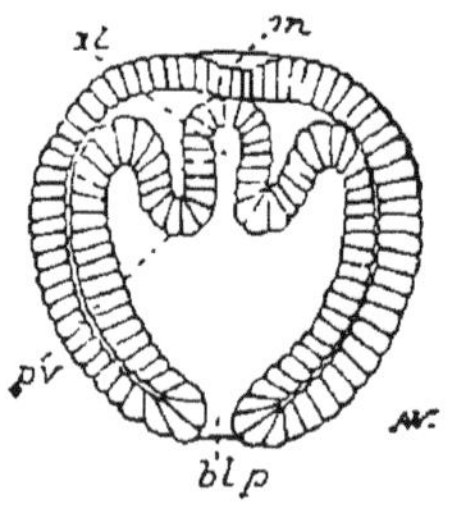

Envisagé à cette période du développement, l'embryon est donc composé de quatre feuillets, qui sont, en allant de dehors en dedans, l'ectoderme, la somatopleure, la splanchnopleure, et l'endoderme.

Fig. 3. — Un stade de développement du Sagitta (Hertwig). — *m*, orifice buccal : *al*, cavité de l'intestin définitif ; *pv*, cavité cœlomique ; *bp*, blastopore.

Voyons maintenant comment se développent la moelle et le rachis, notions qui sont indispensables pour comprendre la pathogénie des vices de conformation désignés sous le nom de « spina bifida ».

La moelle a pour origine un épaississement du feuillet externe

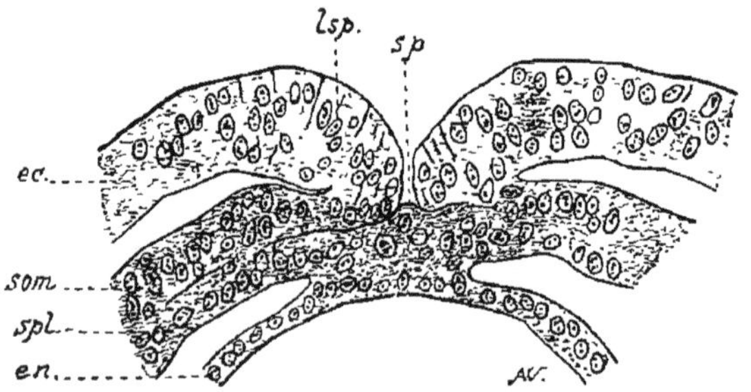

Fig. 4. — Coupe transversale d'une aire embryonnaire de l'Homme, dont la gouttière médullaire est encore ouverte (Hertwig). *ec*, ectoderme ; *som*, somatopleure ; *spl*. splanchnopleure : *en*, endoderme ; *sp*, sillon primitif.

du blastoderme qui se montre sur la ligne médiane de l'embryon, et porte le nom de plaque médullaire.

Horizontalement disposée tout d'abord, cette plaque médullaire s'infléchit peu à peu sur elle-même de dehors en dedans, de façon à donner naissance à un sillon, qui devient de plus en plus profond, jusqu'à ce que les deux bourrelets qui le limitent, arrivant à se rejoindre sur la ligne médiane, le transforment en un canal circulaire, qui n'est autre chose que le canal central de la moelle, autour duquel se déposeront ultérieurement les éléments nerveux.

Avant de constituer un tube circulaire, la moelle représente donc une simple gouttière. Mais il y a deux choses qu'il importe de ne

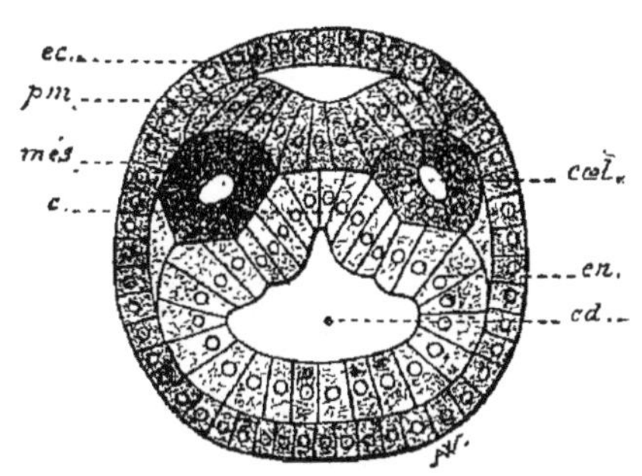

Fig. 5. — Coupe transversale d'un embryon d'Amphioxus, pourvu de cinq segments primordiaux (Hertwig). — *ec*, ectoderme; *pm*, plaque médullaire; *mes*, mésoderme; *c*, corde dorsale; *cœl*, cœlome; *cd*, cavité digestive.

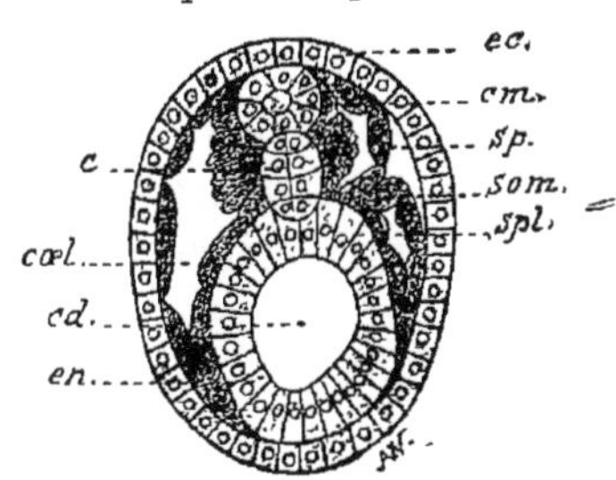

Fig. 6. — Coupe transversale pratiquée vers le milieu de la longueur du corps chez un embryon d'Amphioxus pourvu de onze segments primordiaux (Hertwig). — *ec*, *en*, *cœl*, comme dans la figure précédente; *cd* cavité digestive; *cm*, canal médullaire; *sp*, segment primordial; *som*, somatopleure; *spl*, splanchnopleure.

pas confondre : ce sont la gouttière médullaire et le sillon primitif de l'embryon. Gouttière médullaire et sillon primitif sont en réalité deux choses différentes. Pour s'en convaincre, il suffit d'examiner l'embryon vu de face. Dans le point répondant au blastopore se dessine un sillon qui s'agrandit peu à peu dans le sens vertical; c'est le sillon primitif. Au-dessus du sillon primitif se voit la gouttière médullaire, et les deux bourrelets médullaires qui la limitent. Au fur et à mesure que la gouttière médullaire s'accroît en longueur, le sillon primitif s'atrophie, de sorte que la partie antérieure de l'aire embryonnaire se développe beaucoup plus que sa partie postérieure.

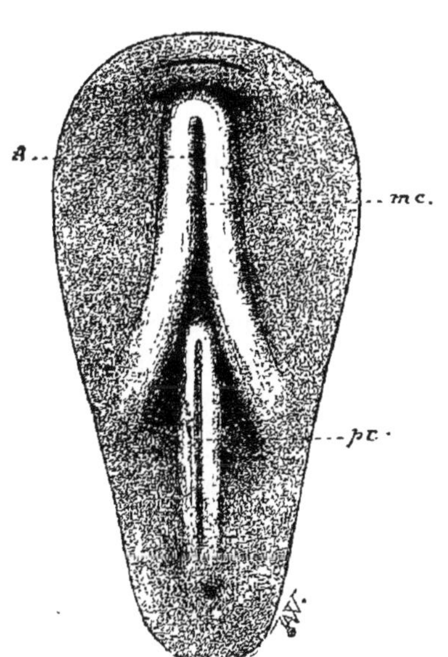

Fig. 7. — Aire transparente d'un blastoderme de Poulet de 68 heures (Hertwig). — *A*, bourrelet médullaire; *mc*, gouttière médullaire; *pc*, sillon primitif.

Un point qu'il importe de préciser, c'est la communication

existant, dans les premiers temps du développement embryonnaire, entre la gouttière médullaire, entre la moelle par conséquent, et le tube digestif. Le fait est facile à comprendre, si l'on réfléchit que la gouttière médullaire, occupant toute la hauteur verticale de l'embryon, arrive forcément en contact avec le blastopore ; or, celui-ci n'est autre chose que l'orifice de la cavité digestive primitive. On donne à ce canal établissant la communication entre la gouttière médullaire et le tube digestif le nom de canal neurentérique. Son existence est importante à connaître pour l'interprétation de certaines productions pathologiques, et, en particulier, des tumeurs congénitales de la région sacro-coccygienne.

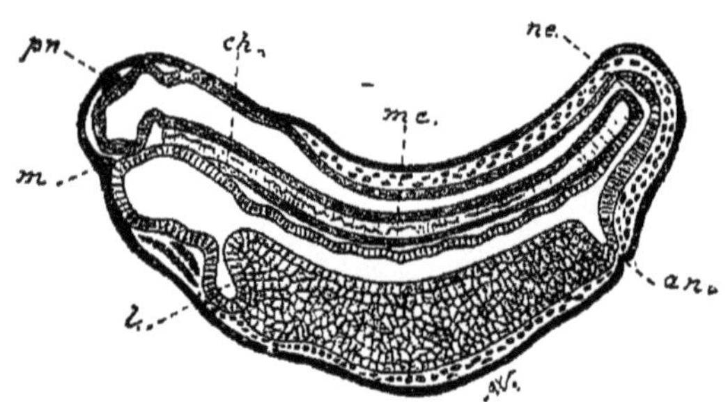

Fig. 8. — Coupe longitudinale et médiane d'un embryon de Bombinator (Hertwig). — *m*, orifice buccal en voie de formation ; *an*. anus en voie de formation ; *l*, foie ; *mc*, canal médullaire ; *ch*, corde dorsale ; *pn*, glande pinéale ; *ne*, canal neurentérique.

Voyons maintenant comment se développe l'étui rachidien dans lequel la moelle est contenue.

En même temps que la gouttière médullaire et les deux feuillets du mésoderme qui vont constituer la somatopleure et la splanchnopleure, on voit apparaître, sur la ligne médiane, un épaississement de l'endoderme, qui va devenir l'origine d'un organe nouveau, la corde dorsale. Constituée par un amas de cellules, et enveloppée par une membrane amorphe, gaine de la corde dorsale, cette dernière représente pour ainsi dire l'axe autour duquel se développera la colonne vertébrale.

L'aire embryonnaire, d'ovalaire qu'elle était jusque-là, s'allonge et s'amincit à sa partie moyenne, de manière à prendre la forme d'une semelle ou d'un biscuit. De chaque côté de la corde dorsale et de la gouttière médullaire, le mésoderme se divise en deux parties, une portion dorsale et une portion ventrale. Cette dernière forme les plaques latérales aux dépens desquelles vont se constituer les parois latérales du tronc. La première portion ou portion dorsale est l'origine des segments primordiaux, encore appelés à tort protovertèbres, aux dépens desquels vont se former les corps vertébraux et les muscles rachidiens. Le mésoderme, à ce niveau, se divise d'avant en arrière, en un certain nombre de petites masses cubiques, dans lesquelles vont se développer les corps vertébraux. Ce n'est pas seulement au niveau du tronc, mais encore au niveau de l'extrémité céphalique, que se produit cette métamérisation ou division du mésoderme en segments primordiaux, de

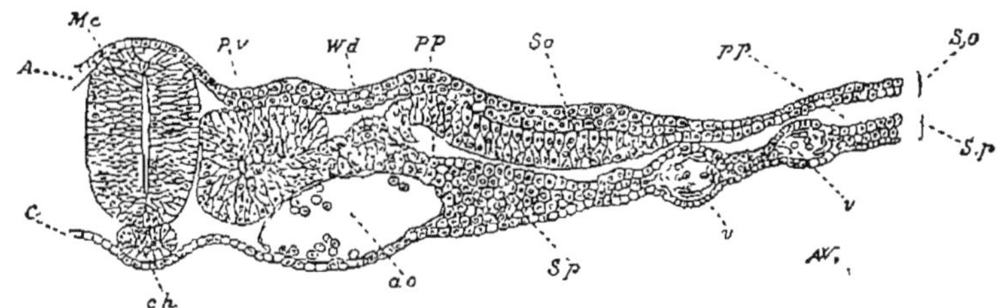

Fig. 9. — Coupe transversale à travers la région dorsale d'un embryon de Poulet de 45 heures (Hertwig). — *MC*, canal médullaire; *PV*, segment primordial; *So*, somatopleure; *Sp*. splanchnopleure; *pp*, cœlome; *ch*, corde dorsale; *A*, ectoderme; *c*, endoderme; *ao*, aorte primitive; *v*, vaisseau sanguin; *Wd*, canal de Wolff.

sorte qu'il y a lieu de distinguer des segments troncaux et des segments céphaliques. C'est là une notion sur laquelle nous devrons revenir en parlant du développement de l'extrémité céphalique.

A cette période du développement, nous trouvons donc sur la ligne médiane : la moelle, qui s'est séparée de l'ectoderme dont elle était primitivement une dépendance, et, au-dessous d'elle, la corde dorsale. Immédiatement en dehors de ces parties se trouvent les segments primordiaux, et, plus en dehors encore, les plaques latérales circonscrivant la cavité pleuro-péritonéale.

Dans le développement de la colonne vertébrale, on peut reconnaître trois stades; 1° une période membraneuse; 2° une période cartilagineuse; 3° une période osseuse.

La corde dorsale représente la colonne vertébrale à l'état membraneux. Chez l'homme, c'est au commencement du second mois de la vie embryonnaire que débute la période cartilagineuse. Autour de la corde dorsale se développe le tissu cartilagineux qui va constituer les corps vertébraux; en même temps, la substance de la corde dorsale elle-même s'atrophie. Elle persiste seulement au niveau des disques intervertébraux, où elle constitue le noyau gélatineux du disque.

Peu de temps après les corps vertébraux cartilagineux on voit apparaître les arcs des vertèbres qui entourent la moelle, et se soudent sur la ligne médiane postérieure dans le cours du quatrième mois.

Le troisième stade, ou période d'ossification, débute à la fin du second mois : chaque vertèbre se développe par trois points osseux, dont un pour le corps et un pour chacun des deux arcs. Plus tard, deux points complétementaires viennent former les lames de revêtement qui recouvrent les faces supérieure et inférieure des corps vertébraux.

Il est intéressant, au point de vue des applications pathologiques, de bien préciser les rapports de la moelle et du rachis aux différentes périodes. Tout d'abord, la moelle occupe toute la hauteur du tronc, et il en est ainsi jusqu'au quatrième mois. Au sixième mois, le cône terminal de la moelle répond au niveau de l'extrémité inférieure du canal sacré. A la naissance, la partie terminale de la moelle se trouve au niveau de la troisième vertèbre lombaire ; à un an, elle est au niveau de la première lombaire. Il semble donc qu'au fur et à mesure que la colonne vertébrale s'allonge, la moelle diminue de longueur, de sorte qu'elle répond à des points de plus en plus élevés du rachis. La conséquence de ce mode de développement, c'est que les racines rachidiennes, d'abord transversalement dirigées, deviennent de plus en plus obliques. Une autre conséquence du même fait, importante au point de vue pratique, c'est que la moelle peut se rencontrer dans certains néoplasmes congénitaux de l'extrémité inférieure du rachis dans lesquels on ne s'attendait pas à la rencontrer, en se basant uniquement sur les rapports réciproques de la moelle et du rachis à l'âge adulte.

II. — DU SPINA BIFIDA

Le mot spina bifida désigne une fente ou fissure vertébrale d'origine congénitale. Mais à cette fente est le plus souvent associée en clinique une tumeur constituée par les méninges distendues par une quantité plus ou moins considérable de liquide ; c'est là l'hydrorachis. Toutefois, prenant la partie pour le tout, on désigne sous le nom de spina bifida l'ensemble des lésions constatées en pareil cas et portant simultanément sur le rachis, sur la moelle et sur ses enveloppes. Nous agissons de même lorsque, sous le nom de bec-de-lièvre, nous englobons à la fois et la fente labiale et la division des maxillaires; lorsque nous employons la dénomination d'exstrophie de la vessie pour désigner une malformation en réalité très complexe, qui porte à la fois sur la paroi abdominale antérieure, sur la vessie et sur la symphyse pubienne.

Toutefois je dois ajouter immédiatement qu'à côté des cas habituels dans lesquels la fissure vertébrale s'accompagne en clinique d'une tumeur, il en est d'autres qui sont connus, depuis le mémoire de Recklinghausen, sous le nom de spina bifida latent ou encore spina bifida occulta, et dans lesquels la fissure vertébrale constitue toute la malformation sans qu'il y ait une tumeur surajoutée.

Le spina bifida est un arrêt de développement facile à expliquer par les notions embryologiques que nous avons rappelées dans le chapitre précédent. Il suffit en effet que les lames vertébrales n'arrivent pas en contact pour que la gouttière vertébrale reste ouverte en arrière; de même, la moelle elle-même, au lieu de se constituer à l'état de canal cylindrique, peut rester à l'état de gouttière, et ainsi se trouvent constitués les différents éléments qui entrent dans la composition de la malformation. Du reste, la gouttière médullaire ne se ferme pas simultanément dans toute sa hauteur; cette occlusion se produit plus tôt à la région dorsale. Aussi comprend-on que le spina bifida s'observe plus fréquemment à la région cervicale, et à la région lombaire, c'est-à-dire dans les points où la gouttière médullaire reste le plus longtemps ouverte à l'état normal: de même que le bec-de-lièvre s'observe plus fréquemment

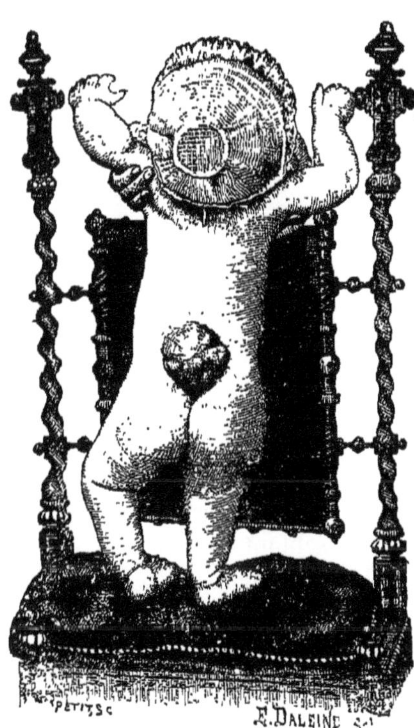

Fig. 10. — Spina bifida lombaire de forme circulaire (Kirmisson).

à la lèvre supérieure, au niveau de laquelle les bourgeons qui lui donnent naissance se soudent plus tardivement qu'à la lèvre supérieure.

Anatomie pathologique. — Le spina bifida est ordinairement unique; quelquefois cependant il occupe simultanément les régions cervicale et lombaire. Le volume de la tumeur est très variable; habituellement elle ne dépasse pas celui d'un petit œuf, mais elle peut devenir très considérable, au point d'égaler une tête d'adulte. Elle est sessile ou pédiculée; mais les tumeurs pédiculées sont de beaucoup les plus rares, et s'observent surtout à la région cervicale. La forme du spina bifida est généralement arrondie, ou elliptique, à grand axe vertical.

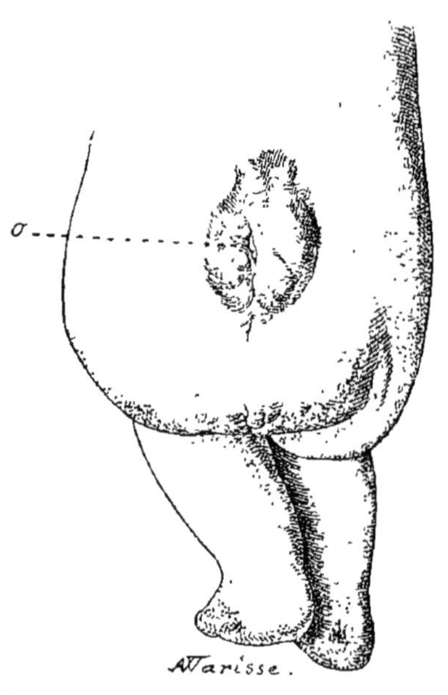

Fig. 11. — Spina bifida de forme elliptique. — *a*, orifice fistuleux communiquant avec le canal rachidien (Kirmisson).

L'enveloppe extérieure est constituée par la peau, qui présente le plus souvent des caractères anormaux. Dans certains cas, elle est très épaisse et vascularisée, présentant à sa surface des taches angiomateuses, et, à sa périphérie, une collerette de poils très développés. Dans d'autres cas, au contraire, la peau est extrêmement amincie, présentant en certains points l'aspect cicatriciel, et, dans d'autres, une surface rouge, granuleuse, tout à fait comparable à des bourgeons charnus. Parfois même, à travers cette surface granuleuse, on voit filtrer au dehors le liquide céphalo-rachidien; enfin, il est des cas dans lesquels la peau étant rompue dans une assez grande étendue, la tumeur est complètement affaissée, et l'on peut voir par transparence, sur les parties latérales, les saillies formées par les pédicules vertébraux.

Au-dessous de la peau se trouvent le tissu cellulaire et l'aponévrose; enfin vient l'enveloppe de la tumeur. On la considérait autrefois comme constituée par la dure-mère. Mais les recherches modernes de Recklinghausen et de Muscatello ont démontré que la dure-mère s'arrête au niveau du pourtour de l'orifice osseux et fait défaut sur la tumeur elle-même. La paroi de la poche est donc constituée par l'arachnoïde. Quant au contenu de la tumeur, il est représenté par du liquide, par la moelle et les nerfs rachidiens, qui prennent, suivant les cas, une part variable à sa formation.

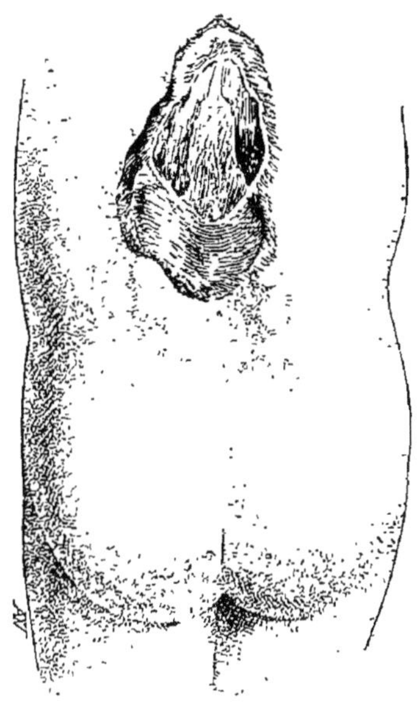

Fig. 12. — Spina bifida lombaire dont l'enveloppe s'est rompue pendant l'accouchement. Grâce à l'affaissement de la poche, on aperçoit par transparence le chapelet osseux formé par le rudiment des lames vertébrales (Kirmisson).

Le liquide est une sérosité transparente : tantôt il siège entre la moelle et ses enveloppes, constituant l'hydrorachis externe de Cruveilhier, hydroméningocèle de Virchow ; tantôt il occupe le centre de la moelle (hydrorachis interne de Cruveilhier, hydromyélocèle de Virchow). Quelquefois le liquide forme à lui seul le contenu de la tumeur ; les éléments nerveux n'y pénètrent pas. On dit alors qu'il y a méningocèle ; mais cette forme est de beaucoup la plus rare. On l'observe surtout à la région cervicale, qui est le siège de prédilection des tumeurs pédiculées. Celles-ci possèdent d'ailleurs un pronostic plus favorable.

Mais le plus souvent la moelle pénètre dans la poche. Parfois elle s'insère sur la paroi postérieure du spina bifida et s'y termine, en déterminant à la surface de la tumeur une dépression ombiliquée qui, d'après Virchow, serait caractéristique de cette disposition.

Autrefois on décrivait la moelle comme normalement conformée dans l'hydro-méningocèle ; mais les recherches modernes, celles de Tourneux et Martin d'abord, puis celles de Recklinghausen, ont montré qu'il n'en est rien. Au lieu de constituer un tube complet, la moelle, dans l'hydro-méningocèle, reste à l'état de gouttière ; elle constitue une lame vasculaire qui, refoulée d'avant en arrière par le liquide, vient s'accoler à la paroi postérieure de la poche ; de ses parties latérales se détachent les racines nerveuses qui pénètrent ensuite dans le canal médullaire.

Dans la myélocystocèle, le vice de conformation représente une période plus avancée du développement. Ici, en effet, la moelle a pu se constituer à l'état de tube nerveux complet. Le liquide s'épanche dans son intérieur, refoulant en arrière la paroi médullaire amincie, tandis que les régions antérieure et latérales de la moelle restent intactes. Aussi les troubles nerveux sont-ils en général moins marqués dans cette dernière forme. Toutefois il n'est pas rare de voir la myélocystocèle coïncider avec des vices de conformation multiples, fissures latérales des corps vertébraux, arrêt de développement du rachis et de la paroi abdominale antérieure, scoliose congénitale.

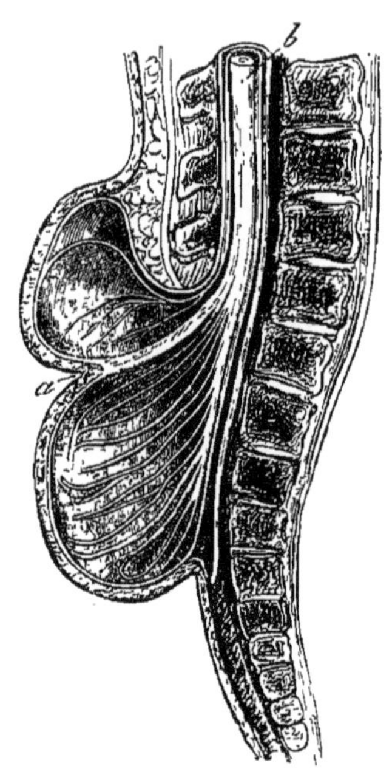

Fig. 13. — Spina bifida lombaire. — a, point où la moelle vint s'insérer sur le sac (Virchow).

Il peut se faire que la communication existant entre le canal vertébral et la tumeur vienne à se supprimer ; on a alors un simple kyste. Souvent, en même temps que le spina bifida, on rencontre d'autres vices de conformation, dont les plus fréquents sont le pied bot, le bec-de-lièvre, l'encéphalocèle, l'hydrocéphalie.

Dans quelques cas, on a rencontré en coïncidence avec le spina bifida des tumeurs : les unes sont des exostoses partant de la face postérieure des corps vertébraux et divisant la moelle en deux parties; les autres sont des tumeurs molles, comme dans le cas de Recklinghausen, tumeurs à composition mixte, contenant du tissu graisseux, du tissu conjonctif et des fibres musculaires striées; on a pu faire jouer un rôle à la présence de ces tumeurs dans la non-occlusion du canal vertébral. Mais ce sont là, il faut bien le dire, des cas tout à fait exceptionnels, et, la plupart du temps, nous ignorons complètement la cause de l'arrêt de développement.

Symptômes. — La tumeur formée par le spina bifida est médiane, arrondie ou elliptique. Quelquefois elle est recouverte d'une peau épaisse, présentant à sa base une collerette de longs poils. Parfois, au contraire, elle possède une enveloppe extrêmement mince, et est complètement transparente. Déjà nous avons noté la présence, au centre de la tumeur, d'une dépression ombiliquée, répondant, d'après Virchow, au point d'implantation de la moelle. De cette dépression centrale partent des sillons radiés qui gagnent la périphérie et donnent à la tumeur l'aspect d'une tomate vue du côté du hile.

La fluctuation de la tumeur est évidente ; quand elle n'est pas trop tendue, on peut par la pression reconnaître à sa périphérie la série des tubercules osseux qui répondent aux lames vertébrales.

Il s'en faut de beaucoup que la tumeur soit toujours réductible. Quelquefois cependant il est possible de diminuer son volume par la compression. Celle-ci détermine généralement de la douleur qui se traduit par des cris, de l'agitation, et surtout elle s'accompagne fréquemment d'une tension anormale de la fontanelle antérieure, révélant un certain degré d'hydrocéphalie. La tumeur augmente de volume par les cris, les efforts, l'expiration : elle diminue au contraire dans la position horizontale et pendant l'inspiration.

Parfois la santé générale est bonne, et toutes les fonctions restent intactes. Mais très souvent on constate une paralysie plus ou moins complète des membres inférieurs, portant à la fois sur la motilité et sur la sensibilité. La paralysie porte parfois aussi sur les sphincters anal et vésical ; elle se traduit par ce fait que l'enfant laisse continuellement s'échapper au dehors l'urine et les matières fécales, et aussi par la béance de l'anus, à travers lequel la muqueuse rectale fait un prolapsus plus ou moins prononcé. Il n'est pas rare de voir, en pareil cas, le spina bifida s'accompagner de l'existence de pieds bots.

Déjà nous avons signalé l'existence de fissures vertébrales ne s'accompagnant pas de tumeurs, et dites pour cela spina bifida latent ou encore spina bifida occulta. En pareil cas, ce sont habituellement les troubles moteurs et sensitifs, et aussi les troubles trophiques, tels que des maux perforants, par exemple, qui mettent sur la voie du diagnostic. Que si on vient à examiner la région lombo-sacrée, on y constate la présence anormale d'une touffe de poils, ou bien encore d'une petite masse graisseuse ; dans un cas, nous y avons trouvé une petite fossette cutanée. La palpation profonde exercée en ce point permet d'y reconnaître l'écartement des lames vertébrales.

Diagnostic. — Le siège même de la tumeur doit faire penser à l'existence du spina bifida; le diagnostic devient évident. s'il s'y ajoute des troubles nerveux. Mais peut-on aller plus loin et faire le diagnostic entre les différentes formes de spina bifida que nous avons précédemment énumérées? Pour ce qui est de la méningocèle, c'est de beaucoup la forme la plus rare; elle est habituellement pédiculée, et se distingue des autres formes, en ce qu'elle ne s'accompagne pas de complications du côté du système nerveux moteur ou sensitif.

Recklinghausen a appelé spécialement l'attention sur les trois zones que l'on rencontre habituellement dans l'enveloppe externe de la tumeur, comme caractéristiques de la myélo-méningocèle. Ce sont : 1° au centre, une zone rouge, bourgeonnante, zone interne ou médullo-vasculaire, qui répond au point d'insertion de la moelle sur la paroi du sac; 2° en dehors de celle-ci, une enveloppe amincie, d'apparence séreuse, zone moyenne ou épithélio-séreuse; 3° à la périphérie, une zone cutanée. Cette forme s'accompagne habituellement de paralysies motrices très étendues. Le schéma que nous reproduisons ici nous en donne facilement la raison. La moelle étant refoulée au dehors sous l'effort de la pression du liquide contenu dans la poche, les racines motrices subissent un tiraillement et un déplacement beaucoup plus considérable que les racines sensitives. Si l'on observe souvent en pareil cas des pieds bots, la cause en est dans le siège habituel de la tumeur à l'union de la région lombaire et de la région sacrée.

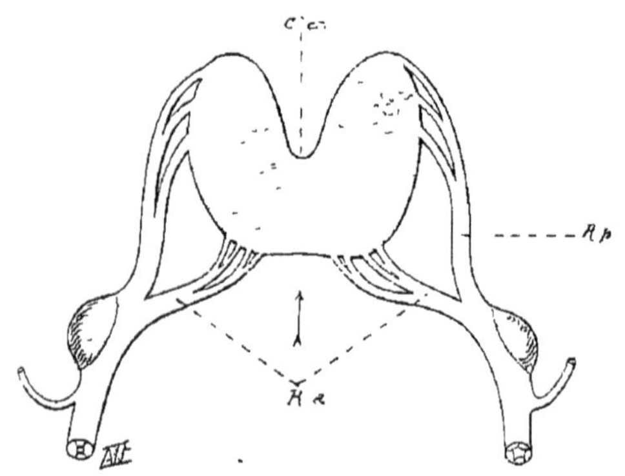

Fig. 11. — Schema destiné à faire comprendre la production de la myélocèle. La moelle n'est pas formée du côté dorsal. La flèche indique la direction suivant laquelle la moelle est refoulée par le liquide (Buckenheimer).

Dans la myélocystocèle, la tumeur a une large base; elle est recouverte d'une peau épaisse, et présentant à la périphérie de nombreux poils. Les paralysies des membres inférieurs sont beaucoup plus rares et beaucoup moins étendues que dans la myéloméningocèle. En effet, ici, la partie antérieure de la moelle et les nerfs moteurs qui en émergent ne sont pas intéressés, mais il n'est pas rare d'y trouver des troubles de la sensibilité, des paralysies limitées à la vessie et au rectum.

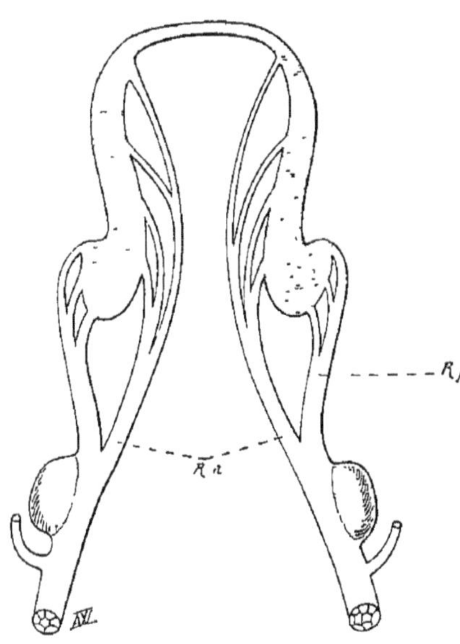

Fig. 15. — La moelle est propulsée au dehors par le liquide. Les nerfs moteurs subissent un déplacement beaucoup plus considérable que les nerfs sensitifs (Bockenheimer).

Outre la forme anatomique, il y a encore à tenir compte dans le diagnostic, du siège occupé par la tumeur, les troubles nerveux étant d'autant plus marqués que la tumeur occupe un niveau plus élevé.

Un point qui doit surtout préoccuper le chirurgien dans l'examen clinique, c'est le degré de tension du liquide céphalo-rachidien; pour cela, il faut toujours examiner le volume de la tête, rechercher l'état de la fontanelle antérieure. Appliquant une main sur cette fontanelle, pendant qu'avec l'autre main on exerce sur la tumeur des manœuvres de réduction, on recherche le degré de tension du liquide céphalo-rachidien, pour se rendre compte s'il n'y a pas de l'hydrocéphalie.

Pronostic. — Bien que certaines formes de spina bifida, et les méningocèles en particulier, soient compatibles avec une longue durée de l'existence, le pronostic ne laisse pas que d'être d'une haute gravité. La plupart des enfants restent chétifs et succombent rapidement. La mort survient, soit par la rupture de la poche et l'infection secondaire des méninges, soit par les progrès de la paralysie progressive et par les convulsions que détermine l'hydrocéphalie.

Traitement. — Deux méthodes de traitement sont applicables, à l'heure actuelle, au spina bifida : les injections iodo-glycérinées de Morton, et l'extirpation aù bistouri. Morton emploie une solution d'iode dans la glycérine, renfermant 2 p. 100 d'iode et 6 p. 100 d'iodure de potassium. Il en injecte 1 à 4 grammes suivant le volume de la tumeur, avec un trocart de moyen volume, car cette solution, assez épaisse, ne passerait pas à travers une canule fine. On comprend que, pour que ce procédé soit applicable, il faut que la tumeur soit assez pédiculisée pour qu'on puisse éviter le passage du liquide dans l'intérieur du canal rachidien. Cette condition est assez rarement réalisée ; aussi, dans l'immense majorité des cas, donnera-t-on la préférence à l'extirpation au bistouri. On pratique généralement, à la surface de la tumeur, deux incisions elliptiques qui se rejoignent, de façon à circonscrire une tranche de la peau, qui est excisée ; la face externe du sac est soigneusement mise à nu, jusqu'à ce qu'on arrive sur son pédicule. Le sac ouvert, on pratique la réduction des éléments nerveux contenus dans son intérieur ; parfois, pendant ce temps de l'opération, on a dû sectionner des filets nerveux venant se fusionner avec la paroi du sac, sans que, pour cela, la guérison en ait été entravée. Lorsque le sac est complètement vide, on en pratique la ligature, à la base, avec un catgut fort. Cette ligature peut être faite en masse, si le pédicule est assez mince. Dans les cas, au contraire, où la fente vertébrale a une hauteur assez considérable, il faut avoir recours à la ligature en chaîne. Après excision du sac au-dessous de la ligature, on rapproche les deux lèvres de l'incision cutanée par la suture au crin de Florence. On a pratiqué (Dollinger, Senenko, Bobroff) des opérations plus complexes dans lesquelles, après ablation de la poche, on a mobilisé les deux bords de la fente ostéo-fibreuse, de façon à les unir sur la ligne médiane, et à fermer le canal rachidien. Mais ces manœuvres compliquent l'opération et aggravent certainement le pronostic ; aussi me semble-t-il plus sage de s'en abstenir. Une précaution importante à prendre, c'est d'opérer le malade le siège élevé et la tête basse, de façon à éviter une déperdition trop grande du liquide céphalo-rachidien.

Du reste, il faut bien l'avouer, l'opération même la mieux réussie en apparence, est loin de procurer toujours la guérison. Trop souvent on constate au bout de quelque temps les progrès croissants de l'hydrocéphalie, qui amène la terminaison fatale. Aussi peut-on dire que l'extirpation sanglante n'a pas justifié toutes les espérances que l'on avait fondées sur elle, au début de la méthode antiseptique. Nous devons donc reconnaître que l'action de la chirurgie est très limitée quand il s'agit de la cure du spina bifida. Nous devons la réserver pour les cas favorables; s'il existe en même temps des vices de conformation graves, si l'on constate une paralysie très étendue des membres inférieurs, de la vessie et du rectum, si surtout l'on note l'existence de l'hydrocéphalie, le plus sage est de s'abstenir.

III. — TUMEURS CONGÉNITALES DE LA RÉGION SACRO-COCCYGIENNE

On rencontre chez les nouveau-nés, entre la pointe du sacrum et l'anus, des tumeurs, souvent très volumineuses, qui sont décrites sous le nom de tumeurs congénitales de la région sacro-coccygienne. Elles ne constituent point une entité morbide toujours la même, mais bien purement et simplement un groupe clinique. Ce qui les caractérise, au contraire, c'est l'énorme variété de leur nature et de leur composition histologique. D'après cela, on peut distinguer trois grands groupes parmi ces tumeurs :

1° Les méningocèles et les spina bifida sacrés;

2° Les inclusions fœtales;

3° Des tumeurs mixtes, le plus souvent kystiques, cysto-sarcomes, des lipomes, des appendices caudaux.

Pathogénie. — La pathogénie est claire lorsqu'il s'agit de méningocèles et de spina bifida. C'est à tort qu'on a voulu nier la présence de semblables tumeurs dans cette région; aujourd'hui il en existe des exemples nombreux; nous-même nous avons pu en rencontrer quelques-uns.

De même, nous n'avons rien de particulier à dire de l'inclusion fœtale; sa pathogénie est ici ce qu'elle est dans toutes les autres régions. La pathogénie est beaucoup plus obscure, lorsqu'il s'agit des autres variétés de tumeurs, et, en particulier, des tumeurs polykystiques. On a invoqué autrefois leur développement aux dépens de la glande de Luschka, comme on a fait intervenir le ganglion carotidien d'Arnold dans la production des kystes séreux congénitaux du cou. Mais il est à remarquer qu'on rencontre dans les kystes de la région sacro-coccygienne des épithéliums de forme multiple, tandis que la glande de Luschka ne renferme pas d'épithélium.

D'ailleurs on a pu démontrer la présence de la glande de Luschka intacte, dans un cas de tumeur congénitale.

Deux opinions pathogéniques beaucoup plus modernes possèdent aussi une bien plus grande importance. La première est celle qui consiste à attribuer le développement des tumeurs polykystiques de la région sacro-coccygienne aux vestiges du canal neurentérique de Kowaleski, retrouvé sur l'embryon humain de Graf von Spee. Ce canal établissant la communication entre la moelle et le canal intestinal possède un épithélium cylindrique à plateaux reproduisant le type de l'épithélium intestinal, et souvent semblable épithélium a été retrouvé dans les tumeurs polykystiques de la région sacro-coccygienne, au point qu'on a voulu y voir des segments complets de l'intestin. Une autre opinion est celle qui consiste à mettre l'origine des tumeurs sacro-coccygiennes sur le compte des vestiges médullaires décrits par Hermann et Tourneux. On sait en effet que, chez l'embryon, la moelle présente, à son extrémité terminale, des vestiges qui, se recourbant en arrière au-dessus de l'extrémité terminale du coccyx, viennent profondément s'insérer à la peau, et rendent compte de la formation de ces dépressions auxquelles on donne le nom d'infundibulum para-coccygien. A cette origine correspond la présence dans l'intérieur des tumeurs polykystiques de la région sacro-coccygienne d'épithélium cylindrique à cils vibratiles, semblable à celui qui tapisse le canal de l'épendyme. Du reste, il arrive souvent qu'on rencontre dans une même tumeur, et des cellules cylindriques à cils vibratiles, et des cavités tapissées d'un épithélium cylindrique à plateau, du type de l'épithélium intestinal; de sorte que les deux théories précédentes trouvent chacune ici leur application. Le propre de ces tumeurs est en effet d'être souvent fort complexes; à côté des cavités kystiques, de caractères divers, dont nous venons de signaler l'existence, on y rencontre souvent des masses solides, de structure sarcomateuse.

Histoire clinique. — Trois points sont à bien mettre en lumière dans l'histoire clinique de ces tumeurs. 1° Il est à noter tout d'abord qu'on les rencontre le plus souvent dans le sexe féminin. Tous les exemples qui se sont présentés jusqu'ici à mon observation avaient trait à des petites filles. 2° Elles sont remarquables par leur tendance à acquérir un volume considérable. 3° Enfin, comme nous l'avons déjà dit, elles affectent souvent la forme de tumeurs polykystiques.

Ces tumeurs sont sessiles ou pédiculées. Sessiles, elles peuvent former des masses qui repoussent en avant l'anus et le rectum, en arrière le coccyx, et proéminent plus ou moins loin, de chaque côté, à la région fessière; lorsqu'elles sont pédiculées, elles peuvent descendre très bas entre les membres inférieurs. J'en ai opéré une, chez une petite fille âgée de trente-six heures, qui descendait jusqu'aux talons. Lorsqu'elles atteignent un volume si considérable, ces tumeurs sont capables de s'ulcérer.

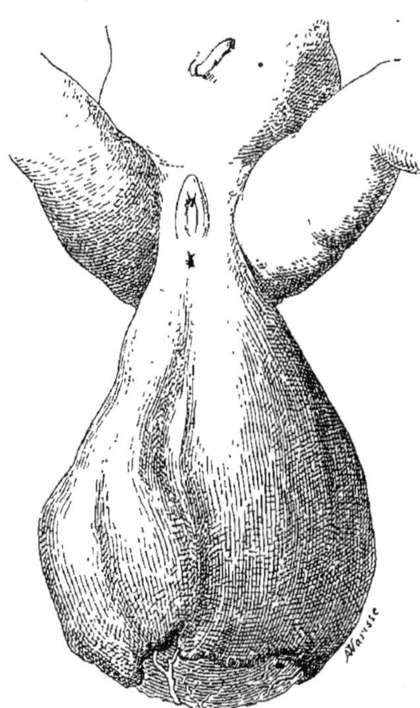

Fig. 16. — Tumeur congénitale de la région sacro-coccygienne chez une fille âgée de 36 heures; extirpation: guérison (Kirmisson).

Mais ce qui, au point de vue clinique, a beaucoup plus d'importance que toutes les données précédentes, relatives au sexe des malades, au volume de la tumeur, à la disposition sessile ou pédiculée, c'est la division de ces tumeurs en deux grands groupes, suivant qu'elles sont seulement appendues au coccyx et développées en arrière de lui, ou bien qu'elles sont développées à la fois en arrière et en avant du sacrum, pénétrant dans le petit bassin.

Les tumeurs appendues au coccyx et développées en arrière de lui sont les méningocèles et le spina bifida sacré, certains lipomes, et de petites tumeurs allongées qui présentent plus ou moins la forme d'appendices caudaux. L'existence ou l'absence de troubles du côté du système nerveux, les douleurs, les troubles nerveux déterminés par la compression au niveau de la tumeur elle-même, permettront de faire le diagnostic de la méningocèle et du spina bifida.

Quant aux tumeurs développées à la fois en arrière et en avant du sacrum, c'est surtout par le toucher rectal combiné à la palpation qu'on pourra en faire le diagnostic et en préciser tous les caractères. On peut ainsi reconnaître l'existence de masses bosselées, plus ou moins irrégulières qui, appendues au sommet du coccyx, le débordent en arrière, et qui, pénétrant dans le petit bassin, refoulent en avant l'anus et le rectum, entrant en rapport avec tous les organes de la cavité pelvienne, la vessie, l'intestin et les organes génitaux internes. De semblables tumeurs ne sont pas sans causer des troubles de la miction et de la défécation. Elles exposent, quand on en entreprend l'extirpation, à la blessure de l'intestin, à celle de la vessie et du péritoine, aussi ne saurait-on accorder trop d'attention à la disposition anatomique de ces tumeurs.

Diagnostic. — Chemin faisant, nous avons insisté déjà sur les

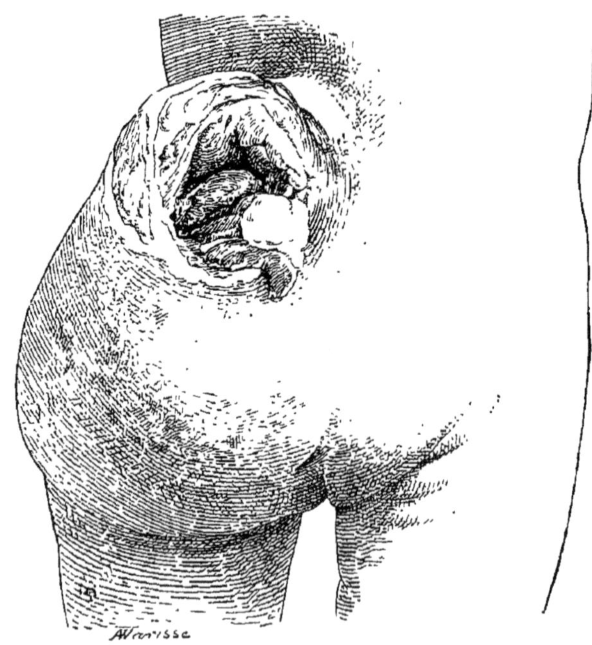

Fig. 17. — Volumineux cysto-sarcome ulcéré de la région sacro-coccygienne (Kirmisson).

caractères qui permettent de préciser le diagnostic. En présence des tumeurs congénitales de la région sacro-coccygienne, on recherchera la réductibilité, la présence ou l'absence de symptômes médullaires. On aura recours au toucher rectal combiné à la palpation de l'abdomen, qui permettra de constater leur développement à l'intérieur du bassin. Enfin on devra prendre en considération la marche plus ou moins rapide de ces tumeurs, la présence d'ulcérations; car il en est parmi elles qui se comportent à la façon des tumeurs malignes.

Traitement. — Le seul traitement utile, c'est l'extirpation; mais, comme nous l'avons déjà dit, dans les cas de tumeurs pénétrant dans la cavité pelvienne, cette opération ne laisse pas que de présenter un sérieux caractère de gravité, vu la possibilité de blessures du péritoine et des organes voisins. Plutôt que de se lancer dans une opération trop complexe et trop grave, on se contentera parfois d'une extirpation incomplète, d'autant que le moignon de la tumeur, laissé en place, est capable de s'atrophier et de disparaître spontanément.

IV. — INFUNDIBULUM PARA-COCCYGIEN ET FISTULES PARA-COCCYGIENNES

Il faut rapprocher du spina bifida et des tumeurs congénitales de la région sacro-coccygienne certains vices de conformation siégeant, soit au niveau du coccyx, soit au niveau du sacrum, et qu'on désigne sous le nom d'infundibulum para-coccygien et de fistules para-coccygiennes.

Il s'agit ici d'une disposition extrêmement fréquente; mais, le plus souvent, elle constitue une simple bizarrerie anatomique. Parfois cependant elle devient le point de départ de complications qui nécessitent l'intervention chirurgicale. Dans un très grand nombre de cas, cette disposition se rencontre chez des sujets d'ailleurs très bien conformés; mais il n'est pas rare de la voir en coïncidence avec des malformations, et, en particulier, des malformations des membres inférieurs, telles que le pied bot.

Il s'agit de petites dépressions infundibuliformes, siégeant sur la ligne médiane, soit au niveau de la pointe du sacrum, soit à la région coccygienne. La peau s'invagine dans leur intérieur; les poils et les glandes sébacées qui y sont annexés deviennent parfois le point de départ d'irritation; la suppuration se développe dans l'intérieur de la cavité, et l'infundibulum se transforme en un trajet fistuleux. La suppuration une fois établie peut se propager au tissu cellulaire voisin, et donner lieu à des décollements étendus et à des orifices multiples, capables d'en imposer pour des fistules d'origine osseuse. La rétention des produits sébacés et épidermiques dans la petite cavité peut aussi la transformer en un véritable kyste qui, à un moment donné, suppure et s'ouvre au dehors par un orifice fistuleux.

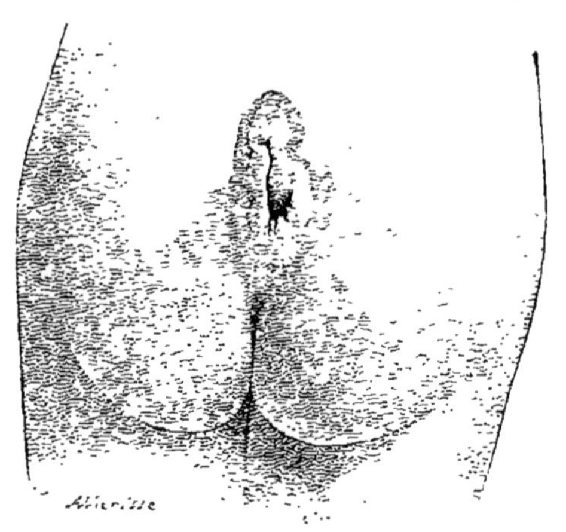

Fig. 18. — Infundibulum para-coccygien répondant au centre d'une ulcération cutanée (Kirmisson).

L'hypothèse qui nous semble la plus satisfaisante pour expliquer la production de l'infundibulum para-coccygien, c'est celle qui a été émise par MM. Tourneux et Hermann, dans leur mémoire sur la persistance des vestiges médullaires coccygiens. Au début de la vie intra-utérine, le tube médullaire se prolonge jusqu'au sommet du coccyx et se termine par un renflement qui contracte, par sa face postérieure, des adhérences avec les couches profondes de la peau. Plus tard, la colonne vertébrale se développant beaucoup plus rapidement que les parties molles, la moelle remonte à un niveau plus élevé; mais les vestiges coccygiens persistent, et, pendant le cinquième mois, ils atteignent leur maximum de développement. Ils constituent des cordons ou des amas de petites cellules sphériques ou polyédriques, creusées d'excavations irrégulières que limite une couche de cellules prismatiques, polyédriques ou pavimenteuses, suivant les points envisagés. Des faisceaux de fibres lamineuses les rattachent à l'extrémité du coccyx, et constituent ce que Luschka et Ecker ont appelé le ligament caudal. A partir du sixième mois, les vestiges coccygiens subissent une atrophie progressive, mais on peut encore en retrouver des restes au moment de la naissance.

C'est au milieu du cinquième mois que se produit l'évolution à laquelle se rattache la formation de l'infundibulum para-coccygien.

A ce moment, les parties molles prennent un développement considérable, le tronc qui était incurvé en avant, se redresse et l'éminence coccygienne, jusque-là saillante, s'efface complètement. Pendant ce mouvement, les vestiges coccygiens qui s'insèrent à la face profonde du derme s'opposent au déplacement de la peau; celle-ci s'invagine, et détermine la formation des dépressions auxquelles on donne le nom de fossettes ou d'infundibula paracoccygiens.

Si, dans les cas où elles sont peu marquées, les fossettes coccygiennes constituent de simples particularités anatomiques qu'il est facile de rattacher à leur véritable origine, au contraire lorsqu'elles se transforment en trajets fistuleux, elles peuvent donner naissance à des erreurs de diagnostic et faire croire à des fistules ostéopathiques. Toutefois les antécédents, les caractères de l'orifice principal situé sur la ligne médiane. l'invagination de la peau saine à la périphérie, sont autant de caractères qui permettront de différencier les fistules dues à l'existence d'infundibula paracoccygiens d'avec les autres orifices fistuleux qui peuvent se rencontrer dans la même région.

Quant au traitement, s'il y a seulement un suintement purulent par l'orifice de l'infundibulum, il suffira d'en détruire les parois par la cautérisation avec le couteau galvanique ou avec la pointe fine du thermocautère. Dans les cas où il y a des orifices fistuleux multiples, le mieux est de fendre la paroi du trajet fistuleux tout entière, et d'extirper soigneusement la paroi épidermique en totalité. On devra prendre la même précaution dans les cas où on aura affaire à un kyste épithélial; c'est à cette condition seulement qu'on pourra éviter la récidive.

CHAPITRE II

MALADIES CONGÉNITALES DU CRANE ET DE L'ENCÉPHALE

I. — DÉVELOPPEMENT DU CRANE ET DE L'ENCÉPHALE

Le cerveau n'est autre chose que l'expansion supérieure de la moelle. Comme elle, il consiste d'abord en un tube simple; mais ce tube présente, sur son parcours, trois renflements séparés les uns des autres par deux resserrements successifs; d'où la constitution de trois vésicules cérébrales primitives, distinguées en antérieure, moyenne et postérieure. Bientôt les parois latérales de la vésicule cérébrale antérieure se dilatent de dedans en dehors, et il en résulte deux évaginations latérales représentant les vésicules oculaires primitives, qui vont donner naissance à la rétine et au nerf optique. Par là, on comprend comment la membrane sensible de l'œil est intimement liée à l'encéphale.

Deux faits nous rendent compte du développement que subit le cerveau, pour arriver de l'état embryonnaire à l'état de développement parfait. Ces deux faits sont :

1° La subdivision des trois vésicules cérébrales primitives en un certain nombre de vésicules secondaires;

2° L'inflexion de ces différentes vésicules les unes sur les autres.

Les deux vésicules cérébrales primitives, antérieure et postérieure, se subdivisent chacune en deux vésicules secondaires, la vésicule moyenne restant unique, de sorte qu'aux trois vésicules cérébrales primitives s'en trouvent substituées cinq.

La vésicule cérébrale antérieure primitive, par son dédoublement, fournit :

1° Le cerveau antérieur, point de départ des hémisphères cérébraux et des ventricules latéraux ;

2° La vésicule ou cerveau intermédiaire, origine du ventricule moyen.

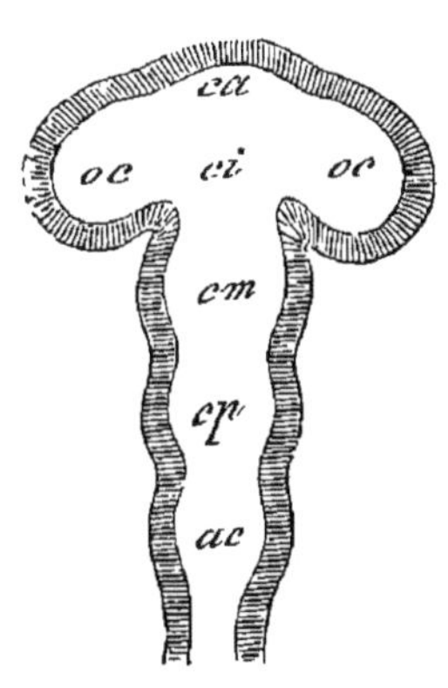

Fig. 19. — Encéphale d'un embryon de Poulet du 3e jour, vu en projection horizontale, et montrant les cinq vésicules cérébrales secondaires (schématique). — *ca*, saillie du cerveau antérieur ; *oc*, *oc*, vésicules oculaires primitives ; *ci*, cerveau intermédiaire ; *cm*, cerveau moyen ; *cp*, cerveau postérieur ; *ac*, arrière-cerveau.

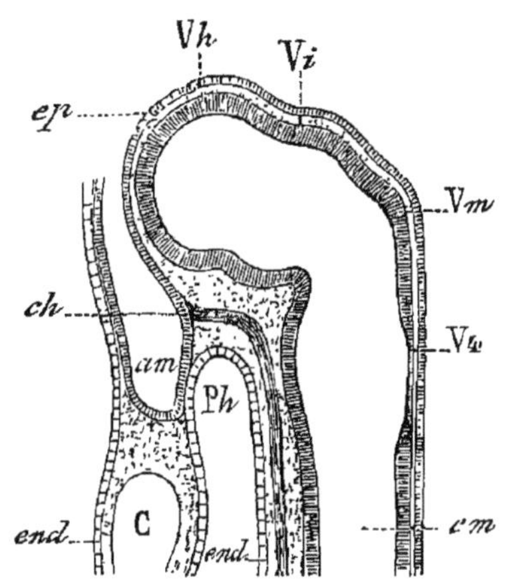

Fig. 20. — Coupe sagittale de la tête d'un embryon de Lapin de 6 millimètres (schématique), d'après Mihalcovics. — *Vh*, vésicule hémisphérique ; *Vi*, vésicule intermédiaire ; *V4*, amincissement de la paroi postérieure répondant au plafond du 4e ventricule ; *cm*, canal médullaire ; *ep*, épiderme ; *ch*, extrémité de la corde dorsale ; *am*, repli céphalique de l'amnios ; *Ph*, pharynx primitif ; *c*, cœur ; *end*, endoderme.

Enfin, la vésicule cérébrale postérieure, se subdivisant, comme l'antérieure, en deux vésicules secondaires, donne :

1° Le cerveau postérieur ou vésicule cérébelleuse, origine du cervelet et de la protubérance ;

2° L'arrière-cerveau ou vésicule du bulbe.

La vésicule cérébrale moyenne primitive, restée indivise, fournit l'aqueduc de Sylvius et les tubercules quadrijumeaux.

En même temps que cette division en un certain nombre de vésicules sucessives, se produit le second phénomène qui contribue à donner à l'encéphale sa forme définitive ; je veux parler des inflexions de l'encéphale. Il en résulte que les différentes vésicules cérébrales, au lieu de rester superposées les unes aux autres, s'infléchissent les unes sur les autres, de manière à se recouvrir, de sorte que l'encéphale couronne, à la manière d'une crosse, la tige médullaire demeurée rectiligne.

Ces inflexions sont au nombre de trois :

1° L'inflexion céphalique antérieure se produit à l'union du cerveau antérieur et du cerveau moyen; il en résulte que le cerveau moyen ou mésencéphale répond alors au sommet de la tête, représenté par une saillie qu'on appelle l'éminence apicale.

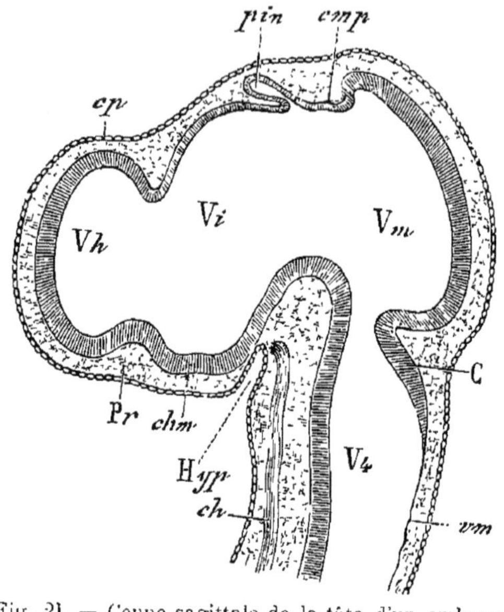

Fig. 21. — Coupe sagittale de la tête d'un embryon de Poulet du 5e jour de l'incubation (empruntée à Mihalcovics). — *Vh*, cerveau antérieur; *Vi*, cerveau intermédiaire; *Vm*, cerveau moyen; *C*, rudiment du cervelet; *V4*, 4e ventricule; *vm*, membrane obturatrice; *ep*, épiderme; *pin*, glande pinéale; *cmp*, commissure postérieure; *Pr*, portion préchordiale de la base du crâne, *ch*, corde dorsale.

2° L'inflexion de la nuque, ou courbure nuchale, se produit à l'union du bulbe et de la moelle.

3° La troisième inflexion, ou inflexion du pont de Varole, se produit dans un point où sera plus tard le pont de Varole, à l'union du cerveau pénultième (cervelet) et du cerveau postérieur (bulbe). Elle est très accentuée; mais elle se produit en sens inverse des deux précédentes, c'est-à-dire que sa convexité, au lieu d'être dirigée en haut, est au contraire tournée en bas. Elle dessine le relief au niveau duquel apparaîtront ultérieurement les fibres transversales du pont de Varole.

En même temps que se développe l'encéphale, on voit apparaître l'enveloppe osseuse destinée à le contenir. Le crâne toutefois ne se montre pas dès l'abord à l'état osseux; il passe par des états successifs qu'on peut désigner sous les noms de crâne membraneux, cartilagineux, et enfin osseux.

La corde dorsale, origine de la colonne vertébrale, se prolonge jusqu'à l'extrémité céphalique. Là, elle se termine au niveau du point qui répond à l'inflexion du cerveau antérieur sur le cerveau moyen, c'est-à-dire au niveau de l'éminence apicale; c'est autour de cette extrémité terminale de la corde dorsale que se montrent les éléments cartilagineux qui, par leur réunion, vont constituer le squelette cartilagineux de la base du crâne. Il se forme, de chaque côté, deux noyaux cartilagineux : ce sont, en arrière, sur les côtés de la corde dorsale, les deux cartilages paracordaux, et, en avant, les deux poutrelles crâniennes de Rathke. Ces quatre noyaux cartilagineux ne tardent pas à se fusionner pour donner naissance au squelette cartilagineux aux dépens duquel vont se former l'ethmoïde, le corps du sphénoïde, l'apophyse basilaire de l'occipital. Dans le reste du crâne membraneux, il n'y a pas apparition de tissu cartilagineux; l'os se forme directement aux dépens du tissu conjonctif. C'est vers le milieu du second mois, du quarantième au quarante-cinquième jour, que se montre le crâne osseux, sous la forme de points d'ossification qui appartiennent d'abord à la grande aile du sphénoïde, puis à l'arcade orbitaire du frontal, à l'écaille du temporal, au pariétal, à la portion écailleuse de l'occipital. Avant d'arriver au contact, ces points osseux sont séparés les uns des autres par des espaces restés membraneux, auxquels on donne le nom de fontanelles crâniennes. Leur notion est importante pour le chirurgien, en ce que, sur leur trajet, se montrent un grand nombre des affections d'origine congénitale.

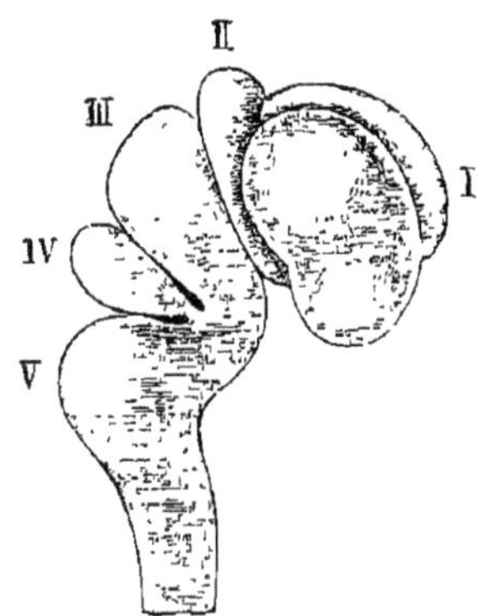

Fig. 22. — Encéphale d'un embryon humain de la 7e semaine vu de côté (emprunté à Loewe). — I, hémisphères cérébraux; II, cerveau intermédiaire; III, cerveau moyen; IV, cerveau postérieur (cervelet); V, arrière cerveau (bulbe).

A l'état normal, ces fontanelles sont au nombre de six, dont deux supérieures situées sur la ligne médiane, et deux latérales, de chaque côté du crâne.

Des deux fontanelles supérieures, l'antérieure est de beaucoup la plus grande; elle est située à l'union du frontal et des pariétaux, et porte le nom de fontanelle antérieure ou bregmatique.

La postérieure, beaucoup plus petite, de forme triangulaire, est située à l'union de la suture sagittale et de la suture lambdoïde, et porte à cause de cela le nom de fontanelle lambdatique.

Des deux fontanelles latérales, l'antérieure occupe le point de jonction du frontal, du pariétal, du temporal et de la grande aile du sphénoïde ; c'est le point nommé chez l'adulte le ptérion ; aussi l'appelle-t-on fontanelle ptérique. La postérieure correspond à l'astérion, à l'union du pariétal, de l'occipital et de la portion mastoïdienne du temporal ; c'est la fontanelle astérique.

Par les progrès de l'ossification, les fontanelles latérales ne tardent pas à disparaître ; les fontanelles supérieures persistent plus longtemps ; la grande fontanelle antérieure disparaît la dernière, vers l'âge de deux ans. Exceptionnellement elle peut persister jusqu'à l'âge adulte.

Outre les fontanelles normales, il peut en exister d'anormales ; la plus importante est la fontanelle sagittale, ou fontanelle de Vulfranc Gerdy, existant sur le bord supérieur du pariétal, à l'union de ses trois quarts antérieurs et du quart postérieur, dans le point appelé obélion, et où sera plus tard le trou pariétal, qu'on peut considérer comme le vestige de cette disposition. Il existe là, à l'état normal, une interruption dans l'ossification du bord de l'os, qui peut persister au moment de la naissance, sous forme d'un espace membraneux ou fontanelle. Ce mode particulier d'ossification est important à prendre en considération, quand il s'agit d'expliquer la pathogénie du céphalématome.

On peut trouver aussi une fontanelle accidentelle à la base du nez, entre les os propres du nez et le frontal ; c'est la fontanelle naso-frontale ou glabellaire. Enfin, entre le trou occipital et la protubérance occipitale externe, ou inion, dans le point où siège à l'état normal l'osselet de Kerckring, on trouve parfois une fontanelle anormale à laquelle on a donné le nom de fontanelle cérébelleuse. Ces fontanelles anormales sont intéressantes à connaître, en ce que toutes deux peuvent donner issue à l'encéphale et à ses enveloppes, dans le vice de conformation connu sous le nom d'encéphalocèle.

II. — ENCÉPHALOCÈLES ET MÉNINGOCÈLES

Sous le nom d'encéphalocèles et de méningocèles, on décrit des tumeurs qui sont constituées par la présence d'une certaine partie de l'encéphale et de ses enveloppes en dehors de la cavité crânienne. D'après leur composition, on distingue trois variétés de ces tumeurs : 1° l'encéphalocèle, caractérisée par la présence d'éléments nerveux dans son intérieur ; 2° la méningocèle, constituée uniquement par les méninges renfermant dans leur intérieur une quantité plus ou moins grande de sérosité ; 3° l'hydrencéphalocèle, constituée par une poche formée par les méninges, et renfermant dans son intérieur à la fois du liquide et une certaine quantité de substance nerveuse.

Il existe des différences importantes entre ces trois variétés de tumeurs, au point de vue de leurs caractères extérieurs, aussi bien qu'au point de vue de leur topographie. Les encéphalocèles constituent des tumeurs généralement petites, non pédiculées, qui siègent surtout à la partie antérieure de la région crânienne, par exemple, au voisinage de l'orbite. Les hydrencéphalocèles et les méningocèles, au contraire, se voient surtout à la région occipitale. Elles constituent des tumeurs en général beaucoup plus volumineuses ; elles sont fréquemment pédiculées. L'accumulation incessante de liquide dans leur intérieur explique leur augmentation de volume. Aussi sont-elles très exposées aux inflammations et à la rupture, tandis que les encéphalocèles pures restent souvent stationnaires et sont compatibles avec une longue durée de l'existence.

Pathogénie. — Ici, comme pour toutes les malformations, on a invoqué deux grandes théories pathogéniques : 1° les altérations pathologiques ; 2° un arrêt de développement.

1° **Altérations pathologiques.** — C'est surtout Spring (de Liège) qui s'est fait le défenseur de cette théorie. D'après lui, il s'agirait d'inflammations localisées, soit aux méninges, soit à l'intérieur des cavités ventriculaires, donnant naissance à des tumeurs qui mettent ultérieurement obstacle à l'occlusion de la cavité crânienne. Et la preuve qu'il s'agit bien d'un processus pathologique, et non d'un arrêt de développement, c'est que ces tumeurs n'occupent jamais la région des fontanelles, et ne siègent point sur la ligne médiane.

En cela Spring a introduit dans la science une notion inexacte. Sans doute il est vrai que les méningo-encéphalocèles occupent rarement la région des fontanelles ; mais souvent, au niveau de la région occipitale en particulier, elles siègent sur la ligne médiane.

2° Arrêt de développement. — Cette théorie, généralement adoptée aujourd'hui pour expliquer la pathogénie du spina bifida, est également applicable à la méningo-encéphalocèle. Le fait est si vrai qu'on trouve parfois simultanément sur une même pièce une encéphalocèle et un spina bifida de la région cervicale. Cruveilhier a heureusement indiqué cette pathogénie, en donnant à l'encéphalocèle le nom de spina bifida crânien.

Pour se rendre compte des diverses situations que peut occuper la méningo-encéphalocèle à la région occipitale, dans l'hypothèse d'un arrêt de développement, il suffit de se rappeler la manière dont se développe l'occipital. Il possède un point osseux pour l'apophyse basilaire, deux pour les condyles, et quatre points qui, superposés deux par deux, vont former l'écaille. Suivant donc que la tumeur se montre à l'union des deux moitiés de l'os, ou au point de séparation des deux points superposés qui forment chacune des moitiés de l'occipital, elle occupera la ligne médiane ou les parties latérales, sans qu'il soit nécessaire pour cela de faire intervenir une lésion pathologique.

Notions anatomo-pathologiques. — Il est, dans l'anatomie pathologique, deux points très intéressants à noter pour le clinicien. 1° On ne trouve pas, dans les enveloppes de la tumeur, toutes les couches qui forment, à l'état normal, les enveloppes de l'encéphale. Ainsi que l'ont établi, pour le spina bifida, les recherches de Recklinghausen et de Muscatello, la dure-mère fait défaut dans les enveloppes de la tumeur. Ranvier, sur des pièces enlevées par Périer et Berger, n'a pas constaté la présence de la dure-mère. De même, nous ne l'avons pas rencontrée dans un cas de méningocèle extirpée par moi à l'hôpital Trousseau.

2° Le second point intéressant à noter, c'est que la masse de substance nerveuse trouvée dans l'intérieur de la tumeur ne répond pas toujours par sa structure à une partie bien déterminée de l'encéphale. Ainsi, on a pu, dans une même tumeur, rencontrer à la fois des éléments appartenant aux circonvolutions cérébrales et au cervelet; aussi M. Berger a-t-il proposé de désigner ces tumeurs sous le nom d'encéphalomes, pour bien montrer qu'il s'agit de véritables néoplasmes.

Étude clinique. — Les caractères de la tumeur sont différents suivant la variété à laquelle on a affaire. Les tumeurs de la région occipitale sont plus ou moins bien pédiculées; elles sont fréquemment entourées d'une collerette de longs poils, et il n'est pas rare de voir la peau présenter à leur surface des taches angiomateuses.

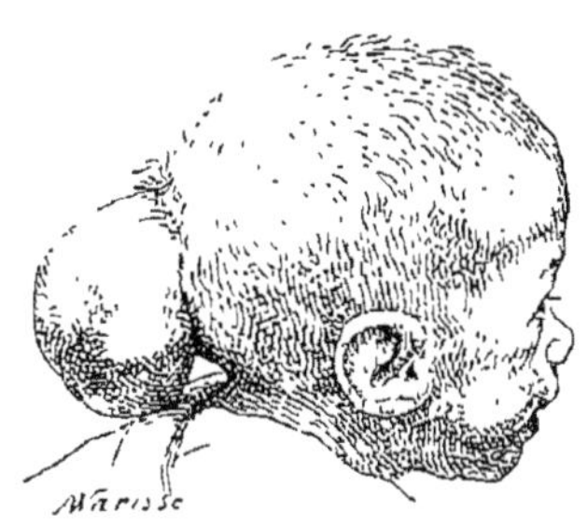

Fig. 23. — Méningocèle de la région occipitale (Kirmisson).

Quand il s'agit d'une méningocèle, constituée uniquement par les enveloppes encéphaliques distendues par du liquide, la tumeur est transparente; la fluctuation est manifeste. Parfois la tumeur est réductible par la pression; au contraire, sous l'influence des cris et des efforts, elle se tend et augmente de volume. Lorsqu'il y a, en même temps que du liquide, de la substance nerveuse dans son intérieur, la tumeur est quelquefois le siège de battements et présente du souffle; sa réduction est douloureuse. Il est au contraire certaines encéphalocèles dans lesquelles tous les caractères précédents font défaut, et où le diagnostic reste en suspens. Ce sont surtout les petites encéphalocèles de la région crânienne antérieure qui donnent naissance à ces difficultés du diagnostic. A propos de la transparence, je dois indiquer une particularité capable d'induire en erreur. Il m'est arrivé de voir, à la région occipitale, une tumeur parfaitement transparente, et qui ne possédait cependant ni cavité, ni liquide libre dans son intérieur; elle était entièrement composée d'un tissu d'apparence myxomateuse, comparable à ce qu'on trouve dans certaines formes de spina bifida signalées par Mathews Duncan, et appelées par lui spina bifida myxomateux.

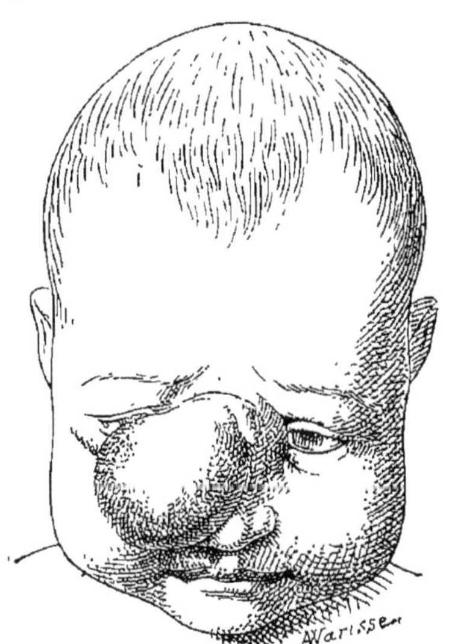

Fig. 24. — Méningo-encéphalocèle siégeant à la base du nez (Kirmisson).

Diagnostic. — Chez les jeunes enfants, le diagnostic est à faire avec le céphalématome et avec les kystes dermoïdes. Le céphalématome siège au niveau de l'angle postérieur et supérieur du pariétal, le plus souvent du côté droit; il n'est pas transparent, et n'est pas réductible; enfin, il est entouré par un bourrelet périostique caractéristique.

Les kystes dermoïdes siègent le plus souvent au contraire au niveau des fontanelles, et surtout de la fontanelle antérieure. Ils ne présentent ni réductibilité, ni transparence. C'est surtout, avons-nous dit, les petites encéphalocèles de la région crânienne antérieure qui peuvent présenter des caractères embarrassants, d'autant plus qu'on trouve parfois des tumeurs complexes dans lesquelles un angiome et un kyste masquent une encéphalocèle située dans la profondeur.

Traitement. — Nous rejetons comme dangereuses les ponctions et les injections modificatrices. Le véritable traitement à l'heure actuelle, c'est l'extirpation, pratiquée pour la première fois, en 1881, par Sklifossowski, et depuis par bon nombre de chirurgiens. Même dans les cas où l'on a dû extirper une masse nerveuse, l'extirpation a pu donner de bons résultats. Mon élève Mme Deloff, dans sa thèse soutenue en 1900, a pu relever 80 opérations avec 25 morts, soit une mortalité de 30,25 p. 100. Le taux de la mortalité varie d'ailleurs suivant qu'il s'agit de méningocèles pures qui ne donnent que 21,2 p. 100 de mortalité, tandis que, dans l'encéphalocèle, ce même chiffre atteint 39,01 p. 100.

Quant au manuel opératoire, il sera variable suivant les cas. S'il s'agit d'une méningocèle simple, on pourra, après avoir mis à nu le pédicule, en pratiquer la ligature en masse, sans ouvrir la tumeur. A-t-on lieu de croire au contraire qu'il existe des éléments nerveux dans la tumeur, il est préférable de l'ouvrir au préalable, pour examiner son contenu, et voir s'il peut être réduit dans la cavité crânienne, ou s'il doit être excisé. La réunion sera faite par plusieurs plans de suture portant l'un sur les enveloppes de la tumeur, l'autre sur la peau, avec ou sans drainage.

III. — HYDROCÉPHALIE. — MICROCÉPHALIE

Ni l'hydrocéphalie, ni la microcéphalie ne me semblent appartenir à la chirurgie. Si je leur accorde ici une mention, c'est que, dans l'une et l'autre de ces deux affections, on a préconisé des interventions chirurgicales multiples. Dans l'hydrocéphalie, on se proposait d'évacuer le liquide contenu dans la cavité crânienne et de s'opposer à sa reproduction. Dans la microcéphalie, on voulait, en pratiquant une excision plus ou moins étendue de la boîte crânienne, une craniectomie, compenser l'inconvénient résultant

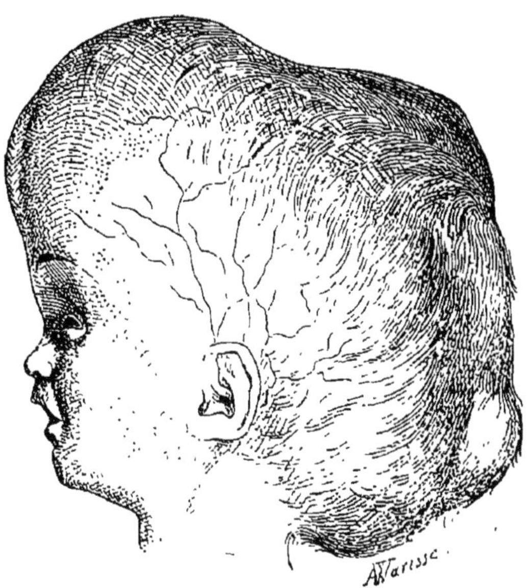

Fig. 25. — Cas d'hydrocéphalie présentant trois bosselures répondant aux régions frontale, pariétale et occipitale (Kirmisson).

de la disparition prématurée des fontanelles, et permettre au cerveau de prendre un plus grand développement. L'expérience est venue démontrer tout ce que ces conceptions avaient de théorique, et l'inanité des résultats obtenus. Tout au plus, dans l'hydrocéphalie, lorsque les progrès de la maladie font prévoir une issue funeste, est-on autorisé à pratiquer des ponctions répétées. L'expérience m'a démontré que ces ponctions restent inoffensives, pourvu qu'elles soient faites avec une antisepsie rigoureuse et qu'on n'enlève, à chaque ponction, qu'une petite quantité de liquide.

IV. — DU CÉPHALŒMATOME

Sous le nom de céphalœmatome, on décrit des épanchements sanguins enkystés qui se font entre la voûte osseuse du crâne et le périoste chez les nouveau-nés. Sans être exceptionnel, le céphalœmatome ne s'observe pas cependant avec une grande fréquence ; on a admis qu'on en voyait un sur deux cent cinquante ou trois cents accouchements.

Un point très important à noter, c'est le siège spécial occupé, dans l'immense majorité des cas, par le céphalœmatome. On l'observe au niveau de l'angle postérieur et supérieur du pariétal, et cela surtout du côté droit. Cette localisation est en rapport avec le mode de développement du pariétal, qui lui-même rend compte de la formation du céphalœmatome. Nous avons noté, en effet, en parlant du mode de développement du crâne, que, sur le bord supérieur du pariétal, à l'union de ses quatre cinquièmes antérieurs avec le cinquième postérieur, existait un point où les travées osseuses étaient moins développées, de telle sorte même que l'espace laissé libre par les fibres osseuses constitue parfois, avec celui du côté opposé, une fontanelle accessoire connue sous le nom de fontanelle de Vulfranc Gerdy. On comprend aisément que les influences mécaniques, pendant l'accouchement, se fassent surtout sentir en ce point, amenant le décollement du périoste et l'écrasement du tissu osseux, d'où résulte l'hémorragie. Que si le céphalœmatome s'observe surtout du côté droit, cela tient à ce que c'est le pariétal droit qui se trouve en contact avec la paroi du bassin dans la plus fréquente des positions, l'occipito-iliaque gauche antérieure. C'est lui, par suite, qui est le plus exposé aux traumatismes. Cette pathogénie nous rend compte également d'une variété beaucoup plus rare et plus grave du céphalœmatome, dans laquelle le sang est épanché à la fois à la face externe et à la face interne de l'os ; on dit alors qu'il y a à la fois céphalœmatome interne et externe.

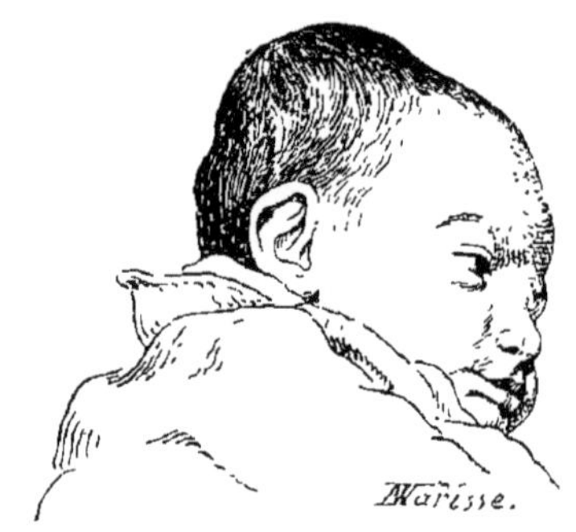

Fig. 26. — Céphalœmatome de la région pariétale droite (Kirmisson).

Rarement le céphalœmatome existe au moment même de la naissance ; le plus souvent il devient seulement apparent dans les deux ou trois jours qui suivent l'accouchement. Il se montre sous la forme d'une tumeur molle, sans changement de couleur à la peau, qui va grossissant pendant quelques jours. A ce moment la fluctuation est des plus manifestes; puis, au bout d'un certain temps, la tumeur subit des modifications importantes. Tout autour d'elle se développe un bourrelet osseux, qui contraste par sa dureté avec la partie centrale de la tumeur restée mollasse et même fluctuante. Ce bourrelet osseux est fourni par la face profonde du périoste: il n'est pas toujours parfaitement uniforme; il peut se déposer sous la forme de saillies osseuses, d'abord isolées, qui arrivent à se rejoindre pour constituer un cercle osseux complet. En même temps, le sang contenu dans la poche se résorbe graduellement, la partie séreuse disparaît, la fibrine se dépose sous la forme de caillots; ceux-ci sont enkystés par une membrane fibreuse qui, de la face externe de l'os, se réfléchit sur la face profonde du périoste. Celui-ci est parfois envahi par les lamelles osseuses de formation nouvelle, dans une étendue assez grande pour qu'on puisse les déprimer sous le doigt et produire la crépitation parcheminée. La tumeur durcit, elle diminue de volume et, après un temps toujours assez long, elle disparaît, en laissant après elle le bourrelet osseux qui persiste plus longtemps, mais qui finit également par s'effacer.

Il est très exceptionnel de rencontrer dans le céphalœmatome des battements et de la réductibilité. Ces symptômes sont en rapport avec l'existence du céphalœmatome interne, variété beaucoup plus grave et heureusement beaucoup plus rare.

Le diagnostic ne présente pas de difficultés. Il est trois caractères qui doivent être bien mis en relief, et qui serviront à différencier le céphalœmatome des tumeurs congénitales qui pourraient être confondues avec lui; ce sont : 1° son siège au niveau de l'angle postérieur et supérieur du pariétal, en dehors par conséquent des sutures et des fontanelles normales; 2° l'absence de battements et de réductibilité; 3° la mollesse de la partie centrale de la tumeur contrastant avec la dureté du rebord osseux qui la limite. Les tumeurs du groupe des encéphalocèles et des méningocèles s'observent, soit à la partie antérieure, soit à la partie postérieure du crâne, au niveau des sutures et des fontanelles. Elles s'accompagnent fréquemment de battements et présentent de la réductibilité; on n'observe pas, à leur périphérie, le bourrelet osseux caractéristique du céphalœmatome. Quant aux kystes dermoïdes congénitaux, ils siègent au niveau des fontanelles, et, en particulier, de la fontanelle antérieure.

Ce que nous avons dit de la marche normale du céphalœmatome explique que le traitement doit être purement expectant.

Tout au plus favorisera-t-on par une compression douce la résorption du sang. Ce n'est que dans les cas où cette résorption tarderait trop à se faire qu'on serait autorisé à recourir à la ponction aspiratrice. Du reste, pratiquée avec toute la rigueur de l'antisepsie, cette ponction serait absolument sans danger.

CHAPITRE III

MALADIES CONGÉNITALES DE LA FACE

I. — DÉVELOPPEMENT DE LA FACE ET DU COU

Ce qui caractérise le développement de la face et du cou, c'est que ces régions, au lieu d'apparaître sous la forme d'un tout continu. affectent au début l'apparence de bourgeons séparés les uns des autres par des fentes, ou fissures, qui, par leur persistance, peuvent donner naissance à de nombreux vices de conformation. Le long de ces fentes, on rencontre souvent divers néoplasmes d'origine congénitale, kystes, angiomes, fibro-chondromes, de sorte que la notion de ces bourgeons primitifs et des fentes qui les séparent domine toute l'histoire des maladies congénitales de la face et du cou.

Le type général du développement de la face et du cou est analogue à celui des vertèbres; ces dernières possèdent, à côté d'un corps, des arcs postérieurs qui forment par leur réunion le canal vertébral, et des arcs antérieurs représentés par les côtes. De même, les vertèbres crâniennes ont des arcs postérieurs, qui ne sont autre chose que les lames osseuses constituant par leur réunion la boîte crânienne, et des arcs antérieurs aux dépens desquels vont se former les parties constituantes de la face et du cou.

De ces arcs, les premiers qu'on voit apparaître sont les arcs ou bourgeons maxillaires, au nombre de deux de chaque côté, l'un pour la mâchoire supérieure, l'autre pour la mâchoire inférieure. Les deux bourgeons maxillaires supérieurs sont séparés l'un de l'autre, sur la ligne médiane, par le bourgeon médian ou frontal, qui descend verticalement au-dessous de la vésicule cérébrale antérieure. Ce bourgeon frontal est lui-même subdivisé, de chaque côté de la ligne médiane, en deux bourgeons qui portent les noms de nasal externe et nasal interne; entre les deux se trouvent les fossettes olfactives, origine des narines. Entre le bourgeon frontal et le bourgeon maxillaire supérieur se voit une fente qui est le point de départ du canal lacrymal. Aux dépens du bourgeon maxillaire supérieur se forme l'os maxillaire, ou du moins la partie de cet os qui est située en dehors des canines; la partie moyenne, celle qui supporte les incisives, vient du bourgeon frontal. Mais ici se place une discussion : Autrefois, on admettait que, des deux moitiés dont se compose de chaque côté le bourgeon frontal, l'interne seule, le bourgeon nasal interne, descendait jusque dans la lèvre supérieure, de telle sorte que, de chaque côté de la ligne médiane, il y aurait un seul os incisif supportant les deux dents du même nom. D'après Albrecht, au contraire, le bourgeon nasal externe descend également jusque dans la lèvre supérieure, de sorte que, de chaque côté, il y aurait non pas un, mais deux os incisifs, supportant chacun une des dents correspondantes. Ce serait, non pas entre le bourgeon maxillaire supérieur et le bourgeon incisif, mais bien entre les deux os incisifs interne et externe que siégerait la fente du bord alvéolaire dans le bec-de-lièvre compliqué.

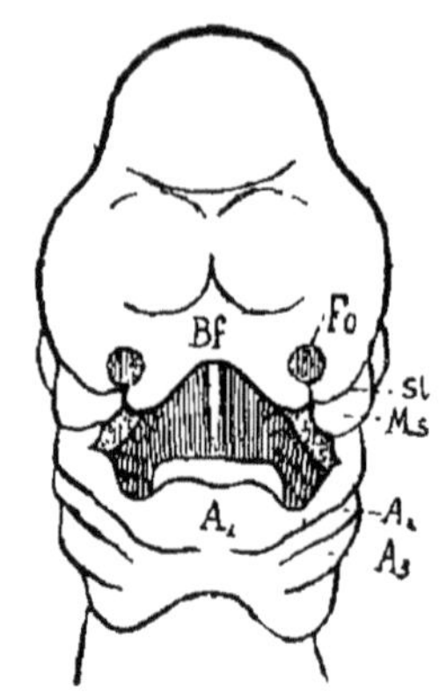

Fig. 27. — Bouche d'un embryon de 35 jours. — *Bf*, bourgeon frontal; *Fo*, fossette olfactive; *Sl*, sillon lacrymal; *Ms*, bourgeon maxillaire supérieur; A_1, A_2, A_3, premier, deuxième et troisième arcs branchiaux (d'après Coste).

Au quarantième jour de la vie intra-utérine ces bourgeons se soudent entre eux, et la lèvre supérieure est constituée. Il importe de remarquer que ces bourgeons donnent naissance, non seulement aux parties molles, mais encore au squelette de la mâchoire supérieure. De la face interne des arcs maxillaires supérieurs se détachent profondément les lames palatines qui viennent se souder sur la ligne médiane pour former la voûte palatine osseuse, séparant la cavité buccale des fosses nasales.

La mâchoire inférieure est formée seulement de deux bourgeons qui se soudent sur la ligne médiane dès le vingt-cinquième jour. Les bourgeons maxillaires inférieurs sont en outre soutenus par un arc cartilagineux placé à leur partie postérieure, et qui maintient leur forme; c'est le cartilage de Meckel.

L'arc maxillaire inférieur est séparé du suivant, premier arc branchial ou arc hyoïdien, par une fente qui deviendra l'origine de la caisse du tympan. Le cartilage de Meckel lui-même est composé de deux parties, l'une intra-tympanique, qui persiste et devient l'origine du marteau et de l'enclume; l'autre, extra-tympanique, destinée à s'atrophier après le cinquième mois.

La région du cou, comme la face, se développe par des segments isolés, les arcs branchiaux, séparés les uns des autres par des fentes dites fentes branchiales. Ces arcs sont au nombre de quatre dans l'embryon humain.

Le premier n'est autre que l'arc mandibulaire formant le maxillaire inférieur.

Le deuxième porte le nom d'arc stylo-stapédien: il forme l'apophyse styloïde, le ligament stylo-hyoïdien et les petites cornes de l'os hyoïde; le quatrième forme les parties molles du cou.

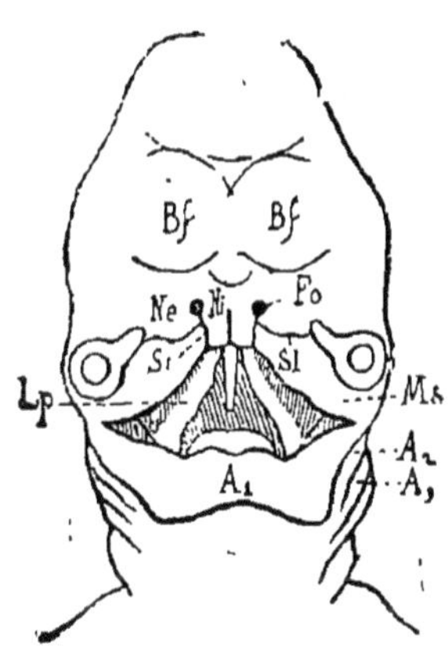

Fig. 28. — Embryon de 40 jours (d'après Coste). — *Bf*, bourgeon frontal; *Fo*, fossette olfactive; *Si*, sillon nasal; *Ni*. bourgeon nasal interne; *Ne*, bourgeon nasal externe; *Sl*, sillon lacrymal; *Ms*, bourgeon maxillaire supérieur; A_1, A_2, A_3, arcs branchiaux.

Les notions actuelles sur les fentes branchiales diffèrent singulièrement de celles qui étaient encore classiques il y a quelques années. On se représentait en effet les fentes branchiales sous la forme de fentes véritables, obliquement dirigées de haut en bas et d'arrière en avant, et séparant complètement les uns des autres les arcs branchiaux. D'après les recherches de His, les fentes branchiales ne sont pas des fentes complètes, mais seulement des sillons profonds creusés entre les arcs branchiaux. En d'autres termes, les arcs branchiaux sont reliés entre eux par une lame de substance mésoblastique, au-dessus et au-dessous de laquelle se voient deux rainures, l'une externe, rainure ectodermique, tapissée d'épithélium pavimenteux; l'autre interne, beaucoup plus profonde, tapissée d'épithélium cylindrique.

Il est en outre à noter que les arcs branchiaux ne sont pas superposés les uns aux autres sur un même plan vertical. Au contraire, le deuxième arc branchial proémine beaucoup au devant des deux derniers qui restent fortement en retrait par rapport à lui. Ce deuxième arc branchial constitue l'opercule de His, qui descend jusqu'à la base du cou. On peut donc se représenter les arcs branchiaux comme étant emboîtés les uns dans les autres à la façon des tubes d'une lorgnette. Notons aussi que les deux derniers arcs branchiaux sont bien loin de se rejoindre sur la ligne médiane; ils

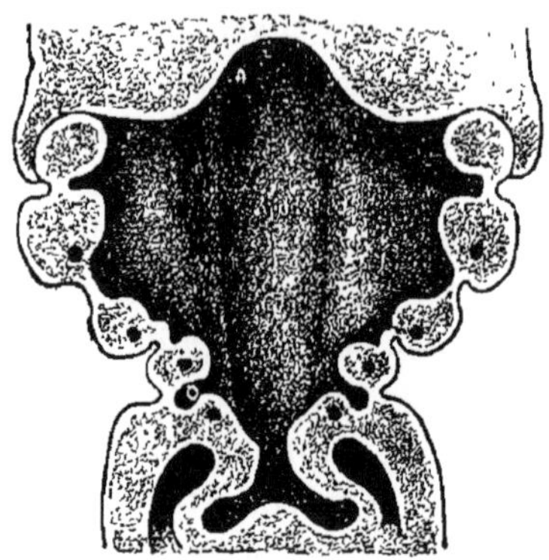

Fig. 29. — Reconstruction en coupe frontale de la cavité bucco pharyngienne d'un embryon humain. La figure marque 4 sillons branchiaux externes, et 4 sillons branchiaux internes avec leurs membranes d'occlusion. Ces sillons séparent les 5 arcs branchiaux; chacun des 4 derniers arcs montre à la coupe le vaisseau qu'il renferme (Hertwig).

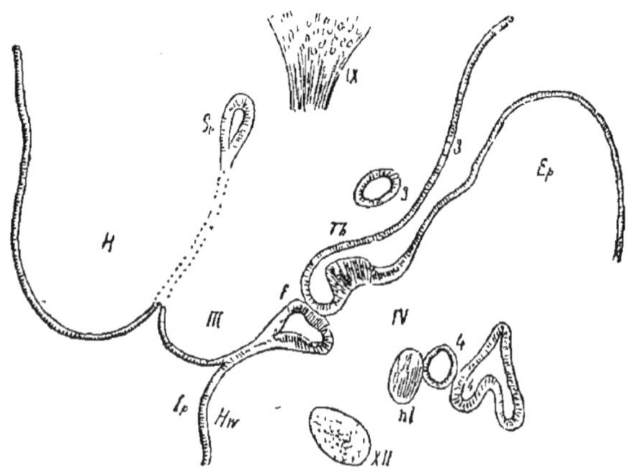

Fig. 30 (d'après His). — II, 2e arc pharyngien, dont le bord saillant en avant (opercule) recouvre en partie III, 3e arc branchial; en *Sp*, on voit encore un reste non oblitéré de la rainure; *Hw*, paroi cervicale qui s'est soudée à III, en sorte que IV (4e arc) est tout à fait caché dans la profondeur; *Ip*, infundibulum précervical. dont le fond *F* est actuellement isolé; *3* et *4*, *3'* et *4'*, poches branchiales; *Th*, rudiment endodermique du thymus.

laissent entre eux, à la partie antérieure, une excavation profonde; c'est le sinus præcervicalis, ou champ mésoblastique de

His. C'est dans ce sinus que se forment, d'une part, la base de la langue et l'épiglotte; d'autre part, le corps thyroïde.

La langue se développe en deux parties, dont l'une est représentée par un bourgeon situé en dedans de l'arc mandibulaire, et qui va former la pointe de la langue; l'autre est représentée par un bourgeon médian situé plus bas, au niveau de l'extrémité antérieure du deuxième et du troisième arc; l'union de ces deux portions répond au *foramen cæcum*. Un peu au-dessous du tubercule qui donne naissance à la base de la langue, se voit un autre bourgeon en forme de fer à cheval, auquel His donne le nom de furcula et qui est l'origine de l'épiglotte.

Le corps thyroïde se développe par trois invaginations parties des rainures branchiales internes ou poches branchiales, une médiane et deux latérales. Ce qu'il est important de noter, c'est que, du bord supérieur et médian du corps thyroïde, part un canal épithélial, le conduit thyréo-glosse, qui vient s'ouvrir au niveau du foramen cæcum, et dont l'existence a une très graude importance pour l'interprétation de certains kystes congénitaux du cou.

II. — BEC-DE-LIÈVRE

Le mot bec-de-lièvre désigne la fente congénitale du bord labial. Mais, sous cette dénomination, on a réuni les faits les plus dissemblables. On y comprend en effet, non seulement les divisions congénitales des lèvres, mais encore des états fort complexes, dans lesquels, à la division du bord labial, se surajoutent la division du bord alvéolaire, celle de la voûte et du voile du palais en totalité. On applique à ces faits la dénomination de bec-de-lièvre compliqué; on prend ainsi la partie pour le tout, et ce sont en réalité les complications qui dominent ici toute la question.

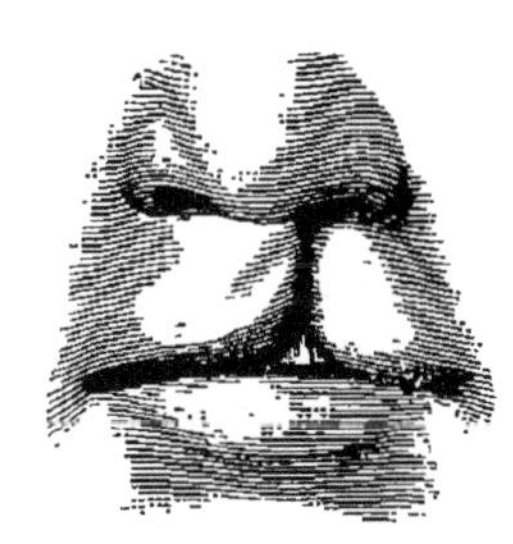

Fig. 31. — Bec-de-lièvre unilatéral gauche de la lèvre supérieure.

Le bec-de-lièvre doit être étudié à un double point de vue : 1° au point de vue pathogénique; 2° au point de vue clinique.

1° **Pathogénie.** — Le bec-de-lièvre ne constitue pas une affection parfaitement définie, complètement isolée. Il ne représente en réalité qu'un cas particulier de nombreux arrêts de développement qui peuvent porter sur l'extrémité céphalique.

La face, dans son ensemble, est constituée par un certain nombre de bourgeons, séparés entre eux par des fentes. Sur les parties latérales se trouvent les bourgeons maxillaires, se subdivisant, de chaque côté, en deux bourgeons maxillaires supérieurs et inférieurs, comprenant dans leur écartement l'orifice buccal. Les deux bourgeons maxillaires inférieurs avançant l'un au devant de l'autre, arrivent à se souder sur la ligne médiane dès le vingt-cinquième jour. Aussi comprend-on que rarement leur soudure reste incomplète et donne naissance au bec-de-lièvre médian de la lèvre inférieure, dont les exemples sont si rares qu'il n'y a point à en tenir compte dans la pratique.

La coalescence des deux bourgeons maxillaires supérieurs est beaucoup moins rapide. Du reste, à eux seuls, ils ne produisent pas toute la mâchoire supérieure. En effet, de la vésicule cérébrale antérieure on voit s'abaisser sur la ligne médiane un bourgeon dit bourgeon frontal, qui, se subdivisant de chaque côté en deux bourgeons secondaires, constitue les bourgeons incisifs, au nombre de 4 par conséquent, 2 de chaque côté. On voit par là combien est compliqué le mode de développement de la mâchoire supérieure, et en même temps l'on comprend à combien de vices de conformation expose la multiplicité de ces fentes, dont la coalescence n'est pas complète avant le quarantième jour.

Dans tous les points qui sont, à l'état normal, le siège de fentes, peuvent persister des solutions de continuité. Mais ici s'ouvre une discussion. Dans l'opinion classique ancienne, on admettait que, des deux bourgeons incisifs de chaque côté, seul le bourgeon nasal interne faisait partie de la constitution de la lèvre supérieure, de sorte que, dans le bec-de-lièvre vulgaire, la fente serait placée entre le bourgeon maxillaire supérieur et le bourgeon nasal. Albrecht, au contraire, a prétendu que les deux bourgeons incisifs, interne et externe, participaient tous deux au développement de la lèvre supérieure, et que le bec-de-lièvre habituel répondait, non à la fente comprise entre le bourgeon nasal et le bourgeon maxillaire supérieur; mais bien à la fente existant entre les deux bourgeons incisifs d'un même côté. Il semble tout d'abord qu'il soit facile de trancher la question par l'examen du système dentaire, la fente devant passer entre l'incisive latérale et la canine, d'après la théorie ancienne, tandis que, dans la théorie d'Albrecht, elle doit passer entre les incisives médiane et latérale. Mais en réalité, la vérification du fait est fort difficile, vu l'existence de très nombreuses anomalies du côté du système dentaire. Le moyen de trancher la question, c'est l'étude de la soudure osseuse entre le bourgeon incisif et le bourgeon maxillaire, soudure qui devrait se retrouver en dehors du bec-de-lièvre dans la théorie d'Albrecht. Nous n'insisterons d'ailleurs pas ici sur cette question, qui n'a pas d'importance au point de vue pratique.

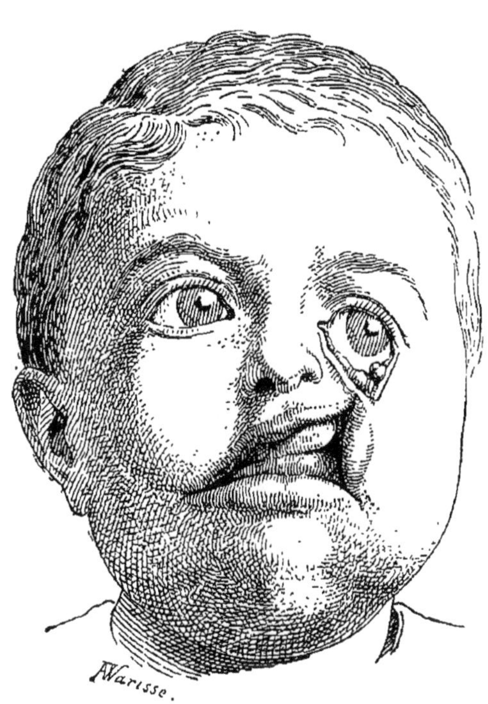

Fig. 32. — Coloboma facial du côté gauche ; rudiment de bec-de-lièvre commissural du côté droit (Kirmisson).

Les fentes médianes de la lèvre inférieure et de la lèvre supérieure sont extrêmement rares. Dans l'immense majorité des cas, il s'agit de fentes siégeant sur les parties latérales de la lèvre supérieure, soit entre les deux bourgeons incisifs, comme le veut Albrecht, soit entre le bourgeon incisif et le bourgeon maxillaire supérieur, d'après la théorie ancienne. Plus en dehors se voit exceptionnellement une fente oblique, qui, du rebord labial, se dirige en haut et en dehors, ouvrant largement la gouttière lacrymale, et se continuant parfois jusque sur le rebord de la paupière inférieure, en donnant naissance à un coloboma de cette paupière. Enfin, d'autres fentes, également fort rares, répondent à la commissure buccale et constituent le bec-de-lièvre commissural.

Il n'est pas très rare d'observer en coïncidence avec le bec-de-lièvre ces petites tumeurs siégeant au devant du pavillon de l'oreille, ou au milieu de la joue, et auxquelles on donne le nom de fibrochondromes branchiaux. Fronhöfer a voulu voir dans ces petites tumeurs la trace d'insertions de brides amniotiques qui, s'insérant d'autre part au niveau du bord labial, s'opposent à la soudure des bourgeons entre eux. De semblables exemples de ces brides amniotiques ont été signalés ; de même, on a pu voir des tumeurs qui, faisant saillie dans la cavité buccale, entre les deux moitiés de la voûte palatine, ont pu être considérées comme la cause s'opposant à la soudure des deux moitiés du palais sur la ligne médiane. Mais on ne saurait généraliser ces faits et en faire la cause unique du bec-de-lièvre. Il peut se faire que ce vice de conformation se montre comme conséquence d'un arrêt de développement, en dehors de toute influence mécanique, ainsi que le prouvent les cas dans lesquels l'hérédité entre en jeu. Sans doute, l'hérédité ne se rencontre pas dans l'étiologie du bec-de-lièvre aussi souvent qu'il arrive pour d'autres vices de conformation, tels que la syndactylie, la polydactylie, la luxation congénitale de la hanche. Mais les exemples n'en sont pas très exceptionnels ; pour ma part, j'ai pu en observer plusieurs cas intéressants.

2° **Étude clinique.** — Il y a dans l'étude clinique du bec-de-lièvre des divisions nombreuses à établir, suivant qu'il s'agit d'un :

1° Bec-de-lièvre cicatriciel ;

2° Bec-de-lièvre unique ou double ;

3° Bec-de-lièvre complet ou incomplet ;

4° Bec-de-lièvre simple ou compliqué.

Sous le nom de bec-de-lièvre cicatriciel on décrit des cas assez rares dans lesquels l'enfant naît porteur d'une cicatrice au niveau de la lèvre supérieure, comme s'il avait été opéré antérieurement d'un bec-de-lièvre. Parfois même il existe au niveau du bord labial une petite encoche, comme l'opération peut en laisser après elle.

Le bec-de-lièvre peut être unique ou double. La prépondérance du bec-de-lièvre pour le côté gauche est nettement établie par les faits cliniques ; on en a donné comme cause la soudure plus tardive des bourgeons du côté gauche. Toutefois le bec-de-lièvre se voit aussi avec une très grande fréquence du côté droit. Le bec-de-lièvre double est représenté par deux fentes verticales, symétriquement placées de chaque côté de la ligne médiane.

Une division qui a la plus haute importance, c'est celle du bec-de-lièvre en complet ou incomplet. Parfois, en effet, le bec-de-lièvre est uniquement représenté par une fente plus ou moins haute qui ne remonte pas jusque dans la narine; cette dernière offre sa conformation normale; tout au plus est-elle légèrement élargie dans le sens transversal. Dans le bec-de-lièvre complet, au contraire, la fente pénètre jusque dans l'intérieur de la narine, qui est non seulement fendue, mais encore largement étalée sur la joue, et maintenue dans cette position par des adhérences qui la soudent intimement à la face antérieure du maxillaire supérieur. On comprend que, dans ce cas, la difformité est à la fois beaucoup plus disgracieuse et beaucoup plus difficile à corriger.

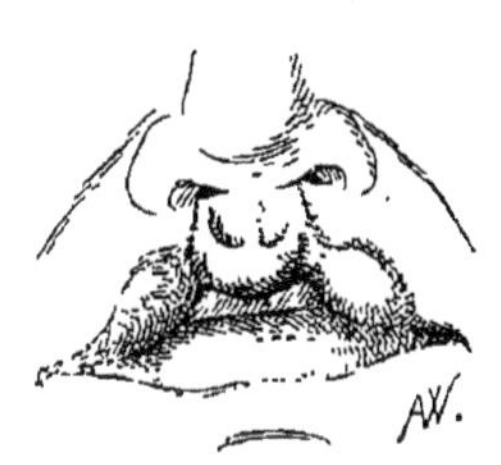

Fig. 33. — Bec-de-lièvre double et incomplet de la lèvre supérieure; la fente ne pénètre pas dans la narine (Kirmisson).

Enfin le bec-de-lièvre peut être simple ou compliqué. On dit que le bec-de-lièvre est simple lorsque la fente porte uniquement sur la lèvre elle-même: il est, au contraire, compliqué, lorsqu'il existe en même temps une division portant sur le bord alvéolaire, sur la voûte et le voile du palais.

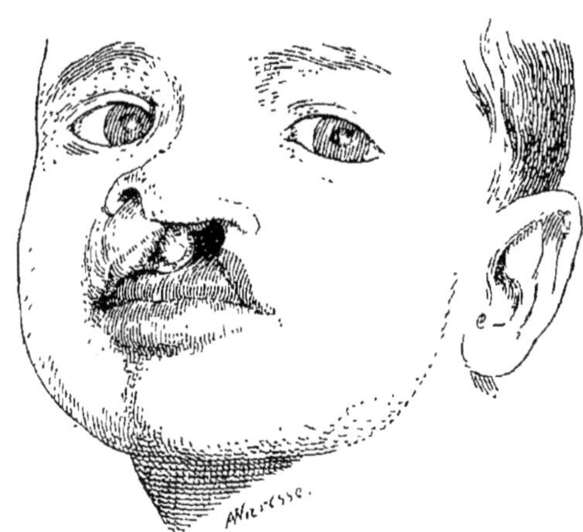

Fig. 34. Bec-de-lièvre unilatéral gauche de la lèvre supérieure: la fente pénètre jusque dans la narine; elle se complique d'une division totale du bord alvéolaire, et de la voûte palatine; l'aile gauche du nez est déplissée et étalée sur la joue (Kirmisson).

Le bec-de-lièvre simple peut se compliquer d'une encoche portant exclusivement sur le bord alvéolaire; ou bien la fente se poursuit obliquement en dedans et en arrière jusqu'au niveau du trou palatin antérieur. Dans les cas les plus complexes, la division est totale: elle comprend dans toute leur hauteur la voûte et le voile du palais. Souvent on note en pareil cas une disposition spéciale, savoir l'hypertrophie du bord libre du vomer qui, se recourbant sur lui-même, vient combler en grande partie la perte de substance. La couleur plus rosée de sa muqueuse tranche sur celle de la muqueuse buccale.

Le bec-de-lièvre double est rarement simple; parfois cependant il se complique uniquement d'une légère irrégularité, d'une légère encoche au niveau du rebord alvéolaire. Il arrive même que, complet d'un côté, le bec-de-lièvre soit incomplet du côté opposé. Ce sont là des formes atténuées du bec-de-lièvre double, qui comportent le même pronostic favorable que le bec-de-lièvre unique et simple. Mais le plus souvent, au contraire, le bec-de-lièvre double est en même temps compliqué. On voit alors sur le rebord alvéolaire une double fente qui sépare com-

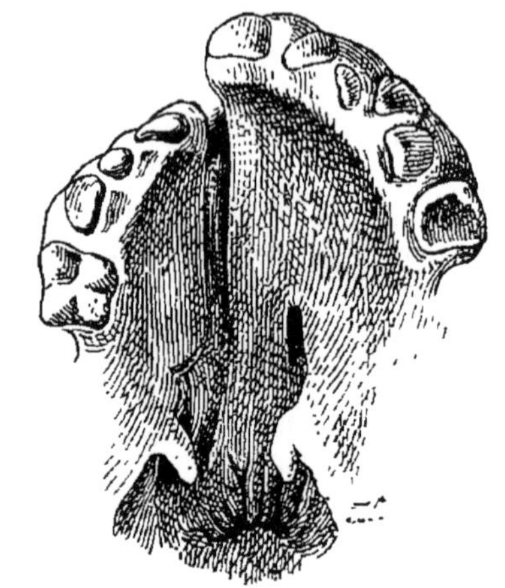

Fig. 35. — Voûte palatine dans un cas de bec-de lievre compliqué de la variété unilatérale droite : on voit bien sur cette figure que les deux moitiés du rebord alvéolaire n'appartiennent pas à des courbures de même rayon (Kirmisson).

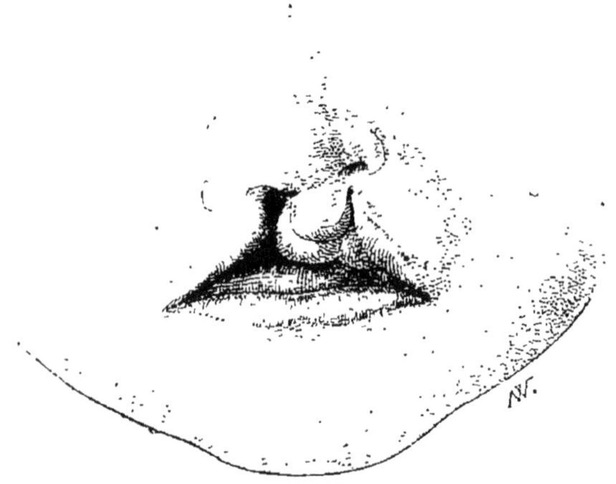

Fig. 36. — Bec-de-lièvre double et asymétrique de la lèvre supérieure ; à droite la fente pénètre jusque dans la narine et il existe une division du rebord alveolaire ; à gauche, il y a une simple encoche (Kirmisson).

plètement des bourgeons maxillaires la masse des os incisifs; se réunissant au niveau du trou palatin antérieur, ces deux fentes latérales se continuent en arrière sur la ligne médiane sous la forme d'une fente unique intéressant le voile en totalité. Le massif des os incisifs est alors appendu à la cloison des fosses nasales, faisant saillie dans l'intérieur de la fente palatine. Nous arrivons ainsi aux cas les plus compliqués, ceux dans lesquels le bourgeon incisif appendu à la cloison des fosses nasales, au lieu de se diriger verticalement en bas, est tourné plus ou moins directement en avant. Il arrive même que la sous-cloison nasale fasse complètement défaut et que le bourgeon incisif vienne s'insérer à la pointe du nez. Souvent, en pareil cas, le bourgeon de parties molles qui représente le lobule médian de la lèvre est extrêmement court et atrophié. Nous avons ainsi sous les yeux la forme la plus grave du bec-de-lièvre, dit bec-de-lièvre double et compliqué, avec saillie du tubercule médian inséré à la pointe du nez.

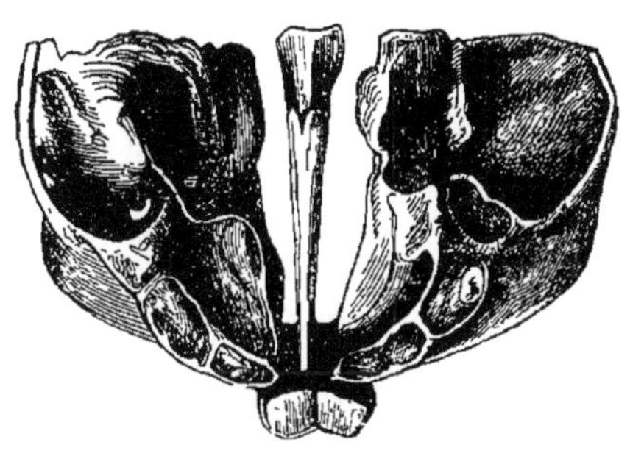

Fig. 37. — Tubercule médian, appendu à la cloison, et portant deux incisives.

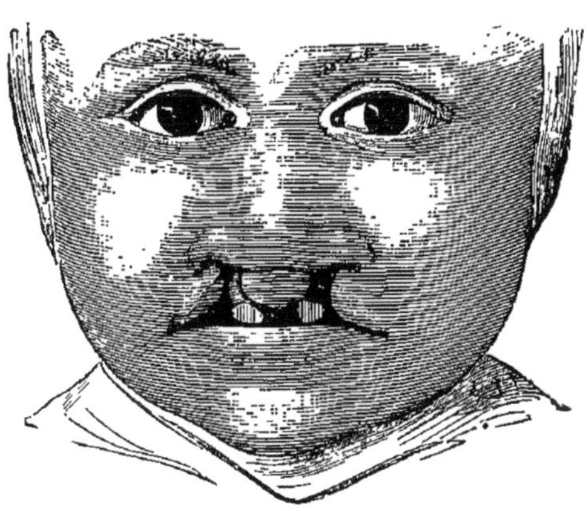

Fig. 38. — Bec-de-lièvre double et compliqué de la lèvre supérieure.

Les conséquences du bec-de-lièvre pour les enfants qui en sont porteurs et, par suite, le pronostic, sont très différents suivant les cas auxquels on a affaire. S'agit-il d'un bec-de-lièvre simple, ce n'est qu'une difformité plus ou moins grave, mais qui ne détermine aucun trouble fonctionnel appréciable. Le bec-de-lièvre compliqué constitue, au contraire, une malformation très grave, entraînant, pendant les deux premières années de l'existence, une très forte mortalité. La présence d'une fente palatine empêche en effet l'enfant d'exercer le vide dans la cavité buccale, et, par suite, de faire des mouvements de succion. Force est d'avoir recours à l'allaitement artificiel qui entraîne déjà par lui-même bien des causes de mort. En outre, grâce à la large communication existant entre la bouche et les fosses nasales, les débris d'aliments pénètrent dans les fosses nasales, y subissent des fermentations, d'où la déglutition de matières septiques qui déterminent des broncho-pneumonies, par un mécanisme semblable à celui qu'on note chez les malades atteints de cancer de la langue ou du pharynx. Chez les enfants plus âgés, c'est surtout la déglutition des liquides qui devient difficile, du fait de leur passage dans les fosses nasales. Il y a en outre à compter avec les difficultés de la phonation et de la prononciation, la plupart des consonnes devenant indistinctes.

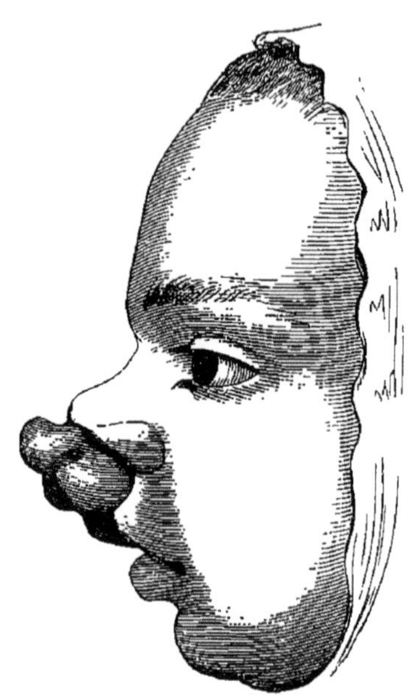
Fig. 30. — Bec-de-lièvre double et compliqué avec insertion du lobule médian à la pointe du nez.

Traitement. — Les considérations relatives au traitement sont bien différentes, suivant qu'il s'agit d'un bec-de-lièvre simple ou compliqué. Le bec de lièvre simple, avons-nous dit, constitue uniquement une difformité plus ou moins choquante, mais il ne compromet pas la nutrition du nouveau-né, et ne met pas ses jours en danger. L'opération ne saurait présenter aucun caractère de gravité. Il n'y a donc pas de raison pour la différer. Dès qu'on est certain que l'enfant prend bien le sein et qu'il augmente régulièrement de poids, c'est-à-dire quinze jours ou trois semaines après la naissance, on peut procéder à cette petite opération qui consiste essentiellement dans l'avivement et la suture des deux bords de la solution de continuité. Mais il ne faut pas oublier qu'ici le but poursuivi par le chirurgien est essentiellement un but plastique ; il doit donc s'attacher à obtenir une restitution de la forme aussi parfaite que possible. L'opération consistant dans l'unique avivement et la suture des deux bords de la fente a pour inconvénient de laisser souvent du côté du bord libre une encoche, qui est une trace trop visible de la malformation. Aussi a-t-on imaginé pour parer à cet inconvénient divers procédés autoplastiques. Celui de Nélaton consiste à faire, parallèlement au bord de

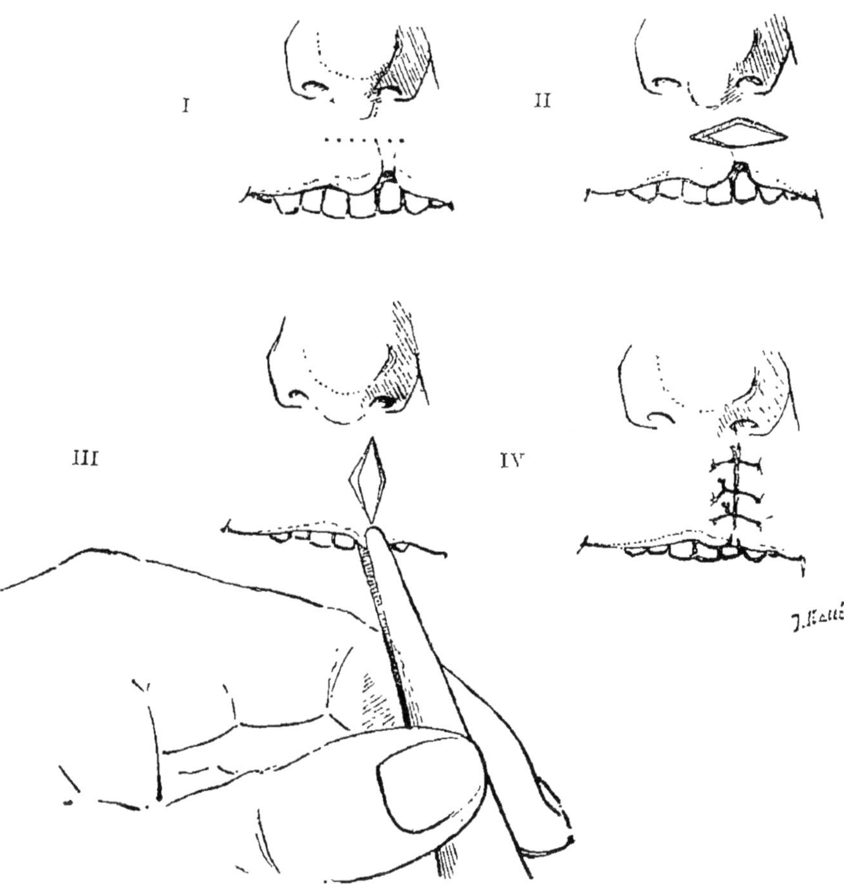

Fig. 40. — Procédé applicable à la simple encoche du bord labial (Kirmisson).

la solution de continuité, une incision à l'aide d'un bistouri étroit; le petit lambeau ainsi constitué est attiré en bas à l'aide d'une pince, et pendant qu'il est maintenu dans cette position, le chirurgien pratique la suture. Il en résulte, du côté du bord labial, une petite saillie exubérante, qui s'atténue à la longue. Ce procédé est susceptible de fournir un résultat esthétique très avantageux dans les cas de bec-de-lièvre incomplet, c'est-à-dire dans ceux où la narine est intacte. Parmi les autres procédés, les deux plus répandus sont, d'une part, celui de Clémot-Malgaigne; d'autre part, celui de Mirault (d'Angers).

Dans le procédé de Clémot-Malgaigne, le chirurgien taille, sur les parties latérales de la fente, deux lambeaux, qui, retournés, et adossés l'un à l'autre par leurs faces cruentées, constituent, du côté du bord libre de la lèvre, une sorte de trompe saillante, quelquefois même exubérante, dont l'excision devient ultérieurement une nécessité. C'est là un inconvénient; aussi donne-t-on généralement la préférence au procédé de Mirault (d'Angers), qui consiste à tailler, sur le bord interne de la fente, un lambeau que l'on abaisse et que l'on applique par la suture sur le bord libre de la lèvre préalablement avivé. Par ce procédé, on obtient la reconstitution du lobe médian de la lèvre et l'on évite l'encoche.

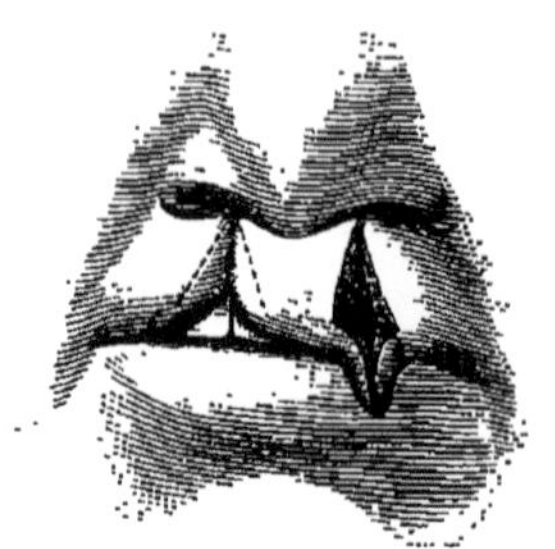

Fig. 41. — Procédé de Clémot-Malgaigne.

Quel que soit le procédé auquel on donne la préférence, il est un certain nombre de règles auxquelles il importe de se conformer.

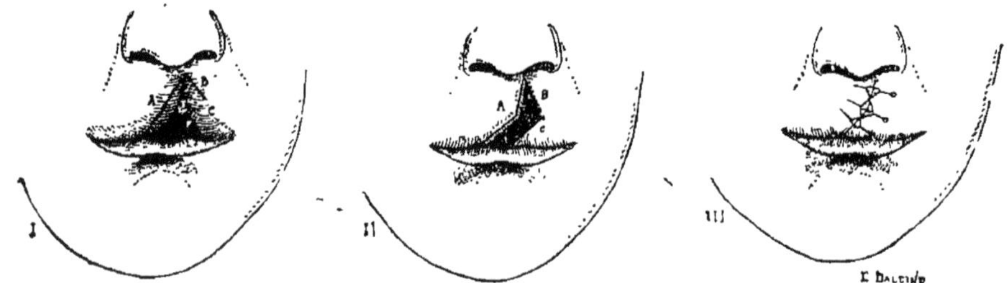

Fig. 42. — Procédé de Mirault (d'Angers). — A, avivement de la levre interne de la fente; B, incision de la levre interne pour la taille du lambeau; C, lambeau formé sur la lèvre externe de la fente.

Tout d'abord il importe d'économiser autant que possible la perte de sang chez les très jeunes enfants. Pour cela, on se trouvera bien d'appliquer, au début de l'opération, des pinces à pression de chaque côté de la solution de continuité. En outre, il ne faut pas oublier que l'artère coronaire est profondément située au-devant de la muqueuse labiale; il importe donc, dans le passage des fils, d'embrasser la plus grande épaisseur de la lèvre, de façon à comprendre dans l'anse du fil l'artère et, ainsi, de se mettre à l'abri des hémorragies secondaires. Le pansement est fait avec de minces mèches d'ouate imbibées de collodion; les fils sont enlevés vers le neuvième ou dixième jour.

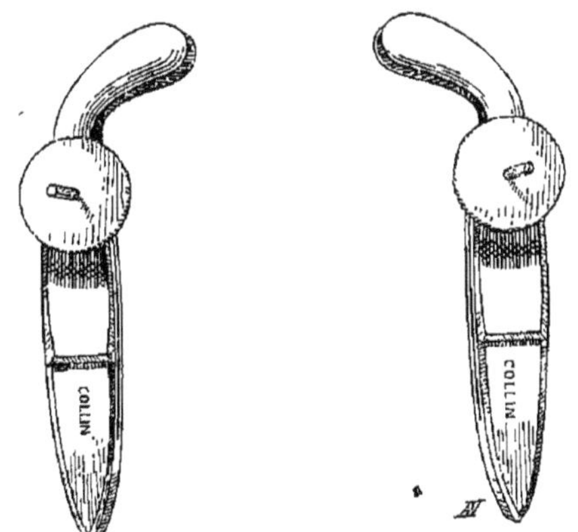

Fig. 43. — Pinces à pression pour comprimer la lèvre dans l'opération du bec-de-lièvre (Kirmisson).

Dans le bec-de-lièvre compliqué, il en va tout autrement. Ici, la nutrition et la vie des petits malades sont gravement compromises pour les raisons que nous avons déjà signalées. Il y aurait donc un intérêt sous ce rapport à opérer le plus tôt possible, si l'opération pouvait porter remède à ce grave état de choses. Mais il ne faut pas oublier que, portant uniquement sur le bord labial, l'opération ne saurait obvier aux troubles de la déglutition résultant de la fente palatine. D'autre part, dans ces cas complexes, l'opération en elle-même est loin d'être exempte de dangers. Il existe en effet des adhérences étendues entre la face postérieure

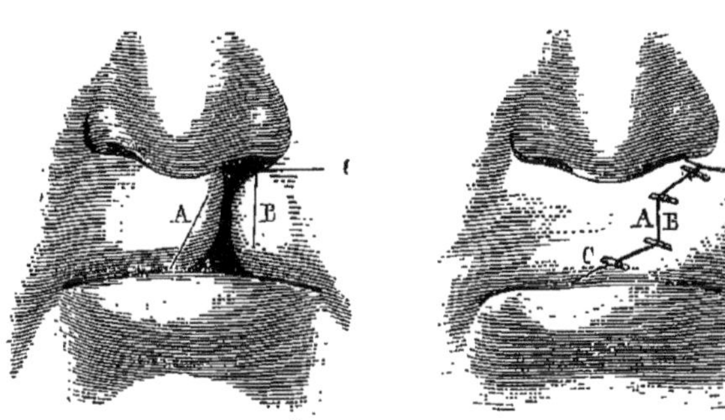

Fig. 44. — Procédé de Giraldès. — I, tracé des incisions ; II, lambeaux maintenus en place par la suture.

de la lèvre et la mâchoire supérieure. adhérences dont la dissection provoque nécessairement une hémorragie abondante. Aussi est-ce une raison pour remettre en pareil cas l'opération à une date ultérieure, par exemple, vers l'âge de 6 mois. La nécessité de remédier au déplissement de la narine. étalée sur la joue, impose aux chirurgiens des procédés spéciaux. L'un des plus connus est celui de Giraldès. Il consiste à faire immédiatement au-dessous de la narine une incision transversale séparant la narine de la lèvre supérieure. Cela fait, sur la lèvre interne de la fente, on taille un lambeau dont le sommet est en bas, et le pédicule tourné en haut. Après rotation d'un quart de cercle, ce lambeau devenu horizontal constitue la sous-cloison et ferme l'orifice de la narine; les deux bords de la solution de continuité étant réunis par la suture, on constitue aux dépens de la lèvre externe de la fente un lambeau qui est ensuite appliqué, à la façon de Mirault (d'Angers), sur la lèvre interne, de manière à reconstituer le tubercule médian. L'opération terminée, l'ensemble de la suture affecte ainsi la forme d'un Z.

M. Berger a cherché un procédé permettant de corriger la

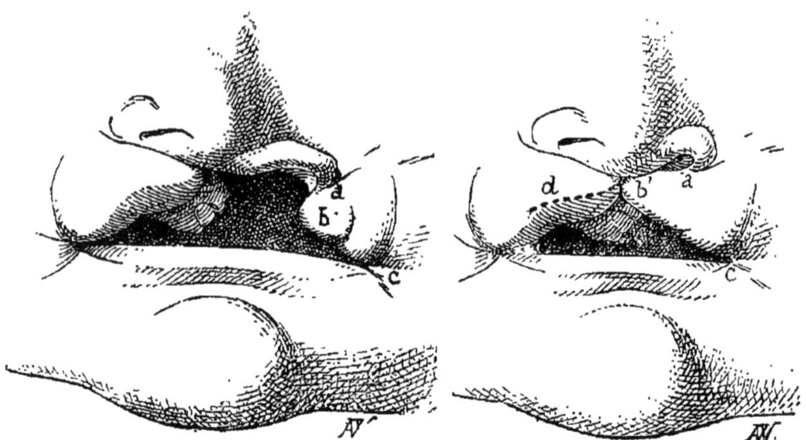

Fig. 45. — Reconstitution de la narine au moyen de la lèvre externe de la fente *ab*, qui, de verticale, est rendue horizontale (Kirmisson).

difformité résultant de l'étalement de la narine. Pour cela, il circonscrit avec le bistouri la narine déplissée, la suture à la sous-cloison pour reconstituer l'orifice nasal, et termine l'opération par la suture du bec-de-lièvre. Dans certains cas, pour arriver au rapprochement des parties, il est obligé de pratiquer, comme Giraldès, une incision transversale entre la narine et la lèvre elle-même.

Dans le but d'éviter ces incisions multiples, j'ai moi-même eu recours à un procédé qui consiste, après avoir détruit les adhérences réunissant la face postérieure de la lèvre au maxillaire supérieur, à imprimer au bord libre de la narine et à la lèvre externe du bord labial un mouvement de torsion tel que, de vertical qu'il était, ce bord devient horizontal et sert à reconstituer l'orifice nasal; un lambeau emprunté à la lèvre interne de la fente, à la façon de Mirault (d'Angers), vient ensuite reconstituer le bord libre de la lèvre.

Lorsqu'à la dissection des parties molles doit s'ajouter une opération portant sur les os eux-mêmes, l'intervention chirurgicale prend encore un bien plus haut caractère de gravité. Aussi est-il bon de la reculer jusqu'à la première année, et parfois même au-delà. On peut, du reste, la décomposer en deux temps, dont le premier consistera uniquement dans l'opération osseuse, tandis qu'ultérieurement une seconde opération aura pour but la reconstitution du bord labial.

Dans les cas de bec-de-lièvre double et compliqué, avec saillie en avant de l'os intermaxillaire, il est nécessaire de refouler en arrière le tubercule médian, de façon à le placer sur le même niveau que les bords alvéolaires des maxillaires supérieurs. Le refoulement brusque du tubercule médian n'est pas sans présenter une réelle gravité. Il peut en effet en résulter une fissure, qui, remontant sur la lame perpendiculaire de l'ethmoïde, atteigne la base du crâne, et détermine la mort par méningite. Aussi faut-il lui préférer la résection de la cloison. Toutefois cette dernière opération elle-même n'est pas sans inconvénients. L'artère de la cloison peut en effet donner naissance à une hémorragie sérieuse. De là, les pinces spéciales qu'avaient fait construire Blandin et Guersant pour pratiquer par écrasement cette résection. Aujourd'hui ces pinces sont tombées en désuétude; une forte pince à pression appliquée sur la cloison suffit à maîtriser l'hémorragie. Après refoulement du tubercule médian, on peut le maintenir en place par l'avivement et la suture de ses bords l'unissant aux bords du maxillaire supérieur; toutefois, même après suture, la consolidation osseuse n'a pas toujours été obtenue. Dans un deuxième temps on procède à la réfection des parties molles; quant à la réparation du palais, on la réserve pour une date ultérieure.

III. — DIVISIONS CONGÉNITALES DE LA VOUTE ET DU VOILE DU PALAIS

Tout d'abord la question des divisions congénitales du palais paraît se confondre avec celle du bec-de-lièvre. Mais, comme nous l'avons déjà dit, les indications opératoires sont différentes dans les deux cas; en outre, les divisions congénitales du palais peuvent existers en dehors du bec-de-lièvre. Elles se présentent à des degrés différents. Dans un premier cas, il s'agit de fentes totales, qui, commençant au niveau du rebord alvéolaire, se poursuivent dans toute l'étendue de la voûte et du voile du palais jusqu'à la luette qui, en pareil cas, est elle-même divisée en deux moitiés. A côté de ces fentes totales, il en est d'incomplètes qui se divisent elles-mêmes en antérieures et postérieures. Dans les fentes palatines antérieures, il s'agit d'une fissure qui, partant du bord

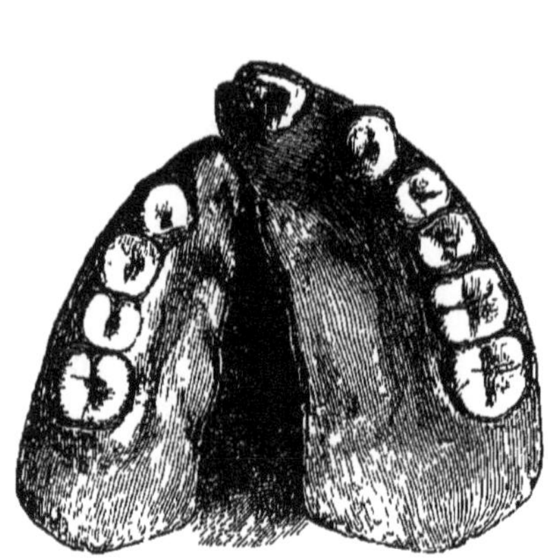

Fig. 46. — Fente unilatérale de la voûte palatine s'étendant jusqu'au bord alvéolaire avec asymétrie des deux moitiés du bord alvéolaire.

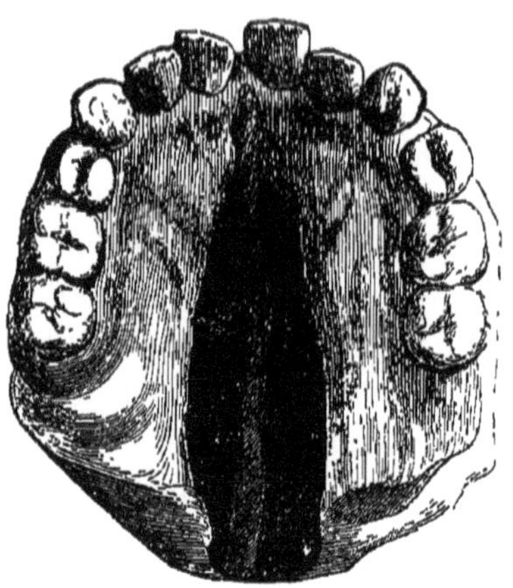

Fig. 47. — Division médiane de la voûte palatine, n'intéressant pas le bord alvéolaire.

alvéolaire, se prolonge obliquement en arrière jusqu'au trou palatin antérieur. Dans les fentes postérieures, la division occupe la ligne médiane, quelquefois limitée à la luette, parfois occupant toute la hauteur du voile, et se prolongeant même en avant sur le palais osseux.

La pathogénie de ce vice de conformation ne saurait prêter à aucune difficulté. Elle s'explique tout naturellement par le défaut de soudure sur la ligne médiane des deux lames osseuses horizontales qui, se détachant de la face interne des maxillaires, doivent par leur coalescence former la voûte du palais.

Étude clinique. — Supposons une fente totale et médiane ; si nous faisons ouvrir largement la bouche au malade, nous voyons immédiatement que la ligne médiane du palais est occupée par une fente qui, commençant en avant plus ou moins près du bord alvéolaire, se poursuit jusqu'au sommet de la luette. Dans son ensemble, cette fente présente une forme triangulaire; son sommet est dirigé en avant, sa base est tournée en arrière et répond à la base même de la luette. A travers cette large fente se voit la cloison des fosses nasales. Il existe, suivant les cas, de très grandes différences dans la configuration du palais, différences sur lesquelles il convient d'insister, car elles ont une grande importance au point de vue du traitement. Tantôt, en effet, le

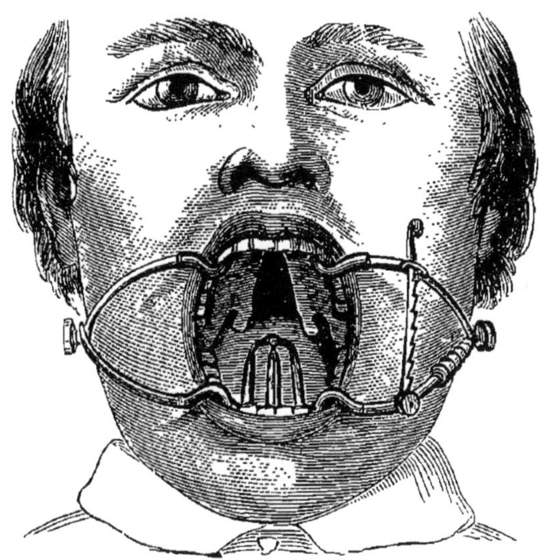

Fig. 48. — Division totale du voile du palais; la bouche est maintenue ouverte à l'aide du bâillon de Smith.

palais représente une voûte plus ou moins surbaissée, tantôt au contraire il a une disposition ogivale, de sorte que ses deux moitiés latérales regardent obliquement en haut et en dedans, et que le palais, dans son ensemble, affecte la forme d'un V; c'est le V shaped maxilla des auteurs anglais.

Quant aux troubles fonctionnels, nous les avons déjà énumérés à propos du bec-de-lièvre. Nous devons rappeler qu'ils consistent dans la difficulté de l'alimentation chez les jeunes enfants. Plus tard, c'est surtout la déglutition des liquides qui est rendue difficile par leur reflux à travers les fosses nasales. Les troubles de la phonation sont beaucoup plus marqués, les différentes consonnes, *l, m, n, r, t, p*, sont prononcées d'une façon indistincte, confondues les unes avec les autres, au point que, dans quelques cas, la parole devient tout à fait inintelligible.

Traitement. — Le traitement des divisions congénitales du palais, c'est la palatoplastie, c'est-à-dire l'avivement et la suture des deux lèvres de la fente, dans tous les cas où elle est possible.

La palatoplastie, telle que nous la pratiquons à l'heure actuelle, dérive de deux grandes méthodes : 1° la staphylorraphie, telle qu'elle a été imaginée isolément par Græfe (de Berlin), en 1816, et par Roux en 1810; 2° la palatoplastie avec incisions libératrices et lambeaux périostiques conseillée par Baizeau et Langenbeck.

L'opération comprend les temps suivants : 1° l'avivement au bistouri des deux lèvres de la solution de continuité; 2° les incisions latérales; 3° le décollement du périoste à la rugine; 4° la mobilisation du voile qui s'obtient par la désinsertion de l'aponévrose palatine sur le rebord du palais osseux; 5° la suture.

Deux circonstances permettent de mener à bonne fin l'opération; ce sont : 1° l'emploi du chloroforme, grâce à la position inclinée de la tête; 2° le tamponnement pour arrêter l'hémorragie au cours de l'opération.

Autrefois on opérait les malades dans la position assise, ce qui rendait impossible l'usage du chloroforme. On comprend toutes les difficultés qui en résultaient. Aujourd'hui les malades sont opérés la tête en bas, suivant le conseil de Rose, ce qui permet l'emploi du chloroforme pendant toute la durée de l'opération. On a abandonné l'usage des lavages de la cavité buccale qui prolongeaient sans résultat l'opération, pour recourir à la méthode du tamponnement préconisée par Julius Wolff. Dès qu'une incision donne lieu à de l'hémorragie, le chirurgien pratique la compression à son niveau avec des tampons secs jusqu'à ce que l'écoulement sanguin soit arrêté.

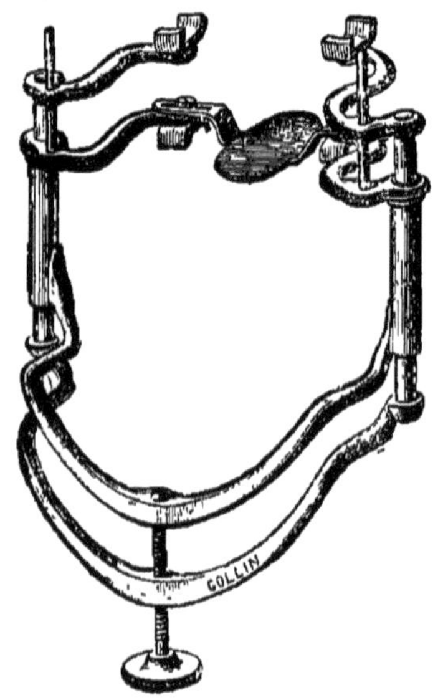

Fig. 19. — Bâillon de Trélat.

Dès lors, l'opération est conduite de la façon suivante : Le malade étant endormi, est placé la tête en bas en dehors de la table d'opération; la bouche est maintenue largement ouverte à l'aide d'un écarteur; puis, le chirurgien, à l'aide de pinces et d'un bistouri à long manche, pratique, dans toute leur étendue, l'avivement des bords de la solution de continuité. Ceci fait, avec le bistouri également, on pra-

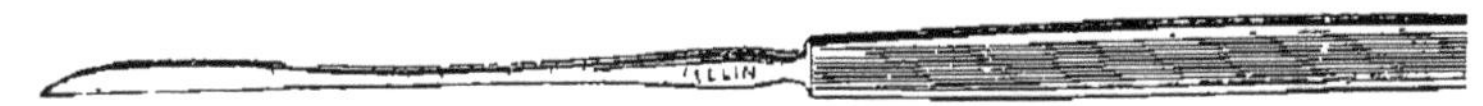

Fig. 50. — Bistouri à long manche et à pointe recourbée pour l'avivement des lèvres de la fente palatine.

tique les débridements latéraux, commençant en arrière à l'union du palais mou et du palais osseux, et poursuivant, en avant, l'incision jusqu'au niveau de la canine. Il est prudent de la limiter à ce niveau, pour ne pas rétrécir le pédicule du lambeau, après son décollement, ce qui pourrait affaiblir sa vitalité et l'exposer à la gangrène. Les deux débridements latéraux ayant été tracés, et, dans cette dissection, le bistouri doit aller jusqu'à l'os, il s'agit de pratiquer avec la rugine courbe le décollement des lambeaux par leur face profonde, en comprenant dans ce décollement le périoste lui-même. Avec la rugine

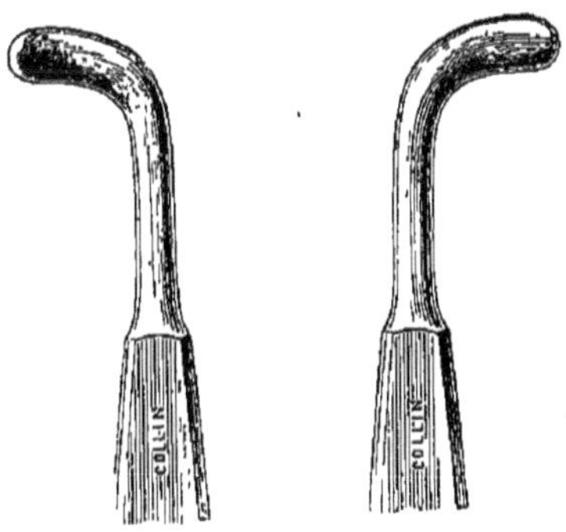

Fig. 51. — Rugines courbes pour le décollement des lambeaux.

Fig. 52. — Petite rugine coudée pour détacher les lambeaux dans la partie antérieure, étroite, de la voûte palatine.

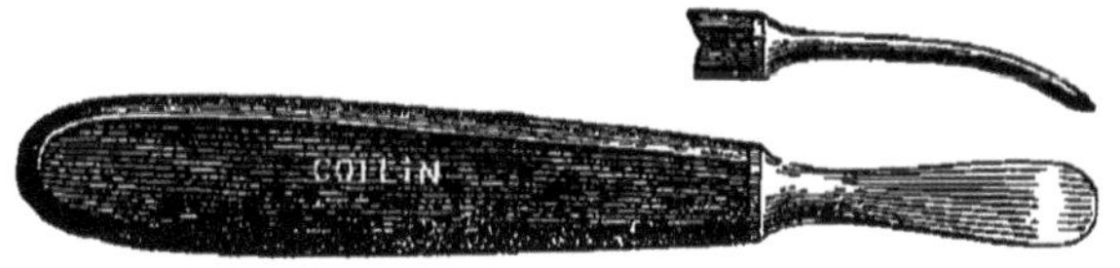

Fig 53. — Rugine courbe et tranchante pour le détachement de l'aponévrose palatine.

également on détache l'aponévrose palatine à son insertion sur le rebord postérieur du palais osseux. On peut rendre au voile du palais toute sa mobilité. Il faut bien savoir en effet que l'opération ne peut fournir de résultat qu'à moins de rapprocher par la suture des lambeaux absolument mobiles, tout à fait flottants. La suture elle-même est faite à l'aide de fils d'argent très fins dont les points sont espacés entre eux de 7 à 8 millimètres. Au niveau de la luette, il est préférable de faire la suture à la soie, les fils

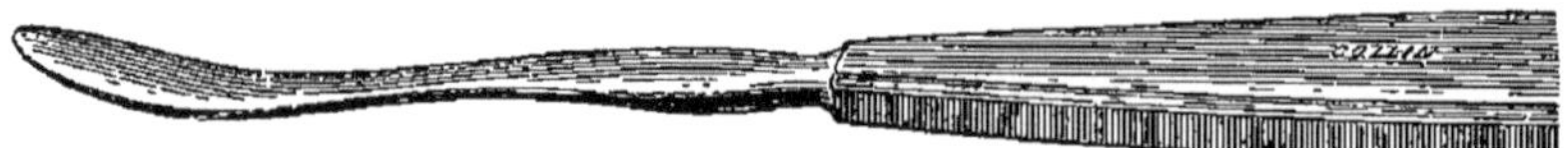

Fig. 54. — Spatule mousse pour aider à la mobilisation des lambeaux.

d'argent pouvant être pénibles à supporter pour le malade dans la cavité pharyngienne.

Grâce aux principes que nous venons d'exposer, la palatoplastie est aujourd'hui une opération bien réglée, dont l'exécution reste

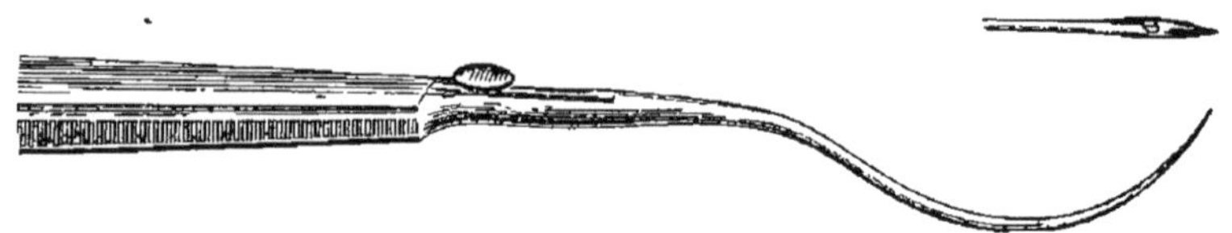

Fig. 55. — Aiguille de Reverdin courbe.

délicate, mais ne présente pas de réelles difficultés. Toutefois, la palatoplastie elle-même a ses limites. Pour pouvoir combler la perte de substance, il faut des lambeaux suffisants. S'agit-il, par exemple, d'une fente mesurant 20 millimètres de largeur, il faut,

Fig 56. — Aiguille à brusque coudure (en hameçon) de Trélat.

pour la combler, des lambeaux mesurant 14 à 15 millimètres de largeur. Il y a à compter, en effet, avec la rétraction des lambeaux après leur dissection, et aussi avec l'avivement qui détermine nécessairement une perte de substance, si petite qu'elle soit. C'est à l'union du voile avec le palais osseux que les mensurations doivent être faites; c'est là, en effet, qu'on a le plus de peine à obtenir la mobilisation des lambeaux.

Accidents opératoires. — Tout d'abord il faut noter la possibilité d'hémorragies primitives, tenant à la blessure du tronc de l'artère palatine postérieure. Pour l'éviter, il faut, en traçant les débridements latéraux, ne pas trop s'approcher en arrière de la dernière grosse molaire, au niveau de laquelle le tronc de l'artère est situé. Quant aux hémorragies secondaires, elles sont attribuables surtout à la septicémie; aussi importe-t-il de faire un nettoyage sérieux des fosses nasales et de la cavité buccale, dans les jours qui précèdent l'opération.

Il y a encore à compter avec la possibilité de la blessure des lambeaux pendant l'opération et avec leur sphacèle consécutif. C'est surtout en maniant la rugine pour le décollement des lambeaux qu'il faut procéder avec douceur, de crainte de déchirer leurs bords, et même de rompre complètement leur pédicule. Déjà nous avons insisté sur la nécessité de ne pas trop prolonger en avant les débridements latéraux pour ne pas trop affaiblir leur pédicule de ce côté.

La suture peut manquer en totalité ou sur un point de son étendue. En cas d'échec total, il n'y aura d'autre ressource que dans une opération ultérieure, qui devra être différée, pour permettre aux lambeaux de reprendre leur souplesse. S'agit-il d'une désunion partielle, les conséquences en sont très différentes, suivant le point qu'elle occupe. Si, en effet, c'est la partie postérieure de la fente qui ne s'est point réunie, l'écartement, après l'ablation des fils, ne fait que s'accuser, et il n'y a pas à compter avec une réunion secondaire. Si, au contraire, la désunion s'est faite à la partie moyenne, et nous avons dit qu'elle est fréquente à l'union de la voûte et du voile, il est habituel de la voir se combler secondairement, soit d'une manière spontanée, soit à l'aide de quelques cautérisations au nitrate d'argent.

Un accident plus grave, c'est la non-oblitération d'une des fentes latérales résultant de la dissection et de la mobilisation des lambeaux. En effet, ces fentes persistantes n'ont aucune tendance à la guérison spontanée, et il est très difficile de les fermer.

Un point qui a suscité de longues discussions, c'est celui qui est relatif à l'âge auquel il convient d'intervenir; et l'on peut dire qu'à l'heure actuelle, la question n'est pas encore définitivement fixée.

Un des auteurs qui se sont le plus occupés de palatoplastie, M. Ehrmann (de Mulhouse), communiqua en 1889 au Congrès français de chirurgie, les résultats de son expérience relativement aux opérations entreprises en bas âge. Or, ces résultats étaient loin d'être favorables. Cependant, M. Julius Wolff (de Berlin) continua à se montrer partisan des opérations faites en bas âge, par exemple, dans la première année, et même dans les premiers mois; il a communiqué sa statistique en 1900 à l'Association des chirurgiens de Berlin. Cette statistique donne une mortalité globale de 7,5 p. 100, et même si l'on envisage les malades opérés de 1 à 6 mois, elle s'élève à 13,8 p. 100. Sans doute, M. Wolff a pu montrer de très beaux résultats fournis par ces opérations faites à un âge très tendre. Mais une semblable mortalité est une objection grave contre la méthode, d'autant que, faite à un âge plus avancé, la palatoplastie offre une bénignité presque absolue. Aussi me semble-t-il sage d'une manière générale de ne pas opérer avant l'âge de 4 ans.

Du reste, en abaissant jusqu'aux premiers mois de l'existence le moment de l'intervention. M. Julius Wolff a introduit une importante modification dans le procédé opératoire. Il exécute en effet l'opération en deux temps : dans un premier temps, il fait la dissection et la mobilisation des lambeaux, et dans un second temps, cinq ou six jours après, il en pratique la suture.

Résultats définitifs. — Les résultats fournis par la palatoplastie dépendent en partie des conditions anatomiques. La division du palais ne suffit pas, à elle seule, pour rendre la parole indistincte. La preuve en est dans ces cas où la division est réalisée artificiellement par le chirurgien, par exemple pour l'ablation d'un polype naso-pharyngien. Souvent la voix des malades n'en est que très peu modifiée.

Dans les cas où le nasonnement et le défaut de prononciation persistent à un haut degré après l'opération, on a mis ce mauvais résultat sur le compte de la brièveté de la voûte et du voile, et aussi sur le compte de la minceur du voile et du peu de développement de ses fibres musculaires. Il y a du vrai dans cette opinion: mais il faut incriminer surtout le défaut de mobilité et de souplesse du voile, le défaut des cavités de renforcement de la voix, et surtout des sinus maxillaires.

Mais une autre condition très importante, sur laquelle insistait beaucoup à juste raison Trélat. c'est l'exercice du malade, et cela avant aussi bien qu'après l'opération. On comprend de quel secours sont en pareil cas pour le chirurgien l'intelligence du malade et les soins attentionnés des parents.

CHAPITRE IV

MALADIES CONGÉNITALES DU COU

I. — FISTULES CONGÉNITALES DU COU

Si la notion des arcs branchiaux rend compte des fissures congénitales de la face dont le bec-de-lièvre est le type, au cou, elle explique l'existence de fistules congénitales dues au défaut d'occlusion des fentes branchiales.

D'après leur siège, ces fistules peuvent être rangées en quatre grands groupes :

1° Les fistules du pavillon de l'oreille ;
2° Les fistules de la région sus-hyoïdienne latérale ;
3° Les fistules de la région sous-hyoïdienne latérale ;
4° Les fistules médianes du cou.

1° **Fistules du pavillon de l'oreille.** — Ce sont en général des fistules borgnes externes. Elles affectent au pavillon de l'oreille deux points d'élection, la partie supérieure du pavillon au niveau de l'extémité antérieure de l'hélice, et le lobule. On a pu voir ces fistules se transformer en kystes par rétention des produits sécrétés. Mais ce que l'on voit surtout, c'est la rétention donnant naissance à des phénomènes inflammatoires, et plus tard, par rupture de l'abcès ainsi produit, transformant la fistule borgne en fistule complète. Il se forme en pareil cas, au-devant du pavillon de l'oreille, une petite tumeur rouge, fluctuante, et plus tard fistuleuse, que l'on pourrait attribuer tout d'abord à une inflammation des ganglions parotidiens. Mais le cathétérisme pratiqué avec un fin stylet fait reconnaître l'orifice existant au niveau du pavillon de l'oreille. J'ajoute que, dans les cas qu'il m'a été donné d'observer, il existait sur l'oreille, du côté opposé, un petit orifice symétriquement placé, reconnaissable à une dépression punctiforme, ce qui tranchait le diagnostic.

Ces fistules du pavillon de l'oreille s'expliquent tout naturellement par le défaut de coalescence entre les différents bourgeons dont la fusion doit produire le pavillon à l'état normal: ces bourgeons sont au nombre de six, dont 1 pour le tragus, 1 pour l'antitragus, 2 pour l'hélix, 1 pour l'anthélix, 1 pour le lobule. Il n'est pas étonnant que ces fistules coïncident parfois avec d'autres malformations plus profondes de l'oreille, pouvant entraîner la surdité.

2° **Fistules de la région sus-hyoïdienne.** — Ces faits sont peu nombreux. M. Lannelongue a observé nne petite fille de huit ans, présentant, à la partie inférieure de la région parotidienne, sur le bord antérieur du sterno-mastoïdien, un orifice fistuleux dans lequel un stylet s'enfonçait à une profondeur de 2 centimètres. Dans un fait d'Heusinger, la fistule était bilatérale et coexistait avec des malformations du pavillon de l'oreille et des troubles de l'audition.

Dans un cas de Berg, l'orifice était situé un peu au-dessus du cartilage thyroïde du côté gauche; le trajet était en communication avec l'oreille, et du pus s'échappait par le conduit auditif externe. Virchow a pu constater également dans un cas la communication de la fistule avec le conduit auditif externe. Cette communication avec l'oreille montre bien qu'il s'agit là de fistules de la première fente branchiale, siégeant entre l'arc mandibulaire et l'arc stylo-stapédien.

3° **Fistules de la région sous-hyoïdienne.** — Elles occupent les parties latérales du cou et suivent le bord antérieur du sterno-mastoïdien, depuis les parties latérales du cartilage thyroïde jusqu'à la fourchette sternale. On les rencontre plus fréquemment à droite qu'à gauche, et, en général, à la partie inférieure du cou, à un ou deux travers de doigt au-dessus de l'articulation sterno-claviculaire. Plus l'orifice fistuleux est élevé, plus il s'éloigne en dedans du bord antérieur du sterno-mastoïdien.

L'orifice extérieur se présente avec des caractères variables : tantôt il est recouvert par une sorte d'opercule, tantôt il occupe le sommet d'un petit mamelon. Parfois il est très petit, punctiforme, et peut même être oblitéré par une croûte.

Les fistules congénitales du cou peuvent être bilatérales, et alors elles occupent habituellement la même hauteur. Leur trajet suit une direction ascendante, se dirigeant vers le pharynx. Une des particularités les plus importantes de leur histoire, c'est leurs rapports intimes avec les gros vaisseaux du cou. S'enfonçant dans la profondeur, au niveau de la grande corne de l'os hyoïde, le trajet fistuleux passe au-dessous du digastrique et vient aboutir à la paroi latérale du pharynx.

La paroi du trajet fistuleux est constituée par une membrane conjonctive, tapissée d'une couche épithéliale qui présente des caractères différents suivant les points : dans les parties superficielles, c'est un épithélium pavimenteux: dans les parties profondes, un épithélium cylindrique, ou à cils vibratiles. Les parois reçoivent des filets du grand hypoglosse et du glosso-pharyngien; ce qui explique les phénomènes de toux et de suffocation observés parfois pendant l'exploration du trajet fistuleux avec le stylet, et qui ont pu faire croire à l'existence de fistules trachéales.

Le liquide sécrété est filant, visqueux, analogue à de la salive.

Les fistules latérales du cou se divisent en fistules complètes et fistules incomplètes, borgnes externes et borgnes internes. Dans ce dernier cas, le trajet peut se dilater sous forme de poche dans laquelle s'accumulent les produits de sécrétion et des débris alimentaires. En cas de fistule borgne externe, si l'orifice cutané vient à s'oblitérer, la fistule peut se transformer en kyste.

Il est à noter que l'orifice interne occupe dans le pharynx une place constante, à sa partie supérieure, en arrière de l'amygdale, dans un point où il est fort difficile de l'explorer.

4° **Fistules médianes du cou.** — A côté des fistules latérales du cou, il en est d'autres qui siègent sur la ligne médiane.

M. Lannelongue a vu une fistule borgne externe dont l'orifice s'ouvrait sur la ligne médiane au devant du cartilage cricoïde; mais un stylet introduit dans le trajet, à une profondeur de 3 centimètres. se dirigeait vers le côté droit du cou, en dehors du cartilage thyroïde, de sorte que la fistule, médiane par son orifice externe, appartenait en réalité à la moitié droite du cou. D'autres faits analogues ont été signalés.

Mais il existe des fistules qui sont tout entières situées sur la ligne médiane, et qui affectent des rapports intimes avec les kystes médians congénitaux du cou. Souvent en effet on voit des fistules qui succèdent à la rupture des kystes congénitaux développés dans cette région. Ces faits sont beaucoup plus fréquents que les fistules branchiales des parties latérales du cou.

Pathogénie. — Les mêmes considérations pathogéniques ne sauraient s'appliquer aux fistules latérales et aux fistules médianes du cou.

Les fistules latérales sont d'origine branchiale; mais il faut se rappeler que les fentes branchiales ne sont pas des fentes véritables, mais seulement des gouttières profondes, interposées entre les arcs branchiaux. C'est surtout dans la quatrième semaine que cette disposition est le plus visible. Mais bientôt elle se modifie; le deuxième arc branchial déborde les autres et forme un repli profond qui cache les deux derniers. De là l'existence du sinus cervical de His, qui donne naissance à l'orifice externe des fistules congénitales. Quant à l'orifice interne, s'ouvrant dans la partie supérieure du pharynx, il s'explique par la persistance de la deuxième fente branchiale dans sa partie la plus élevée. Cette double notion du sinus cervical occupé par le champ mésoblastique. et des fentes branchiales existant, non pas à l'état de fentes complètes, mais de gouttières interposées entre les arcs branchiaux, rend bien compte de l'obliquité énorme des fistules latérales du cou et du siège constant occupé par leurs orifices.

Cette pathogénie est applicable à la plupart des fistules latérales du cou, mais non à la totalité. Déjà. en effet, nous avons signalé ces faits. rares à la vérité, dans lesquels la fistule siège à la région sus-hyoïdienne et est en communication avec l'oreille. De pareilles fistules appartiennent. non à la deuxième fente, mais à la première; c'est à la première fente. en effet, que répondent l'oreille externe, la trompe d'Eustache, et la cavité de l'oreille moyenne.

La notion des fentes branchiales ne saurait expliquer la production des fistules médianes du cou. Sur la ligne médiane, en effet, les fentes branchiales n'existent plus; elles sont réunies, d'un côté à l'autre. par une substance qui constitue le champ mésoblastique. espace triangulaire à base inférieure. aux dépens duquel se développent la base de la langue. l'épiglotte et le corps thyroïde.

C'est dans l'existence du canal thyro-glosse. bien étudié par His, qu'on trouve l'explication des fistules médianes du cou. Il existe, au début de la vie embryonnaire, une communication épithéliale entre la cavité buccale et la substance du corps thyroïde.

Le conduit lingual allant du foramen cæcum à la région de l'os hyoïde, forme la partie supérieure de ce cordon épithélial; de là part le conduit thyroïdien qui le continue. C'est la persistance de ce conduit thyroïdien qui rend compte de l'existence des kystes et des fistules médianes congénitales de la région cervicale.

Le conduit présente généralement des ramifications multiples. Le revêtement des parois est formé, dans les parties les plus rapprochées de la cavité buccale, par un épithélium pavimenteux; entre l'os hyoïde et la peau, c'est un épithélium cylindrique à cils vibratiles.

Une notion étiologique d'un grand intérêt, c'est celle de l'hérédité. Ascherson a cité une observation dans laquelle on rencontre huit cas de fistules congénitales du cou dans la même famille.

Symptômes. — On note, en un point de la région cervicale, un orifice donnant passage à des mucosités, plus ou moins chargées de pus. Assez souvent la sécrétion augmente à certains moments, par exemple, à la puberté et pendant la menstruation; en même temps les caractères du liquide se modifient; il devient plus purulent, on l'a même vu teinté de sang. On a signalé, dans les fistules branchiales, la possibilité de l'introduction d'aliments, déterminant des accès de suffocation; de même aussi, les troubles respiratoires survenant pendant l'exploration, et qui ont pu faire penser à l'existence d'une fistule trachéale.

Dans les fistules médianes, les accidents sont généralement moins marqués. Tout se borne souvent à l'incommodité qui résulte de l'écoulement d'une quantité plus ou moins considérable de liquide. Parfois cependant il y a quelques troubles de la phonation et de la déglutition. Le plus souvent la fistule n'est pas notée au moment même de la naissance; il y avait dans la profondeur des tissus un petit kyste; c'est l'inflammation et la rupture de ce kyste qui, à un moment donné, déterminent la formation du trajet fistuleux. Inversement, on voit quelquefois l'orifice de la fistule s'oblitérer; en arrière de lui, il y a rétention des produits de sécrétion et formation d'une tumeur, de sorte qu'il y a des rapports intimes entre les kystes et les fistules de la région médiane du cou.

Traitement. — Le traitement des fistules branchiales du cou ne laisse pas que d'être très délicat. L'emploi des injections caustiques doit être rejeté : ou elles constituent un moyen insuffisant, incapable de produire dans toute la hauteur du trajet fistuleux, la chute de l'épithélium et l'accolement des parois; ou bien elles sont dangereuses par la pénétration du liquide dans le pharynx. On a bien conseillé l'électrolyse; mais celle-ci réussira rarement à cause de l'anfractuosité des parois. Reste donc l'extirpation au bistouri. C'est là une opération délicate à cause des relations intimes du trajet fistuleux avec les gros troncs vasculaires et nerveux, et notamment avec les veines. En outre, elle nécessite une longue incision, qui mesure toute la hauteur du cou. Si, chez un homme auquel sa fistule cause une gêne considérable par l'abondance de la sécrétion, ce moyen peut être employé sans inconvénient, il n'en va pas de même chez une femme; aussi, si l'orifice fistuleux est très étroit, s'il ne donne qu'un écoulement insignifiant, le mieux est de le respecter.

Les mêmes considérations ne sauraient arrêter le chirurgien dans le cas de fistule médiane du cou. Ici les alternatives répétées de rétention et de sécrétion, les poussées inflammatoires, constituent toujours un inconvénient sérieux. D'autre part, l'absence de communication avec le pharynx, la brièveté du trajet fistuleux, font que l'opération est exempte de gravité. On devra donc toujours intervenir par l'extirpation complète des parois; les difficultés augmentent quand on pénètre dans la profondeur, la partie supérieure du trajet se prolongeant au-dessous du corps de l'os hyoïde, auquel elle adhère; aussi a-t-on donné le conseil de pratiquer au besoin la résection du corps de l'os.

II. — KYSTES CONGÉNITAUX DE LA TÊTE ET DU COU

La tête et la région cervicale sont le siège d'un très grand nombre de kystes congénitaux. De ces kystes, les uns sont en rapport avec le mode particulier de développement de la région; ils s'expliquent par la présence des fentes branchiales, et sont à rapprocher des fistules congénitales du cou. Les autres, les kystes séreux congénitaux du cou, sont de véritables néoplasmes dont le développement ne saurait donner une interprétation satisfaisante.

1° *Kystes d'origine branchiale.*

On peut les rencontrer au crâne, à la face et à la région cervicale, c'est-à-dire dans le territoire de l'arc postérieur des vertèbres crâniennes, aussi bien que de l'arc antérieur des mêmes vertèbres. On s'accorde aujourd'hui à voir l'origine de ces kystes dans l'inclusion d'un bourgeon ectodermique dans la profondeur des tissus, suivant la théorie formulée par Verneuil. Au niveau des fentes branchiales, un bourgeon ectodermique reste enfoui dans la profondeur, et c'est lui qui, par son développement, devient plus tard l'origine du kyste.

A. — KYSTES DERMOIDES DE LA RÉGION CRANIENNE

Au crâne, les kystes dermoïdes ont trois lieux d'élection : 1° la région de la glabelle et du dos du nez ; 2° la fontanelle antérieure ou bregma ; 3° la protubérance occipitale externe ou inion.

1° **Kystes de la glabelle et du dos du nez.** — Ces kystes siègent sur la ligne médiane entre les deux sourcils, et sur la face dorsale du nez ; ils ont ceci de particulier qu'ils existent le plus souvent à l'état fistuleux.

2° **Kystes de la fontanelle antérieure ou bregma.** — Ce sont les plus importants des kystes dermoïdes du crâne par la fréquence. Comme tous les kystes dermoïdes, ils restent parfois longtemps silencieux et ne se développent qu'au moment de la puberté. De forme arrondie, reposant directement sur la fontanelle antérieure, sans pédicule, ils ont pu parfois présenter de la transparence ; mais ce n'est pas un signe sur lequel on puisse compter pour le diagnostic. Leur origine congénitale pourrait les faire confondre avec une méningocèle ; mais ces kystes sont complètement irréductibles, et d'ailleurs les méningocèles sont fort rares au niveau de la fontanelle antérieure. Il est à noter que la compression exercée sur le kyste ne détermine aucun trouble cérébral. Un fait qui serait de nature à rendre encore beaucoup plus malaisé le diagnostic, c'est la présence de battements qui a été signalée parfois dans les premiers temps qui ont suivi la naissance. Mais ce ne sont pas des battements qui appartiennent en propre à la tumeur, c'est un simple soulèvement qui s'exerce à travers la fontanelle antérieure, et qui disparaît lorsque celle-ci est oblitérée. Le seul traitement qui convienne à ces kystes, c'est l'extirpation ; mais il est bon de se rappeler que parfois la paroi osseuse manque dans une certaine étendue, et que la paroi kystique est immédiatement accolée à la dure-mère: il faudra donc redoubler de précaution dans la dissection des couches profondes.

3° Kystes de l'inion. — Au niveau de la protubérance occipitale externe ou inion, on rencontre également des kystes dermoïdes; mais il y a ceci de particulier, qu'il s'agit ici de kystes situés dans l'intérieur même de la cavité crânienne. Ils occupent les fosses cérébelleuses au voisinage du pressoir d'Hérophile. Un de ces kystes a pu être opéré heureusement par MM. Tillaux et Walther.

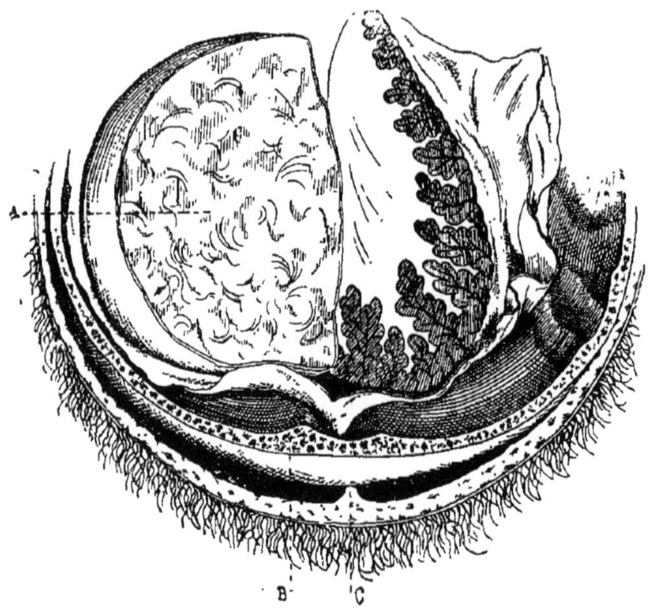

Fig. 57. — Kyste dermoïde endo-crânien (Lannelongue). — *A*, kyste dermoïde; *B*, occipital; *C*, pédicule médian qui relie le kyste endo crânien aux os, et l'occipital au cuir chevelu.

B. — KYSTES DERMOIDES DE LA FACE

Ce sont de beaucoup les plus fréquents; on les rencontre surtout au pourtour de la cavité orbitaire.

Kystes de la queue du sourcil. — Ce sont les plus fréquents des kystes dermoïdes de la face. Ils forment, au niveau de la queue du sourcil, un relief plus ou moins marqué au-dessous des téguments. Ils peuvent du reste occuper un siège variable; parfois ils sont situés un peu plus en dedans vers le milieu de la région sourcilière, ou plus en dehors, dans la région temporale. Ce qui les caractérise, c'est leur rapport intime avec l'os sous-jacent. Ils glissent facilement sur la peau, mais ils ont toujours des connexions

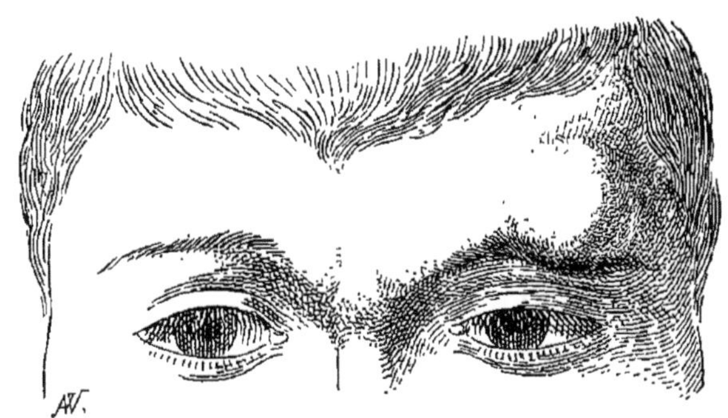

Fig. 58. — Kyste dermoïde de la queue du sourcil (Kirmisson).

intimes avec les parties osseuses. Parfois, contournant le rebord de l'orbite, ils pénètrent dans l'intérieur de la cavité orbitaire. Ces connexions intimes avec l'os les distinguent des kystes sébacés qui, au contraire, indépendants de l'os, adhèrent à la face profonde de la peau. Les kystes dermoïdes n'ont pas non plus la lobulation caractéristique du lipome. Un de leurs caractères, c'est la malléabilité ; s'ils ne sont pas trop tendus, on peut les presser entre les doigts, et les modeler comme une cire molle.

Bien que ces tumeurs soient d'origine congénitale, souvent elles conservent pendant toute la durée de l'enfance un très petit volume, et ne prennent de développement qu'au moment de la puberté.

Leur paroi interne est tapissée d'une couche épidermique, le contenu est constitué par de la graisse, des débris épidermiques, quelquefois mélangés de poils. Il est exceptionnel de les voir présenter un contenu huileux ; le fait est, au contraire, fréquent pour les kystes de l'angle interne de l'œil.

Kystes de l'angle interne de l'orbite. — Ils occupent le grand angle de l'œil et sont situés le plus souvent au-dessus de la commissure interne des paupières ; mais ils peuvent, dans quelques cas, descendre plus bas, empiétant sur la commissure et même se prolongeant dans l'épaisseur de la paupière inférieure ; aussi M. Verneuil leur a-t-il donné le nom de kystes prélacrymaux. Ce qui caractérise ces kystes, comme ceux de la queue du sourcil, c'est leurs connexions intimes avec l'os sous-jacent. En pratiquant l'ablation d'un de ces kystes de la paupière inférieure, Broca a trouvé un pédicule le reliant à l'unguis. Mais la particularité qui leur est propre, c'est de présenter souvent un contenu huileux, qui tache le papier à la façon des corps gras, et est susceptible de se figer sous l'influence du froid.

Il est encore des kystes profondément situés dans la cavité orbitaire, et accompagnés le plus souvent de microphtalmie ou d'anophtalmie. Mais la pathogénie de ces kystes est liée au mode de développement du globe de l'œil; elle s'écarte, par conséquent, des kystes dermoïdes proprement dits.

A la face, les kystes dermoïdes sont beaucoup plus rares qu'au pourtour de l'orbite. Il en est cependant qui, par leur siège, répondent au trajet de la fente inter-maxillaire. Cette fente se dirige obliquement de la commissure buccale vers la partie moyenne de l'arcade zygomatique, en décrivant une courbe à concavité supérieure. On a donc vu ces kystes, soit à quelque distance en arrière de la commissure des mâchoires, soit sur le bord antérieur du masséter.

C. — KYSTES DERMOIDES DU COU

La première fente branchiale répondant à la région de l'oreille, on ne doit pas s'étonner de rencontrer en ce point des kystes dermoïdes. C'est le plus souvent en arrière du pavillon de l'oreille, dans le sillon auriculo-temporal qu'on les rencontre. On les voit aussi à la région parotidienne.

A la région sus-hyoïdienne, les kystes dermoïdes forment des tumeurs qui dessinent parfois un relief marqué du côté du plancher de la bouche et peuvent être confondues avec les diverses variétés de grenouillettes. Ce qui les caractérise au point de vue anatomique, c'est la présence constante d'adhérences avec le squelette, soit au niveau des apophyses géni, soit au niveau du corps de l'os hyoïde. Elles constituent des tumeurs arrondies siégeant sur la ligne médiane, entre les muscles génio-glosses et génio-hyoïdiens, mais pouvant quelquefois se développer sur les parties latérales. Quand elle présente un volume considérable, la tumeur fait saillie, non seulement du côté du plancher de la bouche, mais aussi à la région sus-hyoïdienne.

De consistance mollasse, pâteuse, elle garde parfois l'impression du doigt. Souvent elle est soulevée avec les parties molles du plancher de la bouche, pendant les mouvements de la déglutition. Quand elle atteint un volume considérable, elle peut devenir une gêne dans les fonctions de la phonation et de la déglutition. La consistance spéciale de la tumeur, son siège, ses adhérences au squelette, permettront de la distinguer des tumeurs du plancher de la bouche.

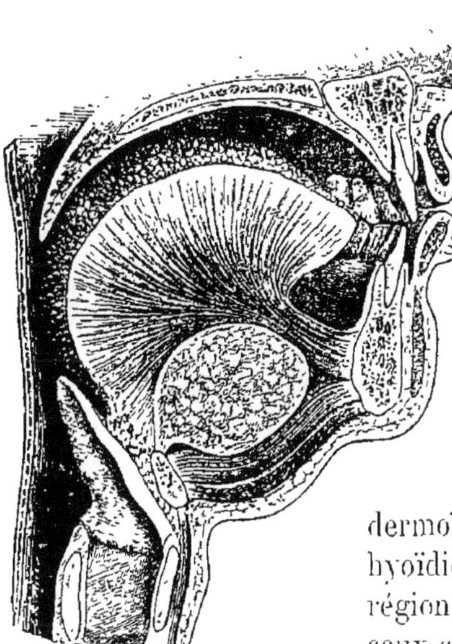

Fig. 59. — Kyste dermoïde du plancher de la bouche, avec pédicule adhérent à l'os hyoïde.

A côté des kystes dermoïdes médians de la région sus-hyoïdienne, il existe dans la même région des kystes mucoïdes, mais ceux-ci excessivement rares. Le liquide contenu est un liquide muqueux, et la paroi est tapissée d'un épithélium cylindrique vibratile.

Enfin, outre les kystes dermoïdes et mucoïdes du plancher de la bouche, il faut signaler dans cette région l'existence de grenouillettes congénitales, tenant à l'oblitération du canal de Wharton ou de la glande de Nühn.

Sur les parties latérales du cou, dans les régions sus- et sous-hyoïdiennes, on peut rencontrer des kystes dermoïdes, qui prennent parfois un grand volume et s'avancent jusqu'à la ligne médiane; parfois ils s'enfoncent profondément dans la région du cou, et arrivent au contact des gros vaisseaux.

A la région sous-hyoïdienne, les kystes dermoïdes suivent le bord antérieur du sterno-mastoïdien: ils affectent des connexions intimes avec les gros vaisseaux du cou et adhèrent parfois à l'os hyoïde ou à l'apophyse styloïde. Une des particularités de leur histoire, c'est de présenter parfois une forme allongée, canaliculée; aussi Larrey a-t-il donné à cette variété le nom de kystes canaliculés du cou.

C'est du reste une remarque générale à faire à propos des kystes d'origine branchiale, qu'il n'y a pas de différence essentielle entre eux et les fistules de même origine. Souvent on peut voir, du fait de l'oblitération de son orifice externe, la fistule se transformer en kyste; de même que l'inflammation et la suppuration d'une poche

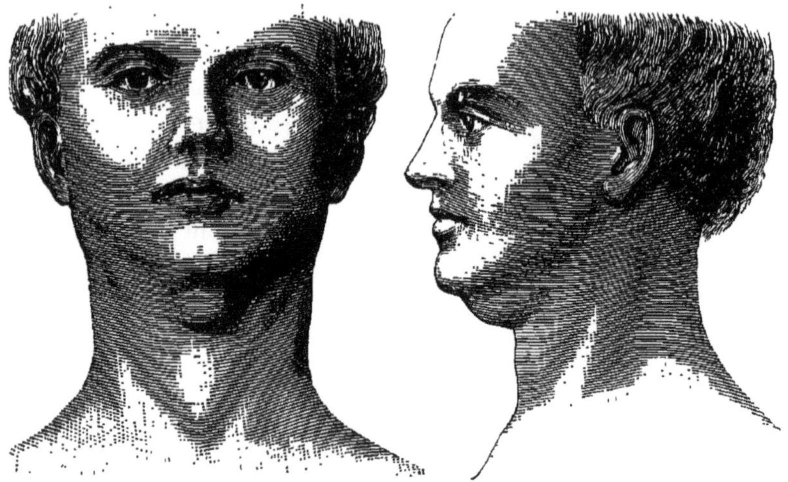

Fig. 60. — Kyste dermoïde de la région sus-hyoïdienne.

kystique ont souvent pour résultat sa rupture et sa transformation en fistule.

Un point particulier de la région cervicale sur lequel on observe souvent cette transformation des fistules en kystes, et *vice versa*, c'est la région thyro-hyoïdienne. Il est en effet fréquent de rencontrer, sur la ligne médiane du cou, soit au devant du cartilage thyroïde, soit au devant de la membrane thyro-hyoïdienne, des tumeurs kystiques, qui accompagnent le larynx et l'os hyoïde dans leurs déplacements. Ces kystes ont encore pour caractère de remonter jusqu'à l'os hyoïde, à la face postérieure duquel ils adhèrent intimement. Avant que les recherches embryologiques modernes aient jeté du jour sur la pathogénie de ces productions congénitales, les chirurgiens s'étaient ingéniés à trouver des explications qui pussent rendre compte des kystes et des fistules de la région thyro-hyoïdienne. Boyer en faisait des hygromas d'une bourse séreuse pré-thyroïdienne; mais pareille interprétation ne pouvait rendre compte de la présence d'épithélium à la face interne de la paroi kystique. Nélaton était plus près de la vérité, en pensant que certains de ces kystes étaient dus à l'ampliation d'un follicule sous-muqueux; il proposait pour eux le nom de grenouillette sous-hyoïdienne.

D'après la nature de l'épithélium qui tapisse les parois de la poche, il y a lieu de diviser ces kystes en deux grands groupes : les uns sont de nature dermoïde; ils renferment un contenu mélicérique, parfois mélangé de poils; leur paroi est tapissée d'un épithélium pavimenteux. Les autres sont des kystes mucoïdes, renfermant un contenu muqueux, filant, et tapissés par un épithélium cylindrique, possédant parfois des cils vibratiles. La pathogénie des kystes dermoïdes ne présente aucune difficulté; ils sont d'origine branchiale. Quant aux kystes mucoïdes, leur origine a été singulièrement éclairée par les recherches de His sur le canal thyro-glosse. C'est en effet à la persistance de ce canal, allant du corps thyroïde à la base de la langue, qu'il faut rapporter les kystes mucoïdes de la région thyro-hyoïdienne.

Ce qui caractérise cette variété particulière de kystes, c'est leur profondeur et leur adhérence à la face interne de l'os hyoïde; aussi, plutôt que de s'exposer à l'extirpation incomplète, serait-il préférable de suivre le conseil donné par Schlange et de réséquer le corps de l'os hyoïde.

2° — *Kystes séreux congénitaux.*

Très différents des kystes dermoïdes et mucoïdes, les kystes séreux congénitaux sont remarquables par le grand volume qu'ils peuvent acquérir. On les divise en kystes uniloculaires et multiloculaires, mais ces derniers sont de beaucoup les plus fréquents. Leur siège le plus habituel est sur les parties antérieure et latérale du cou; parfois leur volume est assez considérable pour qu'ils occupent la région cervicale dans toute sa hauteur, depuis le maxillaire inférieur jusqu'à la clavicule. Dans d'autres cas, ils sont limités en un point de la région cervicale, tel que la région sous-maxillaire ou le creux sous-claviculaire. Il est beaucoup plus rare de les voir débuter par la nuque. Mais ce qui caractérise essentiellement ces kystes, c'est qu'ils s'infiltrent de proche en proche dans les tissus voisins, à la façon des néoplasmes. C'est ainsi que, partis de la région parotidienne ou sous-maxillaire, ils peuvent gagner d'avant en arrière la région de la nuque; ou bien, suivant le trajet du sterno-mastoïdien dans toute sa longueur, ils arrivent jusqu'au creux sus-claviculaire et à la région sternale.

Ils peuvent ainsi, passant sous la clavicule, se prolonger jusque dans l'aisselle, ou bien, plongeant dans le creux sus-sternal, ils arrivent dans le médiastin. Non seulement ils s'infiltrent dans les espaces cellulaires, mais ils envahissent les muscles eux-mêmes. Une autre particularité fort importante de leur étude clinique, c'est leur adhérence intime avec la gaine des gros vaisseaux du cou, et, en particulier, avec la veine jugulaire interne.

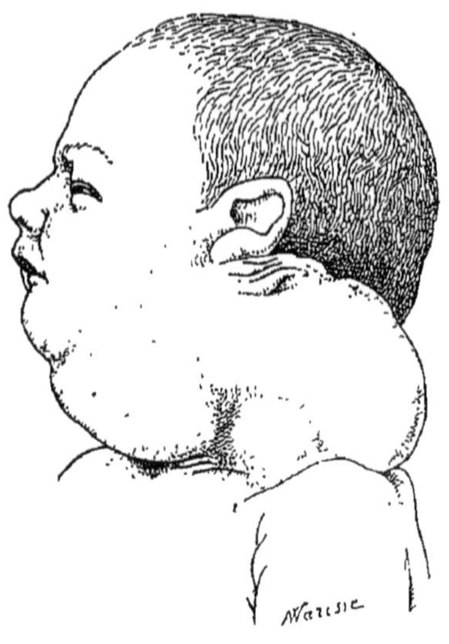

Fig. 61. — Volumineux kyste séreux multiloculaire occupant toute la hauteur de la région latérale gauche du cou (Kirmisson).

Anatomie pathologique et pathogénie. — Les kystes uniloculaires sont exceptionnels; dans l'immense majorité des cas, la tumeur est composée d'un très grand nombre de loges, les unes d'un grand volume, les autres très petites. M. Lannelongue dit en avoir compté dans un cas 800, sans être arrivé à épuiser toute la tumeur. Dans certains cas, il existe des cloisons complètes, séparant la masse en un certain nombre de loges distinctes; souvent aussi ce sont des cloisons incomplètes, permettant la communication entre les différentes loges. Parfois on rencontre dans la masse des pelotons graisseux; on y voit aussi des nodules cartilagineux et osseux. Le liquide contenu présente des caractères variables selon les cas, et quelquefois même suivant les loges d'une même tumeur. C'est parfois un liquide jaune ambré, citrin, ou même verdâtre; dans d'autres cas, il est tout à fait limpide. Il peut être fortement sanguinolent, ou même devenir séro-purulent, s'il y a inflammation des parois. Celles-ci sont constituées par du tissu conjonctif, et possèdent dans leur intérieur de nombreux vaisseaux; on y trouve irrégulièrement disséminées des fibres musculaires. La face interne est tapissée par un revêtement épithélial que révèlent les imprégnations au nitrate d'argent.

La pathogénie n'est point encore complètement élucidée. Deux hypothèses sont surtout en présence, celle qui rattache le développement des kystes séreux congénitaux au système sanguin, et celle qui en place l'origine dans le système lymphatique.

Déjà nous avons noté les connexions intimes de ces kystes avec

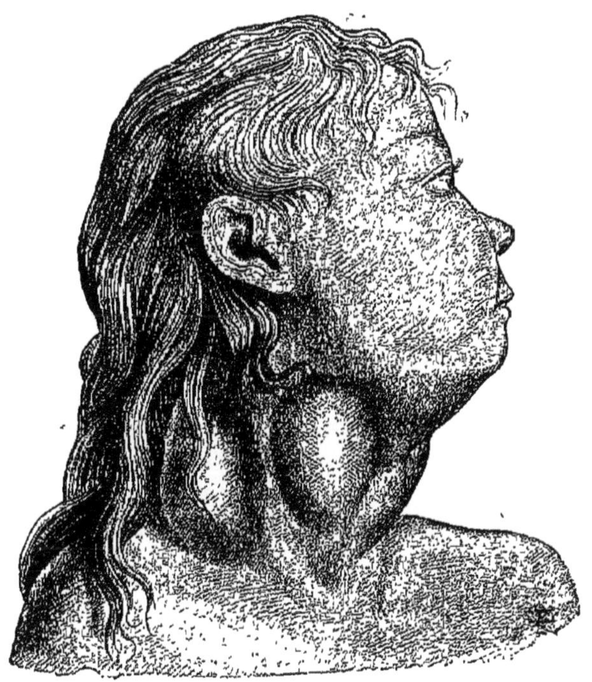

Fig 62. — Kyste séreux multiloculaire de la face latérale droite du cou (Lannelongue).

les gros vaisseaux, et, en particulier, avec la veine jugulaire interne. Les vaisseaux sont nombreux dans les parois kystiques; enfin, le liquide contenu est souvent un liquide hématique. Tous ces faits semblent impliquer des rapports intimes avec le système vasculaire. D'autre part, on connaît la transformation kystique qui s'opère parfois dans l'intérieur des angiomes. De même ici, certaines portions de la tumeur, cessant de communiquer avec le système sanguin, se transformeraient en kystes. Mais la présence du sang dans l'intérieur de la poche n'implique nullement une origine vasculaire; il suffit, en effet, pour qu'il y ait un liquide sanguinolent, que les nombreux capillaires contenus dans l'épaisseur des parois viennent à se rompre. La preuve en est qu'on voit parfois un liquide sanguinolent succéder à un liquide séreux.

La théorie la plus généralement admise aujourd'hui, c'est celle qui place l'origine des kystes séreux congénitaux dans le système lymphatique. Elle a été développée surtout par Middeldorpf, et s'appuie sur la coïncidence notée parfois entre un lymphangiome simple, comme celui qui donne naissance à la macroglossie, ou un

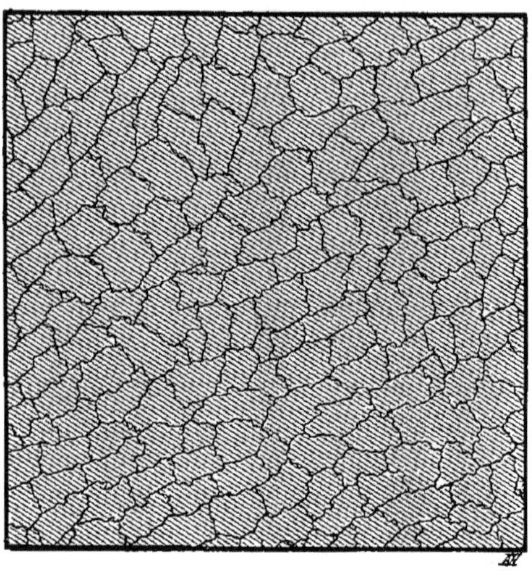

Fig. 63. — Endothélium d'un kyste séreux congénital du cou (Kirmisson).

lymphangiome ganglionnaire, avec un kyste séreux congénital du cou. Il semble que la nature de l'endothélium qui tapisse la paroi doive trancher la question. Mais on n'a pas toujours trouvé les dentelures, les découpures profondes qui caractérisent l'endothélium du système lymphatique.

Diagnostic. — Le diagnostic des kystes séreux congénitaux est à faire surtout avec les angiomes; souvent on observe même coloration violacée, même tension pendant les efforts et les cris. Cependant, les grosses bosselures que présentent les kystes séreux congénitaux ne se retrouvent pas dans l'angiome, qui constitue généralement une tumeur beaucoup plus uniforme. La ponction viendra lever les doutes. Elle donne issue, non à du sang pur, mais à un liquide sanguinolent, visqueux, filant, parfois mélangé de gouttelettes de graisse. Dans l'angiome, l'hémorragie continue après la ponction, tandis que, dans les cas de kystes sanguinolents, la poche s'affaisse, et l'on ne voit pas se produire d'hémorragie.

Traitement des kystes congénitaux de la tête et du cou. — Quelle que soit la variété de kyste à laquelle on ait affaire, l'extirpation constitue la méthode de choix. Pour les kystes dermoïdes, c'est la seule méthode qui puisse être employée. Dans le traitement des kystes séreux. la ponction a été quelquefois mise en usage et elle a pu procurer la guérison, en cas de kyste uniloculaire. Mais, le plus souvent, elle n'est qu'un moyen palliatif. Lorsqu'il s'agit des kystes dermoïdes, il importe que l'extirpation soit bien complète; car, si petite que soit la masse épithéliale qui aura échappé au chirurgien, elle suffira pour reproduire l'affection. Dans les kystes séreux multiloculaires, il en est tout autrement, et, plutôt que de poursuivre dans les interstices celluleux du cou, au contact des gros vaisseaux, et jusque dans le médiastin, une dissection longue et périlleuse, il vaudra mieux parfois se contenter d'une extirpation incomplète; le reste de la masse abandonnée à elle-même pourra quelquefois s'atrophier. Un procédé qui a été mis en œuvre dans certains cas particuliers, c'est la marsupialisation de la poche, c'est-à-dire qu'après avoir réséqué une certaine portion du kyste, on attire ce qui en reste jusqu'au niveau de l'incision cutanée, et on l'y fixe par la suture, comme on le fait dans l'extirpation de certains kystes de l'abdomen. C'est là un procédé qui pourra, au besoin, être imité.

III. — FIBRO-CHONDROMES BRANCHIAUX. NÉOPLASMES D'ORIGINE BRANCHIALE

On observe parfois chez le nouveau-né, sur le territoire de la face et du cou, de petits appendices plus ou moins nettement pédiculés, remarquables par la présence d'un noyau dur dans leur intérieur, et qui sont décrits sous le nom de fibro-chondromes d'origine branchiale. C'est en effet sur le trajet des fentes branchiales qu'on les rencontre, et cela beaucoup plus souvent à la face qu'à la région cervicale. A la face même, ils ont un siège de prédilection constitué par le pavillon de l'oreille et ses environs. Souvent, ces petits fibro-chondromes sont multiples. Il n'est pas rare de les voir symétriquement disposés sur les deux côtés de la face. En dehors du pavillon de l'oreille, on les rencontre sur une ligne allant du tragus à la commissure labiale, c'est-à-dire sur le trajet de la fente intermaxillaire. Souvent ils coïncident avec d'autres malformations, soit de la bouche, bec-de-lièvre, macrostomie, soit de l'oreille externe, atrophie ou absence du pavillon de l'oreille, atrésie du conduit auditif.

A la région cervicale, les fibro-chondromes branchiaux sont

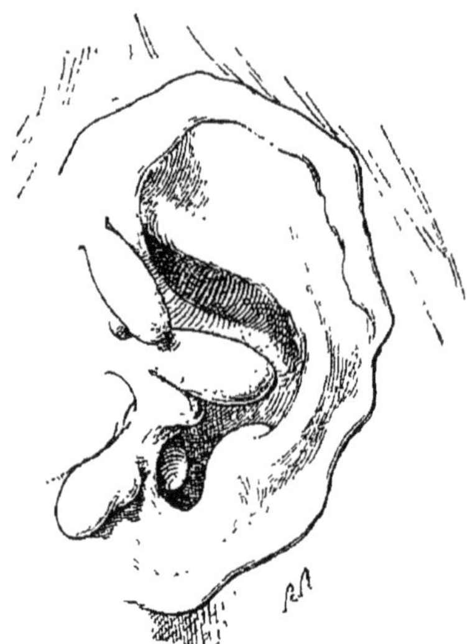

Fig. 64. — Fibro-chondromes multiples du pavillon de l'oreille gauche chez un nouveau-né (Kirmisson).

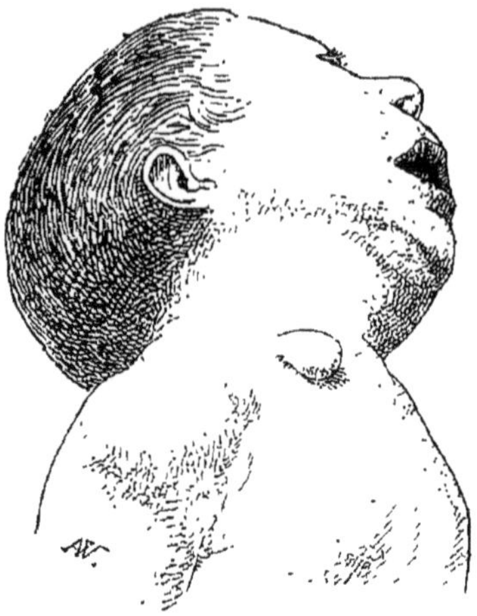

Fig. 65. — Fibro-chondrome branchial siégeant à la partie inférieure de la région latérale droite du cou (Kirmisson).

beaucoup plus rares. Ils siègent habituellement à la partie inférieure du cou, un peu au-dessus de l'articulation sterno-claviculaire, dans le point où l'on rencontre aussi les fistules congénitales.

On s'est demandé quelle était la signification pathogénique de ces petites tumeurs. On a voulu les rattacher à l'existence du cartilage de Meckel; mais cette interprétation ne serait applicable qu'aux appendices congénitaux de la face. On a voulu y voir la trace de brides amniotiques; Fronhöfer, en particulier, prenant en considération les cas dans lesquels ces fibro-chondromes se sont rencontrés en coïncidence avec un bec-de-lièvre, pense qu'ils sont la trace de brides amniotiques qui ont empêché la coalescence entre les différents bourgeons maxillaires. Mais cette origine n'explique pas la présence de cartilage dans l'épaisseur de la petite tumeur. Il me semble nécessaire de tenir compte, dans l'interprétation de ces faits, de la tendance à la production d'os et de cartilage, au niveau des fentes branchiales. Souvent, dans l'épaisseur des parois des fistules congénitales du cou, on trouve des noyaux cartilagineux. Des cas de ce genre ont été cités par M. Duplay, par Max Schultze, par Buttersack, etc. Il me semble donc qu'il faut avant tout, dans l'interprétation des fibro-chondromes branchiaux, tenir compte de la tendance à la prolifération des éléments anatomiques sur le trajet des fentes branchiales. On a cité même, à la région cervicale chez l'adulte, des exemples de tumeurs malignes qu'on a rattachées à l'évolution des arcs branchiaux (épithéliomas branchiaux).

Comme exemple de tumeur développée sur le trajet d'une fente branchiale, je puis citer le cas d'une tumeur congénitale de la région temporale droite observée par moi peu de temps après la naissance, et opérée plus tard à l'âge de huit ans. A l'examen histologique, la masse s'est montrée entièrement constituée par des lobules graisseux, au milieu desquels se voyait une mince plaque de tissu osseux. Il est bien évident que l'extirpation est le seul mode de traitement de semblables tumeurs, comme des fibro-chondromes d'origine branchiale.

IV. — TORTICOLIS CONGÉNITAL

Si le torticolis peut trouver place parmi les affections congénitales, le plus souvent cependant il n'existe pas au moment de la naissance. D'autre part, on voit des torticolis qui se montrent longtemps après la naissance, comme conséquence de lésions accidentelles, angines, adénites cervicales, et qui présentent absolument les mêmes caractères cliniques que le torticolis congénital. Aussi réunirons-nous dans un chapitre unique tout ce que nous avons à dire sur cette difformité.

1° **Étude clinique.** — Bien que le torticolis se rencontre dans les deux sexes et sur les deux moitiés latérales du cou, il est cependant plus fréquent dans le sexe féminin et du côté droit.

La rétraction peut porter sur les deux chefs, sternal et claviculaire, du muscle sterno-cléido-mastoïdien. Autrefois, on disait à tort que le chef sternal seul était atteint, et qu'il suffisait de le sectionner pour obtenir la guérison. Il n'en est rien; la rétraction porte parfois sur les deux chefs à un degré égal. Dans quelques cas, il est vrai, elle est beaucoup plus marquée sur le chef sternal; mais, dans d'autres, elle prédomine sur le chef claviculaire.

Suivant la participation de l'un ou l'autre chef musculaire, on observe dans les symptômes des différences importantes. La rétraction porte-t-elle surtout sur le chef sternal, on observe une prédo-

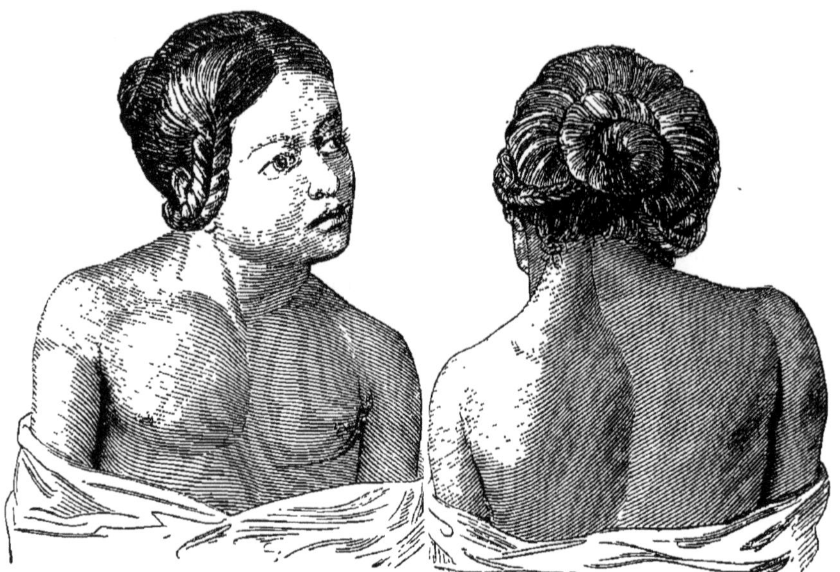

Fig. 66. — Torticolis du sterno-mastoïdien droit.

Fig. 67. — Malade vue de dos. Élévation du moignon de l'épaule gauche, scoliose concomitante.

minance de la rotation de la tête. Il y a inclinaison de la tête du côté malade. avec rotation de la face du côté opposé. Au contraire, quand la rétraction domine sur le chef claviculaire, on peut observer l'inclinaison directe de la tête sans rotation.

Une des conséquences les plus importantes du torticolis congénital, ou remontant aux premières années de l'existence, c'est une asymétrie très marquée de la face et du crâne. L'inclinaison de la tête fait que les deux yeux ne sont plus sur un même plan horizontal. en outre toute la moitié de la face répondant au côté vers lequel la tête est inclinée est plus petite, moins développée que celle du côté opposé. L'asymétrie porte également sur le crâne; la bosse frontale du côté du torticolis est en retrait; la bosse occipitale du côté opposé plus saillante; de sorte que le crâne, dans son ensemble. présente une direction oblique qui lui fait donner le nom de crâne oblique ovalaire.

En même temps que la tête s'incline vers le côté malade, la clavicule et tout le moignon de l'épaule subissent un mouvement d'ascension tel que l'oreille vient quelquefois au contact de l'épaule correspondante. Ce double mouvement ne se produit pas sans déterminer des déviations du côté du rachis. Dans la plupart des cas, la colonne cervicale décrit une courbe dont la convexité est tournée du côté sain ; parfois cette courbure unique porte à la fois sur les régions cervicale et dorsale ; mais le plus souvent, au contraire, on voit se former à la région dorsale, du fait de l'ascension du moignon de l'épaule que nous venons de noter, une courbure de compensation dont la convexité répond au côté malade. Il est beaucoup plus exceptionnel de noter dans le torticolis une courbure cervicale dont la convexité répond au côté malade ; il faut admettre dans ce cas que la courbure principale siège au niveau de l'articulation atloïdo-occipitale, et que la courbure cervicale à convexité répondant au côté malade est une courbure secondaire ou de compensation.

C'est une erreur de pathologie générale de représenter avec certains auteurs le torticolis comme une scoliose de la tête et du cou. Le torticolis est une affection musculaire, tandis que la scoliose est une maladie primitivement osseuse ; mais il n'en est pas moins vrai que la notion des déviations secondaires du rachis a une très grande importance dans l'étude du torticolis, surtout au point de vue du traitement.

2° **Étude théorique ; pathogénie.** — Deux opinions sont en présence à propos du torticolis congénital :

A. — Le torticolis n'est pas une affection congénitale au sens propre du mot, c'est-à-dire qu'il n'existe pas au moment même de la naissance. Il est en réalité d'origine traumatique, et succède le plus souvent à des accouchements difficiles, par exemple, à des accouchements par le siège. On voit parfois se produire en pareil cas des déchirures du muscle, qui ont pour conséquence la formation de tumeurs dures, siégeant généralement vers la partie moyenne du muscle, faisant corps avec lui, et qui sont connues sous le nom d'hématomes du sterno-mastoïdien. On comprend que la résorption de semblables tumeurs puisse laisser à sa suite une rétraction fibreuse du muscle qui donnera naissance au torticolis ; j'ai pu, comme bon nombre de chirurgiens, observer des cas de cette nature. Toutefois, il n'y a pas de relation nécessaire entre l'hématome du sterno-mastoïdien et le torticolis ; il est des cas dans lesquels la résorption de l'hématome n'est pas suivie de l'apparition d'un torticolis. Le degré plus ou moins grand de rétraction fibreuse rend compte des résultats variables observés en clinique.

B. — La deuxième théorie pathogénique consiste à dire que le torticolis est bien véritablement une difformité congénitale au sens propre du mot, c'est-à-dire qu'il existe au moment même de la naissance, et qu'il se produit pendant la vie intra-utérine comme conséquence d'une attitude vicieuse. C'est surtout Pétersen qui s'est attaché à démontrer la réalité de l'existence du torticolis congénital, et il en a fourni des exemples qui ne sauraient être mis en doute. Toutefois, il faut bien l'avouer, ce sont là des raretés et, dans l'immense majorité des cas, le torticolis n'existe pas au moment même de la naissance.

Quoi qu'il en soit, d'ailleurs, de la théorie pathogénique, l'anatomie pathologique est aujourd'hui bien établie grâce aux sections à ciel ouvert qui ont permis de prélever de petits fragments de muscle pour en faire l'examen. On constate une dégénérescence fibreuse étendue parfois à une très grande partie de la hauteur du muscle.

Diagnostic. — Le diagnostic repose sur la saillie anormale et la dureté du muscle rétracté, sur l'inclinaison latérale de la tête combinée avec la rotation du côté opposé. Dans quelques cas d'arthrites cervicales, on peut rencontrer des difformités présentant les mêmes caractères. Cependant, d'une manière générale, dans les arthrites cervicales, il n'y a pas rétraction du muscle du côté vers lequel la tête est inclinée. Au contraire, ce muscle est dans le relâchement, et parfois même c'est le sterno-mastoïdien du côté opposé qui se contracte pour limiter le mouvement d'inclinaison. Cette manière d'être si différente des sterno-mastoïdiens dans les deux cas rend facile le diagnostic.

Pronostic. — Deux éléments sont à envisager dans le pronostic : 1° l'inclinaison latérale de la tête ; 2° l'atrophie unilatérale de la face et du crâne. S'il est facile, par un traitement bien dirigé, de corriger complètement l'attitude vicieuse, il n'en va pas de même de l'atrophie faciale qui, dans les cas anciens, persiste toujours à un degré assez marqué. Il y a là pour les parents une source de déception. Aussi fera-t-on bien de les prévenir.

Traitement. — Ce n'est que dans les cas récents et légers que les appareils seront suffisants pour produire la guérison du torticolis. Ceux-ci sont de deux ordres : 1° les appareils en cuir moulé composés de deux parties, l'une prenant point d'appui sur les épaules, l'autre en forme de collier embrassant la nuque et le menton, les deux parties reliées entre elles par des vis qui permettent de corriger peu à peu l'attitude vicieuse.

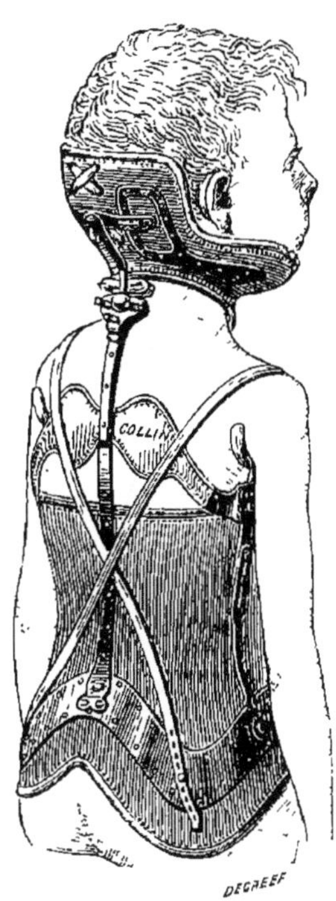

Fig. 68. — Minerve prenant point d'appui, d'une part, sur le bassin, et, d'autre part, sur la tête, de façon à procurer le redressement (Kirmisson).

2° Les autres sont les appareils plâtrés qui présentent l'avantage de pouvoir être appliqués sous le chloroforme par le chirurgien après redressement de l'attitude vicieuse. Cette dernière manière de faire donnera, on le comprend, un résultat beaucoup plus rapide et beaucoup plus sûr.

La rétraction du muscle est-elle déjà très prononcée. les appareils ne sauraient suffire à en triompher, il faut avoir recours à la ténotomie. Deux méthodes s'offrent à nous : la ténotomie sous-cutanée, et la ténotomie à ciel ouvert. La méthode sous-cutanée a l'avantage de ne point laisser à sa suite de cicatrice appréciable ; mais elle agit à l'aveugle, et a pu quelquefois être l'occasion d'accidents graves. Volkmann a cité des cas de blessures de la veine jugulaire interne ; aussi a-t-il conseillé de revenir à la section à ciel ouvert du sterno-mastoïdien. Si elle a l'inconvénient de laisser une cicatrice visible, d'autre part elle permet de sectionner complètement tous les faisceaux du muscle et toutes les brides aponévrotiques rétractées ; le chirurgien voit toutes les parties qui se présentent au bistouri, il peut éviter sûrement la blessure des gros troncs qu'il importe de ménager, et si quelque vaisseau, artère ou veine, a été sectionné, il peut en pratiquer la ligature.

Dans la ténotomie sous-cutanée, le rôle de l'aide a autant d'importance que celui du chirurgien lui-même. Il doit maintenir solidement la tête; le chirurgien, faisant de la main gauche un pli cutané, enfonce à sa base un ténotome pointu à un travers de doigt au-dessus de la fourchette sternale, de façon à éviter le tronc veineux brachio-céphalique. Il retire alors le ténotome pointu et lui substitue le ténotome mousse avec lequel il sectionne le tendon rétracté d'avant en arrière, ou mieux encore, glissant le ténotome au-dessous du tendon qu'il s'agit de sectionner, il fait la ténotomie d'arrière en avant, ce qui offre encore plus de sécurité au point de vue de la blessure des organes profonds. C'est au moment de la section du tendon que le rôle de l'aide a surtout de l'importance. Il doit en effet imprimer à la tête un mouvement de redressement, de façon à tendre au maximum le chef rétracté, qui vient alors de lui-même se sectionner sur le tranchant du ténotome. Il est bon également pendant ce temps de l'opération de ne pas pousser trop loin la chloroformisation, de façon à ne pas trop diminuer la tonicité musculaire et à laisser au muscle sa résistance. Si les deux chefs du sterno-mastoïdien doivent être sectionnés, on introduira la pointe du ténotome entre les deux, de sorte que, tournant successivement l'extrémité du ténotome mousse en dedans et en dehors, on puisse, à l'aide d'une seule incision cutanée, sectionner les deux chefs musculaires.

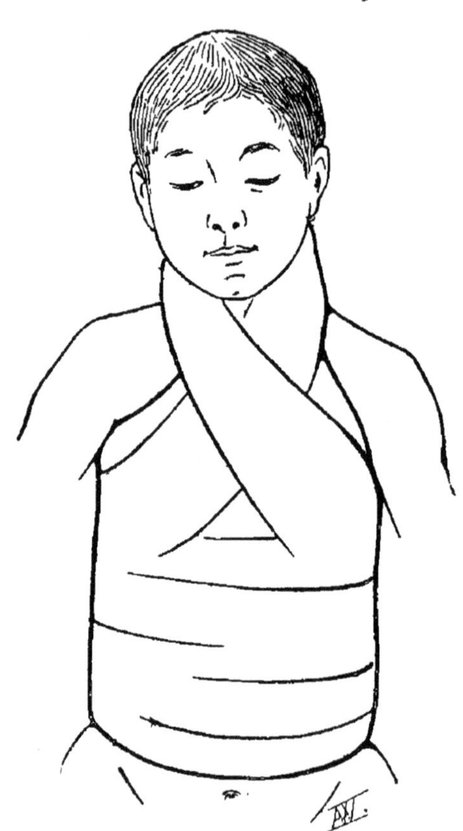

Fig. 69. — Appareil plâtré maintenant la tête et le cou dans une position d'hypercorrection après la section à ciel ouvert du sterno mastoïdien gauche. On remarquera que l'appareil plâtré remonte beaucoup plus haut du côté gauche sur lequel a porté la section (Kirmisson).

S'agit-il d'une section à ciel ouvert, on pratique entre les deux chefs sternal et claviculaire une incision verticale de 3 centimètres de longueur; on sectionne la peau et le peaucier, et l'on met à nu les fibres du sterno-mastoïdien. A l'aide d'une sonde cannelée, passée au-dessous du muscle, on soulève successivement chacun des deux faisceaux, et on les sectionne de dehors en dedans, de façon à se rendre compte de tout ce qui se présente au devant de l'instrument. L'index de la main gauche introduit dans la plaie reconnaît des diverses brides musculaires et aponévrotiques qui restent dans la profondeur, et l'on peut ainsi les sectionner successivement par le même procédé. Le redressement étant complet, la petite plaie est fermée par quelques points de suture au crin de Florence.

Un point important, c'est l'application de l'appareil. Une bonne manière de procéder consiste à attirer toute la moitié supérieure du corps jusqu'à l'épigastre en dehors de la table. Un aide soutient la tête et lui imprime une position d'hypercorrection, pendant que deux autres aides soutiennent les membres supérieurs. Le chirurgien enveloppe d'une mince couche d'ouate l'extrémité supérieure du thorax, les épaules et la région cervicale; puis, à l'aide d'une bande plâtrée qu'il enroule autour du thorax et de la région cervicale, il fait un appareil plâtré maintenant l'extrémité céphalique dans une position d'hypercorrection. Cette manière de procéder a l'avantage de permettre de continuer la chloroformisation, le malade restant étendu. On ne le laisse s'éveiller que quand le plâtre est bien sec, et quand il n'y a plus à craindre de modification dans l'attitude imprimée à la région cervicale.

L'appareil plâtré est laissé en place pendant un mois environ. On complète ensuite la guérison par un traitement orthopédique bien fait qui consiste dans tous les exercices tendant au redressement de la tête et du cou, et, en particulier, dans les exercices de suspension oblique, pendant lesquels le côté de la tête qui tend à s'incliner sur l'épaule est soulevé à un niveau plus haut que celui du côté opposé.

Ainsi que nous l'avons dit, les deux procédés de ténotomie sous-cutanée et à ciel ouvert ne doivent point s'exclure l'un l'autre; ils ont chacun leurs indications. C'est une affaire de gravité de l'affection et d'étendue des obstacles à sectionner. Quant à l'extirpation du sterno-mastoïdien, conseillée par Mikulicz dans les cas graves, elle nous semble devoir être rejetée, comme beaucoup trop sérieuse, et laissant nécessairement à sa suite une déformation très prononcée de la région cervicale.

DEUXIÈME SECTION

MALADIES CONGÉNITALES DU TRONC

CHAPITRE PREMIER

MALADIES CONGÉNITALES DU THORAX

I. — MALFORMATIONS CONGÉNITALES DE L'ŒSOPHAGE ET DE LA TRACHÉE

Les vices de conformation de l'œsophage entraînent un pronostic tellement grave qu'on doit les regarder plutôt comme de véritables monstruosités que comme des affections chirurgicales, c'est-à-dire susceptibles d'un traitement. Toutefois, comme elles coïncident parfois avec d'autres vices de conformation, qui, eux, appartiennent à la chirurgie, il est indispensable pour le chirurgien d'être prévenu de leur existence et de connaître leur symptomatologie.

Oblitérations congénitales de l'œsophage. — L'enfant atteint d'oblitération congénitale de l'œsophage peut prendre le sein; mais à peine a-t-il avalé quelques gorgées de lait qu'il les rejette. Souvent même il présente, à ce moment, de violents accès de suffocation, car, dans la plupart des cas, il existe une communication anormale entre la trachée et l'œsophage. Dans les faits même où cet abouchement anormal fait défaut, il y a toujours une adhérence intime entre la trachée et le cordon fibreux qui représente l'œsophage. Un trait commun à toutes les observations, c'est que la communication s'établit, non pas entre la trachée et le bout supérieur de l'œsophage, mais bien entre le bout inférieur de l'œsophage et les voies aériennes. Toutefois, il est des faits, comme celui d'Ogle, cité par Holmes, dans lesquels les portions supérieure et inférieure de l'œsophage communiquaient indirectement entre elles, à travers la trachée.

Parfois l'imperforation de l'œsophage coïncide avec d'autres malformations, telles que l'imperforation anale. Le fait a de l'importance; car, on est exposé en pareil cas à mettre sur le compte de l'imperforation anale tous les phénomènes observés, et, celle-ci une fois supprimée par une opération, on est tenté de porter un pronostic favorable, alors que l'enfant succombe à la malformation de l'œsophage concomitante.

Le diagnostic se fait par la difficulté de la déglutition qui s'accompagne d'accès de suffocation, et aussi par ce fait que l'enfant rejette immédiatement le lait par régurgitation, et non pas par des vomissements qui surviennent au bout d'un temps plus ou moins long et d'une manière irrégulière, comme dans l'occlusion intestinale. On peut du reste vérifier le diagnostic par le cathétérisme de l'œsophage fait avec précaution.

Un pareil vice de conformation semble presque au-dessus des ressources de la chirurgie. L'unique moyen qu'on puisse lui opposer, c'est la gastrostomie, encore est-il juste de dire que jusqu'ici elle n'a procuré, dans les cas où elle a été tentée, aucun succès.

Rétrécissements congénitaux de l'œsophage. — De l'oblitération complète de l'œsophage, il faut rapprocher les rétrécissements congénitaux de ce conduit. Nous en donnerons comme exemple le fait suivant, publié par Émile Mayer en 1893. Le 5 mars 1892, entrait à l'Hôpital des Yeux et des Oreilles, à New-York, une petite fille de neuf ans qui accusait des troubles sérieux de la déglutition. Dès sa naissance, elle commença à régurgiter, non seulement le lait, mais aussi une grande quantité de mucus filant. Cela dura pendant tout l'allaitement. Lors du sevrage, l'ingestion de substances demi-solides était suivie de vomissements, mais sans contractions abdominales. La mère dut se résoudre à ne lui donner que des aliments liquides, et par petites gorgées. Tous les aliments solides étaient rejetés, ou plutôt, bavés hors de la bouche, dix minutes après la mastication. A l'âge de trois ans, l'enfant mourut presque d'inanition; elle ne fut sauvée que par des lavements nutritifs.

Le cathétérisme permit de constater chez elle un rétrécissement siégeant à la partie inférieure de l'œsophage. On fit la dilatation progressive : au bout de trois mois, l'enfant pouvait prendre des aliments solides et n'avait plus de régurgitations. Au bout d'un an, la santé demeurait excellente.

Des rétrécissements, il faut rapprocher les poches diverticulaires de l'œsophage qui se traduisent par des symptômes analogues, stagnation des aliments dans la poche, puis régurgitation de ces mêmes aliments.

Malformations congénitales du larynx et de la trachée. — Elles sont plus rares encore que celles de l'œsophage. La plus intéressante d'entre elles est le rétrécissement congénital de la glotte. En pareil cas, la glotte est fermée en partie par une membrane tendue entre les cordes vocales. Composée d'un tissu fibreux très résistant, cette membrane commence à la commissure antérieure de la glotte et se termine en arrière par un bord demi-circulaire. Cette anomalie entraîne parfois, comme dans le cas de Bruns, une aphonie absolue. Il s'agissait d'une jeune fille de dix-neuf ans, aphone depuis sa naissance : le moindre effort l'essouffle. Une trachéotomie avait dû être faite antérieurement. Bruns pratiqua le cathétérisme rétrograde à l'aide de bougies introduites par la plaie trachéale. On faisait des séances quotidiennes durant d'un quart d'heure à une heure. Au bout d'un an et demi, la plaie trachéale put être fermée ; la malade avait fini par acquérir une voix presque normale.

II. — HERNIE DIAPHRAGMATIQUE

La hernie diaphragmatique congénitale doit etre regardée comme un arrêt de développement du diaphragme, permettant aux viscères abdominaux de passer dans la cavité thoracique, plutôt que comme une hernie proprement dite. Elle siège du côté gauche, et donne naissance, dans la portion musculaire du diaphragme, à des fentes ovalaires plus ou moins allongées. Ces ouvertures anormales se montrent en deux points principaux : 1° au niveau d'un espace triangulaire situé entre la portion sternale et la portion costale du muscle, espace conduisant dans le médiastin antérieur ; 2° au niveau de l'espace compris entre la premiere digitation costale du diaphragme et le faisceau vertébral. La hernie peut encore se produire à travers l'orifice œsophagien du diaphragme et l'orifice qui donne passage au grand sympathique.

Presque tous les organes contenus dans la cavité abdominale, à part la vessie et les reins, peuvent faire partie de la hernie. Mais c'est surtout l'estomac, et les organes qui lui sont annexés, qui, vu les rapports anatomiques, entrent dans la constitution de la hernie. On a rencontré souvent, dans la moitié gauche du thorax, l'estomac, le duodénum, l'intestin grêle, le gros intestin, la rate, le pancréas, rarement le foie. Tantôt ces viscères sont libres dans la cavité thoracique, tantôt ils sont enveloppés par un sac herniaire.

La plupart des enfants atteints de hernie congénitale du diaphragme succombent rapidement après la naissance. Quelques-uns cependant ont pu vivre, et même atteindre un âge assez avancé.

Les symptômes peuvent tenir à la fois à la gêne des fonctions gastro-intestinales, douleurs, tiraillements à l'épigastre, vomissements, constipation, et à la compression des organes thoraciques, déplacement du cœur qui est refoulé à droite, compression des poumons, dyspnée, cyanose, surtout marquées à la fin des repas. Il peut même y avoir étranglement de la hernie; aussi le pronostic présente-t-il une très grande gravité.

Le diagnostic est fort obscur; c'est seulement dans les cas où les phénomènes que nous avons notés du côté de la circulation, de la respiration et du tube digestif, sont bien marqués que l'on peut songer à la hernie diaphragmatique. La percussion et l'auscultation, en démontrant du tympanisme et du gargouillement intestinal dans la moitié gauche du thorax, pourront, dans certains cas, permettre d'affirmer le diagnostic. Sans attacher, comme le veut Karewski, à la rétraction du ventre (ventre en bateau), la valeur d'un signe pathognomonique, on comprend cependant que, dans les cas où une grande partie de l'intestin a passé dans la cavité thoracique, l'abdomen prenne cette forme, qui contraste avec le tympanisme habituel dans l'occlusion intestinale. En cas d'intervention, il faudrait ne pas oublier le siège de l'affection du côté gauche. D'ailleurs, il faut l'avouer, dans bien des cas d'occlusion intestinale où le diagnostic était obscur, on a fait la laparotomie sans reconnaître une hernie diaphragmatique existante; et, d'autre part, dans certains cas même où la hernie a pu être reconnue, la réduction est demeurée impossible. Aussi a-t-on recommandé de tenter la réduction par la cavité thoracique, en pratiquant la résection temporaire des côtes.

III. — ANOMALIES DES PAROIS THORACIQUES

1° **Poitrine en entonnoir.** — Décrite par Ebstein sous le nom de thorax en entonnoir, cette malformation est caractérisée par l'affaissement de la partie moyenne du sternum, tandis que les articulations chondro-sternales sont, au contraire, saillantes, et dessinent deux bourrelets allongés de chaque côté de l'excavation médiane. La conséquence de cette déformation, c'est une diminution très marquée du diamètre antéro-postérieur du thorax, rapprochant plus ou moins la partie postérieure du sternum de la face antérieure du rachis. Cette déformation, d'origine congénitale, ne doit pas être confondue avec les déformations thoraciques auxquelles donne naissance le rachitisme.

Elle se rencontre habituellement chez des sujets porteurs de stigmates plus ou moins marqués de dégénérescence, dans des familles où existent des désordres nerveux ou psychiques. Parfois elle coexiste avec d'autres malformations, telles que la syndactylie, le bec-de-lièvre. Elle peut être héréditaire, et se transmettre dans une même famille pendant plusieurs générations.

2° **Absence congénitale des muscles pectoraux.** — Une autre anomalie intéressante, bien qu'elle ne donne pas naissance à des déductions thérapeutiques importantes, c'est l'absence des muscles des parois thoraciques, et, en particulier, l'absence des muscles pectoraux. Tantôt les deux pectoraux sont absents, tantôt le petit pectoral est conservé. Fréquemment aussi, il y a absence partielle du grand pectoral, dont la portion claviculaire existe. On a noté, en coïncidence avec l'absence des pectoraux, d'autres malformations, telles que la syndactylie ; dans l'un des cas que j'ai pu observer, il y avait une légère scoliose ; dans l'autre, une atrophie notable du membre supérieur correspondant.

3° **Hernies congénitales du poumon.** — Karewski dit avoir observé un enfant de huit ans chez lequel l'absence du grand pectoral était liée à une hernie congénitale du poumon se faisant à travers une ouverture latérale du thorax. Le plus souvent ces hernies se produisent ainsi, à la faveur d'un arrêt de développement de la paroi thoracique, plus ou moins longtemps après l'accouchement. Quant à celles qui existent au moment même de la naissance, elles sont tout à fait exceptionnelles, et coïncident habituellement avec d'autres malformations chez des fœtus monstrueux.

4° **Fissures congénitales du sternum**. — Les fissures congénitales du sternum, à travers lesquelles se produit l'ectopie cardiaque, sont intéressantes surtout pour le physiologiste. Nous rappellerons cependant que M. Lannelongue a eu l'occasion d'intervenir dans un cas de cette nature chez une petite fille de six jours. Chez elle, les ventricules étaient recouverts seulement par une membrane en voie de mortification; grâce à une autoplastie par glissement, M. Lannelongue a pu réussir à les soustraire au contact de l'air.

5° **Anomalies des côtes**. — Les côtes peuvent présenter des anomalies multiples, portant sur leur nombre ou sur leur configuration extérieure. Parfois plusieurs côtes sont soudées entre elles; dans d'autres cas, une ou plusieurs côtes font défaut.

Mais ce qui est beaucoup plus intéressant pour le chirurgien, c'est l'existence de côtes surnuméraires; on les rencontre, soit à la région lombaire, soit à la région cervicale, et c'est là surtout qu'elles ont de l'importance pour le chirurgien, en ce qu'elles peuvent déterminer des phénomènes de compression du côté du plexus brachial, douleurs, fourmillements, impotence du membre, et nécessiter une opération.

CHAPITRE II

MALADIES CONGÉNITALES DE L'OMBILIC

I. — DÉVELOPPEMENT DE L'ABDOMEN ANOMALIES DÉRIVANT DU CANAL OMPHALO-MÉSENTÉRIQUE

Au fur et à mesure que l'embryon se détache de la vésicule blastodermique, les deux capuchons caudal et céphalique s'infléchissant sur eux-mêmes, et allant au-devant l'un de l'autre, circonscrivent un espace étroit qui représente l'ombilic futur. Par ce point, la cavité intestinale de l'embryon reste en communication avec la vésicule ombilicale.

Déjà les trois feuillets primitifs de l'embryon se sont transformés en quatre couches par division du foyer moyen en deux feuillets secondaires. Au feuillet externe ou ectoderme s'accole la couche externe du foyer moyen ou somatopleure; au feuillet interne ou endoderme s'accole la couche interne du feuillet moyen ou splanchnopleure. Entre les deux couches du feuillet moyen existe une cavité qui n'est autre chose que la cavité pleuro-péritonéale, ou cavité cœlomique, origine des cavités pleurale et péritonéale que séparera plus tard le diaphragme.

L'ectoderme, doublé de la somatopleure, deviendra la paroi abdominale, tandis que l'endoderme, auquel est appliquée la splanchnopleure, donnera la paroi intestinale.

Rien n'est plus aisé à comprendre que la transformation de la paroi abdominale primitive en paroi abdominale définitive. Il suffit pour cela de se représenter les masses proto-vertébrales, situées sur les parties latérales de la corde dorsale, et donnant naissance aux plaques musculaires qui, pénétrant d'arrière en avant la paroi abdominale, arrivent ainsi jusque sur la ligne médiane où elles se réunissent. Ainsi l'abdomen est enveloppé de toutes parts d'une couche musculaire. Un seul point reste ouvert, c'est l'ombilic, par où passent les vaisseaux ombilicaux, et par où s'engagent parfois les viscères abdominaux pour donner naissance aux hernies ombilicales. Il peut arriver que le développement des muscles de l'abdomen reste incomplet; dans ces cas, la paroi abdominale n'est plus constituée en avant que par la membrane primitive de Rathke, ou *membrana reuniens*, qui se continue directement avec l'enveloppe amniotique. C'est le propre des hernies ombilicales de la période embryonnaire de ne pas posséder d'autre enveloppe que cette membrane.

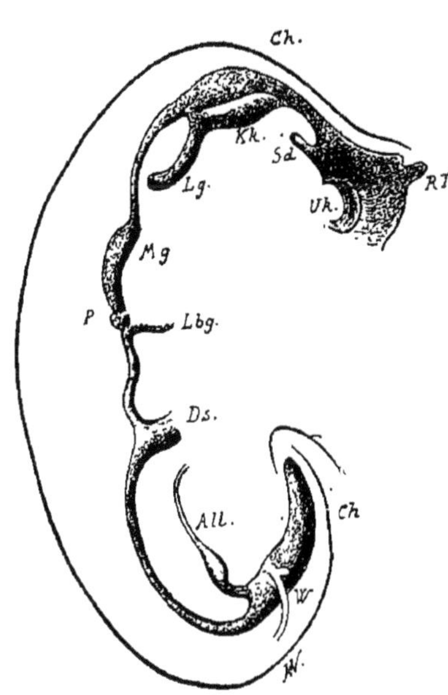

Fig. 70. — Tube digestif d'un embryon humain mesurant 5 millimètres de l'éminence coccygienne à l'éminence nuchale. — *RT*, poche de Rathke ou cul-de-sac hypophysaire: *Vk*, prolongement maxillaire inférieur; *Sd*, glande thyroïde; *Ch*, corde dorsale; *Kk*, entrée du larynx; *Lg*, poumons; *Mg*, estomac; *P*, pancréas; *Lbg*, tube hépatique primitif; *Ds*, canal vitellin; *All*, canal allantoïdien; *W*, canal de Wolff avec l'ébauche de l'uretère (Hertwig).

En même temps que la paroi abdominale se développe, par le mécanisme que nous venons d'indiquer, le canal intestinal se forme par l'accolement de l'endoderme et de la splanchnopleure. Au début de la vie embryonnaire, le canal intestinal communique à travers l'ombilic avec la vésicule ombilicale, au moyen d'un conduit qui porte le nom de canal omphalo-mésentérique.

Déjà, au commencement du second mois, l'intestin est complètement fermé; dans le cours du deuxième mois, il constitue une anse dont le sommet est adhérent à l'ombilic, et dont les branches ascendante et descendante donnent naissance à toute la hauteur du canal intestinal.

Le point par lequel l'anse intestinale adhère à l'ombilic n'est autre chose que le pédicule de la vésicule ombilicale ou canal omphalo-mésentérique. Dans le cours du troisième mois, ce pédicule disparaît, et l'intestin devient libre dans la cavité abdominale, mais cette disparition n'est pas toujours complète; dans un grand nombre de cas, le canal omphalo-mésentérique persiste, soit en

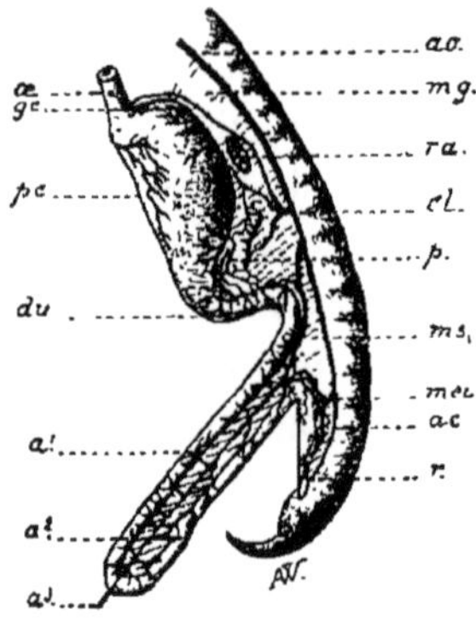

Fig. 71. — Schéma montrant la disposition du tube digestif chez un embryon humain de 6 semaines. — *œ*, œsophage; *pc*, petite courbure de l'estomac; *gc*, grande courbure de l'estomac; *du*, duodénum: *a'*, partie de l'anse intestinale qui donnera naissance à l'intestin grêle (branche descendante de l'anse); *a²*, partie de l'intestin primitif qui donnera naissance au cæcum et au côlon (branche ascendante de l'anse); *a³*, point de continuité entre le sommet de l'anse intestinale primitive et le canal vitellin.

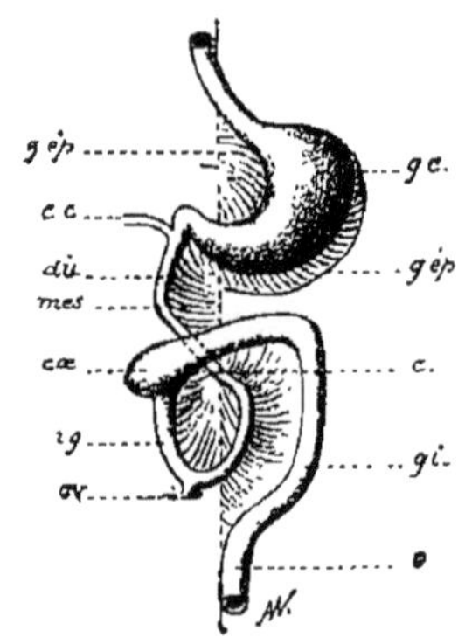

Fig. 72. Développement du tube digestif et du mésentère chez l'homme (figure schématique). — *gep*, grand épiploon qui se développe aux dépens du mésogastre; *gc*, grande courbure de l'estomac; *cc*, canal cholédoque; *du*, duodénum; *mes*, mésentère; *ig*, intestin grêle; *gi*, colon; *cv*, canal vitellin; *cæ*, cæcum; point de croisement de l'anse intestinale primitive (Hertwig).

totalité, soit à l'état de vestige, et donne naissance à un grand nombre de malformations dont l'étude présente le plus grand intérêt.

Deux cas sont possibles : ou bien le canal omphalo-mésentérique, perdant toute connexion avec l'ombilic, persiste seulement sous la forme d'un diverticule adhérent à l'intestin et libre dans la cavité abdominale; ou bien il reste adhérent à l'ombilic. Nous devons envisager successivement ces deux hypothèses.

1° Diverticule adhérent à l'intestin et libre dans la cavité abdominale. — C'est cette forme qui a été signalée par Meckel; aussi lui donne-t-on le nom de diverticule de Meckel. Ce serait une erreur de croire que ces petits diverticules qu'on trouve parfois sur le trajet de l'intestin grêle soient des anomalies développées au hasard. Il n'en est rien ; le diverticule de Meckel est le vestige d'un organe embryonnaire normal ; aussi a-t-il un siège constant qui répond à la partie inférieure de l'intestin grêle, à un mètre environ au-dessus de la valvule iléo-cæcale, tantôt moins, tantôt plus. Sa longueur est également très variable ; mesurant habituellement 4 ou 5 centimètres, il peut en avoir 7 ou 8, et même davantage. Habituellement, le diverticule s'insère sur le bord convexe de l'intestin, communiquant largement avec son canal ; beaucoup plus rarement, il siège près du bord mésentérique, au point d'être contenu parfois dans l'épaisseur même du mésentère. Ce qui donne au point de vue pratique une si grande importance à la notion du diverticule de Meckel, c'est qu'il peut devenir le point de départ d'étranglement interne, et cela de deux manières, soit que le diverticule forme autour de l'intestin un nœud qui l'étrangle (nœud diverticulaire), soit que, contractant des adhérences par son sommet, il constitue une bride sur laquelle viendra s'étrangler l'intestin.

Le diverticule de Meckel peut aussi faire partie d'une hernie, et donner naissance aux mêmes accidents d'étranglement que toute autre partie du tube digestif.

2° **Diverticule resté adhérent à l'ombilic.** — Dans ce cas, le pédicule qui relie le canal omphalo-mésentérique à l'ombilic a persisté. Plusieurs dispositions peuvent, du reste, se rencontrer ; dans l'une d'elles, le canal est complètement oblitéré du côté de l'anneau ombilical, il reste seulement en communication avec l'intestin. Il s'agit, en somme, d'un diverticule de Meckel intra-abdominal, mais adhérent à l'ombilic, et pouvant, par conséquent, donner naissance aux mêmes accidents d'étranglement que dans le cas précédent.

Dans d'autres cas, au contraire, le conduit omphalo-mésentérique reste perméable dans toute son étendue. A la chute du cordon, il constitue parfois une tumeur rouge, saillante, qui a pu être excisée par erreur et donner naissance à de graves accidents. Parfois aussi ce canal se perfore et devient l'origine d'une fistule stercorale. On a pu, en pareil cas, accuser le médecin ou la sage-femme d'avoir manqué d'attention, et d'avoir jeté une ligature sur une anse intestinale contenue dans l'épaisseur du cordon. Mais ces faits diffèrent des cas habituels d'étranglement intestinal par deux circonstances : 1° les enfants n'ont pas présenté, pendant que la ligature était en place, les accidents nerveux de l'étranglement; 2° il n'y a eu, à aucun moment, suppression complète du passage des matières par l'anus. Ces deux circonstances s'expliquent aisément dans l'hypothèse d'une fistule stercorale de l'om-

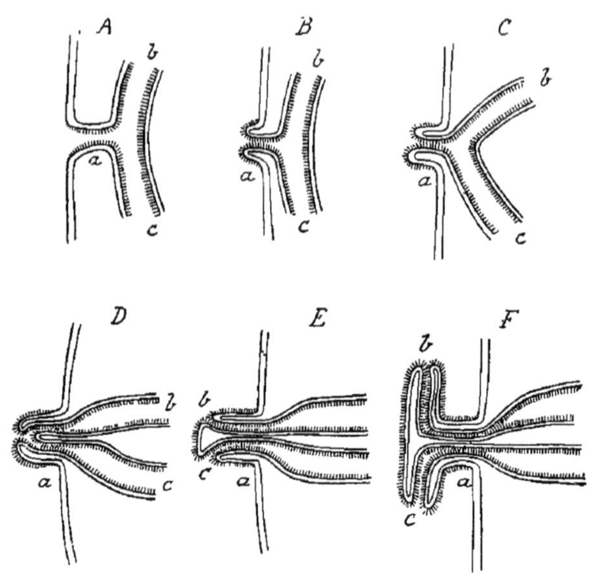

Fig. 73. — Schéma de Barth. — *A*, diverticule de Meckel s'ouvrant à l'ombilic; *B*, diverticule avec prolapsus de la muqueuse; *C*, le prolapsus a augmenté, de sorte que le point d'insertion du diverticule sur l'anse intestinale est au niveau même de l'ombilic; *D*, le diverticule est complètement invaginé et a entraîné à sa suite l'intestin; *E*, le diverticule a complètement entraîné au dehors la paroi intestinale, qui forme un éperon séparant les deux bouts supérieur et inférieur de l'intestin; *F*, l'éperon s'épanouit encore plus largement au dehors.

bilic, due, non pas à un étranglement d'une anse intestinale, mais à la simple persistance du diverticule.

Outre l'inconvénient du suintement par la région ombilicale, la persistance du diverticule ouvert à l'ombilic expose encore au prolapsus de la muqueuse. Au fur et à mesure que l'enfant avance en âge et fait des efforts, la muqueuse fait hernie à travers l'orifice du diverticule et constitue une tumeur rouge, saillante, présentant en son milieu une ouverture par laquelle le stylet pénètre dans la cavité diverticulaire. Bientôt la paroi intestinale elle-même est attirée au dehors en totalité, et donne naissance à un étranglement à travers l'ombilic. Le schéma de Barth, que nous reproduisons ici, permet de suivre aisément cette évolution.

3° Diverticule avec rétention des produits de sécrétion; formation de kystes de la région ombilicale. — Ici, la communication entre l'intestin et le canal omphalo-mésentérique est interrompue; mais le conduit persiste à l'état canaliculaire dans une partie de son étendue, et peut devenir l'origine de kystes, qui,

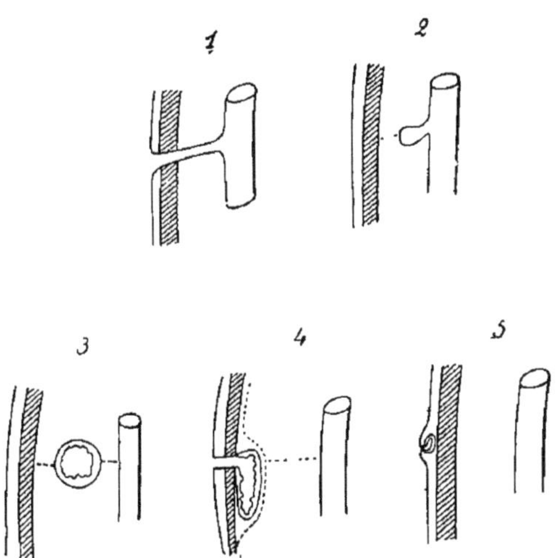

Fig. 74. — Schéma de Zumwinkel. — *1*, diverticule de Meckel ouvert à l'ombilic; *2*, diverticule resté libre du côté de l'intestin, mais détaché de l'ombilic; *3*, kyste développé vers la partie moyenne du canal vitellin (Roth); *4*, kyste développé aux dépens de la portion superficielle du conduit vitellin à la face profonde de la paroi abdominale (Roser); *5*, kyste développé aux dépens de la partie superficielle du canal vitellin, entre la peau et le canal aponévrotique (Zumwinkel).

bien que très rares, n'en présentent pas moins des dispositions anatomiques très variées. Les uns, en effet, développés aux dépens de la partie profonde du diverticule, siègent à la face profonde de l'abdomen: les autres, ayant pour origine la partie superficielle du même conduit, se voient entre la peau et l'aponévrose.

4° Adénomes diverticulaires. — Outre les formations précédentes, le diverticule de Meckel peut encore être l'origine de petites tumeurs solides, ne présentant point dans leur intérieur de conduit, et qui, vu leur structure, ont été décrites sous le nom de tumeurs adénoïdes de l'ombilic. Elles se présentent sous la forme de tumeurs arrondies, d'un rouge vif, d'apparence mamelonnée, mûriforme, sécrétant un mucus clair; elles ont, en un mot, la plus grande analogie avec la muqueuse de l'intestin. Pourvues à leur base d'un pédicule, elles n'offrent nulle part de canal dans leur épaisseur ; ce qui les différencie du diverticule ouvert à l'ombilic, avec prolapsus de la muqueuse.

L'étude histologique de ces tumeurs montre, à leur périphérie, des glandes de Lieberkühn, et au centre des fibres musculaires lisses, comme s'il y avait eu évagination.

Diagnostic. — On voit, par ce que nous venons de dire, combien est compliquée la pathologie de la région ombilicale chez l'enfant. Encore faut-il y joindre les hernies ombilicales, les fistules de l'ouraque, et les kystes sébacés que l'on voit parfois se montrer à la région ombilicale.

Pour ce qui est du diverticule de Meckel libre dans la cavité abdominale, nous n'y insisterons pas longtemps, car le diagnostic ne se fait pas. Cependant, en présence d'un étranglement interne de cause inconnue chez un jeune homme, si l'étude des antécédents démontre qu'il a existé chez lui quelque autre malformation, telle qu'un pied bot, un spina bifida, un bec-de-lièvre ; si les phénomènes d'étranglement peuvent être localisés dans la fosse iliaque droite, c'est une raison pour penser à la possibilité d'un étranglement diverticulaire.

Quand il existe une fistule stercorale de l'ombilic, le diagnostic est au contraire facile ; il découle de ces deux faits : 1° établissement de la fistule sans phénomènes d'étranglement interne ; 2° persistance de l'écoulement des matières par l'anus. Toutefois il faut bien savoir que l'écoulement des matières fécales par l'ombilic fait le plus souvent défaut ; pour ma part, je ne l'ai jamais vu. Ce qu'on rencontre le plus souvent, c'est un écoulement muco-purulent par la petite tumeur. Aussi, avant de rejeter l'idée de persistance du diverticule avec prolapsus de la muqueuse, faut-il avoir soigneusement examiné la tumeur dans toute son étendue, non seulement de l'œil, mais avec le stylet qui permet de pénétrer dans sa cavité. Il faut surtout s'abstenir, avant un examen bien complet, d'exciser la petite tumeur, comme fit ce médecin cité par Löwenstein : immédiatement, sous l'influence des cris de l'enfant, l'intestin fit issue au dehors ; heureusement, le chirurgien appelé aussitôt put faire la laparotomie, réduire l'anse herniée et suturer la perforation intestinale résultant de l'excision du diverticule ; le petit malade guérit.

Les kystes sont tout à fait exceptionnels ; aussi, en dehors même du diagnostic de kyste, tumeur fluctuante, tendue, non réductible, indolente, je n'insiste pas sur le diagnostic de la nature, qui ne peut se fonder avec certitude que sur l'examen histologique.

La tumeur adénoïde diverticulaire est au contraire importante à bien connaître. Elle se différencie de la persistance du diverticule avec prolapsus de la muqueuse, par l'absence de canal central dans son intérieur. Il est surtout important de la distinguer d'une petite lésion banale, que nous rencontrons à chaque instant, c'est-à-dire le granulome de l'ombilic. Il est très fréquent de voir, à la chute du cordon, se former, à l'ombilic, une petite masse de bourgeons charnus, mollasses, suppurants, qui persiste parfois fort longtemps. Comme l'adénome diverticulaire, le granulome ne présente pas de cavité; mais il s'en distingue par ce fait qu'il est beaucoup plus mou, souvent aplati, de teinte rose pâle, donnant une suppuration franche, tandis que, dans l'adénome diverticulaire, la tumeur est beaucoup plus arrondie, plus tendue, plus consistante; sa coloration est d'un rouge vif, elle sécrète seulement un peu de mucus, en un mot, son apparence est tout à fait celle de la muqueuse intestinale.

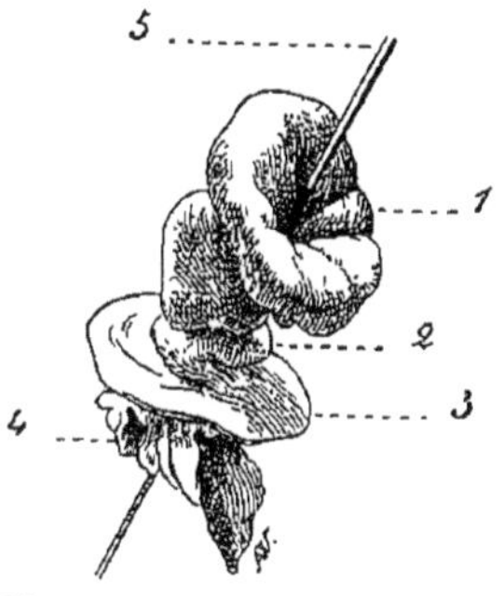

Fig. 75. — Diverticule de Meckel complètement évaginé à travers la cicatrice ombilicale (A. Broca). — 1, diverticule complètement évaginé, d'apparence corolliforme; 2, cicatrice ombilicale; 3, collerette de peau excisée; 4, point d'attache du diverticule sur la paroi intestinale; 5, stylet allant de l'orifice superficiel du diverticule à son orifice profond.

Traitement. — Si l'excision pure et simple suffit en présence du granulome de l'ombilic, comme de l'adénome diverticulaire, il ne saurait en être de même pour la persistance du diverticule ouvert à l'ombilic. Ici, il faut de toute nécessité une opération plus complexe, qui comprendra les temps suivants : 1° l'abdomen est ouvert; 2° on met à nu le point d'attache du diverticule sur la paroi intestinale; 3° le diverticule est réséqué à sa base et la perte de substance résultant de sa résection est fermée par la suture. Cette opération, pratiquée aujourd'hui par plusieurs chirurgiens et par nous-même, a fourni les meilleurs résultats.

II. — ANOMALIES DE L'OURAQUE

Elles comprennent deux ordres de faits : 1° les fistules urinaires congénitales de l'ombilic ; 2° les kystes de l'ouraque.

1° *Fistules urinaires congénitales de l'ombilic.*

Les fistules urinaires de l'ombilic constituent des malformations très rares. Elles se voient dans deux circonstances différentes. Les unes se montrent chez l'adulte, le plus souvent au cours de maladies des voies urinaires, lésions inflammatoires, obstacles à l'écoulement des urines. Les autres s'observent chez le nouveau-né. Mais, quelles que soient les circonstances dans lesquelles elles se présentent, toutes ces fistules ont une origine commune dans la perméabilité anormale de l'ouraque. Pédicule de la vésicule allantoïde, l'ouraque se continue d'abord librement avec la portion de cette vésicule incluse dans la cavité abdominale, qui deviendra la vessie. Vers le milieu de la grossesse, l'ouraque est généralement oblitéré ; mais, dans quelques cas, il reste perméable.

Pathogénie. — Au point de vue de la pathogénie, deux cas peuvent se présenter : tantôt, en effet, les voies urinaires sont perméables, tantôt elles sont oblitérées.

a. Voies urinaires oblitérées. — On comprend facilement que l'urine, ne trouvant pas un écoulement par les voies naturelles, s'ouvre une voie anormale par l'ouraque resté perméable. C'est ce qui se passa dans le fait bien connu de Cabrol, où la fistule ombilicale existait chez une jeune fille dont l'urètre était bouché par « une membrane épaisse d'un teston ou plus », dit l'auteur.

b. Voies urinaires perméables. — Mais, beaucoup plus souvent, on ne trouve aucun obstacle à l'écoulement des urines qui puisse rendre compte de la malformation.

Souvent l'orifice fistuleux est situé au sommet d'une tumeur qu'on a pu comparer au gland. Dans d'autres cas, il n'y a pas de tumeur, mais seulement une fissure par laquelle coule l'urine au fond de la cicatrice ombilicale. La largeur de l'orifice est de dimensions très variables; tantôt elle permet le cathétérisme et l'urine coule par jet; tantôt l'orifice est extrêmement étroit et l'urine sort goutte à goutte.

Diagnostic. — Les hernies ombilicales se reconnaissent à leur réduction avec gargouillement. Les petites masses de bourgeons charnus appelées granulomes de l'ombilic, et qui succèdent à la chute du cordon, ont une surface mamelonnée, mûriforme; elles sécrètent du mucus, et non pas un liquide comme l'urine; elles ne présentent pas d'orifice visible. Les fistules intestinales de l'ombilic, fistules constituées aux dépens du canal omphalo-mésentérique, se reconnaissent aussi à leur sécrétion, qui est. tantôt représentée par du mucus simple, tantôt par des matières fécales. L'écoulement de liquide se faisant par jet au moment de la miction. l'acidité du liquide, la fétidité ammoniacale, sont autant de caractères qui distinguent les fistules urinaires congénitales de l'ombilic des fistules du canal omphalo-mésentérique.

L'extroversion de la vessie présente bien certains caractères qui la rapprochent des fistules urinaires de l'ombilic; mais si, dans l'exstrophie, l'ombilic est habituellement abaissé au point d'arriver en contact avec la tumeur muqueuse, d'autre part, celle-ci descend jusqu'au pubis, et elle coïncide avec une absence de la symphyse, circonstances qu'on ne retrouve pas dans les fistules urinaires congénitales de l'ombilic.

Le pronostic est favorable, en ce que ce vice de conformation est compatible avec l'existence; en outre, la guérison est possible par une opération.

Traitement. — Dans les cas d'oblitération des voies naturelles, la première chose à faire, c'est de rétablir la perméabilité de l'urètre par les moyens applicables à chaque fait particulier. L'urètre est-il perméable, tout le traitement consiste à fermer le trajet fistuleux. On a pu réussir par la compression et la cautérisation au fer rouge; mais ce sont là des moyens incertains. Dans l'état actuel de la chirurgie, le mieux est de pratiquer l'avivement et la suture. M. Delagenière (du Mans) a fait la résection partielle de l'ouraque, de façon à pouvoir pratiquer la suture de l'anneau ombilical et à s'opposer ainsi à la production ultérieure d'une hernie.

2° *Kystes de l'ouraque.*

Il peut se faire que l'ouraque, privé de sa communication avec la vessie et avec l'extérieur, se laisse distendre sous la forme de kystes qui, se développant entre le sommet de la vessie et l'ombilic, sont susceptibles d'acquérir un grand volume. Toutefois, il faut bien le dire, parmi les faits qui ont été publiés sous la rubrique de kystes de l'ouraque, il en est un certain nombre qui sont sujets à contestation.

Parfois des concrétions calculeuses se forment dans l'ouraque dilaté. Il est bien évident qu'étant donné un kyste de l'ouraque sans communication avec la vessie, la seule conduite à tenir, c'est l'extirpation.

CHAPITRE III

MALADIES CONGÉNITALES DES ORGANES GÉNITO-URINAIRES. — HERNIES.

I. — DÉVELOPPEMENT DES ORGANES GÉNITO-URINAIRES ET DE L'EXTRÉMITÉ INFÉRIEURE DU TUBE DIGESTIF

Les connexions existant entre le développement des organes génitaux externes et celui de l'extrémité terminale de l'intestin sont si intimes que nous réunirons dans un même chapitre ce que nous avons à en dire, pour éviter d'inutiles répétitions.

Nous examinerons dans trois paragraphes isolés : 1° le développement de l'appareil urinaire; 2° le développement des organes génitaux internes; 3° le développement des organes génitaux externes et de la portion terminale du tube digestif.

1° *Développement de l'appareil urinaire.*

L'appareil urinaire de l'homme et des vertébrés supérieurs passe par trois états successifs : *a*. Rein céphalique et canal de Wolff; *b*. Rein primordial ou corps de Wolff; *c*. Rein définitif. Dans la nomenclature de Balfour et Sedgwick, ces trois organes sont désignés sous les noms de pronéphros, mésonéphros et métanéphros.

a. **Rein céphalique (pronéphros) et canal de Wolff.** — S'il possède une grande importance chez les animaux inférieurs, cet appareil n'a chez les vertébrés qu'un développement rudimentaire. Le rein céphalique se compose d'un petit nombre de canalicules sinueux s'ouvrant par leur extrémité interne dans la cavité péritonéale, et débouchant par leur extrémité externe dans un canal collecteur qui servira plus tard de canal excréteur au corps de Wolff, et que, pour cette raison, on appelle canal du rein céphalique, ou encore canal de Wolff.

b. **Rein primordial ou corps de Wolff (mésonéphros).** — Chez les vertébrés, la formation du rein céphalique est suivie, au bout d'un temps plus ou moins long, de l'apparition d'une glande plus volumineuse, destinée à la sécrétion urinaire : c'est le rein primordial ou corps de Wolff. Chez les vertébrés supérieurs, où l'ébauche du rein céphalique est rudimentaire, le corps de Wolff paraît très tôt ; il se forme beaucoup plus tard chez ceux dont le rein céphalique fonctionne pendant une partie du développement.

L'ébauche du corps de Wolff apparaît immédiatement en arrière des canalicules du rein céphalique, dont le conduit lui sert de canal excréteur.

Le corps de Wolff se développe aux dépens de l'épithélium du cœlome, sous la forme de canalicules transversaux courts, s'ouvrant par une de leurs extrémités dans le canal de Wolff. On peut le désigner sous le nom de glande pectiniforme ; il se compose en effet de tubes transversaux parallèlement disposés les uns au-dessus des autres et s'ouvrant dans le canal de Wolff situé à leur côté externe ; l'apparence générale est donc celle des dents d'un peigne.

Dès qu'ils sont unis au canal de Wolff, les tubes segmentaires commencent à s'allonger et à se recourber en S. Leur partie moyenne se dilate en une vésicule qui se transforme en une capsule de Bowman.

Elle est refoulée par un glomérule vasculaire émané de l'aorte ; ses deux parois invaginées l'une dans l'autre constituent la double paroi épithéliale de la capsule de Bowman avec cavité interposée ; l'ensemble forme le corpuscule de Malpighi. En même temps, le rein primordial subit diverses transformations qui rendent sa structure plus complexe. Les canalicules qui le composent, d'abord courts et transversalement dirigés, s'allongent et décrivent de nombreuses flexuosités. Ils se forme, en outre, de nouveaux canalicules de second et de troisième ordre, qui, eux aussi, sont pourvus de corpuscules de Malpighi.

Du reste, la structure de la glande n'est pas la même dans tous

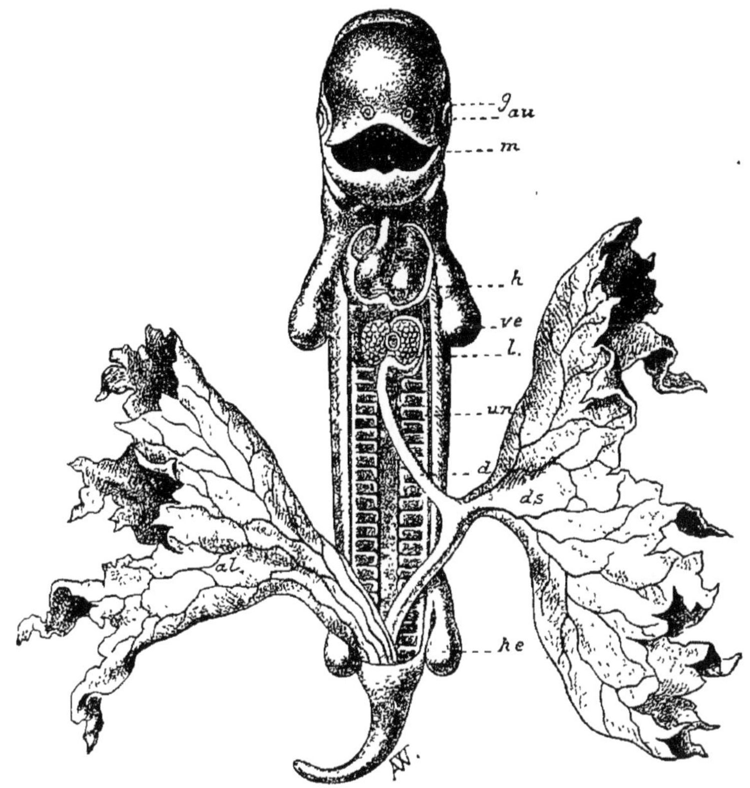

Fig. 76. — Embryon de Chien de 25 jours, grossi 5 fois; il est étalé et vu par sa face ventrale (Hertwig, d'après Bischoff). — *d*, tube digestif; *ds.* sac vitellin; *al*, allantoïde; *un*, corps de Wolff; *l*, les deux lobes du foie, entre lesquels se voit la coupe de la veine omphalo-mésentérique; *ve*, membre antérieur; *he*, membre postérieur; *h*, le cœur, *au*, l'œil; *g*, fossette olfactive.

les points. Chez les vertébrés supérieurs, la partie antérieure du corps de Wolff, celle qui entre en relation avec les glandes génitales, conserve des canalicules simples, non ramifiés; seule la portion postérieure de la glande se complique par l'adjonction de canalicules secondaires et tertiaires. Il y a donc lieu de distinguer dans le corps de Wolff deux portions : une antérieure ou génitale, une postérieure ou urinaire.

Le sort du corps de Wolff est très variable d'une classe de vertébrés à l'autre. Chez les poissons et les amphibiens, il devient l'organe urinaire définitif. Chez les oiseaux et les mammifères, il ne fonctionne que pendant une courte période de la vie embryonnaire. Il ne tarde pas à subir, chez eux, une régression profonde; il n'en subsiste que certains éléments qui se mettent en rapport avec l'appareil génital pour servir à l'excrétion des produits sexuels. Les vestiges du corps de Wolff jouent un rôle important dans le développement de certains produits pathologiques; et cela leur donne, en chirurgie, un haut intérêt.

c. **Rein définitif (métanéphros)**. — Chez les vertébrés supérieurs, la sécrétion urinaire est produite par une troisième glande, le rein définitif, qui se forme de bonne heure à l'extrémité postérieure du canal de Wolff. Un peu au-dessus du point où le canal excréteur du corps de Wolff aboutit au cloaque, sa paroi dorsale émet un bourgeon qui pénètre dans la plaque intermédiaire, immédiatement en arrière du corps de Wolff. Cette dernière, à ce niveau, prolifère beaucoup et donne naissance à une masse de petites cellules qui constituent l'ébauche du rein. Celle-ci se développe d'arrière en avant sur la face dorsale du corps de Wolff, et, dans son intérieur, apparaissent des canalicules contournés, puis des corpuscules de Malpighi. En même temps se forment, aux dépens de l'uretère, et par évagination de ses parois, les tubes collecteurs du rein, qui, plus tard, entrent en communication avec les tubes contournés.

L'éperon qui sépare le conduit excréteur du corps de Wolff du bourgeon initial de l'uretère, se prolongeant par en bas, arrive à séparer complètement ces deux conduits l'un de l'autre. D'abord très rapprochés, ils arrivent même à s'éloigner beaucoup l'un de l'autre par suite de l'allongement du sinus uro-génital.

En même temps que ces phénomènes se passent, on voit apparaître le canal de Müller et les organes génitaux internes.

2° *Développement des organes génitaux internes.*

a. **Canal de Müller**. — Le premier organe dont nous devions noter la présence dans le développement des organes génitaux internes, c'est le canal de Müller. Il est situé près du canal de Wolff et parallèle à ce dernier. Son mode de développement est le même dans les deux sexes; mais il évolue d'une façon différente, suivant que l'embryon appartient au sexe masculin ou féminin

Chez les vertébrés inférieurs, le canal de Müller se développe aux dépens du canal de Wolff, par élargissement, puis étranglement de ce canal qui le divise en deux conduits secondaires. Chez les vertébrés supérieurs, son origine n'est pas bien établie ; il est probable cependant, d'après les travaux de Nagel admis par Hertwig, que son développement est le même. La portion dorsale du canal constitue le canal de Wolff définitif ; la portion ventrale, interposée entre lui et l'épithélium du cœlome, forme le conduit de Müller. Toutefois le conduit de Müller ne se forme pas dans toute sa hauteur par bifurcation du canal de Wolff, sa partie antérieure n'est autre chose qu'une portion du canal du rein céphalique ; elle s'ouvre dans le cœlome par un entonnoir tapissé d'épithélium vibratile, qui deviendra, chez la femme, l'orifice de la trompe utérine.

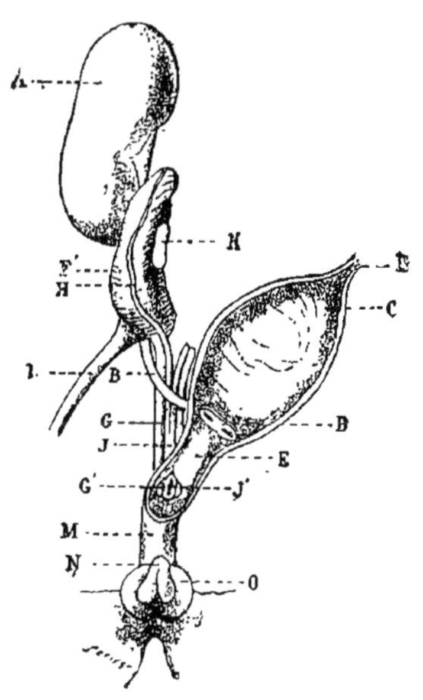

Fig. 77. — Schéma du développement de l'appareil génito-urinaire (Henle) ; état embryonnaire. — *A*, rein ; *B*, uretère ; *C*, vessie ; *D*, ouraque ; *E*, urèthre ; *F*, corps de Wolff ; *G*, conduit excréteur du corps de Wolff ; *H*, conduit de Müller ; *K*, glande séminale ; *M*, sinus uro-génital ; *N*, tubercule génital.

b. **Epithélium germinatif ; ovaire ; testicule.** — La glande génitale, ovaire ou testicule, se développe au côté interne du corps de Wolff. Elle se forme aux dépens de l'épithélium du cœlome. Presque en tous les points de la cavité abdominale, cet épithélium est fortement aplati ; mais, en deux points, il présente une apparence spéciale ; c'est : 1° sur la face externe du rein primordial, le long d'une ligne répondant au lieu de formation du canal de Müller ; 2° sur la face interne du même organe. En ces points, l'épithélium porte le nom d'épithélium germinatif qui lui a été donné par Waldeyer ; c'est lui qui fournira les cellules germinatives donnant, chez la femelle, les ovules primordiaux, chez le mâle, les spermatomères.

c. **Transformation des diverses ébauches du système uro-**

génital. — Chez le fœtus humain de huit semaines, il est impossible de distinguer le sexe sans le secours du microscope. Toutes les parties constituantes de l'appareil uro-génital sont situées, à droite et à gauche de la ligne médiane, dans la région lombaire. Sur le plan le plus antérieur se trouve le rein définitif, petit organe en forme de haricot, enveloppé par la capsule surrénale, qui. à cette période du développement, est beaucoup plus volumineuse que le rein lui-même. Un peu en dehors, se voit le corps de Wolff, étroit et allongé, réuni à la paroi abdominale postérieure par un repli du péritoine, mésentère du rein primordial. A l'extrémité inférieure du corps de Wolff existe un deuxième repli du péritoine qui s'étend jusqu'à la région inguinale. C'est le ligament inguinal du corps de Wolff. qui deviendra, chez le mâle. le *gubernaculum testis* de Hunter. chez la femme, le ligament rond. En dedans du corps de Wolff se trouve située la glande génitale (testicule ou ovaire).

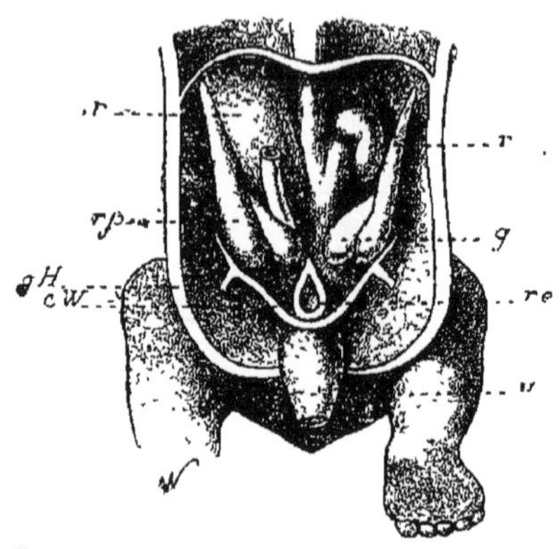

Fig. 78. — Organes génito-urinaires d'un embryon humain de 8 semaines (Hertwig, d'après Kœlliker). — *sr*, organe surrénal droit; *rp*, rein primordial ou corps de Wolff; *r*, rein gauche; *cW*, canal de Wolff; *gH*, ligament inguinal du rein primordial (gubernaculum de Hunter, ou ligament rond de l'utérus; *re*, rectum; *v*, vessie; *g*, glande genitale.

Plus tard, les diverses parties de l'appareil uro-génital subiront des transformations différentes dans les deux sexes.

d. **Transformation dans le sexe masculin. Descente des testicules.** — Pendant que le testicule se développe, le corps de Wolff cesse de s'accroître; il subit des transformations différentes dans sa moitié antérieure et dans sa moitié postérieure. La moitié antérieure ou génitale se met en relation avec les canalicules séminifères pour fournir le canal déférent, les tubes droits, le réseau de Haller et la tête de l'épididyme. La partie postérieure du corps de Wolff s'atrophie presque complètement. Il en reste seulement comme traces les canaux aberrants de l'épididyme et l'organe de Giraldès ou paradidyme, situé à l'extrémité du cordon, et composé de petits canalicules grêles, pelotonnés sur eux-mêmes, et fermés en culs-de-sac à leurs extrémités.

Les canaux de Müller ne jouent aucun rôle important dans le sexe masculin. Leur partie moyenne s'atrophie complètement, les deux extrémités seules subsistent, et donnent, la supérieure, l'hydatide non pédiculée de l'épididyme, l'inférieure, l'utricule prostatique, comparée parfois à l'utérus, et décrite sous le nom d'utérus mâle; d'après Tourneux, dans l'espèce humaine, elle répond plutôt au vagin.

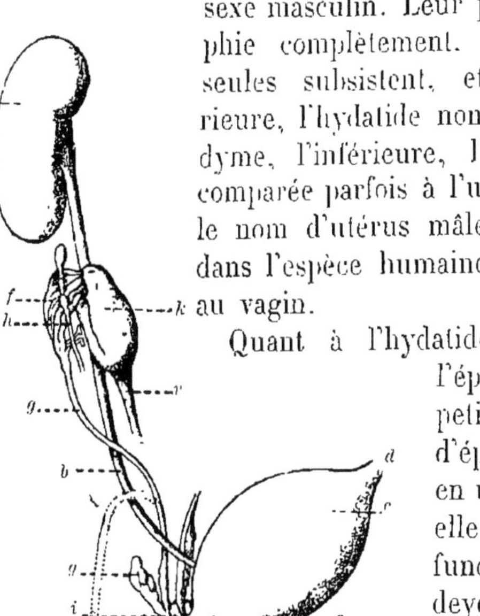

Fig. 79. — Schéma du développement de l'appareil génito-urinaire (Henle); type masculin. — *a*, rein; *b*, uretère; *c*, vessie; *d*, ouraque, *e*, urèthre; *f*, corps de Wolff; *g*, conduit excréteur du corps de Wolff, qui, chez l'homme, formera le canal déférent; *h*, conduit de Muller, qui, chez la femme, formera la trompe; *i*, utricule prostatique, formé par la fusion des canaux de Müller; *k*, glande séminale; *m*, sinus uro-génital; *nn'*, verge et corps caverneux formés aux dépens du tubercule génital.

Quant à l'hydatide non pédiculée de l'épididyme, c'est une petite vésicule tapissée d'épithélium cylindrique; en un point de son trajet, elle possède un orifice infundibuliforme, que Waldeyer compare au pavillon de la trompe utérine.

Le testicule ne reste pas, chez l'homme, à la région lombaire. Déjà, au troisième mois de la vie intra-utérine, il est situé dans la fosse iliaque interne. Au cinquième et au sixième mois, il est placé à la face interne de la paroi abdominale antérieure, contre l'anneau inguinal interne. Plus tard, vers le huitième mois, le testicule pénètre dans l'intérieur du canal inguinal; il en sort dans le cours du neuvième mois pour venir se placer dans les bourses. L'agent principal de cette migration est le gubernaculum de Hunter, qui, par son extrémité supérieure, est uni à la tête de l'épididyme, tandis que son extrémité inférieure se continue avec le derme cutané de la région inguinale, après avoir traversé la paroi abdominale. Ce ligament fibreux possède aussi des fibres musculaires dans son intérieur. Aussi pensait-on autrefois que c'était la contraction de ces fibres musculaires qui le transformait en organe actif de la descente du testicule. On considère aujourd'hui qu'il s'agit ici simplement d'un phénomène d'accroissement inégal, le bassin et les parties molles qui lui sont annexées prenant un très grand développement, tandis que le gubernaculum conserve son petit volume. Il en résulte que le testicule, retenu en bas par ce lien fibreux, occupe une position de plus en plus basse, qui l'amène en contact avec l'anneau inguinal interne.

Un autre point sur lequel les opinions se sont également modifiées, c'est le mode de formation des enveloppes des bourses. D'après l'opinion ancienne, le testicule, dans son mouvement de descente, refoulait devant lui tous les plans constituants de la paroi abdominale et s'en formait autant d'enveloppes. Cette manière de voir reste vraie pour le crémaster et pour la tunique fibreuse commune, dans lesquels on peut reconnaître la continuation des fibres aponévrotiques et musculaires du petit oblique invaginées de haut en bas, mais elle ne l'est pas pour la tunique vaginale. Ce n'est pas le testicule qui, dans sa descente, refoule devant lui le péritoine et s'en coiffe; en même temps que le testicule arrive en contact avec l'anneau inguinal interne, il se forme une évagination du péritoine, appelée diverticule vaginal du péritoine, qui refoule peu à peu la paroi abdominale pour constituer le canal vagino-péritonéal. Cette indépendance de la migration testiculaire et de la formation du canal vagino-péritonéal est démontrée par les faits dans lesquels, avec une migration incomplète (ectopie du testicule), on trouve dans les bourses une hernie congénitale, ou encore une variété particulière d'hydrocèle à laquelle on donne le nom d'hydrocèle congénitale. Dans ces cas, le testicule n'a jamais franchi l'anneau inguinal, et cependant le canal péritonéo-vaginal existe, preuve qu'il n'y a pas une corrélation intime entre les deux phénomènes.

e. **Transformation dans le sexe féminin; descente des ovaires.** — Les modifications que subit l'appareil génital interne dans le sexe féminin sont pour ainsi dire en sens inverse de ce qu'elles étaient dans le sexe masculin . Dans ce dernier, en effet, le canal de Wolff donne naissance au canal déférent, tandis que les canaux de Müller disparaissent en presque totalité. Dans le sexe féminin, au contraire, ce sont les canaux de Müller qui persistent et qui jouent le rôle principal; les canaux de Wolff disparaissent presque complètement. du moins chez la femme; car, chez certains animaux, tels que les ruminants, ils persistent en donnant naissance à des canaux particuliers, connus sous le nom de canaux de Gärtner. et qui s'ouvrent dans le vagin.

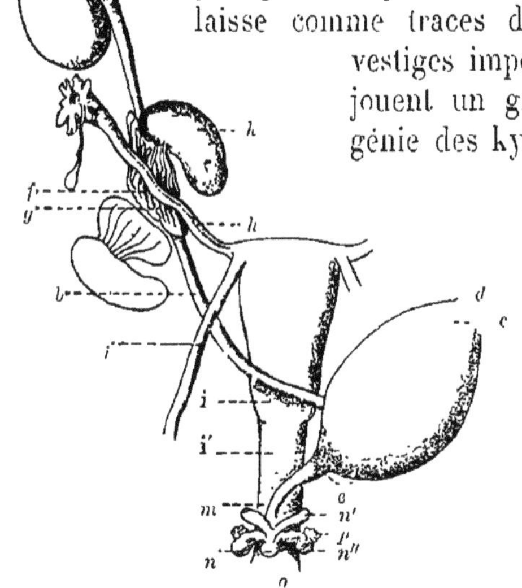

Fig. 80. — Schéma du développement de l'appareil génito-urinaire (Henle); type féminin. — *a*, rein; *b*, uretère; *c*, vessie; *d*, ouraque; *e*, urèthre; *f*, corps de Wolff; *g*. conduit excréteur du corps de Wolff; *h*, canal de Müller; *i*, utérus formé par la fusion des canaux de Muller; *k*, glande génitale; *l*, ligament du rein primordial, qui formera le ligament rond de l'utérus; *m*, sinus uro-génital; *n*, tubercule génital; *o*, sillon génital; *p*, glandes de Bartholin.

Toutefois, le corps de Wolff, s'il s'atrophie presque complètement dans le sexe féminin, laisse comme traces de son existence certains vestiges importants à connaître, car ils jouent un grand rôle dans la pathogénie des kystes de l'ovaire. On leur donne le nom de parovarium ou organe de Rosenmüller.

A l'inverse des canaux de Wolff, les canaux de Müller persistent dans le sexe féminin et subissent des transformations importantes. A leur entrée dans le bassin. les deux canaux de Müller se rapprochent l'un de l'autre, au point de se fusionner sur la ligne médiane, et de leur fusion résultent l'utérus et le vagin. Leur partie externe et supérieure échappe à cette fusion et forme la trompe.

Chez l'embryon humain, le processus de fusion des canaux de Müller commence pendant le deuxième mois. Lorsque les deux canaux de Müller se sont fusionnés, la cloison qui les sépare s'amincit, puis se perfore. Il en résulte un tube unique, le sinus génital, qui, dans le courant du sixième mois, se différencie pour donner naissance à l'utérus et au vagin. Ce mode de développement rend facilement compte des vices de conformation de l'utérus et du vagin dans lesquels ces conduits sont doubles, par persistance de la cloison qui les séparait au début. L'utérus n'étant qu'une continuation de la trompe, on comprend aussi les cas dans lesquels la cavité utérine se prolonge dans la trompe, en donnant naissance à des utérus bicornes semblables à ceux qu'on observe chez un grand nombre d'animaux.

Les ovaires, comme les testicules, subissent un mouvement de descente qui, de la région lombaire, les amène dans le petit bassin. Leur évolution se fait aussi aux dépens du ligament inguinal du corps de Wolff, qui persiste pour donner naissance au ligament rond.

Comme dans le sexe masculin, il se produit une évagination du péritoine accompagnant le ligament rond dans l'intérieur du canal inguinal. On lui donne le nom de canal de Nück; on explique facilement par sa présence certaines formes d'hydrocèles de la grande lèvre et les hernies inguinales congénitales chez la femme.

3° *Développement des organes génitaux externes et de la portion terminale du tube digestif.*

Le développement des organes génitaux externes se fait indépendamment de celui des organes génitaux internes.

Les canaux de Wolff et de Müller viennent s'ouvrir dans l'allantoïde qui s'est formée par évagination de la paroi antérieure de l'intestin terminal. Ces canaux représentant les conduits d'excrétion de l'urine et des organes génitaux internes, on donne à cette portion de l'allantoïde dans laquelle ils viennent s'aboucher le nom de sinus uro-génital. L'allantoïde elle-même est en communication avec la portion terminale de l'intestin à laquelle la rattache son origine. Il en résulte l'existence d'une cavité dite cloaque, permanente dans certaines classes d'animaux, tels que les amphibiens, les reptiles et les oiseaux, transitoire seulement chez l'homme et les mammifères, cavité dans laquelle sont déversés à la fois les matières fécales, l'urine et les produits sexuels.

Nous devons rechercher comment se fait la subdivision du cloaque en deux parties, une antérieure qui représente l'abouchement au dehors du sinus uro-génital, et une postérieure qui sera l'abouchement de l'intestin terminal ou anus. Pour certains auteurs, la division résulterait seulement de la production d'un éperon, qui, s'allongeant progressivement de haut en bas, arrive, à un moment donné, à séparer complètement l'intestin du sinus uro-génital. En même temps qu'il isole les deux conduits l'un de l'autre, il les écarte en donnant naissance à toute l'épaisseur du périnée. Pour M. Retterer, qui a repris récemment cette étude, le mécanisme est un peu plus compliqué. En effet, en même temps que l'éperon périnéal s'avance de haut en bas, on voit se former sur les parties latérales du cloaque, deux replis verticaux qui s'unissent avec l'éperon ci-dessus pour constituer la cloison complète. Déjà ces replis avaient été signalés par Rathke; aussi leur donne-t-on le nom de replis de Rathke.

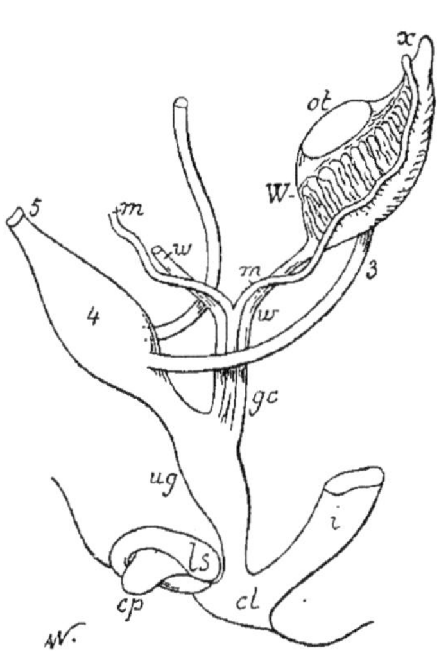

Fig. 81. — Schéma des organes uro-génitaux d'un Mammifère à un stade reculé du développement (Hertwig, d'après Allen Thompson). Les organes sont vus de profil, sauf les canaux de Muller et de Wolff, qui se montrent par leur face antérieure. — *3*, uretère gauche; *4*, vessie; *5*, ouraque; *ot*, glande génitale, ovaire ou testicule; *W*, corps de Wolff gauche; *w*, canal de Wolff; *m*, canal de Müller; *gc*, cordon génital formé par les canaux de Wolff et de Muller, enveloppés d'une gaine commune; *i*, rectum; *ug*, sinus uro-génital; *cp*, tubercule génital, qui deviendra le clitoris ou le pénis; *ls*, bourrelet génital aux dépens duquel se formeront les grandes lèvres ou le sac scrotal.

Voyons maintenant comment se forment les organes génitaux externes. L'ouverture du cloaque se présente d'abord sous la forme d'une simple fissure, siégeant au fond d'une fossette. Plus tard, il est entouré de chaque côté par une saillie, appelée bourrelet génital. En même temps apparaît, à sa partie antérieure, une petite saillie qui constitue le tubercule génital. Ce tubercule lui-même est pourvu sur la face inférieure d'un sillon, sillon génital, qui s'étend jusqu'au cloaque, et prolonge en avant son orifice. A ce moment, il est impossible de distinguer l'un de l'autre les deux sexes. Mais, à partir du quatrième mois, se produisent des transformations qui aboutissent à la différenciation des sexes.

Dans le sexe féminin, le tubercule génital va former le clitoris ; le sinus uro-génital reste ouvert et constitue le vestibule du vagin ; les bourrelets génitaux restant isolés l'un de l'autre, constituent

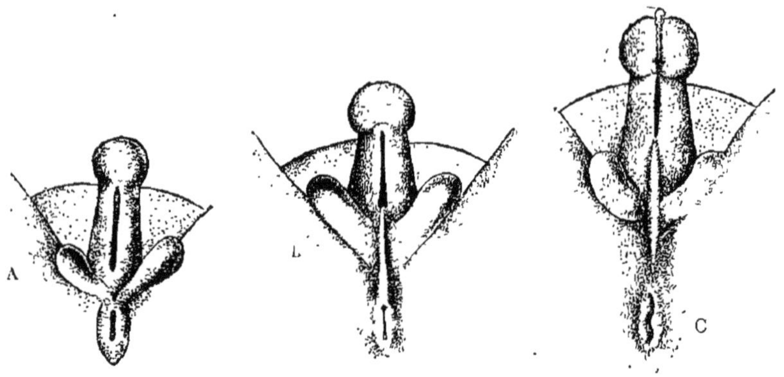

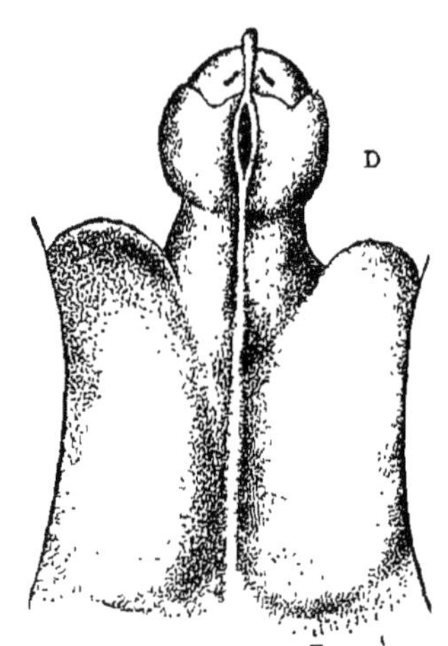

Fig. 82. — *A*, fœtus de 37 millimètres. La face inférieure de la verge est occupée par la gouttière uréthrale qui se termine en avant contre la base du gland ; *B*, fœtus de 4,6-6 cent. Les deux bords de la gouttière uréthrale se sont fusionnés à la partie postérieure. Un raphé médian nettement accusé réunit la gouttière au bourrelet anal ; *C*, fœtus de 5, 6-7 cent. La fermeture de la gouttière uréthrale a progressé en avant. A la face inférieure du renflement balanique, on aperçoit une crête longitudinale. mur épithélial, terminé en houppe ; D, fœtus de 8, 5-11 cent. Le prépuce recouvre le gland aux deux tiers. La fente uréthrale a cheminé en avant : elle se prolonge par le mur epithélial balanique (Tourneux).

les grandes lèvres ; les replis génitaux qui se forment de chaque côté du sillon génital donnent les petites lèvres.

Dans le sexe masculin. les transformations sont beaucoup plus profondes. Le tubercule génital s'allonge considérablement pour donner naissance au pénis. En même temps, le sillon génital se ferme par soudure de ses bords pour constituer l'urètre. Mais la constitution de ce canal ne se fait pas tout d'un seul jet, dans toute l'étendue du canal ; la gouttière ou sillon urétral existe seulement dans toute la longeur du corps de la verge ; le gland n'y participe pas, de sorte que la portion balanique de l'urètre se développe isolément. Ce point particulier a été parfaitement élucidé par les recherches de Tourneux. Voici comment cet auteur décrit ce développement. Tout d'abord le tubercule génital renferme dans son épaisseur une lame épithéliale, verticale et médiane, qui s'étend le long de sa face inférieure, depuis sa racine jusqu'au sommet. A la fin du second mois, la fente uro-génitale se prolonge graduellement en avant sous forme d'une gouttière qui se creuse dans le bord cutané de la lame urétrale. Au commencement du

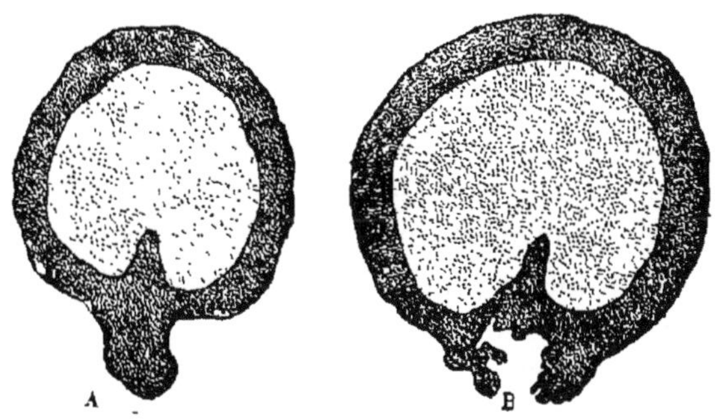

Fig. 83. — Sections transversales de la verge sur le fœtus humain de 8, 5-11 cent. (Tourneux). — Les coupes *A* et *B* portent sur l'extrémité du gland, non encore recouvert par le prépuce; on y remarque la lame uréthrale, ainsi que le mur balanique échancré en *B*.

troisième mois, cette gouttière existe dans toute la hauteur de la verge, le gland excepté. Pendant le cours du troisième mois, la portion de la lame épithéliale qui répond au gland bourgeonne au dehors et forme, le long de la face inférieure de cet organe, une crête longitudinale (mur ou rempart épithélial du gland) qui se termine vers le sommet par une houppe plus élevée. En même temps les bords de la gouttière urétrale convergent et se fusionnent sur la ligne médiane, donnant naissance à la portion spongieuse de l'urètre. Cette soudure, qui débute en arrière, s'étend progressivement en avant, réduisant de plus en plus l'ouverture de l'urètre à l'état d'une fente ou fissure longitudinale.

Vers la fin du troisième mois, la fente urétrale avoisinant la base du gland se prolonge en avant par une gouttière creusée dans le bord libre du mur épithélial. Cette gouttière progresse graduellement, au fur et à mesure qu'elle se referme en arrière, pour constituer la portion balanique de l'urètre. Ce mode de développement est très intéressant à connaître pour le chirurgien. Il nous rend compte de ces cas fréquents dans lesquels la portion balanique de l'urètre est absente, et où le canal vient s'ouvrir à la base du gland.

Le prépuce se montre, vers la fin du troisième mois, comme un bourrelet mésodermique qui s'élève de la base au sommet du gland, et finit par recouvrir complètement cet organe. Au début, il est interrompu à la face inférieure et sur la ligne médiane du gland, par la gouttière urogénitale avec les bords de laquelle il se continue. Mais à mesure que le prépuce augmente de hauteur, les deux lèvres de la gouttière urogénitale et, par suite, du bourrelet préputial, convergent et se fusionnent sur la ligne médiane, en donnant naissance au frein du prépuce.

En même temps que le tubercule génital évolue, pour constituer la verge et l'urètre dans le sexe masculin, le clitoris dans le sexe féminin, les deux bourrelets génitaux qui, chez la femme, restent isolés et forment les grandes lèvres, se soudent sur la ligne médiane, chez l'homme, pour constituer le scrotum. Si cette soudure fait défaut, et si, en même temps, la gouttière urétrale reste ouverte, le tubercule génital étant lui-même très peu développé, l'apparence sera celle qu'on observe dans le sexe féminin; on aura donc une variété d'hermaphrodisme. Toutefois la présence des testicules dans chacune des deux moitiés du scrotum permettra de déterminer le sexe. Inversement, chez la femme, un développement exubérant du clitoris pourra donner l'apparence extérieure du sexe masculin; l'embarras deviendra plus grand encore dans les cas où les ovaires, étant sortis par l'orifice externe du canal inguinal, sont contenus dans les grandes lèvres, où ils peuvent être pris pour les testicules.

II. — EXSTROPHIE DE LA VESSIE

Sous le nom d'exstrophie ou extroversion de la vessie, on désigne un vice de conformation caractérisé par l'absence de la paroi vésicale antérieure, et la saillie de sa paroi postérieure qui vient former tumeur à l'hypogastre. Toutefois ce terme est loin de caractériser d'une façon complète le vice de conformation que nous avons en vue en ce moment. Il en est ici comme du mot bec-de-lièvre appliqué à ces divisions étendues de la mâchoire supérieure dans lesquelles la solution de continuité porte, non seulement sur la lèvre, mais encore sur le bord alvéolaire, sur la voûte et le voile du palais. De même, dans le vice de conformation auquel on donne le nom d'exstrophie de la vessie, la solution de continuité porte à la fois sur la paroi abdominale, la vessie et le pubis; c'est, en un mot, une fente *abdomino-vésico-pubienne*.

L'exstrophie vésicale est une malformation rare, observée le plus souvent dans le sexe masculin.

Anatomie pathologique. — La vessie n'est pas toujours divisée dans toute sa hauteur. Quelquefois la fissure porte seulement sur sa partie supérieure. C'est le cas de beaucoup le plus rare; d'autres fois, la fissure porte seulement sur sa partie inférieure, mais les faits les plus fréquents sont ceux d'exstrophie totale.

La vessie forme, à la région hypogastrique, une tumeur saillante, généralement arrondie, qui confine en haut à l'ombilic situé beaucoup plus bas qu'à l'état normal, et qui, par sa partie inférieure, repose sur la région pubienne, et se confond presque avec les organes génitaux demeurés rudimentaires.

La symphyse pubienne fait défaut; l'écartement des pubis est très variable : tantôt, il ne dépasse pas 3 à 4 centimètres, tantôt il atteint 6, 8 et même 12 centimètres. Dans le sexe masculin, la fissure se continue sur la face dorsale supérieure de la verge, qui est extrêmement courte, coudée sur elle-même, de sorte que sa face supérieure est appliquée sur la région pubienne, sous la forme d'un mamelon bilobé, très peu saillant. Le prépuce manque sur la face dorsale; il est, au contraire, très exubérant du côté de la face inférieure de la verge. Le plus souvent, les malades atteints d'exstrophie de la vessie présentent en même temps une ectopie testiculaire simple ou double. Dans le sexe féminin, non seulement l'urètre est ouvert sur sa face supérieure, mais les grandes et les petites lèvres restent écartées les unes des autres et ne se réunissent pas en avant pour former la commissure antérieure de la vulve. L'orifice des uretères se voit sous la forme de deux mamelons saillants, symétriquement disposés à la surface de la muqueuse vésicale. Ils laissent écouler l'urine, tantôt goutte à goutte, tantôt sous la forme de jet. Une des circonstances les plus importantes, en ce qu'elle aggrave singulièrement le pronostic, c'est l'absence du sphincter vésical. Une autre circonstance, fort importante également, c'est l'existence de coudures des uretères. Partant de la muqueuse vésicale, ils plongent dans le petit bassin, et se coudent pour remonter jusqu'au rein; de là, fréquemment, la dilatation des uretères, et des phénomènes de pyélonéphrite.

Les muscles du périnée sont peu développés, d'où la coïncidence fréquente de prolapsus du rectum. Quant aux grands droits de l'abdomen, ils sont normaux comme insertions ; ils sont seulement écartés l'un de l'autre, et l'on sent parfois, de chaque côté de la tumeur, la crête saillante formée par les deux lèvres de l'aponévrose abdominale ; il existe aussi une bride fibreuse reliant l'une à l'autre les deux moitiés disjointes du pubis.

L'exstrophie vésicale s'accompagne fréquemment d'autres malformations, telles que des hernies, soit inguinales, soit ombilicales, des prolapsus du rectum et de l'utérus, des spina bifida, des pieds bots, des becs-de-lièvre.

Étude clinique. — L'exstrophie vésicale constitue l'une des infirmités les plus pénibles. Sa première conséquence, c'est l'écoulement incessant de l'urine : les vêtements sont souillés ; les malades exhalent une odeur affreuse, d'autant plus que les frottements subis par la muqueuse vésicale ne tardent pas à déterminer une irritation de cette muqueuse, cause elle-même d'une fermentation ammoniacale. De là, une sécrétion muqueuse et glaireuse abondante ; de là, des ulcérations et du suintement sanguin, souvent même des dépôts phosphatiques. En coulant incessamment sur les parties voisines, l'urine ammoniacale détermine sur la peau de la partie inférieure de l'abdomen, de la partie supérieure des cuisses et du scrotum, des excoriations très douloureuses. Un autre inconvénient beaucoup plus grave de l'inflammation vésicale, c'est qu'elle se propage à l'orifice des uretères, et remonte sous la forme de pyélonéphrite ascendante, souvent mortelle. A cette inflammation d'origine vésicale se joignent les conditions mécaniques, comme la coudure des uretères, déterminant la dilatation de ces conduits, la stagnation de l'urine, et hâtant le résultat final. La mortalité est donc grande, et rarement les malades atteignent l'âge adulte ; ils présentent la pâleur, la maigreur, la sécheresse des téguments, qui caractérisent la cachexie urinaire, et, le plus souvent, ils succombent de bonne heure.

Au point de vue génital, la situation de ces malheureux est plus déplorable encore. On a vu cependant des femmes, en dépit d'une infirmité aussi repoussante, devenir enceintes, et accoucher sans accidents ; cependant, en général, l'accouchement est suivi de prolapsus utérin. Dans d'autres cas, la parturition est rendue difficile par l'existence d'un rétrécissement du bassin. Chez l'homme, l'atrophie des organes génitaux externes rend généralement impossible la copulation : mais les désirs vénériens sont loin d'être toujours abolis. Du reste, l'ectopie testiculaire rend habituellement ces malades inféconds.

Pathogénie. — La difficulté, dans l'étude pathogénique de l'exstrophie vésicale, c'est d'expliquer comment l'arrêt de développement qui porte sur la paroi vésicale antérieure, frappe en même temps la paroi antérieure de l'abdomen. Les travaux modernes de Keibel et de Vialleton, dont les résultats sont adoptés par Reichel, permettent de mieux comprendre cette difficile question. Rappelons d'abord que la paroi ventrale, dans sa portion sous-ombilicale, est en grande partie formée par la membrane anale qui constitue en même temps la paroi antérieure du cloaque aux dépens duquel va se développer la vessie ; de sorte que, dans toute cette portion intra-cloacale, la vessie et l'abdomen ont une paroi commune. Il est dès lors aisé de comprendre qu'un arrêt de développement portant en ce point aura pour conséquence une fente simultanée de la paroi abdominale et de la paroi vésicale. Cette membrane anale elle-même n'est que la partie la plus reculée de la ligne primitive de l'embryon. Keibel admet que le sillon primitif peut se poursuivre sur la membrane anale, et c'est la persistance de ce sillon qui expliquerait la formation de la fissure abdomino-vésicale.

Tout en admettant la donnée fondamentale du travail de Keibel, savoir la communauté d'origine de la paroi abdominale et de la paroi vésicale antérieure, M. Vialleton interprète d'une façon un peu différente la production de la difformité. Pour lui, il n'y a pas persistance du sillon primitif ; les choses peuvent s'expliquer de la façon suivante : la paroi abdominale, dans sa partie sous-ombilicale, est composée de deux éléments : 1° en arrière, la membrane anale ; 2° en avant, une bande plus ou moins large de paroi primordiale. La membrane anale ne reste pas une simple lame mince, formée par l'ectoderme et l'endoderme accolés. Elle s'épaissit et constitue une masse compacte, dans laquelle il est impossible de délimiter ce qui appartient à chaque feuillet. C'est le bouchon cloacal de Tourneux, qui forme la paroi antérieure du cloaque : par la suite, il se désagrège, et, à sa place, paraît l'orifice cloacal. Or, qu'on suppose, avec M. Vialleton, que la petite portion de paroi abdominale constituée par la paroi primordiale fasse défaut ; dès lors, la paroi ventrale, dans sa portion sous-ombilicale, sera tout entière constituée par le bouchon cloacal remontant plus haut que de coutume et, lors de la désagrégation de ce bouchon, il se produira une fente qui portera à la fois sur la paroi abdominale et sur la paroi vésicale antérieure. Il peut du reste y avoir des degrés dans la malformation ; la paroi primordiale fait-elle entièrement défaut, le bouchon cloacal se continuera en avant jusqu'à l'ombilic. Ainsi se trouvent expliqués les cas dans lesquels la cicatrice ombilicale manque, et où la paroi vésicale exstrophiée est immédiatement coiffée par les éléments du cordon. Reste-t-il, au contraire, une mince bandelette de paroi primordiale, on comprend les faits dans lesquels l'ombilic, bien qu'abaissé, est séparé de la paroi vésicale exstrophiée par une étendue plus ou moins large de tégument cutané.

Traitement. — Les nombreux procédés employés dans la cure opératoire de l'exstrophie vésicale se rattachent à trois grandes méthodes :

1° Méthode autoplastique. — Elle consiste à emprunter, à la peau des régions voisines, des lambeaux qui sont rabattus au-devant de la vessie. de manière à recouvrir et à protéger la muqueuse vésicale exstrophiée. Elle remonte à Jules Roux (de Toulon) qui, en 1852, tenta de guérir une exstrophie de la vessie, en la recouvrant au moyen d'un grand lambeau périnéo-scrotal, qui fut complètement disséqué par sa face profonde, puis rabattu au-devant de la vessie, sa face cutanée étant tournée du côté de la muqueuse vésicale. sa face cruentée regardant au dehors. Du reste, cette tentative fut malheureuse ; la plus grande partie du lambeau se sphacéla. Deux principes secondaires sont intervenus pour améliorer la méthode autoplastique. Le premier, c'est celui de la multiplication des lambeaux. Au lieu de tailler un grand lambeau unique, dont la vitalité est insuffisamment assurée, on a recours à plusieurs lambeaux qui sont suturés entre eux, de manière à recouvrir complètement la muqueuse vésicale. Le second principe, c'est celui de la superposition des lambeaux. Au lieu de faire une autoplastie à l'aide d'un seul plan de lambeaux. on emploie deux plans de lambeaux superposés, et adossés l'un à l'autre par leur face cruentée. Comme type des autoplasties à un seul plan de lambeaux, mais à lambeaux multiples, on peut citer le procédé de Thiersch (de Leipzig). et, comme type de procédé à double plan de lambeaux, celui de Wood, auquel Le Fort a fait subir d'importants perfectionnements.

2° MÉTHODE DE DÉRIVATION DU COURS DES URINES. — On ne

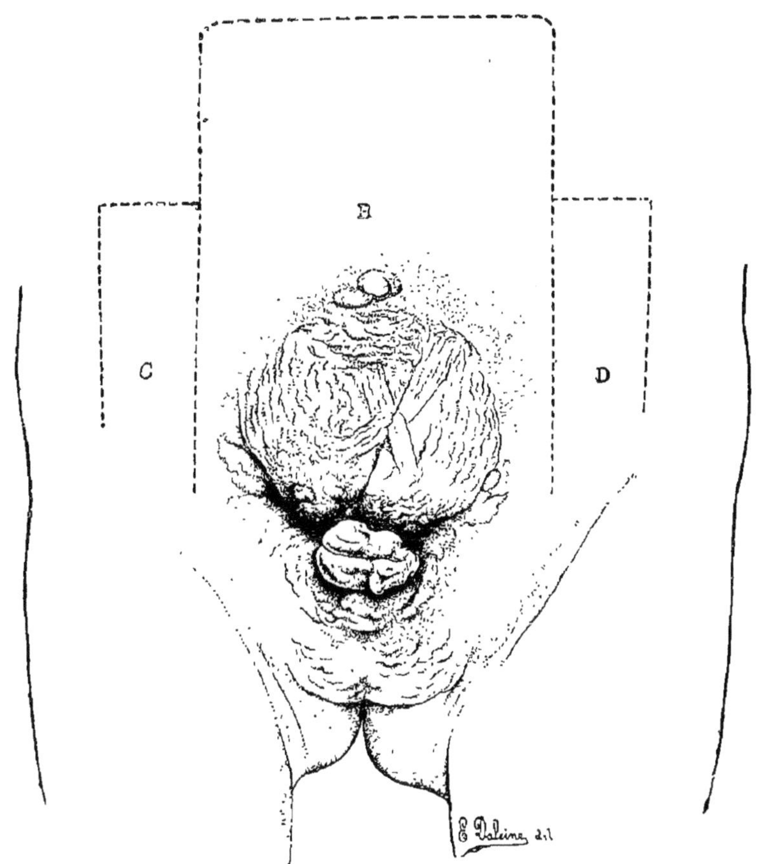

Fig. 81. — Méthode autoplastique; procédé de Wood. — *B*, lambeau médian *C*, *D*, lambeaux latéraux.

cherche plus ici à reconstituer par l'autoplastie la paroi vésicale antérieure; mais, tenant compte de l'impossibilité de convertir la vessie en un réservoir utile, par suite de l'absence du sphincter, on se propose de détourner le cours des urines pour les faire arriver dans l'intestin, transformé ainsi en un réservoir commun à l'urine et aux matières fécales.

Tout autre est le but qui a été poursuivi par Sonnenburg. Extirpant complètement la muqueuse vésicale, il est venu suturer les uretères à la fente urétrale, puis il a refermé la fente abdominale au moyen d'une autoplastie. En un mot, il ne s'agit plus de détourner les urines du côté du rectum, mais bien dans l'urètre même, d'où elles s'écouleront au dehors pour se collecter dans un appareil que portera le malade.

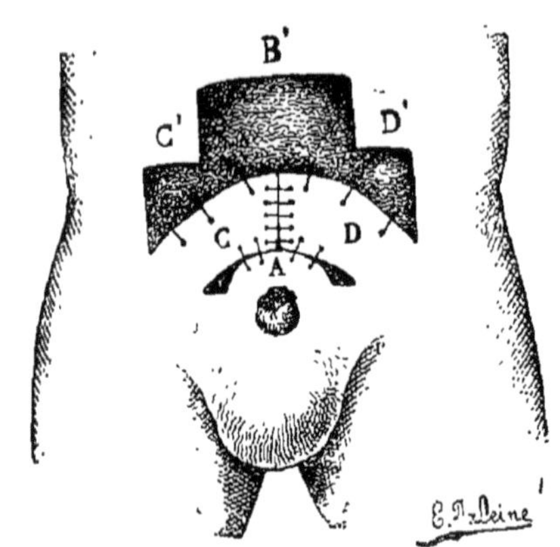

Fig. 85. — Procédé de Wood (lambeaux en place). — *A*. prépuce ramené au-dessus de la verge et suturé au bord inférieur des lambeaux *C* et *D*; *CD*, lambeaux latéraux suturés au-devant du lambeau *B*. renversé de haut en bas.

L'opération de Sonnenburg a été modifiée de la façon suivante par M. Segond. Lui aussi, il commence par disséquer la muqueuse vésicale; mais, au lieu de l'extirper, il la conserve, et la rabat sous forme d'un lambeau muqueux qui vient fermer par sa partie supérieure la gouttière urétrale. Il complète son opération en fermant par l'autoplastie la perte de substance qui résulte de la dissection de la muqueuse vésicale; puis en faisant passer le prépuce à la face dorsale de la verge, pour recouvrir le canal muqueux de nouvelle formation.

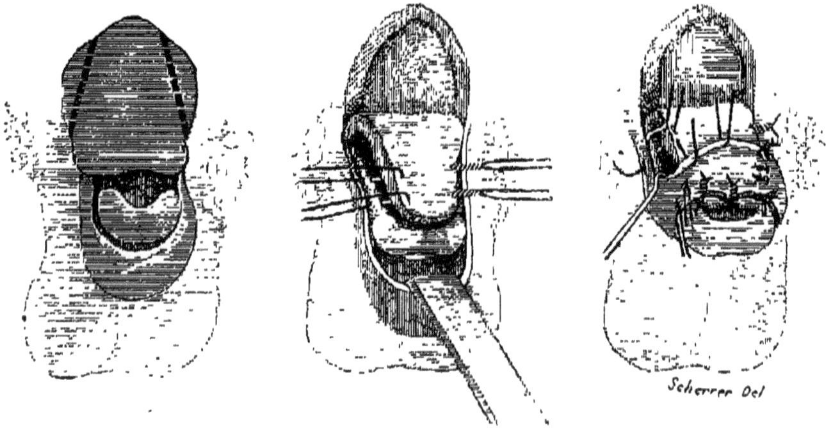

Fig. 86. — Exstrophie de la vessie; procédé de Segond. — 1, la muqueuse vésicale est disséquée sous forme de lambeau; 2, le lambeau vésical est rabattu au-devant de la gouttière urétrale : 3, le prépuce est fixé sur la face dorsale de la verge.

3° **Suture directe des bords de la vessie exstrophiée.** — Le but qu'on se propose dans cette troisième méthode, c'est de reformer le réservoir urinaire, non plus à l'aide de lambeaux autoplastiques, mais bien en suturant directement, bord à bord, les lèvres de la muqueuse vésicale préalablement avivées. Mais, pour qu'une pareille méthode soit applicable, il faut que les bords opposés de la vessie ne soient pas trop écartés l'un de l'autre, de sorte qu'on puisse les rapprocher et les mettre au contact : il faut, en d'autres termes, que la déhiscence des parties molles et du pubis lui-même ne soit pas trop considérable.

Déjà Antoine Dubois et Dupuytren avaient proposé de réduire d'abord la vessie en rapprochant à l'aide d'un bandage compressif les os iliaques et les lèvres de l'hiatus abdominal, de façon à en obtenir la réunion. Cette idée a été reprise, en 1881, par Trendelenburg (de Bonn), qui exécuta avec succès une opération destinée à assurer le rapprochement des deux bords de la symphyse pubienne. Son plan opératoire comporte une double arthrotomie sacro-iliaque, d'où la mobilisation des deux os iliaques, le rapprochement des deux bords de la symphyse, puis l'avivement et la suture de la fente, après réduction de la vessie.

Il nous paraît impossible, dans l'état actuel de la science, de formuler des conclusions absolues sur le traitement de l'exstrophie vésicale. Sans doute, les opérations autoplastiques paraissent au premier abord d'une grande bénignité. Mais l'urine stagnant au contact des lambeaux cutanés détermine le plus habituellement la formation de concrétions calculeuses, parfois fort volumineuses, qui sont pour le malade la cause de douleurs continuelles, et qui, plus d'une fois, ont causé la mort par inflammation de la vessie, et pyélonéphrite ascendante.

Quant à la dérivation des urines dans l'intestin par implantation des uretères dans le rectum, en dépit des nombreuses modifications récemment proposées, elle reste une opération grave, qui ne saurait être entreprise chez de jeunes enfants, et elle offre aussi le danger de l'infection ascendante de l'uretère et de la mort par pyélo-néphrite. Il me semble donc que la reconstitution de la vessie par suture directe de ses bords constitue l'opération de choix. Elle a l'avantage de pouvoir être exécutée même chez de très jeunes enfants, puisque Wyman a réussi à guérir par ce procédé un enfant de cinq jours. En opérant de très bonne heure, on pourra même éviter de recourir à l'arthrotomie sacro-iliaque de

Trendelenburg, et réussir à rapprocher suffisamment les pubis au moyen d'un bandage compressif.

Dans les cas où l'écartement des pubis et l'étalement de la paroi vésicale sont tellement prononcés qu'on ne peut songer à reconstituer la cavité de la vessie en suturant ses deux lèvres, le meilleur procédé me semble être la dérivation des urines dans l'urètre, au moyen de l'opération préconisée par Segond.

III. — ÉPISPADIAS

L'étude de l'épispadias fait naturellement suite à celle de l'exstrophie vésicale. En effet, ces deux vices de conformation sont du même ordre; de même que, dans l'exstrophie de la vessie, il existait une fissure médiane, sur la face antérieure du réservoir urinaire; de même, l'épispadias est caractérisé par une fente médiane, antéro-postérieure, portant sur la face dorsale de l'urètre. Ainsi compris, l'épispadias fait partie intégrante de la symptomatologie de l'exstrophie vésicale; à l'état isolé, il est beaucoup plus rare. On peut cependant le rencontrer dans les deux sexes, bien qu'il soit exceptionnel dans le sexe féminin.

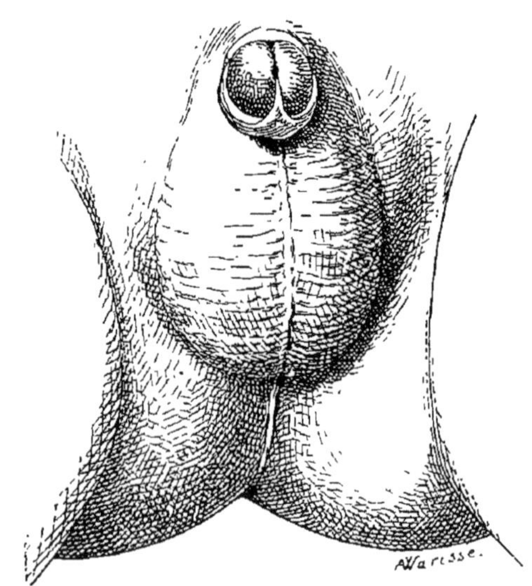

Fig. 87. — Épispadias balanique (Kirmisson).

La verge est toujours plus ou moins atrophiée, le prépuce est exubérant sur sa face inférieure; à sa face supérieure, existe une gouttière plus ou moins large, plus ou moins étendue dans le sens antéro-postérieur. Il y a, du reste, deux variétés d'épispadias à distinguer, suivant que la fente anormale est limitée au gland, ou qu'elle s'étend à la verge elle-même. L'épispadias balanique représente d'ailleurs une variété fort rare. Quant à l'épispadias pénien, il s'étend plus ou moins loin en arrière, parfois même il se continue avec une fente du col vésical. Il y a là une transition insensible entre l'épispadias pur et simple et l'exstrophie de la vessie.

Au point de vue de la fonction urinaire, tous les malades atteints d'épispadias ne sont, pas dans les mêmes conditions ; tandis que certains d'entre eux peuvent conserver leurs urines, les autres sont au contraire atteints d'incontinence. Dans les cas même où l'urine peut être retenue un certain temps, au lieu de s'écouler par jet, elle s'étale au dehors, et vient souiller les parties voisines ; d'où la présence d'éruptions et d'excoriations sur le scrotum et la partie supérieure des cuisses. Au point de vue des fonctions sexuelles, les conditions sont plus défavorables encore. Chez un certain nombre de malades, la verge est tellement atrophiée que le coït est impossible. Dans les cas même où la fonction n'est pas supprimée, les malades sont habituellement impuissants, le sperme s'écoulant en bavant, et ne pouvant pénétrer dans les organes génitaux internes de la femme.

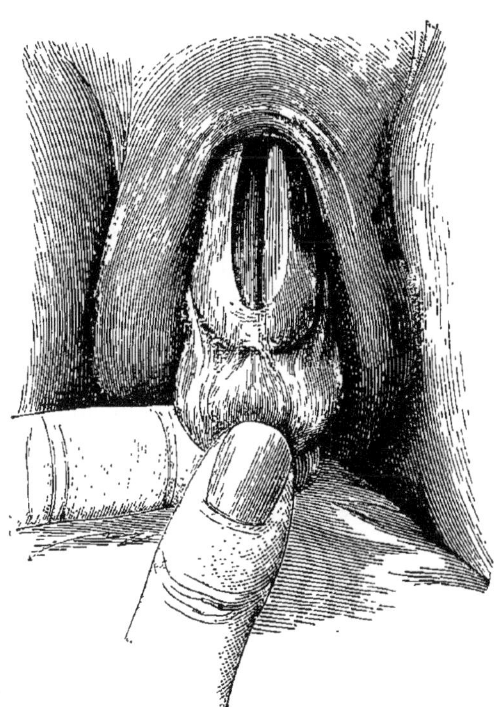

Fig. 88. — Épispadias total.

Chez la femme, l'épispadias est tellement exceptionnel que son existence a pu être contestée. Elle est toutefois parfaitement établie aujourd'hui, et moi-même j'ai pu en recueillir une observation. La division porte, non seulement sur la partie supérieure de l'urètre, mais encore sur les petites lèvres et sur le clitoris.

Suivant les cas, l'incontinence d'urine est plus ou moins complète. Quant aux fonctions génitales, elles s'exercent normalement, comme le montrent les observations dans lesquelles l'accouchement s'est fait sans difficulté. Mais il y a dans ces cas un défaut de tonicité musculaire qui fait que l'accouchement est suivi de prolapsus utérin. Chez notre petite malade, il existait à la fois un prolapsus rectal et une hernie inguinale.

Pathogénie. — La pathogénie de l'épispadias est restée fort obscure jusqu'aux recherches embryologiques modernes. Aujourd'hui nous pouvons lui appliquer l'hypothèse formulée par Keibel et Vialleton, hypothèse admise par Reichel, et d'après laquelle l'épispadias, comme l'exstrophie de la vessie, est dû à un développement anormal du bouchon cloacal. Voici en quels termes M. Vialleton formule cette théorie : « Les replis de Rathke, que Retterer appelle replis ano-génitaux, dans leur partie tout à fait inférieure en rapport avec l'ouverture externe du cloaque, séparent la moitié antérieure du bouchon cloacal de sa moitié postérieure, et forment ainsi le périnée. Le rebord supérieur de ces replis, qui se continue sur les côtés de la portion uro-génitale du bouchon cloacal, forme les bourrelets génitaux (scrotum, grandes lèvres), et, dans sa portion tout à fait supérieure, la moitié correspondante du tubercule génital, qui, d'habitude, se réunit à son congénère au-dessus de l'ouverture uro-génitale, pour constituer le tubercule impair et médian, qui donne naissance au pénis ou au clitoris. S'il y a développement exubérant du bouchon cloacal, les deux moitiés du tubercule génital ne pourront pas se réunir sur la ligne médiane, et resteront toujours séparées en dessus : l'épispadias sera créé par là même. »

Traitement. — Le traitement appartient entièrement à l'autoplastie. Deux procédés sont surtout employés, celui de Thiersch et celui de M. Duplay.

Pour n'être pas gêné par la présence de l'urine, Thiersch commence par établir une fistule urinaire au périnée. Il procède ensuite à la réfection de l'urètre, qui comprend trois temps différents : dans un premier temps, il refait la portion balanique de l'urètre. Pour cela, de chaque côté de la gouttière urétrale, on pratique, au niveau du gland, deux incisions longitudinales qui le divisent en trois segments, un petit segment moyen en forme de coin, et deux segments latéraux; ceux-ci sont avivés du côté externe, puis réunis sur la ligne médiane, par-dessus le petit segment moyen qui sert à reconstituer l'urètre.

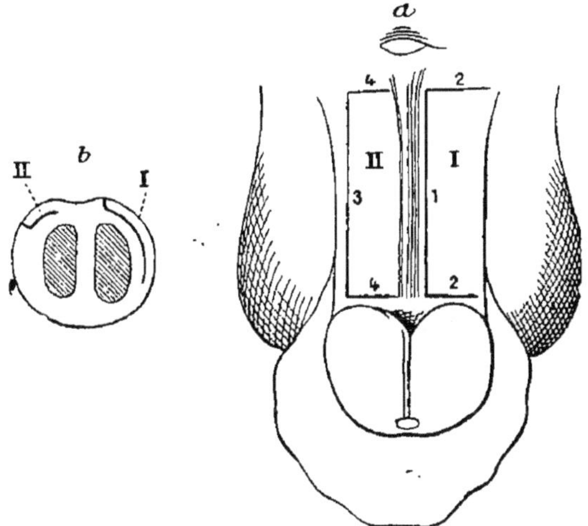

Fig. 89. — Procédé de Thiersch pour la cure de l'épispadias. — *a*, transformation de la gouttière pénienne en canal; lambeau superficiel circonscrit par les incisions 1, 2, 2. Lambeau profond circonscrit par les incisions 3, 4, 4; *b*, coupe transversale montrant la disposition des lambeaux.

Le second temps comprend la réfection du canal dans la portion

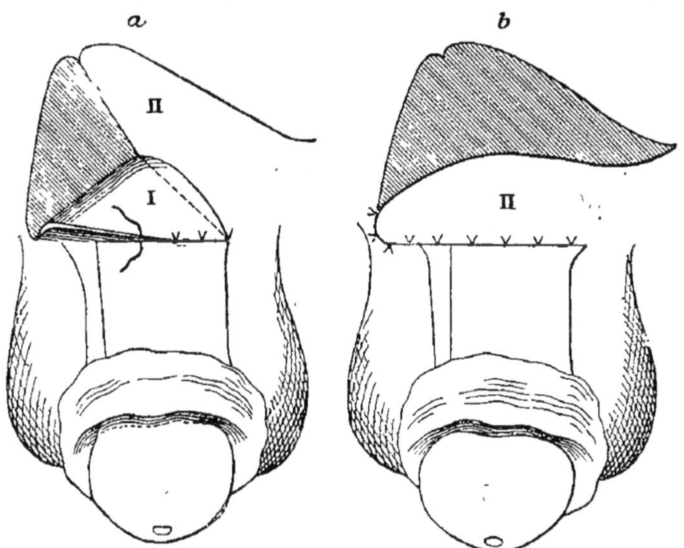

Fig. 90. — Occlusion de l'orifice sous-pubien (Thiersch). — I, lambeau gauche renversé; II, lambeau droit superposé au lambeau gauche, après glissement.

pénienne. Celle-ci s'obtient au moyen de deux lambeaux cutanés latéraux, dont l'un a son pédicule tourné du côté de la fente urétrale, tandis que le pédicule du second est dirigé en dehors. Ces deux lambeaux sont ensuite disséqués par leur face profonde; celui dont le pédicule répond au bord de la gouttière urétrale est

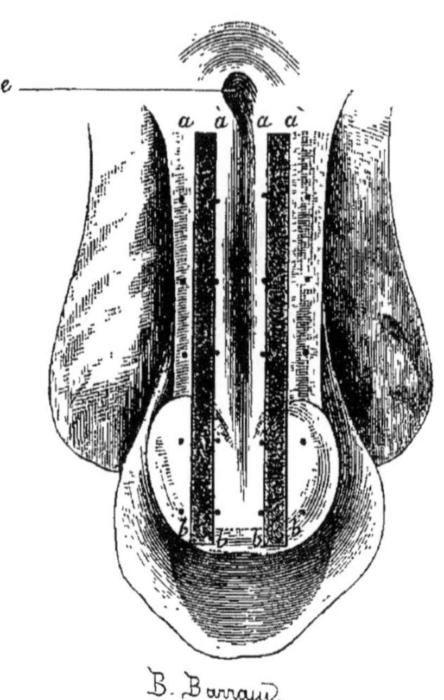

Fig. 91. — Procédé de Duplay pour la cure de l'épispadias. — Création du nouveau canal; avivement et passage des fils.

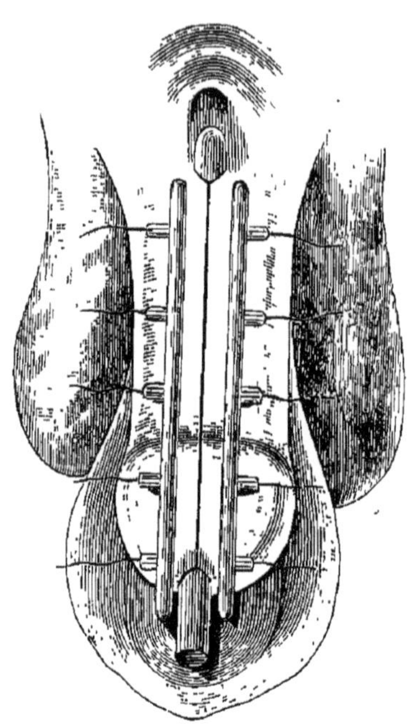

Fig. 92. — Sutures enchevillées mises en place.

replié sur lui-même, de sorte que sa face épidermique est tournée du côté de l'urètre, et maintenu dans cette position par la suture. Le second lambeau, également libéré par sa face profonde, est attiré au-dessus du premier, de sorte que l'urètre est reconstitué par un double plan de lambeaux, accolés l'un à l'autre par leur face cruentée.

Le troisième temps de l'opération consiste à réunir l'une à l'autre les deux portions balanique et pénienne de l'urètre. Pour cela, Thiersch se sert du prépuce exubérant sur la face inférieure du gland : il fait, à la base du prépuce, une boutonnière à travers laquelle il fait passer le gland; puis il fixe le lambeau préputial au devant de la fistule existant entre la portion pénienne et la portion balanique de l'urètre, fistule dont les bords ont été préalablement avivés. Reste à fermer l'orifice existant au niveau du col vésical. Pour cela, l'on pratique une autoplastie à double plan de lambeaux, semblable à celle qu'on emploie dans l'exstrophie de la vessie.

Le procédé de M. Duplay est beaucoup plus simple. Il comprend d'abord, comme premier temps, le redressement de la verge au moyen d'une ou plusieurs sections pénétrant dans l'épaisseur des corps caverneux. Un avivement

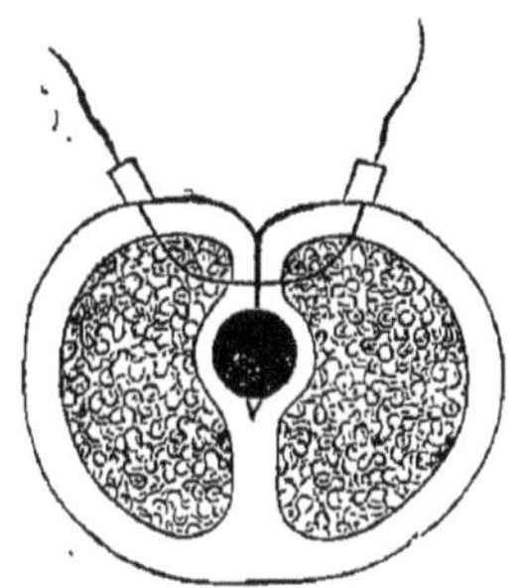

Fig. 93. — Coupe transversale montrant l'affrontement des surfaces avivées après la suture.

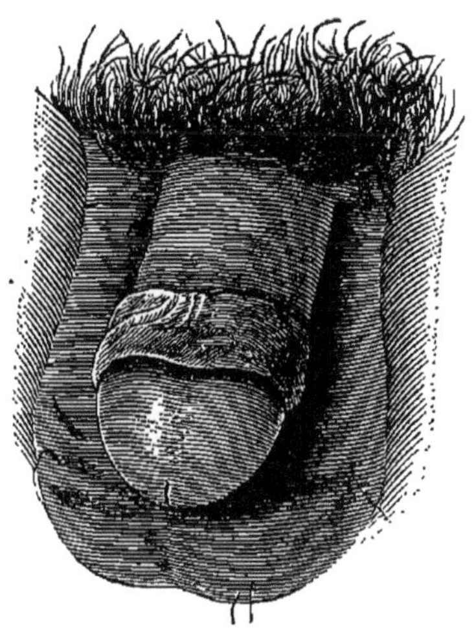

Fig. 94. — Procédé de Duplay. — Résultat définitif.

longitudinal est ensuite pratiqué de chaque côté de la gouttière urétrale, et les deux surfaces avivées sont réunies par la suture enchevillée. Reste à fermer l'orifice existant au niveau de la portion profonde de l'urètre; ce qu'on obtient très facilement par l'avivement et la suture de cet orifice.

Chez la femme, le nombre des opérations est trop peu important pour que le procédé opératoire puisse être considéré comme définitivement fixé. La plupart des chirurgiens se sont contentés de pratiquer l'avivement et la suture des deux moitiés des petites lèvres et du clitoris sur la ligne médiane de façon à fermer la gouttière urétrale. Dans un cas que j'ai eu l'occasion d'opérer, j'ai dédoublé ces mêmes parties à l'union de la muqueuse avec la peau, de façon à adosser l'un au-dessus de l'autre deux plans de lambeaux, l'un muqueux, l'autre cutané.

IV. — HYPOSPADIAS

Sous le nom d'hypospadias, on désigne une malformation consistant en l'existence d'une fissure médiane sur la paroi inférieure de l'urètre.

Si l'épispadias peut être considéré à juste titre comme une rareté chirurgicale, il n'en est pas de même de l'hypospadias, dont certaines variétés se rencontrent à chaque instant dans la clinique.

D'après le siège occupé par la fissure, on distingue trois grandes variétés d'hypospadias : 1° l'hypospadias balanique; 2° l'hypospadias pénien et péno-scrotal; 3° l'hypospadias périnéo-scrotal et périnéal.

1° **Hypospadias balanique.** — La malformation consiste dans ce fait que l'urètre, au lieu de venir s'ouvrir dans le point occupé à l'état normal par le méat urinaire, s'ouvre à la base du gland. Parfois l'orifice urétral est tout à fait punctiforme, et il en résulte tous les inconvénients habituels des rétrécissements. Quant à la conformation du gland lui-même, elle est variable suivant les cas. On peut, à cet égard, admettre deux types principaux. Dans un premier groupe de faits, en avant de l'orifice anormal, on aperçoit une gouttière plus ou moins profonde, qui se continue en avant jusqu'au point que devrait occuper le méat normal. Cette gouttière représente la portion absente de l'urètre balanique. Dans d'autres cas, il y a bien, en avant de l'orifice accidentel, un méat normal, mais le conduit qui lui fait suite se termine rapidement en cul-de-sac; parfois ce conduit présente une certaine longueur, et ce sont ces faits qui ont été décrits sous le nom d'urètre double.

Il n'est pas rare de voir associées avec l'hypospadias balanique diverses malformations du gland; le plus souvent il est aplati et incurvé par en bas; le frein fait défaut; le prépuce, absent vers la face inférieure, est très développé vers la face supérieure du gland.

Parfois la verge est incurvée par en bas; elle est maintenue dans cette direction par un repli triangulaire de la peau qui l'attache au scrotum; c'est à cette disposition qu'on donne le nom de verge palmée; on comprend quelle gène elle apporte à l'érection. Il suffit de pratiquer sur ce repli cutané un débridement transversal que l'on suture ensuite suivant une ligne verticale pour remédier à cette difformité.

2° **Hypospadias pénien et péno-scrotal.** — Il s'agit ici de malformations beaucoup plus rares que l'hypospadias balanique et aussi beaucoup plus graves. Dans l'hypospadias pénien, l'orifice siège en un point quelconque de la face inférieure de la verge, généralement à peu de distance en arrière de la base du gland. Dans la variété péno-scrotale, l'orifice anormal occupe l'angle compris entre la racine de la verge et le scrotum. Généralement cet orifice présente un grand axe longitudinal, et des bords amincis, au niveau desquels la peau se continue avec la muqueuse; il a, en un mot, des caractères analogues à ceux qu'on retrouve dans les fistules accidentelles de l'urètre.

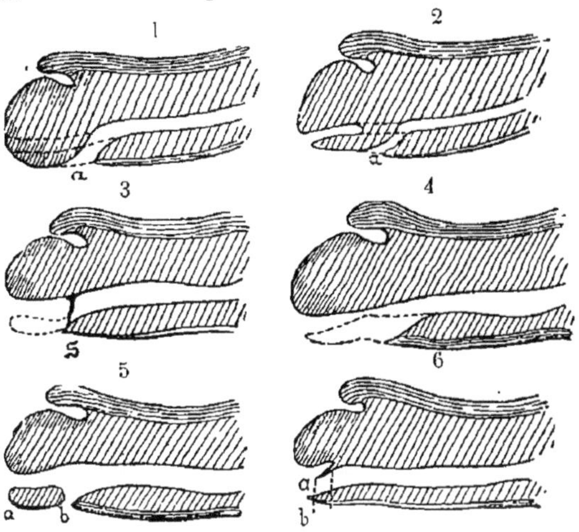

Fig. 95. — Schémas de quelques variétés d'hypospadias balanique (d'après Kauffmann). — 1, hypospadias balanique avec gland imperforé, 2, hypospadias balanique avec canal glandulaire borgne; 3, cloison interposée entre l'urètre pénien et la gouttière balanique; 4, cas habituel de l'hypospadias balanique; 5, hypospadias balanique, avec méat normal *a* et ouverture hypospadique *b*; 6, *a* méat normal; *b*, canal borgne.

L'état du canal, au-devant de l'orifice anormal, est très variable. Dans l'hypospadias pénien, généralement l'urètre est conservé, mais il peut présenter des dispositions différentes suivant les cas.

Parfois le méat et l'urètre sont tout à fait libres au-devant de l'orifice anormal; tout se passe comme si, sur le trajet d'un urètre normal, se trouvait une fistule accidentelle. Dans d'autres cas, l'urètre existe, mais le méat est imperforé; inversement à un méat normal peut faire suite un canal qui se termine bientôt en cul-de-sac.

Dans l'hypospadias péno-scrotal, la malformation est beaucoup plus prononcée. L'urètre manque au-devant de l'orifice anormal; il est représenté seulement par une gouttière dont les lèvres sont plus ou moins saillantes; quelquefois même la gouttière fait défaut, il n'existe plus qu'une simple bride tendue entre la face inférieure de la verge et le scrotum, et cette bride est souvent assez courte pour imprimer à la verge une coudure brusque, dont l'existence a la plus grande importance pour le traitement.

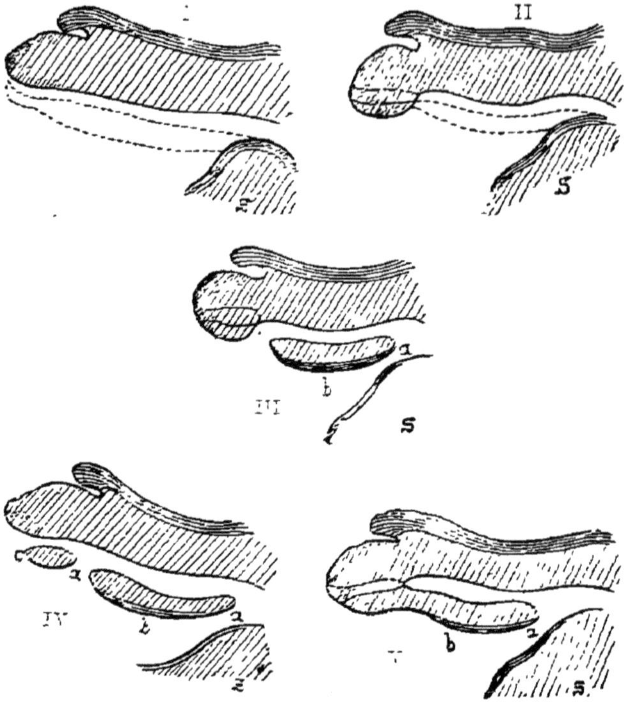

Fig. 96. — Schémas des diverses variétés d'hypospadias péno-scrotal (d'après Kaufmann). — I. absence de la paroi inférieure sur toute la longueur de l'urètre balanique et pénien; II. hypospadias péno-scrotal avec absence de l'urètre balanique; III. cas d'Amand; a, a, ouvertures hypospadiennes; b, urètre pénien; IV. cas de Lacroix; V. cas de Lippert, avec méat anormal.

3° **Hypospadias scrotal et périnéo-scrotal.** — Dans cette troisième variété, la malformation est beaucoup plus considérable. L'orifice anormal, au lieu de siéger sur la portion pénienne, occupe le scrotum lui-même, ou, plus en arrière, l'angle formé par la réunion du scrotum et du périnée; de là, les noms d'hypospadias scrotal et périnéo-scrotal. Dans cette variété, les deux moitiés du scrotum restent isolées l'une de l'autre, et leur écartement représente une fente antéro-postérieure qui a les apparences de la vulve; d'où le nom d'hypospadias vulviforme qui lui a été donné par Dugès. La verge est très atrophiée, elle est dépourvue de méat urinaire, le prépuce, rejeté sur sa face dorsale, revêt les apparences du capuchon clitoridien. En un mot, l'aspect est celui des organes génitaux externes dans le sexe féminin. De là, l'hermaphrodisme apparent; l'embarras où l'on se trouve pour déterminer le sexe est d'autant plus grand qu'il y a parfois simultanément ectopie testiculaire. La seule ressource est alors dans le toucher rectal qui permet de reconnaître la présence ou l'absence de l'utérus et de ses annexes.

Tous les détails que nous venons de donner se rapportent à l'hypospadias dans le sexe masculin; dans le sexe féminin, ce vice de conformation est si rare que la plupart des auteurs le passent complètement sous silence. Il m'a été donné d'en observer un exemple sur une petite fille de 13 mois.

Étiologie et pathogénie. — L'étude du développement rend facilement compte des diverses variétés d'hypospadias. Les quatre portions qui forment l'urètre ne possèdent pas la même origine; tandis que les portions prostatique et membraneuse sont seulement la prolongation du sinus uro-génital, les portions pénienne et balanique se développent aux dépens du tubercule génital. Le sinus uro-génital s'ouvrant normalement au dehors, il suffit que la fente constituant cet orifice vienne à persister, pour que l'hypospadias périnéal soit constitué. Les deux portions pénienne et balanique elles-mêmes se développent indépendamment l'une de l'autre. La portion pénienne résulte de la transformation en un cylindre complet de la gouttière qui se creuse à l'état normal sur la partie inférieure du tubercule génital. Que cette gouttière ne se transforme pas dans toute son étendue en canal complet, et l'hypospadias pénien sera constitué. La portion balanique de l'urètre se développe isolément aux dépens du mur épithélial de Tourneux. On comprend par là comment l'hypospadias balanique existe indépendamment des variétés pénienne et périnéale. L'ordre suivant lequel se forment les différentes parties du canal rend compte de la fréquence avec laquelle se montrent les diverses variétés d'hypospadias. La période à laquelle le sinus uro-génital s'ouvre au dehors ne se prolonge pas au delà du milieu du troisième mois; la gouttière aux dépens de laquelle se forme l'urètre pénien persiste plus longtemps; enfin, c'est plus tardivement encore que se constitue le segment balanique de l'urètre. On comprend dès lors que les anomalies auxquelles donne naissance la formation de ce segment distinct soient infiniment plus fréquentes que les deux variétés précédentes.

Étude clinique. — Les troubles auxquels donne naissance l'hypospadias sont essentiellement variables suivant le point occupé par ce vice de conformation. Dans les variétés périnéale et péno-scrotale, l'hypospadias constitue l'une des plus tristes infirmités. L'excrétion des urines est rendue très difficile ; l'urine coule en bavant, et vient souiller les parties voisines ; aussi les malades

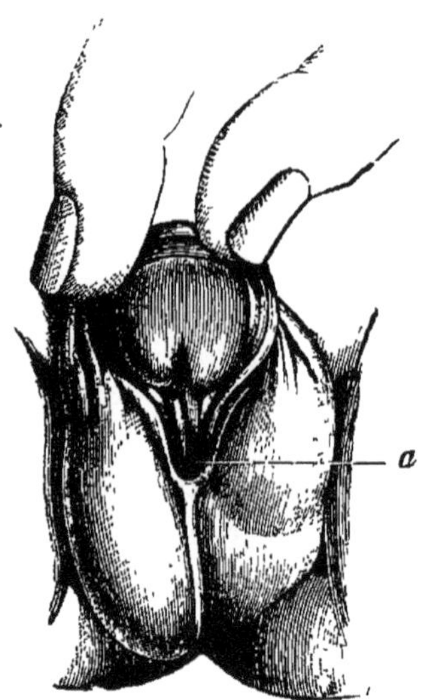

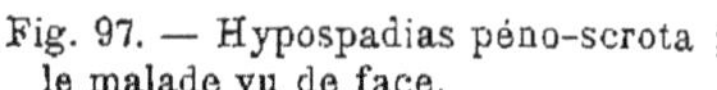
Fig. 97. — Hypospadias péno-scrota ; le malade vu de face.

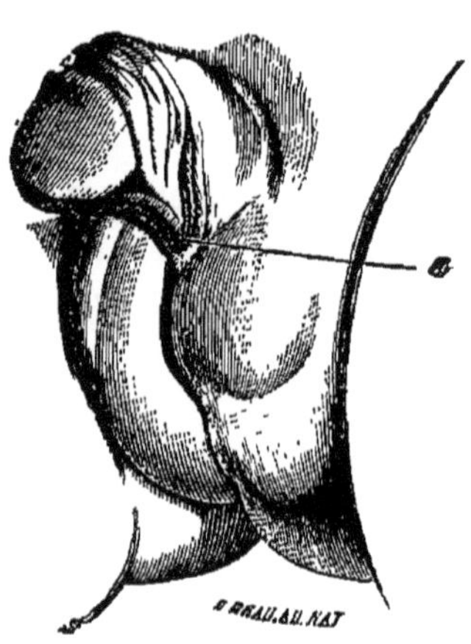

Fig. 98. — Hypospadias péno-scrotal ; le malade vu latéralement.

atteints d'hypospadias périnéal ont-ils l'habitude d'uriner accroupis comme les femmes. Les fonctions génitales sont aussi gravement compromises, l'atrophie et la coudure de la verge rendent le plus souvent tout à fait impossible la copulation. Le coït fût-il même possible que la direction du méat et sa déformation s'opposeraient à la fécondation ; ces malades restent donc stériles. Les diverses variétés d'hypospadias balanique constituent une difformité beaucoup moins sérieuse.

Non seulement chez ces malades le coït est possible ; mais ils ne doivent pas être considérés comme nécessairement stériles ; tout ce qu'on peut dire, c'est que, chez eux, la disposition du méat est beaucoup moins favorable à l'émission du sperme et à la fécondation. On comprend, du reste, qu'il y ait de très grandes différences à cet égard, suivant la disposition anatomique des parties. Cependant il est des cas où l'hypospadias balanique lui-même peut devenir une malformation grave ; ce sont ceux dans lesquels l'orifice urétral est excessivement étroit, punctiforme. On peut observer alors toutes les conséquences des rétrécissements urétraux, quelle qu'en soit l'origine : dilatation de l'urètre en arrière du rétrécissement, dilatation de la vessie et des uretères, et, pour peu qu'une infection survienne, pyélonéphrite suppurée, rapidement mortelle.

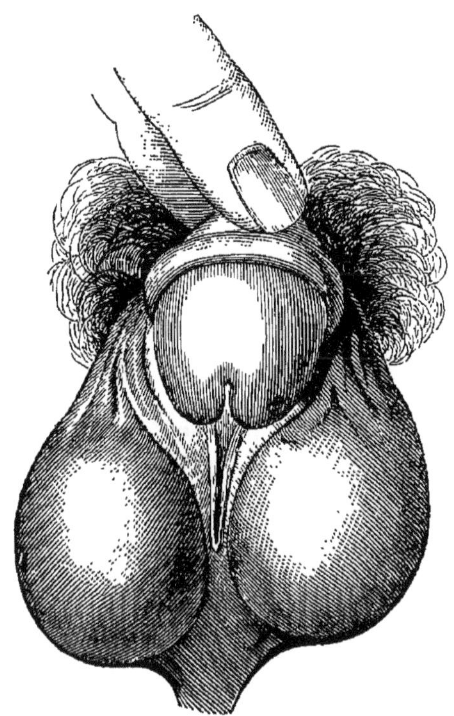

Fig. 99. — Hypospadias périnéo-scrotal ; la fente existe sur le scrotum et sépare l'un de l'autre les deux testicules.

Traitement. — Le plus souvent l'hypospadias n'appelle pas un traitement immédiat. Cependant, lorsqu'il existe un rétrécissement très étroit du méat, force est bien d'intervenir sans retard par un débridement du méat, pour éviter les conséquences du rétrécissement. Si l'hypospadias balanique n'entrave en rien l'émission des urines et que l'orifice accidentel siège très près du méat normal, le mieux est de laisser les choses dans l'état ; lorsqu'au contraire l'orifice urétral siège tout

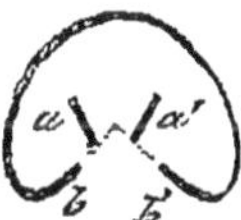

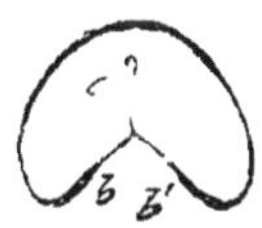

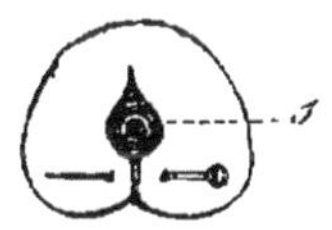

Fig. 100. — Reconstitution du méat urinaire, au moyen d'un ou deux débridements latéraux pratiqués sur le gland.

à fait à la base du gland, on doit intervenir. L'opération consiste dans l'avivement pratiqué sur les parties latérales de la gouttière balanique et suivi de la suture des parties avivées. Souvent la gouttière urétrale n'est pas assez profonde pour que les parties puissent être mises au contact ; il devient alors nécessaire de pratiquer, au fond de cette gouttière, un débridement pour en augmenter la profondeur. La petitesse des parties, le contact de l'urine, la nécessité d'introduire une sonde dans l'urètre, rendent cette petite opération assez délicate, et souvent elle échoue. Aussi doit-on considérer comme un progrès le procédé opératoire exécuté pour la première fois par Beck (de New-

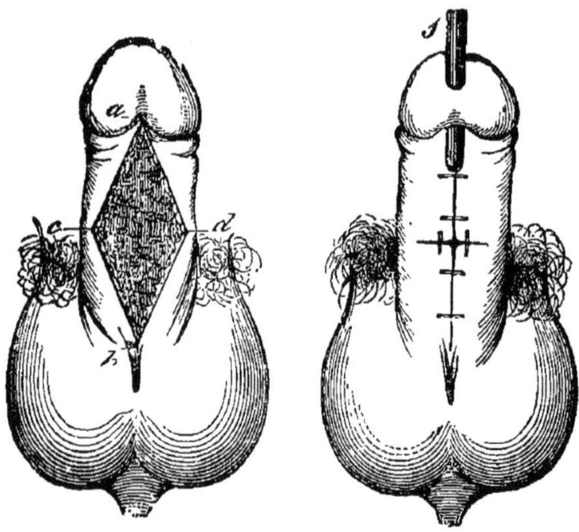

Fig. 101. — Section de la bride sous-pénienne en cas d'hypospadias péno-scrotal ; redressement de la verge, et reconstitution du méat urinaire.

York) et vulgarisé surtout par von Hacker (de Vienne). Il est fondé sur l'élasticité de l'urètre qui lui permet de se laisser étirer en avant, après isolement, de sorte qu'on peut l'insérer en lieu convenable au sommet du gland. C'est à proprement parler une transplantation de l'urètre. Voici comment s'exécute cette petite opération : sur la ligne médiane inférieure de la verge, on fait, à partir de l'orifice urétral anormal, une incision longitudinale de 15 à 18 millimètres. Sur toute cette longueur, on isole l'urètre des parties voisines, peau et corps caverneux. Avec un bistouri à lame étroite, on transfixe ensuite le gland de bas en haut et d'arrière en avant, et, dans le canal ainsi creusé dans l'épaisseur du gland, on fait passer l'urètre disséqué, dont l'extrémité antérieure est fixée par quatre points de suture aux rebords de la fente balanique. Il est inutile de mettre une sonde à demeure ; la fente verticale pratiquée sur la ligne médiane inférieure de la verge est fermée par la suture. La réunion se fait en général très rapidement.

S'agit-il d'un hypospadias pénien et surtout d'un hypospadias péno-scrotal, il faut nécessairement adopter le principe des opérations successives.

Le premier temps doit consister à sectionner la bride qui maintient la verge incurvée par en bas, et qui s'oppose à la reconsti-

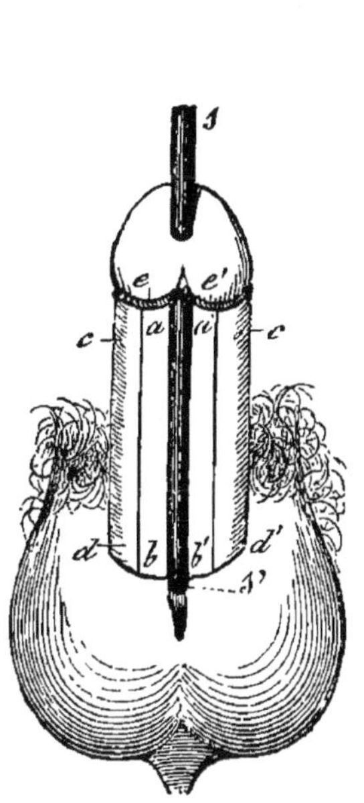

Fig. 102. — Création du nouveau canal intermédiaire entre le méat urinaire et l'orifice existant à la base de la verge.

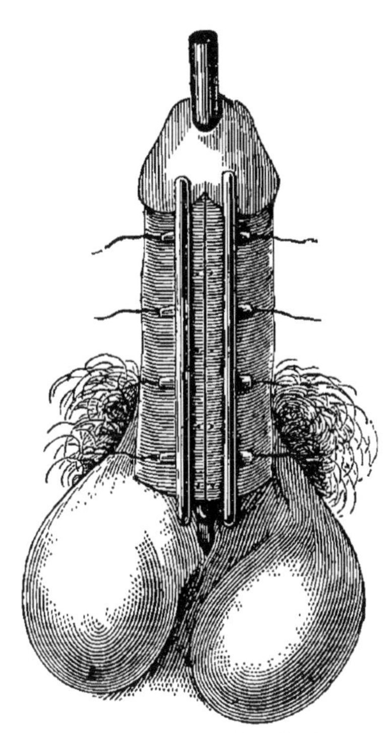

Fig. 103. — Réunion des deux lambeaux sur la ligne médiane par la suture enchevillée.

tution de l'urètre. Pour cela, le chirurgien maintient la verge aussi redressée que possible, de façon à tendre au maximum la bride qu'il s'agit de sectionner. La section est faite transversalement au bistouri; la peau est complètement libérée de ses adhérences aux parties profondes jusqu'à ce qu'on arrive sur l'enveloppe des corps caverneux. Lorsque cette dissection a été poussée aussi loin que possible, le redressement complet de la verge est obtenu, et la plaie qui avait une direction transversale est devenue losangique. Pour maintenir le résultat obtenu, le chirurgien suture suivant une ligne verticale les deux lèvres de la plaie. Dans le même temps, on reconstitue par avivement et suture le méat urinaire.

Le second temps de l'opération consiste dans la création, sur la ligne médiane inférieure de la verge, d'un nouveau canal, qui du méat s'étend jusqu'au devant de l'orifice de l'hypospadias. Dans la méthode de M. Duplay, voici comment l'on procède : au niveau des points entre lesquels le nouveau canal devra être circonscrit, on trace d'abord deux incisions horizontales. Sur ces deux incisions transversales viennent tomber deux incisions verticales, de façon à obtenir, de chaque côté de la gouttière urétrale, deux lambeaux rectangulaires. De ces deux lambeaux, l'interne, disséqué par sa face profonde, va être retourné, de façon à ce que sa face épidermique réponde au canal urétral. Lorsque ces deux lambeaux sont ainsi rapprochés par la suture, l'urètre est reconstitué. Les deux lambeaux externes largement disséqués par leur face profonde sont également réunis sur la ligne médiane par une suture enchevillée, de sorte que leur face profonde répond à la surface cruentée des deux lambeaux internes. Reste à fermer le point par lequel le nouvel urètre est en contat avec le méat reconstitué ; pour cela, la base du gland est avivée et réunie également par une suture au fil d'argent fin avec la portion antérieure de l'urètre.

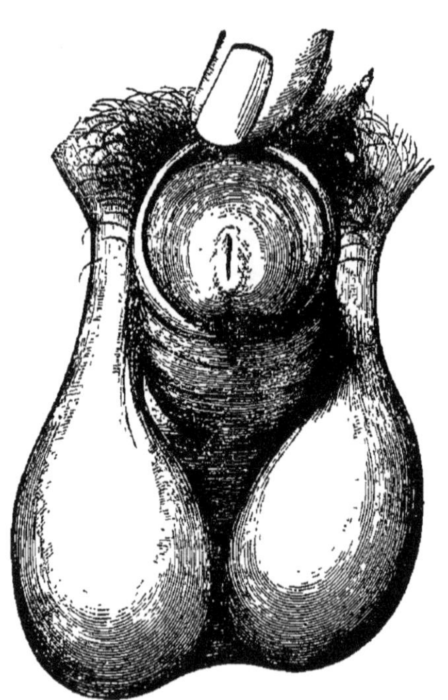

Fig. 104. — Résultat définitif.

Quant à l'orifice de l'hypospadias, il reste libre et donne passage à l'urine. Son occlusion aura lieu dans un troisième et dernier temps, qui consiste à aviver les bords de l'orifice anormal, et à en pratiquer la suture par-dessus une sonde à demeure qu'on laisse en place pendant deux ou trois jours.

Le procédé de M. Duplay que nous venons de décrire est le plus employé. Nous devons rappeler cependant que M. Théophile Anger a conseillé, pour la cure de l'hypospadias, un procédé qui n'est autre que celui employé par Thiersch pour la guérison de l'épispadias. Plus compliqué que le procédé de Duplay et exigeant pour la taille des lambeaux une étendue de peau plus considérable, ce procédé peut cependant être utile. Il consiste à pratiquer, sur les parties latérales de la gouttière urétrale, deux lambeaux, dont l'un est adhérent à l'un des bords de cette gouttière, tandis que l'autre a son pédicule tourné du côté opposé. Ces deux lambeaux sont ensuite ramenés l'un au-dessus de l'autre et adossés par leurs faces cruentées; le lambeau profond ayant sa surface épidermique tournée du côté de l'urètre de nouvelle formation, tandis que le lambeau superficiel a sa face épidermique en dehors.

Un nouveau procédé autoplastique a été conseillé par M. Nové-Josserand (de Lyon). Il consiste à emprunter à la peau très fine de la région supérieure et interne de la cuisse un lambeau rectangulaire, qui est entièrement détaché de son point d'origine. Ce lambeau est maintenu enroulé par la suture autour d'une sonde, sa face cruentée tournée en dehors; on fait alors avec un bistouri étroit une ponction au-devant de l'orifice de l'hypospadias. Faisant cheminer le bistouri d'arrière en avant entre la peau et les corps caverneux, on le fait ressortir en avant au niveau du gland. Dans le tunnel ainsi créé sous la peau de la face inférieure de la verge, on insinue le lambeau enroulé sur la sonde, et on l'y fixe par quelques points de suture, l'unissant aux lèvres du méat urinaire.

Le lambeau ainsi transplanté a pu, dans quelques cas, continuer à vivre; mais, dans d'autres, il s'est sphacélé; il est donc impossible, à l'heure actuelle, de formuler une opinion définitive sur la valeur de ce procédé.

Pour ce qui est de l'âge auquel il convient d'opérer, je pense qu'il est bon d'attendre la septième année.

Autres vices de conformation de l'urètre.

En dehors de l'épispadias et de l'hypospadias, l'urètre peut présenter bon nombre de malformations, dont les unes sont des rétrécissements siégeant au niveau du méat et dans la portion balanique de l'urètre. Les autres sont des imperforations complètes produites, soit par un diaphragme oblitérant la lumière du canal, soit par la transformation fibreuse de l'urètre sur une certaine étendue. Les occlusions par un simple diaphragme membraneux, siégeant, soit au niveau du méat lui-même, soit un peu en arrière de lui, se laissent détruire avec la plus grande facilité. Les oblitérations par transformation fibreuse de l'urètre dans une certaine étendue nécessitent au contraire des opérations autoplastiques.

V. — PHIMOSIS

Sous le nom de phimosis, on doit entendre le vice de conformation caractérisé par l'étroitesse exagérée de l'orifice préputial, empêchant de découvrir le gland, et pouvant même apporter un obstacle à l'écoulement des urines. On ne doit pas confondre avec le phimosis l'exubérance du prépuce; il est en effet bon nombre d'enfants chez lesquels le prépuce présente une longueur exagérée, sans que son orifice soit trop étroit. Inversement il est des cas de phimosis, dans lesquels il n'y a point exubérance de la peau du prépuce. Cette dernière, au contraire, mince et atrophiée, enserre exactement le gland en dessinant ses contours. Souvent le phimosis se complique de l'existence d'adhérences anormales entre le gland et la face profonde du prépuce, adhérences molles qui se laissent décoller avec la plus grande facilité, en fournissant à peine quelques gouttelettes de sang. A la faveur de ces adhérences et de cette étroitesse de l'orifice préputial, il y a rétention des produits épithéliaux et de la sécrétion des glandes, sous forme de petits amas d'un blanc laiteux, désignés sous le nom de smegma préputial, et qui siègent surtout au niveau de la couronne du gland. Le frein ou filet de la verge est court; mais cette brièveté du frein ne doit pas être envisagée comme la cause du phimosis; c'est seulement une coïncidence.

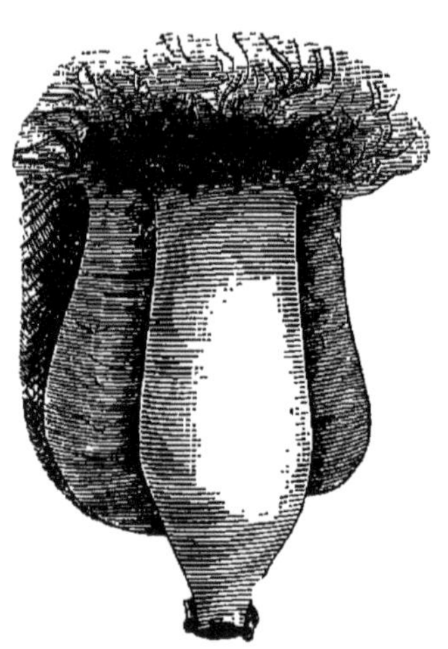

Fig. 105. — Phimosis congénital.

Lorsqu'il est très prononcé, le phimosis donne lieu à des inconvénients graves : il apporte une gêne sérieuse à l'excrétion des urines, soit que celle-ci s'écoule goutte à goutte comme dans les rétrécissements urétraux d'un degré extrême, soit que les deux orifices urétral et préputial ne se correspondant pas, la cavité du prépuce se laisse transformer en un véritable sac où s'accumule l'urine. Les enfants sont obligés de faire de violents efforts pour uriner, il en résulte, chez ceux qui sont prédisposés par la faiblesse de leur constitution et la largeur des anneaux, des prolapsus du rectum ou des hernies. Parfois aussi, la stagnation de l'urine dans le sac préputial détermine le dépôt de sels calcaires et la formation de calculs. Toutes ces causes d'irritation amènent des érections continuelles, qui sont pour les enfants une source de fatigue et les incitent à la masturbation. D'après Sayre, les inconvénients du phimosis dépasseraient même la sphère génitale et provoqueraient à distance des contractures réflexes, et même des paralysies. Pour notre part, nous n'avons jamais rien vu de semblable.

L'irritation entretenue par le phimosis peut retentir sur le col vésical et déterminer de l'incontinence d'urine. La stagnation de l'urine, la rétention des produits épithéliaux entre le gland et le prépuce donnent souvent naissance à des accès de balano-posthite, qui aggravent la maladie en exagérant l'étroitesse de l'orifice préputial. Ces inflammations répétées ont encore pour conséquence de modifier la nutrition du prépuce, qui devient dur et épais : dans ces conditions, la compression exercée sur le gland peut, à la longue, en déterminer l'atrophie.

On a cherché à établir une relation entre le phimosis et l'hydrocèle de la tunique vaginale : on l'a considéré aussi comme prédisposant au cancer du pénis. Une notion beaucoup plus importante, c'est celle des inconvénients graves que présente le phimosis dans les cas d'infection par la syphilis ou par le chancre mou. Masquées par le prépuce exubérant, les lésions peuvent en effet prendre une très grande extension et aboutir a des destructions d'une haute gravité.

Un des accidents les plus fréquents auxquels donne naissance le phimosis, c'est le paraphimosis. Les enfants se font parfois un jeu d'attirer en arrière le prépuce exubérant, et de faire passer le gland à travers son orifice rétréci. D'autres fois, l'accident se produit pendant des manœuvres de masturbation. L'étroitesse de l'orifice préputial est telle que le prépuce ne peut plus être ramené en avant; il forme alors à la base du gland un lien constricteur. Mais, particularité fort importante, ici ce n'est pas le gland qui subit les conséquences de la constriction; c'est le lien constricteur lui-même qui s'ulcère, et qui, ainsi, réalise la guérison du phimosis. Aussi n'y a-t-il pas urgence à opérer, dans tous les cas, la réduction du paraphimosis. Sans doute, quand on est appelé dès le début, on peut très aisément, en maintenant d'une main l'anneau préputial lui-même et repoussant avec l'autre main le gland d'avant en arrière, arriver à réaliser cette réduction. Mais lorsque déjà un temps assez long s'est écoulé, que le prépuce est le siège d'un œdème considérable et que l'anneau préputial est ulcéré, le mieux est de laisser les choses dans l'état, en appliquant sur la région des compresses froides. Peu à peu tout rentre dans l'ordre, et le malade est débarrassé de son phimosis.

Traitement. — Chez les très jeunes enfants, et lorsque l'étroitesse du prépuce est peu marquée, on peut se contenter d'avoir recours à la dilatation, que l'on pratique en introduisant entre le gland et le prépuce des pinces hémostatiques dont les mors sont progressivement écartés. On élargit ainsi par la dilatation l'orifice préputial, on détruit les adhérences au gland, s'il en existe, et l'on débarrasse le sillon balanique du smegma préputial, qui s'y est accumulé.

Mais d'une part, à la suite de la dilatation, la récidive est possible, et, d'autre part, si l'orifice préputial est très étroit, le mieux est de pratiquer d'emblée la circoncision. Le point important à retenir pour pratiquer cette petite opération, c'est que la peau de la verge et la muqueuse préputiale possèdent des propriétés bien différentes. Tandis que la peau de la verge, complètement libre, se laisse pour ainsi dire attirer indéfiniment en avant; la muqueuse préputiale, au contraire, est maintenue en place par ses adhérences à la couronne du gland. Aussi, quand on opère, à l'aide de la pince à phimosis, faut-il tout d'abord fixer, par des pinces placées perpendiculairement à l'orifice préputial, l'étendue dans laquelle la peau sera attirée en avant. Faute de recourir à ce moyen, on court le risque de sectionner la peau dans une étendue beaucoup trop considérable, tandis que la muqueuse préputiale reste en place. Un procédé élégant conseillé par Le Fort consiste, une fois la pince à phimosis mise en place, à placer l'une au-dessus de l'autre dans sa rainure trois anses de fil portées par une aiguille courbe. Puis, rapidement, et d'un seul coup de bistouri, le chirurgien supprime toute la portion du prépuce située en avant des mors de la pince. Celle-ci étant enlevée, on aperçoit alors la surface du gland environnée par la section du prépuce, et, au-devant du

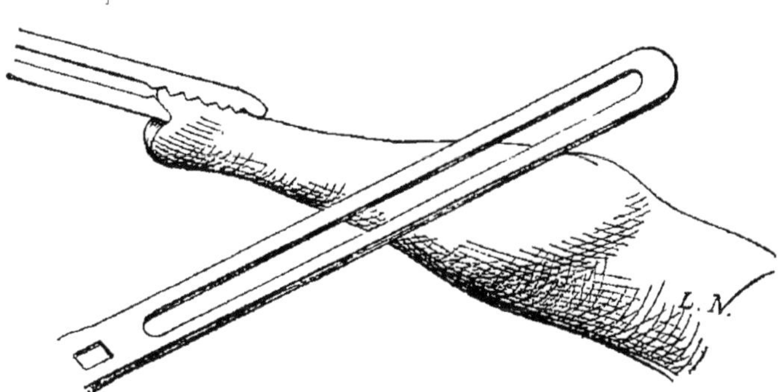

Fig. 106. — Phimosis. — Les pinces attirent en avant l'orifice préputial et limitent l'étendue dans laquelle la peau sera sectionnée (Félizet).

gland, les trois anses de fil. Celles-ci sont soulevées l'une après l'autre au moyen d'un crochet mousse et sectionnées au niveau de leur partie moyenne. On a ainsi six points de suture qui sont en place, et qu'il suffit de serrer pour affronter la muqueuse à la peau.

Mais il est beaucoup plus simple de se passer d'un instrument spécial. On commence d'abord par fixer la peau de chaque côté de la ligne médiane à l'aide de pinces hémostatiques. On introduit ensuite une sonde cannelée sur la face dorsale médiane du gland, jusque dans le sillon balano-préputial, et, suivant la cannelure de la sonde, on sectionne d'avant en arrière le prépuce au bistouri. On obtient ainsi, de chaque côté de la ligne de section, deux lambeaux triangulaires qu'il suffit d'exciser au niveau de la base du gland pour donner au prépuce une conformation régulière; on termine l'opération en suturant la muqueuse à la peau.

VI. — DES HERNIES EN GÉNÉRAL

A chaque instant, les hernies se présentent à nous dans la clinique chirurgicale infantile. La question a donc la plus haute importance, tant au point de vue du diagnostic que sous le rapport du traitement.

Deux grandes variétés de hernies sont à considérer chez les enfants : 1° les hernies ombilicales ; 2° les hernies inguinales.

Quant aux hernies crurales, on peut les rencontrer, et cela aussi bien chez les garçons que chez les filles ; mais elles doivent être considérées comme d'infimes exceptions.

On sait qu'on admet généralement avec Malgaigne, au point de vue pathogénique, deux grandes variétés de hernies : les hernies de force et les hernies de faiblesse. Or, quelle idée devons-nous nous faire des hernies en général chez les enfants ?

Pour arriver à la solution de la question, il nous faut prendre en considération un certain nombre de circonstances : 1° les hernies se transmettent souvent par hérédité ; 2° il y a souvent coïncidence entre plusieurs hernies ; par exemple, nous observons chez un même enfant une hernie ombilicale, en même temps qu'une ou plusieurs hernies de la ligne blanche ; 3° les hernies se rencontrent fréquemment chez les enfants débiles et prématurés ; chez ceux qui sont élevés au biberon, et sont atteints d'athrepsie et de diarrhée. Nous devons donc admettre que les hernies des nouveau-nés sont surtout des hernies de faiblesse. Mais quelquefois elles se produisent tout d'un coup, chez des enfants robustes et qui offrent toutes les apparences d'une excellente santé.

Il faut avant tout, dans la pathogénie, faire jouer le plus grand rôle aux arrêts de développement. Les piliers du canal inguinal peuvent être insuffisamment développés, et l'orifice externe du canal présente de ce fait une largeur anormale. Mais ce qui domine, c'est surtout la persistance anormale du canal vagino-péritonéal, constituant un trajet préformé dans lequel les viscères ont la plus grande tendance à s'engager. De même, au niveau du canal ombilical, l'oblitération du trajet ombilical qui doit se faire par une cicatrice solide après la chute du cordon, venant à manquer, le péritoine se laisse distendre et les viscères font hernie.

L'étude des hernies est d'autant plus intéressante chez les enfants, qu'à cet âge les conditions sont favorables pour la guérison, soit par le port d'un bandage, soit par une opération.

1° *Hernies ombilicales.*

Rien n'est plus fréquent que les hernies ombilicales chez les jeunes enfants. Toutefois, comme les hernies inguinales, elles n'existent pas au moment même de la naissance, mais se produisent dans les premiers temps de la vie extra-utérine.

Il y a cependant à l'ombilic des hernies existant au moment même de la naissance; on les distingue des autres variétés de hernies ombilicales sous le nom d'exomphales.

Exomphales. — Ce ne sont pas, à proprement parler, des hernies, les viscères qui font partie de la composition de la

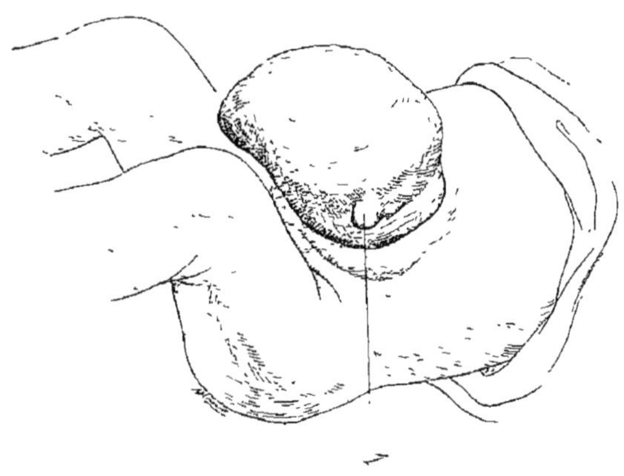

Fig. 107. — Hernie ombilicale de la période embryonnaire. — *t*, point d'attache du cordon ombilical sur la tumeur.

tumeur n'étant pas sortis de l'abdomen. Ils se sont développés au dehors; il y a eu en réalité arrêt de développement des lames ventrales.

Cette variété de hernies ombilicales présente, tant au point de vue anatomo-pathologique qu'au point de vue clinique, un certain nombre de caractères qui lui appartiennent en propre, et qui méritent d'attirer l'attention.

Tout d'abord, la tumeur datant d'un moment où la paroi abdominale n'est pas complètement développée, ce n'est pas le péritoine qui la recouvre, mais la membrane de Rathke présentant une apparence molle et visqueuse, analogue à celle du cordon ombilical. Dans quelques cas même, on a vu cette membrane faire défaut, et les viscères être libres au dehors.

Quant aux organes contenus, on peut y voir tous les organes de la cavité abdominale. Il est à noter cependant qu'on n'y rencontre pas l'épiploon, qui, à ce moment, n'est pas encore développé. Mais un trait caractéristique de l'exomphale, c'est la présence dans son intérieur du foie. Non seulement la glande hépatique fait partie de la tumeur, mais souvent même elle est intimement adhérente à la

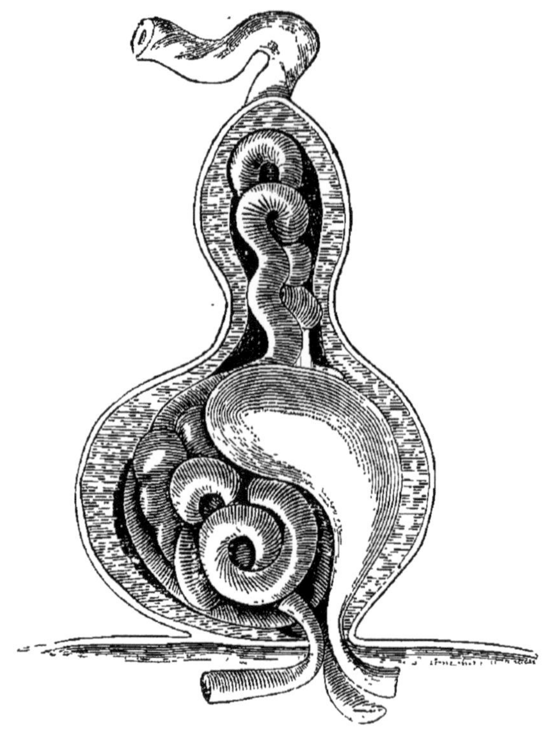

Fig. 108. — Hernie ombilicale embryonnaire contenant la totalité du foie et plusieurs anses intestinales (Orliac).

poche. C'est là, on le comprend, une circonstance qui aggrave singulièrement le pronostic, puisqu'elle détermine l'irréductibilité de la tumeur.

Abandonnées à elles-mêmes, ces hernies provoquent le plus souvent la mort par sphacèle et rupture de la poche. Toutefois on a vu, à la suite de l'élimination d'une partie de la membrane enveloppante, la cicatrisation se faire par granulation, et déterminer la guérison. Aussi a-t-on entrepris de nos jours la cure de ces hernies par une intervention chirurgicale, qui, dans bon nombre de cas, a été couronnée de succès.

C'est en vue de l'existence de ces hernies au moment même de la naissance, que l'on a conseillé de lier le cordon à quelque distance de la peau, de ne jamais pratiquer la ligature, avant de s'être assuré, par refoulement des parties vers la cavité abdominale, qu'il n'y a pas une anse intestinale située à la base du cordon.

Mais, dans l'immense majorité des cas, il ne s'agit point ici

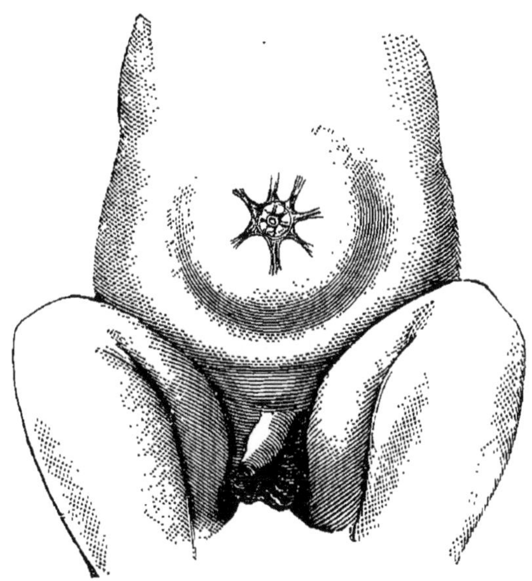

Fig. 109. — Cicatrice d'une hernie ombilicale embryonnaire guérie spontanément

d'une anse intestinale proprement dite, mais bien du diverticule de Meckel resté adhérent à l'ombilic.

Hernies ombilicales des jeunes enfants. — Le plus souvent, avons-nous dit, la hernie des nouveau-nés se montre plus ou moins longtemps après la naissance. On la rencontre surtout chez des enfants débiles, quelquefois chez des prématurés. Il n'est pas rare de la voir en coïncidence avec d'autres hernies, et surtout avec les hernies inguinales et celles de la ligne blanche. Ou bien encore, elles accompagnent d'autres malformations, telles que le pied bot et le spina-bifida. Enfin, on les voit survenir comme conséquence d'une alimentation défectueuse, chez les enfants élevés au biberon et athrepsiques.

Deux cas sont possibles : ou bien, la cicatrice ombilicale, n'étant pas encore solidement constituée, se laisse distendre en totalité. Il en résulte alors la formation d'une tumeur cylindroïde, à parois minces, ayant tout à fait l'apparence d'une petite verge. Ou bien, la cicatrice ombilicale est solidement constituée à sa partie inférieure, dans le point répondant à l'insertion de l'ouraque et des artères ombilicales. L'intestin fait issue à la partie supérieure de la cicatrice ombilicale, en refoulant les pelotons graisseux mollement adhérents, qui accompagnent la veine ombilicale. Ce dernier cas est le plus fréquent, la tumeur se forme alors au-dessus de la cicatrice ombilicale qui est plus ou moins distincte de la hernie.

Il arrive aussi assez souvent que la hernie ne se fasse pas par l'orifice ombilical lui-même, mais par un orifice aponévrotique accidentel, situé immédiatement au-dessus de lui; c'est à cette variété de hernies que Gerdy avait donné le nom de hernies adombilicales.

Les hernies ombilicales des nouveau-nés et des enfants du premier âge sont habituellement de petit volume, non adhérentes, facilement réductibles. Elles n'offrent pas de tendance à l'étranglement; tout au plus causent-elles quelques coliques et quelques troubles digestifs.

Elles sont surtout dangereuses pour l'avenir. Il y a par là même nécessité de les soigner méthodiquement, d'autant plus que, chez le nouveau-né, il y a une très grande tendance à la guérison. Il suffira de favoriser cette tendance naturelle à la guérison par l'application d'un appareil convenable.

L'appareil le plus simple, c'est une ceinture que l'on fait avec une bande de diachylon large de trois travers de doigt, faisant une fois et demie le tour du corps, et dans laquelle on interpose, au niveau de l'anneau ombilical, une petite pelote constituée par un bouton enveloppé d'une mince couche d'ouate. Mais si cet appareil a le mérite de la simplicité, il n'est pas sans offrir d'inconvénients. Le diachylon est irritant pour la peau des jeunes enfants; souvent il détermine chez eux des excoriations et des éruptions, et l'on est obligé d'y renoncer. On peut le remplacer par une ceinture en toile dans l'épaisseur de laquelle on incorpore comme précédemment une petite pelote. Mais, mieux encore si on le peut, on conseillera une ceinture élastique en caoutchouc bien modelée sur la forme du ventre, et à laquelle on ajoutera une petite pelote au niveau de l'ombilic. Le port bien surveillé et méthodiquement continué de ces appareils permet d'obtenir la guérison dans l'immense majorité des cas.

Si toutefois la guérison n'a pu être obtenue par ce moyen, et qu'on voie, vers l'âge de quatre ou cinq ans, persister des hernies d'un certain volume, le mieux est de pratiquer la cure radicale. La peau enveloppant la tumeur est excisée avec la cicatrice ombilicale; le sac est ouvert, les organes contenus sont réduits, et l'on pratique la suture du sac, soit par une seule ligature au catgut, soit par une suture en surjet, suivant le volume de la hernie. Le dernier temps consiste à refermer par une suture solide le sac herniaire. Pour cela, il faut rapprocher par la suture les deux lèvres de la boutonnière aponévrotique. Si celles-ci sont trop tendues pour qu'on puisse les amener au contact, on ouvrira de chaque côté la gaine des grands droits, ce qui relâchera les parois fibreuses et permettra de les amener sur la ligne médiane. On pourra même, en cas de hernie volumineuse, suturer entre elles les fibres musculaires des deux muscles grands droits, de façon à fermer solidement l'anneau. On termine l'opération par la suture de la peau au crin de Florence.

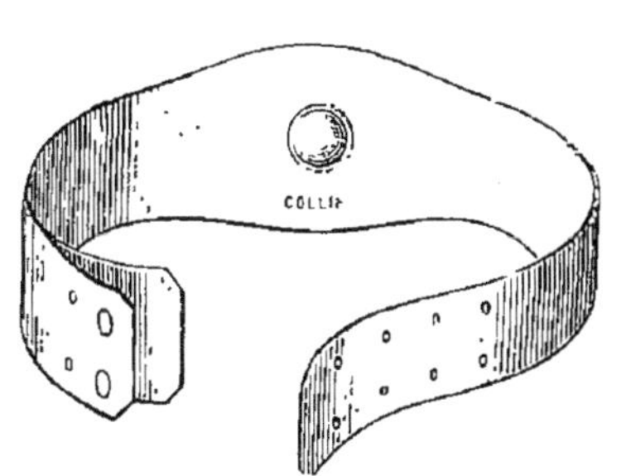

Fig. 110. — Ceinture élastique avec pelote pour la hernie ombilicale des nouveau-nés.

Les hernies de la période embryonnaire elles-mêmes, les exomphales, comme nous l'avons dit précédemment, sont aujourd'hui justiciables de l'opération. Mais, en pareil cas, l'acte opératoire présente des difficultés considérables, et le résultat en est toujours incertain. Avant tout, il importe de réduire les viscères herniés, et ce n'est pas chose facile, quand il s'agit du foie qui est quelquefois en grande partie en dehors de l'abdomen, et intimement soudé avec l'enveloppe herniaire. Si les adhérences sont assez molles et assez peu étendues, on pourra les détruire par la dissection; mais, si, au contraire, on se trouve en présence d'adhérences très solides et très étendues, ce serait une faute que de vouloir les détruire; on s'exposerait ainsi à une hémorragie abondante, grave danger chez un enfant naissant. La réduction des viscères opérée, on les maintient par une compresse aseptique placée au devant d'eux. On excise alors la membrane herniaire constituée par la membrane de Rathke: pendant ce temps de l'opération, on sectionne les artères et la veine ombilicale, dont il faut avoir soin de pratiquer la ligature. On rapproche ensuite toute l'épaisseur de la paroi abdominale par une série de points de suture au catgut fort; ces points de suture mis en place, on retire la compresse placée au devant des viscères abdominaux; on rapproche les points de suture profonds, et on réunit les lèvres de la peau par une suture au crin de Florence.

2° *Des hernies inguinales.*

Pour les hernies ombilicales, il n'y a pas grande différence entre les deux sexes, bien qu'elles soient un peu plus fréquentes chez les garçons. Les hernies inguinales sont au contraire beaucoup plus fréquentes dans le sexe masculin. Cette fréquence s'explique tout naturellement par la migration du testicule à travers le canal vagino-péritonéal.

Il semble tout d'abord que semblable hernie doive être très rare chez la femme. D'autre part, si l'on fait appel aux souvenirs tirés de la chirurgie herniaire des adultes, on ne peut manquer d'être frappé de la fréquence beaucoup plus grande des hernies crurales étranglées dans le sexe féminin. On en pourrait conclure que les hernies crurales sont la règle chez la femme, et que, chez elle, les hernies inguinales ne sont que l'exception. Cette manière d'envisager les choses, basée sur des apparences trompeuses, ne répond pas à la réalité. Depuis longtemps déjà Malgaigne a montré la grande fréquence des hernies inguinales chez la femme.

La statistique de M. Berger met le fait bien en évidence : sur 2 534 hernies de la femme, il en trouve 1 123, c'est-à-dire 44 p. 100 qui sont des hernies inguinales.

La statistique de la Société des Bandages de Londres donne une proportion encore plus forte pour les hernies inguinales, puisqu'elles y atteignent 50 p. 100.

Les mêmes statistiques donnent, pour la hernie crurale, les chiffres suivants :

Berger..................................	32,7 p. 100.
Société des Bandages de Londres........	34,6 p. 100.

Ainsi donc, contrairement à ce que faisait supposer *a priori* le raisonnement, la hernie inguinale est en réalité plus fréquente chez la femme que la hernie crurale.

Et si, au lieu d'examiner les résultats de la statistique, en tenant compte seulement du sexe en général, on se limite à l'enfance, on voit que la proportion des hernies inguinales chez les petites filles devient beaucoup plus considérable.

Sur 505 filles au-dessous de quinze ans, M. Berger note 118 hernies inguinales, et seulement 2 hernies crurales. On peut donc dire que, chez les petites filles, la hernie inguinale est la règle, la hernie crurale ne constitue que l'exception.

Pour ma part, j'ai souvenir d'avoir opéré une seule hernie crurale étranglée du côté droit chez une fillette de treize ans. Dernièrement j'ai eu l'occasion de pratiquer chez un jeune garçon la cure radicale d'une hernie crurale siégeant également du côté droit.

La hernie inguinale dans le sexe féminin mérite donc, d'après ce que nous venons de dire, une description isolée.

A. DE LA HERNIE INGUINALE DANS LE SEXE FÉMININ

La fréquence des hernies inguinales congénitales dans le sexe féminin s'explique par la persistance du canal de Nück, prolongement du péritoine qui accompagne le ligament rond en dehors de l'abdomen, et qui est l'analogue du conduit vagino-péritonéal dans le sexe masculin.

Déjà Cruveilhier avait affirmé la fréquence de la persistance du canal de Nück, et toutes les recherches modernes sont venues confirmer cette opinion. Comme le prolongement vagino-péritonéal chez l'homme, le canal de Nück peut devenir le siège d'un épanchement séreux. Tantôt cet épanchement reste en communication avec la cavité péritonéale; on dit alors qu'il s'agit d'une hydrocèle du canal de Nück; tantôt cet épanchement est enkysté; il y a un kyste du canal de Nück, analogue aux kystes du canal vagino-péritonéal dans le sexe masculin.

Ces diverses circonstances créent la prédisposition aux hernies. Il peut se faire en effet qu'au-dessus d'un kyste du canal de Nück, le prolongement péritonéal persiste, et livre passage aux viscères abdominaux. Ou bien l'intestin, refoulant devant lui les parois de l'hydrocèle et s'en coiffant pour ainsi dire, donne naissance à une tumeur à laquelle on donne le nom de hernie enkystée de la grande lèvre, par comparaison avec les hernies enkystées de la tunique vaginale dans le sexe masculin.

On peut observer encore, au niveau du canal inguinal, des hernies en bissac, un prolongement de la hernie descendant jusque dans la grande lèvre, un autre occupant le trajet inguinal. Mais ce sont là des circonstances qui appartiennent aux hernies inguinales des adultes, bien plus qu'à celles des enfants.

Organes contenus. — Le plus souvent le contenu de la hernie est formé par l'intestin grêle ou par l'épiploon, plus rarement par le gros intestin ; on y rencontre aussi les organes génitaux internes, ovaire, trompe, utérus.

Marche clinique. — La marche clinique de la hernie inguinale est très simple chez la petite fille. Pendant la station et la marche, pendant l'effort, on note la présence, au-dessus et en dehors de la grande lèvre, d'une tumeur assez peu volumineuse, qui répond exactement par son siège à l'orifice externe du canal inguinal. Tantôt la tumeur est simple, tantôt elle est double. Le plus souvent, elle ne provoque aucune gêne, aucuns troubles fonctionnels. Elle est facilement et complètement réductible. Après réduction, on constate parfois que l'orifice externe du canal inguinal possède une largeur anormale, et permet facilement l'introduction du doigt.

Chez la petite fille, la hernie inguinale ne présente aucune tendance à l'étranglement ; mais, chez l'adulte, on a à compter avec cet étranglement, bien qu'il soit plus rare que celui des hernies crurales. La hernie inguinale de la femme est susceptible de prendre chez l'adulte un très grand développement, et de former des tumeurs qui distendent considérablement la grande lèvre. On en a vu descendre jusqu'au genou.

Les hernies inguinales volumineuses des adultes retombant au devant de l'arcade de Fallope et du triangle de Scarpa peuvent faire naître la confusion avec les hernies crurales. Il y a alors à tenir compte des rapports de la tumeur avec l'artère fémorale, toujours située à son côté externe, s'il s'agit d'une hernie crurale ; il faut aussi rechercher si le pédicule de la tumeur est situé au-dessus ou au-dessous de l'arcade de Fallope. Mais chez les petites filles, ces difficultés de diagnostic n'existent guère. C'est surtout chez elles entre les hydrocèles du canal de Nück et la hernie inguinale que le diagnostic doit être établi. En cas de kyste du canal de Nück, il est parfois possible d'observer la transparence.

Si la tumeur se laisse refouler par la pression des doigts, elle ne subit pas une véritable réduction. Enfin, en cas d'hydrocèle réductible, on ne perçoit pas de gargouillement; il n'y a pas non plus de sonorité en rapport avec la présence de l'intestin.

Chez les nouveau-nés, on peut obtenir la guérison sans opération par le port continu d'un bandage; à cet âge, c'est au bandage en caoutchouc avec pelote à air qu'il faut donner la préférence; plus tard, on se servira d'un petit bandage à ressort; mais la guérison est plus difficilement obtenue que pour les hernies inguinales du sexe masculin.

Si l'on n'a pu arriver par ce moyen à obtenir la guérison, il y a lieu de recourir à la cure radicale, vu les inconvénients considérables que présente chez la femme la hernie inguinale, en vue des grossesses et des accouchements ultérieurs.

L'opération ne présente d'ailleurs aucune difficulté. On a signalé la vascularisation considérable des enveloppes du sac; le fait est réel; mais il n'a par lui-même aucune importance. Le sac isolé des parties voisines est lié le plus haut possible avec un fort catgut; c'est seulement quand il est épais et qu'on se demande s'il ne renferme pas quelque partie adhérente, qu'il y a lieu de l'ouvrir avant d'en pratiquer la ligature. Les piliers de l'orifice externe du canal inguinal sont également rapprochés au catgut, et la peau suturée au crin de Florence.

B. DE LA HERNIE INGUINALE DES GARÇONS

C'était là un sujet peu intéressant pour la chirurgie infantile ancienne; aussi nos prédécesseurs, Guersant, Giraldès, ne s'y sont-ils guère arrêtés. A leur époque, en effet, tout le traitement se bornait au simple traitement palliatif par le port du bandage. Aujourd'hui, au contraire, la cure radicale des hernies inguinales fournit une des indications les plus fréquentes et les mieux justifiées de l'intervention chirurgicale.

La condition première de la production des hernies inguinales dans le sexe masculin, c'est la persistance du canal vagino-péritonéal. Il est dès lors à prévoir que, dans un certain nombre de cas, la hernie se trouvera en coïncidence avec des anomalies dans l'évolution du testicule. Il y a donc lieu de décrire des hernies inguinales congénitales avec ou sans ectopie testiculaire; l'ectopie constitue une prédisposition à la hernie; et c'est là un point dont nous nous occuperons spécialement.

Très rarement la hernie est constatée au moment même de la naissance. Le plus souvent, elle fait son apparition seulement au bout de quelques mois, de quelques semaines, ou de quelques années. Parfois même elle ne se montre qu'au moment de l'adolescence.

Cependant, même dans ces cas, la hernie est dite congénitale, non à cause de la date de son apparition, mais en raison de la disposition congénitale qui lui a donné naissance, savoir la persistance du conduit vagino-péritonéal.

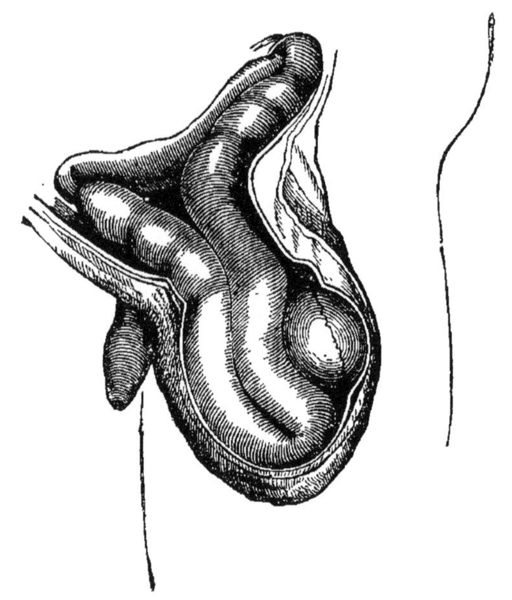

Fig. 111. — Hernie vaginale testiculaire. Le testicule est directement en contact avec l'intestin.

VARIÉTÉS : 1° **Hernie vaginale complète ou testiculaire.** — La hernie, franchissant en totalité le canal vagino-péritonéal, vient se mettre en contact avec le testicule dans l'intérieur du scrotum.

2° **Hernie vaginale funiculaire.** — Ici, la hernie ne pénètre pas dans la tunique vaginale; elle s'arrête en un point plus ou moins élevé du trajet du cordon. Mais ce qui montre bien que, même dans ces cas, la hernie doit être considérée comme d'origine congénitale, c'est-à-dire liée à l'évolution du conduit vagino-péritonéal, c'est que, comme l'a montré J. Cloquet, on voit quelquefois, partant du sommet du sac, un cordon fibreux qui le relie à la tunique vaginale.

3° **Hernies inguino-interstitielles.** — Ici, la hernie ne pénètre pas dans les bourses : elle est tout entière au-dessus du pli de l'aine, formant une tumeur développée dans l'épaisseur même de la paroi abdominale. Les fibres musculaires du petit oblique et du transverse sont refoulées en avant, le fascia transversalis en arrière. Comme l'ont montré M. Tillaux et ses élèves, cette

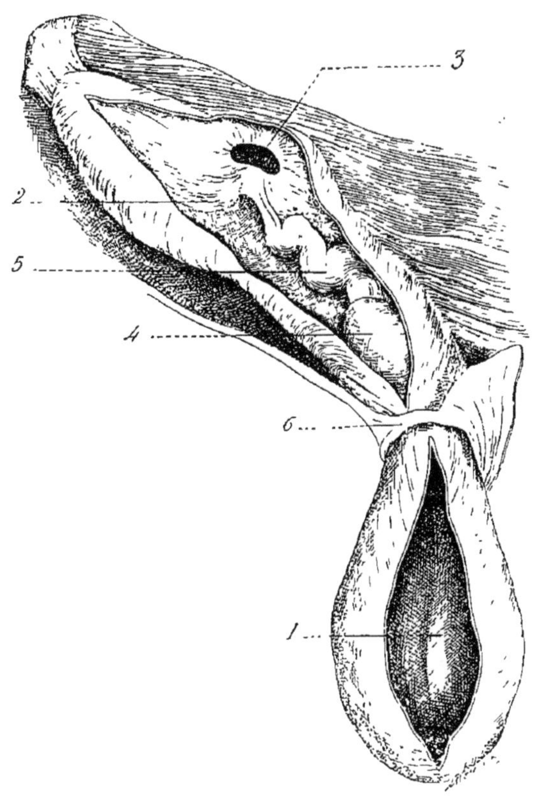

Fig. 112. — Hernie inguino-propéritonéale avec ectopie inguinale du testicule. — 1, sac scrotal ouvert et vide; 2, renflement propéritonéal du sac; 3, orifice de communication avec l'abdomen; 4, testicule en ectopie; 5, cordon spermatique; 6, anneau inguinal externe (Froriep).

variété de hernie congénitale, dite inguino-pariétale, inguino-interstitielle par Dance et Goyrand (d'Aix), renferme le plus souvent dans son intérieur le testicule, et doit être considérée comme une variété de hernie congénitale avec ectopie. Parfois le testicule est très atrophié; mais ce qui domine, c'est l'étroitesse de l'orifice externe du canal inguinal, insuffisant pour laisser passer le testicule. La brièveté des éléments du cordon s'oppose aussi à la descente de la glande.

4° **Hernie inguino-propéritonéale**. — Cette forme particulière de la hernie inguinale a été surtout étudiée par Krönlein. Elle se distingue de la hernie interstitielle en ce qu'ici il y a bien un sac herniaire faisant saillie à la région inguinale, comme dans une hernie ordinaire; mais ce sac, au lieu de s'ouvrir directement dans le péritoine, s'ouvre dans un second sac qui s'est constitué par refoulement des tissus, à la partie profonde de la paroi abdominale, immédiatement au-devant de la cavité péritonéale. Il s'agit en un mot d'une hernie en bissac; cette disposition est importante à connaître au point de vue de l'étranglement, qui peut avoir pour siège le sac profond.

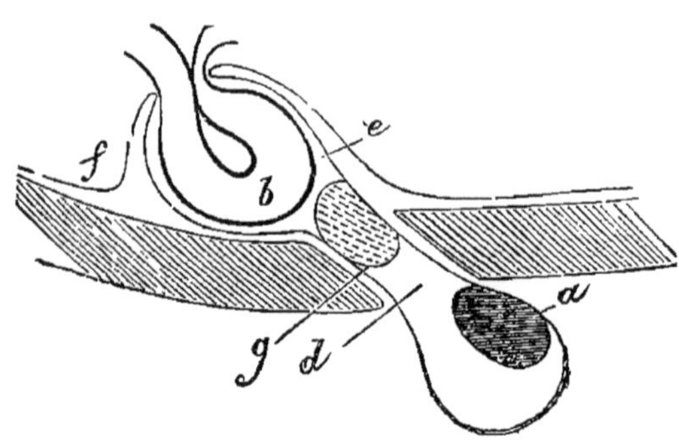

Fig. 113. — Hernie propéritonéale à sac propéritonéal superposé au sac scrotal. — *a*, testicule contenu dans le diverticule scrotal *d* du sac, et se réduisant en *g*, quand la hernie est contenue par un bandage; *b*, intestin étranglé dans le diverticule propéritonéal du sac *e*; *f*, péritoine pariétal (Krönlein).

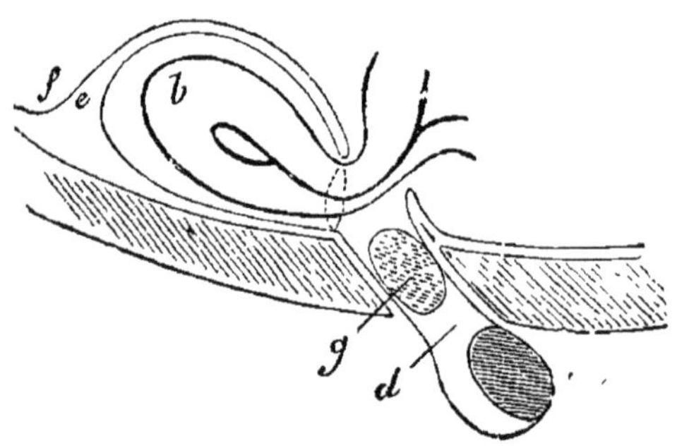

Fig. 114. — Hernie propéritonéale dans laquelle le diverticule propéritonéal du sac est situé latéralement par rapport au sac scrotal et à l'orifice herniaire commun (mêmes lettres que pour la figure précédente (Krönlein).

5° **Hernie enkystée de la tunique vaginale**. — Sous ce nom, l'on désigne avec A. Cooper une variété de hernie inguinale dont le sac, refoulant devant lui la tunique vaginale distendue par du liquide, s'en coiffe pour ainsi dire, et fait saillie dans l'intérieur de la cavité vaginale. La condition première du développement de cette hernie est donc la présence d'une certaine quantité de liquide dans la tunique vaginale. Cette forme, ainsi que la précédente, se rencontre du reste très rarement chez les enfants.

La fréquence plus grande de la hernie inguinale congénitale du côté droit est un fait bien établi. Il s'explique tout naturellement par la persistance plus fréquente du canal vagino-péritonéal du côté droit, ainsi que cela résulte des recherches anciennes de Camper, et de celles plus récentes de Féré.

Quant au contenu de la hernie, le plus souvent chez les enfants en bas âge, il est constitué par l'intestin seul; plus tard, on y rencontre parfois aussi l'épiploon. Ce serait une erreur de croire que les hernies épiploïques ne constituent dans l'enfance qu'une rare exception. Sans doute, on les y rencontre moins souvent que chez l'adulte; mais il y a lieu de compter avec elles. Il n'est pas rare non plus de rencontrer dans le contenu des hernies inguinales l'S iliaque, le cæcum et l'appendice, et cela dans les hernies du côté gauche aussi bien que du côté droit. Le diagnostic est quelquefois rendu évident par la possibilité de saisir entre les doigts le cordon solide et arrondi, constitué par

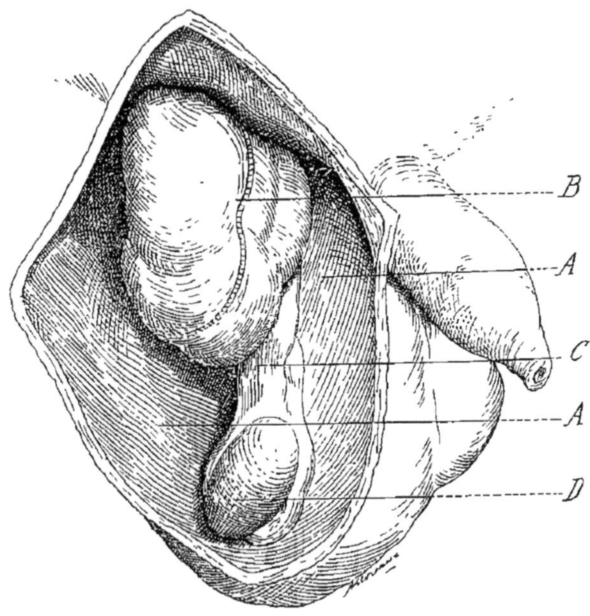

Fig. 115. — Hernie enkystée de la tunique vaginale. — *A*, cavité vaginale ouverte; *B*, sac herniaire faisant saillie entre cette cavité et au travers duquel se dessine l'intestin; *C*, cordon spermatique; *D*, testicule (d'après Bourguet, d'Aix).

l'appendice iléo-cæcal. Enfin, il faut encore faire entrer en ligne de compte dans l'étude du contenu la possibilité des hernies de la vessie.

Symptômes. — Chez les très jeunes enfants, les hernies inguinales existent souvent en coïncidence avec des hernies ombilicales, ou bien encore avec des hernies de la ligne blanche, ou avec cet état particulier de relâchement de la paroi abdominale, qui se laisse propulser en avant sous la forme d'une triple bosselure, dont l'une siège sur la ligne médiane, les deux autres dans les régions inguinales. et que Malgaigne désignait sous le nom de ventre à triple saillie.

Dans ces cas, il s'agit souvent de hernies volumineuses, quelquefois doubles, impossibles à maintenir; la situation prend alors une réelle gravité, et impose une intervention immédiate.

Dans d'autres cas, au contraire, la hernie inguinale des jeunes enfants existe à l'état isolé; elle est petite, sort rarement; aussi est-il très difficile de la constater.

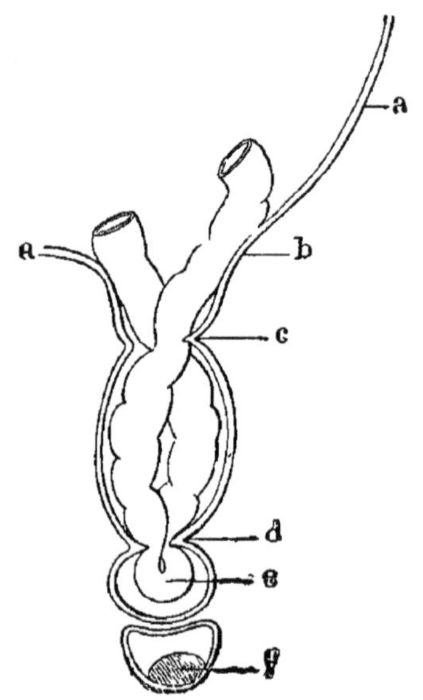

Fig. 116. — Étranglement produit par un rétrécissement annulaire du sac. — *ab*, péritoine et infundibulum herniaire; *c*, collet supérieur n'étranglant pas l'intestin; *d*, rétrécissement annulaire, agent de l'étranglement, dans le sac herniaire; *e*, anse intestinale étranglée; *f*, testicule et tunique vaginale indépendante de la hernie.

Marche. — Déjà nous avons dit que la hernie inguinale des jeunes enfants présente une tendance manifeste à la guérison spontanée. Cette tendance est bien accusée par la statistique. Ainsi M. Berger, sur 1066 hernies inguinales au-dessous de quinze ans, en compte 430 qui ont été observées dans les premiers mois. Les hernies deviennent plus rares au delà de la cinquième année.

A côté de cette évolution favorable, il faut faire une place aux douleurs, aux troubles digestifs, aux difficultés de la réduction, et à la possibilité d'étranglement. C'est surtout dans la première enfance, par exemple, dans les deux premières années, qu'on observe l'étranglement; il devient beaucoup plus rare dans la seconde enfance. On a noté la gravité particulière de l'étranglement dans la hernie inguinale congénitale; elle tient aux resserrements multiples existant sur le trajet du sac herniaire, soit au niveau de l'orifice supérieur, soit au niveau de l'orifice inférieur du canal inguinal, ou même dans l'intérieur du canal inguinal, ou dans l'intérieur du scrotum, au niveau du point qui répond à l'union de la tunique vaginale avec le conduit vagino-péritonéal. Grâce à ces resserrements préexistants, on a vu quelquefois, chez des jeunes gens, la hernie s'étrangler au moment même de sa production.

Diagnostic. — Le diagnostic est à faire avec l'ectopie testiculaire, avec l'hydrocèle congénitale et avec les kystes du cordon.

La présence du testicule dans la moitié correspondante du scrotum exclut la possibilité de l'ectopie testiculaire. Le testicule ectopié se différencie d'ailleurs de la hernie par sa forme arrondie, sa consistance dure, et sa mobilité. Mais il peut se faire qu'il y ait coïncidence entre la hernie et l'ectopie; c'est là un fait de la plus haute importance, sur lequel nous devrons revenir prochainement.

L'hydrocèle congénitale peut avoir comme caractère commun avec la hernie la réductibilité; mais elle s'en distingue par la transparence, l'absence de sonorité et de gargouillement.

Les kystes du cordon constituent des tumeurs mates, arrondies, possédant, comme le testicule en ectopie, une mobilité excessive qui les fait fuir au-devant de la pression exercée par les doigts. Mais parfois ils se laissent refouler dans l'intérieur du canal inguinal, et, par cette fausse réduction, ils pourraient en imposer pour une hernie.

Considérations relatives au traitement. — Il est possible d'observer chez les nouveau-nés la guérison spontanée de la hernie. Il est donc sage de favoriser par le port continu d'un bandage cette tendance naturelle vers la guérison. Mais il ne faut pas y compter après la deuxième année.

Dès que la présence d'une hernie inguinale a été constatée chez un nouveau-né, il faut conseiller le port d'un bandage. Celui dont l'application est la plus pratique à cette période de l'existence, c'est le bandage en caoutchouc avec pelote à air et sous-cuisse. Il y a intérêt à appliquer un bandage double, parce qu'il est plus aisé à maintenir en place. Dans les cas simples, ce petit bandage donne de bons résultats. Mais il est des hernies volumineuses, sortant avec la plus grande facilité et qui ne peuvent être maintenues par ce simple bandage. Aussi M. Collin a-t-il réalisé un véritable progrès en interposant à la partie antérieure de la pelote une lame métallique, qui permet d'exercer une pression beaucoup plus énergique en même temps qu'il a maintenu indépendantes les deux pelotes.

L'application de ce bandage chez les nouveau-nés nécessite des soins continus. Il faut, matin et soir, enlever le bandage pour nettoyer la peau au-dessous de la pelote, faire des lotions avec une solution alcoolisée pour lui donner plus de tonicité, et la saupoudrer avec de la poudre de riz ou d'amidon, avant de remettre le bandage en place. Mais il est bien évident que, pour obtenir un résultat utile, il faut maintenir le bandage en place nuit et jour. Aussi est-il nécessaire d'en posséder deux que l'on puisse appliquer à tour de rôle, après les avoir nettoyés.

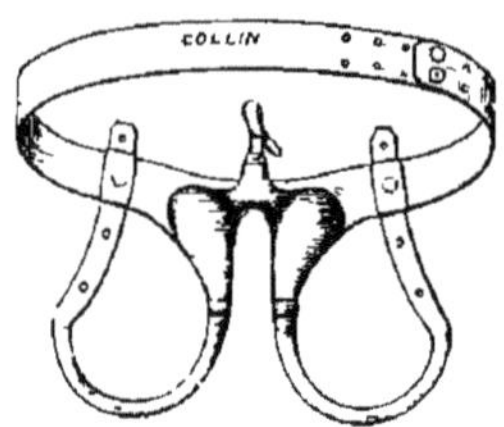

Fig. 117. — Bandage à pelotes doubles, indépendantes, l'une de l'autre (Collin).

Le bandage en caoutchouc et à pelotes à air peut donner de bons résultats jusqu'à l'âge de six mois. Passé cet âge, si la hernie continue à sortir, il faut lui substituer un bandage avec un petit ressort proportionné à l'âge de l'enfant, mais qui devra nécessairement être revêtu d'une enveloppe en caoutchouc pour les soins de propreté.

N'est-on pas parvenu, à l'âge de deux ans, à obtenir la guérison, il faut passer à la cure radicale. Autrefois, on plaçait vers l'âge de quatre à cinq ans le moment d'élection pour cette opération. Mais, sous l'influence des progrès accomplis dans l'asepsie, on a progressivement abaissé beaucoup cette limite, et aujourd'hui l'on opère dès la première année, et même dès les premiers mois, s'il y a nécessité.

Les indications de l'intervention chez les nourrissons se tirent du gros volume de la hernie, des troubles digestifs, de la difficulté de la contention, des menaces d'étranglement. Les difficultés inhérentes à l'opération, à cet âge très tendre, tiennent à la minceur extrême du sac qui se laisse déchirer avec la plus grande facilité, à son adhérence intime avec les éléments du cordon, et, en particulier, avec le canal déférent ; quelquefois aussi on a à compter avec la difficulté de la réduction, surtout quand il s'agit de hernies du cæcum relié aux parois du sac par un méso très court.

Quel que soit l'âge auquel on intervienne, les détails de l'opération sont les mêmes. Une incision oblique est faite dans la direction du canal inguinal, dépassant par en haut l'orifice externe du canal. L'aponévrose du grand oblique et les piliers sont soigneusement mis à nu; tous les vaisseaux sectionnés sont saisis avec des pinces. Cherchant à leur sortie du canal inguinal les éléments du cordon, on les tend par en bas à l'aide d'une pince saisissant le tissu cellulaire d'enveloppe, puis avec la pointe d'un bistouri bien tranchant, l'on incise l'enveloppe musculaire formée par les fibres du crémaster; un second coup de bistouri sectionne l'enveloppe fibreuse commune au cordon et au testicule et met à nu la face externe du sac. Dès lors il est facile de suivre le plan de clivage entre celle-ci et les éléments du cordon. Soit avec un instrument mousse, soit en s'aidant de quelques coups de bistouri, on libère le sac des éléments du cordon, en redoublant de précautions à la partie postérieure, où se trouve le canal déférent dont l'adhérence intime avec le sac doit être bien retenue. Le sac étant complètement libéré jusqu'au niveau de l'orifice externe du canal inguinal, est ouvert pour s'assurer qu'il est complètement vide. En même temps on peut se rendre compte de sa disposition. S'il est en communication avec la tunique vaginale, on le sectionne transversalement vers sa partie moyenne; la portion terminale enveloppant le testicule reconstituera la tunique vaginale; la portion centrale saisie transversalement avec des pinces est liée le plus haut possible avec un fort catgut pour constituer le pédicule herniaire. Il faut toutefois prendre garde de ne pas comprendre dans la ligature, la paroi vésicale, ce qui serait à craindre si l'on plaçait trop haut la ligature; aussi est-il prudent de s'arrêter dans le décollement du péritoine, quand on voit apparaître un petit lobule graisseux appartenant au fascia transversalis. Le sac est excisé au-dessous de sa ligature. Généralement une ligature en masse du collet du sac est suffisante. Toutefois le collet offre-t-il une largeur trop grande, il est bon de le lier en deux parties, soit au moyen d'une ligature en chaîne, soit au moyen du nœud du meunier conseillé par Félizet, et qui constitue un excellent procédé de ligature. Il consiste à traverser d'abord le collet du sac à sa partie moyenne à l'aide du fil, puis à lier l'une des moitiés du sac, passant ensuite les deux bouts du fil pardessus la seconde moitié, on lie celle-ci qui est ainsi solidarisée avec la première. On passe alors à la suture des piliers qui est faite également à l'aide d'un ou deux points de suture au catgut. L'opération se termine par la suture de la peau au crin de Florence ; à moins de circonstances exceptionnelles, l'interposition d'un drain est inutile.

La technique que nous venons d'indiquer est celle que nous suivons dans la plupart des cas ; c'est seulement quand la paroi offre une faiblesse particulière et que l'orifice externe du canal inguinal est très large, que nous avons recours au procédé de Bassini, consistant à sectionner l'aponévrose du grand oblique, puis à terminer l'opération en faisant la suture du tendon conjoint du petit oblique et du transverse à l'arcade crurale, de façon à reconstituer la paroi postérieure du canal inguinal. Cette suture faite, le cordon est lui-même remis en place et, au-devant de lui, on reconstitue, par la suture, l'aponévrose du grand oblique.

Nous n'avons rien de particulier à dire de l'opération de la hernie étranglée chez les enfants. Elle s'exécute absolument par le même procédé que chez les adultes. Si nous en parlons, c'est seulement pour faire remarquer, d'accord en cela avec tous les chirurgiens qui ont parlé de la question, que l'étranglement herniaire n'a pas, chez les tout jeunes enfants, la gravité que l'on serait porté à lui attribuer tout d'abord. Faite à temps et dans de bonnes conditions, l'opération de la hernie étranglée donne, même dans les six premiers mois de l'existence, les meilleurs succès.

VII. — DE L'ECTOPIE TESTICULAIRE SES RAPPORTS AVEC LA HERNIE INGUINALE

L'ectopie testiculaire désigne cet état dans lequel le testicule n'occupe pas sa place normale au fond des bourses, soit qu'il soit resté en un point du trajet qu'il doit parcourir pour gagner le scrotum, soit qu'il occupe un point où il n'aurait jamais dû se trouver.

L'ectopie testiculaire affecte des rapports intimes avec les hernies inguinales congénitales. En effet, l'ectopie est très souvent la cause de hernies ; d'autre part, l'ectopie imprime aux hernies congénitales des caractères particuliers. En outre, l'ectopie testiculaire offre par elle-même des inconvénients nombreux. Enfin, son étude a, dans la chirurgie moderne, une sanction pratique, puisque nous sommes en mesure de lui opposer à l'heure actuelle une très bonne opération.

L'ectopie testiculaire est loin de constituer une malformation fréquente. Ce serait une erreur de la confondre avec l'état flottant du testicule que l'on rencontre si souvent chez les jeunes enfants, état dans lequel le testicule est tantôt dans les bourses, tantôt au-devant de l'orifice externe du canal inguinal, ou en un point quelconque de la paroi abdominale inférieure. Mais ce qui distingue cet état de l'ectopie vraie, c'est que, dans celle-ci, le testicule ne se laisse jamais attirer au fond des bourses.

Au point de vue pathogénique, l'ectopie testiculaire présente deux grandes variétés :

1° Le testicule est arrêté en un point du trajet qu'il doit parcourir;

2° Le testicule est fixé dans un point où il ne doit pas arriver à l'état normal.

Chacune de ces grandes variétés comprend un certain nombre de subdivisions.

1re variété.	Ectopie abdominale	sous-rénale.
		pelvienne.
	Inguinale.	
	Inguino-scrotale.	
2e variété.	Ectopie crurale.	
	— périnéale.	

Toutes ces formes sont loin d'avoir la même fréquence, et, par suite, la même importance pratique.

Il est tout à fait exceptionnel de voir le testicule conserver à la région lombaire la position qu'il occupe pendant les premiers mois de la vie embryonnaire; il est très exceptionnel également de voir la glande génitale, sortant au-dessous de l'arcade de Fallope par le canal crural, former, à la partie supérieure du triangle de Scarpa, une tumeur analogue à celle de la hernie crurale.

Il est déjà moins rare de voir le testicule se placer au périnée, entre l'anus et le scrotum; généralement il occupe là une position transversale, plus près de l'anus que de la racine des bourses. Il forme une tumeur qui peut être contusionnée, dans la position assise, dans les chutes sur le périnée, dans l'équitation. Mais les positions les plus utiles à étudier, à cause de leur fréquence, sont les ectopies pelvienne et inguinale.

Dans l'ectopie pelvienne, le testicule gagne la paroi abdominale antérieure, derrière laquelle il s'applique au voisinage de l'anneau interne du canal inguinal. Tantôt il est là fixé d'une manière permanente, tantôt, au contraire, il traverse parfois le canal inguinal et vient se montrer au dehors, pour reprendre ensuite sa place dans la cavité abdominale.

Dans l'ectopie inguinale, le testicule a franchi l'orifice externe du canal inguinal; mais au lieu de descendre dans les bourses, il reste fixé à la région inguinale. Il peut du reste occuper là plusieurs positions différentes, tantôt il est mobile au-devant du canal inguinal, tantôt il descend dans le pli inguino-scrotal, pour constituer l'ectopie inguino-scrotale; enfin, parfois il remonte plus haut sous la peau de la paroi abdominale antérieure. On donne à cette variété le nom d'ectopie sous-abdominale.

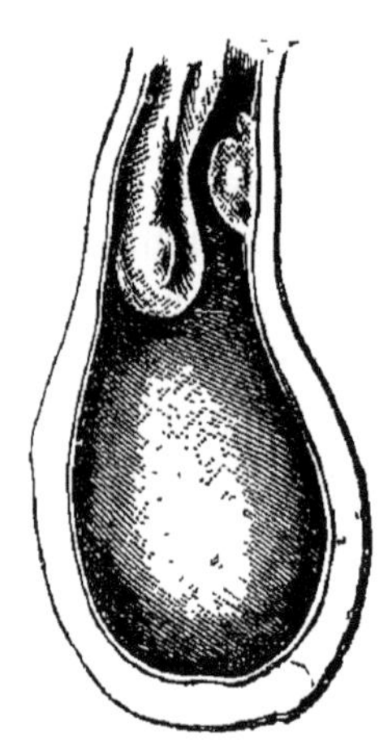

Fig. 118. — Hernie inguinale congénitale. L'intestin descend dans la cavité péritonéo-vaginale distendue par une hydrocèle congénitale; le testicule est en ectopie (Monod et Terrillon).

Il semble que la formation du canal vagino-péritonéal soit intimement liée à la descente du testicule. Il est cependant des faits qui montrent que cette relation n'est pas aussi intime qu'on pourrait le croire au premier abord. Il est en effet des cas d'ectopie inguinale qui s'accompagnent de la présence d'hydrocèle dans la moitié correspondante du scrotum. Ces faits sont favorables à la manière de voir de Kœlliker d'après laquelle la formation du processus vagino-péritonéal ne résulte pas du refoulement du péritoine dans les bourses par le testicule pendant sa descente. La formation de la tunique vaginale serait au contraire un phénomène concomitant et indépendant de la descente du testicule.

On a vu également des cas dans lesquels, le testicule étant resté en ectopie inguinale, l'épididyme seul a effectué son mouvement de descente dans les bourses. On a même vu, en pareil cas, l'épididyme et le cordon s'enrouler autour d'un sac herniaire; en un mot, il y a eu descente de l'épididyme et du cordon isolément, et l'existence de la tunique vaginale a permis la production de la hernie.

Phénomènes cliniques. — Les conséquences de l'ectopie testiculaire sont à envisager au point de vue du développement général de l'individu. Du reste, sous ce rapport. les conséquences

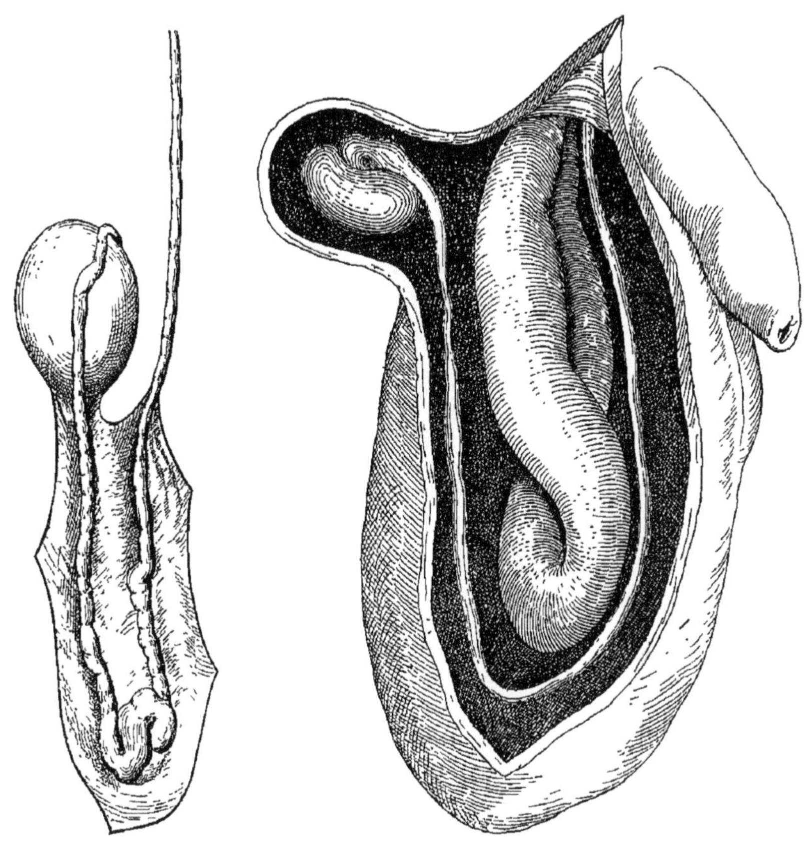

Fig. 119. — Hernie congénitale avec ectopie. Le sac péritonéo-vaginal descend jusqu'au fond des bourses; il renferme l'épididyme et le canal déférent isolés du testicule qui est resté dans le trajet inguinal (Follin).

Fig. 120. — Hernie congénitale vaginale; testicule en ectopie inguinale; canal déférent se détachant de l'épididyme et descendant jusqu'au fond du sac (Terrillon).

sont absolument différentes, suivant qu'on a affaire à une ectopie simple ou double.

En cas d'ectopie simple, il n'est nullement exceptionnel d'avoir affaire à des individus très vigoureux, qui présentent tous les attributs du sexe masculin. S'agit-il au contraire d'ectopie double, le plus souvent, on se trouve en présence d'enfants faibles, grêles, peu développés pour leur âge. Ou bien encore, il s'agit de jeunes garçons qui présentent les caractères du féminisme, bassin large, surcharge adipeuse, verge rudimentaire, absence de poils.

Au point de vue du fonctionnement de l'organe, l'ectopie testiculaire amène à la longue les conséquences les plus fâcheuses; il y a atrophie, sclérose ou dégénérescence graisseuse du testicule.

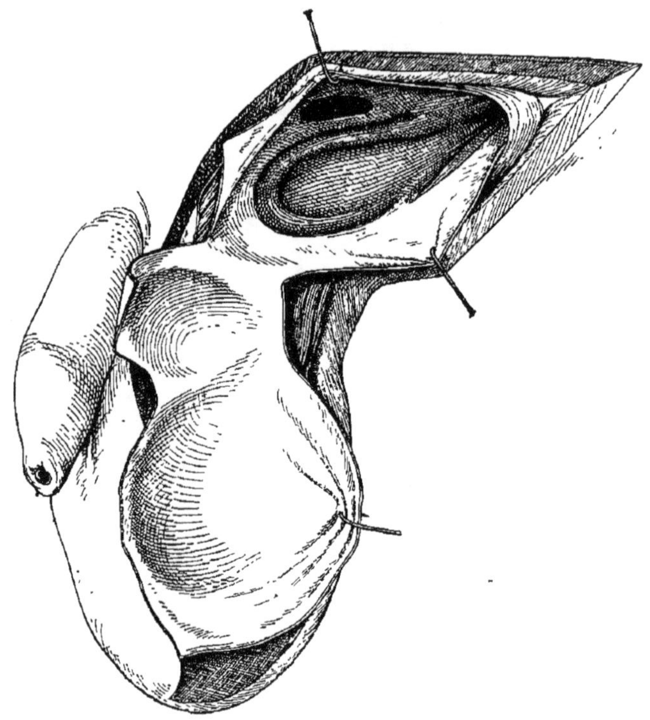

Fig. 121. — Hernie inguinale avec ectopie inguinale du testicule; celui-ci s'est creusé une loge derrière l'arcade crurale. Le sac herniaire s'étend en dessous jusqu'au fond des bourses. En haut se voit l'orifice de communication du sac avec le péritoine (Godard).

Cependant ce ne sont pas là des conséquences absolument fatales, et l'examen histologique a permis de constater dans quelques cas que la spermatogénèse était possible.

On a admis aussi, en se fondant sur la statistique, que le testicule en ectopie était plus sujet aux dégénérescences cancéreuses; mais cette opinion est aujourd'hui discutée. En cas d'orchite blennorrhagique, on a vu, le testicule étant en ectopie pelvienne, l'inflammation se communiquer au péritoine environnant.

Mais de toutes les complications que peut déterminer l'ectopie testiculaire, la plus importante par sa fréquence, c'est certainement la production de hernies. La formation de hernies s'explique tout naturellement en pareil cas par la persistance du canal vagino-péritonéal. A la faveur de ce conduit préexistant, la hernie se pro-

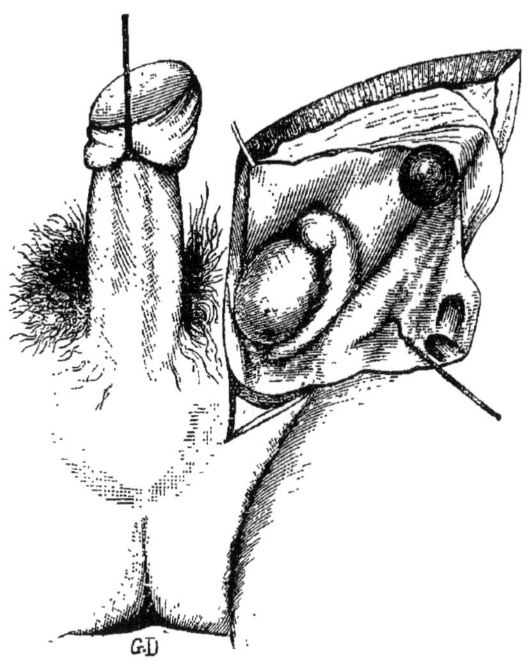

Fig. 122. — Hernie inguinale congénitale avec ectopie génito-crurale du testicule. — Le testicule est descendu dans le pli génito-crural, entouré de la tunique vaginale qui communique encore avec le péritoine. — En haut, une petite anse d'intestin est étranglée dans le conduit péritonéo-vaginal (Godard).

duit peu à peu; ou bien, dans d'autres cas, elle se montre, tout d'un coup, au moment même où le testicule franchit l'orifice externe du canal inguinal.

La coïncidence entre la hernie et l'ectopie est importante à considérer. Elle rend souvent la contention difficile; il arrive en effet que le testicule ectopié soit le siège de douleurs névralgiques qui rendent impossible l'application d'un bandage. Dans quelques cas même, le testicule se laissant refouler par la pression des doigts constitue un véritable bouchon qui ferme l'orifice externe du canal inguinal et s'oppose à la réduction.

Déjà nous avons signalé comme une variété de la hernie inguinale congénitale, la hernie interstitielle ou intra-pariétale, qui constitue une tumeur parallèle à l'arcade de Fallope et située au-dessus d'elle. Le propre de cette hernie, c'est de renfermer dans son intérieur le testicule.

Les hernies compliquant l'ectopie testiculaire peuvent être le siège d'étranglement, et on peut, dans ces circonstances particulières, rencontrer des difficultés de diagnostic tenant à ce que le testicule en ectopie peut être le point de départ d'accidents qui en imposent pour un étranglement herniaire véritable. Ces accidents sont de deux sortes : parfois il s'agit d'un étranglement véritable du testicule, qui se produit au moment où la glande testiculaire franchit l'orifice externe du canal inguinal. Cet étranglement du testicule donne naissance à des phénomènes nerveux, en tout semblables à ceux que cause l'étranglement intestinal, altération des traits, petitesse du pouls, vomissements.

Depuis quelques années, l'attention des chirurgiens a été attirée sur un autre ordre d'accidents dont les premiers exemples ont été publiés par Nicoladoni, savoir : la torsion du pédicule, comparable à la torsion du pédicule des kystes ovariques. Comme cette dernière, elle détermine des douleurs vives, et des phénomènes péritonitiques. La stase résultant de la torsion des veines du cordon amène une congestion intense, des hémorragies, et ultérieurement la désorganisation de la glande. Il n'y a pas du reste lieu d'insister outre mesure sur le diagnostic différentiel entre les trois états que nous venons d'indiquer; car tous trois appellent l'intervention chirurgicale. Le débridement de l'anneau fibreux fait cesser les accidents de l'étranglement testiculaire, comme ceux de l'étranglement herniaire; enfin, depuis qu'on connaît mieux la torsion du testicule. on a pu intervenir heureusement pour pratiquer la détorsion des éléments du cordon. et éviter le sacrifice de la glande.

Traitement. — Il n'y a pas lieu d'opérer trop tôt l'ectopie testiculaire, car on voit parfois la descente de la glande se compléter spontanément, par exemple, au moment de la puberté. D'autre part, il ne faut pas différer trop longtemps l'intervention, pour ne pas laisser à la glande le temps de s'atrophier. On opérera en général vers la dixième année. On a bien conseillé un traitement consistant dans le massage et les manipulations exercées sur le cordon pour favoriser l'abaissement du testicule; mais ce traitement ne saurait être utilement conseillé que dans la première enfance. Passé ce temps, il faut avoir recours à l'intervention sanglante.

L'opération sera conduite d'après les mêmes règles que la cure radicale des hernies. Le testicule et son pédicule étant mis à nu, on les libérera de toutes les connexions avec les parties voisines. On sectionnera, non seulement les brides fibreuses qui retiennent la glande dans sa position anormale, mais encore les fibres du crémaster, la tunique fibreuse commune; puis on mettra à nu le processus vagino-péritonéal, on le sectionnera transversalement, on le liera à sa base avec un catgut, en un mot, on pratiquera une véritable cure radicale de la hernie. Le testicule restera appendu par un cordon qui ne sera plus constitué que par les éléments indispensables à la nutrition et au fonctionnement de la glande, savoir, les vaisseaux et les nerfs, et le canal déférent.

Il faut ensuite, avec l'index de la main gauche, créer dans la moitié correspondante du scrotum, une loge dans laquelle le testicule est introduit; un aide l'y maintient avec un crochet mousse, tendant légèrement les éléments du cordon, tandis que le chirurgien fait, à partir de l'orifice externe du canal inguinal, autour du cordon, une série de points de suture au catgut portant sur les débris de la gaine celluleuse du cordon. On constitue ainsi tout autour du cordon une sorte d'attelle solide, qui, descendant jusqu'au niveau du pubis, le maintient en place, et s'oppose à la réascension du testicule. Ce procédé, que j'emploie depuis une dizaine d'années, me paraît bien préférable à ceux qui consistent à fixer le testicule à la peau du scrotum, fixation insuffisante, ou même dangereuse pour la vitalité de la glande.

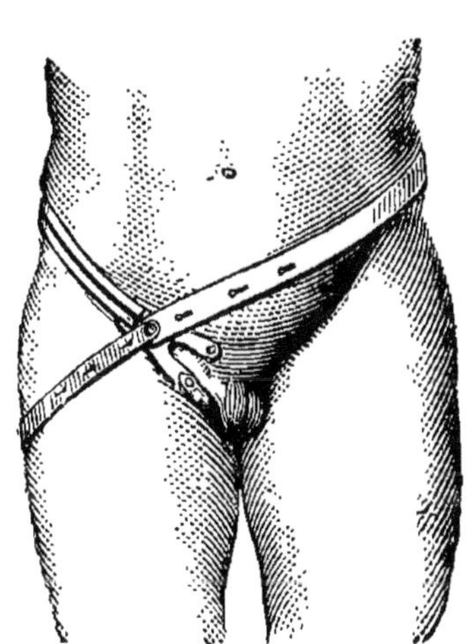

Fig. 123. — Bandage à pelote en forme de fourche, pour maintenir la hernie dans le cas d'ectopie inguinale.

Les cas dans lesquels l'ectopie testiculaire s'accompagne de hernies ne laissaient pas que de mettre les anciens chirurgiens dans un grand embarras. En effet, appliquer en pareil cas un bandage qui refoule dans l'abdomen le testicule et la hernie, c'est condamner le malade à ne jamais guérir de son ectopie. D'autre part, renoncer au port du bandage, c'était laisser le malade exposé à tous les dangers de l'étranglement herniaire, à une époque où l'on ne pratiquait pas la cure radicale. Aujourd'hui les considérations sont tout autres. Sans doute, on pourra bien, si le malade le supporte, faire l'application d'un bandage à pelote échancrée, dit bandage en fourche, qui maintient contenue la hernie, tout en laissant le testicule au dehors. Mais si ce bandage ne peut être supporté, le mieux est d'abandonner au dehors la hernie et le testicule; les dangers d'étranglement ne sont pas grands à cette période de la vie, et plus tard, on pratiquera à la fois la cure radicale et l'abaissement artificiel du testicule.

VIII. — DE L'HYDROCÈLE CONGÉNITALE

Les anomalies de descente du testicule peuvent causer, avons-nous dit, plusieurs ordres de lésions : 1° l'ectopie testiculaire; 2° les hernies congénitales; 3° les hydrocèles congénitales; 4° les kystes du cordon.

L'hydrocèle congénitale se traduit par l'existence d'une tumeur molle, fluctuante, transparente, entourant complètement le testicule. Ce qui la distingue de l'hydrocèle vulgaire, c'est que son pédicule, restant en communication avec la cavité péritonéale, le liquide contenu est susceptible de se réduire dans l'abdomen. Parfois on réussit aisément à produire cette réduction par la pression; dans quelques cas même, on observe la réduction spontanée, et souvent les parents eux-mêmes mettent le chirurgien sur la voie du diagnostic en notant les changements de volume que présente la tumeur le soir et le matin. Le soir, en effet, après la fatigue de la journée, l'hydrocèle présente souvent un volume très appréciable; le liquide se réduit la nuit pendant le repos dans la situation horizontale, et le matin, au réveil, le scrotum est tout à fait flasque.

Toutefois, alors même que l'hydrocèle est en communication avec le péritoine, la réductibilité peut faire défaut. Le fait a été noté depuis longtemps déjà par Guersant. La cause en est parfois dans l'étroitesse extrême de l'orifice de communication avec le péritoine; dans d'autres cas, les tissus se laissent refouler de bas en haut par la pression des doigts, et viennent former une valvule qui oblitère l'orifice de communication. Dans quelques cas, c'est le testicule lui-même qui vient former soupape, comme l'a indiqué J. Cloquet.

Pathogénie. — Pour ce qui est de la pathogénie de l'hydrocèle congénitale, deux opinions sont en présence. L'une qui place l'origine du liquide sécrété dans la tunique vaginale elle-même; l'autre, qui le fait provenir du péritoine. Toute irritation de la tunique vaginale, qu'elle soit traumatique ou pathologique, peut déterminer la sécrétion de liquide. Mais il peut se faire également que le liquide, primitivement sécrété dans le péritoine, reflue dans le scrotum, grâce à l'orifice de communication existant avec la séreuse péritonéale. Cette dernière opinion a été défendue surtout par Verneuil. Il a cité, par exemple, le cas d'un homme de trente-quatre ans, atteint d'ectopie testiculaire droite, et qui présentait du même côté une hydrocèle réductible. Or, cet homme avait une cirrhose, et, chez lui, l'hydrocèle était symptomatique de l'ascite concomitante.

Il n'est pas rare de noter que les enfants atteints d'hydrocèle congénitale sont faibles, malingres, atrepsiques. J'ai vu, entre autres, aux Enfants-Assistés, un enfant de sept ans, qui m'était présenté parce que, depuis quelque temps, on avait noté chez lui l'apparition d'une hydrocèle occupant la moitié gauche du scrotum. La réductibilité indiquait nettement qu'il s'agissait d'une hydrocèle congénitale. Or, l'enfant avait très mauvaise apparence: depuis quelque temps, il présentait un amaigrissement rapide. La palpation de l'abdomen faisait constater chez lui un empâtement profond. Toutes ces circonstances me firent porter le diagnostic d'hydrocèle symptomatique d'une péritonite tuberculeuse. J'appris plus tard que, quelques mois après, l'enfant était mort de méningite tuberculeuse.

Il y a donc toujours lieu, en cas d'hydrocèle congénitale, de tenir compte, dans l'appréciation du diagnostic, de l'état général du malade. En elle-même, l'hydrocèle congénitale est une maladie sans gravité, et qui présente même une tendance marquée à la guérison spontanée.

Hydrocèle infantile. — Nous ne pouvons quitter ce sujet sans dire quelques mots de l'hydrocèle infantile. Très souvent, chez les nouveau-nés, on constate la présence d'une certaine quantité de liquide dans la tunique vaginale. Le plus souvent, l'épanchement occupe à la fois les deux côtés du scrotum. Il n'est point en communication avec la cavité péritonéale, ce qui le distingue de l'hydrocèle congénitale, comprise comme nous venons de le dire. De même aussi, les testicules sont sains; il ne s'agit donc pas d'une hydrocèle symptomatique. et d'ailleurs l'épanchement a la plus grande tendance à la guérison spontanée.

La pathogénie de cette hydrocèle des nouveau-nés n'est point encore établie. Quelques auteurs ont voulu la mettre sur le compte du traumatisme subi par les bourses au moment de l'accouchement. ou pendant le lavage de l'enfant. Je me demande si elle n'est pas plutôt attribuable à l'irritation dont la tunique vaginale est le siège au moment de la descente du testicule.

Diagnostic. — Le diagnostic doit consister tout d'abord à savoir s'il s'agit d'une hydrocèle simple ou en communication avec le péritoine. Nous rappelons à ce sujet ce que nous avons déjà dit de la difficulté de la réduction. En pareil cas, il faut tenir grand compte des renseignements fournis par les parents, frappés des différences considérables de volume que présente la tumeur le matin et le soir.

Il y a aussi à distinguer l'hydrocèle congénitale des kystes du cordon; mais ceux-ci sont en général arrondis, beaucoup plus tendus, mobiles et fuyants sous le doigt. Enfin les rapports avec le testicule sont différents dans les deux cas. Tandis que l'hydrocèle siégeant dans la tunique vaginale entoure le testicule et est en rapport direct avec lui, le kyste du cordon est au contraire situé au-dessus du testicule, dont il reste toujours distinct.

La transparence distingue également l'hydrocèle congénitale des hernies. Du reste. le mode de réduction de la tumeur est bien différent dans les deux cas. Dans l'hydrocèle congénitale, la réduction ne se produit que lentement et difficilement, au point même que, dans certains cas, son existence reste douteuse; dans la hernie. au contraire, la réduction est brusque et s'accompagne le plus souvent du gargouillement caractéristique. Enfin, dans la hernie, la reproduction de la tumeur se fait tout d'un coup. dans un effort de toux par exemple, tandis que dans l'hydrocèle la reproduction ne se fait que lentement et peu à peu.

Traitement. — Il y a lieu de tenir compte avant tout de la marche de l'affection que nous avons indiquée et qui nous apprend que, chez les nouveau-nés, l'hydrocèle a la plus grande tendance à la guérison spontanée. Si, au contraire, la tumeur persiste, si même elle augmente, on pourra recourir à la ponction aspiratrice, suivie de l'injection d'une petite quantité d'alcool, 10 à 20 gouttes par exemple. Pour que ce procédé soit applicable, il faut, bien entendu, en cas d'hydrocèle congénitale, que l'on puisse aisément interrompre la communication entre le péritoine et la tunique vaginale, de façon à ce que le liquide injecté ne pénètre pas dans la cavité abdominale. Chez les enfants plus âgés, on pratiquera la cure radicale, qui consiste, comme en cas de hernie, à mettre à nu le canal vagino-péritonéal, l'isoler soigneusement des divers éléments du cordon, et à le sectionner transversalement. Le bout supérieur lié avec un catgut ferme la communication avec la cavité péritonéale, tandis que la moitié inférieure restée en contact avec le testicule reconstitue la tunique vaginale.

IX. — KYSTES DU CORDON (HYDROCÈLES ENKYSTÉES DU CORDON).

A côté des hydrocèles congénitales, on rencontre souvent, dans la région inguinale des jeunes enfants, une autre variété de tumeurs liquides, auxquelles on a donné le nom d'hydrocèles enkystées du cordon, ou mieux kystes du cordon. Ce qui les caractérise, c'est leur indépendance absolue de la tunique vaginale. Ils sont placés beaucoup plus haut, soit au niveau de l'orifice externe du canal inguinal, soit dans l'intérieur même de ce canal. Il arrive parfois qu'on puisse, par une pression modérée de bas en haut, les faire remonter dans le canal inguinal, d'où ils sortent sous l'influence de la toux ou d'un effort.

On comprend qu'on puisse en pareil cas les confondre avec une hernie, mais ils s'en distinguent par l'absence de sonorité et de gargouillement. Leurs caractères sont ceux des kystes en général, tumeurs tendues, résistantes plutôt que fluctuantes. Elles peuvent quelquefois être assez isolées des parties voisines pour qu'on observe la transparence. De petit volume, dépassant rarement les dimensions d'une noix, ces kystes sont extrêmement mobiles, soit dans le sens transversal, soit dans le sens vertical.

Ils sont dépourvus de pédicules, et lorsqu'il sont sortis du canal inguinal, on constate aisément que celui-ci est tout à fait libre. Ce sont là autant de caractères qui différencient ces kystes des hernies avec lesquelles ils sont souvent confondus.

Le diagnostic peut d'ailleurs être rendu très difficile par la

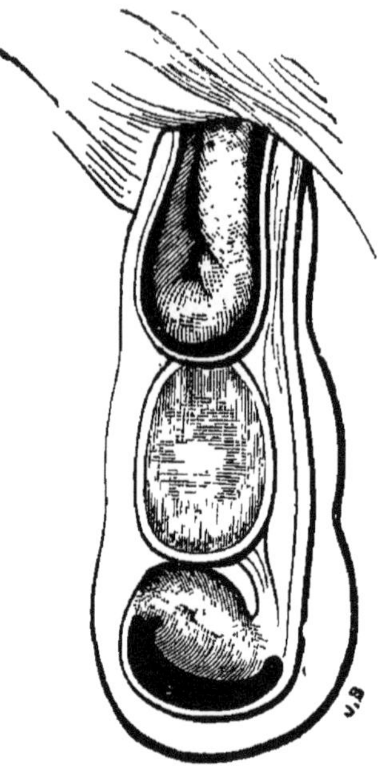

Fig. 124. — Kyste du cordon spermatique coexistant avec une hernie. Le kyste est interposé entre la hernie et le testicule (Monod et Terrillon).

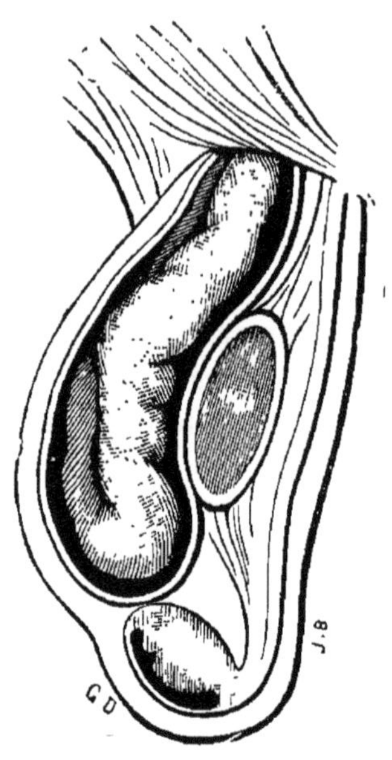

Fig. 125. — Kyste du cordon spermatique coïncidant avec une hernie. — Ici, la hernie passe en avant du kyste et vient se mettre en rapport avec la tunique vaginale (Monod et Terrillon).

coïncidence avec une hernie qui affecte avec le kyste des rapports variables. Tantôt le kyste répond à la partie inférieure de la hernie, compris entre elle et le testicule; tantôt il est caché derrière le sac herniaire, et quelquefois même tellement englobé par lui que sa présence est méconnue.

Une autre complication possible de ces kystes, c'est leur transformation en hématocèle par le mécanisme indiqué par Gosselin pour l'hématocèle de la tunique vaginale; formation de fausses membranes sous l'influence de l'inflammation chronique; rupture des vaisseaux contenus dans ces fausses membranes, et épanchement sanguin.

Il n'est pas rare d'observer chez les jeunes enfants, en même temps qu'un kyste du cordon, une hydrocèle de la tunique vaginale; mais les deux tumeurs sont nettement isolées l'une de l'autre.

Pour ce qui est de la pathogénie, l'hypothèse la plus probable

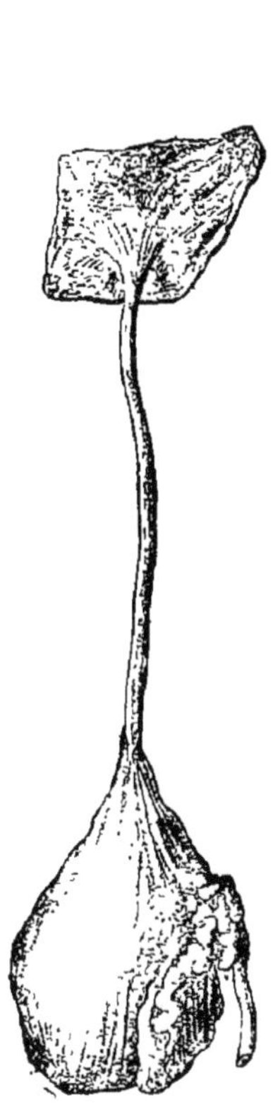

Fig. 126. — Cordon fibreux rattachant la tunique vaginale, à laquelle adhère le canal déférent, à l'infundibulum du péritoine, et résultant de l'oblitération du canal péritonéo-vaginal (Cloquet).

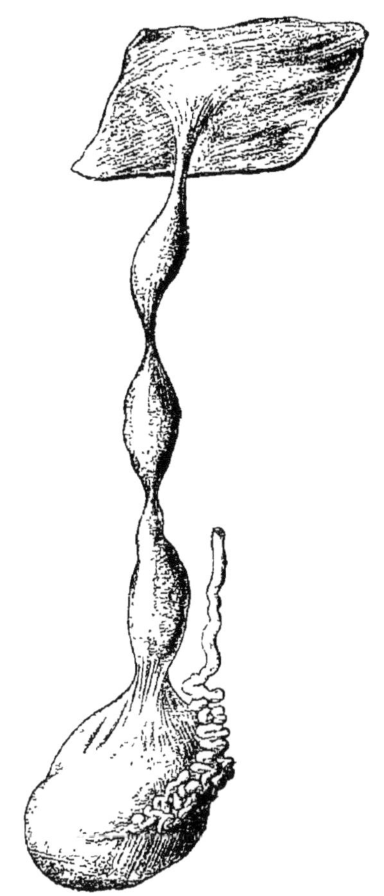

Fig. 127. — L'oblitération du conduit péritonéo-vaginal est incomplète sur plusieurs points, et a donné lieu à la production de kystes du cordon superposés en chapelet (Cloquet).

est celle qui consiste à regarder les kystes du cordon comme des débris du conduit vagino-péritonéal. A l'appui de cette hypothèse on peut citer ce fait que l'on rencontre quelquefois plusieurs petites tumeurs kystiques appendues les unes au-dessus des autres, en forme de chapelet; parfois aussi les kystes présentent une forme canaliculée: enfin ils sont quelquefois appendus à un cordon fibreux allant de la face externe du péritoine à la tunique vaginale, et représentant, comme l'a démontré J. Cloquet, le conduit vagino-péritonéal oblitéré.

Pour ce qui est du traitement, chez les jeunes enfants, on peut se contenter de l'injection d'alcool. On retire d'abord par l'aspiration une petite quantité de liquide; puis on injecte dans la cavité kystique le contenu d'une seringue de Pravaz, soit 1 gramme d'alcool.

Chez les enfants plus âgés, par exemple vers quatre ou cinq ans, le mieux, c'est de pratiquer l'extirpation du kyste, qui se fait d'après les mêmes principes que la cure radicale des hernies, c'est-à-dire que la tumeur est mise à nu, et isolée des éléments du cordon au milieu desquels elle est développée. Cet isolement se fait en général avec la plus grande facilité.

X. — VICES DE CONFORMATION DES ORGANES GÉNITAUX CHEZ LA FEMME

Atrésie de la vulve et de l'hymen. — Un vice de conformation assez fréquent, c'est celui dans lequel les petites lèvres agglutinées entre elles masquent l'entrée du vagin; généralement, ces adhérences molles, comme celles du prépuce au gland dans le phimosis, se laissent détruire avec la plus grande facilité.

L'atrésie peut porter sur la membrane hymen, constituant une cloison imperforée; mais, comme le remarquent Matthews Duncan et Schröder, il ne faut pas prendre pour des exemples d'imperforation de l'hymen tous les cas dans lesquels l'entrée du vagin est oblitérée par une membrane; car, dans plus d'un cas, on a pu, une fois cette dernière incisée, reconnaître en avant d'elle l'hymen présentant sa conformation normale. A côté de l'atrésie de l'hymen, il faut signaler les anomalies de son tissu qui peuvent lui donner une résistance considérable, capable de mettre obstacle aux rapprochements sexuels, et aussi la vascularisation excessive de l'hymen, qui a pu déterminer, au moment de la défloration, des hémorragies considérables.

Abouchements anormaux des uretères à la vulve et dans le vagin; persistance du canal de Wolff chez la femme. —

Dans ces cas, l'on voit, à la vulve, plus ou moins près du méat

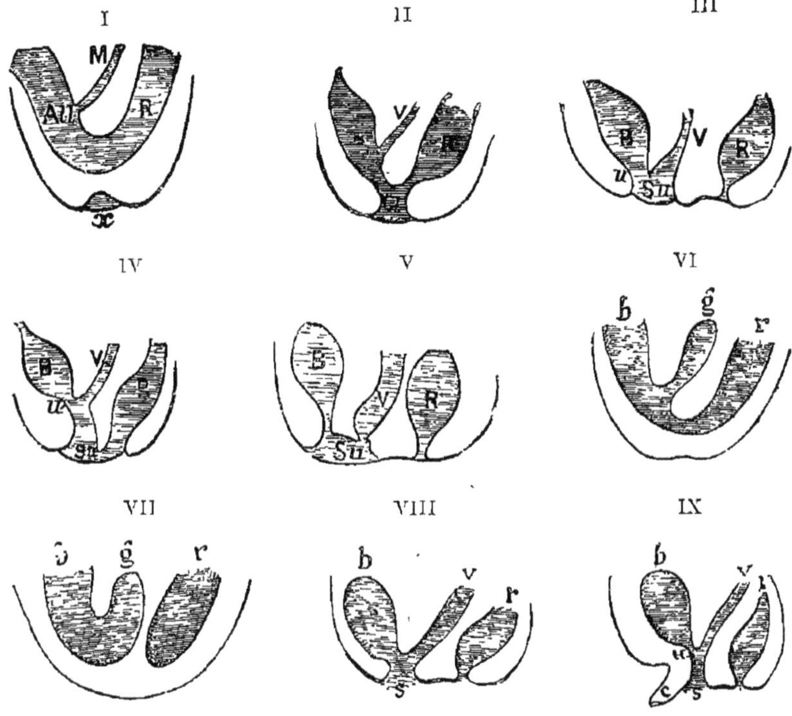

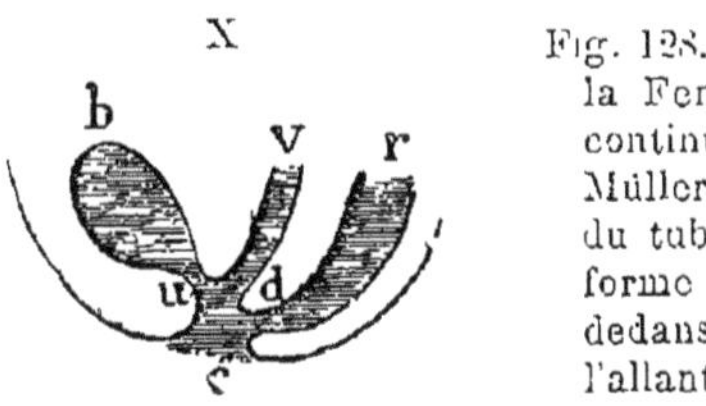

Fig. 128. — Malformation des organes génitaux chez la Femme (schéma de Schröder). — I. *R*, rectum continu avec *All*, allantoïde (vessie), et *M*, canal de Müller (vagin); *x*, dépression de la peau au-dessous du tubercule médian; elle progresse en dedans et forme la vulve. — II. La dépression gagne en dedans et, devenant continue avec le rectum et l'allantoïde, forme le cloaque, *cl.* — III. Le cloaque se partage en sinus uro-génital, *Su*, et anus, *a*, par abaissement de la cloison périnéale. Les canaux de Müller sont réunis pour former le vagin, *v*, en arrière de la vessie *B*, et de l'orifice de l'urètre, *u*. — IV. Le périnée est complètement constitué. — V. La partie supérieure du sinus uro-génital se resserrant pour former l'urètre, la partie inférieure persiste et forme le vestibule, *Su*, auquel aboutissent l'urètre et le vagin. — VI. Atrésie complète de la vulve : *r*, rectum ; *g*, canal génital ; *b*, vessie, communiquant entre eux. — VII. Atrésie complète de la vulve : l'allantoïde s'est séparée du rectum *r*; la vessie, *b*, et le canal, *g*, sont distendus par l'urine. — VIII. Atrésie vaginale de l'anus. Le périnée, *d*, ne s'est pas formé, et le cloaque persiste ; la vessie, *B*, le vagin, *v*, et le rectum, *r*, aboutissent a ce cloaque commun ; *u*, urètre. — IX. Hypospadias chez la femme, 1er degré coïncidant avec une hypertrophie du clitoris ; *CS*, sinus uro-génital persistant, auquel succède un long canal vestibulaire ; *u*, urètre et, *v*, vagin s'ouvrant dans le canal vestibulaire. — X. Hypospadias proprement dit chez la femme. La vessie, *b*, s'abouche directement dans le vestibule, *S*.

urinaire, ou bien dans la profondeur du vagin, un petit orifice qui livre constamment passage à l'urine. Les commémoratifs apprennent que, de tout temps, la malade a été mouillée par l'urine, tout en conservant la possibilité d'uriner volontairement. Le cathétérisme de l'orifice anormal permet au stylet de remonter à une grande profondeur, sans pénétrer dans la cavité vésicale. Les injections faites dans la vessie ne ressortent pas par l'orifice fistuleux. Ces diverses circonstances réunies sont bien de nature à fixer le chirurgien sur la véritable signification de l'anomalie qu'il a sous les yeux. Cependant il est des cas dans lesquels l'uretère vient se terminer en cul-de-sac près de l'orifice vulvaire.

Le mode de développement des uretères donne facilement l'interprétation de ces anomalies. L'uretère se forme par un bourgeonnement en forme de tube épithélial, né du canal de Wolff, vers sa partie cloacale; ce canal progresse ensuite de bas en haut. On comprend que, si la partie du corps de Wolff située au-dessous de la naissance de l'uretère persiste, ce dernier conduit viendra s'ouvrir dans le sinus uro-génital, c'est-à-dire à la vulve ou à la partie inférieure du vagin. Le traitement doit consister à supprimer le canal uretéral au-dessous de la vessie, et à aboucher le bout central dans le trigone vésical. La chose ne présente pas de grandes difficultés, si l'abouchement se fait à la vulve ou à la partie inférieure du vagin; elle deviendra d'une exécution beaucoup plus difficile. si l'abouchement se fait à la partie supérieure du vagin. On comprend même qu'il y ait des cas où il ne reste d'autre ressource que l'extirpation du rein; pourvu d'ailleurs que le rein du côté opposé soit parfaitement sain.

On a expliqué aussi par la persistance du canal de Wolff la présence d'un certain nombre de kystes congénitaux dans l'épaisseur des parois du vagin.

Malformations du vagin. — Tout d'abord il peut y avoir absence complète du vagin. D'ordinaire, l'utérus fait défaut ou reste rudimentaire. Quant aux ovaires, ils coexistent généralement avec un utérus normal; mais tantôt il n'y a pas de molimen menstruel, tantôt celui-ci existe, traduisant sa présence par des douleurs périodiques, au moment de l'ovulation, et des hémorragies supplémentaires.

Le vagin n'existant pas à l'état de cavité dans les premiers temps de la vie intra-utérine, et ses parois étant accolées comme le sont les paupières, on comprend facilement les cas dans lesquels la cavité vaginale existe seulement dans une partie de la hauteur de l'organe. Comme la cavité vaginale se développe de haut en bas, il est naturel que ce soit sa partie inférieure qui manque le plus souvent. Mais, dans ces cas, les tentatives de coït créent généralement, du fait du refoulement de la vulve en arrière, un canal plus ou moins long. Parfois, c'est la portion moyenne du vagin qui fait défaut.

De l'absence totale ou partielle du vagin, il faut rapprocher la sténose congénitale de ce conduit, admettant à peine une sonde de trousse, ou une sonde cannelée. Parfois aussi, il existe des brides ou cloisons transversales, plus ou moins complètes, qui peuvent mettre obstacle au coït et à l'accouchement. Signalons enfin le cloisonnement du vagin dans le sens vertical, d'où l'existence de deux cavités transversalement accolées, et aboutissant chacune à un col utérin distinct. L'embryologie nous en donne une interprétatation facile, le vagin, comme l'utérus, se formant par l'accolement et la fusion des deux canaux de Müller. Quand la cloison est incomplète, c'est généralement dans la partie supérieure qu'elle fait défaut. Ces vices de conformation déterminent l'accumulation de sang ou de pus dans le vagin, hématocolpos et pyocolpos; ils peuvent mettre obstacle à l'accouchement, et devenir le point de départ de ruptures utérines; cependant, il est des cloisons et des brides vaginales qui se rompent avec la plus grande facilité, et qui n'apportent pas de gêne réelle à l'accouchement.

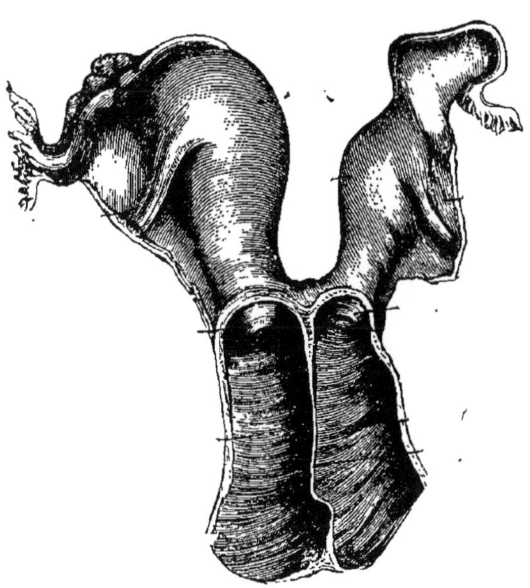

Fig. 129. — Utérus didelphe et vagin cloisonné (Ollivier). — *a*, segment droit; *b*, segment gauche; *cd*, ovaire et ligament rond droits; *fe*, ovaire et ligament rond gauches; *g*, *j*, col et vagin gauches; *K*, cloison séparant les deux vagins; *h*, *i*, col et vagin droits.

Malformations de l'utérus. — Dans des cas exceptionnels, l'utérus peut faire complètement défaut; mais, le plus souvent, il est réduit à un état rudimentaire. Ses rapports avec les ligaments ronds permettent alors de ne pas le confondre avec les trompes.

Il est facile de comprendre que le défaut de fusionnement complet des conduits de Müller donne naissance à ces vices de

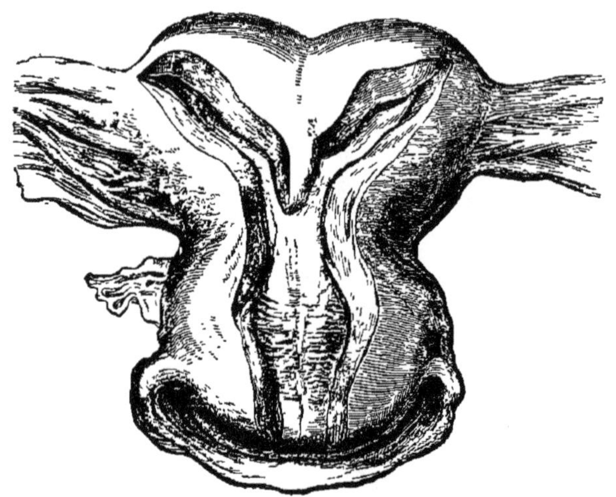

Fig. 130. — Utérus bicorne unicervical (Barnes).

conformation connus sous le nom d'utérus unicorne, ou utérus bicorne, dont on décrit plusieurs variétés, suivant que la bifurcaton siège seulement vers le fond de l'utérus, qu'elle s'avance au voisinage du col, ou qu'elle est complète (utérus didelphe).

Accidents de rétention consécutifs aux atrésies génitales. — Les différentes atrésies du canal génital chez la femme ont pour caractère commun de donner naissance à des accidents dus à la rétention du sang menstruel.

Quand la rétention siège dans le vagin, on lui donne le nom d'hématocolpos. Occupe-t-elle l'utérus, c'est l'hématométrie; enfin, quand elle siège dans la trompe, elle constitue l'hématosalpinx.

C'est au moment de l'établissement de la fonction menstruelle que se montrent les accidents de rétention. La jeune fille accuse des douleurs dans le bas-ventre; on croit que les règles vont faire leur apparition; mais, au bout de quelques jours, tous les accidents se calment, pour se montrer de nouveau à la période menstruelle suivante. Les accidents vont ainsi en se répétant et en s'aggravant, au point de nécessiter l'intervention du chirurgien. Celui-ci reconnaît la malformation génitale, imperforation de

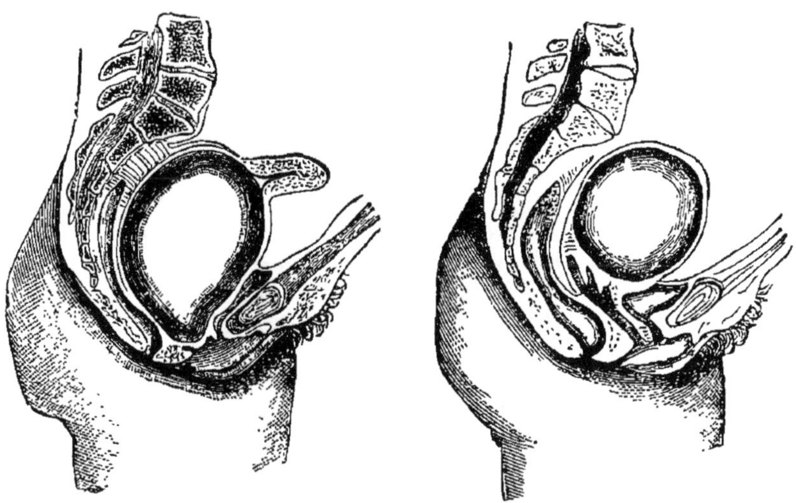

Fig. 131. — Hématocolpos par atrésie de l'hymen (Schröder).

Fig. 132. — Hématométrie par oblitération de l'orifice interne du col.

l'hymen, atrésie de l'utérus ou du vagin. En même temps le toucher rectal, combiné au palper hypogastrique, lui permet de constater la présence d'une tumeur, qui remplit le petit bassin, au point de comprimer le rectum et la vessie, et remontant jusqu'au niveau de l'ombilic. Les caractères de cette tumeur sont différents suivant les cas. Est-elle surmontée d'une partie dure, qui n'est autre que l'utérus, il s'agit d'un hématocolpos. Quand la distension occupe à la fois l'utérus et le vagin, il y a en même temps hématométrie et hématocolpos. La distension peut porter également sur les trompes, hématosalpinx, et, en pareil cas, le sang refluant par l'orifice abdominal de la trompe, peut constituer une hématocèle pelvienne.

La ponction ou l'incision de ces poches sanguines donne issue à un sang épais, poisseux, noirâtre, qu'on a comparé à du goudron.

La ponction ou l'incision faite sans précautions suffisantes peut déterminer la transformation purulente du contenu. Parfois même la décomposition du sang s'accompagne de la production de gaz, physométrie. C'est ce qui explique que, dans la chirurgie ancienne, le pronostic de ces malformations présentait une haute gravité.

Traitement. — Il consiste, en cas d'hématocolpos, à pratiquer

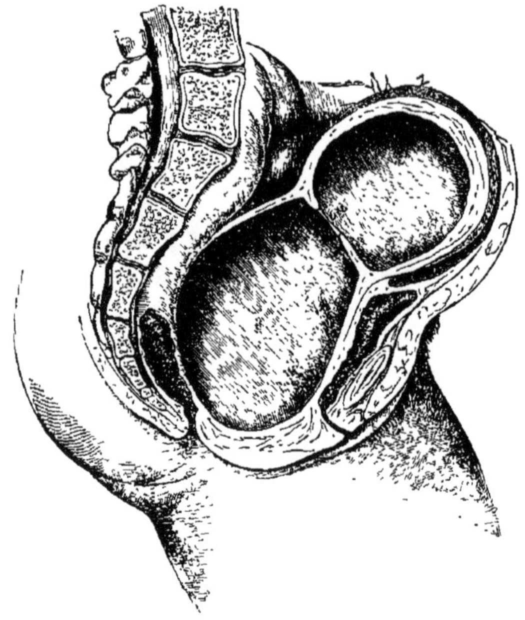

Fig. 133. — Hématocolpos et hématométrie par atrésie de la partie inférieure du vagin ; *v*, vagin distendu ; *ou*, orifice interne du col (Barnes).

une incision cruciale sur la membrane oblitérante du vagin, de façon à provoquer l'évacuation lente du sang accumulé. S'il y a atrésie du vagin, on cherchera à créer par l'autoplastie un vagin artificiel. En cas d'hématosalpinx, le mieux est d'opérer par la voie abdominale. Dans certains cas, on se trouvera conduit à pratiquer par la même voie l'hystérectomie.

CHAPITRE IV

VICES DE CONFORMATION DE L'ANUS ET DU RECTUM

C'est là un sujet des plus intéressants dans la chirurgie infantile, d'autant qu'il se présente à nous le plus souvent avec tous les caractères d'une question d'urgence, que nous devons toujours être prêts à résoudre.

On a pu se demander autrefois si un enfant atteint d'imperforation anale était viable. Il ne saurait y avoir aucun doute à cet égard; certainement l'enfant est viable; mais souvent le résultat dépendra d'une intervention plus ou moins judicieuse.

Pathogénie. — Elle est facile à comprendre si l'on se représente les vices de conformation de l'anus et du rectum comme la conséquence d'une anomalie du développement.

Tout d'abord les organes génito-urinaires et la portion terminale de l'intestin s'ouvrent dans un cul-de-sac unique, analogue au cloaque des oiseaux et des reptiles, et auquel on donne aussi chez l'embryon le nom de cloaque. Vers la troisième semaine, ce cloaque s'ouvre au dehors. A son intérieur se développe, de haut en bas, une cloison qui le divise en deux parties, dont l'antérieure est l'aboutissant des organes génito-urinaires, tandis que la postérieure formera le rectum.

Bientôt, au niveau de la sixième semaine, on voit se produire, du côté du tégument externe, d'autres formations, qui seront l'origine de l'anus et des organes génitaux externes. Ce sont, en avant, et sur la ligne médiane, le tubercule génital et les replis génitaux. Ce tubercule génital formera chez l'homme la verge, chez la femme, le clitoris. Plus en dehors, se montrent deux autres saillies, les bourrelets génitaux qui circonscrivent en arrière l'orifice cloacal et vont donner naissance à l'anus. Mais en même temps se forment, en avant de l'orifice cloacal, et sur les côtés de l'éperon séparant le cloaque en deux parties, deux replis ou bourrelets, signalés autrefois par Rathke, et dont l'existence a été vérifiée par M. Retterer dans un récent travail, d'où le nom de replis de Rathke. Ces deux bourrelets ou replis, allant l'un au devant de l'autre, vont former un pont séparant les organes génitaux externes de l'anus; ce pont n'est autre chose que le périnée.

Les notions précédentes sont suffisantes pour nous permettre de nous rendre compte des divers vices de conformation de l'anus et du rectum. Qu'il y ait une anomalie dans le développement des bourrelets génitaux qui, dans leur écartement, doivent circonscrire l'orifice anal, on comprend que l'anus puisse faire défaut. Ou bien, l'anus est normalement conformé; mais la membrane cloacale persiste; on a alors une imperforation siégeant, non plus au niveau de l'anus, mais à l'union de l'anus et du rectum, c'est-à-dire une imperforation ano-rectale. Enfin, si, en même temps que l'anus est imperforé, il persiste une communication entre le rectum et le sinus uro-génital, on aura une imperforation de l'anus avec abouchement anormal de l'intestin dans les voies génito-urinaires.

Étude clinique. — Nous avons, en clinique, trois ordres de faits à considérer :

1° *L'absence d'anus.* — Tout en étant caractérisé essentiellement par l'absence complète d'orifice anal, ce vice de conformation peut se présenter à nous en clinique avec des caractères bien différents. Il peut se faire en effet que l'anus soit seulement masqué par une membrane excessivement mince, qui laisse voir par transparence la couleur verdâtre du méconium, et qui bombe sous l'influence des cris et des efforts. Le vice de conformation n'offre en pareil cas aucune gravité; car rien ne sera plus simple que d'exciser avec les pinces et le bistouri cette mince membrane.

Dans d'autres cas, l'anus fait défaut et l'extrémité terminale du rectum est séparée de la peau par une épaisseur de tissus plus ou moins considérable.

Il peut se faire que cette couche de parties molles soit assez peu épaisse pour qu'ici encore le périnée bombe sous l'influence des efforts et des cris. On en peut conclure à bon droit que le pronostic de l'intervention est favorable. Enfin, dans un troisième ordre de faits, l'anus est absent, et rien ne permet de préjuger la

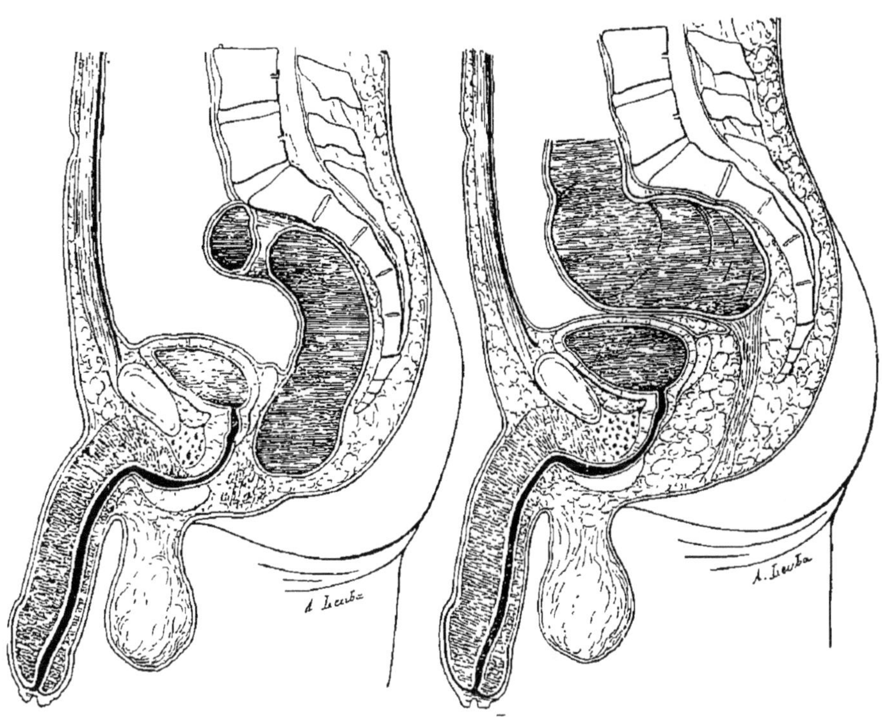

Fig. 134. — Imperforation anale; l'ampoule rectale descend très bas.

Fig. 135. — Imperforation anale. L'ampoule rectale est située très haut.

présence ou l'absence du rectum dans la cavité pelvienne. En effet, le périnée ne bombe pas pendant l'effort, parfois même il est rétracté, et présente un enfoncement sur la ligne médiane. Quelquefois aussi on note que les deux tubérosités de l'ischion sont anormalement rapprochées l'une de l'autre, ce qui a été donné comme signe de l'absence du rectum dans la cavité pelvienne. En un mot, en pareil cas, le pronostic est assez défavorable. Le rectum peut se terminer assez haut pour qu'il soit impossible de l'abaisser dans la plaie, ou même il peut faire complètement défaut, et le vice de conformation s'étendre beaucoup plus haut, comme dans les cas où il y a atrésie de tout le gros intestin et de la portion terminale de l'intestin grêle.

2° ***Absence de l'anus, mais avec abouchements anormaux.*** — Dans ces cas, l'anus manque, mais l'écoulement du méconium,

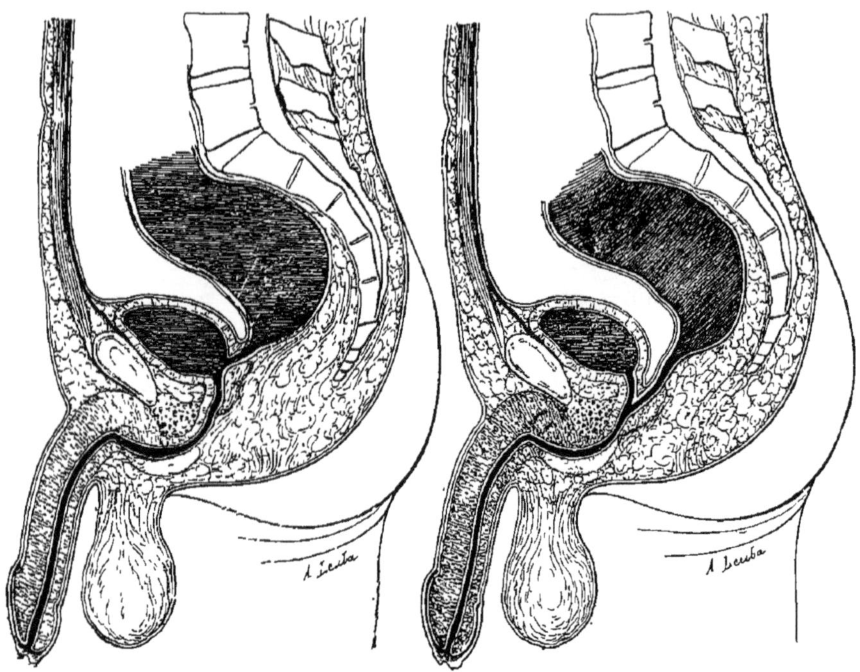

Fig. 136. — Imperforation anale avec abouchement du rectum dans la vessie.

Fig. 137. — Imperforation anale avec abouchement anormal du rectum dans la portion prostatique de l'urèthre.

et, plus tard, des matières fécales, peut se faire au dehors, grâce à l'existence d'abouchements anormaux, qui établissent une communication entre les voies génito-urinaires et l'extrémité terminale de l'intestin. Chez l'homme, la communication se fait profondément avec la vessie et la portion prostatique ou membraneuse de l'urètre, ou bien, elle a lieu superficiellement sur la face inférieure de la verge, ou sur la peau du scrotum. Chez la femme, l'abouchement anormal se fait, soit dans la profondeur du vagin, soit, le plus souvent, à la vulve.

Ces cas, on le comprend, ne présentent pas la gravité absolue de l'imperforation pure et simple. L'écoulement des matières pouvant se faire au dehors, ils sont compatibles avec l'existence, et cela surtout dans le sexe féminin. On a vu des femmes atteintes d'imperforation anale avec abouchement vaginal présenter un âge avancé. Les circonstances sont plus défavorables dans le sexe masculin, soit parce que les matières se déversent au niveau de la

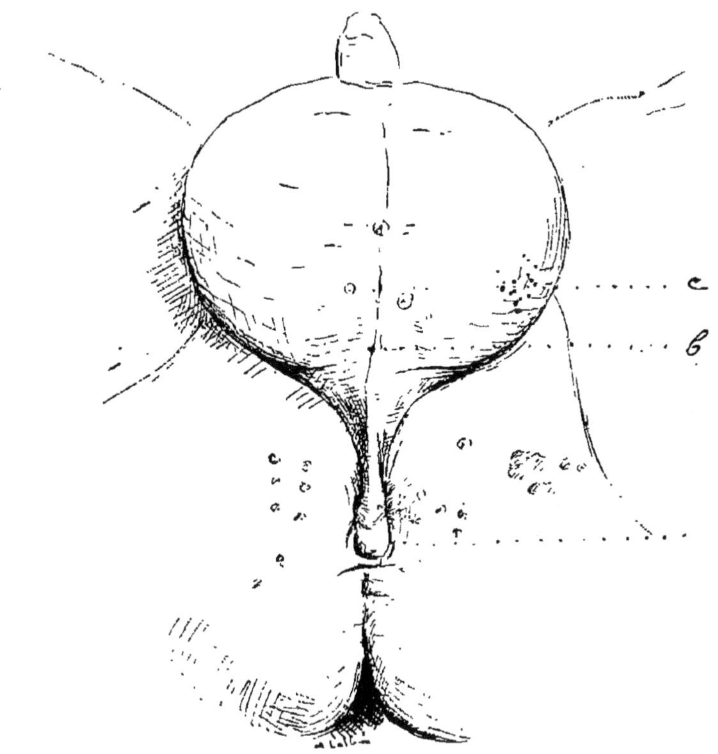

Fig. 138. — Imperforation anale avec abouchement anormal sur le scrotum. — *a*, raphé périnéal saillant; *b*, *c*, orifices étroits sur le scrotum, donnant passage aux matières fécales (Kirmisson).

peau de la verge et du scrotum, par un orifice punctiforme, et nécessairement insuffisant, soit en raison de la communication avec les organes urinaires, d'où la possibilité d'infections ascendantes du côté de la vessie et des reins.

3° ***Anus normal, mais avec phénomènes d'obstruction intestinale.*** — Dans ces cas, l'enfant est normalement conformé en apparence; l'anus a sa configuration habituelle; et rien tout d'abord ne fait prévoir la malformation. Mais, au bout d'un certain temps, l'on remarque que l'enfant n'a pas sali ses langes. En même temps on voit se développer tous les phénomènes de l'occlusion intestinale, le ventre se ballonne, l'enfant a des vomissements, les traits sont tirés, il pousse des cris continuels. On a vu en pareil cas des observateurs mal avisés s'obstiner à donner pendant quatre ou cinq jours à l'enfant des lavements, ou bien encore introduire dans l'anus des suppositoires. Mais un médecin instruit pensera

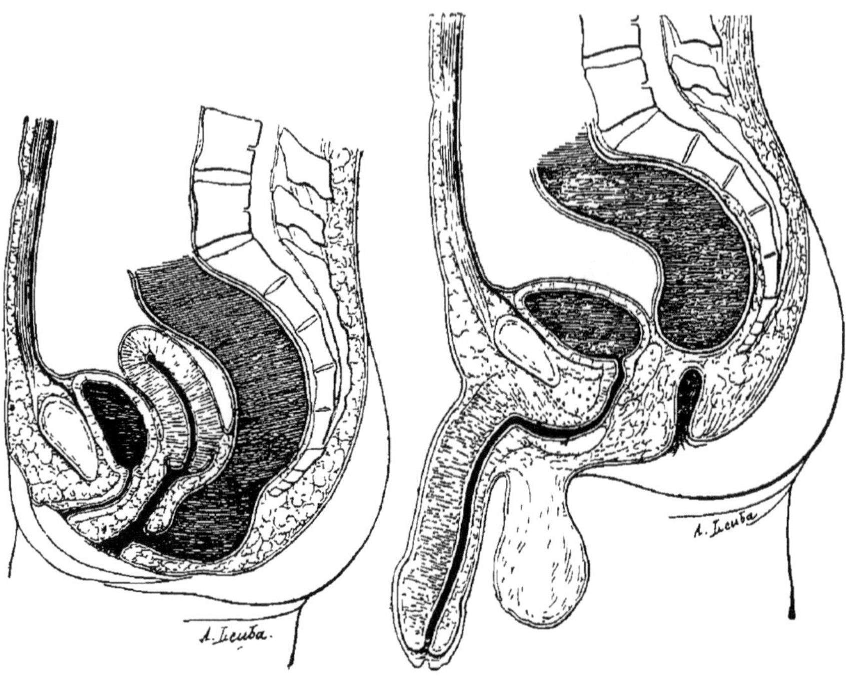

Fig. 139. — Imperforation anale avec abouchement du rectum dans le vagin.

Fig. 140. — Anus normal, avec imperforation ano-rectale.

immédiatement à l'existence d'une imperforation ano-rectale, et pratiquera l'exploration de l'anus avec un instrument mousse, tel qu'une sonde de femme. L'instrument sera bientôt arrêté, à une profondeur qui ne dépasse pas trois à quatre centimètres, c'est-à-dire à l'union de l'anus et du rectum.

Traitement. — En présence d'une imperforation congénitale de l'anus et du rectum, la seule conduite à tenir, c'est l'intervention immédiate. L'enfant est placé dans la position de la taille, et endormi. On doit adopter comme principe général de ne jamais recourir en pareil cas à la simple ponction, mais toujours à l'incision au bistouri. S'agit-il d'une membrane assez mince pour laisser voir par transparence la coloration du méconium, on pourra se contenter d'une simple incision cruciale et de l'excision des lambeaux ainsi formés. Mais, dans tous les autres cas, il convient de fendre le périnée sur la ligne médiane, au moyen d'une incision antéro-postérieure, qui, commençant à quelque distance en arrière des bourses, se prolonge jusqu'à la pointe du coccyx. Les tissus sont sectionnés couche par couche avec le bistouri. Dans toute cette dissection, on se portera surtout en arrière du côté du coccyx, où l'on peut remonter très haut sans crainte de blesser le péritoine. On peut même, suivant le conseil de Verneuil devenu classique, se donner du jour en pratiquant la résection de la pointe du coccyx. En avant, au contraire, on doit se tenir en garde contre la blessure possible de la vessie. Dans les cas, en effet, où le rectum est situé très haut, la vessie tombe dans la cavité pelvienne demeurée libre, et il peut arriver que le chirurgien l'ouvre, la prenant pour l'ampoule rectale. Aussi est-il bon de maintenir pendant toute la durée de l'opération dans l'urètre une sonde qui servira de guide. Il est bon de ne pas pousser trop loin la chloroformisation; il arrive en effet que l'enfant criant, ou faisant des efforts, l'ampoule rectale vienne bomber dans la plaie. On la reconnaît à sa tension, et à la coloration brunâtre du méconium vue par transparence. Avec la sonde cannelée ou la pointe des ciseaux mousses, on la décolle peu à peu des parties voisines, et, quand elle est suffisamment accessible, on la traverse avec une anse de fil qui sert à l'attirer en bas. Le dernier temps consiste dans l'incision de l'ampoule rectale, qui laisse échapper en abondance le méconium, et la fixation de la muqueuse à la peau par la suture, suivant le procédé d'Amussat.

C'est grâce à l'affrontement exact de la muqueuse et de la peau qu'on évitera la réascension de l'ampoule rectale et la formation d'un rétrécissement secondaire.

En cas d'imperforation ano-rectale, avec présence d'un anus normalement conformé, on fera bien de se comporter de même, et de ne pas se contenter de la simple ponction de la membrane isolante, qui serait fatalement suivie de rétrécissement. On incisera donc l'anus sur la ligne médiane postérieure, on sectionnera crucialement la cloison ano-rectale, et l'on terminera, comme précédemment, par la suture de la muqueuse à la peau.

Évidemment, l'urgence est moins grande, d'une manière générale, dans les cas où il s'agit d'imperforations anales avec abouchement dans les organes voisins. Toutefois, il faut établir ici des distinctions; dans les abouchements au niveau de la vulve et du vagin, l'écoulement des matières est parfois assez largement établi, avons-nous dit, pour que les malades aient pu atteindre l'âge adulte, sans qu'on soit intervenu. Mais, dans les communications avec les voies urinaires, il y a à compter avec la possibilité d'infections ascendantes du côté des reins; parfois, en outre, les orifices de communication sont tellement étroits qu'ils ne livrent que d'une manière insuffisante passage aux matières fécales, ou qu'ils peuvent même s'oblitérer complètement. Ce sont là autant de raisons pour ne pas surseoir en pareil cas à l'intervention. On la conduira comme s'il s'agissait d'une imperforation pure et simple. Une fois l'ampoule rectale ouverte, les trajets fistuleux se ferment spontanément.

En cas d'abouchements anormaux dans la vulve et le vagin, il ne faut pas se contenter d'attirer au périnée l'ampoule rectale, en laissant persister la communication avec les voies génitales. En effet, si l'on opère ainsi, les matières continuent à passer par le vagin, et l'on voit peu à peu s'oblitérer l'anus artificiel établi au périnée.

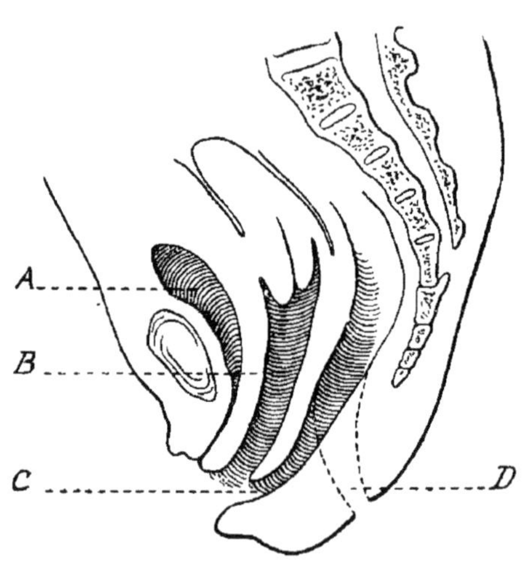

Fig. 141. — *A*, vessie; *B*, vagin; *C*, rectum venant s'aboucher à la vulve; *D*, transplantation du rectum au périnée.

La meilleure méthode est celle à laquelle on peut donner le nom de transplantation de l'anus. Elle consiste à détacher complètement le rectum de ses connexions avec le vagin, et à l'attirer en bas pour le fixer par la suture dans la plaie périnéale. La paroi rectale attirée par en bas vient voiler l'orifice persistant du côté du vagin et s'oppose au passage des matières de ce côté. Dès lors, cet orifice se ferme spontanément. C'est seulement dans les cas où l'orifice anormal est situé très haut dans le vagin, et où l'ampoule rectale ne se laisse pas suffisamment abaisser qu'on sera obligé de recourir au procédé ancien de Martin (de Lyon), qui consiste à fendre toute la paroi vaginale pour mettre à découvert l'orifice anormal et permettre de rencontrer l'ampoule rectale.

Dans tout ce que nous avons dit jusqu'ici, nous avons supposé qu'une dissection attentive et suffisamment prolongée avait permis de découvrir l'ampoule rectale ; mais, s'il n'en est rien, si, après avoir pénétré à une profondeur de quatre centimètres, on n'a pas rencontré l'extrémité terminale de l'intestin, le mieux est de pratiquer un anus artificiel dans la fosse iliaque gauche, d'après la méthode de Littre. A cela se limitait autrefois l'intervention chirurgicale ; aujourd'hui, au contraire, l'établissement d'un anus artificiel dans la fosse iliaque ne doit être considéré que comme le premier temps de l'intervention. Dès que l'issue au dehors des matières aura été ainsi assurée, on pourra, dans les jours suivants, pratiquer le cathétérisme du bout inférieur de l'intestin, attirer par en bas l'ampoule rectale et la fixer au périnée, dût-on pour cela ouvrir le cul-de-sac péritonéal, ce qui ne saurait avoir de gravité absolue, puisque les matières n'auront pas tendance à pénétrer dans la séreuse abdominale et à l'infecter.

Dans les cas les plus graves enfin, on ne peut trouver l'S iliaque ; il s'agit en pareil cas d'atrésies de l'intestin qui portent quelquefois sur toute l'étendue du gros intestin, et même sur la partie terminale de l'intestin grêle. C'est ici le moment de mentionner qu'en même temps qu'une imperforation congénitale de l'anus, on peut rencontrer des imperforations et des atrésies portant sur les parties les plus élevées de l'intestin, sur le duodénum par exemple, et frappant d'inutilité les interventions les plus heureuses du côté de l'anus et du rectum.

TROISIÈME SECTION

VICES DE CONFORMATION DES MEMBRES

CHAPITRE PREMIER

VICES DE CONFORMATION COMMUNS AUX DEUX MEMBRES SUPÉRIEUR ET INFÉRIEUR

Sous ce titre, nous étudierons l'absence plus ou moins complète d'un ou de plusieurs membres ou segments de membres; puis, les vices de conformation des doigts caractérisés par la présence en excès de ces appendices, ou, au contraire, l'absence de certains d'entre eux; enfin, leur soudure anormale ou syndactylie.

Mais, avant d'entrer dans cette étude, il est indispensable de rappeler les notions du développement.

I. — RÉSUMÉ DU DÉVELOPPEMENT DES MEMBRES

Chez l'homme, les membres font leur apparition sous la forme de deux petits bourgeons arrondis, siégeant sur les parties latérales du tronc, à l'union de la face dorsale et de la face ventrale. Ils sont déjà visibles à la fin de la troisième semaine ou au commencement de la quatrième, le développement du membre supérieur précédant un peu celui du membre inférieur. En même temps qu'ils s'allongent, les bourgeons primordiaux des membres s'aplatissent, de façon à former deux palettes, dirigées parallèlement au plan vertical antéro-postérieur du tronc. Au cours de la cinquième semaine, on peut déjà distinguer au membre en voie de formation deux segments, dont le plus éloigné représente la palette palmaire ou plantaire, séparée du reste du membre par un léger sillon. Sur les embryons de cinq à six semaines, le pourtour de la palette palmaire est bordé d'un bourrelet; c'est le bourrelet digital. Ce bourrelet s'accroît surtout par son angle supérieur, qui va former le pouce. Le bourrelet digital présente quatre sillons répondant aux quatre espaces interdigitaux. Il y a tendance au groupement des doigts en trois séries, les deux sillons qui séparent l'annulaire du médius, et le pouce de l'index étant plus profonds que les autres. Au commencement de la septième semaine, la palette palmaire est séparée du reste du membre par un rétrécissement qui est l'indice du carpe. A la huitième semaine, les jointures du coude et du genou font leur apparition.

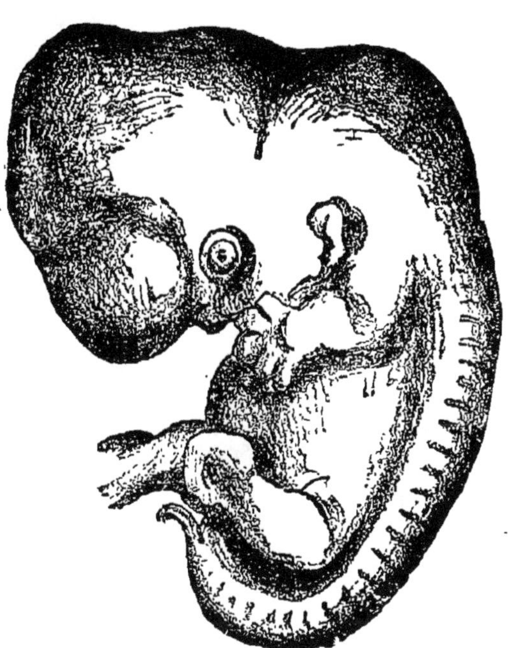

Fig. 142. — Embryon humain de la première moitié du deuxième mois (d'après His).

Jusque-là les doigts étaient reliés entre eux par une membrane qui se prolongeait jusqu'à leur extrémité libre, produisant un aspect tout à fait semblable à celui qu'on observe dans le vice de conformation connu sous le nom de syndactylie. Mais les doigts grandissent plus vite que les membranes interdigitales; ils deviennent ainsi indépendants les uns des autres, et l'aspect palmé du début disparaît. A neuf semaines, les différents segments des membres existent, mais ils n'ont pas encore leurs proportions relatives.

Comparée au bras et à l'avant-bras, la main présente une longueur exagérée. De même, à la main, les doigts paraissent trop longs, relativement au carpe et au métacarpe; enfin, le pouce a une longueur exagérée, en comparaison des autres doigts. Les deux membres supérieur et inférieur sont d'abord semblables l'un à l'autre; c'est seulement pendant la neuvième semaine que se montrent les caractères qui vont les différencier l'un de l'autre. A ce moment, se manifestent la saillie du calcanéum et l'angle tibio-tarsien. En même temps, la longueur du membre inférieur commence à l'emporter sur celle du membre supérieur.

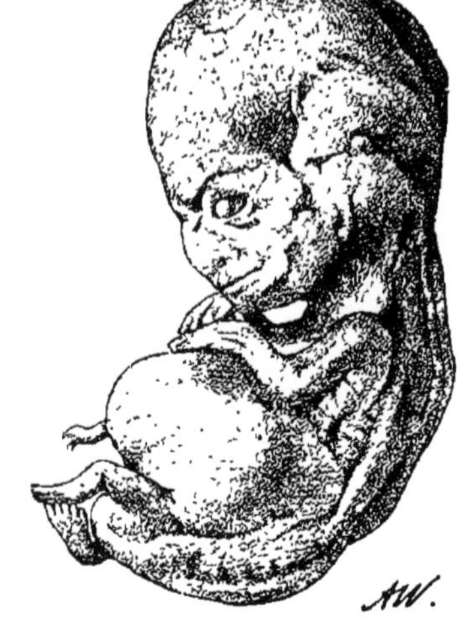

Fig. 143. — Embryon humain de deux mois vu de profil (Kirmisson).

Tout d'abord les deux membres supérieur et inférieur étaient symétriquement disposés, la future face d'extension étant dorsale, et la face de flexion future étant ventrale; le bord radial du membre supérieur avec le pouce, de même que le bord tibial du membre inférieur avec le gros orteil, étant tournés du côté de la tête de l'embryon, tandis que le petit doigt et le petit orteil sont tournés du côté caudal. Mais, au commencement du troisième mois, les deux membres supérieur et inférieur subissent un mouvement de rotation en sens inverse, qui porte le coude en arrière, tandis que le genou est dirigé en avant. Il en résulte que le tibia est l'analogue du radius, tandis que le cubitus répond au péroné.

Toutes ces données trouveront leur application dans ce qui va suivre.

II. — ABSENCE TOTALE D'UN MEMBRE OU D'UN SEGMENT DE MEMBRE

Classification. — Depuis Isidore Geoffroy Saint-Hilaire, les vices de conformation consistant dans l'absence de certains membres ou segments de membre sont groupés sous trois chefs : 1° l'ectromélie ; 2° l'hémimélie ; 3° la phocomélie.

1° **Ectromélie.** — L'ectromélie désigne l'absence totale d'un ou plusieurs membres. Parfois elle porte simultanément sur les quatre membres; plus souvent, elle est limitée aux deux membres

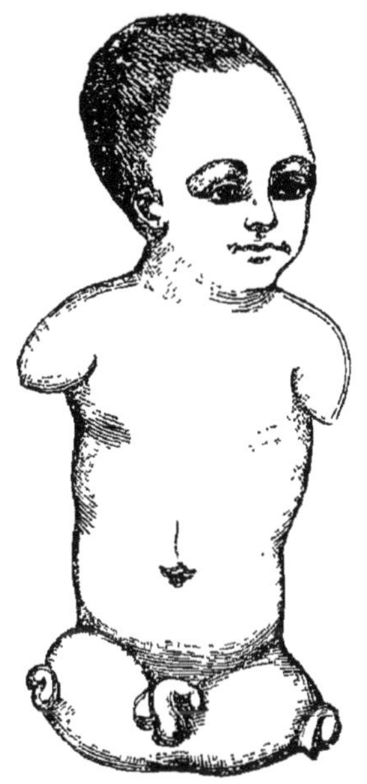

Fig 144. — Ectromélie quadruple.

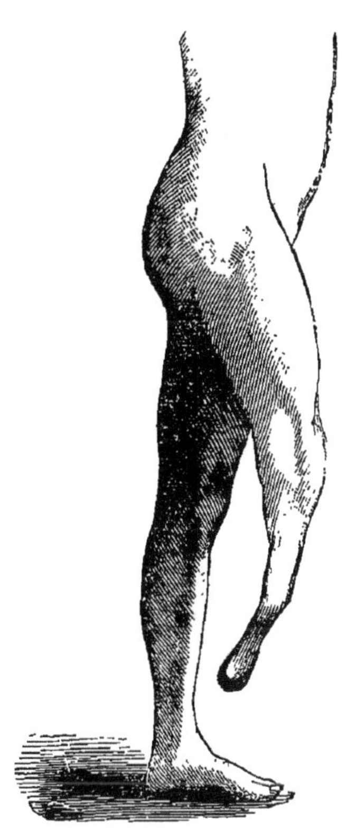

Fig. 145. — Hémimélie abdominale unilatérale.

supérieurs ou inférieurs; rarement elle porte sur un seul membre.

2° **Hémimélie.** — Dans l'hémimélie, le segment basilaire qui relie le membre au tronc est bien développé; mais la jambe ou l'avant-bras est atrophié, et le membre se termine par un moignon portant quelquefois à sa surface un rudiment de la main ou du pied.

3° **Phocomélie.** — Dans la phocomélie, les deux segments supérieurs du membre sont absents, et son extrémité terminale,

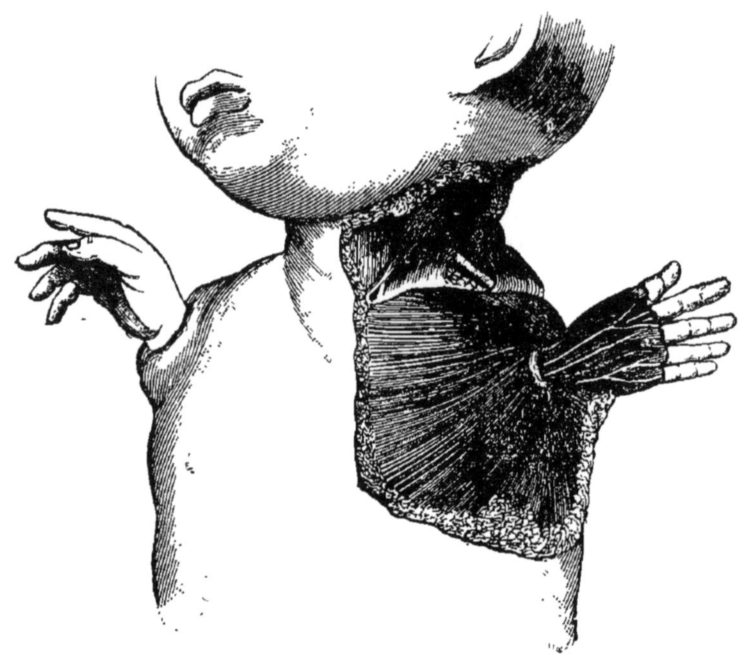

Fig. 146. — Phocomélie bilatérale.

main ou pied, plus ou moins complètement développée, est immédiatement appendue au tronc.

De pareils vices de conformation ne laissent pas d'autres ressources que la prothèse.

Pathogénie. — L'absence d'un membre ou d'un segment de membre peut s'expliquer par deux mécanismes différents : la non-formation de certaines parties, ou l'existence d'amputations congénitales.

a. **Non-formation de certaines parties.** — Sous une influence pathologique, soit de l'embryon lui-même, soit de sa membrane d'enveloppe (amnios), il y aurait arrêt de développement, absence de production de certaines parties constituantes d'un membre. Du reste, les notions embryologiques que nous venons de rappeler peuvent nous aider à nous rendre compte du résultat observé, suivant que l'arrêt de développement est survenu à telle ou telle période de la vie intra-utérine. La phocomélie, par exemple,

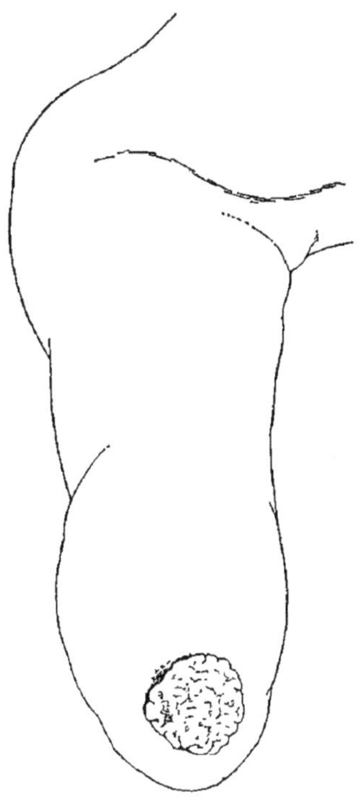

Fig. 147. — Amputation congénitale du bras, avec surface bourgeonnante à l'extrémité du moignon (Kirmisson).

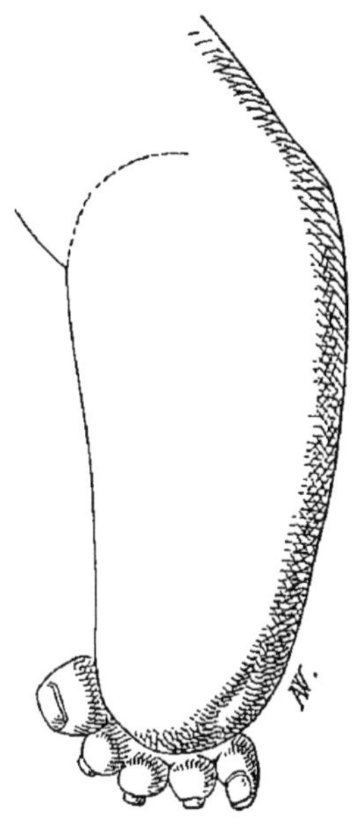

Fig. 148. — Hémimélie du membre supérieur gauche. Les doigts sont réduits à de petits tubercules pourvus d'ongles, insérés sur le moignon de l'avant-bras (Kirmisson).

s'explique aisément par un arrêt de développement survenu au moment où la palette palmaire est directement appendue sur les côtés du tronc sans interposition du bras et de l'avant-bras.

b. **Amputations congénitales.** — Ici la cause pathologique intervient à une époque plus tardive, à un moment où les membres sont complètement développés, pour en pratiquer la section d'une manière mécanique, à la façon des amputations pratiquées dans un but chirurgical : d'où le nom d'amputations congénitales.

Dès 1812, l'existence des amputations congénitales fut mise

hors de doute par Chaussier, qui rapporta un fait d'amputation congénitale du bras; la partie amputée fut retrouvée dans le liquide amniotique.

Un fait analogue fut publié par Watkinson en 1824; ici, la jambe était amputée au-dessus des malléoles; le pied séparé fut trouvé dans l'utérus.

La pathogénie de ces accidents fut donnée, en 1832, par Montgomery; il montra que des brides pseudo-membraneuses, s'enroulant autour de certaines parties d'un membre, pouvaient l'étrangler au point d'en produire l'amputation. Il existe actuellement dans la science un certain nombre de faits qui démontrent d'une façon évidente l'exactitude de la pathogénie formulée par Montgomery. Le cordon ombilical, s'enroulant autour d'un membre, peut, bien que beaucoup plus rarement, produire le même résultat.

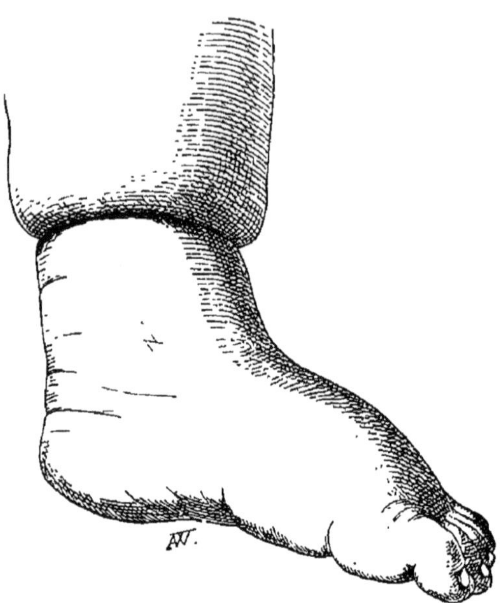

Fig. 149. — Sillon congénital à la partie inférieure de la jambe gauche, chez une petite fille présentant des amputations multiples des doigts et des orteils, en même temps qu'un lipome congénital et un pied-bot varus équin du côté droit (Kirmisson).

En même temps que des amputations congénitales, on note quelquefois, à la surface des membres, la présence de sillons congénitaux qu'on peut invoquer à l'appui du mécanisme d'après lequel se font ces amputations. Du reste, il est un certain nombre de lésions congénitales qu'on trouve fréquemment associées en pareil cas; ce sont, outre les amputations et les sillons congénitaux, la syndactylie, le pied bot, et certaines hypertrophies congénitales qui sont, soit de nature lipomateuse, soit d'origine lymphangitique, éléphantiasis congénital.

C'est surtout à la partie inférieure de la jambe, dans la région sus-malléolaire, que les sillons congénitaux ont été observés. Le propre des différentes lésions que je viens d'énumérer, c'est, comme je l'ai déjà dit, de se trouver très fréquemment associées, et de porter sur les extrémités terminales des membres, où on les trouve plus ou moins multipliées.

C'est à tort qu'on a voulu établir une assimilation entre les sillons congénitaux et l'aïnhum, affection portant sur la race nègre, déterminant à la base des orteils un sillon profond, et amenant la chute du doigt malade. Il n'y a dans les sillons congénitaux pas autre chose qu'une lésion mécanique, et les résultats différents observés dans les divers cas s'expliquent par ce fait que le sillon est circulaire, ou incomplet, qu'il est mobile sur les parties profondes, ou, au contraire, intimement adhérent à l'aponévrose d'enveloppe et au squelette, auquel cas il entrave la nutrition du membre.

CHAPITRE II

VICES DE CONFORMATION DU MEMBRE SUPÉRIEUR

I. — VICES DE CONFORMATION DES DOIGTS

Sans doute les vices de conformation des doigts peuvent se rencontrer au membre inférieur aussi bien qu'au membre supérieur; mais c'est à la main qu'ils présentent, au point de vue pratique, le plus grand intérêt.

1° *Vices de conformation des doigts en général.*

Les doigts peuvent être en nombre exagéré, ou, au contraire, certains d'entre eux peuvent faire défaut: enfin, il est des cas dans lesquels un ou plusieurs doigts sont soudés ensemble. De là, les trois vices de conformation auxquels on donne les noms de polydactylie, d'ectrodactylie et de syndactylie.

a. **Polydactylie**. — La polydactylie représente un des vices de conformation les plus fréquents des doigts; elle est souvent transmise par hérédité, et on a pu la suivre sans interruption pendant plusieurs générations.

Tantôt les doigts surnuméraires régulièrement conformés prolongent la série normale, tantôt ils représentent des appendices plus ou moins imparfaits, surajoutés à une main normale: à la polydactylie se rapporte aussi la malformation connue sous le nom de bifurcation de la main.

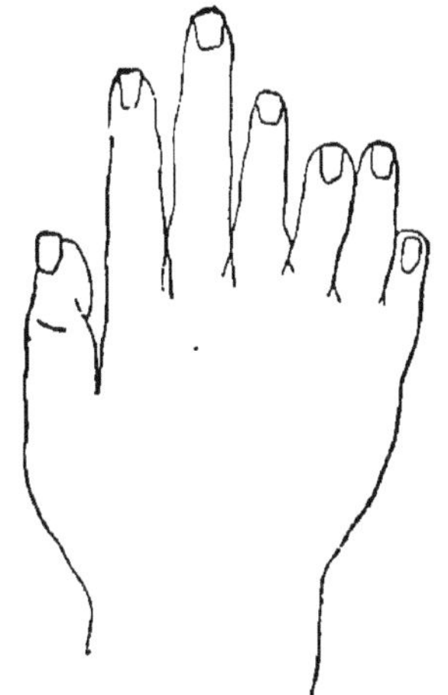

Fig. 150. — Polydactylie ; main possédant sept doigts.

1° *Doigts surnuméraires prolongeant la série normale.* — Il existe dans ce vice de conformation un grand nombre de variétés. Dans la plus simple, les doigts sont au nombre de six. Régulièrement conformé, muni de ses tendons propres, le doigt surnuméraire ne cause au malade aucune gêne. Tantôt il possède un métacarpien isolé, tantôt il s'articule avec un métacarpien voisin. Mais le nombre des doigts d'une même main peut être beaucoup plus considérable ; on en a rencontré 7, et même 10 ou 12. Dans ce dernier cas, les doigts surnuméraires sont habituellement mal conformés ; ils présentent des déviations multiples, et sont pour le malade une source de gêne.

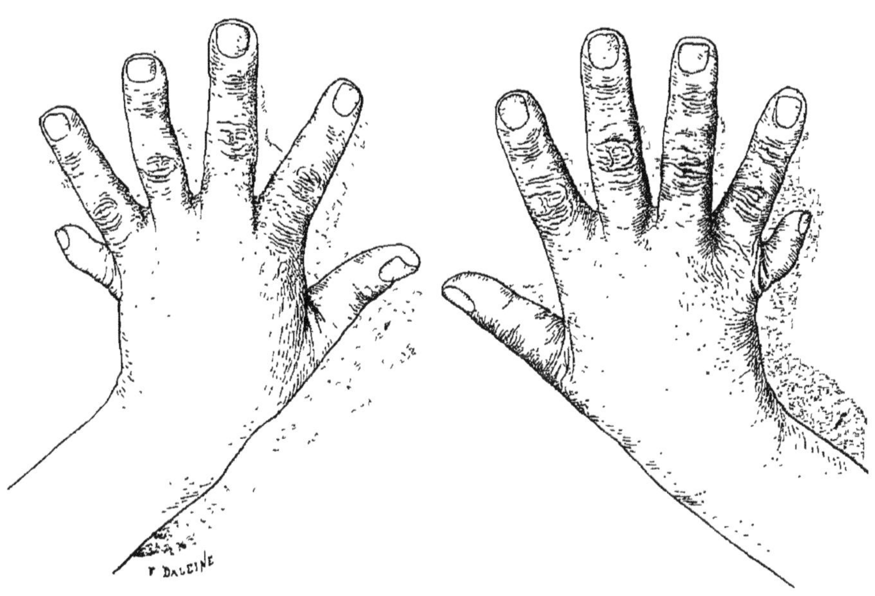

Fig. 151. — Polydactylie des deux mains (doigt surnuméraire cubital chez une femme (Rollet, *Revue d'Orthopédie*, 1893).

2° ***Doigts surnuméraires irrégulièrement développés.*** — Les doigts surnuméraires représentent assez souvent des appen-

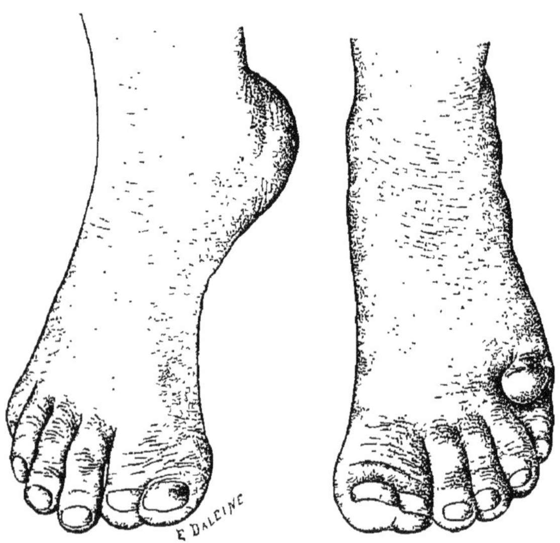

Fig. 152. — Polydactylie et syndactylie chez un nègre (Rollet, *Revue d'Orthopédie*, 1893).

dices digitaux, plus ou moins déformés, plus ou moins rudimentaires. Ces appendices digitaux se rencontrent, soit sur le bord radial de la main, soit sur le bord cubital. Tantôt ce sont des doigts bien conformés, mais plus petits qu'à l'état normal, possédant un ongle et un squelette complet. Tantôt ce sont de simples appendices mous et pédiculés, possédant à peine dans leur intérieur un noyau osseux ou cartilagineux; souvent ils portent une petite dépression avec un rudiment d'ongle. C'est surtout sur le bord cubital qu'on rencontre ces appendices digitaux mollasses et pédiculés. Ils peuvent être situés sur toute la hauteur du bord cubital; mais leur siège de prédilection est le bord interne de la première phalange du petit doigt.

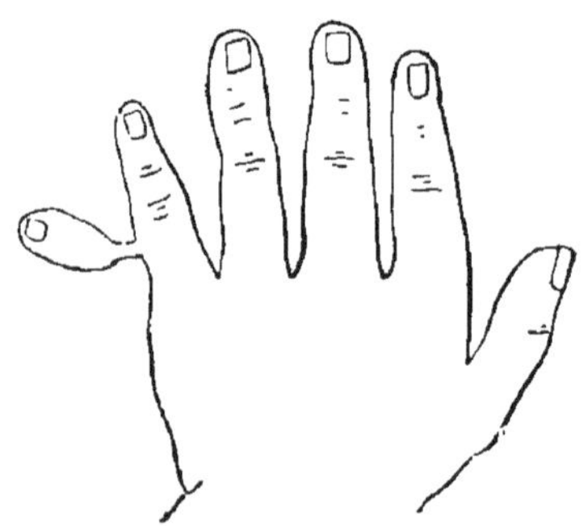

Fig. 153. — Doigt surnuméraire cubital.

3° ***Bifurcation de la main.*** — Deux exemples de cette malformation ont été rapportés. Le premier appartient à Murray. Il a trait à une femme, chez laquelle la bifurcation de la main gauche commençait à partir du carpe; la main surnuméraire était plus

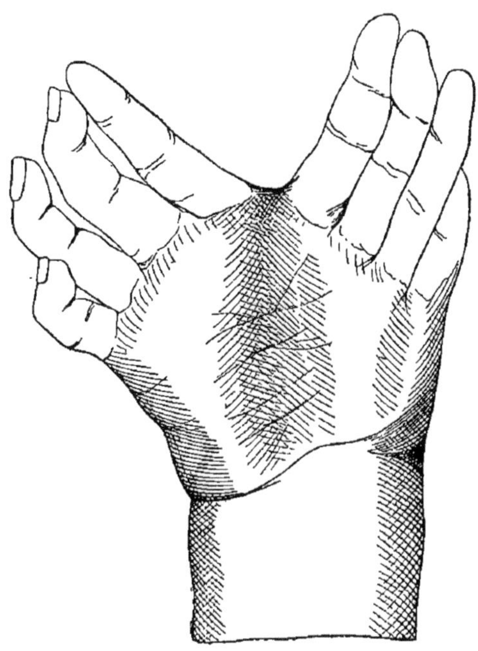

Fig. 154. — Bifurcation de la main.

petite que l'autre; les pouces étaient rudimentaires. Dans le second cas, celui de Giraldès, il s'agissait d'une petite fille qui avait huit doigts sur une même main; le pouce faisait défaut.

Traitement. — Le traitement ne saurait être le même dans les diverses formes de polydactylie. S'agit-il de doigts surnuméraires prolongeant la série normale et régulièrement conformés, leur présence ne cause au malade aucune gêne, et ils doivent être respectés. De même, quand on a affaire à une bifurcation de la main. Sans doute, dans son cas personnel, Giraldès a enlevé la moitié excédante de l'organe, mais il avoue lui-même que, s'il avait connu le fait de Murray, il se serait abstenu. Dans ce cas, en effet, les deux moitiés de l'organe étaient mobiles l'une sur l'autre; les doigts pouvaient exécuter des mouvements d'opposition, et la main constituait un organe utile pour la préhension que le chirurgien anglais respecta; son exemple devrait être imité.

Il en est tout autrement quand il s'agit de doigts situés en dehors de la série normale, de pouces ou de petits doigts surnuméraires, ou encore d'organes anormalement développés, capables, par leur présence, de gêner les fonctions de la main. Dans ce cas, il faut pratiquer l'ablation du doigt surnuméraire. S'il s'agit simplement d'appendices mollasses, reliés à la main par un mince pédicule, leur ablation ne présente aucune gravité et peut être faite dès les jours qui suivent la naissance. Une simple ligature suffira pour en pratiquer l'amputation; ou encore celle-ci pourra être faite avec la pointe fine du thermocautère. Quand le doigt surnuméraire possède un squelette complet, et qu'il se relie par une articulation ou par un pédicule osseux au métacarpe ou aux doigts voisins, l'opération prend une importance plus grande, et il est bon d'en différer l'exécution jusqu'à l'âge de six mois ou un an. Souvent l'articulation du doigt surnuméraire communique avec l'articulation métacarpo-phalangienne voisine; aussi avait-on conseillé, dans la chirurgie ancienne, de substituer à la désarticulation du doigt surnuméraire l'amputation dans la continuité, dans le but de ne pas ouvrir l'articulation voisine. Aujourd'hui cette manière de faire doit être abandonnée, d'autant plus qu'à sa suite on a vu repulluler le doigt surnuméraire, par prolifération du cartilage épiphysaire laissé en place.

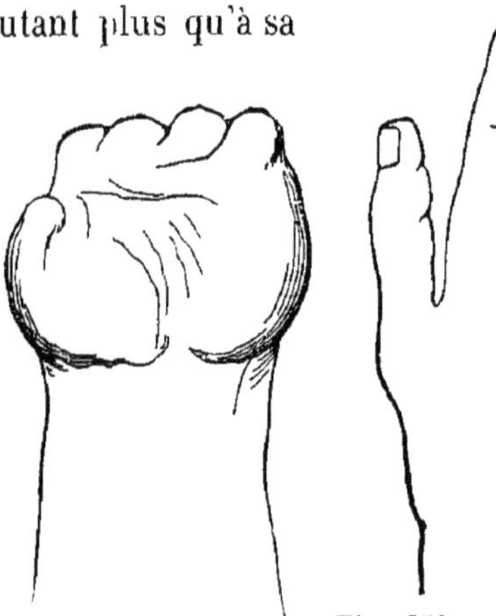

Fig. 155. — Ectrodactylie totale.

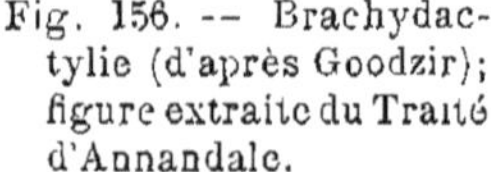

Fig. 156. — Brachydactylie (d'après Goodzir); figure extraite du Traité d'Annandale.

b. **Ectrodactylie.** — L'ectrodactylie constitue le vice de conformation opposé à la polydactylie. Il peut se faire que tous les doigts fassent défaut; il s'agit alors d'une ectrodactylie totale; ou bien, elle est partielle; un ou plusieurs doigts sont conservés.

Assez souvent l'ectrodactylie est associée à d'autres malformations des doigts : par exemple, il peut se faire qu'à côté de doigts normalement conformés, il en existe d'autres qui sont incomplètement développés, plus courts qu'à l'état normal. C'est à ce vice de

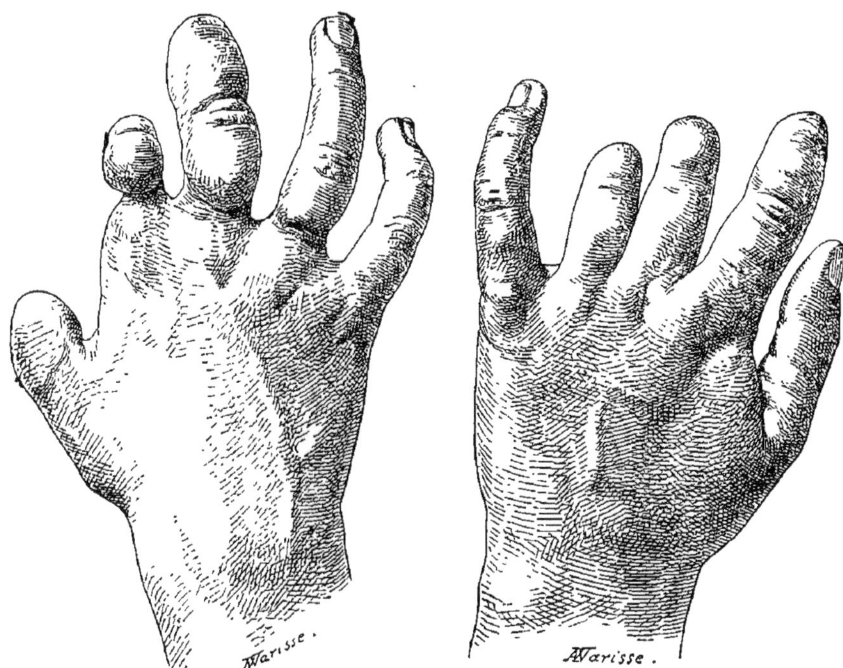

Fig. 157. — Main droite ; amputations congénitales et sillons à la base des doigts (Kirmisson).

Fig. 158. — Main gauche ; amputations congénitales des trois doigts moyens (Kirmisson).

conformation qu'on donne le nom de brachydactylie. Souvent aussi plusieurs doigts sont reliés entre eux par une palmature anormale, syndactylie.

On peut du reste établir deux groupes dans les cas de brachydactylie : dans l'un, les doigts sont plus petits qu'à l'état normal, mais régulièrement conformés ; dans l'autre, ils représentent des moignons d'amputations congénitales ; on y voit des sillons, des brides, des cicatrices terminales.

Une variété particulière d'ectrodactylie, c'est celle dans laquelle les doigts du milieu faisant défaut, la main est réduite au pouce et au petit doigt, et représente assez bien l'aspect d'une pince de homard. Cette malformation se rencontre souvent à la fois sur les membres supérieurs et inférieurs. Dans d'autres cas, c'est le médius seul et son métacarpien qui font défaut, et l'on a l'aspect auquel Kümmel a donné le nom de pied ou main fourchue.

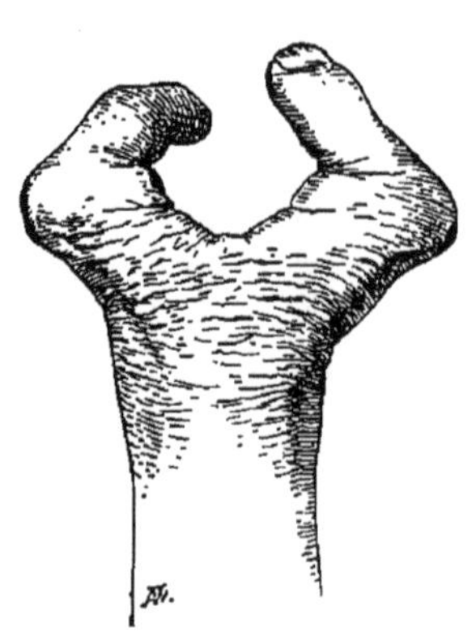

Fig. 159. — Main réduite à une pince par la présence isolée de deux doigts (Kirmisson).

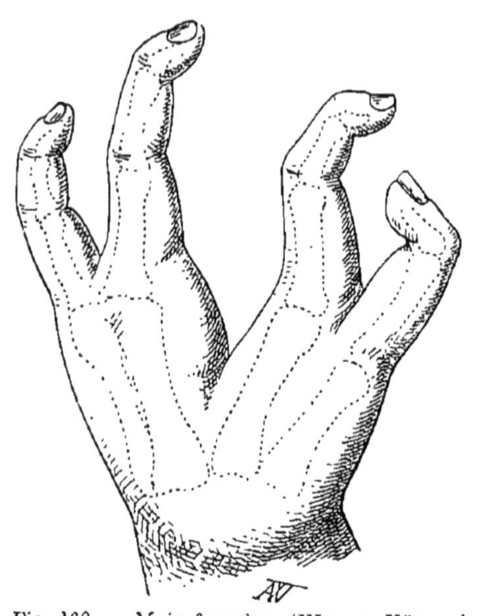

Fig. 160. — Main fourchue (Werner Kümmel).

c. **Syndactylie**. — Sous le nom de syndactylie, on désigne le fusionnement des doigts par leurs parties latérales. Cet état n'est du reste que la persistance d'un stade par où passe la main dans son développement, les doigts, pendant les deux premiers stades de la vie embryonnaire, étant palmés.

Au point de vue anatomique, les nombreuses variétés de syndactylie peuvent être rangées dans les trois groupes suivants : 1° les doigts sont reliés l'un à l'autre par une membrane lâche, syndactylie membraneuse ; 2° les doigts sont intimement accolés l'un à l'autre. sous une enveloppe cutanée

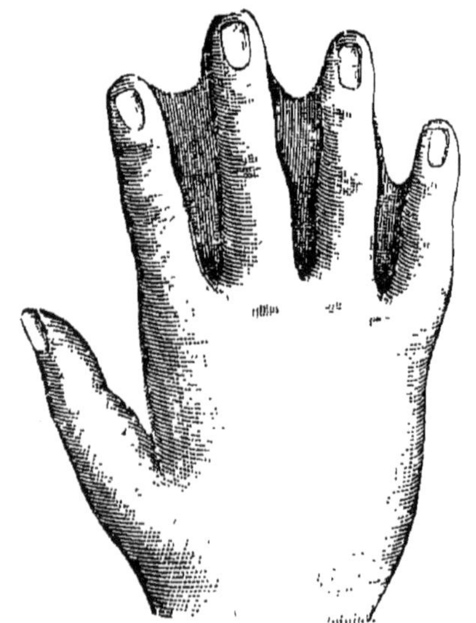

Fig. 161. — Syndactylie; première variété (main palmée).

unique : 3° les doigts sont soudés l'un à l'autre par leur squelette.

1° Syndactylie membraneuse. — On peut lui donner aussi le nom de main palmée : la membrane qui réunit les doigts entre eux est mince et lâche. Elle est uniquement composée de deux feuillets cutanés, qui glissent l'un sur l'autre, et permettent souvent des mou-

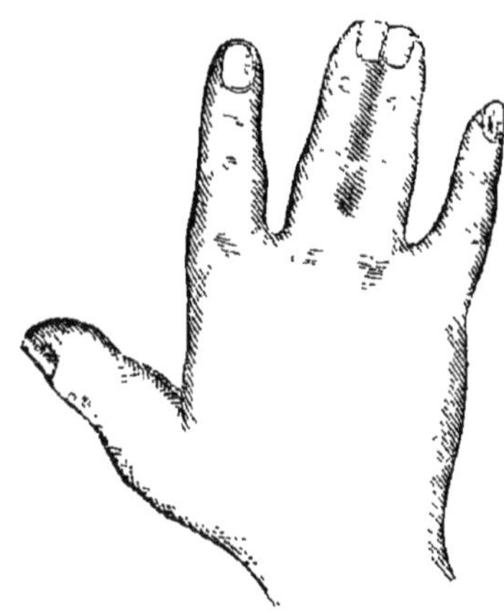

Fig. 162. — Syndactylie ; deuxième variété : réunion de deux doigts sous une même enveloppe cutanée.

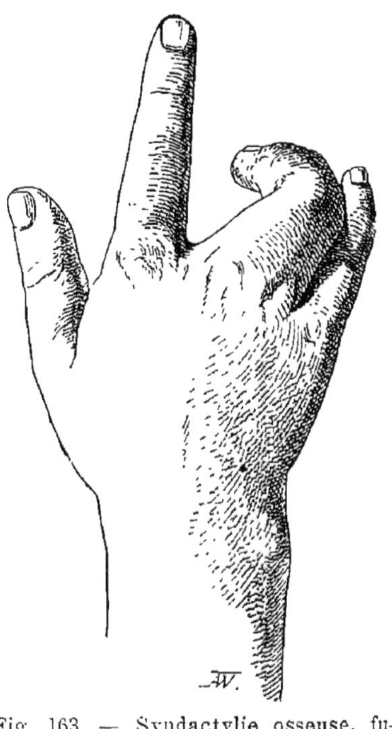

Fig. 163. — Syndactylie osseuse, fusionnant ensemble le médius et l'annulaire sous forme d'un gros doigt crochu (Kirmisson).

vements étendus des doigts. Aussi le pronostic de cette variété est-il le plus favorable.

2° Doigts accolés sous une enveloppe cutanée unique. — Ici, il n'y a pas de membrane interdigitale, mais seulement une enveloppe cutanée plus ou moins étroite, sous laquelle sont rangés côte à côte les deux squelettes des doigts ; quelquefois même les deux ongles sont en partie fusionnés. Les doigts ainsi soudés ne possèdent pas de mouvements indépendants. Toutefois, en saisissant chacun d'eux isolément, il est possible de leur imprimer des mouvements l'un sur l'autre.

3° Syndactylie osseuse. — Ici, les squelettes des deux doigts voisins sont fusionnés. Si la fusion porte sur toute leur étendue, on n'a plus qu'un doigt unique, d'un volume anormal : en réalité, on a affaire à une variété particulière d'ectrodactylie. Dans d'autres cas, les deux squelettes ne sont pas fusionnés dans toute leur étendue, mais seulement par leur extrémité terminale.

La syndactylie porte le plus souvent sur les derniers doigts de la main, reliant, par exemple, le troisième au quatrième, ou le quatrième au cinquième. Il n'est pas rare de la voir porter sur les trois derniers doigts. Il est tout à fait exceptionnel de voir le pouce et l'index fusionnés entre eux. Tantôt la syndactylie est complète, portant sur toute la hauteur des doigts, tantôt elle est incomplète, c'est-à-dire qu'elle existe seulement sous la forme d'une membrane, ne dépassant pas la hauteur de la première ou de la seconde phalange. Il est habituel de voir la malformation porter simultanément sur les deux mains : assez souvent, elle occupe à la fois les quatre extrémités. Comme les autres vices de conformation des doigts, la syndactylie est assez souvent d'origine héréditaire.

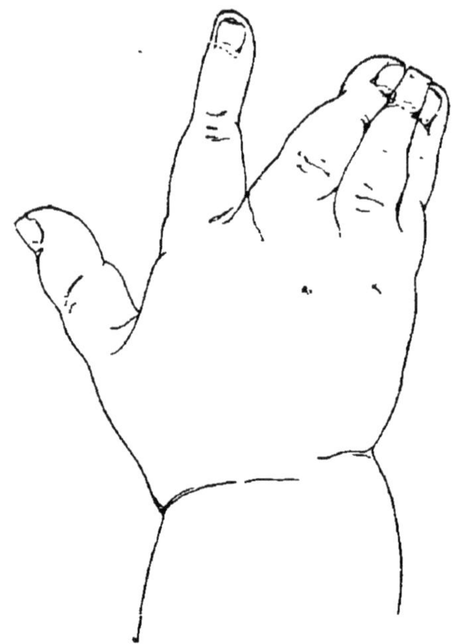

Fig. 164. — Syndactylie fusionnant ensemble les trois derniers doigts (Kirmisson).

Tout ce que nous avons dit jusqu'ici se rapporte à la syndactylie, envisagée comme arrêt de développement, c'est-à-dire que les doigts sont normaux comme forme et comme longueur. Toute la malformation consiste dans la soudure des doigts, trace de la palmature normale pendant les premiers temps de la vie intra-utérine. Mais, à côté de cette forme, il en existe une autre à laquelle on peut donner le nom de syndactylie pathologique. Elle est en effet de tout point comparable à la syndactylie acquise, qui succède aux lésions traumatiques, et en particulier aux brûlures. Elle reconnaît comme origine des brides accidentelles, étendues d'un doigt à l'autre, et sous lesquelles on peut passer un stylet; les doigts eux-mêmes sont le siège de diverses malformations, ectrodactylie, amputations congénitales, sillons congénitaux.

Traitement de la syndactylie. — S'agit-il de membranes unissantes lâ-

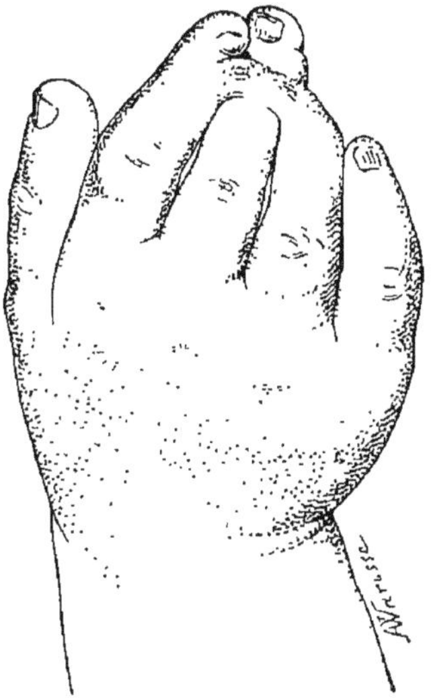

Fig. 165. — Syndactylie congénitale par bride reliant entre eux les trois doigts moyens (Kirmisson).

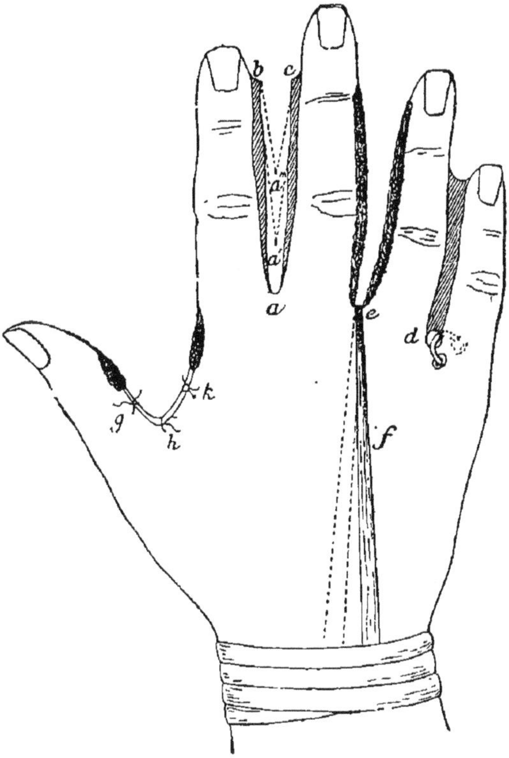

Fig. 166. — *bac*, procédé de l'incision simple; *d*, procédé de Rudtorffer; *ef*, procédé de Dupuytren; *ghk*, procédé de Velpeau.

ches et incomplètes, permettant tous les mouvements, de doigts palmés en un mot, cette disposition peut être respectée, puisqu'elle n'entrave en rien les fonctions. Inversement, dans les cas de fusion osseuse complète, l'opération n'offrirait aucune chance de succès; il y a donc lieu de s'abstenir. Mais, entre ces deux extrêmes, il est de nombreux cas qui se prêtent à l'opération.

Celle-ci comprend deux temps principaux : 1° isoler l'un de l'autre les doigts jusque-là réunis; 2° interposer entre les surfaces cruentées des lambeaux épidermiques, pour s'opposer à la reproduction de la difformité. Les nombreux procédés qui ont été imaginés dans ce but se divisent en deux grandes classes, suivant qu'on se propose de refaire tout d'abord la commissure interdigitale, ou qu'on cherche à obtenir avant tout la cicatrisation des faces latérales des doigts, pour s'opposer à leur agglutination.

1° Procédés qui rétablissent la commissure. — *a. Procédé de Velpeau.* — Ce procédé consiste à faire la section de la mem-

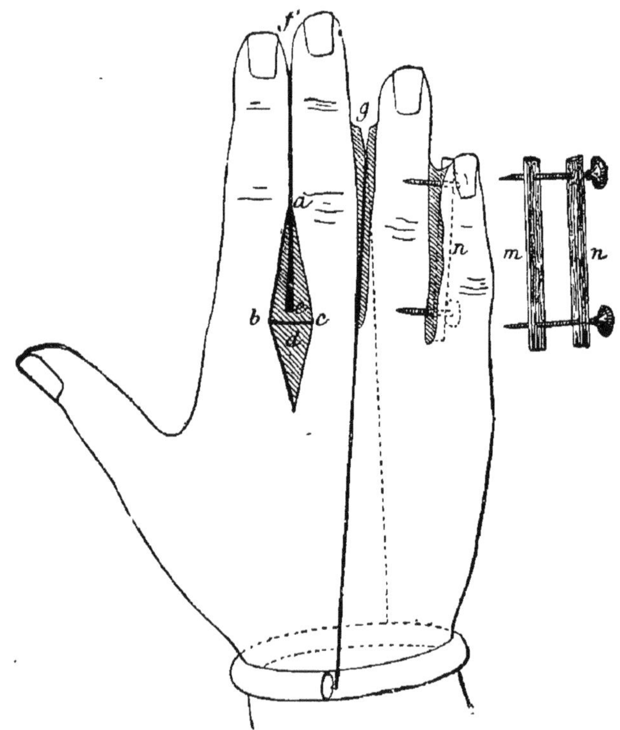

Fig. 167. — *abc*, procédé de Zeller ; *g*, procédé de Fabrice de Hilden ; *mn*, procédé de Maisonneuve.

brane unissante, puis à réunir par la suture la portion la plus reculée de l'incision, de façon à rétablir la commissure. Ce procédé est excellent ; mais il n'est applicable que dans les cas où la membrane interdigitale est assez souple et assez large pour que les deux lèvres de la plaie résultant de sa section puissent être rapprochées dans le sens antéro-postérieur.

b. Procédé de Zeller ou du lambeau dorsal. — Il consiste à tailler, sur la face dorsale des doigts, un lambeau en forme de V, dont la pointe descend jusqu'au niveau des deuxièmes phalanges, et dont la base répond aux articulations métacarpo-phalangiennes.

Après avoir disséqué ce lambeau par sa face profonde, on le relève et on sectionne les adhérences unissant les deux doigts. On rabat ensuite d'arrière en avant le lambeau entre les doigts écartés, et on l'y fixe par la suture.

Au lieu d'un seul lambeau, Morel-Lavallée a proposé d'en tailler

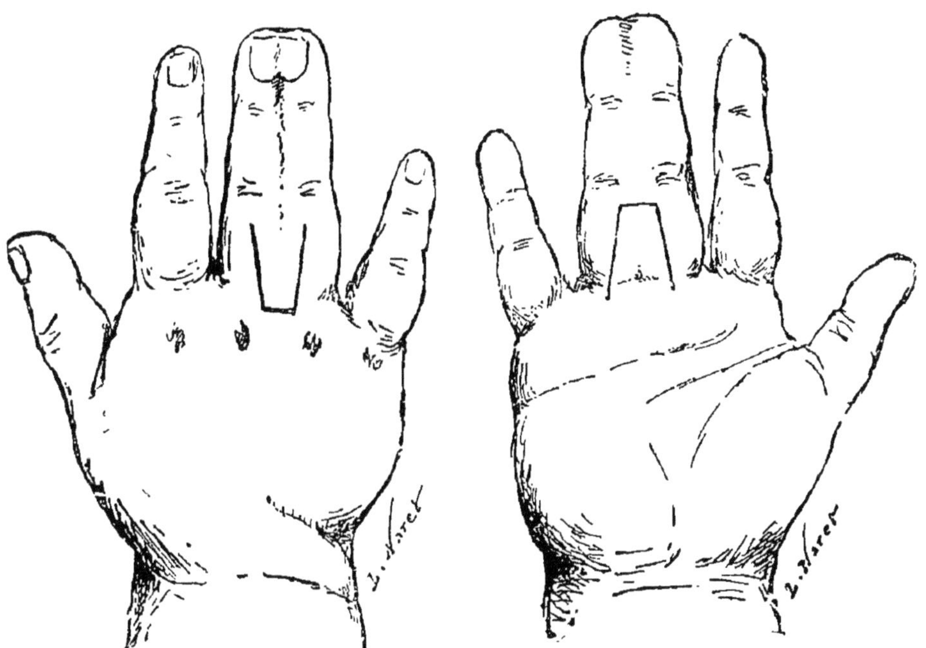

Fig. 168. — Procédé de M. Félizet (face dorsale).

Fig. 169. — Procédé de M. Félizet (face palmaire).

deux, l'un sur la face dorsale. l'autre sur la face palmaire. Il les termine par un angle émoussé, et les suture l'un à l'autre dans l'espace interdigital. C'est un procédé analogue qui a été décrit par M. Félizet. Il dessine, au niveau de l'espace interdigital, deux lambeaux, l'un dorsal, l'autre palmaire. opposés par leur base, qui, une fois disséqués et rabattus, vont constituer les parois d'un canal entièrement tapissé d'épiderme. Plus tard, les adhérences latérales des doigts sont supprimées.

2° **Procédés fournissant la cicatrisation préalable des plaies latérales des doigts.** — Ici, on s'occupe avant tout d'obtenir la cicatrisation des plaies latérales des doigts, mettant au second plan le rétablissement de la commissure.

a. Procédé de Vidal (de Cassis). — Incision et suture des plaies latérales des doigts. C'est le même procédé que celui de Velpeau, mais appliqué aux plaies latérales des doigts, au lieu de l'être à la commissure. La difficulté, c'est de pouvoir rapprocher suffisamment les deux lèvres de la plaie pour en pratiquer la suture. On aura beau décoller la peau, comme l'a conseillé Dieffenbach, et même pratiquer sur le côté opposé du doigt des incisions libératrices, le plus souvent la suture restera impossible.

b. Procédé de Didot (de Liège). — L'idée première de ce procédé consiste dans une autoplastie par échange de lambeaux. Etant donnée, par exemple, une syndactylie qui réunit l'index et le médius, on taille sur l'index un lambeau qui sert à recouvrir le médius, tandis que le lambeau emprunté à ce dernier doigt viendra recouvrir l'index

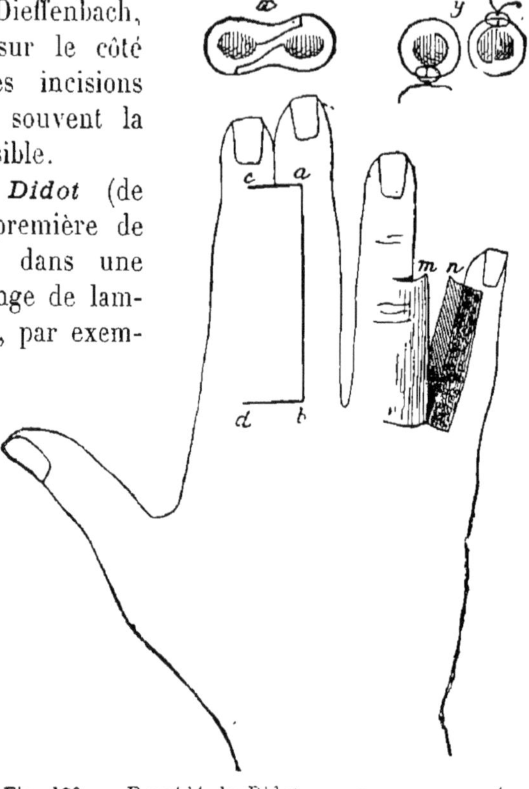

Fig. 170. — Procédé de Didot. — *x*, coupe représentant la disposition des lambeaux dorsal et palmaire avant la séparation des doigts; *y*, coupe représentant la disposition des lambeaux appliqués sur les doigts séparés; *abcd*, taille du lambeau dorsal; *m*, lambeau dorsal enroulé autour de l'annulaire; *n*, lambeau palmaire enroulé autour du petit doigt.

Pour cela, on trace d'abord, sur la face dorsale des doigts réunis. un lambeau rectangulaire dans lequel la branche verticale de l'incision répond au milieu du médius; les deux branches horizontales sont situées, l'une au niveau de la commissure interdigitale, l'autre à la base de la troisième phalange. On a ainsi un lambeau rectangulaire, qui, après dissection de sa face profonde, reste adhérent à l'index, et qui, après suture, enveloppera ce doigt. Sur la face palmaire, on taille un lambeau semblable, mais en sens inverse, c'est-à-dire qu'il empiète sur la moitié de la face palmaire de l'index, et reste adhérent par sa base au médius qu'il recouvre après la suture.

Il est évident que les différents procédés applicables à la syndactylie ne sauraient être employés indifféremment l'un pour l'autre. S'agit-il d'une membrane mince et lâche, la section de cette membrane, suivie immédiatement de la suture, par les procédés de Velpeau ou de Vidal (de Cassis), pourra procurer la guérison. Inversement, les doigts sont-ils réunis par une membrane étroite et serrée, c'est aux procédés de Zeller ou de Didot qu'il faut donner, suivant les cas, la préférence.

Quant à l'âge auquel on interviendra, il variera suivant la nature de l'intervention. Quand on n'a à faire que la section d'une bride suivie de la suture, l'opération ne comporte aucune gravité et peut être faite même chez des enfants fort jeunes. Est-il nécessaire de tailler des lambeaux et de faire des dissections étendues, la perte de sang est à craindre, et il vaut mieux remettre l'intervention à une date ultérieure, par exemple, vers quatre ou cinq ans.

Tout ce que nous venons de dire s'applique à la palmature vraie, ou syndactylie par arrêt de développement. S'agit-il, au contraire, d'une syndactylie d'ordre pathologique, produite par des brides accidentelles, on se trouve dans des conditions analogues à celles de la syndactylie acquise. Il suffira le plus souvent de la section de la bride ; reste-t-il des surfaces cruentées étendues, on pourra, pour les recouvrir, avoir recours à l'autoplastie ou à la greffe de Thiersch.

II. — VICES DE CONFORMATION DU POUCE EN PARTICULIER

Les vices de conformation du pouce sont si graves pour les fonctions de la main qu'il convient de leur faire une place à part.

1° Ectrodactylie du pouce. — L'absence du pouce est habituellement liée à l'absence congénitale du radius ; cependant j'ai publié, avec radiographie à l'appui, un cas dans lequel l'absence du pouce se rencontrait avec une intégrité parfaite des deux os de l'avant-bras.

2° Pouces surnuméraires. — Assez souvent on rencontre, sur le bord radial de la main, des doigts surnuméraires. Mais il y a une division à établir entre eux, suivant qu'il s'agit d'appendices situés sur le trajet du premier métacarpien, ou bien que le pouce surnuméraire, par sa forme et par son volume, répond au pouce normal. De là, la division en pouces surnuméraires et pouces bifides.

a). ***Pouces surnuméraires.*** — Assez souvent le pouce surnuméraire se présente avec des caractères qui le rapprochent beaucoup de ceux d'un pouce normal, c'est-à-dire qu'il possède deux phalanges ; mais il est beaucoup plus petit que le pouce auquel il est annexé. Il est généralement situé sur le côté externe du premier métacarpien : tantôt il s'articule avec lui, et cette articulation communique avec l'articulation métacarpo-phalangienne du pouce ; tantôt il est fusionné avec le premier métacarpien sur lequel il s'insère suivant une direction plus ou moins perpendiculaire.

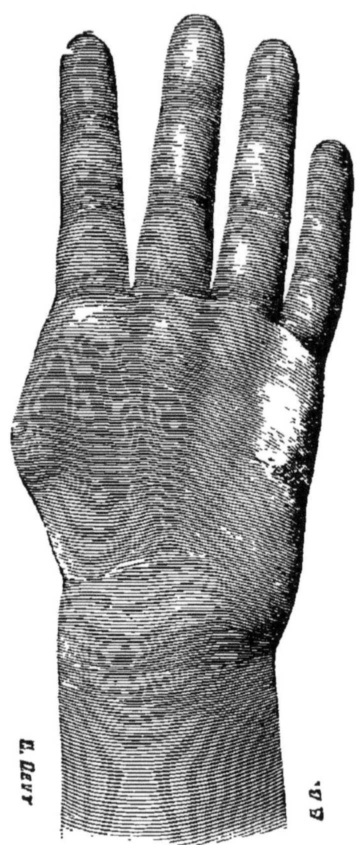

Fig. 171. — Ectrodactylie du pouce avec intégrité du radius (Kirmisson).

b). ***Pouces bifides.*** — Ici, la disposition est tout autre : on n'a plus un doigt surnuméraire, mais deux pouces dirigés parallèlement, également développés, et portés sur un métacarpien unique. Chacun des deux pouces possède ses tendons et a une mobilité normale. Si donc il y a lieu d'enlever les pouces surnuméraires, il y a intérêt, au contraire, à conserver les deux pouces bifides. Pour cela, on peut suivre la conduite conseillée par Cloquet, c'est-à-dire enlever un V de parties molles, en abrasant l'ongle et les phalanges des deux doigts, puis les réunir par la suture, en constituant une véritable syndactylie artificielle. J'ai mis plusieurs fois ce procédé en pratique avec succès.

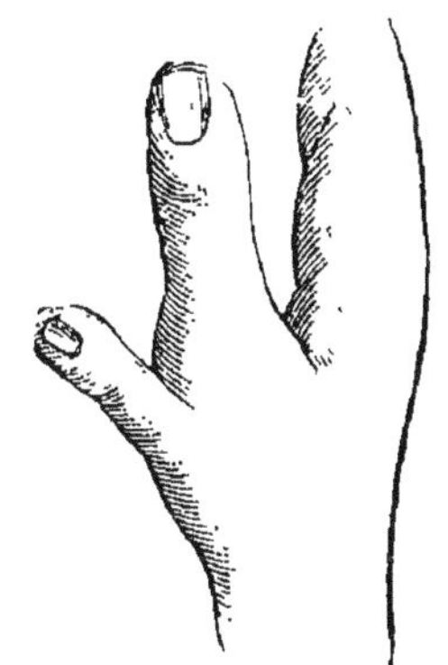

Fig. 172. — Pouce surnuméraire.

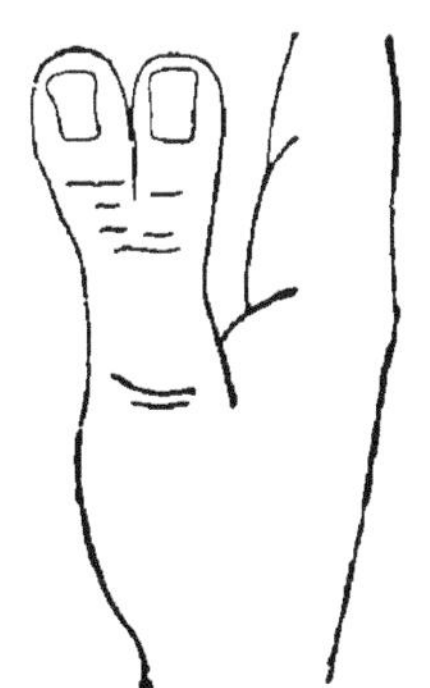

Fig. 173. — Pouce bifide.

3° **Pouces à trois phalanges.** — Il s'agit ici d'un vice de conformation fort rare; le plus souvent, on le rencontre associé avec le pouce bifide, soit que chacun des deux pouces possède trois phalanges. soit que cette disposition

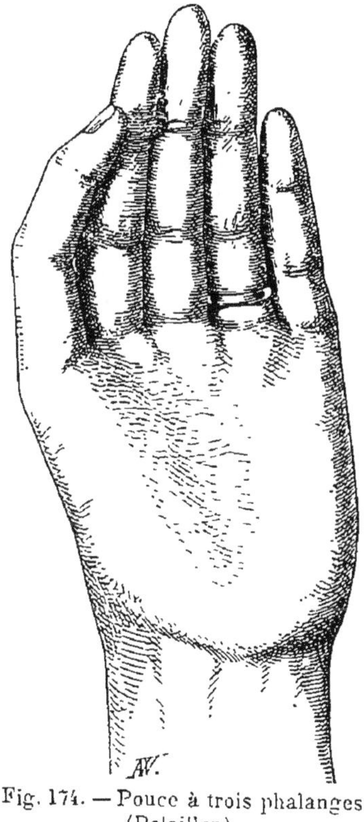

Fig. 174. — Pouce à trois phalanges (Polaillon).

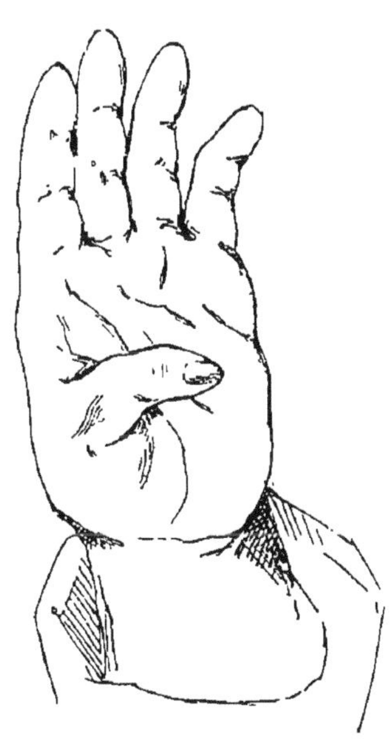

Fig. 175. — Déviation latérale du pouce (pouce bot, Kirmisson).

se rencontre seulement sur l'un d'eux. M. Polaillon donne de ce vice de conformation l'interprétation suivante : « On sait, dit-il, que d'après les recherches de M. Sappey, le métacarpien du pouce résulte du fusionnement d'un métacarpien et d'une phalange. Si, par une aberration du développement, la première phalange du pouce s'articule avec le métacarpien, au lieu de se souder avec lui, le pouce aura trois phalanges comme les autres doigts.

4° **Déviations latérales du pouce (pouce bot).** — Sous le nom de pouce bot, on a décrit des cas dans lesquels la seconde phalange du pouce, au lieu d'être dans l'axe de la première, forme avec celle-ci un angle droit ouvert soit en dedans, soit en dehors. Werner Kümmel a figuré un cas dans lequel la déviation latérale du pouce était liée à l'absence de la partie supérieure du radius; mais ici la déviation du pouce, au lieu de siéger à l'union de la première avec la deuxième phalange, portait sur l'articulation trapézo-métacarpienne. De mon côté, j'ai observé un fait semblable, dont je donne ici la reproduction.

Il est bien évident que, si la déviation latérale du pouce est maintenue par une bride fibreuse, on devra en pratiquer la section par la méthode sous-cutanée. Si, au contraire, le doigt se laisse aisément redresser, il suffira, pour obtenir la correction, du port d'un petit appareil orthopédique maintenant le doigt dans la rectitude.

III. — MAIN BOTE CONGÉNITALE; ABSENCE CONGÉNITALE DU RADIUS ET DU CUBITUS

Sous le nom de main bote, on décrit les cas dans lesquels il y a une déviation permanente de la main sur l'avant-bras. Ce serait une erreur de croire qu'il y ait un parallélisme à établir entre la main bote et le pied bot. La main bote est à la fois beaucoup plus rare et plus grave que le pied bot congénital.

D'après le sens suivant lequel la main est déviée, on a établi la classification suivante : On appelle main bote dorsale celle dans laquelle la main est renversée sur la face dorsale de l'avant-bras; l'inclinaison a-t-elle lieu vers la face palmaire, on a la main bote palmaire. Enfin, si la déviation se produit sur le bord radial ou cubital de l'avant-bras, on a la main bote radiale ou cubitale. Du reste, parmi les mains botes congénitales, la déviation dorsale est excessivement rare. Ce qu'on observe le plus souvent, c'est la déviation vers la face palmaire. Encore habituellement celle-ci n'est-elle pas directe, mais associée à une déviation sur le bord radial ou cubital de l'avant-bras, pour constituer les mains botes radio-palmaires ou cubito-palmaires.

D'après l'intégrité ou la participation du squelette à la lésion, on peut diviser toutes les mains botes congénitales en deux grands groupes :

1re *variété*. — **Main bote avec intégrité du squelette.** — Cette forme est certainement la plus rare : elle se présente le plus souvent sous la forme de main bote cubito-palmaire, et il y a là un trait caractéristique qui la différencie de la main bote avec lésion osseuse, laquelle est le plus souvent radio-palmaire, l'absence congénitale du radius étant, comme nous aurons occasion de le dire, beaucoup plus fréquente que l'absence congénitale du cubitus. Cette forme de main bote est le plus souvent associée à d'autres vices de conformation, tels que le pied bot ou la syndactylie.

2e *variété*. — **Main bote avec développement incomplet du squelette.** — Elle est liée à l'absence congénitale du cubitus ou du radius, cette dernière étant de beaucoup la plus fréquente.

a). *Absence congénitale du radius.* — Habituellement le radius fait défaut en totalité : les cas d'absence partielle du radius sont infiniment plus rares.

Dans l'absence congénitale du radius, la main est déviée sur le bord radial de l'avant-bras, en main bote radio-palmaire. L'extrémité inférieure du cubitus fait sous les téguments une saillie plus ou moins marquée, au niveau de laquelle existe une petite dépression de la peau, un petit godet d'apparence cicatricielle.

L'absence congénitale du radius se lie habituellement, comme nous l'avons déjà dit, à l'absence du pouce et du métacarpien correspondant. La dissection, dans des cas de cette nature, nous a permis de reconnaître les traits suivants qui paraissent caractéristiques de l'absence congénitale du radius : absence du pouce et du métacarpien correspondant, absence des os formant la rangée externe du carpe. Du côté de l'humérus, absence du condyle huméral et de la coulisse bicipitale, cette dernière en rapport avec l'absence de la longue portion du biceps. A l'avant-bras et à la main, absence des radiaux et des supinateurs, absence des muscles du pouce.

L'absence partielle du radius est beaucoup plus rare que l'absence totale de cet os. Dans l'immense majorité des cas, c'est sur l'extrémité inférieure du radius que porte la malformation. On a cependant rencontré des cas où c'était la partie supérieure de l'os qui faisait défaut. Mais ces cas ne doivent pas rentrer dans l'étude de la main bote congénitale; car, en pareil cas, la main possède sa direction normale.

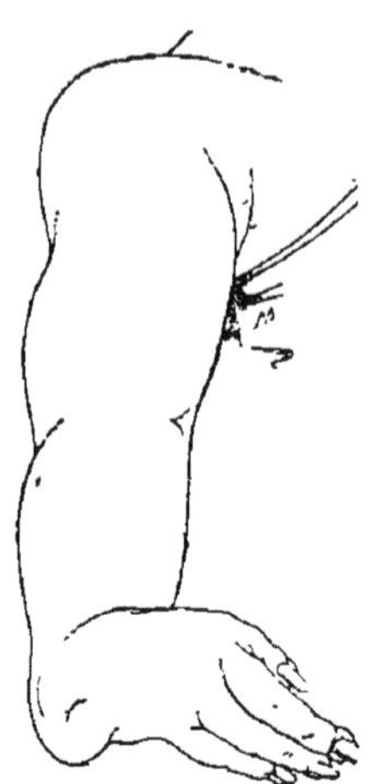

Fig. 176. — Main bote unilatérale du côté droit, avec absence totale du radius (Kirmisson).

b). ***Absence congénitale du cubitus.*** — Elle est beaucoup plus rare que celle du radius.

Tantôt le cubitus fait défaut en totalité, tantôt c'est sa partie supérieure, ou sa partie moyenne qui fait défaut.

Les autres malformations concomitantes sont plus rares que dans l'absence congénitale du radius; celle qu'on trouve le plus souvent, c'est l'abscence congénitale du péroné. Rarement l'affection est symétrique, et le côté droit paraît plus souvent affecté que le gauche.

La main est dans une attitude moyenne entre la pronation et la supination, déviée vers le bord cubital de l'avant-bras. Sa mobilité est peu entravée; celle du coude l'est ordinairement beaucoup, quelquefois même il y a ankylose complète.

Pathogénie. — Il est impossible de donner une pathogénie unique, applicable à tous les cas de main bote avec ou sans absence d'une partie du squelette. L'hérédité a été signalée, mais d'une manière tout à fait exceptionnelle. La théorie la plus générale qu'on puisse invoquer nous paraît être celle de M. Dareste, d'après laquelle ces malformations sont à mettre sur le compte de l'étroitesse du capuchon amniotique, qui exerce sur les extrémités une compression pouvant déterminer une attitude vicieuse, ou même l'atrophie par compression de certains éléments anatomiques. Non seulement il peut y avoir étroitesse de la cavité amniotique, mais encore il peut exister, à la face interne de l'amnios, des brides, des adhérences, qui jouent un rôle dans la production de la malformation. On doit voir sans doute une trace de ces adhérences dans cette dépression, dans ce petit godet d'apparence cicatricielle qu'on rencontre toujours au niveau de l'extrémité inférieure du cubitus, dans les cas d'absence du radius; comme on le trouve au sommet de l'incurvation tibiale, dans l'absence congénitale du péroné.

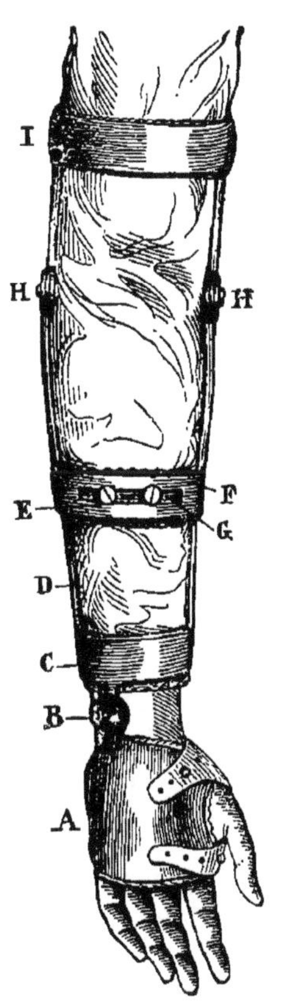

Fig. 177. — Appareil pour maintenir et redresser une main bote palmaire gauche. *A*, palette métallique soutenant la main à laquelle la fixent des courroies; *B*, articulation en genouillère permettant de donner à la palette les inclinaisons indiquées par le sens de la déviation; *CEI*, embrasses reliant les montants latéraux; *DEG*, vis destinées à limiter le mouvement de rotation de la partie antérieure de l'appareil; *H*, articulation pour laisser libres les mouvements de flexion et d'extension de l'avant-bras.

Traitement. — Les éléments fondamentaux du traitement sont les manipulations combinées à l'emploi des appareils. Chez les petits enfants, j'ai l'habitude de me servir d'attelles en gutta-percha appliquées par-dessus une bande de flanelle, comme celles dont je fais usage dans le traitement du pied bot. Plus tard, on peut avoir recours à des appareils en cuir moulé, articulés au niveau du poignet, comme l'appareil de Collin, ou bien des appareils dans lesquels on fait intervenir la traction élastique exercée par des tubes de caoutchouc.

Si la rétraction musculaire oppose une résistance trop grande au redressement, on peut joindre à l'emploi des moyens précédents la ténotomie qui, suivant le sens de la déviation, portera sur le grand et le petit palmaire, sur les deux radiaux externes, sur les muscles cubital antérieur et postérieur.

En cas d'absence congénitale d'un des os de l'avant-bras, ce qui entrave surtout la fonction, c'est le défaut de solidité du poignet. Ce qu'il faut, c'est réaliser la soudure de l'articulation radio-carpienne; on a pour cela pratiqué différentes opérations sur le squelette; mais les résultats n'en sont pas assez certains pour que j'entre ici dans le détail des faits.

IV. — LUXATIONS CONGÉNITALES DU COUDE

D'une manière générale, les luxations congénitales du coude sont fort rares; cela est surtout vrai de la luxation des deux os de l'avant-bras, qui est tout à fait exceptionnelle, tandis que nous observons de temps en temps des exemples de luxation isolée de la tête radiale. Aussi y a-t-il lieu de lui consacrer une description.

Luxations isolées du radius. — Tantôt la luxation existe seule, tantôt elle est associée à d'autres malformations, telles que le pied bot, le torticolis, la luxation congénitale de la rotule. Il n'est pas rare de la voir coïncider avec une absence plus ou moins marquée du cubitus. J'ai pu observer un cas de cette nature.

La luxation a lieu, soit en arrière, ce qui est le cas le plus fréquent, soit en avant ou en dehors. Elle est bilatérale ou unilatérale, cette dernière un peu plus fréquente.

L'hérédité se trouve notée dans plusieurs observations.

Un détail particulier souvent signalé, c'est l'allongement anormal du radius, et surtout du col radial. Souvent on note une absence partielle du condyle huméral; la tête radiale est toujours mal conformée, petite et privée de cartilage.

Si la luxation entrave les mouvements du coude, la seule conduite à tenir, c'est de réséquer la tête radiale. Cette opération a d'ailleurs fourni aux chirurgiens qui y ont eu recours les meilleurs résultats.

V. — LUXATIONS GONGÉNITALES DE L'ÉPAULE

Les luxations congénitales de l'épaule sont d'une rareté extrême. La plupart des cas qui ont été donnés comme tels appartiennent en réalité aux luxations paralytiques, ou sont la conséquence de traumatismes produits au moment de l'accouchement.

Toutefois, en tenant compte des faits publiés, il y a lieu d'admettre trois variétés de luxations congénitales de l'épaule : des luxations sous-coracoïdiennes, des luxations en haut ou sus-acromiales, des luxations en arrière (sous-acromiale et sous-épineuse). Nous-mêmes, nous avons eu l'occasion d'observer une luxation congénitale de l'épaule droite, de la variété sous-acromiale, chez une jeune fille de quatorze ans. Chez elle, les mouvements de l'épaule, et, en particulier, les mouvements d'élévation, étaient très incomplets; le membre en totalité était atrophié et plus court que celui du côté opposé.

On pourra, chez de jeunes enfants, chercher tout d'abord la réduction, ou du moins la fixation de la tête humérale par le port d'un appareil approprié. Si l'on n'y réussit pas, et que la tête humérale, par son excessive mobilité, ne permette pas un bon fonctionnement du membre, il faudra avoir recours à l'arthrodèse, ou du moins à la fixation de la tête par la suture au niveau de la voûte acromio-coracoïdienne.

IV. — SURÉLÉVATION CONGÉNITALE DE L'OMOPLATE

C'est un mémoire de Sprengel qui, en 1891, a attiré l'attention sur cette curieuse malformation dont les exemples se sont depuis lors beaucoup multipliés.

Le premier fait qui frappe, c'est le défaut de symétrie des deux omoplates. L'une d'elles (et c'est la gauche qui est le plus souvent atteinte) est surélevée d'une hauteur variable, 3, 4, 5 centimètres, au-dessus de la congénère. Tantôt la surélévation se fait directement, l'omoplate restant parallèle au rachis, tantôt elle s'accompagne d'un mouvement de rotation de l'os autour de l'axe antéro-postérieur. Parfois l'angle supérieur et interne de l'omoplate s'écarte de la ligne des apophyses épineuses, tandis que l'angle inférieur s'en rapproche; tantôt, au contraire, c'est l'angle supérieur et interne qui se rapproche de la colonne vertébrale au point d'entrer en contact avec elle, tandis que l'angle inférieur s'en éloigne.

La surélévation de l'omoplate entraîne nécessairement une asymétrie des deux triangles sus-claviculaires. La ligne allant du cou au moignon de l'épaule est à la fois plus élevée et plus courte que celle du côté opposé.

On note aussi des modifications de forme de l'omoplate. Parfois l'os, comparé à son congénère, est atrophié dans toutes ses dimensions; mais les modifications principales portent sur son bord supérieur qui est recourbé en avant, en forme de crochet. Il en résulte parfois une sensation trompeuse, qui a fait prendre ce bord pour une exostose; des opérations entreprises pour enlever cette prétendue exostose ont fait reconnaître l'erreur.

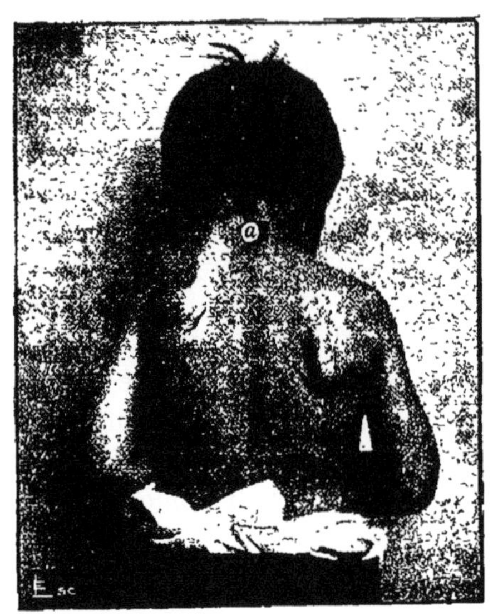

Fig. 178. — Surélévation congénitale de l'omoplate gauche chez un petit garçon de 3 ans et demi. En *a* se voit une exostose qui, se détachant du bord spinal, confine à la ligne des apophyses épineuses (Kirmisson).

Tantôt la colonne vertébrale demeure rectiligne, tantôt elle présente une légère déviation scoliotique.

Le plus souvent la convexité de la courbure dorsale répond au côté de la surélévation de l'omoplate; exceptionnellement elle est dirigée du côté opposé.

La difformité s'accompagne d'une gêne plus ou moins marquée dans les mouvements d'élévation du bras; parfois même le bras ne peut s'élever au-dessus de l'horizontale.

L'affection peut, bien que le fait soit beaucoup plus rare, occuper à la fois les deux omoplates, auquel cas le cou est complètement effacé, et la tête enfoncée dans les épaules.

Tantôt la surélévation congénitale de l'omoplate existe à l'état de malformation isolée, tantôt elle s'accompagne d'autres malformations. Ainsi. Hoffa a noté dans un cas l'absence complète du radius; Wolffheim, le développement incomplet du grand pectoral, qui descendait seulement jusqu'à la troisième côte: Kausch a vu manquer les faisceaux inférieurs du trapèze : Beely a noté, en même temps que la surélévation congénitale de l'omoplate, l'existence d'un torticolis.

Pathogénie. — La pathogenie de la surélevation congénitale de l'omoplate est encore pleine d'incertitude. Sprengel avait tenté d'en faire le résultat d'une attitude vicieuse permanente pendant la vie intra-utérine, le bras restant appliqué, dans la rotation en arrière et en dehors, sur les parties latérales du tronc. Mon élève, le Dr Tridon, dans sa thèse, a cherché à rattacher la surélévation congénitale de l'omoplate à la position élevée de l'os, à la région cervicale, pendant la vie embryonnaire ; il en fait, en un mot, un arrêt de développement.

Déjà j'ai mentionné les cas dans lesquels on a constaté l'absence d'un ou plusieurs faisceaux musculaires ; dans d'autres faits, il y avait rétraction des faisceaux supérieurs du trapèze, de l'angulaire et du rhomboïde.

Mais l'étude de la question est venue singulièrement l'élargir, en démontrant que, dans certains cas, la surélevation congénitale de l'omoplate était due à la présence d'une pièce osseuse intermédiaire, rattachant cet os à la colonne vertébrale. Déjà, en 1880, Willet et Walsham ont fait connaître un cas de cette nature, et pratiqué avec succès l'ablation de la pièce osseuse intermédiaire entre la colonne vertébrale et l'omoplate. Depuis lors, MM. Goldthwait et Painter, MM. Wilson et Rugh ont publié des observations analogues.

Nous conclurons donc qu'en présence d'une surélevation congénitale de l'omoplate, la première chose à faire, c'est l'examen radiographique. Celui-ci révèle-t-il l'existence d'une pièce osseuse anormale reliant l'omoplate au rachis et s'opposant à sa descente, il convient d'en pratiquer l'ablation. Si, en l'absence de toute pièce osseuse anormale, on constate la rétraction de certains faisceaux musculaires, on devra en pratiquer la section. Enfin, en dehors des conditions précédentes, le traitement sera un simple traitement orthopédique, dont la gymnastique et le massage seront les éléments principaux.

CHAPITRE III

MALADIES CONGÉNITALES DU MEMBRE INFÉRIEUR

I. — DU PIED BOT

Le mot pied bot n'a pas par lui-même une signification précise. Il dérive d'un vieux mot français qui signifie arrondi, émoussé, et fait allusion à la forme arrondie, globuleuse que prend le pied dans ce genre de difformités.

Au point de vue scientifique, le pied bot peut être défini : Une attitude vicieuse et permanente du pied sur la jambe, telle que le pied ne repose plus sur le sol par ses points d'appui normaux.

Suivant le sens dans lequel se produit la difformité, on distingue plusieurs espèces de pieds bots. Il est dit équin, lorsque le talon reste élevé au-dessus du sol et que le malade repose sur l'avant-pied. Le pied bot est dit talus, lorsque le pied est fixé dans une flexion forcée sur la jambe, et que le talon porte seul sur le sol. Lorsque le pied est enroulé autour de son bord interne, et que sa pointe est maintenue en adduction forcée, le pied bot prend le nom de varus. L'expression de valgus désigne la déformation inverse, celle dans laquelle la pointe du pied est maintenue en dehors, dans une position d'abduction forcée. Il s'en faut que ces quatre dénominations suffisent à elles seules pour caractériser toutes les déformations désignées sous le nom général de pied bot. D'où la nécessité de créer des formes intermédiaires, en associant deux à deux chacun des termes que nous venons d'énoncer. On parle alors de pied bot varus équin. ou équin valgus, suivant que l'équin s'associe à l'adduction ou à l'abduction de la pointe du pied; de même, on décrit le talus valgus, dans lequel le talus est associé à l'abduction.

Ces différentes formes de pied bot peuvent être produites par des causes diverses aux différents âges de la vie, auquel cas on dit qu'il s'agit de pieds bots acquis. Ou bien, elles peuvent exister à la naissance, constituant le pied bot congénital, le seul que nous ayons en vue en ce moment.

Etiologie. — Nous savons peu de chose sur l'étiologie véritable du pied bot. Tout ce que nous pouvons dire, c'est qu'il s'agit ici d'une des plus fréquentes parmi les malformations. Cette fréquence est un peu plus grande dans le sexe masculin, contrairement à ce que nous aurons à noter pour la luxation congénitale de la hanche.

Tantôt le pied bot est unilatéral, tantôt il est double; quand un seul côté est atteint, c'est plus souvent le pied droit.

Quant au sens affecté par la difformité, il ne saurait y avoir de doute à cet égard. Toutes les statistiques s'accordent à démontrer que le varus équin représente l'immense majorité des cas de pied bot congénital; le talus valgus, le valgus et le varus pur sont infiniment plus rares. Quant à l'équin pur, il constitue une variété tellement exceptionnelle parmi les pieds bots congénitaux que son existence a pu même être mise en doute.

Lorsque le pied bot est double, la difformité affecte habituellement le même sens sur chacun des deux pieds. Il est tout à fait exceptionnel de voir par exemple, un talus valgus d'un côté associé à un varus équin du côté opposé. C'est là, au contraire, une circonstance que l'on retrouve assez fréquemment dans les cas de pied bot d'origine paralytique, et qui, comme nous le verrons, pourra être utilisée à propos du diagnostic.

Comme toutes les malformations, le pied bot peut se rencontrer à l'état isolé, ou bien associé à des malformations diverses chez un même malade. De ce nombre sont la main bote, l'amputation congénitale des orteils et des doigts, le bec-de-lièvre, le spina-bifida. Cette dernière coïncidence est assez fréquente; mais il s'agit en pareil cas d'une forme particulière de pied bot, liée en réalité à la lésion initiale de l'axe céphalo-rachidien; ce sont, en un mot, des peids bots d'origine paralytique.

Contrairement à ce qui existe pour la luxation congénitale de la hanche, l'hérédité entre rarement en jeu.

Pour être faite avec fruit, l'étude clinique du pied bot congénital doit être faite isolément pour chacune de ses formes.

1° *Du pied bot varus équin congénital.*

C'est là, avons-nous dit, la forme de beaucoup la plus fréquente, celle qu'on rencontre dans l'immense majorité des cas.

Description clinique. — Le pied est immobilisé dans une position d'adduction forcée sur la jambe, telle que la pointe du pied est tournée en dedans, tandis que son bord externe est dirigé plus ou moins en avant. A l'adduction s'ajoute un mouvement d'enroulement du pied autour de son bord interne, tel que ce bord lui-même est élevé et porté en dedans; tandis que le bord externe est porté en bas et en avant; la face plantaire regarde en dedans et en arrière, la face dorsale en avant et en dehors. Tout se passe comme si, fixant solidement d'une main l'arrière-pied, on imprimait à l'avant-pied un violent mouvement de torsion de bas en haut et de dehors en dedans. Le centre de ce mouvement répond à l'articulation médio-tarsienne. Il en résulte la formation, sur le bord interne du pied, d'un pli cutané vertical, répondant à l'articulation médio-tarsienne, et marquant le sommet de l'angle que forment entre eux l'avant-pied et l'arrière-pied. Cet angle est plus ou moins prononcé suivant les cas. Sur la face dorsale externe du pied se dessinent les saillies osseuses formées par la tête de l'astragale et l'extrémité antérieure du calcanéum, tandis que les saillies répondant au scaphoïde et au premier cunéiforme, cachées par la dépression que présente le bord interne du pied, sont diffi-

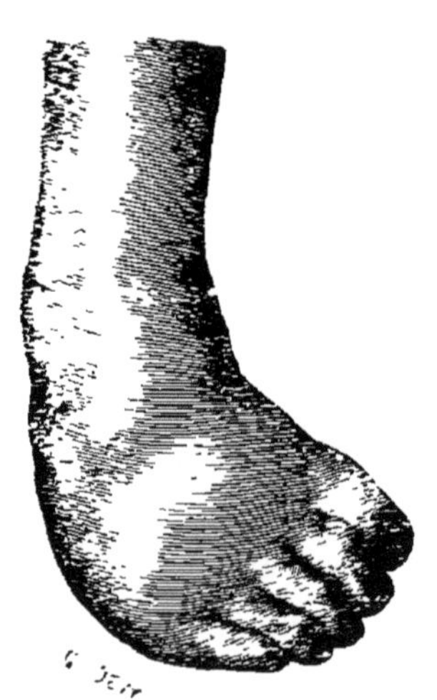

Fig. [illegible]. — Pied bot varus équin congénital, 1er degré. — Le pied forme avec l'axe de la jambe un angle obtus (Kirmisson).

cilement appréciables. A l'enroulement du pied autour de son bord interne et à l'adduction, qui caractérisent le varus, s'ajoute un degré plus ou moins marqué d'équinisme. Le talon est élevé, en même temps qu'il est dévié en dedans, du fait de la puissance adductrice du triceps sural combiné à son action extensive. Le tendon d'Achille rétracté forme, à la partie postérieure du cou-de-

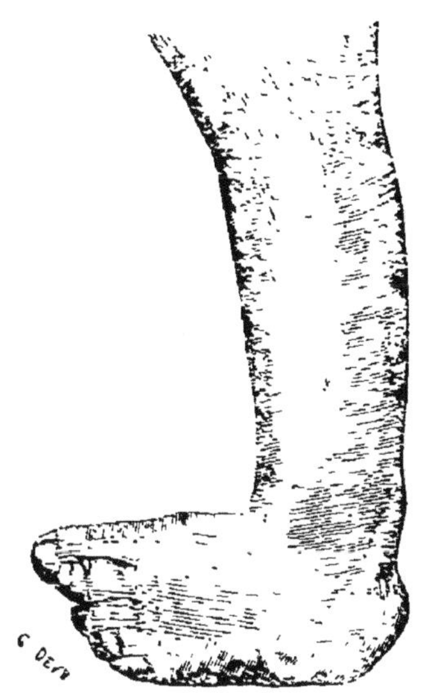

Fig. 180. — Pied bot varus équin congénital, 2e degré. — Le pied forme avec l'axe de la jambe un angle droit (Kirmisson).

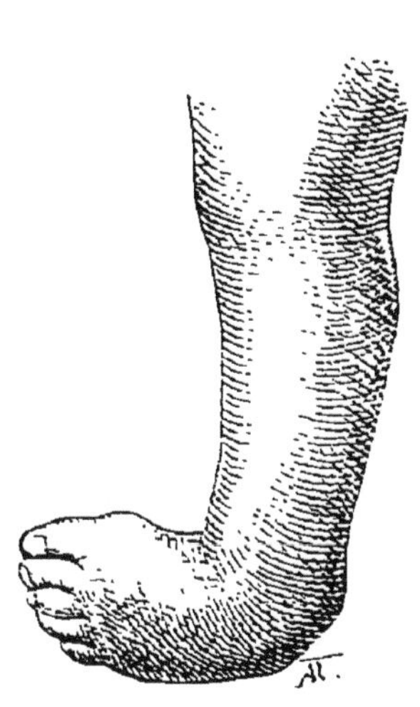

Fig. 181. — Pied bot varus équin congénital, 3e degré. — Le pied forme avec l'axe de la jambe un angle aigu (Kirmisson).

pied, une corde plus ou moins fortement tendue : sa rétraction détermine une plicature de la peau et du tissu cellulaire sous-cutané, sous la forme de deux ou trois replis transversaux, situés au-dessus de la saillie du talon.

Si l'on veut se faire une idée du pronostic d'après le degré même de la déformation, on peut diviser tous les cas de pied bot varus équin congénital en trois grands groupes : 1° ceux dans lesquels l'avant-pied forme avec l'axe du membre un angle obtus : 2° ceux dans lesquels l'angle est droit : 3° ceux dans lesquels le pied est replié sur la jambe à angle aigu.

Mais il ne suffit pas, pour se faire une idée exacte du pronostic, de prendre en considération le degré même d'adduction : il faut encore avoir égard au plus ou moins de résistance qu'offre le pied au redressement. Il est en effet des cas dans lesquels la difformité très prononcée en apparence, se laisse aisément redresser, tandis que d'autres pieds bots qui semblent beaucoup moins caractérisés opposent une résistance considérable au redressement.

Anatomie pathologique. — Si nous résumons les éléments qui entrent dans la déformation caractéristique du pied bot varus équin congénital, nous voyons que ces éléments sont au nombre de trois: 1° l'hyperextension de l'articulation tibio-tarsienne qui caractérise l'équinisme: 2° l'adduction de la pointe du pied; 3° la torsion de l'organe autour de son axe antéro-postérieur, ces deux derniers mouvements se passant en presque totalité au niveau de l'articulation médio-tarsienne ou de Chopart.

Mais ce qui importe avant tout, au point de vue pratique, c'est de se rendre compte de la véritable nature des organes qui s'opposent au redressement. Cela, l'anatomie pathologique seule peut nous l'apprendre.

Sans doute, la rétraction du tendon d'Achille constitue un élément de très grande importance, qui joue un rôle considérable dans la production de la difformité. Mais ce serait une grande erreur de croire que ce soit là le seul obstacle que l'on ait à combattre, et qu'il suffise de pratiquer la section du tendon d'Achille pour obtenir le redressement. Il suffit de disséquer un pied bot varus équin congénital peu de temps après la naissance, comme nous avons eu souvent l'occasion de le faire pendant les huit années de notre séjour aux Enfants-Assistés, pour s'assurer que tous les éléments qui entrent dans la constitution du pied peuvent, le cas échéant, jouer un rôle considérable dans le maintien de la difformité.

La peau elle-même peut être rétractée et s'opposer au redressement. On en a la preuve lorsque, chez des nouveau-nés présentant une déformation considérable, on porte fortement en dehors la pointe du pied. On voit parfois se former en pareil cas une fissure verticale qui répond au sillon profond dont nous avons noté l'existence sur le bord interne du pied. La peau et le tissu cellulaire sectionnés, on voit que les tendons adducteurs, tendon d'Achille, jambiers antérieur et postérieur, s'opposent au redressement. Sectionnez-les, et souvent vous pourrez constater que, si vous avez réduit l'équinisme, le varus persiste. Pour en triompher, il faut sectionner les très puissants ligaments du côté interne et de la face plantaire, ligament latéral interne ou deltoïdien, ligament calcanéo-scaphoïdien, ligament en Y. Les os eux-mêmes sont déformés. comme j'ai pu m'en assurer après Adams, après Parker

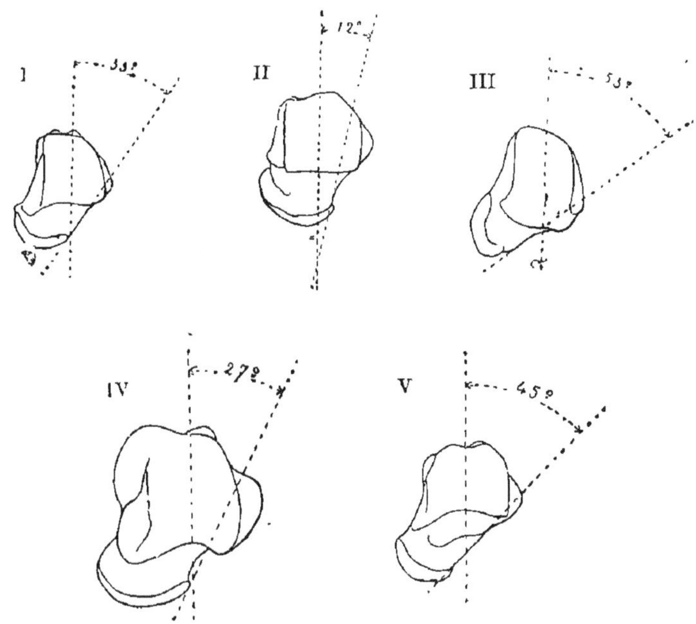

Fig. 182. — I, astragale normal adulte; II, astragale normal de fœtus à terme; obliquité du col, 35°; III, astragale de pied bot; obliquité du col, 53°; IV, astragale de chimpanzé adulte; obliquité du col, 27°; V, astragale de jeune orang; obliquité du col, 45° (Parker).

et Shattock, Scudder (de Boston). Les principales malformations portent sur l'astragale; elles consistent essentiellement dans une obliquité exagérée de la tête et du col sur le corps de l'os, contribuant à maintenir le pied dans la position d'adduction forcée. Il existe en outre une atrophie plus ou moins marquée de la tête de l'astragale, qui, au lieu de présenter une surface arrondie plus ou moins large, affecte la forme d'un cône plus ou moins acuminé séparé par une crête saillante en deux versants. dont l'interne seul s'articule avec le scaphoïde.

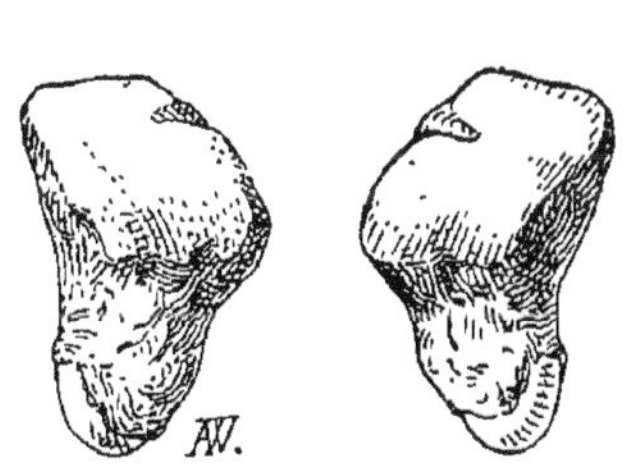

Fig. 183. — Enfant de 3 mois et demi; déformation des deux astragales (Kirmisson).

Le calcanéum est. avec l'astragale. l'os qui présente les déformations les plus prononcées. Son incurvation sur lui-même d'avant en arrière est exagérée; d'où augmentation de profondeur de la gouttière calcanéenne; sa tubérosité postérieure est atrophiée, en même temps qu'elle est fortement attirée par en haut, du fait de la rétraction du tendon d'Achille. De même, le scaphoïde est fortement attiré en haut et en dedans, au point que sa direction, d'horizontale, devient transversale, et que, comme nous le dirons plus tard, dans certains cas, le scaphoïde présente une surface articulaire s'articulant directement avec la malléole interne.

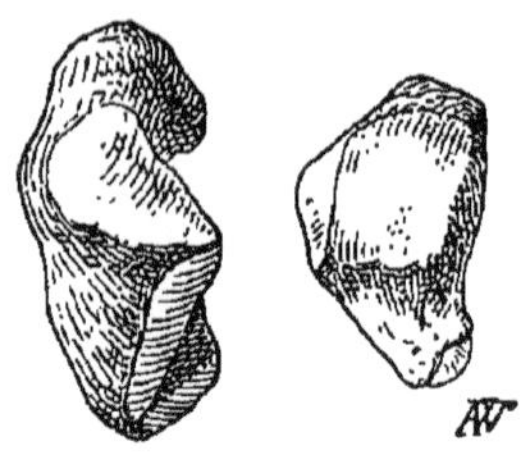

Fig. 184. — Calcanéum et astragale d'un enfant de 5 mois et demi. — Le calcanéum est fortement incurvé sur lui-même; la tête de l'astragale atrophiée est très oblique sur le col (Kirmisson).

Traitement. — Les considérations anatomiques précédentes doivent intervenir largement quand il s'agit de poser les indications thérapeutiques.

Les lésions, avons-nous dit, ne sont pas limitées à la rétraction du tendon d'Achille, mais bien étendues à tous les tissus du pied. Dès lors, la ténotomie du tendon d'Achille ne saurait être considérée comme un moyen suffisant pour obtenir la guérison du pied bot varus équin congénital. Le moyen par excellence, c'est le massage, qui, seul, nous permet d'agir sur tous les tissus constituants du pied.

Massage. — Le massage appliqué à la cure du pied bot doit comprendre deux manœuvres distinctes, dont l'une s'adresse au varus, l'autre à l'équinisme.

1° *Manœuvre s'adressant au varus.* — Le chirurgien, embrassant d'une main le talon, immobilise ainsi la rangée postérieure des os du tarse, tandis que, de l'autre main, il imprime à la pointe du pied une série de petits mouvements qui la portent en dehors. Ces mouvements sont continués jusqu'à ce que la pointe du pied puisse être amenée dans l'axe de la jambe, de façon à détruire complètement le varus.

2° *Manœuvre s'adressant à l'équinisme.* — Dans cette seconde manœuvre, le chirurgien embrasse à pleine main la face antérieure de la jambe, tandis que l'autre main, appuyant sur la face plantaire, cherche à imprimer au pied un mouvement de flexion se passant dans l'articulation tibio-tarsienne.

Traitement en deux temps. — Pour peu que la difformité soit très prononcée, je conseille de recourir à la correction en deux temps, déjà recommandée autrefois par Adams.

Dans un premier temps, on s'adresse uniquement au varus; et c'est seulement quand on a complètement triomphé de ce premier

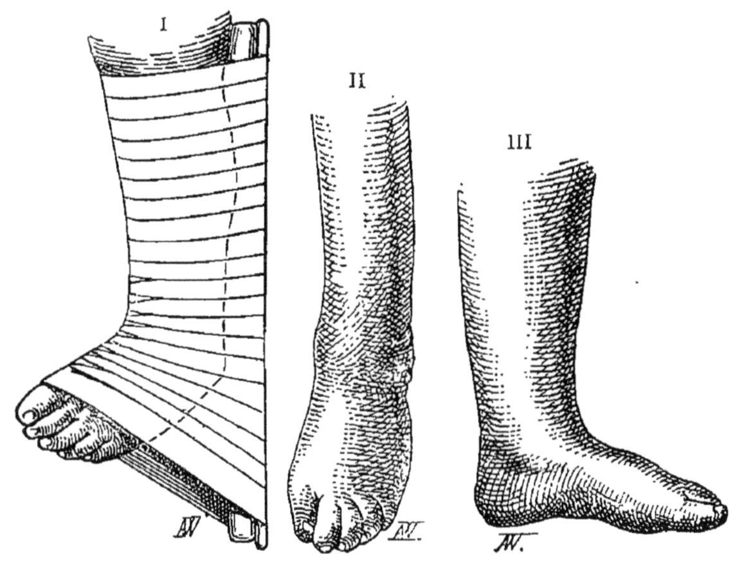

Fig. 185. — Méthode d'Adams ou de la réduction en deux temps. — I, application de l'attelle externe destinée à réduire le varus; II, le 1er temps est achevé, le varus est réduit, le pied bot transformé en équin pur; III, résultat définif après l'accomplissement du second temps; l'équinisme est corrigé.

élément qu'on s'occupe de l'équinisme. L'avantage de cette manière de procéder, c'est d'avoir, dans l'immobilisation du talon, grâce à la rétraction du tendon d'Achille, un point d'appui solide pour agir contre le varus, qui constitue l'élément essentiel de la malformation.

La séance de massage terminée, et l'on pourra lui donner une durée de 8 à 10 minutes, il s'agit d'immobiliser le pied pour conserver l'amélioration de position que l'on a obtenue. A cela conviennent parfaitement bien de petites attelles en bois recouvertes de ouate. Le membre est enveloppé d'une bande de flanelle, en évitant soigneusement tous les plis qui pourraient déterminer des excoriations, et, par-dessus cette bande de flanelle, on applique la petite attelle en bois, elle-même maintenue en place par une bande de toile.

On arrive ainsi au bout d'un temps variable, qui ne dépasse pas quinze jours à trois semaines, à détruire entièrement le varus et à mettre le pied en extension directe sur la jambe. On attaque à ce moment l'équinisme, et alors, de deux choses l'une, ou bien le massage suffit à en triompher, ou bien, en présence des difficultés considérables, des douleurs causées au petit malade par le massage, on reconnaît la nécessité de recourir à la ténotomie du tendon d'Achille.

Ténotomie du tendon d'Achille. — La méthode sous-cutanée introduite par nos devanciers dans la section des muscles et des tendons était destinée dans leur esprit à prévenir les complications septiques des plaies. Nous ne saurions aujourd'hui lui accorder aucune importance à ce point de vue. Appliquée au tendon d'Achille, elle n'en présente pas moins encore, à l'heure actuelle, un grand intérêt. Il n'est pas indifférent, en effet, de créer, à la partie postérieure du cou-de-pied, une cicatrice que, dans cinq cas au moins, j'ai vu devenir le siège d'une dégénérescence chéloïdique.

Du reste, en ce qui concerne la région du tendon d'Achille, la section sous-cutanée, faite avec les précautions convenables, est absolument sans danger et permet d'obtenir un résultat complet. Ce qu'on peut lui reprocher, c'est d'exposer à la blessure de l'artère et du nerf tibial postérieur. Pour éviter cet accident, il suffit d'avoir soin d'introduire toujours le ténotome du côté interne. De cette façon, si même l'enfant vient à faire un mouvement intempestif, le pis qui puisse arriver, c'est que la pointe du ténotome blesse la peau au côté externe ; mais aucun organe important ne saurait être atteint. Le ténotome pointu chemine entre la face profonde de la peau et le tendon. Pour lui faciliter le passage, il est bon d'exagérer l'équinisme, de façon à relâcher les tissus de la partie postérieure du cou-de-pied. Au ténotome pointu on substitue le ténotome mousse, dont on tourne le tranchant vers le tendon d'Achille ; mais alors, le mouvement à imprimer au pied est précisément l'inverse de celui que nous avons noté précédemment, c'est-à-dire qu'on fléchit le pied aussi fortement que possible sur la jambe. Dans ce mouvement, le tendon d'Achille se tend et vient pour ainsi dire de lui-même se présenter au tranchant de l'instrument.

Aussitôt après la ténotomie, il convient de pratiquer le redressement immédiat, et d'immobiliser le pied à angle droit sur la jambe au moyen d'un appareil convenable. Pour ma part, je donne la préférence chez les très jeunes enfants à la gutta-percha, dont l'emploi a été conseillé dans la chirurgie infantile par mes prédécesseurs, MM. Giraldès et Guéniot. Elle a sur le plâtre le double avantage d'exposer beaucoup moins aux excoriations cutanées, et de ne pas se laisser ramollir par l'urine. Pour offrir une résistance suffisante, la gutta-percha doit être prise en lames de quatre à cinq millimètres d'épaisseur. Ces gouttières en gutta-percha possèdent en outre une grande souplesse qui leur permet de se prêter au développement très rapide du pied chez les jeunes enfants. Elles peuvent être utilement employées jusqu'à l'âge de six mois. A partir de ce moment, je les remplace par des bottes en cuir moulé possédant deux tuteurs latéraux et un étrier plantaire surélevé au côté externe, de façon à lutter contre le varus. En même temps que l'enfant porte ces appareils, il est bien évident que le massage doit être continué matin et soir. Ce que l'on doit bien inculquer aux familles, si l'on veut obtenir un résultat complet, c'est que, en matière de pied bot, la ténotomie n'est qu'un moyen adjuvant, le massage constitue le véritable traitement.

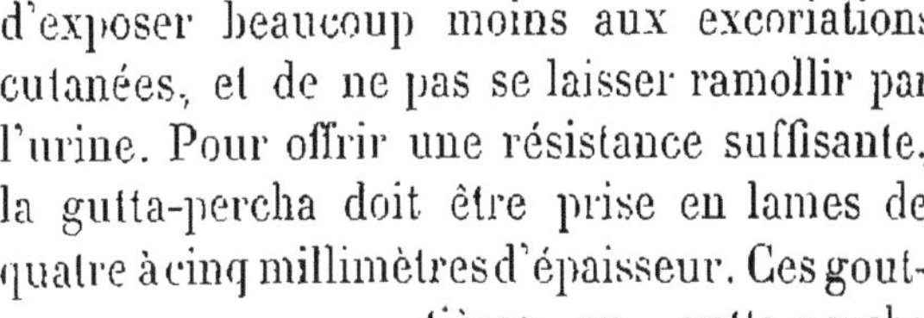

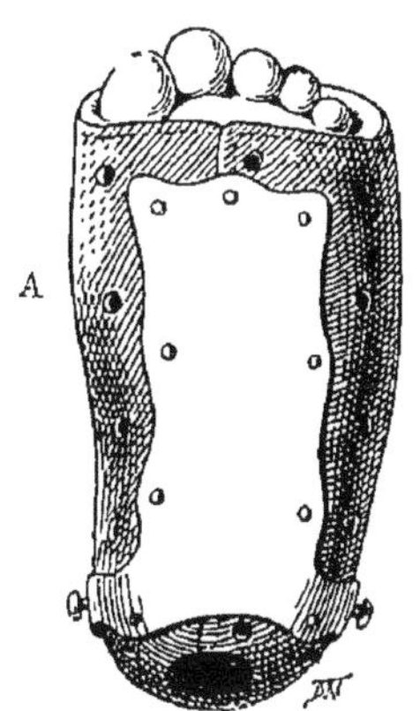

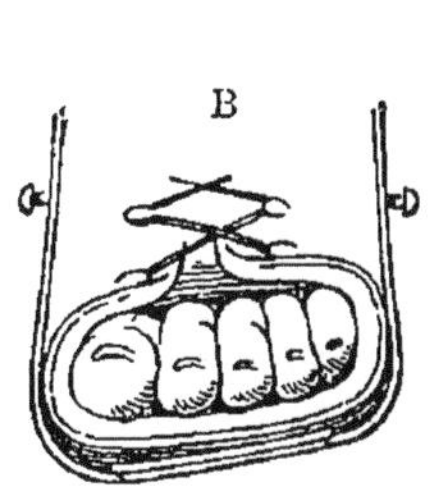

Fig. 186. — *A*, botte en cuir moulé avec étrier métallique ; *B*, coupe destinée à montrer l'obliquité de la semelle fortement surélevée à la partie externe (Kirmisson).

Une autre précaution qui me paraît indispensable, c'est de ne faire marcher les malades que très tard, vers l'âge de vingt mois et au delà. Si, en effet, on permet la marche trop tôt, le danger est que, même après une réduction complète de la difformité, on voit l'enfant porter la pointe du pied en adduction forcée, ce qui conduit à des déformations secondaires et à des récidives. Pour la marche, on fait porter des bottines spéciales construites d'après les mêmes principes que les bottes en cuir moulé, c'est-à-dire que leur semelle est surélevée en dehors, et qu'elles possèdent des contreforts latéraux solides, s'opposant au déjettement en dedans de la pointe du pied. En même temps que l'enfant est muni de ces bottines pour la marche, on continue pour la nuit l'usage des bottes en cuir moulé, et les massages matin et soir.

Grâce à ce traitement, il n'est pas de pied bot varus équin congénital qui ne soit curable : on rencontre seulement des difficultés plus ou moins considérables suivant les cas. Mais le traitement est long, difficile. Il n'est donc pas étonnant que, de temps en temps, nous observions des insuccès. La cause en est le plus souvent dans le manque de soins et de persévérance des familles ; mais elle peut aussi se trouver dans les maladies intercurrentes qui obligent à suspendre le traitement. De là, l'existence des pieds bots invétérés.

Du pied bot varus équin congénital invétéré. — Les caractères du pied bot invétéré sont les mêmes que ceux du pied bot congénital, mais à un degré exagéré.

Tout d'abord le caractère d'ancienneté de la lésion s'accuse par la présence de durillons cutanés et de bourses muqueuses qui se forment dans tous les points qui, pendant la station et la marche, sont le siège de pressions anormales, c'est-à-dire au niveau de la malléole péronière, au niveau de la tête de l'astragale, de l'extrémité antérieure du calcanéum, au niveau de l'extrémité postérieure du cinquième métatarsien.

Quelquefois, il existe un renversement complet de la face dorsale du pied en bas et en avant ; c'est sur cette face elle-même que repose tout le poids du corps, tandis que la face plantaire est tournée en haut et en arrière. Cette même face plantaire est en même temps recroquevillée sur elle-même, les orteils sont tassés les uns contre les autres, au point de chevaucher quelquefois ; et l'on voit se former, à la face plantaire, un sillon antéro-postérieur qui la divise en deux parties, et qui se surajoute au sillon perpendiculaire dont nous avons noté l'existence sur le bord interne du pied, au niveau de l'articulation médio-tarsienne.

La rétraction de tous les ligaments plantaires et internes maintient le pied dans son attitude vicieuse, tandis que les ligaments de la face dorsale sont relâchés.

Les altérations osseuses dont nous avons précédemment noté l'existence s'exagèrent ; parfois l'astragale a sa surface trochléaire divisée par une crête transversale en deux parties, dont la postérieure seule s'articule avec l'extrémité inférieure du tibia, tandis que l'antérieure est à nu sur la face dorsale du pied. La facette articulaire externe de l'astragale présente un volume exagéré; elle constitue au devant de la malléole péronière une véritable cale osseuse qui s'oppose à la rentrée de l'os dans la mortaise tibio-péronière, et, par suite, à la réduction de l'équinisme. L'obliquité de la tête et du col de l'astragale est très exagérée; en même temps la tête

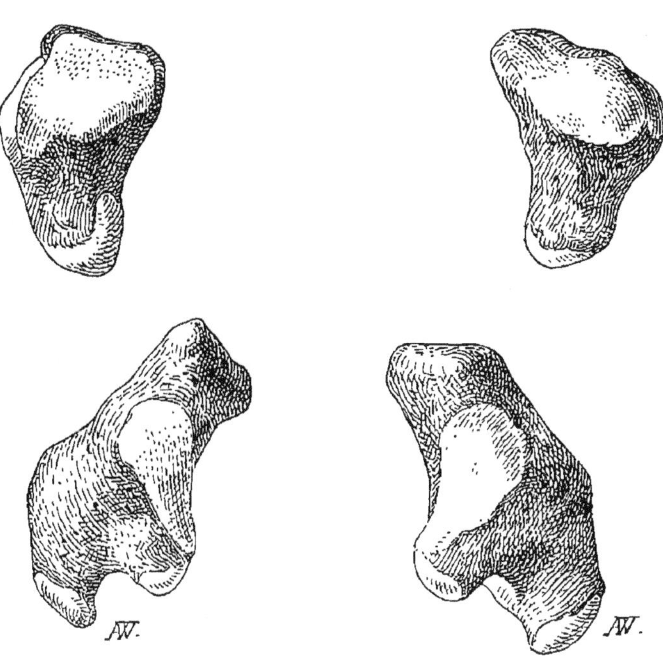

Fig. 187. — Enfant de deux ans et demi. Double pied bot varus équin congénital. Déformation des calcanéums et des astragales (Kirmisson).

elle-même est très atrophiée, et parfois réduite à une petite saillie conique. Le calcanéum présente, dans le sens antéro-postérieur, une incurvation exagérée sur lui-même. Le scaphoïde offre une modification complète dans sa direction; de transversale, celle-ci devient verticale, au point que la tubérosité du scaphoïde entre en contact avec la malléole interne et s'articule quelquefois directement avec elle. Le cuboïde est le siège d'une hypertrophie manifeste, portant surtout sur le bord externe de l'os, de sorte que celui-ci, en totalité, tend à prendre la forme d'un coin dont la base est tournée en dehors, tandis que son sommet répond en dedans.

Dans les cas très marqués de varus, il existe même une luxation complète du scaphoïde et du cuboïde sur les os de la première rangée. En même temps l'on constate parfois, du côté des os de la jambe, une rotation extrêmement manifeste qui porte la malléole interne directement en avant, tandis que la malléole externe regarde en arrière. Les os eux-mêmes, dans les cas invétérés, sont le siège d'une atrophie très marquée et subissent parfois la dégénérescence graisseuse. Aux lésions du pied bot on voit s'ajouter secondairement la déviation du genou en genu valgum.

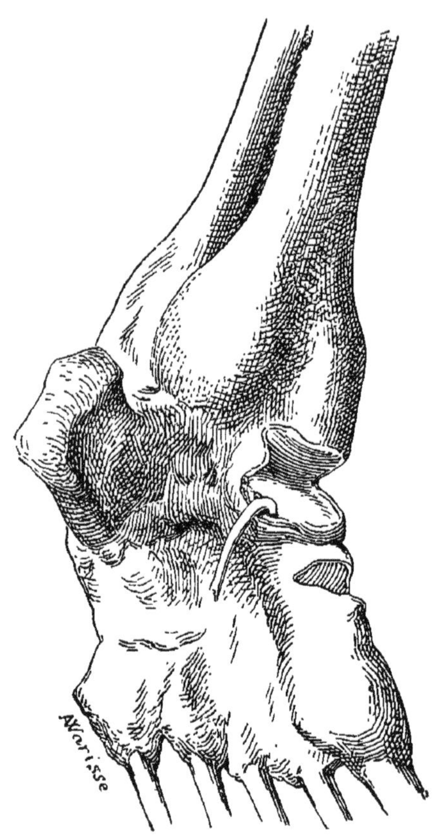

Fig. 188. — Enfant de 19 mois et demi; pied bot varus équin congénital du côté gauche. Pied vu par la face plantaire; articulation du scaphoïde avec la malléole interne (Kirmisson).

Les troubles fonctionnels auxquels donne naissance le pied bot invétéré sont très différents suivant que la difformité est simple ou double. Dans le pied bot simple, le malade marche sur son membre déformé comme sur un pilon; mais il possède un point d'appui solide. Dans le pied bot double, au contraire, les membres s'entre-croisent pendant la marche; le malade manque de solidité, il en résulte des chutes fréquentes. Toutefois, à cet égard encore, il y a lieu d'établir des différences très grandes entre les malades; quelques-uns d'entre eux marchant fort bien malgré une difformité considérable, tandis que les autres présentent une impotence fonctionnelle des plus prononcées. Tant il est vrai qu'en orthopédie il faut toujours établir une distinction soigneuse entre la forme et la fonction.

Traitement du pied bot varus équin congénital invétéré.

— Au fur et à mesure que l'affection devient plus ancienne, les difficultés qu'elle oppose au traitement sont plus considérables. Les obstacles en effet se multiplient et s'aggravent. et cela est surtout vrai pour les déformations osseuses qui deviennent le principal obstacle au redressement.

En présence d'un pied bot congénital invétéré, la première conduite à laquelle on puisse avoir recours, c'est de revenir au redressement forcé sous le chloroforme, depuis longtemps déjà conseillé par Delore (de Lyon). Le malade étant endormi, on exécute les deux mouvements qui consistent à porter en dehors la pointe du pied, puis à lui imprimer un mouvement de flexion forcée sur la jambe, de façon à lutter d'abord contre le varus. puis contre l'équinisme. Ces mouvements sont répétés jusqu'à ce que le pied puisse être maintenu facilement fléchi à angle droit sur la jambe. On applique ensuite un appareil plâtré destiné à assurer le résultat obtenu. Dans ces dernières années. J. Wolff (de Berlin) a tout particulièrement insisté sur cette méthode à laquelle il a donné le nom de redressement par étapes successives (Etappenverband). Après avoir obtenu un redressement partiel, J. Wolff appliquait un appareil plâtré. Au bout de quelques semaines, il le sectionnait au niveau de l'articulation médio-tarsienne, excisait un coin de l'appareil à base externe. puis, après un nouveau redressement, il immobilisait de nouveau le pied dans une meilleure position; et ainsi de suite, jusqu'à ce que le résultat complet fût obtenu.

Pour peu que l'obstacle représenté par la rétraction du tendon d'Achille soit trop considérable, il est possible de revenir à la section sous-cutanée de ce tendon. Mais il faut bien savoir que ces ténotomies secondaires sont loin d'avoir toute la valeur des ténotomies primitives. Souvent, en effet, la première ténotomie a laissé à sa suite des adhérences entre la surface du tendon et sa gaine celluleuse, qui font que, lors d'une seconde opération, l'écartement obtenu entre les deux extrémités tendineuses n'a que peu d'importance. D'ailleurs, il faut le dire. ce qui domine dans le pied bot invétéré, c'est le varus bien plutôt que l'équinisme, et, contre le varus, la ténotomie du tendon d'Achille est sans action.

Si les moyens précédents échouent, il reste à notre disposition trois grandes méthodes :

1° Le redressement forcé instrumental (tarsoclasie);

2° La section à ciel ouvert des parties molles;

3° Les opérations osseuses.

1° **Tarsoclasie instrumentale.** — Il a été imaginé un grand nombre d'instruments destinés à procurer le redressement forcé du pied bot varus équin congénital invétéré. Ces divers instruments désignés sous le nom de tarsoclastes présentent la plus grande analogie avec les ostéoclastes. Ils se laissent tous ramener aux deux grands principes suivants : ou bien ils agissent par pression directe sur le sommet de l'angle que forment entre eux l'avant-pied et l'arrière-pied, ou bien, par l'intermédiaire d'un long levier, ils agissent sur les côtés de l'angle. de manière à en procurer le redressement.

De pareils instruments possèdent une puissance considérable. aussi leur emploi n'est-il pas sans danger. Hoffa mentionne un fait dans lequel la tarsoclasie instrumentale a été suivie d'ostéomyélite; dans un autre cas, il y a eu une névrite grave des nerfs plantaires: dans un troisième fait, la tarsoclasie a été l'occasion d'une ostéite tuberculeuse qui a nécessité l'amputation. Enfin. Hoffa lui-même a perdu, à la suite de cette opération, un malade dont la mort lui a paru devoir être mise sur le compte d'une embolie graisseuse.

Pour ma part, j'ai vu un jeune garçon qui, soumis à la tarsoclasie instrumentale, avait présenté une large eschare, ayant pénétré profondément jusqu'aux os et déterminé de la nécrose. On comprend combien est grave une pareille complication, qui, non seulement cause au malade de violentes douleurs, mais a surtout l'inconvénient d'interrompre forcément le traitement. de sorte que la récidive devient inévitable.

Pour toutes ces raisons. et sans méconnaître les résultats que peut donner la tarsoclasie instrumentale entre des mains prudentes et exercées. je préfère, pour ma part. la section à ciel ouvert des parties molles.

2° **Section à ciel ouvert des parties molles; large arthrotomie médio-tarsienne.** — Déjà. en 1884, au Congrès International de Copenhague, Phelps (de New-York) avait conseillé, dans les cas de pied bot invétéré, la section à ciel ouvert, sur le bord interne du pied, de toutes les parties molles qui s'opposent au redressement. J'ai moi-même, en 1889. adopté cette opération, en la modifiant profondément, c'est-à-dire que la section de la peau et des tendons ne représente pour moi que l'accessoire. Le principal, c'est une très large arthrotomie de l'articulation médio-tarsienne.

Étant donnée la profonde modification dans la direction du scaphoïde, qui devient tout à fait vertical, au point de s'articuler parfois avec la malléole interne, il devient nécessaire de prendre pour point de repère la malléole elle-même. C'est donc au-devant du sommet de la malléole interne qu'on fait à la peau une incision transversale de 4 à 5 centimètres de longueur environ, embrassant le bord interne du pied, et s'étendant assez loin sur la face dorsale pour dépasser le tendon du jambier antérieur. La peau et le tissu cellulaire sous-cutané étant sectionnés, on aperçoit la veine saphène interne, qui est coupée entre deux pinces. On sectionne ensuite le tendon du jambier antérieur sur la face dorsale du pied et l'on ouvre l'articulation astragalo-scaphoïdienne. Se portant du côté de la plante du pied, on contourne avec le bistouri la tubérosité du scaphoïde, et l'on sectionne le tendon du jambier postérieur à son insertion sur cet os. Pénétrant alors avec la lame d'un bistouri étroit dans l'articulation médio-tarsienne, on sectionne aussi complètement que possible les ligaments dorsaux et plantaires de cette articulation et jusqu'au ligament en Y, et l'on ne s'arrête que quand l'articulation est largement béante. Alors, de deux choses l'une : ou bien l'équinisme est peu marqué, et l'on pratique immédiatement le redressement forcé, en imprimant au pied un mouvement de flexion à angle droit sur la jambe. Ou bien, la rétraction du tendon d'Achille oppose une résistance considérable, et l'on pratique la section sous-cutanée de ce tendon qu'on fait suivre du redressement forcé. comme précédemment. Souvent, au cours de ce redressement, on entend des craquements nombreux

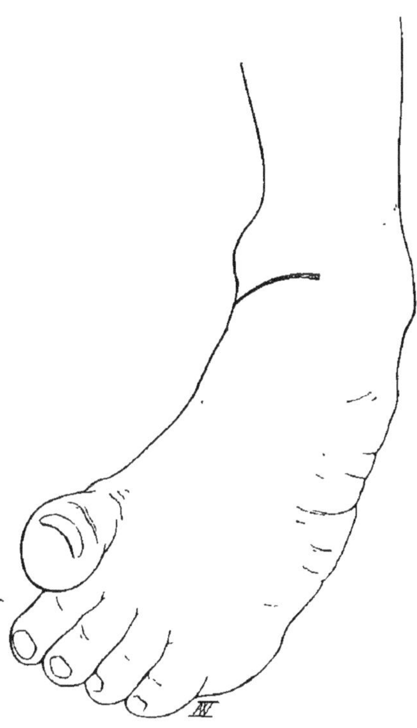

Fig. 189. — Incision pour l'arthrotomie médio-tarsienne dans la cure du pied bot varus équin congénital (Kirmisson).

qui traduisent la rupture de brides fibreuses qui avaient échappé au bistouri. Le redressement complet obtenu, la plaie est pansée aseptiquement, et le membre immobilisé dans une gouttière plâtrée. La vaste brèche laissée par l'opération demande en général deux ou trois mois pour arriver à la cicatrisation complète. Celle-ci obtenue, le malade marche sans appareil. Ce qu'il y a de remarquable, c'est de voir que la cicatrice ne reste point adhérente aux parties profondes. Elle se mobilise, et ne devient pas l'objet de gêne pour les malades.

3° **Opérations osseuses.** — Déjà, en 1854, Little avait conseillé l'ablation du cuboïde. Mais c'est là une mauvaise opération qui laisse au côté externe du pied une vaste brèche n'ayant aucune tendance à se combler. Ce qu'il faut, c'est pratiquer l'ablation d'un coin osseux empiétant à la fois sur le cuboïde et sur le calcanéum, dont la base correspond au bord externe du pied, tandis que son sommet est tourné en dedans. Il s'agit en un mot d'une tarsectomie cunéiforme. Dans les cas de déformations extrêmes où la large arthrotomie médio-tarsienne ne suffit pas à procurer le redressement, on ne pourrait le faire qu'en créant une brèche démesurément large sur le bord interne du pied; il est indiqué de lui ajouter une tarsectomie cunéiforme pratiquée au côté externe. Mais cette tarsectomie n'a d'action, bien entendu, que contre le varus; elle ne saurait exercer aucun effet utile contre l'équinisme.

L'extirpation de l'astragale pratiquée, dès 1872, par Otto Lund (de Manchester) peut au contraire, en raccourcissant la hauteur du pied, permettre de réduire l'équinisme. Mais elle a le grave inconvénient d'affaiblir considérablement la voûte plantaire, et de permettre le glissement des os de la jambe sur la face dorsale du tarse. Elle me paraît donc constituer une opération d'exception, applicable seulement dans les cas où l'équinisme est excessivement prononcé.

A l'ablation totale de l'astragale je préfère beaucoup les opérations parcimonieuses indiquées, dès 1883, par Rydygier, et en 1890 par notre collègue Ch. Nélaton. Elles consistent à enlever sur le bord externe du pied un coin osseux, comprenant la grande apophyse du calcanéum, et, au besoin, la tête de l'astragale. En même temps, on supprime la cale osseuse représentée par la facette externe de l'astragale hypertrophiée, et s'opposant à la rentrée de l'os dans la mortaise tibio-péronière. Mais je m'empresse d'ajouter que ces opérations osseuses ne doivent constituer que des opérations d'exception, et ne doivent pas trouver place dans le traitement du pied bot de la première enfance.

2° *Des autres formes du pied bot congénital.*

Le pied bot varus équin représente, avons-nous dit, l'immense majorité des cas de pied bot congénital: les autres formes ont une importance beaucoup moindre. Elles sont fort rares, et offrent beaucoup moins de difficultés au traitement.

1° **Pied bot talus valgus.** — Cette forme est celle qui nous paraît le plus fréquente après le varus équin. Le pied est dans une flexion exagérée sur la jambe; le relief du tendon d'Achille et du calcanéum est effacé; le talon se laisse abaisser facilement, et parfois la laxité de l'articulation tibio-tarsienne est telle que la face dorsale du pied peut être mise en contact avec la face antérieure de la jambe. A la flexion s'ajoute le plus souvent la déviation du pied en valgus. La plante du pied est tout à fait plate, et, sur son bord interne, se dessinent les saillies formées par la tête de l'astragale et par le tubercule du scaphoïde, absolument comme dans le pied plat valgus acquis. La réduction s'obtient généralement avec la plus grande facilité.

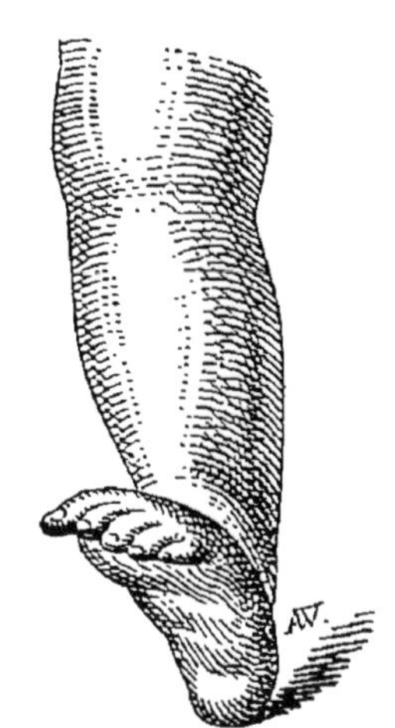

Fig. 190. — Pied bot talus congénital (figure empruntée à Adams).

Pour la maintenir, il suffit d'appareils extrêmement simples, portant en bas et en dedans la pointe du pied. Si toutefois le jambier antérieur rétracté mettait obstacle à la réduction, on pourrait être conduit à en pratiquer la ténotomie.

2° **Talus direct.** — Le pied bot talus direct me paraît beaucoup plus rare encore que le talus valgus.

3° **Valgus et varus purs.** — Le valgus et le varus purs sont également fort rares. La difformité est généralement assez facile à réduire et à maintenir réduite. J'ai vu cependant un petit garçon de six ans chez lequel la déviation en valgus avait persisté.

4° **Équin pur.** — L'équin pur est une rareté absolue parmi les

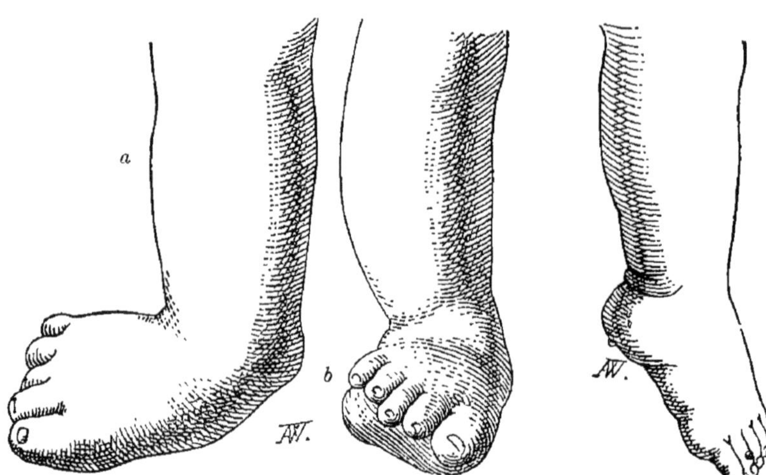

Fig. 191. — Pied bot valgus congénital chez un enfant. — *a*, la difformité vue de profil et par le côté interne; *b*, la difformité vue de face (Adams).

Fig. 192. — Pied bot équin pur d'origine congénitale (Adams).

pieds bots d'origine congénitale; aussi a-t-on été jusqu'à en nier l'existence.

Mais il existe des faits d'Adams et de Little qui ne permettent pas de mettre en doute sa réalité. M. Panas et nous-même, nous en avons observé des exemples.

Le seul traitement qui lui convienne, c'est évidemment la section sous-cutanée du tendon d'Achille.

II. — ABSENCE CONGÉNITALE DU PÉRONÉ

Au membre supérieur, avons-nous dit, l'absence congénitale du radius est infiniment plus fréquente que celle du cubitus; au membre inférieur. l'absence congénitale du péroné l'emporte beaucoup sur l'absence congénitale du tibia.

L'absence congénitale du péroné est habituellement liée à une déformation angulaire du tibia, présentant un aspect tout à fait spécial, qui l'a fait considérer comme une fracture intra-utérine.

Tantôt l'absence du péroné est complète, tantôt elle est partielle; l'absence totale du péroné est de beaucoup la plus fréquente. Les deux membres inférieurs peuvent être atteints simultanément; mais, le plus souvent, la malformation est unilatérale.

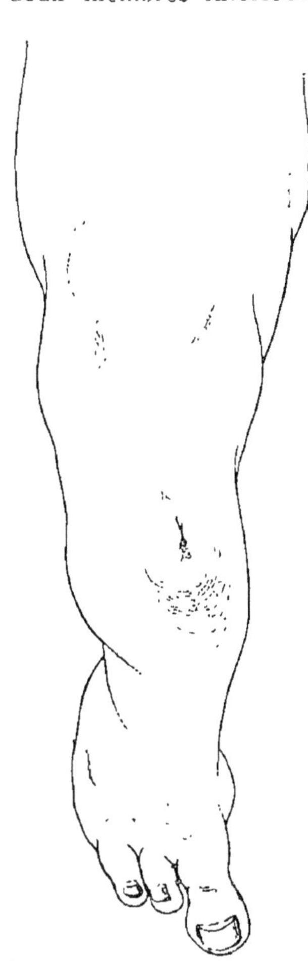

Fig. 193. — Absence congénitale du péroné; inflexion angulaire du tibia au devant de laquelle se voit une cicatrice verticale; le pied ne possède que 3 orteils (Kirmisson).

Les caractères de l'affection sont tellement frappants qu'on la reconnaît immédiatement, pour peu qu'on ait la notion de son existence. Le membre est atrophié; quelquefois l'atrophie porte en même temps sur la cuisse et sur la jambe; mais elle est toujours beaucoup plus prononcée sur cette dernière, qui offre, par rapport à la jambe du côté sain, un raccourcissement souvent très marqué. En même temps, la jambe présente une incurvation suivant un angle plus ou moins prononcé, dont le sommet répond à l'union des deux tiers supérieurs avec le tiers inférieur du tibia. Le sommet de l'angle est tourné, soit directement en avant, soit en avant et en dedans, beaucoup plus rarement en avant et en dehors. La déviation la plus habituelle, à sommet antéro-interne, déjette le pied en dehors, en valgus; en même temps, la rétraction du tendon d'Achille porte le talon en haut, de sorte que la déviation du pied se produit en équin valgus.

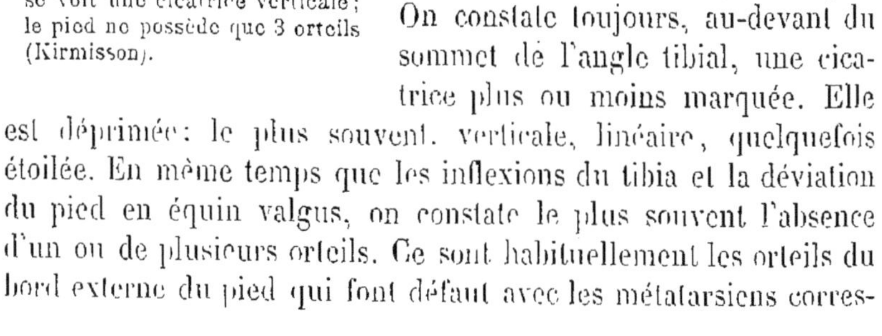

On constate toujours, au-devant du sommet de l'angle tibial, une cicatrice plus ou moins marquée. Elle est déprimée; le plus souvent, verticale, linéaire, quelquefois étoilée. En même temps que les inflexions du tibia et la déviation du pied en équin valgus, on constate le plus souvent l'absence d'un ou de plusieurs orteils. Ce sont habituellement les orteils du bord externe du pied qui font défaut avec les métatarsiens correspondants. Le pied se trouve ainsi réduit à quatre, à trois, et même à deux orteils. La palpation attentive du membre permet de se rendre compte de l'absence totale du péroné, ou de constater seulement un rudiment osseux, répondant à l'extrémité supérieure ou à l'extrémité inférieure de cet os. La radiographie viendra contrôler utilement les résultats de l'examen clinique.

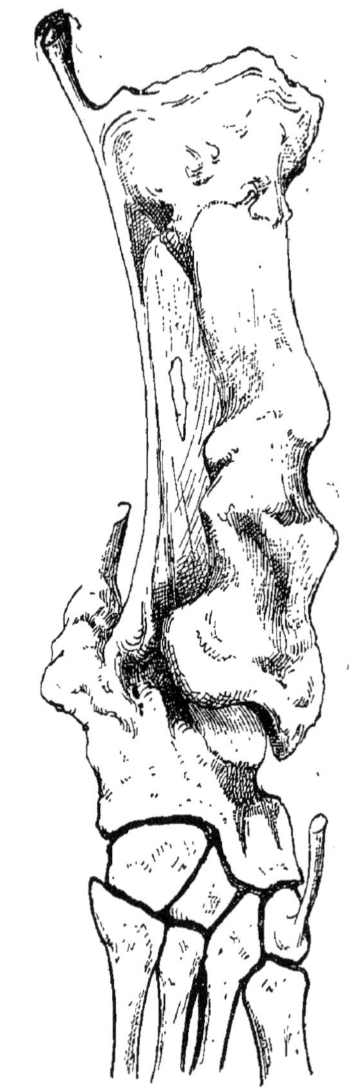

Fig. 194. — Absence congénitale du péroné. Cet os est remplacé par un cordon fibreux qui se continue avec le tendon du biceps. Le tibia a subi une ostéotomie cunéiforme, qui a redressé sa courbure, le tarse ne possède que 4 os; il n'existe également que 4 métatarsiens (Kirmisson).

Il n'est pas rare de voir, associées à l'absence congénitale du péroné, d'autres malformations portant, soit sur le membre lésé, soit sur d'autres parties du corps. Du côté du membre malade, ce sont, outre le raccourcissement de la cuisse, la luxation de la hanche, le genu valgum, l'absence ou le développement incomplet de la rotule. Les autres malformations associées sont la perforation du palais, le bec-de-lièvre, des malformations des membres supérieurs, absence des deux bras, absence totale ou partielle du radius ou du cubitus.

Pour ce qui est de l'anatomie pathologique, elle permet de constater, outre l'absence du péroné, qui est souvent représenté par un cordon fibreux, l'absence de certains os du tarse qui sont parfois soudés entre eux. Ainsi, sur une pièce que nous avons eu l'occasion de disséquer, nous avons trouvé le calcanéum, l'astragale et le scaphoïde fusionnés en un bloc unique. En même temps. l'on rencontre des altérations multiples du côté du genou, et, en particulier, l'absence des ligaments croisés.

Il est impossible d'expliquer par une fracture intra-utérine l'existence de vices de conformation aussi multipliés que ceux que l'on rencontre dans les cas que nous venons d'étudier. Sans doute, il existe bien des fractures intra-utérines; mais ici l'aspect de la lésion est tout autre. Le membre possède un squelette complet, les

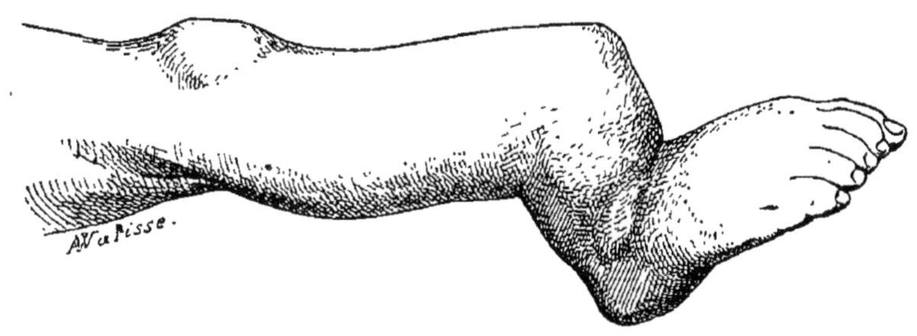

Fig. 195. — Fracture intra-utérine de la jambe droite; ici, le péroné existe et les orteils sont en nombre normal; les deux fragments des os de la jambe sont reliés entre eux par une pseudarthrose très serrée (Kirmisson).

orteils sont également normaux; l'angle formé entre eux par les deux fragments du tibia est tourné directement en avant. Souvent on constate une mobilité anormale révélant l'existence d'une pseudarthrose dont le pronostic est excessivement sérieux; car, souvent en dépit d'interventions multiples et fort bien conduites, on ne peut arriver à la consolidation.

Pour expliquer l'absence congénitale du péroné, il faut faire intervenir une cause qui agisse au début même de la période embryonnaire, telle, par exemple, qu'une étroitesse anormale du capuchon amniotique, d'après la théorie de Dareste, ou bien encore l'existence de brides amniotiques, produisant l'atrophie de certains éléments anatomiques. La dépression d'apparence cicatricielle existant au-devant de l'angle tibial doit être considérée comme la trace de cette compression. Elle est en effet produite par une atrophie des couches profondes de la peau, et non par une cicatrice superficielle, comme cela serait le cas, si elle reconnaissait pour cause la perforation de la peau par un fragment osseux.

Le pronostic de l'absence congénitale du péroné doit être considéré comme fort sérieux; il est du reste variable, suivant le plus ou moins d'atrophie du membre. Il est des malades chez lesquels, avec les progrès de l'âge, l'atrophie devient telle qu'il ne reste pas d'autre ressource que la prothèse. Ainsi, chez un de mes petits malades des Enfants-Assistés, l'atrophie des deux membres inférieurs était telle que je dus le faire marcher au moyen d'un double pilon. Au contraire, l'atrophie et le raccourcissement sont-ils très peu prononcés, le membre pourra servir au malade de point d'appui. Il faudra pour cela lui donner une bonne direction. Si la déviation angulaire du tibia est très prononcée, il sera nécessaire de pratiquer une ostéotomie cunéiforme. Quant au déjettement du pied en valgus, ce serait une illusion que de compter, pour le corriger, sur la ténotomie du tendon d'Achille et des péroniers latéraux. L'absence de la malléole péronière ramènerait bientôt la reproduction de la difformité. Ce qu'il faut ici, après avoir sectionné tous les obstacles au redressement, c'est souder le pied sur la jambe en bonne position, au moyen d'une arthrodèse tibio-tarsienne.

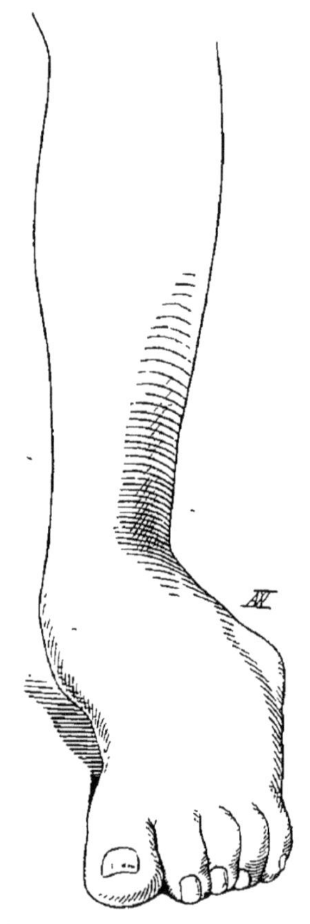

Fig. 196. — Déformation de Volkmann chez une jeune fille de 13 ans (cas de Reidinger), d'après Hoffa.

III. — DÉFORMATION CONGÉNITALE DE L'ARTICULATION TIBIO-TARSIENNE (DÉFORMATION DE VOLKMANN)

Volkmann a décrit pour la première fois une singulière déformation congénitale de l'articulation tibio-tarsienne, caractérisée par le déjettement total du pied en dehors avec saillie anormale de la malléole interne. L'aspect du membre ressemble beaucoup à ce qu'on observe à la suite d'une fracture de Dupuytren vicieusement consolidée. Cette malformation est connue en Allemagne sous le nom de déformation de Volkmann.

Il s'agit là d'une malformation très rare, parfois héréditaire ; la cause en est dans un arrêt de développement de l'extrémité inférieure des os de la jambe, et du péroné en particulier, entraînant une obliquité anormale dans la direction de l'articulation tibio-tarsienne et un déjettement du pied en dehors. Volkmann a pratiqué sur un de ses malades la résection cunéiforme de l'articulation avec un bon résultat. C'est en effet à la résection orthopédique qu'il faut avoir recours, comme en cas de fracture de Dupuytren vicieusement consolidée.

IV. — ABSENCE CONGÉNITALE DU TIBIA

Beaucoup plus rare que l'absence congénitale du péroné, l'absence congénitale du tibia comprend, comme elle, des cas dans lesquels l'os fait complètement défaut, et d'autres où il est absent partiellement. Les cas d'absence totale du tibia sont les plus fréquents.

En général, l'épiphyse inférieure du fémur est incomplètement développée ; les deux condyles ne sont pas nettement isolés l'un de l'autre ; parfois l'extrémité inférieure du fémur se termine par une sorte de fourche, et le péroné s'articule avec l'une des branches de bifurcation. Les ménisques intra-articulaires et les ligaments croisés font défaut ; le péroné s'articule lâchement avec le fémur ; cette articulation se fait avec la partie postérieure ou la partie externe du condyle externe.

En général, le péroné est très augmenté de volume, comme s'il devait suppléer le tibia absent. Cette augmentation de volume est surtout marquée au niveau des extrémités épiphysaires. Souvent, en même temps, l'os a subi une incurvation très prononcée dont la convexité est tournée en arrière ou en dehors. On a donné comme signe de l'absence congénitale du tibia l'absence de la rotule ; mais celle-ci existe le plus souvent, et si on n'a pas toujours pu la reconnaître, cela tient à ce qu'elle est cachée dans l'échancrure inter-condylienne.

Dans les cas d'absence partielle du tibia, l'articulation du genou est le plus souvent normale. L'extrémité supérieure du tibia se termine en pointe ; parfois la peau présente à ce niveau une dépression cicatricielle, analogue à celle qu'on trouve au-devant de l'inflexion angulaire du tibia, dans l'absence congénitale du péroné: au-devant de l'extrémité inférieure du cubitus, dans l'absence congénitale du radius.

Symptômes. — Deux particularités caractérisent surtout l'absence congénitale du tibia : ce sont une flexion forcée et permanente au niveau du genou, et la position du pied en varus pur ou en équin varus extrêmement marqué. A ces deux symptômes s'ajoutent, dans la plupart des cas, le défaut de solidité dans le genou, et une atrophie marquée de la jambe. Cette atrophie porte à la fois sur la longueur et sur l'épaisseur du membre, de sorte que la jambe est plus grêle, et présente en même temps un raccourcissement considérable. La flexion du genou est si marquée que, dans quelques cas, la région du mollet vient se mettre en contact avec la partie postérieure de la cuisse, le talon touchant le pli fessier. Souvent, dans l'angle de flexion, il existe un repli cutané représentant une véritable palmature, qui relie la jambe à la cuisse.

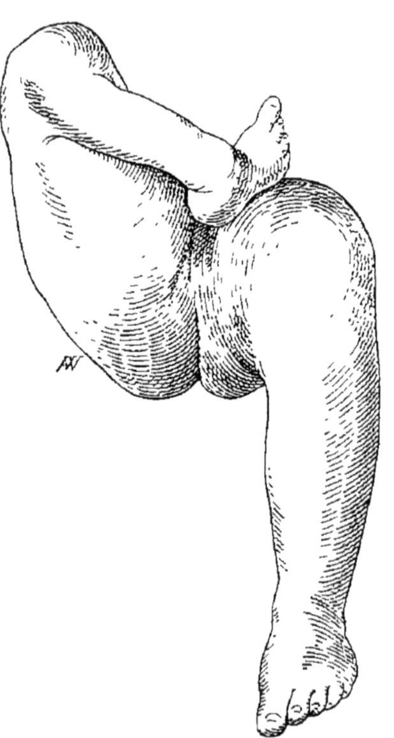

Fig. 197. — Absence congénitale du tibia (Hoffa).

A la flexion de la cuisse s'ajoute, comme second caractère, la déviation du pied en varus extrême ou en équin varus, telle que la plante du pied regarde directement en haut; le pied lui-même est enroulé autour de son bord interne, son bord externe présentant une convexité très prononcée. La tête de l'astragale s'articule avec le côté interne du péroné: la malléole externe fait en dehors une saillie considérable. Par la palpation, on constate qu'il existe un seul os à la jambe. L'absence d'orteils est beaucoup moins constante que l'absence des doigts dans le manque congénital du radius et du cubitus. Inversement, on constate assez souvent la polydactylie. Tandis que, dans l'absence congénitale du péroné, ce sont les orteils du bord externe du pied qui font défaut, ici c'est presque toujours sur le gros orteil que portent les anomalies.

Tout est réuni dans l'absence congénitale du tibia pour donner de la gravité au pronostic : l'absence de solidité de la jambe et du genou, l'atrophie du membre, la position vicieuse du pied. Le pronostic s'aggrave même à la longue, le raccourcissement et l'atrophie du membre s'exagérant avec les années.

Traitement. — Quand le membre très atrophié ne peut être d'aucun secours comme support pendant la marche, l'unique ressource est dans la prothèse. Si même ce membre est une source de gêne pour le malade, le mieux est de l'en débarrasser par l'amputation.

Dans les conditions inverses, c'est-à-dire quand le membre a un développement suffisant, on peut se proposer d'en faire un appui solide ; d'autant mieux que le péroné, comme nous l'avons dit, présente généralement en pareil cas un épaississement qui le rend propre à supporter le poids du corps. Utiliser le péroné, en lui faisant jouer le rôle du tibia absent, telle est l'idée qu'a eue le professeur Albert (de Vienne), et qu'il a le premier mise à exécution. Il pratiqua un avivement osseux dans la fossette intercondylienne et y fixa le péroné, taillé lui-même en forme de coin, au moyen d'un fil d'argent. L'exemple d'Albert a été suivi par divers chirurgiens, et notamment par J. Wolff (de Berlin), et toujours avec un résultat avantageux.

C'est donc là une conduite que l'on peut conseiller, dans les cas où les circonstances anatomiques le permettront ; mais il sera bon d'attendre que l'enfant ait une force suffisante pour utiliser son membre pendant la marche ; on n'opérera donc pas avant trois ou quatre ans.

V. — GENU RECURVATUM CONGÉNITAL

Depuis longtemps des exemples de cette rare malformation avaient été publiés ; mais ils étaient tombés dans l'oubli ; et c'est à M. Guéniot que revient le mérite d'avoir rappelé sur elle l'attention, dans une communication faite en 1880 à la Société de Chirurgie, et basée sur deux observations personnelles.

L'affection se présente avec les caractères suivants : L'enfant naît avec une hyperextension plus ou moins marquée du genou. La difformité est parfois si prononcée que la jambe peut toucher la face antérieure de la cuisse. Dans d'autres cas, les deux segments du membre forment entre eux un angle droit, ou un angle obtus.

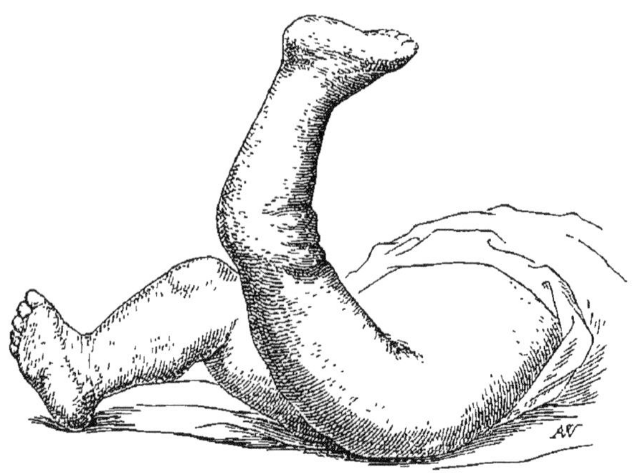

Fig. 198. — Genu recurvatum congénital (Hoffa).

Du reste, l'attitude vicieuse n'est pas fixe ; et l'on peut très facilement, soit l'exagérer, soit la corriger en partie.

L'hyperextension du membre amène un relâchement de la peau à sa partie antérieure ; d'où la formation de plis transversaux à la partie inférieure de la cuisse, au fond desquels s'amasse parfois de la matière sébacée. Au fond de ces plicatures, il est quelquefois très difficile de reconnaître la rotule ; aussi conclut-on, à tort, à l'absence de cet os. Du reste, la rotule est le plus souvent très petite, refoulée en haut et en dehors.

Contrastant avec le relâchement des parties molles à la face antérieure du membre, il existe au contraire une tension anormale du côté du jarret. Le creux poplité est effacé, et sa dépression est remplacée par une saillie, dans laquelle on reconnaît aisément la partie postérieure des condyles et du plateau tibial. La contracture du triceps maintient le membre dans son attitude vicieuse. La flexion spontanée est impossible ; quant à la flexion provoquée, elle possède une étendue variable. Quelquefois elle atteint l'angle droit ; dans d'autres cas. elle est moindre ; parfois même, elle est complètement nulle ; tout ce qu'on peut faire, c'est de détruire l'hyperextension et de mettre le membre dans la rectitude complète. Parfois, au moment où l'on abandonne le membre à lui-même, après avoir placé le genou dans la flexion, il revient brusquement à sa position vicieuse, par un véritable mouvement de détente.

Le renversement de la jambe sur la cuisse se produit quelquefois directement en avant ; dans d'autres cas, il est associé à un renversement soit en dedans, soit en dehors.

La malformation est tantôt unique, tantôt double. Parfois elle existe seule ; parfois elle se lie à d'autres vices de conformation, chez des fœtus monstrueux. Dans ce cas, il s'agit habituellement d'une malformation bilatérale.

Pathogénie. — Déjà nous avons signalé la saillie anormale faite par la partie postérieure des condyles dans le creux poplité. Sur quelques pièces qu'on a eu l'occasion d'examiner, on a constaté en même temps que le refoulement des condyles fémoraux en arrière, la saillie anormale des plateaux du tibia en avant ; aussi a-t-on dénommé quelquefois cette malformation : *luxation congénitale du genou en avant*. Mais il y a là tout au plus un léger degré de subluxation ; les surfaces articulaires sont restées en contact dans la plus grande partie de leur étendue. Il s'agit d'un processus qui s'est produit lentement, sous l'influence d'une cause qui maintenait la jambe dans son attitude vicieuse ; soit qu'il s'agisse d'une compression exercée par la paroi utérine, grâce à la petite quantité du liquide amniotique, comme le veut Müller, soit qu'il faille invoquer l'étroitesse du capuchon amniotique, ou encore un nœud du cordon, comme cela existait dans l'une des observations de M. Guéniot. A l'appui de cette production lente de la difformité sous l'influence d'une compression extérieure, on peut invoquer le relâchement des ligaments, et aussi cette obliquité de la ligne épiphysaire remontant plus haut en avant qu'en arrière, que l'on a citée dans certaines observations. Cela montre bien qu'il y a eu là un trouble de l'ossification qui s'est produit peu à peu sous l'influence d'une cause agissant pendant un temps prolongé.

Traitement. — Ces considérations sur la pathogénie ont la plus grande importance au point de vue du traitement. Du moment où il s'agit d'un vice de forme et de direction des extrémités osseuses qui s'est produit sous l'influence d'une compression prolongée, il ne faut pas s'attendre à le réduire brusquement par la force, comme s'il s'agissait de luxations traumatiques. A la vérité, on a pu dans quelques cas réduire tout d'un coup, comme cela s'est produit dans les premières observations de M. Guéniot. Ces cas heureux avaient fait considérer le pronostic comme trop favorable. Depuis lors, des faits en grand nombre sont venus démontrer que la réduction n'est pas toujours aussi facile. On s'aidera de l'anesthésie pour pratiquer les manœuvres qui devront consister à refouler d'arrière en avant les condyles fémoraux, tandis qu'en même temps on repousse d'arrière en avant le plateau tibial. On arrive ainsi à détruire l'hyperextension, à réaliser même un certain degré de flexion que l'on maintient par l'application d'un appareil; la gutta-percha convient fort bien à ce but chez les tout jeunes enfants. Pendant les jours suivants, par un massage quotidien bien fait, on augmente progressivement le degré de flexion. Alors même que celle-ci n'est pas complète, elle est cependant suffisante pour que la marche puisse s'effectuer normalement. C'est ce que j'ai pu constater sur deux enfants que j'ai eu l'occasion de traiter et de suivre.

VI. — ANOMALIES CONGÉNITALES DE L'APPAREIL ROTULIEN

Elles comprennent deux ordres de faits : 1° les luxations congénitales de la rotule; 2° l'absence plus ou moins complète de l'appareil rotulien.

1° Luxation congénitale de la rotule. — Beaucoup de faits restent douteux, la luxation n'ayant été reconnue que plus ou moins longtemps après la naissance. Toutefois l'hérédité notée dans plusieurs observations ne saurait laisser de doute sur l'existence des luxations congénitales de la rotule.

La luxation peut être uni ou bilatérale; elle se produit le plus souvent en dehors. On peut en décrire 3 variétés : 1° les luxations incomplètes, dans lesquelles la rotule est située au-devant du condyle externe; 2° les luxations intermittentes, où le déplacement se produit pendant la flexion du genou ; 3° les luxations complètes et permanentes, dans lesquelles la rotule repose d'une façon constante sur la face externe du condyle externe.

Un point intéressant, c'est la relation entre la luxation congénitale de la rotule et le genu valgum. Si le genu valgum donne lieu secondairement à une luxation de la rotule, il paraît également bien certain que la luxation congénitale de la rotule provoque à son tour la production du genu valgum ; de sorte qu'en l'absence de commémoratifs précis, il n'est pas facile d'établir quelle a été la lésion initiale.

2° **Absence congénitale de la rotule.** — Déjà à propos du genu recurvatum congénital, nous avons signalé l'absence de la rotule qu'on rencontre parfois en pareil cas. On peut la voir aussi en coïncidence avec d'autres vices de conformation, tels que la luxation congénitale de la hanche, l'absence du péroné, d'une partie du fémur.

On constate en pareil cas une dépression anormale au-devant du genou ; on peut palper dans tous leurs détails les condyles du fémur et la face antérieure des tubérosités tibiales qui ne sont plus masquées par l'appareil rotulien.

Les troubles fonctionnels sont extrêmement variables suivant les cas. S'il est des malades chez lesquels l'absence congénitale des rotules est compatible avec un excellent fonctionnement du membre, il en est d'autres qui présentent des mouvements anormaux de latéralité, rendant difficiles la marche et la station debout.

Le traitement applicable aux anomalies congénitales de l'appareil rotulien s'inspirera avant tout des troubles fonctionnels existant. En cas d'absence congénitale de la rotule, on aura recours au massage et à l'électrisation qui, bien appliqués, auraient même réussi, dans quelques cas, à provoquer, au bout d'un certain temps, l'apparition d'un noyau rotulien.

De même, dans les luxations congénitales de la rotule, si la fonction s'exerce d'une façon satisfaisante, on s'en tient au massage et au port d'une genouillère élastique, maintenant en place la rotule. Si, au contraire, le déplacement se reproduit à chaque instant, entraînant l'affaiblissement du membre, des chutes fréquentes, de l'hydarthrose ; si la luxation existe d'une façon permanente et porte obstacle au bon fonctionnement du membre, il faut intervenir pour réduire la luxation et fixer la rotule en bonne position. Mais il faut bien savoir que cette intervention est assez complexe. Elle comprend en effet tout d'abord l'incision de la capsule articulaire au côté externe du genou pour mobiliser la

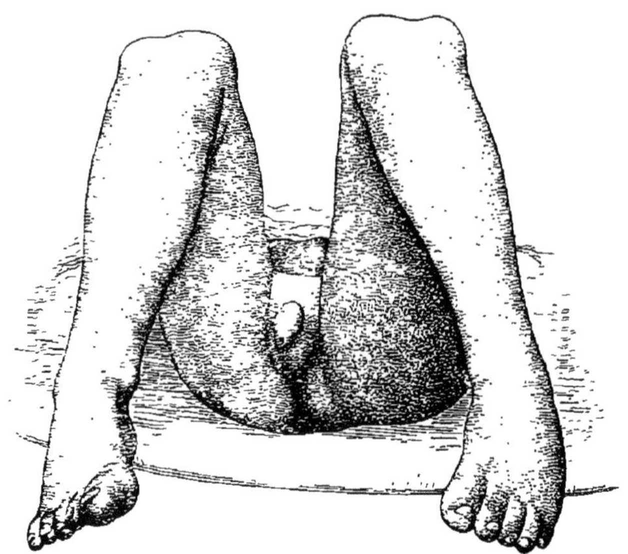

Fig. 199. — Absence congénitale des 2 rotules : on voit sur les genoux demi fléchis la vacuité de l'échancrure intercondylienne (Ménard).

rotule, puis l'excision de la capsule à son côté interne pour ramener l'os en place. Pour l'y maintenir, il faudra même le plus souvent creuser une loge au niveau de l'échancrure intercondylienne qui est habituellement comblée en pareil cas.

VII. — LUXATIONS CONGÉNITALES DE LA HANCHE

De toutes les luxations congénitales, celle de la hanche est de beaucoup la plus fréquente ; aussi est-elle considérée comme le type des luxations congénitales. Celle de la tête du radius, que nous observons de temps en temps, n'est, comparée à la luxation congénitale de la hanche, qu'une véritable exception.

Deux faits dominent toute l'étiologie de l'affection. Le premier, c'est l'hérédité ; le second, la fréquence beaucoup plus grande dans le sexe féminin. A chaque instant nous voyons des enfants atteints de luxation congénitale qui nous sont présentés par des parents atteints de la même affection; ou bien, ce sont plusieurs enfants d'une même famille qui sont porteurs de ce même vice de conformation. Quant à la fréquence beaucoup plus grande dans le sexe féminin, toutes les statistiques sont unanimes à la proclamer; bien que la luxation congénitale soit loin d'être rare chez les garçons, on peut admettre qu'elle est au moins sept fois plus fréquente chez les filles.

Tantôt la luxation est unilatérale, tantôt elle est bilatérale; la première variété est du reste un peu plus fréquente. Pour bien comprendre la symptomatologie et la marche de l'affection, pour se faire une juste idée des méthodes de traitement, il est indispensable d'avoir des notions exactes sur sa véritable nature. Qu'est-ce donc que la luxation congénitale de la hanche? Est-ce une luxation comparable aux diverses luxations traumatiques ou pathologiques? Certainement non; car, s'il en était ainsi, l'enfant, en venant au monde, apporterait un raccourcissement et une attitude vicieuse qui ne manqueraient pas de frapper tous ceux qui, à ce moment, parents, médecins, sages-femmes, sont appelés à l'observer. Au contraire, plus on examine de malades atteints de luxations congénitales, plus on fait d'enquêtes sur les antécédents, et plus on arrive à cette conviction que, dans l'immense majorité des cas, on ne voit rien d'anormal au moment même de la naissance; l'enfant paraît bien conformé. Deux circonstances seules se retrouvent toujours dans les antécédents : 1° l'enfant a marché tard; 2° dès le début, il a mal marché.

Pendant longtemps on a vécu, en France, sur les seules notions introduites dans la chirurgie sur cette question par Dupuytren. Si cet illustre chirurgien a laissé une description excellente de la luxation congénitale à l'état de développement complet, entièrement parachevée, pour ainsi dire, il est un autre observateur, qui a précédé dans cette voie Dupuytren, et qui nous a donné sur l'évolution de la maladie des notions beaucoup plus justes. Cet observateur, c'est Palletta. Il insiste avec raison sur ce fait qu'à la naissance, rien d'anormal n'est constaté; les enfants marchent tard, et dès qu'ils font leurs premiers pas, on est frappé de la défectuosité de la marche. Palletta nous fait assister aux scènes de famille qui se produisent alors, les parents ne manquant pas de mettre l'infirmité sur le compte d'une chute, et accusant à tort la nourrice. Et aujourd'hui encore ne devons nous pas répondre chaque jour aux questions qui nous sont posées pour savoir si une chute n'a pas été le point de départ de l'accident?

Cette évolution particulière de la maladie n'a point échappé à la sagacité de Verneuil. Non, disait-il, il ne s'agit point ici d'une maladie congénitale : la preuve, c'est qu'on ne voit rien au moment de la naissance, mais seulement quand l'enfant commence à marcher.

Et cette remarque clinique parfaitement juste l'avait conduit à une théorie fausse. D'après lui, les luxations dites à tort congénitales ne seraient autre chose que des luxations paralytiques, dont la cause est dans une paralysie infantile frappant les muscles de la hanche. Ce sont le plus souvent les muscles fessiers, disait-il, qui sont atteints : dès lors, les adducteurs deviennent prépondérants, entraînent le membre dans le sens de leur action, et la luxation dans la fosse iliaque se produit. C'est là une pure vue de l'esprit : les opérations sanglantes que nous avons faites pour des luxations congénitales nous ont permis de prélever des fibres musculaires du grand et du moyen fessier, et l'examen histologique nous a toujours permis de constater leur intégrité complète. Du reste, l'examen à l'œil nu, au cours de l'opération, ne permet pas de constater la couleur pâle et la dégénérescence graisseuse qui caractérisent les muscles frappés par la paralysie infantile.

Nous devons faire remarquer encore que les luxations paralytiques de la hanche sont fort rares : au milieu des faits innombrables de paralysie infantile, qui se présentent à notre examen, il nous est bien exceptionnellement donné d'en rencontrer. En outre, quand elles se produisent, c'est le plus fréquemment en avant : la tête vient faire une saillie anormale sur la branche horizontale du pubis, à la base du triangle de Scarpa : il est tout à fait exceptionnel de la voir se déplacer en arrière, dans la fosse iliaque externe, sens où se font le plus souvent les déplacements dans la luxation congénitale.

Si la théorie de Verneuil ou des luxations paralytiques ne peut être admise, y a-t-il plus de vérité dans l'opinion de Brodhurst qui met la luxation sur le compte d'un traumatisme obstétrical? En aucune façon. D'après cet auteur, la luxation aurait sa source dans un accouchement par le siège : l'accoucheur, accrochant avec le doigt la région inguinale, produirait la luxation. Sans doute, il est des cas où ce mécanisme est bien réel, mais alors la déformation est reconnue au moment même de la naissance. Or, nous l'avons déjà dit, cette circonstance ne se rencontre pas dans l'immense majorité des cas de luxations congénitales. Et, du reste, il faudrait commencer par établir que les enfants, atteints de luxation congénitale de la hanche, naissent habituellement par le siège. C'est ce que l'observation clinique ne confirme pas; sans doute, on trouve bien, parmi les enfants porteurs de luxations congénitales, quelques accouchements par le siège, mais pas en nombre plus considérable que chez les enfants normalement conformés.

Force est bien de reconnaitre que nous sommes en présence d'un vice de conformation, et, du reste, ce fait que l'hérédité est très souvent constatée dans l'étiologie de la luxation congénitale vient encore à l'appui de cette manière de voir. Mais il ne suffit pas d'admettre la théorie d'une malformation primitive; il faut encore se demander en quoi consiste cette malformation. Une théorie simpliste est celle qui consiste à admettre un défaut d'adaptation entre la tête fémorale et le cotyle qui est destiné à la contenir. Le point de départ de cette théorie est dans le mode particulier de développement propre à la cavité cotyloïde. Les trois points osseux qui doivent lui donner naissance convergent au niveau du cartilage en Y qui représente le fond de la cavité. Que ce cartilage vienne à s'ossifier prématurément, il y aura arrêt de développement de la cavité cotyloïde, qui sera insuffisante à maintenir la tête fémorale; d'où production de la luxation. Cette théorie avait été défendue par Dollinger; déjà Grawitz, s'appuyant sur l'examen de pièces du laboratoire de Virchow, avait démontré qu'elle était mal fondée. Aujourd'hui l'étude d'innombrables cas de radiographie permet d'affirmer la persistance constante du cartilage en Y dans la luxation congénitale. Ce n'est donc pas sous cette forme que peut être admise la théorie de la malformation de l'articulation; en réalité, elle est beaucoup plus complexe. Il s'agit d'une malformation portant simultanément sur tous les éléments constituants de l'articulation, cavité cotyloïde, tête et col du fémur, capsule, et ligament rond.

Du reste, il faut soigneusement distinguer les altérations primitives, des déformations secondaires, consécutives à la luxation. Autrefois on donnait comme signe distinctif entre la luxation congénitale et les luxations traumatiques ce fait que, dans les luxations traumatiques, le ligament rond est toujours déchiré, tandis qu'il est conservé dans la luxation congénitale. Ce fait n'est vrai que pendant les premières années; quand on intervient par la méthode sanglante chez de jeunes enfants, on peut en effet trouver intact le ligament en Y: plus tard, il a habituellement disparu. La

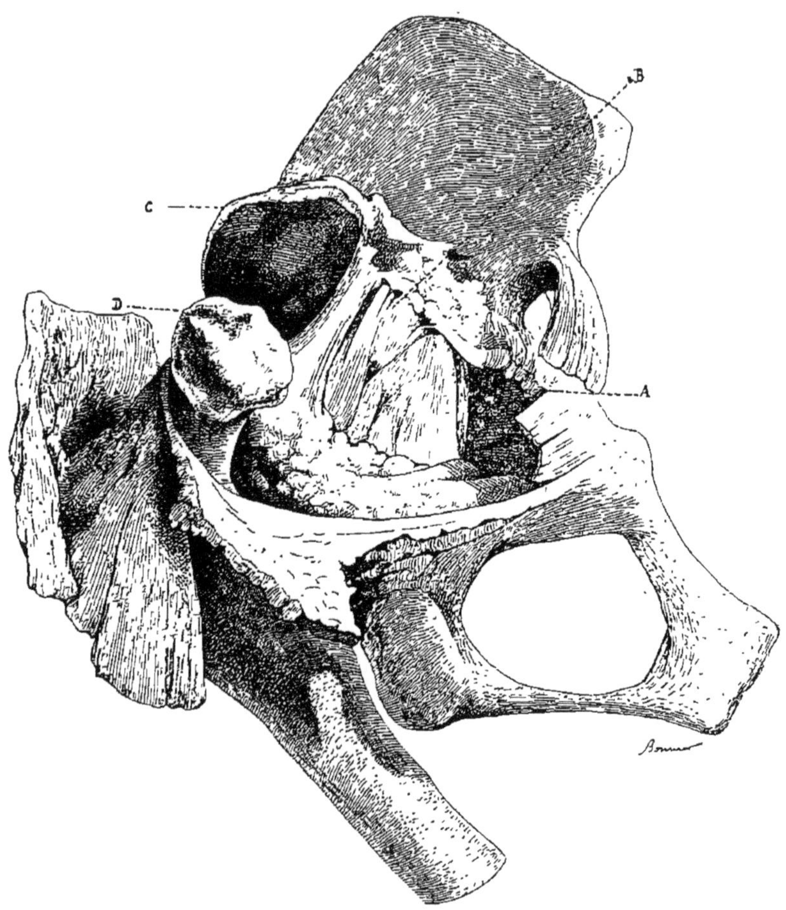

Fig. 200. — Double luxation congénitale de la hanche chez une jeune fille de 12 ans: lésions du côté droit. — A, ancienne cavité cotyloïde déshabitée; B, cavité intermédiaire: C. cavité de réception de la tête au moment de l'autopsie; D, tête fémorale défoncée (Kirmisson).

capsule subit aussi des transformations successives; elle se laisse distendre et accompagne la tête fémorale dans son déplacement. Tout d'abord celle-ci s'appuie sur le rebord postérieur de la cavité cotyloïde plus ou moins affaissé; il se forme là une véritable néarthrose; plus tard, abandonnant cette situation première, la tête remonte de plus en plus dans la fosse iliaque externe. Il est des pièces, comme celle dont je donne ici la reproduction, sur lesquelles on peut suivre la trace de ces transformations successives. On y voit les restes de la cavité cotyloïde primitive, les traces de la néarthrose située au contact du sourcil cotyloïdien, et enfin la place occupée en dernier lieu par la tête, en un point très élevé de

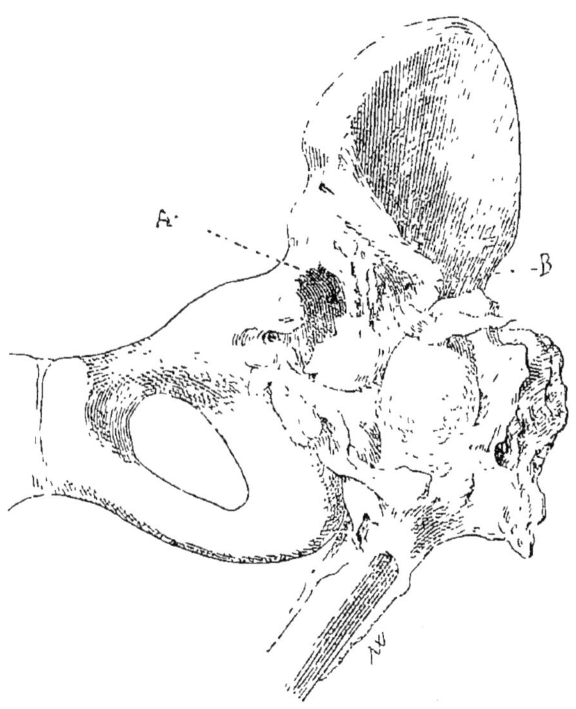

Fig. 201. — Double luxation congénitale de la hanche ; côté gauche. — En *A*, se voit la cavité cotyloïde ancienne excavée pour recevoir la tête du fémur ; en *B*, la cavité de formation nouvelle où était contenue la tête avant l'opération (Kirmisson).

la fosse iliaque externe. Cette évolution de la luxation amène, du côté de la capsule articulaire, une double transformation. D'une part, en effet, la capsule fibreuse se rétracte et constitue comme un rideau épais au devant de la cavité cotyloïde déshabitée ; d'autre part, elle se laisse distendre par sa partie supérieure et externe, au point même de se perforer, et de permettre un contact direct entre la tête fémorale et la fosse iliaque externe. Sans doute cette circonstance, qui est la règle dans la luxation traumatique, ne se présente qu'exceptionnellement dans la luxation congénitale, mais on peut l'y voir quelquefois. Entre la portion élargie et tendue comme un voile au devant de la cavité cotyloïde ancienne, et celle qui renferme la tête fémorale déplacée, on voit parfois se former un resserrement très étroit : la capsule, dans son ensemble, affecte alors une forme de sablier, et c'est là une circonstance importante à connaître, en ce qu'elle explique la difficulté

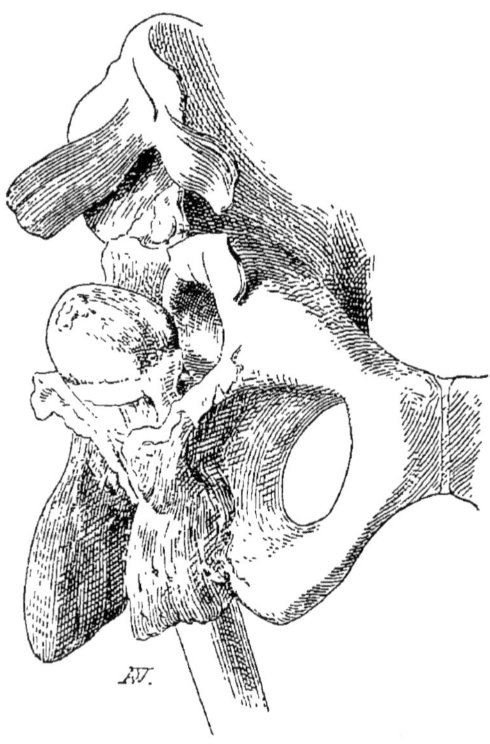

Fig. 202. — Double luxation congénitale de la hanche, côté droit. Ici, la luxation est incomplète : la tête reposait sur le sourcil cotyloïdien. Une dépression très nette sur la tête fémorale se voit au point où la tête appuyait sur le rebord de la cavité cotyloïde (Kirmisson).

qu'on éprouve en pareil cas pour ramener la tête à sa place normale.

Du côté du squelette, nous avons des déformations non moins importantes à signaler. La cavité cotyloïde déshabitée perd sa forme et sa profondeur normales. Souvent elle prend l'aspect d'un triangle à sommet inférieur et antérieur, tandis que sa base, tournée en arrière, répond au sourcil cotyloïdien, plus ou moins marqué suivant les cas. Sur d'autres pièces, la cavité cotyloïde a perdu plus encore de sa profondeur ; le bourrelet cotyloïdien est plus effacé.

Dans l'ensemble, la cavité affecte la forme d'une écuelle, suivant la comparaison généralement adoptée. Il est enfin des cas exceptionnels où l'on ne voit plus trace de la cavité, et où le point répondant au cotyle est marqué au contraire par une exostose.

Les altérations portant sur l'extrémité supérieure du fémur ne sont pas moins prononcées; elles peuvent atteindre simultanément la tête elle-même et le col. Généralement la tête fémorale est aplatie dans les points par lesquels elle est au contact avec l'os iliaque; elle présente là souvent des mamelons séparés par des dépressions multiples ; parfois même le cartilage fait défaut en certains points. Dans des cas plus rares, la tête fémorale a subi un aplatissement véritable; elle a en grande partie disparu. Le col est parfois affaissé, à angle droit sur le corps; il y a, en un mot, un certain degré de coxa vara; il est en même temps plus court qu'à l'état normal. Dans d'autres cas, au contraire, et ceux-ci m'ont semblé les plus nombreux parmi les luxations congénitales que j'ai opérées par la méthode sanglante, le col est plus long que normalement; l'angle qu'il forme avec le corps du fémur est plus ouvert, et au sommet de ce col redressé se voit la tête fémorale qui le déborde de toutes parts comme le manteau d'un champignon. Ces diverses circonstances anatomiques méritent d'être bien connues, pour se rendre compte des obstacles à la réduction.

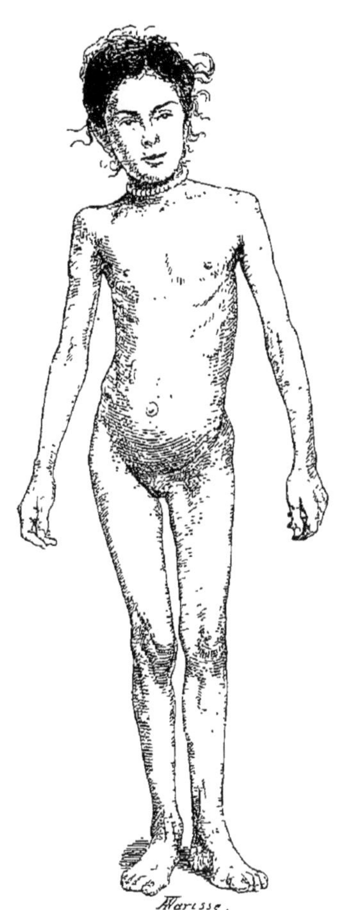

Fig. 203. — Luxation congénitale de la hanche gauche. Abaissement considérable du bassin du côté malade (Kirmisson).

Symptômes. — Les inconvénients de la lésion sont bien différents, suivant qu'il s'agit d'une luxation simple ou double.

1° *Luxation unilatérale.* — Ce qui domine dans cette forme, c'est le raccourcissement, qui peut aller de 1 à 2, 3, 4, 5, et jusqu'à 8 et 10 centimètres. Ce qui montre bien que la luxation congénitale n'est point d'emblée constituée comme une luxation traumatique, mais qu'elle s'aggrave au contraire avec les progrès de l'âge, c'est précisément l'étude du raccourcissement. Si l'on a l'occasion de suivre quelques malades, on voit que le raccourcissement qui, le plus souvent, vers dix-huit mois ou deux ans, n'excède pas un centimètre, atteint fréquemment deux à trois centimètres chez les enfants de quatre à cinq ans, alors que, de huit à dix ans, on trouve quelquefois un raccourcissement de cinq à six centimètres. La première conséquence de ce raccourcissement, c'est la claudication, mais une claudication très particulière. Elle diffère très notablement de celle qui est due à une ankylose avec raccourcissement, suite de coxalgie. Dans ce dernier cas, en effet, le malade boite, mais il a un point d'appui solide. Dans la luxation congénitale, au contraire, le manque de solidité de la néarthrose fait qu'à chaque pas le malade s'effondre pour ainsi dire, il y a un véritable mouvement de plongeon, il semble que le tronc pénètre dans le bassin. La laxité de l'articulation doit certainement être incriminée dans la production de ce phénomène. Toutefois elle est rarement assez marquée pour qu'on puisse observer le signe indiqué par Dupuytren, c'est-à-dire pour que l'on puisse, sous l'influence des tractions exercées sur le membre, faire descendre la tête et la faire glisser dans la capsule, comme un piston dans un corps de pompe. Déjà Bouvier avait indiqué que ce signe ne se rencontre que très exceptionnellement; mes observations personnelles confir-

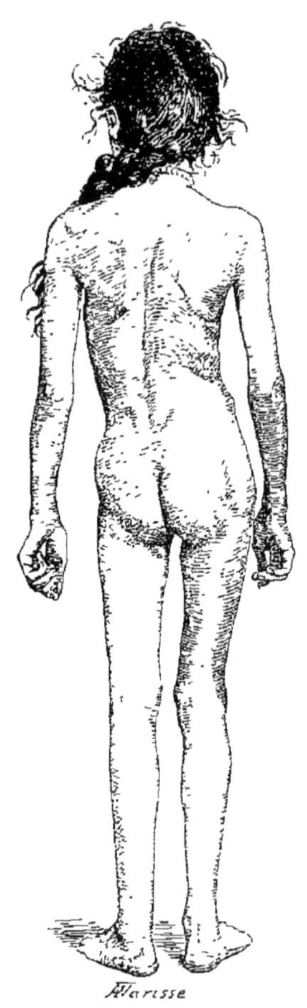

Fig. 201. — Même malade que précédemment, vue de dos, de façon à montrer l'attitude scoliotique de la région lombaire (Kirmisson).

ment à cet égard celles de Bouvier. Il est une autre circonstance qui intervient, comme l'a montré Trendelenburg, dans ce déhanchement énorme, dans ce véritable mouvement de plongeon qui accompagne la luxation congénitale : c'est le défaut de fixité des muscles fessiers. Dès lors, les muscles des gouttières vertébrales interviennent pour suppléer à l'insuffisance des fessiers, et ce sont eux qui impriment au bassin ces mouvements alternatifs d'élévation et d'abaissement qui caractérisent la démarche des malades atteints de luxation congénitale. Cette remarque est vraie ; aussi voyons-nous des malades, atteints de paralysie des fessiers, qui présentent une démarche tout à fait semblable à celle de la luxation congénitale. Quelquefois aussi, dans cette dernière affection. même après une réduction satisfaisante, on voit persister la démarche spéciale, et cela grâce à la faiblesse des muscles fessiers.

A la longue, l'inclinaison permanente du bassin du côté sur lequel porte le raccourcissement détermine une scoliose statique ; mais il faut bien distinguer à cet égard entre la scoliose d'attitude et la scoliose véritable avec déformations osseuses. Il est impossible que, le malade étant debout, le bassin s'incline d'une manière permanente sur l'un des côtés, sans qu'on voie se former, à la région lombaire, une courbe dont la convexité répond au côté le plus bas du bassin. Mais il suffit de compenser le raccourcissement en surélevant la semelle du côté malade pour rendre à la colonne vertébrale sa rectitude. Dans d'autres cas, au contraire, même quand on a rendu au bassin son équilibre normal, on voit persister à la région lombaire une voussure, qui parfois même s'accompagne, à la région dorsale, d'une courbure de compensation du côté opposé. Étant donnée, par exemple, une luxation congénitale de la hanche gauche, on voit se produire une scoliose à double courbure, dont la convexité est tournée à gauche à la région lombaire, à droite à la région dorsale, et qui, parfois. s'accompagne d'une déformation très prononcée. Je cite à chaque instant ce fait dans mes leçons pour bien montrer qu'il ne suffit pas d'une attitude vicieuse pour donner naissance à la scoliose. Voici, par exemple, une malade âgée de seize ans, qui présente une luxation congénitale avec un raccourcissement considérable, 5 à 6 centimètres. Elle a commencé à marcher à deux ans ; voici, par conséquent, quatorze ans qu'elle conserve une attitude vicieuse, et cependant, chez elle, nous ne constatons du côté de la colonne vertébrale, pas de déformation, ou bien une déformation insignifiante. Telle autre malade, au contraire, beaucoup plus jeune et présentant un raccourcissement beaucoup moins prononcé, porte déjà une scoliose avec déformation osseuse considérable. Il ne suffit donc pas d'une attitude vicieuse pour donner naissance à la scoliose vraie, avec déformation osseuse; il faut encore autre chose, et cette autre chose, c'est le défaut de résistance du tissu osseux. Cela est si vrai que, dans la luxation double, on voit parfois se produire des scolioses volumineuses, alors que les deux membres ont exactement la même longueur; ou bien même, en cas d'inégalité de longueur des membres inférieurs, on voit se produire des scolioses dont la convexité lombaire est tournée du côté opposé à celui vers lequel existe l'abaissement du bassin. Dans ces diverses circonstances, il ne saurait être question de scoliose statique, et il ne faut voir, dans la coexistence entre la scoliose et la luxation congénitale, autre chose qu'une coïncidence.

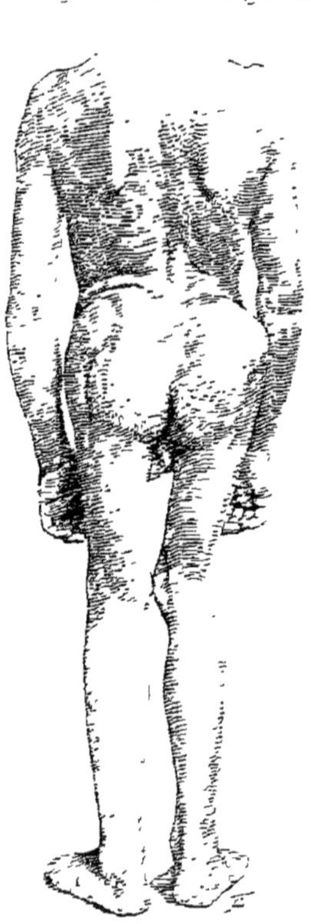

Fig. 2[illegible]. — Double luxation congénitale de la hanche chez un garçon de quinze ans. Malade vu de dos (Kirmisson).

2° *Luxation bilatérale.* — Les choses se passent d'une manière différente lorsqu'on a affaire à une luxation double. Ici, rien ne maintient plus le bassin; il subit dans la marche des oscillations alternatives d'un côté sur l'autre; aussi dit-on que les petits malades affectent une démarche en canard. Ce déhanchement alternatif d'un côté et de l'autre tend à faire incessamment remonter les têtes fémorales sur le plan incliné que représente la fosse iliaque externe. En même temps qu'elles remontent de plus en plus dans la fosee iliaque externe, et qu'elles se rapprochent de la crête iliaque, les têtes fémorales s'écartent par là même l'une de l'autre; l'extrémité inférieure des fémurs se porte, par un mouvement en sens inverse, en dedans; de là, une adduction de plus en plus marquée, qui peut aller au point que les deux membres s'entre-croisent pendant la marche, et qu'il se produit un frottement de la peau des genoux pouvant aller jusqu'à produire des excoriations. Au fur et à mesure que les têtes fémorales glissent en haut et en arrière, le bassin, au contraire, subit un mouvement de rotation autour de son axe transversal, qui abaisse sa partie antérieure, tandis que la région postérieure est relevée; il en résulte une ensellure plus ou moins considérable. Sans doute, on peut bien voir aussi, dans la luxation unilatérale, et de l'ensellure et de l'adduction; mais les conditions sont beaucoup plus fâcheuses à ce double point de vue dans la luxation bilatérale.

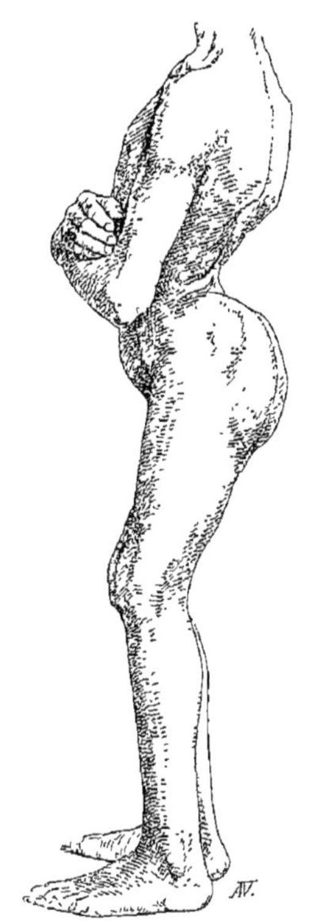

Fig. 206 — Même malade vu de profil pour bien montrer l'ensellure (Kirmisson).

Il est du reste une division très importante à établir dans l'étude de la luxation bilatérale, suivant que la position des deux têtes fémorales est symétrique ou asymétrique. Si les deux têtes fémorales sont symétriquement placées, les deux membres ont la même longueur, et les oscillations du bassin pendant la marche sont égales d'un côté à l'autre. Au contraire, l'asymétrie de position entraîne un raccourcissement, et, par suite, des oscillations inégales pendant la marche.

Quelle que soit d'ailleurs la variété de luxation à laquelle on ait affaire, luxation congénitale simple ou double, et dans cette dernière variété, luxation symétrique ou asymétrique, elle donne naissance à une infirmité très variable, suivant la position occupée par la tête, et suivant l'attitude du membre.

Il est très important, à cet égard, d'établir des degrés dans l'étude de la luxation congénitale. Par analogie avec ce que l'on admet pour la coxalgie, on peut, dans l'étude de la luxation congénitale, établir trois degrés :

Dans un premier degré, la tête reste au voisinage de l'épine iliaque antérieure et supérieure; le grand trochanter est sur la ligne de Nélaton.

Dans un second degré, la tête est passée dans la fosse iliaque externe. le grand trochanter est situé plus ou moins haut au-dessus de la ligne de Nélaton. Comme j'ai l'habitude de le dire familièrement dans mon enseignement clinique, la tête a franchi le Rubicon; c'est la porte ouverte à tous les maux. Sans doute, elle peut bien encore se fixer à la partie antérieure de la fosse iliaque externe, à peu de distance en arrière de l'épine iliaque antérieure et inférieure; mais le plus souvent, au contraire, devenue libre dans la fosse iliaque externe, elle tend incessamment à remonter pour se rapprocher de la crête iliaque.

Enfin, dans un troisième degré, la tête subit un mouvement de renversement qui la porte en arrière, tandis que le grand trochanter est tourné en avant. Cette évolution est marquée par un changement dans l'attitude du membre qui se place en inversion complète, c'est-à-dire dans la flexion jointe à l'adduction et à la rotation en dedans.

Ce passage à l'inversion se produit le plus souvent lentement, insensiblement, comme conséquence de l'aggravation progressive des lésions; mais, dans d'autres cas, il se manifeste tout d'un coup, brusquement, à la façon d'une luxation traumatique.

Du reste, il en est de cette division comme de celle qu'on établit dans la marche de la coxalgie. Elle a quelque chose de très artificiel, c'est-à-dire qu'on ne voit pas fatalement se produire cette évolution comme une conséquence forcée de l'aggravation des lésions. Il est, au contraire, des cas dans lesquels la lésion reste stationnaire. La tête se fixe au voisinage de l'épine iliaque antérieure et inférieure, et alors même qu'aucun traitement n'a été mis en œuvre, on ne voit pas se produire d'aggravation.

Outre la position occupée par la tête, il est un autre élément très important à envisager, c'est le plus ou moins de stabilité qu'elle possède. Il est en effet des malades chez lesquels la tête n'est pas située très haut, mais possède une grande mobilité. Le défaut de fixité de la tête fémorale détermine chez eux de la gène et des douleurs pendant la marche; au point que certains malades ne peuvent pas marcher pendant plus d'un quart d'heure, une demi-heure, sans éprouver une fatigue qui les oblige à se reposer. D'autres, avec une position très élevée de la tête et une néarthrose solide, sont au contraire très bons marcheurs. Nous rencontrons là l'opposition si fréquente en orthopédie entre la forme et la fonction. La déformation est considérable, et cependant le fonctionnement du membre se fait bien. En un mot, il est trois éléments dont nous devons tenir compte dans l'établissement du pronostic. Ce sont : 1° le raccourcissement plus ou moins marqué dans la luxation simple, ou encore la symétrie ou le défaut de symétrie des lésions dans la luxation bilatérale ; 2° l'attitude du membre, qui peut être dans une position moyenne entre l'adduction et l'abduction, ou bien présenter une inversion complète ; 3° le plus ou moins de fixité de la néarthrose.

Diagnostic. — Le premier fait qui frappe chez les enfants atteints de luxation congénitale, c'est que ces enfants marchent fort tard, bien souvent pas avant l'âge de dix-huit ou vingt mois, deux ans même. Dès qu'ils font leurs premiers pas, la démarche est vacillante ; surtout si la luxation est double, on observe le déhanchement caractéristique, la démarche en canard, mais ces différents signes n'ont par eux-mêmes rien d'absolument caractéristique. On les rencontre en effet dans d'autres états, tels que le rachitisme, la coxa vara, la paralysie des muscles fessiers. C'est surtout avec le rachitisme que le diagnostic doit être fait chez les très jeunes enfants. Manquant de force musculaire, les petits rachitiques marchent très tard, et présentent souvent le même déhanchement que nous sommes habitués à mettre sur le compte de la luxation congénitale. Mais, dira-t-on, les autres déformations attribuables au rachitisme, l'incurvation des tibias, la nouure des extrémités osseuses, feront le diagnostic. Ces mêmes déformations peuvent se rencontrer chez un enfant atteint de luxation congénitale, de sorte qu'en définitive, c'est l'examen local qui doit trancher la question. Le premier soin, c'est de pratiquer la mensuration rigoureuse des membres inférieurs. Pour cela, le bassin est placé bien horizontalement. les membres dans une position symétrique, intermédiaire entre l'adduction et l'abduction. Un aide maintient les membres dans cette position, tout en laissant bien à nu les régions malléolaires. Le chirurgien mesure alors la distance comprise entre l'épine iliaque antérieure et supérieure et le sommet de la malléole externe. ou bien encore la distance entre l'épine iliaque et la base de la rotule. Par ce dernier procédé, on s'assure que le raccourcissement porte en totalité sur la cuisse. Mais intéresse-t-il la diaphyse ou le col ? Pour le savoir, il faut pratiquer une deuxième mensuration partant, non plus de l'épine iliaque, mais du sommet du grand trochanter. Si la mensuration pratiquée à partir du sommet du grand trochanter montre que les deux membres sont égaux, c'est donc que le raccourcissement porte sur le col; il peut s'agir, soit d'une luxation congénitale, soit d'une coxa vara.

Déjà, dans la luxation congénitale, on est frappé de ce fait que le bassin semble élargi transversalement, ce qui est dû à ce que la tête est située plus en dehors qu'à l'état normal. Les deux points d'insertion des muscles fessiers étant écartés l'un de l'autre, du fait de la saillie anormale du grand trochanter en dehors, la fesse paraît aplatie, et c'est cette circonstance que Verneuil invoquait à tort pour démontrer l'atrophie des muscles fessiers. En réalité, il y a là une simple apparence. Outre l'élargissement du bassin et la saillie anormale du grand trochanter en dehors, on note aussi parfois une dépression anormale à la base du triangle de Scarpa, dans le point qui devrait être occupé normalement par la tête.

Reste à chercher le point précis occupé par la tête fémorale déplacée. Pour cela, le chirurgien, prenant d'une main la cuisse, lui imprime de petits mouvements alternatifs de flexion et d'extension, et surtout de petits mouvements de rotation. En même temps, l'autre main, embrassant la hanche, cherche la saillie formée par la tête fémorale, et se rend compte que tous les mouvements communiqués à la diaphyse fémorale lui sont bien transmis. Si déjà la tête est passée dans la fosse iliaque externe, le diagnostic est aisé; mais si la tête est restée au voisinage de l'épine iliaque antérieure et supérieure, le déplacement est minime et difficile à reconnaître. On s'aidera, en cherchant les rapports de la tête avec l'artère fémorale. A l'état normal, celle-ci bat juste au-devant de l'artère; si la tête est située en dehors, c'est qu'elle a subi un déplacement. Du reste nous avons à notre disposition dans les cas difficiles la radiographie. Celle-ci ne doit jamais être négligée, car, en nous rendant compte de la position de la tête, des déformations de l'extrémité supérieure du fémur, de la cavité cotyloïde et du bassin lui-même, elle nous permet de faire une véritable étude anatomo-pathologique sur le vivant.

Mais, pour tirer de la radiographie tout le parti qu'elle peut nous fournir, il est indispensable de l'interpréter exactement. Une erreur très souvent commise, c'est celle qui consiste à croire à une atrophie considérable de la tête et du col, parce que ces parties nous sont habituellement masquées dans les radiographies. Il ne faut pas oublier en effet que la première conséquence de la luxation congénitale, c'est de modifier la position du membre. La tête n'étant plus encastrée dans la cavité cotyloïde, le membre se pré-

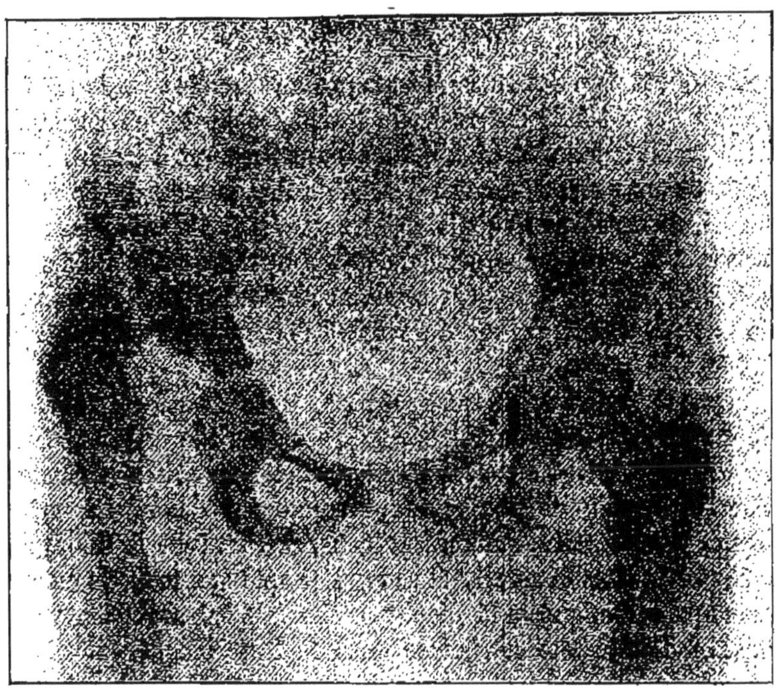

Fig. 207. — Radiographie de luxation unilatérale.

sente dans la rotation complète en dehors; la tête fémorale est tournée directement en avant, derrière se trouve le col, et, plus en arrière encore, le grand trochanter. Tandis que, du côté sain, ces trois parties, tête, col, et grand trochanter, se trouvent placées dans un plan transversal; du côté malade, au contraire, elles se superposent l'une à l'autre dans un plan antéro-postérieur; ainsi la tête et le col nous sont en partie masqués par le grand trochanter. Il suffit d'être prévenu de cette disposition pour éviter les conclusions erronées qu'on en pourrait tirer.

Outre les modifications de forme et de volume de l'extrémité supérieure du fémur, la radiographie nous permet de constater les altérations de la cavité cotyloïde; le premier fait qu'on note, et déjà nous l'avons indiqué précédemment, c'est la persistance constante du cartilage en Y. La cavité est toujours beaucoup moins profonde et beaucoup moins régulière qu'à l'état normal. C'est en avant et en bas seulement, au niveau de sa portion ischiatique,

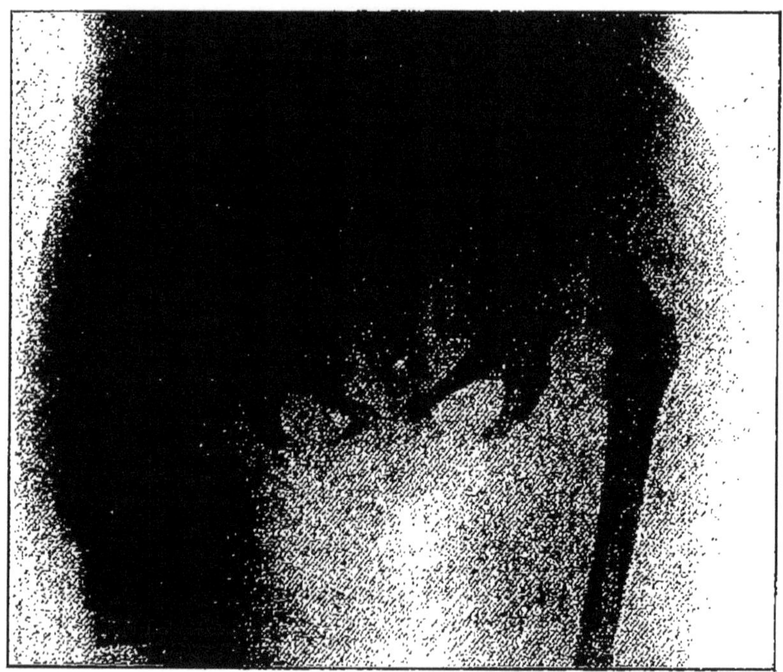

Fig. 208. — Radiographie de luxation bilatérale.

que la dépression cotyloïdienne est assez bien marquée; en arrière, au contraire, elle est aplatie, étalée, masquée en grande partie par le rebord cotyloïdien, de sorte que la cavité, dans son ensemble, paraît avoir subi un mouvement de translation de dehors en dedans.

La radiographie nous permet de nous rendre compte en même temps des modifications qui se produisent du côté du bassin. Dans les luxations doubles, les ailes iliaques sont redressées, tandis que les tubérosités de l'ischion sont déjetées en dehors. Il en résulte un léger aplatissement transversal du détroit supérieur; tandis que le détroit inférieur est élargi. Dans la luxation unilatérale, la moitié du bassin répondant à la luxation est repoussée en dedans. Il en résulte une asymétrie rappelant ce qu'on observe dans les bassins obliques ovalaires. Toutefois il est exceptionnel d'observer des déformations pelviennes

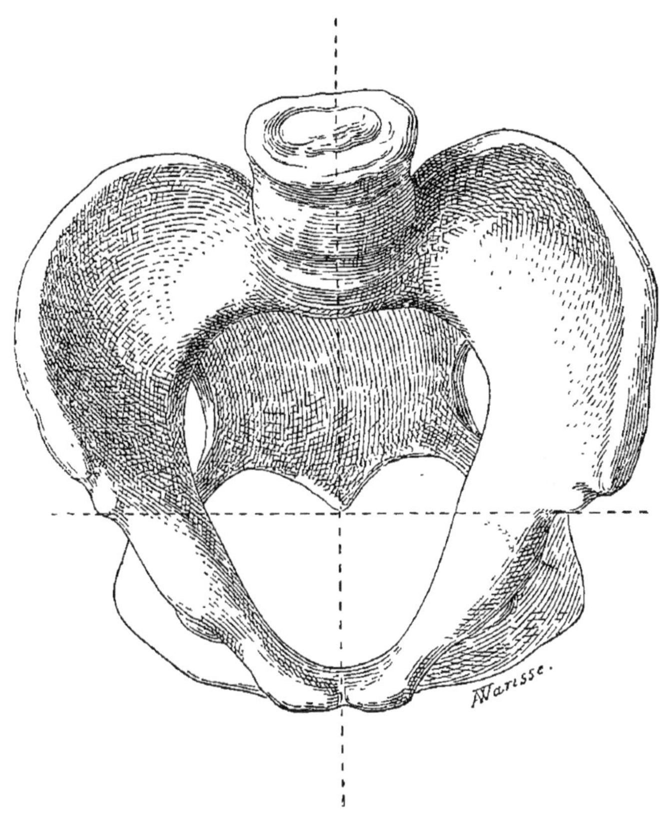

Fig. 209. — Déformation du bassin dans un cas de double luxation congénitale; le côté gauche du bassin répondant à la luxation complète est aplati. Une ligne perpendiculaire à l'axe transversal du bassin le divise en deux moitiés inégales (Kirmisson).

assez prononcées pour apporter un obstacle sérieux à l'accouchement.

Traitement. — Dupuytren avait conclu à l'irréductibilité de la luxation congénitale. et avait préconisé à titre palliatif une ceinture à godets destinés à emboîter les têtes fémorales et à s'opposer aux progrès de leur ascension. Néanmoins, quelques essais de réduction furent tentés, en particulier par Pravaz (de Lyon); mais ils tombèrent bientôt dans l'oubli. La question fut reprise, comme tant d'autres, de nos jours seulement, et cela sous l'influence de l'antisepsie. Hoffa (de Berlin) proposa, en 1890, une opération éminemment logique et rationnelle, consistant à créer sur l'os iliaque une cavité cotyloïde nouvelle, et à y réintégrer la tête fémorale. Dans ses premières opérations, Hoffa faisait une incision courbe, circonscrivant en arrière le grand trochanter, semblable à l'incision de Langenbeck pour la résection de la hanche; il était obligé dès lors de sacrifier les insertions des muscles fessiers pour arriver sur la tête fémorale. Lorenz fit observer que cette désinsertion des fessiers était inutile, et même désavantageuse pour le fonctionnement ultérieur du membre. Il proposa une voie antéro-latérale passant entre le tenseur du fascia lata et le moyen fessier. Par cette voie, on arrive aisément sur la capsule sans sacrifier aucun muscle. Celle-ci est fendue longitudinalement suivant son grand axe; sur cette première incision, on peut même faire tomber une seconde incision perpendiculaire à la première, de façon à lui donner la forme en T. L'index de la main gauche peut être alors conduit jusque sur la cavité cotyloïde. Avec la gouge et le maillet, ou bien encore avec une curette bien tranchante, le rebord postérieur de la cavité cotyloïde est évidé, et quand on juge que celle-ci a une profondeur suffisante, on procède à la réduction. Celle-ci est rendue parfois fort difficile par l'ascension considérable de la tête ou par les déformations du col. Pour y arriver, on utilise les tractions directes jointes à l'abduction et à la pression sur le grand trochanter lui-même. Un aide doit pendant ce temps pratiquer sur le bassin la contre-extension. Les manœuvres peuvent être longues et difficiles; en outre, la vascularisation des tissus est souvent considérable, et l'hémorragie est très prononcée; la plaie résultant de l'opération est profonde et anfractueuse; une grande articulation a été ouverte, d'où l'épanchement de synovie dans l'intérieur des tissus. On trouve là réunies toutes les circonstances qui sont de nature à donner naissance à de la septicémie; et, de fait, tous les chirurgiens qui ont eu recours à la réduction des luxations congénitales par la méthode sanglante ont perdu un ou plusieurs malades de septicémie. Ces désastres joints aux insuccès de la méthode, impossibilité d'une bonne réduction, reproduction du déplacement, formation d'ankyloses, attitudes vicieuses, ont refroidi les chirurgiens à son égard, et ont contribué à remettre en honneur les procédés de réduction par la méthode non sanglante.

Déjà, avons-nous dit, en 1838, Pravaz (de Lyon) avait tenté la réduction des luxations congénitales par la méthode non sanglante. Pour cela, il soumettait le membre à l'extension préalable, et quand il jugeait que la tête était suffisamment abaissée pour se trouver en regard du cotyle, il entreprenait la réduction, pour laquelle il associait la position d'abduction du membre aux pressions directes exercées de dehors en dedans sur le grand trochanter. L'idée de Pravaz fut reprise en 1887 par le professeur Paci (de Pise). Mais celui-ci avait à sa disposition un élément qui manquait à Pravaz, l'anesthésie. Grâce au chloroforme, Paci pouvait, en une même séance, réaliser l'abaissement de la tête fémorale et la réduction. Son but était d'appliquer aux luxations congénitales la méthode de traitement habituellement en usage dans le traitement des luxations traumatiques. Et quand je dis *méthode de traitement*, je n'entends pas *réduction vraie*; Paci ne se flattait pas, en effet, d'obtenir une semblable réduction. Son but était plus modeste; il visait seulement la constitution d'une néarthrose dans un point aussi voisin que possible de l'articulation normale. Voici dès lors comment il procédait :

1° Dans un premier temps, le malade endormi, Paci imprimait à la cuisse un mouvement de flexion complète sur le bassin, de façon à abaisser autant que possible la tête fémorale.

2° Dans un second temps, la cuisse est portée dans l'abduction forcée ; 3° dans le troisième temps, le membre maintenu dans l'abduction est placé en même temps dans la rotation complète en dehors ; ce mouvement est porté assez loin pour que le pied du côté malade soit amené à la hauteur de l'épine iliaque antérieure et supérieure du côté opposé ; 4° enfin, dans un quatrième temps, le membre est amené graduellement à l'extension complète. Le traitement consécutif consiste dans l'application de l'extension continue.

Lorenz a modifié la méthode de Paci ; la modification principale introduite par lui consiste dans ce fait qu'au lieu de chercher à placer immédiatement le membre dans l'extension, il le laisse dans la flexion combinée à l'abduction et à la rotation en dehors. Dans cette position, la tête vient faire une saillie plus ou moins marquée à la base du triangle de Scarpa ; les muscles s'adaptent à la position nouvelle qu'on leur a donnée ; la partie postérieure de la capsule se rétracte ; et, quand, plus tard, on replace le membre dans l'extension, on se trouve dans des conditions beaucoup plus favorables pour éviter les chances de reluxation.

Il ne saurait du reste entrer dans notre plan de reproduire ici toutes les phases par lesquelles a successivement passé la méthode. Je me contenterai de donner le manuel opératoire qui me semble le plus avantageux, celui que je suis actuellement : Le malade étant endormi jusqu'à résolution complète, on commence par imprimer à la cuisse des mouvements de flexion aussi étendus que possible sur le bassin. Ces mouvements de flexion sont répétés à plusieurs reprises; ils ont pour résultat d'abaisser la tête jusqu'au voisinage de l'ischion, en un point répondant à la partie inférieure de la cavité cotyloïde. De la manière dont se fait ce mouvement de flexion, on peut préjuger déjà le plus ou moins de difficultés qu'on éprouvera pour la réduction. Le second temps consiste à imprimer à la cuisse des mouvements aussi complets que possible d'abduction; il faut, pour cela, triompher de la contracture des adducteurs. Le bassin est solidement immobilisé par les mains d'un aide qui embrasse de chaque côté les épines iliaques antérieures et supérieures. En même temps, le chirurgien cherche à imprimer à la cuisse des mouvements de plus en plus étendus d'abduction. Dans ce mouvement, on sent se tendre de plus en plus la corde formée par les adducteurs, et, en particulier, par le moyen adducteur. Pour triompher de la contracture de ce muscle, on a recours au massage, par percussion: on arrive ainsi à produire, dans bon nombre de cas, la rupture des fibres musculaires, qui se traduit pendant les jours suivants par une ecchymose, et qui reste d'ailleurs sans inconvénient. Au besoin, on pourrait avoir recours à la ténotomie sous-cutanée du moyen adducteur; mais jusqu'ici, pour ma part, j'ai toujours pu me passer de cette petite opération. Quand on est arrivé à l'abduction complète, on peut imprimer au membre des mouvements de plus en plus étendus de circumduction, de façon à mobiliser autant que possible la tête fémorale. Pendant ces mouvements, on perçoit souvent de gros craquements, qui sont produits par le frottement de la tête sur la face postérieure de la branche montante de l'ischion. Dès lors, la tête du fémur est suffisamment abaissée, elle est convenablement mobilisée; tout est prêt pour la réduction. Celle-ci se fait de la manière suivante. La cuisse est placée dans la flexion jointe à l'abduction et à la rotation en dehors. Dans cette attitude, on s'efforce de faire passer la tête au-dessus du sourcil cotyloïdien. Dans les cas les plus heureux, on y réussit du premier coup, et la tête franchit avec un brusque ressaut le bord postérieur du cotyle. Le plus souvent, il faut, pour arriver à ce résultat, des efforts prolongés et réitérés : mais au fur et à mesure que l'on va, on sent la tête se fixer peu à peu sur le rebord postérieur du cotyle ; dès lors, on peut préjuger que la réduction ne tardera pas à être obtenue, et, de fait, dans un nouvel effort, on sent la tête passer, tantôt doucement, tantôt par un brusque ressaut, au devant du sourcil cotyloïdien.

Il est alors possible de placer le membre dans la flexion jointe

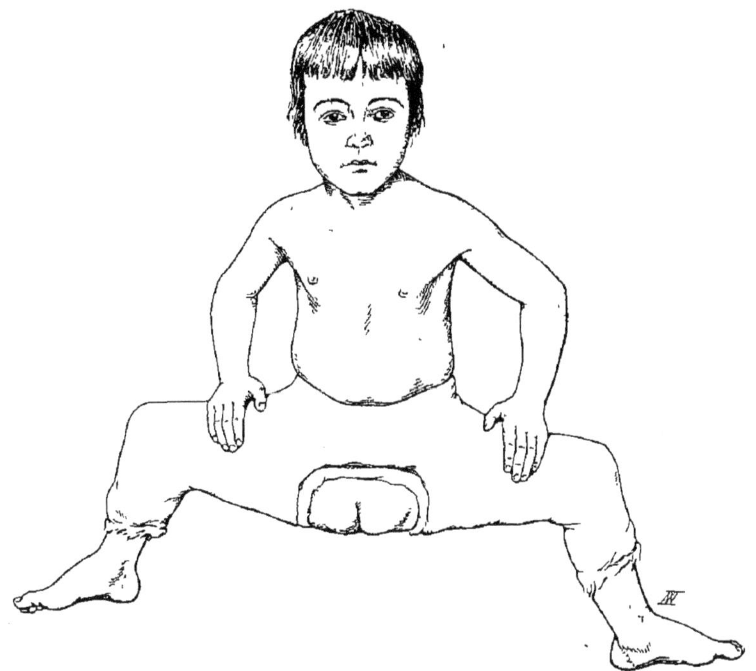

Fig. 210. — Double appareil plâtré maintenant les membres dans une position d'abduction à angle droit sur le bassin dans un cas de double luxation congénitale (d'après Nové-Josserand).

à l'abduction à angle droit et à la rotation complète en dehors. Dans cette attitude, la tête fait une saillie plus ou moins marquée à la base du triangle de Scarpa, ce qui montre bien qu'elle n'est pas solidement encastrée dans la cavité cotyloïde : ce qui, du reste, est impossible, étant donnée la rotation complète en dehors, qui tendrait plutôt à l'en faire sortir. Mais le mérite de M. Lorenz est justement d'avoir conseillé cette position prolongée de flexion jointe à l'abduction et à la rotation en dehors. Autrefois, en effet, dans le procédé initial de Paci, c'est en cherchant à placer d'emblée le membre dans l'extension complète qu'on voyait se reproduire la luxation en arrière. En laissant au contraire pendant deux mois au moins la tête dans la position que nous venons d'indiquer, les muscles s'adaptent à la situation nouvelle qu'on leur a donnée, la partie postérieure de la capsule se rétracte; la tête prend de la fixité, et elle a moins de tendance à glisser en arrière, quand on cherche à ramener le membre dans l'extension complète.

Cette position qui paraît tout d'abord extrêmement anormale et gênante est du reste très bien supportée par les petits malades. Elle est maintenue au moyen d'un appareil plâtré appliqué par-dessus une mince couche d'ouate ou de lint boriqué. L'appareil plâtré embrasse exactement les épines iliaques, de façon à bien immobiliser le bassin, et remonte jusqu'au-dessous des fausses côtes. D'autre part, il descend jusqu'à la partie inférieure de la cuisse, laissant libre le creux poplité. Une précaution nécessaire, c'est d'imprimer chaque jour à la jambe de petits mouvements alternatifs de flexion et d'extension, de façon à éviter la production de raideurs gênantes du côté du creux poplité. C'est à peine si, pendant les premiers jours, les petits malades accusent un peu de douleurs et des besoins fréquents d'uriner, particularité indiquée déjà par Pravaz, et donnée par lui comme un signe de réduction vraie. Souvent il se produit une ecchymose assez étendue au niveau des adducteurs, conséquence de la rupture de ces muscles: sans que, d'ailleurs, cet incident ait la moindre gravité.

Au bout de deux mois, on passe de la première à la seconde position. Pour cela, le malade est endormi de nouveau: l'appareil plâtré est enlevé. Pour revenir à l'extension complète, on fait suivre à la tête un chemin inverse de celui qu'elle a antérieurement parcouru. On commence par imprimer à la cuisse des mouvements de plus en plus étendus de flexion, puis on passe à la circumduction. Pendant que, d'une main, on imprime à l'extrémité inférieure du fémur ces mouvements de circumduction, l'autre main guide la tête fémorale, de façon à l'appuyer sur l'os iliaque et à la faire pénétrer de plus en plus dans le cotyle. Le signe vrai de la réduction, c'est la possibilité d'imprimer à la cuisse des mouvements complets de rotation en dedans. Il s'en faut de beaucoup qu'on y réussisse entièrement dans tous les cas; on tâche du moins de s'en rapprocher le plus possible; et, pour cela, on recommande à l'aide chargé de maintenir le pied, de lui imprimer, pendant toute la durée de l'application de l'appareil, un mouvement de rotation en dedans.

Pour maintenir le membre dans la position d'extension complète jointe à l'abduction et à la rotation en dedans, le nouvel appareil plâtré doit embrasser le membre en totalité, y compris le pied. Muni de ce nouvel appareil, l'enfant peut marcher à l'aide de béquilles. Ce second appareil est lui-même laissé en place pendant deux à trois mois; au moment de le remplacer par un troisième appareil plâtré, on s'efforce encore de rectifier la position du membre, en diminuant l'abduction. et ramenant la cuisse au parallélisme avec celle du côté opposé. On peut, pour cela, s'il est nécessaire, revenir à l'emploi du chloroforme; mais généralement la chose n'est pas utile. D'après cela, comme on le voit, la durée du traitement est de 6 à 8 mois; on le complète utilement par les frictions et le massage destinés à combattre l'atrophie musculaire.

Ainsi conduite, la réduction non sanglante de la luxation exclut toute violence, et n'expose à aucun accident. Est-ce à dire que, dans tous les cas, elle donne un résultat parfait? Non, certes; mais alors même qu'on n'obtient pas une réduction vraie, on a du moins une transposition avantageuse, c'est-à-dire qu'on arrive à fixer la tête en avant de la ligne de Nélaton, au voisinage de la cavité cotyloïde normale, dans un point favorable au bon fonctionnement du membre.

Dans les cas difficiles, plutôt que de faire des tentatives trop prolongées et de déployer une force dangereuse, je préfère remettre la réduction à une séance ultérieure, et il m'est arrivé plus d'une fois de réussir à une seconde ou à une troisième séance une réduction, qui était restée impossible, lors de la première tentative. Une question qui se pose, c'est celle de savoir si, dans la luxation double, il convient de tenter dans une même séance la réduction des deux côtés. Pour ma part, je n'y ai jamais vu d'inconvénient, et cette manière de faire a l'avantage d'abréger beaucoup la durée du traitement. Tout ce que l'on peut dire, c'est que bien souvent, en pareil cas, le résultat obtenu est très inégal des deux côtés. bon ou même excellent d'un côté, tandis qu'il reste incomplet, ou même nul du côté opposé.

Une seconde question est relative à l'âge auquel il convient de tenter la réduction. Il semble tout d'abord que plus l'opération est entreprise à un âge tendre, plus elle offre de chances de succès. Et cependant l'expérience montre que, chez les très jeunes enfants, par exemple, vers l'âge de deux ans ou deux ans et demi, les résultats obtenus sont peu satisfaisants. La brièveté du col, à cet âge, s'oppose au maintien de la tête dans la cavité cotyloïde, et l'on voit se reproduire la luxation. Aussi est-il sage de ne pas entreprendre la réduction de la luxation congénitale avant l'âge de trois ans. Jusqu'à quel âge pourra-t-on espérer réussir? Il est bien difficile de répondre à cette question. L'expérience montre que la réduction réussit chez des malades relativement âgés, par exemple, vers l'âge de dix ans, avec une position élevée de la tête fémorale, tandis que, chez des malades plus jeunes, présentant en apparence un déplacement plus léger, on échoue. Il n'en est pas moins vrai que, d'une manière générale, on ne peut guère espérer de résultats avantageux après l'âge de sept ans. La période, par excellence, pour la réduction de la luxation congénitale par la méthode non sanglante est comprise entre trois et cinq ans.

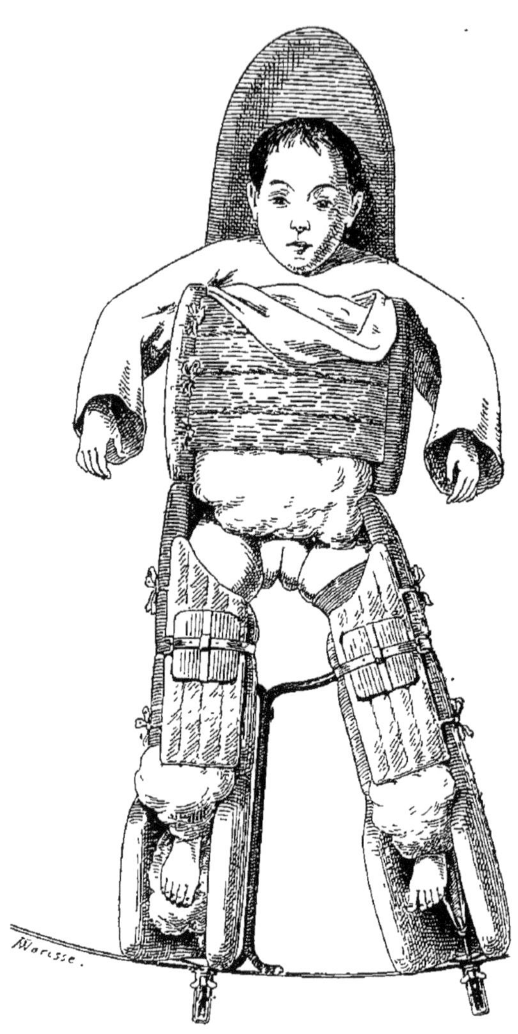

Fig. 211. — Luxation congénitale de la hanche gauche. Enfant placé dans la gouttière à abduction (Kirmisson).

Est-ce à dire que, jusqu'à trois ans, les malades doivent être laissés absolument sans traitement? Pour ma part, je ne le pense pas. Dès que la luxation est reconnue, j'engage à coucher les malades dans la gouttière à abduction, à les faire marcher à l'aide d'un appareil à tuteurs latéraux, prenant point d'appui, d'une part, sur un corset en cuir moulé, d'autre part, sur le soulier, de façon à maintenir le membre dans l'abduction jointe à la rotation en dedans. On peut par ces moyens arriver à maintenir la tête dans un point très voisin de sa situation normale et obtenir un résultat fonctionnel avantageux. Dans le cas contraire, si la tête tend à glisser au dehors du cotyle, si le raccourcissement augmente, on aura recours à la réduction non sanglante. Enfin, si cette dernière se montre impossible, ou bien si, après avoir été réduite, la luxation se reproduit, on a une dernière ressource dans la méthode sanglante, qui, elle aussi, est susceptible de donner de bons résultats jusqu'à l'âge de sept ans. On voit par là que, depuis les moyens orthopédiques jusqu'à la réduction sanglante, en passant par la réduction non sanglante, nous avons à notre disposition une série de moyens qui nous permettent d'être très utiles aux malades.

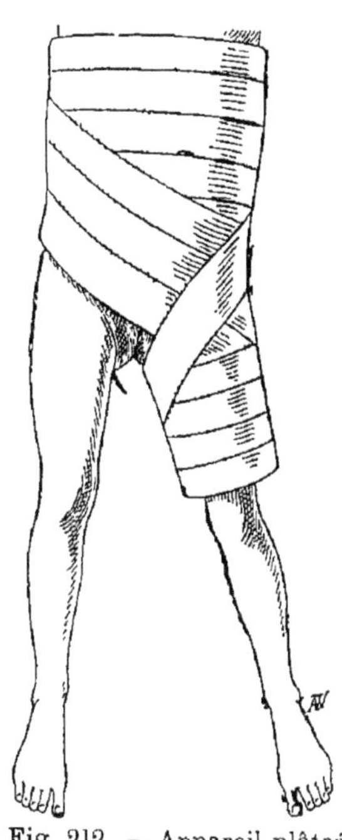

Fig. 212. — Appareil plâtré permettant la marche et maintenant le membre dans une position d'abduction moyenne (Kirmisson).

Mais il arrive, dans un certain nombre de cas, que les méthodes curatives ont échoué, ou bien les malades ont dépassé, sans avoir jamais été traités, l'âge auquel ces méthodes peuvent être utilement employées. Force est bien alors de se contenter des moyens palliatifs. Le plus simple de tous, c'est la surélévation de la chaussure, mais il faut bien s'entendre à cet égard. Si la surélévation du pied malade est sans inconvénient quand la tête est solidement fixée, dans la luxation appuyée, suivant l'expression de certains auteurs, elle présente au contraire un grave inconvénient dans les cas où la tête fémorale est mobile. Elle tend, en effet, à faire remonter la tête dans la fosse iliaque, et à exagérer le raccourcissement. Les familles n'ont que trop de tendance à y recourir ; il faudra bien souvent modérer leur zèle, et, en tout cas, ne compenser guère que les deux tiers du raccourcissement.

Dans d'autres cas, il existe dans la néarthrose des douleurs habituelles, une véritable arthrite, qui rend très pénibles tous les mouvements. C'est alors qu'un appareil immobilisant rigoureusement la hanche, comme un appareil en cuir moulé, pourra être fort utile. Dans d'autres cas, l'appareil sera articulé au niveau de

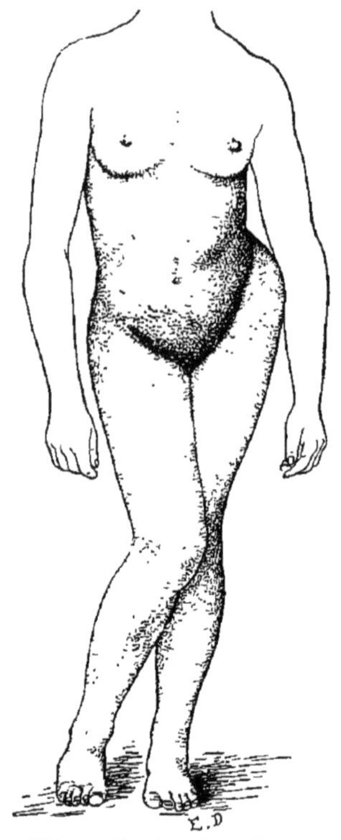

Fig. 213. — Double luxation congénitale de la hanche ; ostéotomie sous-trochantérienne du côté gauche. — Malade avant l'opération

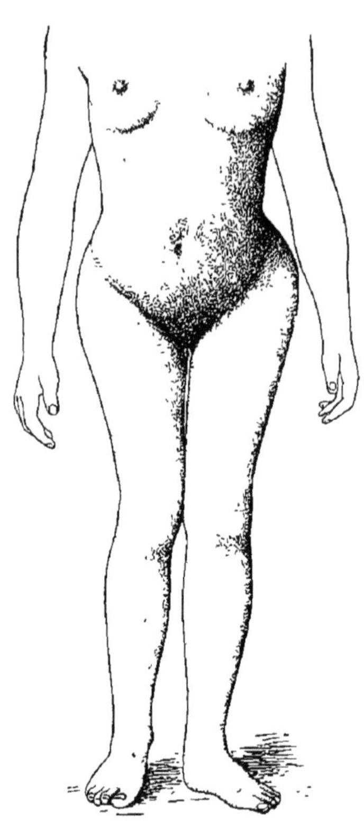

Fig. 214. — Malade après l'opération (Kirmisson).

la hanche, mais il ne permettra que très peu de mouvements. Il y a là une question de mesure et des indications variables suivant les cas.

Mais il arrive, et cela surtout dans les luxations doubles, que le membre prend une attitude vicieuse ; la cuisse se place dans une adduction telle que les genoux s'entrecroisent en marchant ; les deux membres frottent l'un contre l'autre, et les frottements peuvent être tels que la peau porte, au niveau des genoux, des traces d'excoriation. C'est dans ces cas que l'ostéotomie sous-trochantérienne oblique, conseillée par moi, peut être très avantageuse. L'opération a été pratiquée par moi, pour la première fois, sur un malade des Enfants-Assistés, le 4 mai 1892, et je l'ai fait connaître dans un mémoire de la *Revue d'Orthopédie* du 1er mai 1894. Depuis lors j'y ai eu recours un grand nombre de fois. L'opération est d'une bénignité absolue; jamais nous n'avons eu d'accidents, ni de complications. Non seulement elle permet de corriger complètement l'attitude vicieuse du membre, mais encore, en le plaçant dans une position modérée d'abduction, elle force pour ainsi dire la tête fémorale à appuyer sur la fosse iliaque, elle lui donne de la fixité. Les oscillations du bassin pendant la marche sont beaucoup diminuées, la fatigue est beaucoup moindre et les fonctions du membre s'exécutent beaucoup plus facilement.

LIVRE DEUXIÈME

LÉSIONS TRAUMATIQUES DE L'ENFANCE

CHAPITRE PREMIER

FRACTURES ET LUXATIONS

I. — DES FRACTURES ET LUXATIONS DANS L'ENFANCE EN GÉNÉRAL

Les fractures sont loin d'être rares chez les enfants; toutefois elles sont moins fréquentes que chez l'adulte, les enfants étant moins exposés que les adultes aux causes traumatisantes, et l'élasticité de leurs os leur permettant souvent d'y mieux résister.

Néanmoins, les causes qui peuvent donner naissance aux fractures pendant l'enfance sont extrêmement nombreuses. On sait qu'il existe des fractures intra-utérines produites par une violence extérieure agissant à travers les parois utérines sur les membres du fœtus. Sans doute, elles ont été souvent confondues avec les déformations qui succèdent au défaut de développement d'un des deux os d'un membre, par exemple, les inflexions du tibia consécutives à l'absence congénitale du péroné. Mais il n'en est pas moins vrai que l'existence des fractures intra-utérines établie par des faits certains ne saurait être niée. Un autre groupe est représenté par les fractures qui se produisent au cours de l'accouchement, telles que les fractures de l'humérus ou du fémur, qui se produisent pendant le dégagement des membres, ou les fractures du crâne qui sont la conséquence de l'application du forceps.

Pendant l'enfance, les traumatismes qui portent leur action sur les membres sont très variés; mais il n'en est pas moins vrai qu'il y a une différence importante à établir sous ce rapport entre la première et la seconde enfance. Pendant la première enfance, les jeux des enfants sont moins bruyants, les exercices auxquels ils se livrent sont moins violents ; aussi, chez eux, les fractures sont-elles moins fréquentes. Chez les très jeunes enfants, ce qui se produit le plus souvent, ce sont des chutes, et ces chutes ont pour conséquence des fractures de la diaphyse fémorale. Ces fractures siègent le plus ordinairement vers le milieu de la région diaphysaire, beaucoup plus rarement vers son extrémité inférieure. Elles ne s'accompagnent point d'un déplacement important ; la déformation de la cuisse, souvent très prononcée, est due seulement à l'inflexion angulaire des fragments, produite par la contraction musculaire. Dès qu'une extension suffisante a triomphé de la résistance des muscles, le membre reprend immédiatement sa forme et sa longueur normale, et le plus souvent la guérison est obtenue sans trace de raccourcissement. Un trait particulier qui caractérise ces fractures, c'est la présence, très peu de temps après l'accident, d'un épanchement de liquide souvent abondant dans le genou du côté correspondant. Ce signe, sur lequel Marjolin a depuis longtemps déjà attiré l'attention, n'implique nullement l'existence d'un traumatisme concomitant du côté du genou. Ici, comme dans la coxalgie, l'interprétation qui me semble la plus plausible, c'est la propagation de l'irritation à travers le canal médullaire jusque sur l'extrémité inférieure du fémur. Quoi qu'il en soit, du reste, ce signe n'implique aucun caractère de gravité ; l'épanchement se résorbe facilement, et les fonctions du membre se rétablissent dans leur intégrité.

Plus tard, dans la seconde enfance, nous rencontrons bien encore les fractures de la diaphyse fémorale. Mais, à ce moment, les enfants se livrent à des jeux violents, qui les exposent à des traumatismes de toutes sortes ; aussi observons-nous un bien plus grand nombre de fractures, et surtout les fractures du membre supérieur, qui acquièrent une importance toute particulière, tant par la variété de leurs formes que par leur gravité. L'importance de ces traumatismes du membre supérieur nous oblige à leur consacrer un chapitre spécial.

Sans être rares, les fractures de jambe sont moins fréquentes que celles de la cuisse et du membre supérieur. Elles présentent surtout une gravité beaucoup moins grande que ces dernières. Nous ne rencontrons point chez les enfants les fractures par torsion ou fractures en V de Gosselin, ni les fractures du péroné avec arrachement de la malléole interne et déjettement complet du pied en dehors, qui constituent chez les adultes un accident si grave. Le déplacement est nul ou presque nul, au point que parfois le diagnostic est fort malaisé. Assez souvent, en effet, le péroné, vu sa minceur et son élasticité, fuit devant la cause vulnérante, le tibia seul est fracturé, et si, comme il arrive assez fréquemment, il s'agit d'une fracture sous-périostique, il n'y a qu'une mobilité douteuse, avec absence de crépitation.

Il est enfin certaines fractures qui, comme celles de la rotule, sont tout à fait exceptionnelles chez les enfants; pour ma part, j'en ai observé jusqu'ici un seul cas.

A côté des fractures reconnaissant pour cause un traumatisme, il importe de faire une large place chez les enfants aux fractures spontanées. On le comprend, quand on réfléchit à la fréquence du rachitisme dans les premières années de la vie. Souvent nous voyons de petits rachitiques qui, en dehors de tout traumatisme, en se déplaçant dans leur lit, se font des fractures multiples. La plupart de ces fractures se consolident avec une grande facilité, quelques-unes même avec une tendance marquée à l'exubérance du cal.

A côté des fractures, il est encore un accident que nous devons étudier chez les enfants, c'est le décollement épiphysaire. Il arrive en effet que le traumatisme, portant son action tout près de l'extrémité articulaire d'un os, a pour effet de décoller l'épiphyse de la diaphyse. Les ligaments articulaires résistant, c'est le cartilage épiphysaire qui cède, et par là s'explique la très grande rareté des luxations chez les enfants. En dehors du coude, où nous les observons de temps en temps, elles constituent partout ailleurs de très rares exceptions. J'en ai vu cinq ou six seulement à la hanche et, pour l'épaule, je n'en connais pas un seul cas probant.

Variétés anatomiques. — Le caractère général des fractures chez les enfants, c'est, avons-nous dit, leur peu de tendance aux déplacements. D'où leur pronostic en général favorable, sauf pour les fractures articulaires et, en particulier, celles du coude, qui, tant à cause du déplacement des fragments que vu l'inflammation de la jointure, doivent être considérées comme des accidents sérieux. Mais il est, en outre, certaines variétés de fractures propres à l'enfance, que nous devons signaler d'une manière particulière. Ce sont les fractures incomplètes et les fractures sous-périostiques.

Les fractures incomplètes, qu'on nomme aussi fractures en bois vert, se produisent comme conséquence de la souplesse du tissu osseux dans le jeune âge. Sous l'effort de la cause traumatisante, l'os se plie et se courbe comme une baguette de bois vert que l'on courbe entre les doigts; mais, à un moment donné, les fibres osseuses répondant à la convexité cèdent devant l'effort, tandis que les fibres répondant à la concavité demeurent intactes. L'os ainsi partiellement fracturé conserve la forme vicieuse qu'il a prise sous l'influence du traumatisme, et il est si vrai que la fracture est incomplète, qu'au moment où nous intervenons pour rendre à la tige osseuse sa rectitude normale, nous entendons une crépitation caractéristique, qui montre bien que nous n'avons pu obtenir le résultat cherché qu'en complétant la fracture. Le fait est d'observation journalière, en ce qui concerne la fracture isolée du cubitus.

La seconde variété de fracture spéciale à l'enfance, c'est la fracture sous-périostique. Ici, la fracture est bien complète ; mais le périoste a résisté dans la plus grande partie de son étendue, et maintient en contact les deux fragments, au point que tout déplacement et toute crépitation font complètement défaut. Le fait se rencontre fréquemment, comme nous l'avons noté déjà, au niveau du tibia. Et ici encore, ce qui se passe assez souvent au moment de l'examen, nous montre bien la véritable nature des lésions. Souvent, en effet, telle fracture qui restait douteuse, vu l'absence de crépitation et de mobilité anormale bien évidente, est rendue manifeste, après plusieurs examens successifs, par l'apparition de la crépitation. L'engrènement des fragments qui existait a été détruit, et la fracture se trouve dès lors dans les conditions habituelles. L'épaisseur considérable du périoste au niveau du tibia réalise les conditions nécessaires à la production des fractures sous-périostiques.

Ce que nous venons de dire suffit à montrer que le diagnostic peut parfois présenter de sérieuses difficultés. En l'absence de crépitation et de mobilité anormale, l'existence d'une douleur localisée devra faire admettre la fracture. La radiographie pourra aussi intervenir d'une manière utile, mais à la condition de faire plusieurs épreuves dans des attitudes différentes ; car on comprend que l'engrènement des fragments soit assez parfait pour ne laisser apercevoir aucune trace, dans une position donnée.

Les considérations précédentes suffisent à prouver que, d'une manière générale, le pronostic des fractures doit être considéré comme beaucoup plus favorable chez les enfants que chez les adultes. La consolidation est beaucoup plus rapidement obtenue; trois semaines en moyenne sont suffisantes pour le membre supérieur. A la jambe, nous comptons ordinairement un mois pour la consolidation; chez les jeunes enfants, un mois également pour la cuisse, et cinq à six semaines chez les enfants plus âgés.

Non seulement la consolidation est beaucoup plus rapide, mais elle est en même temps beaucoup plus régulière. Il y a beaucoup moins de tendance aux cals vicieux et au raccourcissement. Toutefois, de temps en temps, chez les enfants comme chez les adultes, nous avons à compter avec le retard de la consolidation, et même avec de véritables pseudarthroses. Sans doute, dans bon nombre de cas, nous en trouvons la cause dans le rachitisme; mais, souvent aussi, toute interprétation satisfaisante nous fait défaut.

Il est un fait spécial à la formation du cal chez les enfants, sur lequel nous devons insister, car il présente un immense intérêt. Je veux parler de la formation de cals si exubérants, de tumeurs osseuses si volumineuses qu'on est exposé à les prendre pour de véritables néoplasmes, surtout si l'on n'a pas des notions exactes sur les antécédents. C'est surtout à l'extrémité supérieure de l'humérus, et à la suite de fractures itératives, que ces volumineuses tuméfactions osseuses ont été rencontrées. On comprend de quelle importance est cette notion dans la pratique journalière, et quelle déplorable erreur thérapeutique pourrait être commise, si l'on prenait cette tumeur pour un sarcome. Pour ma part, j'avoue n'avoir pas évité l'erreur chez un petit garçon de trois semaines, qui présentait une énorme tumeur du bras droit sans trace de mobilité anormale, ni de crépitation. La tumeur datait de la naissance. Grand fut mon étonnement de voir l'enfant se développer régulièrement et la tumeur diminuer de volume. La radiographie faite ultérieurement montra, au milieu d'une tuméfaction osseuse considérable, une ligne blanchâtre, répondant à un trait de fracture.

De tout ce que nous venons de dire sur les fractures chez les enfants en général, il résulte que le traitement sera assez simple. Dans les fractures de cuisse, l'emploi de l'extension continue s'impose pour lutter contre la contracture musculaire qui détermine la déviation angulaire des fragments. Chez les très jeunes enfants, je pratique l'extension dans la rectitude du membre, en prenant largement point d'appui au-dessus des condyles fémoraux, à l'aide de bandelettes de diachylon, et me servant pour l'extension de poids d'un volume croissant, de 1 à 3 kilogrammes, suivant l'âge des enfants. Une précaution importante à prendre en pareil cas, c'est d'appliquer au côté externe du membre une longue attelle qui remonte jusque dans le creux axillaire. Sinon, on verrait se produire une déformation résultant de la rotation du membre en dehors. Chez les enfants plus âgés, par exemple. à partir de sept à huit ans, je donne la préférence à l'extension dans la demi-flexion. la cuisse reposant dans la gouttière d'Hennequin, qui s'oppose à la rotation en dehors. Chez les adolescents de quatorze à quinze ans, l'extension devra être portée jusqu'à quatre et cinq kilogrammes. Bien surveillée, l'extension continue, appliquée au traitement des fractures de cuisse chez les enfants. donne d'excellents résultats. Dans l'immense majorité des cas, la consolidation est obtenue sans trace de raccourcissement.

Dans les fractures de jambe, l'extension continue, pour les raisons que nous avons précédemment indiquées, ne trouve pas, le plus souvent, son indication. Ici, comme pour toutes les fractures en général, les appareils plâtrés, convenablement appliqués et bien surveillés, donnent d'excellents résultats. Mais il est une variété de fractures dont le traitement est particulièrement délicat, ce sont celles qui se montrent chez les nouveau-nés, le plus souvent comme conséquence de traumatismes accidentels pendant l'accouchement. Ici, le plâtre ne saurait convenir; il peut, s'il est trop dur, déterminer des eschares sur la peau si mince des enfants nouveau-nés, ou bien il se laissera ramollir par le contact incessant des urines. La gutta-percha, conseillée déjà par M. Guéniot en pareil cas, nous rend tous les jours les meilleurs services. Pour cela, nous nous servons de lames de gutta-percha de 4 à 5 millimètres d'épaisseur, nous y découpons des attelles de forme convenable que nous trempons rapidement dans l'eau bouillante de façon à les ramollir suffisamment pour leur donner la forme voulue. Lorsqu'elles sont en place, on les maintient par des bandes de toile trempées dans l'eau froide. Sous cette influence. la gutta-percha reprend bientôt sa solidité.

II. — DU DÉCOLLEMENT TRAUMATIQUE DES ÉPIPHYSES.

La force traumatisante peut, chez les enfants, être assez considérable pour amener une solution de continuité, non pas dans l'étendue de la diaphyse, mais à l'union de l'os et du cartilage épiphysaire, dit aussi cartilage de conjugaison. Les lésions qui en résultent, décrites sous la rubrique générale de décollements épiphysaires, ont été très diversement interprétées, tant sous le rapport de leur pathogénie qu'au point de vue de leurs conséquences cliniques. On en est venu même, sinon à nier l'existence des décollements épiphysaires, du moins à leur refuser une individualité propre, les considérant uniquement comme une variété de fractures. La radiographie est intervenue ici, comme dans beaucoup de points de la chirurgie de l'appareil locomoteur, pour démontrer l'existence réelle du décollement traumatique des épiphyses et même leur fréquence, en même temps que la clinique permet de leur attribuer une marche et des phénomènes spéciaux, qui justifient leur étude isolée.

Bon nombre de notions erronées ont contribué à retarder jusque dans ces dernières années l'étude du décollement traumatique des épiphyses. On partait de cette donnée fausse que c'est surtout chez les très jeunes enfants, quand l'épiphyse est encore tout entière cartilagineuse, que le décollement doit s'observer, et l'on s'efforçait de reproduire ce décollement par des tractions directes exercées expérimentalement sur les membres de fœtus ou d'enfants nouveau-nés. Sans doute, on a bien pu réussir ainsi à reproduire parfois la lésion que l'on se proposait d'étudier. Mais ce n'est pas ainsi que se produit, dans l'immense majorité des cas, le décollement traumatique des épiphyses. Ce n'est pas chez le nouveau-né, ni même dans la première enfance, qu'il faut s'attendre à rencontrer habituellement la lésion. Elle appartient surtout à la seconde enfance et à l'adolescence, vers l'âge de douze à quinze ans, pour devenir plus rare à partir de cette époque, jusqu'au moment de la soudure complète des épiphyses, c'est-à-dire jusqu'à vingt-cinq ans.

Si, en effet, chez le fœtus et dans la première enfance, les moyens d'union n'offrent qu'une faible résistance, il est à noter qu'à cette période de la vie, l'épiphyse est tout entière cartilagineuse ; elle possède alors une élasticité considérable, qui lui permet de fuir devant la cause traumatisante. Plus tard, au contraire, l'épiphyse devient tout entière osseuse ; elle n'est plus séparée de la diaphyse que par une mince lame de cartilage, qui permet à ces deux portions osseuses de glisser l'une sur l'autre, quand la force traumatisante est assez considérable pour triompher de leurs moyens d'union.

Une autre raison qui rend compte de la fréquence beaucoup plus grande des décollements épiphysaires pendant la seconde enfance, et dans l'adolescence, c'est que les petits enfants ne se livrent pas à des efforts assez considérables pour provoquer le décollement. Au contraire, dans la seconde enfance et dans l'adolescence, les sujets se livrent souvent à des efforts assez considérables pour produire la lésion. Cela est vrai surtout des garçons ; aussi toutes les statistiques s'accordent-elles à démontrer la fréquence plus grande du décollement épiphysaire dans le sexe masculin.

Une autre cause qui a retardé l'étude du décollement traumatique des épiphyses, c'est la mauvaise méthode employée pour arriver à les reproduire expérimentalement. On avait recours pour cela aux tractions directes ; or, le périoste, très épais à cette époque de la vie, constitue un manchon partout continu qui relie intimement l'épiphyse à la diaphyse : il faudrait une force énorme pour en triompher. Aussi n'est-ce pas par ce mécanisme que se produisent habituellement les décollements traumatiques des épiphyses, mais bien par torsion. Les faits cliniques démontrent que, dans l'immense majorité des cas, les décollements épiphysaires sont de cause indirecte.

Anatomie pathologique. — Il s'en faut de beaucoup que tous les décollements épiphysaires soient comparables entre eux au point de vue anatomo-pathologique. A côté de faits dans lesquels la ligne de disjonction suit exactement la direction du cartilage épiphysaire, il en est beaucoup d'autres où le traumatisme a détaché en même temps des fragments osseux plus ou moins importants. C'est cette circonstance qui a servi à établir les classifications comme celles de Foucher, dans lesquelles les décollements épiphysaires sont divisés en plusieurs groupes, suivant qu'ils existent seuls, ou qu'ils sont compliqués de fractures. C'est aussi cette circonstance que l'on a invoquée pour nier l'existence indépendante des décollements épiphysaires. Il y a toujours, disait-on, une solution de continuité osseuse; les décollements épiphysaires ne sont en réalité qu'une variété de fractures. Ce raisonnement ne saurait tenir devant les cas dans lesquels la solution de continuité suit presque partout régulièrement la ligne de jonction de la diaphyse à l'épiphyse, et où il y a seulement une petite fracture surajoutée. Dans ce dernier cas, le trait de fracture n'est qu'un incident, un épiphénomène, qui ne saurait enlever à cette variété de traumatisme son individualité propre.

On a encore invoqué, pour nier la réalité des décollements

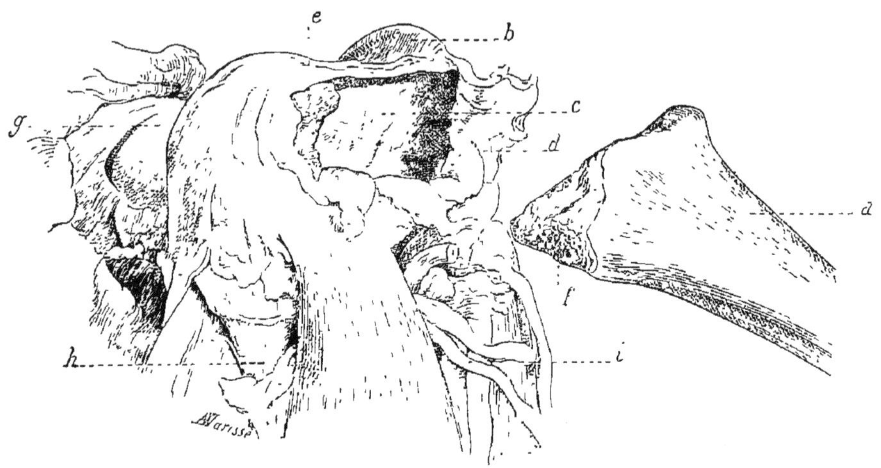

Fig. 215. — Décollement épiphysaire de l'extrémité inférieure du fémur (Kirmisson). *a*, Extrémité inférieure de la diaphyse fémorale; *b*, épiphyse inférieure du fémur décollée; *c*. cartilage épiphysaire resté adhérent à l'épiphyse; *d*, gaine périostique restée adhérente à l'épiphyse; *e*, fragment osseux détaché de la diaphyse en *f*, et resté adhérent à l'épiphyse. *g*, rotule; *h*, extrémité supérieure du tibia maintenue dans ses rapports normaux avec l'épiphyse inférieure du fémur par les ligaments articulaires conservés; *i*, vaisseaux poplités rompus.

épiphysaires, le résultat de l'examen histologique, montrant qu'à la surface du cartilage de conjugaison, il reste toujours une mince couche de tissu ostéoïde. C'est surtout M. Curtillet, dans sa thèse qui s'est fait le défenseur de cette manière de voir. Sans doute, il est bien vrai que, dans l'immense majorité des cas, le cartilage de conjugaison reste tout entier adhérent à l'épiphyse. Là-dessus, tous les expérimentateurs sont d'accord; l'examen des pièces anatomo-pathologiques fournies par la clinique conduit au même résultat, et le fait avait été depuis longtemps déjà indiqué par Broca. Mais, pour être la règle, la disposition que nous signalons ici n'est pas constante. Il est des cas dans lesquels la solution de continuité passe au milieu même de la substance cartilagineuse, laissant une partie de celle-ci adhérente à l'épiphyse, l'autre à la diaphyse. Peu importe, du reste; ce fait que la disjonction a suivi exactement le trait d'union de la diaphyse avec l'épiphyse suffira à caractériser à nos yeux le décollement épiphysaire, quels que soient les résultats, variables, suivant les cas, qui sont fournis par l'examen histologique.

Un point particulièrement intéressant à étudier, c'est celui des lésions périostiques. Telle est l'adhérence intime du périoste avec le cartilage épiphysaire, qu'il est bien rare de voir le manchon périostique demeurer intact en cas de décollement de l'épiphyse. Cela n'arrive guère que dans les décollements incomplets, dans ces lésions auxquelles M. Ollier a donné le nom d'entorses épiphysaires. Mais, pour peu que le décollement soit complet, on voit se produire un décollement périostique souvent fort étendu, et qui se fait du côté de la diaphyse, le lambeau décollé demeurant en continuité avec l'épiphyse. Ce large décollement du périoste est de la plus haute importance; il donne au foyer traumatique une étendue considérable; il favorise la production des déplacements ; enfin, dans certains cas, la bandelette périostique rétractée, qui réunit entre eux les deux fragments osseux, peut constituer un obstacle à la réduction.

De la fréquence du décollement sur les diverses épiphyses. — Il n'est pas une seule épiphyse qui ne puisse être soumise au décollement. Les épiphyses de la colonne vertébrale, celles de l'omoplate et du bassin, celles des petits os de la main et du pied, peuvent être le siège de décollements traumatiques. Mais, parmi ces décollements, il en est qui doivent être regardés comme tout à fait exceptionnels. De ce nombre est le décollement épiphysaire de l'extrémité interne de la clavicule, dont M. Verchère a publié un curieux exemple. Dans ce cas, il y eut comme complication une déchirure du cul-de-sac pleural, ayant donné naissance à un volumineux emphysème sous-cutané.

Dans sa monographie sur le décollement traumatique des épiphyses, Poland classe les décollements épiphysaires, sous le rapport de la fréquence, de la manière suivante :

1° L'extrémité inférieure du fémur;

2° L'extrémité inférieure du radius;

3° L'extrémité supérieure de l'humérus ;
4° L'extrémité inférieure de l'humérus ;
5° L'extrémité inférieure du tibia ;
6° L'extrémité supérieure du tibia.

Je suis d'accord avec l'auteur pour admettre que l'épiphyse inférieure du fémur, l'épiphyse inférieure du radius, l'épiphyse supérieure de l'humérus, sont celles qui sont le plus souvent atteintes de décollement.

Étude clinique. — C'est surtout l'âge des malades et le siège de la lésion au voisinage intime d'une articulation qui feront penser à la possibilité d'un décollement épiphysaire. Il y a en général une mobilité anormale très prononcée, et, en étudiant attentivement le point qui est le centre de ces mouvements, on arrive à se convaincre qu'il ne correspond pas exactement à l'interligne articulaire, mais immédiatement au-dessus ou au-dessous, ce qui permet d'éliminer l'idée d'une luxation. D'autre part, lorsqu'on peut mettre les fragments en contact, et les faire frotter l'un sur l'autre, on obtient une crépitation fine, égale, qui se rapproche beaucoup plus du frottement articulaire que de la crépitation rude, inégale et grossière des fractures. L'articulation voisine participe souvent aux lésions; elle peut être le siège d'un épanchement sanguin qui donne naissance à un gonflement immédiat, et, plus tard, à de la raideur articulaire. L'articulation est nécessairement atteinte, lorsque l'épiphyse est tout entière intra-articulaire, comme il arrive à l'extrémité supérieure du fémur.

Enfin, la considération la plus importante au point de vue clinique, c'est que certains décollements épiphysaires s'accompagnent de déplacements qui peuvent opposer des difficultés plus ou moins considérables à la réduction, ou même demeurer tout à fait irréductibles, et nécessiter des opérations sanglantes.

Au déplacement peuvent se joindre les complications les plus graves. Ainsi, il peut y avoir de larges déchirures de la peau ; les vaisseaux et les nerfs principaux du membre peuvent être intéressés, au point d'occasionner le sphacèle du membre et de rendre nécessaire l'amputation. Ces altérations vasculaires et nerveuses se produisent par deux mécanismes : ou bien les vaisseaux et les nerfs ont été rompus au moment même de l'accident, auquel cas il se produit une hémorragie redoutable ; ou bien, le déplacement épiphysaire n'étant pas réduit, les vaisseaux sont comprimés d'une façon permanente, leur calibre est effacé, des coagulations se produisent dans leur intérieur. et il en résulte ultérieurement la gangrène du membre.

Ces diverses complications se montrent avec une fréquence variable au niveau des différentes épiphyses. Chaque variété de décollement a du reste une physionomie propre; d'où la nécessité de l'étudier isolément.

Étude des principales variétés de décollements épiphysaires en particulier.

1° Extrémité inférieure du fémur. — Tant par la fréquence que par la gravité des accidents auxquels il peut donner lieu, le décollement épiphysaire de l'extrémité inférieure du fémur est un de ceux qui méritent le plus d'attirer l'attention des chirurgiens. Il se produit le plus souvent par cause indirecte. Deux grands mécanismes lui donnent naissance : dans un premier cas. c'est un enfant qui, en courant, engage profondément sa jambe dans un trou jusqu'au-dessus des condyles du fémur. La tension des ligaments et la contracture musculaire transforment le membre en levier rigide, tandis que le poids du corps projeté en avant pendant la course vient arracher la diaphyse à son point de jonction avec l'épiphyse inférieure du fémur. A ce mode de décollement répond le cas de Coural rapporté dans sa thèse par Roux (de Brignoles). Dans le second groupe de faits, il s'agit d'un enfant qui, monté derrière une voiture, a la jambe prise entre les rayons de la roue, au moment où il cherche à descendre. Dans son mouvement de rotation, la roue imprime au membre une torsion qui décolle l'épiphyse inférieure du fémur.

On comprend que l'entrée en jeu de forces aussi puissantes n'ait pas lieu sans entraîner des déplacements souvent considérables. Mais, suivant le mécanisme par lequel se produit le décollement, le sens du déplacement peut être différent. Dans le cas de l'enfant qui tombe en courant, tandis que son membre est profondément enfoncé dans un trou. c'est l'hyperextension qui intervient: l'extrémité diaphysaire est portée en arrière, tandis que l'épiphyse et la jambe, en totalité, sont refoulées en avant. Au contraire. s'agit-il d'un membre pris entre les rayons d'une roue, et qui a subi un violent mouvement de torsion, on comprend que le déplacement puisse se faire dans le sens latéral.

Outre cette tendance au déplacement, le décollement épiphysaire de l'extrémité inférieure du fémur peut encore être accompagné par les complications les plus graves. Ce sont tout d'abord de larges déchirures de la peau, mettant le foyer traumatique en communication avec l'air extérieur, et surtout des lésions graves des vaisseaux et des nerfs conduisant à la gangrène et à l'amputation. Ces complications vasculaires et nerveuses se produisent dans deux conditions très différentes. Parfois la déchirure des vaisseaux et des nerfs a lieu au moment même de l'accident. Coïncidant avec une large déchirure cutanée, elle rend nécessaire l'amputation immédiate. Dans d'autres cas, les complications vasculaires surviennent à la longue, comme conséquence de la compression des vaisseaux et des nerfs par un des fragments déplacés. Le fragment diaphysaire, se portant du côté du creux poplité, soulève les vaisseaux et les nerfs, et les tend comme des cordes sur le chevalet d'un violon : de là, oblitération des vaisseaux et gangrène. C'est ce qui se produisit dans le cas de Coural, où l'amputation dut être faite au vingt-quatrième jour.

Le chevauchement des fragments avec rotation de l'épiphyse sur l'extrémité diaphysaire, la boutonnière formée par les parties molles rétractées, la manchette périostique venant s'interposer entre les extrémités osseuses, sont autant de circonstances qui peuvent rendre très difficile la réduction. Pour y réussir, Mayo Robson a conseillé d'avoir recours à la flexion du genou ; Hutchinson et Barnard ont également conseillé la flexion ; mais il y a dans le manuel opératoire cette différence, qu'après avoir réduit dans la flexion, Mayo Robson ramenait le membre dans l'extension, tandis qu'Hutchinson et Barnard le fixent dans la flexion forcée. Dernièrement, sur un jeune enfant dont la jambe gauche avait été prise entre les rayons d'une roue en mouvement, et qui présentait un décollement épiphysaire de l'extrémité inférieure du fémur, j'ai procédé de la façon suivante : soulevant sur mon avant-bras gauche la diaphyse fémorale, je la portai d'arrière en avant, tandis qu'avec la main droite je fléchissais le genou : la réduction fut immédiatement obtenue, et le membre immobilisé dans la flexion au moyen d'une attelle plâtrée antérieure, de façon à éviter toute compression sur les vaisseaux poplités. Le résultat a été des plus satisfaisants ; le membre, qui était froid et livide, a repris bientôt sa circulation normale, et la consolidation s'est faite sans raccourcissement.

Dans les cas où les manœuvres de réduction par la flexion avec impulsion des fragments ont échoué, on peut tenter le débridement de la boutonnière formée par les parties molles. Enfin, si ce

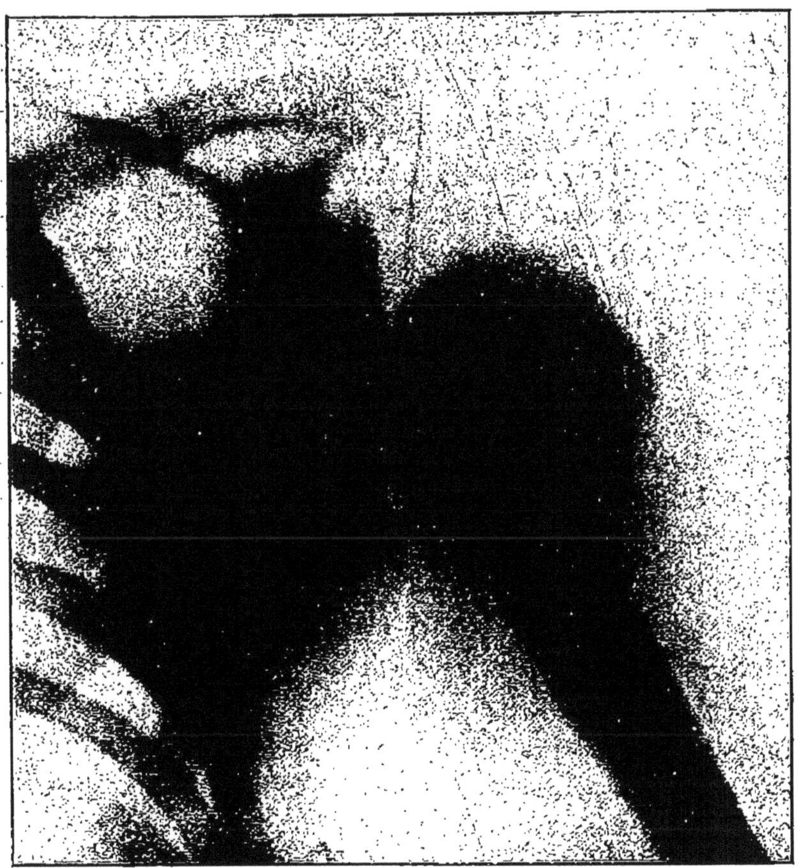

Fig. 216. — Décollement épiphysaire de l'extrémité supérieure de l'humérus (Maunoury).

dernier moyen ne conduit pas au résultat voulu, on a comme dernière ressource la résection du fragment diaphysaire. C'est à cette résection qu'a eu recours M. Delens dans le fait qui lui est personnel; il a pu suivre son malade, et constater qu'au bout de dix ans, le raccourcissement atteignait 9 centimètres et demi. Du reste, le membre était parfaitement solide et avait conservé son entière mobilité. En cas de consolidation vicieuse, on n'a pas d'autre ressource que la résection.

2° **Extrémité supérieure de l'humérus.** — Le décollement épiphysaire de l'extrémité supérieure de l'humérus a ceci de commun avec celui de l'extrémité inférieure du fémur, que souvent il donne lieu à des déplacements considérables et dont la réduction présente les plus grandes difficultés. Ce déplacement se fait presque toujours dans le même sens, c'est-à-dire que l'extrémité supérieure de la diaphyse se porte en haut, en avant et en dedans, venant faire, au-dessous de l'apophyse coracoïde, une saillie quelquefois appréciable à la vue sous les téguments.

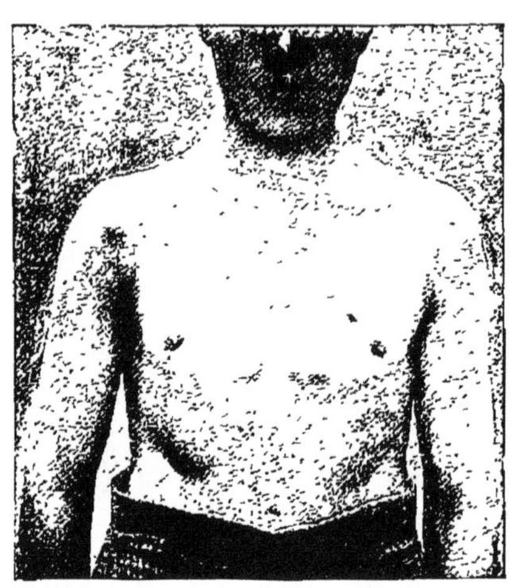

Fig. 217. — Décollement épiphysaire de l'extrémité supérieure de l'humerus droit (Walther): on aperçoit à travers la peau la saillie formée par l'extrémité libre du fragment diaphysaire.

On comprend qu'une semblable saillie, vu sa forme élargie, soit souvent prise pour la tête humérale luxée. L'erreur en elle-même n'aurait que peu d'importance, si elle n'entraînait une conclusion fausse au point de vue du traitement. Croyant à une luxation, on se contente d'exercer des tractions; puis, pensant avoir réduit, on place le membre dans une écharpe. Lorsque, au bout de quelques semaines, le bandage est enlevé, on est tout surpris de constater une difformité qui, le plus souvent, ne cédera qu'à une intervention sanglante.

Toutefois un examen attentif permet de différencier la luxation du décollement épiphysaire. Dans la luxation, en effet, la saillie anormale répondant à la tête humérale déplacée est beaucoup plus volumineuse, beaucoup plus régulièrement arrondie. Il existe, en outre, au-dessous de l'acromion, un vide répondant à la cavité glénoïde déshabitée; dans le décollement épiphysaire, au contraire, la calotte sphérique représentée par la tête restant en contact avec la cavité glénoïde, il n'y a pas, au côté externe du membre, une dépression aussi marquée. On peut ajouter que, dans le décollement, la mobilité que possède l'extrémité diaphysaire est très exagérée, tandis que, dans la luxation, la tête est puissamment fixée dans sa position anormale par la contracture musculaire. Enfin, à toutes ces considérations il en faut ajouter une dernière. à savoir que les luxations traumatiques de l'épaule n'existent pas chez les enfants. Elles sont remplacées à cet âge par les décollements épiphysaires ou les fractures de l'extrémité supérieure de la diaphyse.

Ce qui donne à l'étude des décollements épiphysaires de l'extrémité supérieure de l'humérus un grand intérêt, c'est là difficulté que présente souvent en pareil cas la réduction.

Les éléments qui entrent en ligne de compte dans cette difficulté de la réduction sont nombreux et d'ordres divers. Tout d'abord il faut faire intervenir l'intensité même du déplacement, et la difficulté que l'on a pour agir sur la calotte sphérique représentée par la tête, profondément cachée dans la cavité glénoïde, et fuyant sous le doigt. Un autre obstacle réside dans la boutonnière musculo-aponévrotique qu'a franchie l'extrémité diaphysaire de l'humérus pour devenir sous-cutanée; cette boutonnière étrangle le corps de l'os au-dessous de sa partie élargie, et ne lui permet plus de franchir les parties molles pour se remettre en contact avec l'épiphyse. Enfin, la bandelette périostique interposée entre les fragments représente encore un obstacle à la réduction.

Le meilleur procédé de réduction me paraît être celui qui consiste à porter le membre dans l'élévation combinée à l'abduction, en même temps qu'un aide exerce des tractions progressives sur le bras. Par ce procédé, on arrive à abaisser suffisamment l'extrémité supérieure de la diaphyse pour la mettre en contact avec la surface épiphysaire. Si, malgré des tentatives bien dirigées et suffisamment prolongées. on n'arrive pas à réduire, le mieux est de pratiquer. à la partie supérieure et interne du membre, une incision qui permette de débrider la boutonnière formée par les parties molles, s'opposant au passage en retour de l'extrémité diaphysaire. Mais il peut arriver que l'incision portant sur les parties molles reste insuffisante. Force est, en pareil cas. de réséquer une partie de l'extrémité diaphysaire.

Cette résection de l'extrémité diaphysaire peut également s'imposer dans les cas de consolidation vicieuse. Dans d'autres cas, on a pu se contenter de réséquer la portion exubérante du cal. En un mot, il y a là une série de moyens qui s'offrent aux chirurgiens. et qui, depuis le simple débridement de la boutonnière formée par les parties molles, jusqu'à la résection de la portion exubérante du cal, et la résection transversale de la diaphyse, leur permettront, suivant les cas, d'obtenir des résultats satisfaisants.

3° **Extrémité inférieure du radius.** — Avec ceux de l'extrémité inférieure du fémur et de l'extrémité supérieure de l'humérus, les décollements épiphysaires de l'extrémité inférieure du radius constituent l'une des variétés les plus fréquentes de ce genre de traumatisme.

Le décollement se produit le plus souvent par un mouvement de flexion ou d'extension forcée, associé parfois à un mouvement de torsion. Tantôt il existe un déplacement très considérable, auquel cas il peut y avoir même issue de l'extrémité diaphysaire à travers la peau; tantôt le décollement se produit en l'absence de tout déplacement. Dans le premier cas, le diagnostic ne saurait présenter de difficultés sérieuses; le déplacement se fait dans le même sens que dans les fractures classiques de l'extrémité inférieure du radius, c'est-à-dire que l'extrémité du fragment diaphysaire vient faire saillie en avant, tandis que la surface articulaire de l'épiphyse et le carpe sont portés en arrière. Au contraire. dans les cas où le décollement existe en l'absence de tout déplacement, le diagnostic présente une réelle difficulté. La douleur très voisine de l'interligne articulaire, le gonflement dans le même point, l'absence de mobilité anormale et de crépitation. peuvent faire croire à une simple entorse. On comprend que la radiographie sera fort utile pour trancher la question.

En rapport avec la fréquence des décollements épiphysaires de l'extrémité inférieure du radius, il est nécessaire de signaler la rareté très grande des fractures de cette même extrémité inférieure du radius chez les enfants. Ce qu'on observe le plus souvent chez eux, c'est la fracture des deux os de l'avant-bras, à quelque distance au-dessus de l'articulation; ou bien alors, il se produit un décollement.

Mais, dans ce dernier cas, la solution de continuité siège beaucoup plus près de l'interligne articulaire; en outre, il n'y a pas pénétration des fragments, pas d'ascension de l'apophyse styloïde radiale; les deux apophyses du radius et du cubitus conservent leurs rapports normaux. La radiographie montre qu'il est fréquent de rencontrer, en même temps qu'une disjonction épiphysaire de l'extrémité inférieure du radius, une fracture du cubitus, portant, soit sur la diaphyse elle-même, soit seulement sur l'apophyse styloïde. Il est beaucoup plus exceptionnel de voir un arrachement simultané des deux épiphyses radiale et cubitale.

4° **Extrémité inférieure de l'humérus**. — Le décollement épiphysaire de l'extrémité inférieure de l'humérus a donné naissance à de nombreuses discussions, les uns le considérant comme très fréquent, tandis que, pour d'autres, il serait exceptionnel. C'est avec juste raison qu'en 1886, Farabeuf est venu rappeler devant la Société de Chirurgie les travaux antérieurs de Smith (de Dublin), montrant que le cartilage de conjugaison de l'extrémité inférieure de l'humérus ne passait pas au-dessus des éminences épitrochléenne et épicondylienne, mais bien au-dessous de ces éminences, de sorte que l'épitrochlée et l'épicondyle font partie de la diaphyse, et non de l'épiphyse. C'est donc à tort qu'on a confondu les fractures sus-condyliennes de l'humérus avec les décollements épiphysaires. De très bonne heure, l'ossification s'avance vers la partie interne ou trochléenne sous la forme d'un éperon osseux, de sorte que, du côté interne, l'épiphyse est réduite à très peu de hauteur. En dehors, au contraire, l'épiphyse possède une hauteur bien plus grande, de sorte que, dans son ensemble, la ligne épiphysaire présente une direction oblique en bas et en dedans. On comprend que, dans ces circonstances, le décollement épiphysaire pur soit tout à fait exceptionnel. Le meilleur moyen de le produire, d'après Farabeuf, c'est d'imprimer un choc sur la face postérieure de l'humérus, l'avant-bras étant dans la demi-flexion et prenant point d'appui sur la paume de la main. Dans ces conditions, la tête du radius vient butter violemment contre la portion condylienne de l'épiphyse, et en provoque le décollement. Chez les très jeunes enfants, avant l'âge de quatre ans, l'épiphyse étant tout entière cartilagineuse, on a plus de chance, d'après Farabeuf, de voir se produire le décollement.

Il est une variété particulière de décollements qui, au niveau du coude, méritent une mention spéciale; ce sont ceux de l'épitrochlée. Tandis que, d'assez bonne heure, le point épicondylien se soude au condyle et à la trochlée pour constituer l'épiphyse inférieure de l'humérus, l'épitrochlée reste, au contraire, isolée jusqu'à l'âge de dix-sept à dix-huit ans. De là, la possibilité de ses décollements; ce qui leur donne un intérêt spécial, c'est la possibilité d'une lésion du nerf cubital. Poland en cite une observation personnelle dans laquelle il a dû enlever le fragment épitrochléen déplacé en arrière pour faire cesser les phénomènes de compression nerveuse.

5° **Extrémité supérieure du fémur.** — Avec l'extrémité supérieure du fémur, nous abordons un des points les plus intéressants de l'histoire des décollements épiphysaires. Jusqu'à l'intervention de la radiographie, on vivait sur cette donnée que les traumatismes de l'extrémité supérieure du fémur sont d'une rareté extrême chez les enfants. Aujourd'hui nous savons que ces traumatismes sont en réalité beaucoup moins exceptionnels qu'on ne l'avait cru jusqu'ici. Royal Whitman, entre autres, s'est attaché à montrer la fréquence relative des traumatismes portant sur l'extrémité supérieure du fémur chez les enfants. On y rencontre, soit des fractures du col, soit des décollements épiphysaires. Dans quelques cas, le décollement a été produit par une chute, ou un coup portant sur la hanche. Mais, dans d'autres, il s'est agi seulement d'une contraction musculaire dans un effort pour éviter une chute. Pot rapporte le cas d'une jeune fille de seize ans qui, portant un enfant sur le bras, fit un faux pas, sentit quelque chose se rompre dans sa hanche, et dut s'appuyer au mur. Le lendemain, le membre était raccourci d'un pouce : il n'y avait pas de gonflement, mais une douleur légère à la partie supérieure de la cuisse : on sentait de la crépitation.

J'ai pu recueillir, à l'hôpital Trousseau, l'observation d'une jeune fille de treize ans qui, dansant en rond avec ses compagnes, sentit brusquement un craquement dans la hanche gauche, et cela sans faire de chute. Il existait chez elle, ainsi que nous le montra la radiographie, un décollement de l'épiphyse supérieure du fémur.

Qu'il y ait eu chute, ou simple contraction musculaire dans un mouvement de torsion de la hanche, les choses se passent toujours de la façon suivante : le malade éprouve une vive douleur : puis, au bout de quelque temps, les souffrances se calment : la marche redevient possible : et c'est peu à peu, à la longue, qu'on voit se montrer l'attitude vicieuse du membre et le raccourcissement. Cette attitude est absolument celle qu'on rencontre dans la coxa vara, c'est-à-dire l'adduction associée à la rotation en dehors. Qu'on ait l'occasion d'observer le malade quelques années seulement après le traumatisme, on comprend qu'un accident, en apparence si léger qu'il n'a pas interrompu la marche, soit complètement passé sous silence, et qu'on prenne pour une coxa vara spontanée une déformation qui n'est en somme que la conséquence d'un traumatisme ancien. A cet égard, la radiographie venant nous démontrer la nature exacte de la lésion, a une grande importance. A un autre point de vue encore, la radiographie ne doit pas être négligée. C'est quand il s'agit de différencier les uns des autres les décollements épiphysaires et les fractures du col du fémur. Sans doute, dans les fractures du col, les lésions siègent plus en dehors de l'articulation, tandis que le décollement épiphysaire répond mieux au type des fractures dites intra-capsulaires. Mais les deux lésions sont assez voisines pour que la confusion n'ait pas toujours été évitée. La radiographie seule permettra de trancher la question.

Pour ce qui est du traitement, l'extension continue pratiquée dans la demi-flexion suivant le procédé d'Hennequin, permet à la fois de corriger le raccourcissement et de lutter contre la rotation en dehors et contre l'adduction.

Dans les cas où l'affection n'a pas été d'emblée soumise à un traitement convenable, et où il reste une difformité gênante, l'intervention chirurgicale peut être indiquée. On a pu, dans des cas récents, enlever la tête fémorale détachée par le traumatisme, et non encore consolidée. Mais, dans les cas anciens, on peut se trouver en présence d'un cal irrégulier, difforme; l'opération présente de grandes difficultés et une gravité réelle. Aussi suis-je porté à conseiller, dans l'immense majorité des cas, l'ostéotomie sous-trochantérienne, qui permet de corriger l'attitude vicieuse du membre, sans offrir les mêmes dangers.

6° Les décollements épiphysaires du tibia et du péroné sont loin d'être fréquents. A l'égard des décollements de l'extrémité inférieure du tibia, nous pouvons faire une remarque analogue à celle que nous avons faite pour l'extrémité inférieure du radius, à savoir que les fractures de Dupuytren avec déjettement complet du pied en dehors sont excessivement rares chez les enfants. Le décollement épiphysaire du tibia s'accompagne, comme la fracture, de solution de continuité du péroné. Le déplacement se fait, soit dans le sens transversal, soit dans le sens antéro-postérieur.

Pronostic des décollements épiphysaires en général. — Conséquences au point de vue de l'accroissement du membre en longueur. — Les caractères qui distinguent les décollements épiphysaires peuvent se résumer de la façon suivante : Le siège de la lésion au voisinage immédiat de l'articulation explique qu'on soit exposé à la confondre avec une luxation; la mobilité et le petit volume du fragment épiphysaire rendent compte des difficultés de la réduction et de la contention. Enfin l'existence même des décollements épiphysaires traumatiques nous fait comprendre la rareté des luxations et de certaines fractures chez les enfants.

Mais là n'est pas l'essentiel; nous devons, avant tout, nous demander quelles sont pour le malade dans l'avenir les conséquences du traumatisme. Étant donné que le cartilage épiphysaire préside à l'accroissement de l'os en longueur, il est à prévoir que, sous l'influence des lésions traumatiques de ce cartilage, on pourra observer ultérieurement des arrêts d'accroissement du membre; la clinique confirme cette prévision. Toutefois les observations d'arrêt d'accroissement d'un membre en longueur sont beaucoup moins nombreuses qu'on ne pourrait le supposer *a priori*. Un grand nombre de circonstances peuvent influencer les résultats obtenus à cet égard. Tout d'abord il faut invoquer le siège anatomique de la lésion. C'est au niveau des épiphyses fertiles (au membre supérieur, extrémité supérieure de l'humérus, extrémité inférieure des os de l'avant-bras; au membre inférieur, extrémité inférieure du fémur, extrémité supérieure des os de la jambe), qu'on doit s'attendre à rencontrer les arrêts de développement en longueur les plus prononcés.

Une autre circonstance doit être prise en considération, c'est l'âge auquel est survenu le traumatisme. Il est évident que, si le décollement épiphysaire s'est produit sur un jeune homme dont le développement osseux est presque complet, il n'aura pas grand retentissement sur l'accroissement en longueur. S'agit-il, au contraire, d'un tout jeune enfant, on pourra observer par la suite un raccourcissement considérable. Enfin, la nature et la gravité du traumatisme, l'intensité des phénomènes inflammatoires qui l'ont suivi doivent être prises en très sérieuse considération. S'il y a eu plaie, suppuration consécutive, si le décollement s'est accompagné de fractures multiples du côté de la diaphyse et de l'épiphyse, si surtout on a été obligé, pour réduire, de pratiquer une résection plus ou moins étendue de la diaphyse, il faut s'attendre à voir survenir un raccourcissement marqué. Une circonstance à laquelle on a fait jouer un grand rôle, c'est l'existence ou l'absence d'une bonne réduction. Sans doute le fait en lui-même présente un grand intérêt; mais, même en l'absence d'une consolidation vicieuse, on peut voir survenir le raccourcissement.

III. — FRACTURES DU COUDE

Les fractures du coude sont par excellence les fractures des enfants. Elles méritent d'attirer toute l'attention du chirurgien, d'abord par leur fréquence extrême, puis par les difficultés de diagnostic auxquelles elles peuvent donner lieu. On rencontre en effet, à la région du coude, un grand nombre de fractures différentes les unes des autres qu'il s'agit de distinguer et de différencier des autres lésions traumatiques que l'on pourrait confondre avec elles. Le peu de volume des fragments, l'existence d'une tuméfaction considérable, la douleur provoquée par la lésion et qu'exaspère l'exploration, tout cela réuni chez un enfant dont on ne peut attendre autant de patience et de raison que chez un adulte, rend le diagnostic des traumatismes du coude extrêmement délicat. Aussi ne faut-il pas hésiter à proposer, en cas de doute, l'emploi du chloroforme, d'autant qu'une erreur de diagnostic peut avoir en pareil cas les conséquences les plus funestes, et entraîner dans l'avenir une infirmité grave.

Les trois os qui entrent dans la constitution de l'articulation du coude sont bien loin de présenter chez les enfants la même tendance aux fractures. Les fractures de l'extrémité supérieure du cubitus et celles du col du radius sont exeptionnelles. Ce que nous observons, dans l'immense majorité des cas, ce sont les fractures de l'extrémité inférieure de l'humérus.

Fractures de l'extrémité inférieure de l'humérus.

Elles présentent un très grand nombre de variétés, qui se divisent naturellement en deux grands groupes, suivant que la fracture porte sur l'os en totalité, ou qu'elle en détache seulement un fragment. Nous aurons, d'après cela, les fractures supra-condyliennes, les fractures en T. les fractures du condyle huméral, celles de l'épitrochlée, de la trochée, et enfin de l'épicondyle. Mais ce serait une très grande erreur que de s'imaginer que ces diverses variétés de fractures se rencontrent avec une fréquence égale. Les deux formes que nous observons à chaque instant, celles qu'il faut toujours avoir présentes à l'esprit, quand il s'agit d'un traumatisme du coude, ce sont la fracture supra-condylienne et celle du condyle huméral.

1° FRACTURES SUPRA-CONDYLIENNES DE L'HUMÉRUS

Dans cette variété, le trait de fracture passe au-dessus de la ligne transversale qui réunit l'épitrochlée à l'épicondyle. Il s'en faut de beaucoup que le trait de fracture soit toujours transversal; le plus souvent, au contraire, il est oblique de haut en bas et d'arrière en avant. A la faveur de cette obliquité, il y a glissement du fragment supérieur au devant de l'inférieur : parfois même, traversant les muscles, le fragment supérieur vient faire saillie sous la peau. Exceptionnellement même, la peau est perforée; c'est surtout à la partie interne du pli du coude que se voit cette perforation cutanée. En même temps que le fragment supérieur se porte en bas et en avant, le fragment inférieur est entraîné en haut et en arrière par la contraction du triceps. Il en résulte un chevauchement des fragments et une déformation qui reproduit absolument celle qu'on observe dans les luxations du coude en arrière. De là, de trop fréquentes erreurs de diagnostic; celles-ci auraient peu d'importance en elles-mêmes, si elles ne déterminaient, hélas! les plus fâcheuses erreurs de traitement. Croyant, en effet, avoir affaire à une luxation du coude en arrière, le médecin exerce des tractions sur le membre pour arriver à la réduction, puis il se contente d'immobiliser le coude dans une écharpe. Lorsque, au bout de quelques semaines, celle-ci est supprimée, on constate une déformation notable et une infirmité persistante.

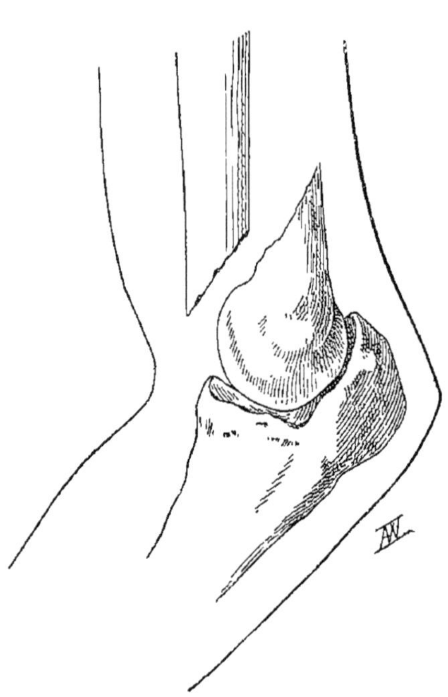

Fig. 218. — Déplacement habituel dans la fracture supra-condylienne. Fracture par extension (d'après Kocher).

On ne saurait donc trop s'attacher à éviter une semblable erreur. Sans doute, dans la fracture supra-condylienne, comme dans la luxation du coude en arrière, il y a augmentation du diamètre antéro-postérieur du coude, la déformation est la même, c'est-à-dire qu'on constate, à la région antérieure du coude, une saillie anormale, tandis que la région postérieure du bras présente une courbe à convexité antérieure; dans un cas comme dans l'autre, il y a des mouvements anormaux de latéralité. Mais, à côté de ces ressemblances, il y a des différences essentielles; tout d'abord, la saillie anormale constatée à la partie antérieure du membre siège au-dessus du pli du coude; sa forme ne répond pas à celle de l'extrémité inférieure de l'humérus; elle est beaucoup plus petite et beaucoup plus irrégulière. Enfin il est un dernier argument tiré des rapports réciproques du sommet de l'olécrâne avec la saillie de l'épitrochlée et de l'épicondyle. Tandis qu'à l'état normal, et dans l'extension, l'épitrochlée, l'épicondyle et le sommet de l'olécrâne se trouvent sur une même ligne transversale, dans la luxation, au contraire, l'olécrâne est remonté au-dessus de l'épitrochlée et de l'épicondyle, et forme avec ces deux saillies osseuses un triangle d'autant plus étendu que le déplacement est plus prononcé. Dans la fracture supra-condylienne, les rapports normaux entre l'olécrâne, l'épitrochlée et l'épicondyle ne sont point modifiés, et les mouvements anormaux se passent au-dessus des saillies osseuses de l'extrémité inférieure de l'humérus.

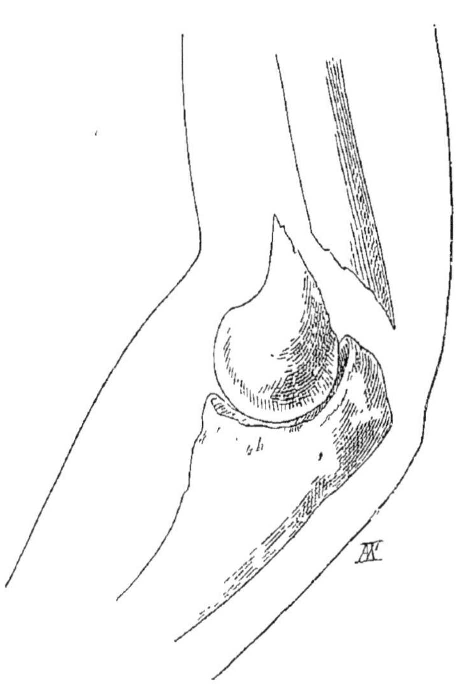

Fig. 219. — Fracture supra condylienne avec déplacement du fragment inférieur en avant (fracture par flexion); d'après Kocher).

Dans tout ce que nous avons dit jusqu'ici, nous avons supposé que, dans la fracture supra-condylienne, le déplacement du fragment supérieur se produit en avant, tandis que le fragment inférieur est porté en arrière et en haut. C'est ainsi, en effet, que les choses se passent dans l'immense majorité des cas; mais, à côté de cette forme à laquelle Kocher donne le nom de fracture par hyperextension, il en est une autre où le déplacement produit est absolument inverse, c'est-à-dire que le fragment inférieur est dévié en avant, tandis que le fragment supérieur se déplace en arrière. Cette forme est tout à fait exceptionnelle.

Il en est de même de la fracture dite en T ou en Y; elle est caractérisée par ce fait que, sur le trait de fracture transversale supra-condylienne, vient tomber un trait perpendiculaire, qui isole l'un de l'autre la trochlée et le condyle; le trait de fracture revêt alors, dans son ensemble, l'aspect de la lettre T; ou bien, le fragment supérieur pénétrant comme un coin entre la trochlée et le condyle, l'aspect du trait de fracture est celui d'un Y. Quoi qu'il en soit, il s'agit ici d'une fracture par cause directe, s'accompagnant d'une ecchymose et d'un gonflement considérable. Le coude est élargi; il y a une crépitation abondante; enfin, et surtout, ce qui fixe le diagnostic, c'est que, saisissant d'une main la trochlée, de l'autre le condyle, on peut leur imprimer des mouvements l'un sur l'autre. Cette variété de fracture est, du reste, exceptionnelle chez les enfants.

2° FRACTURES DU CONDYLE HUMÉRAL

Plus fréquentes que les fractures supra-condyliennes d'après certaines statistiques, les fractures du condyle huméral constituent, avec celles-ci, les deux variétés les plus importantes des fractures de l'extrémité inférieure de l'humérus, chez les enfants. Si l'on considère l'extrémité inférieure de l'humérus, on se rend vite compte de cette fréquence des fractures du condyle externe. En effet, le bord externe de l'humérus, en s'approchant de l'articulation, s'élargit, en même temps qu'il se recourbe en avant pour donner insertion aux muscles de la région externe de l'avant-bras. Il offre donc une surface étendue aux causes traumatisantes dans les chocs portant sur la région du coude. D'autre part, dans les chutes sur la paume de la main, c'est le radius qui transmet la violence à l'articulation du coude, et c'est le condyle huméral qui en supporte l'effort : enfin, il est encore à noter que l'ossification marche plus lentement au côté externe du coude qu'à son côté interne. Tandis que l'épiphyse ne possède plus en dedans qu'une très petite hauteur, en dehors elle conserve une grande étendue, et la ligne qui la sépare de la diaphyse présente une direction oblique en bas et en dedans, absolument comme dans les fractures du condyle huméral que nous étudions en ce moment. Parmi ces

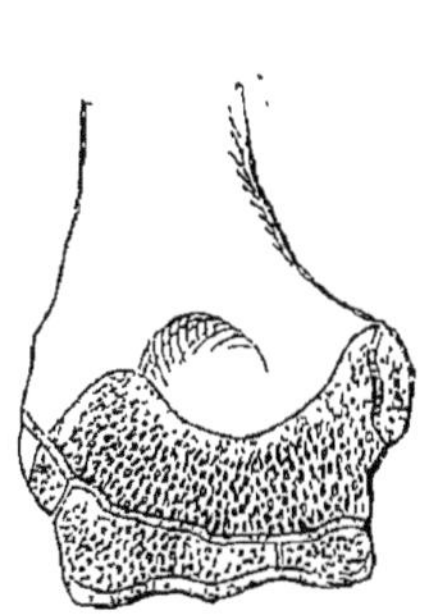

Fig. 220. — Extrémité inférieure de l'humérus d'un enfant de quinze ans (d'après Farabeuf). La ligne épiphysaire est fortement oblique en bas et en dedans.

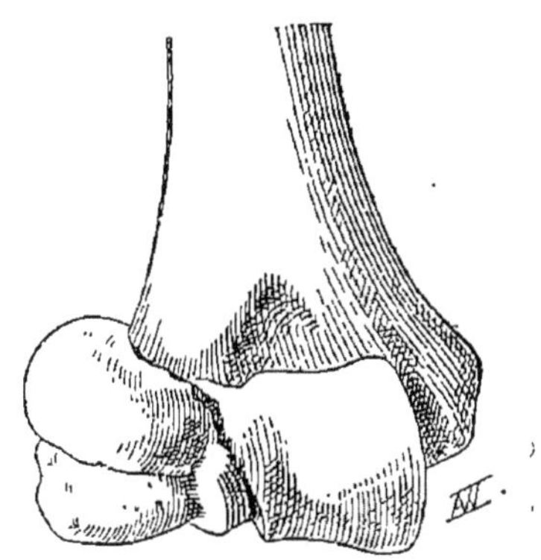

Fig. 221. — Fracture oblique du condyle huméral empiétant sur la trochlée : déplacement du fragment en haut et en dehors (d'après Kocher).

fractures, il en est donc qui doivent être regardées comme des décollements épiphysaires, au moins partiels.

Parfois le trait de fracture isole uniquement le condyle huméral du reste de l'os, mais très souvent il empiète sur la trochlée. Il en résulte que l extrémité supérieure du cubitus est refoulée en dedans ; l'olécrâne est anormalement rapproché de l'épitrochlée. Enfin, dans certains cas même, il se produit une luxation complète de l'extrémité supérieure du cubitus en haut et en arrière. Le déplacement le plus habituel, c'est le transport du fragment condylien en haut et en dehors. Il en résulte que la tête du radius est entraînée dans le même sens, en même temps que le fragment avec lequel elle s'articule ; l'angle que forment entre eux, à l'état normal, le bras et l'avant-bras, angle dont le sommet est tourné en dedans, est effacé, et l'on voit se former un cubitus varus : c'est là du reste un point sur lequel nous reviendrons bientôt.

En même temps que le condyle huméral est fracturé, l'extrémité supérieure du cubitus est refoulée en dedans ; aussi l'olécrâne est-il anormalement rapproché de l'épitrochlée. Quelquefois même le déplacement est plus prononcé, et l'on constate une véritable luxation de l'extrémité supérieure du cubitus en arrière et en dedans.

Le déplacement du fragment inférieur en haut et en dehors est

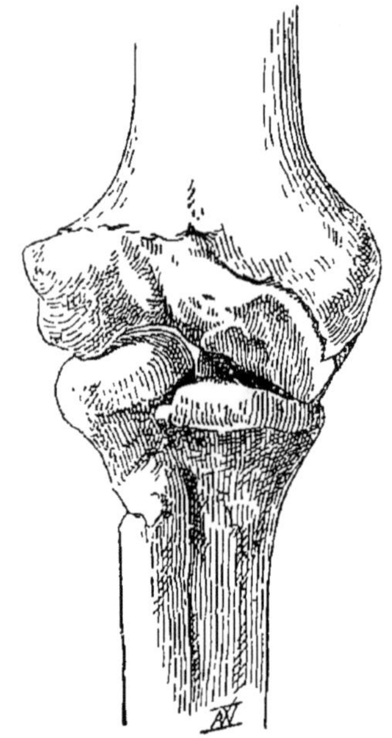

Fig. 222. — Fracture du condyle huméral avec déplacement du fragment en haut et en dehors (d'après Kocher).

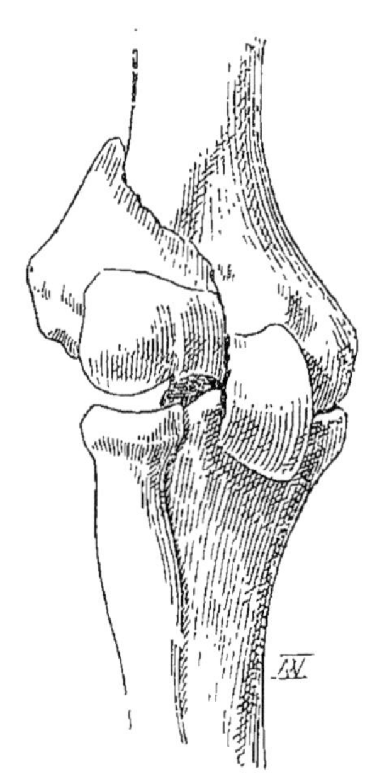

Fig. 223. — Fracture du condyle huméral, avec luxation de l'extrémité supérieure du cubitus en arrière (d'après Kocher).

celui qu'on rencontre le plus habituellement dans les fractures du condyle huméral. Mais on peut exceptionnellement rencontrer des déplacements plus complexes. Parfois le fragment supérieur a subi, autour de son axe transversal, un mouvement de rotation tel que sa surface articulaire regarde directement en avant. Dans un cas beaucoup plus complexe encore, Kocher a vu un renversement complet du fragment dont la face articulaire regardait en haut et en dedans, tandis que sa surface de section était tournée directement en dehors.

Les autres variétés de fractures de l'extrémité inférieure de l'humérus sont beaucoup plus rares. Celle qui s'observe le plus souvent, c'est la fracture de l'épitrochlée. Elle est caractérisée par la douleur au côté interne du coude; le déplacement le plus habituel est celui dans lequel le fragment épitrochléen est attiré en bas par le ligament latéral interne. Étant donnés les rapports intimes entre l'épitrochlée et le nerf cubital, on comprend que celui-ci ait été parfois lésé. Poland en donne une observation personnelle, dans laquelle il a dû enlever le fragment épitrochléen déplacé en arrière pour faire cesser les phénomènes de compression nerveuse.

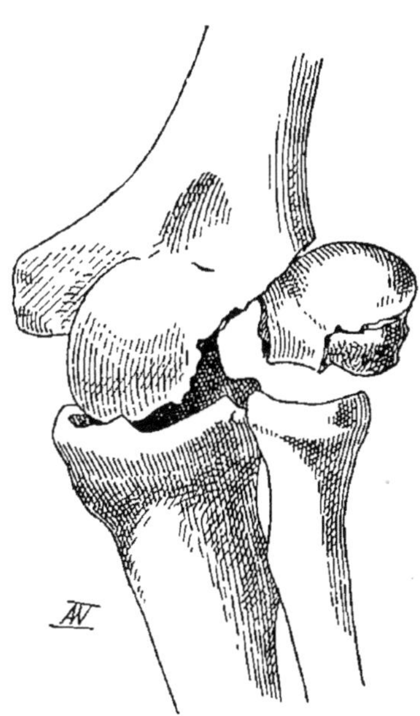

Fig. 221. — Fracture du condyle huméral avec rotation du fragment portant sa surface articulaire en haut et en avant (d'après Kocher).

Les fractures de la trochlée sont l'analogue des fractures condyliennes; mais elles sont infiniment plus rares. Ici, le trait de fracture, au lieu d'être dirigé en bas et en dedans, se porte au contraire en bas et en dehors. Ce ne sont plus les mouvements d'adduction, mais bien ceux d'abduction qui peuvent être exagérés. La pression exercée de bas en haut sur l'extrémité inférieure du cubitus réveille les douleurs. Le fragment trochléen se porte en haut et en arrière, entraînant avec lui l'olécrâne. Quelquefois même, la fracture de la trochlée se complique de luxation des os de l'avant-bras en arrière et en dedans.

Fractures de l'olécrâne. — Les fractures de l'olécrâne sont extrêmement rares chez les enfants. Elles sont le plus souvent de cause directe, et succèdent à une chute sur le coude dans la demi-flexion. Portant à la base de l'olécrâne, elles ne s'accompagnent habituellement que d'un écartement insignifiant; leur pronostic ne comporte donc pas de gravité.

Fractures du col du radius. — Moins rares que celles de l'olécrâne, les fractures du col du radius sont cependant encore exceptionnelles chez les enfants. Il est probable qu'elles reconnaissent pour cause habituelle une chute sur la paume de la main. Le décollement épiphysaire de l'extrémité supérieure du radius est extrêmement rare; cela se comprend vu la minceur très grande de l'épiphyse elle-même. La fracture siège à un niveau beaucoup plus bas; elle est quelquefois fortement oblique, en bas et en dehors. Le déplacement le plus souvent observé, c'est la bascule du fragment supérieur en haut et en dehors, le fragment inférieur étant au contraire attiré en avant et en dedans par le biceps. On peut, dans certains cas, constater la mobilité anormale et la crépitation. Mais les signes les plus caractéristiques sont la douleur à la pression, et la limitation considérable des mouvements de pronation, et surtout de supination, qui, si l'on cherche à les exécuter, déterminent une violente exagération des douleurs.

Considérations générales applicables aux fractures du coude. — Toutes les fractures du coude ont un caractère commun, c'est d'avoir des rapports intimes avec l'articulation du coude : les unes sont des fractures juxta-articulaires, comme les fractures supra-condyliennes; le plus grand nombre sont des fractures intra-articulaires. Il en résulte qu'elles ont une très grande tendance à gêner le fonctionnement normal de l'articulation.

Cette gêne apportée aux mouvements de l'articulation reconnaît une double origine. Tout d'abord il y a participation de l'articulation elle-même au traumatisme, et il en résulte un certain degré d'arthrite. Il y a épanchement d'une quantité plus ou moins considérable de sang et de sérosité dans l'intérieur de la jointure. Il en résulte la formation de brides fibreuses qui relient entre elles les surfaces articulaires et limitent les mouvements. La seconde source de gêne est dans la saillie anormale des fragments, soit que le diagnostic n'ait pas été établi d'une manière exacte, soit qu'en dépit d'un bon diagnostic, on n'ait pu obtenir la réduction. Dans d'autres cas, la réduction exacte a bien été obtenue, mais le déplacement s'est partiellement reproduit sous l'appareil. Il faut compter encore chez les enfants avec la déchirure et l'irritation du périoste, qui a la plus grande tendance à l'ossification, et détermine souvent des cals exubérants.

Suivant la participation plus ou moins marquée de l'un ou l'autre des facteurs que nous venons d'indiquer, l'ankylose du coude qui succède aux fractures présente un pronostic différent. S'agit-il seulement de brides fibreuses intra-articulaires, on peut parfois arriver à en triompher simplement par le massage et la mobilisation. L'obstacle est-il plus marqué, il devient nécessaire

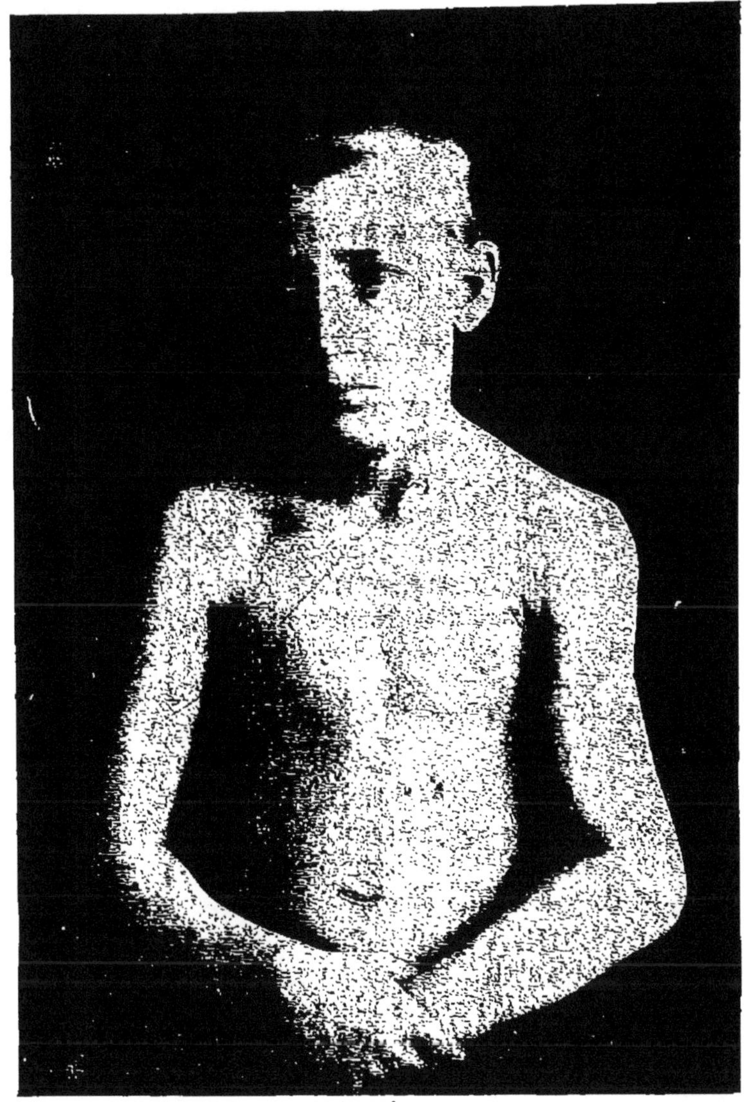

Fig. 225. — Déformation habituelle dans la fracture supra-condylienne (d'après Broca).

d'endormir le malade : pendant la chloroformisation, on pratique la rupture des adhérences, et l'on triomphe de la contracture musculaire, compagne inséparable de toute arthrite.

Il en va tout autrement, si l'on a affaire à des saillies osseuses anormales. Sans doute, ici encore, on peut bien arriver, par le massage et la mobilisation, à améliorer graduellement le fonctionnement de la jointure. Mais on ne saurait jamais en pareil cas espérer un résultat complet, puisqu'il persiste là un obstacle mécanique dont on ne saurait triompher autrement qu'en le supprimant complètement par une opération.

Dans les fractures supra-condyliennes, c'est l'extrémité du fragment supérieur qui fait en avant une saillie anormale contre laquelle viennent butter les os de l'avant-bras, et qui limite ainsi le mouvement de flexion. Dans la fracture oblique du condyle huméral, le cal forme souvent dans l'intérieur de la jointure une masse exubérante qui refoule en dedans l'extrémité supérieure du cubitus, au point même d'arriver à la luxer, et qui apporte une gêne à l'accomplissement normal des mouvements de pronation et de supination.

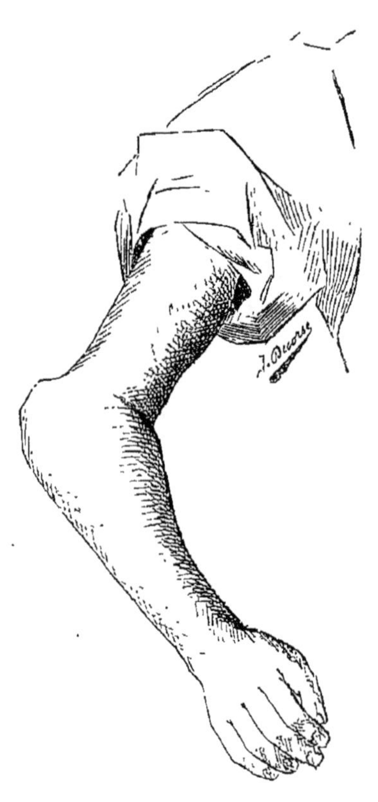

Fig. 226. — Déformation dans un cas de fracture du condyle externe (d'après Broca).

Il y a du reste à tenir grandement compte, dans le pronostic, de l'attitude dans laquelle l'ankylose s'est produite. Si l'avant-bras est dans la rectitude, il en résulte une infirmité des plus pénibles. La main est portée à l'extrémité d'un long levier rigide, et devient impropre à une foule d'usages; le malade ne saurait la porter à la bouche, ni sur l'extrémité céphalique. Au contraire, une ankylose à angle droit, ou suivant un angle légèrement aigu, est compatible avec une foule d'usages du membre supérieur.

Cette dernière considération doit intervenir dans la position à donner au membre pendant le traitement. Du moment où l'on doit craindre la raideur articulaire, il est logique d'immobiliser le membre dans l'attitude qui, en cas d'ankylose, lui assure le maximum d'utilité. De là le précepte d'immobiliser le coude à angle droit, de façon à obtenir un exact emboîtement des fragments. J'ai même adopté l'immobilisation suivant un angle légèrement aigu. Dans l'immense majorité des cas, la réduction de la fracture nécessite l'emploi du chloroforme. Quand on s'est assuré, par la restitution de la forme et des mouvements de la jointure, que la réduction a bien été obtenue, on immobilise le membre suivant un angle légèrement aigu, au moyen d'une gouttière plâtrée postérieure. Il est naturellement indispensable de maintenir le membre pendant tout le temps nécessaire à la dessiccation de l'appareil de façon à lui conserver l'attitude qu'on désire lui donner. A la partie antérieure du coude, on exerce une compression légère avec un tampon d'ouate et une bande, de façon à maintenir exactement en place les fragments. L'appareil est laissé en place pendant trois semaines environ : on commence alors à faire le massage et la mobilisation douce de la jointure, et dans les cas où la réduction complète a pu être obtenue, on ne tarde pas à voir le membre reprendre en totalité ses mouvements.

L'immobilisation dans la flexion est employée à l'heure actuelle par l'immense majorité des chirurgiens. Cependant Laroyenne (de Lyon) et son élève Berthomier ont conseillé l'immobilisation dans l'extension complète. Cette dernière position me semble infiniment moins avantageuse. Tout d'abord elle expose, en cas d'ankylose, aux inconvénients que nous avons signalés précédemment : ensuite, elle nous paraît favoriser beaucoup moins la réduction et la contention exacte des fragments. Pour arriver à ce dernier résultat, il faudrait y joindre l'extension continue : mais, qui dit extension dit nécessairement contre-extension : dès lors, le malade doit être immobilisé dans son lit, tandis qu'avec l'appareil plâtré dans la demi-flexion, l'enfant peut aller et venir sans inconvénients.

Quel que soit d'ailleurs le soin avec lequel a été appliqué l'appareil, il ne faudrait pas croire que le résultat doive être toujours absolument parfait, et que le chirurgien soit nécessairement responsable en cas de complications. Il peut se faire, en effet, que, malgré tous les efforts, la réduction soit restée imparfaite, ou, plus souvent encore, que le déplacement se soit partiellement reproduit sous l'appareil. Il est du reste un certain nombre de circonstances qui peuvent intervenir pour rendre le résultat imparfait. Outre l'insuffisance de la réduction, et surtout l'insuffisance de la contention, il faut incriminer encore les larges décollements périostiques qui accompagnent habituellement la fracture. Le périoste, très actif chez les enfants, donne souvent naissance à des masses osseuses de nouvelle formation, qui viennent déformer la région et exagèrent la limitation des mouvements. Aussi le repos absolu après réduction et avec une contention exacte me semble-t-il le meilleur des traitements. Au contraire, le massage employé immédiatement après l'accident me semble avoir l'inconvénient d'exagérer encore l'irritation de l'os et du périoste, et d'exposer davantage à la formation de ces périostoses qui viennent aggraver le pronostic.

A l'insuffisance de la réduction, à l'existence des dépôts périostiques de nouvelle formation, il est encore une troisième cause qu'il faut ajouter, pour se rendre compte des déformations et des troubles fonctionnels qui surviennent à la suite des fractures du coude. Cette cause, c'est l'arrêt de développement qui porte sur telle ou telle partie isolée de la jointure. Le cartilage épiphysaire a été intéressé : de là, en certains points, un arrêt du développement osseux, tandis que les parties voisines continuent à s'accroître régulierement, ou peuvent même être le siège d'un développement exagéré. De là, la production de déviations secondaires. C'est la question du cubitus varus et du cubitus valgus qui se présente a nous.

On sait qu'à l'état normal, l'axe du bras et celui de l'avant-bras ne se continuent pas en ligne droite ; ils forment entre eux un léger angle, ouvert en dehors, à sommet tourné en dedans. C'est ce qu'on appelle le cubitus valgus physiologique ; l'angle mesure environ 170° ; il est du reste un peu plus marqué chez la femme que chez l'homme. Dans quelques cas, à la suite des traumatismes du coude, le cubitus valgus physiologique est exagéré ; mais, beaucoup plus souvent, il est détruit et remplacé par un angle de direction opposée ; en un mot, il se produit un cubitus varus.

Les déviations décrites sous le nom de cubitus valgus et varus d'origine traumatique se produisent dans deux conditions différentes. Dans un certain nombre de cas, elles succèdent immédiatement au traumatisme et se montrent comme conséquence du déplacement des fragments ; dans d'autres, elles se produisent au contraire à la longue, et comme conséquence des troubles de développement que nous avons précédemment signalés. S'il y a ascension du fragment inférieur dans la fracture du condyle huméral, ou, au contraire, abaissement du fragment épiphysaire dans la fracture trochléenne, il en résulte une exagération de l'obliquité normale de l'interligne articulaire en bas et en dedans, et, par suite, une déviation en dehors de l'extrémité inférieure des os de l'avant-bras, c'est-à-dire un cubitus valgus. Mais beaucoup plus souvent, c'est la disposition inverse qui est observée : il y a abaissement du condyle huméral, et changement de direction de l'interligne articulaire, qui devient oblique en bas et en dehors, et refoule les os de l'avant-bras dans le sens opposé, en donnant naissance à un cubitus varus.

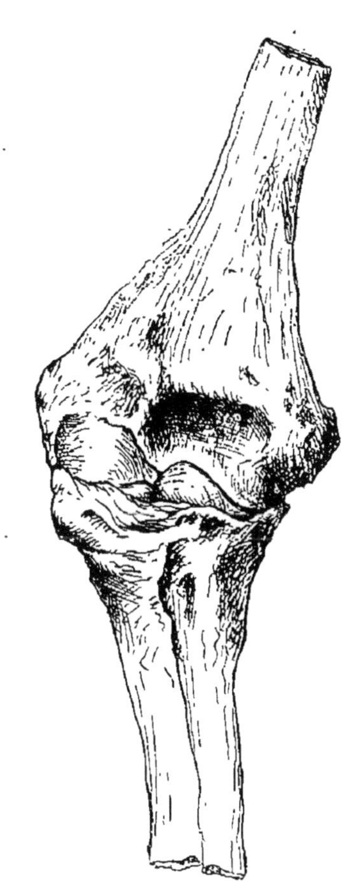

Fig. 227. — Cubitus varus traumatique droit vu par sa face antérieure (pièce de Nicoladoni, d'après Rieffel).

Dans d'autres cas, la consolidation a paru se faire tout d'abord dans une position satisfaisante, puis on voit se produire à la longue une déviation dans le sens du cubitus valgus, ou, plus souvent, du cubitus varus, comme conséquence du trouble de développement.

Aux consolidations vicieuses, aux changements de direction de l'axe de l'avant-bras, il faut ajouter encore comme conséquence des traumatismes du coude les troubles nerveux. Il faut se souvenir, en effet, que l'extrémité inférieure de l'humérus est en rapport avec les trois nerfs qui, du bras, passent à l'avant-bras. En avant, le médian et le radial, en arrière, le cubital contenu dans la gouttière épitrochléo-olécrânienne. Il est dès lors facile de prévoir que, dans quelques cas, les nerfs participeront à la lésion, soit qu'ils aient été violemment contus, ou même qu'ils aient été embrochés, ou sectionnés complètement par le rebord tranchant des fragments. D'où le précepte de toujours rechercher l'état de l'innervation du membre dans les traumatismes du coude. Mais il faut bien le dire, dans l'immense majorité des cas, ce n'est pas ainsi que les choses se passent, et les troubles nerveux sont la conséquence,

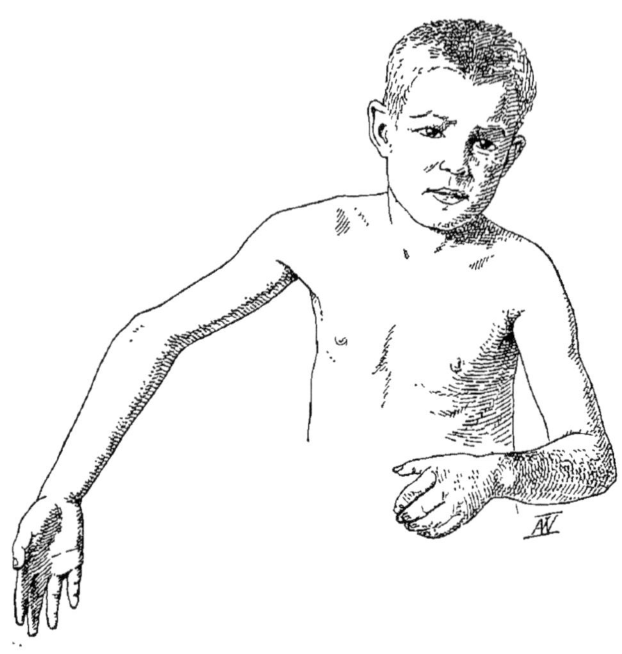

Fig. 228. — Cubitus varus d'origine traumatique chez un jeune garçon de neuf ans.

non pas d'une lésion immédiate, mais d'une altération secondaire qui succède à une réduction insuffisante, ou même à l'absence de toute réduction.

Dans les fractures supra-condyliennes, le déplacement du fragment supérieur se fait le plus souvent en avant, le rebord libre du fragment représente une crête tranchante sur laquelle est tendu le nerf médian, comme une corde à violon sur son chevalet. Il n'est pas étonnant, dès lors, que, dans ces conditions, le nerf médian subisse des troubles de compression, puis de névrite. On comprend que le nerf radial, dans les fractures du condyle huméral, soit exposé à des lésions du même ordre. Mais, dans ces mêmes fractures condyliennes, on a observé aussi des paralysies du nerf cubital. Elles trouvent leur interprétation dans le refoulement en dedans de l'extrémité supérieure du cubitus, et le rétrécissement de la gouttière épitrochléo-olécrânienne. Mais c'est surtout dans les fractures de l'épitrochlée que le nerf cubital est intéressé.

Il est impossible de formuler des règles générales qui soient applicables aux divers cas que nous venons d'examiner. S'il s'agit d'une simple déformation qui n'entraîne pas de troubles fonctionnels appréciables, le mieux est de la respecter. Si, au contraire, il existe une saillie osseuse qui limite mécaniquement les mouvements, comme cela existe dans les fractures supra-condyliennes vicieusement consolidées, il peut être indiqué d'en pratiquer l'excision. Enfin, dans les cas où il existe une ankylose complète en mauvaise position, la seule ressource consiste dans la résection orthopédique de l'articulation. Le plus souvent, en pareil cas, on peut se contenter d'une hémi-résection ; mais ce qui est surtout à craindre, comme l'a montré Ollier, c'est la reproduction de l'ankylose ; aussi devra-t-on toujours avoir recours à l'interposition musculaire.

Pour ce qui est des lésions nerveuses, si la fracture est récente, s'il n'existe pas de saillies osseuses auxquelles on doive, manifestement, rapporter les troubles nerveux observés, le mieux est d'avoir recours tout d'abord au traitement médical, dont le massage et les courants continus forment la base.

Au cas où ce traitement se montre insuffisant, il faut avoir recours à un traitement opératoire, qui sera naturellement variable suivant les cas. S'il s'agit d'un fragment ou d'une saillie osseuse exubérante, comprimant un nerf, il sera indiqué d'en pratiquer la résection. C'est ainsi qu'on a été conduit souvent, comme nous l'avons déjà indiqué, à pratiquer l'ablation de l'épitrochlée dans les fractures de cette tubérosité. Dans beaucoup d'autres cas, on se contente de dégager le nerf atrophié et comprimé au milieu du tissu fibreux. Quelle qu'ait été l'opération pratiquée, le résultat utile se laisse toujours longtemps attendre, parfois même, il est très incomplet, cela surtout dans les cas où la paralysie remontait à une date éloignée. C'est donc une raison pour ne pas trop différer l'intervention chirurgicale, dans les cas de paralysies traumatiques, dès que le traitement médical s'est montré impuissant.

IV. — FRACTURES DES OS DE L'AVANT-BRAS

Déjà nous avons noté la fréquence très grande des fractures des os de l'avant-bras chez les enfants, et certaines de leurs particularités. C'est ainsi, avons-nous dit, que la fracture classique de l'extrémité inférieure du radius, si fréquente chez l'adulte, est tout à fait exceptionnelle chez les enfants. Elle est remplacée chez eux, soit par le décollement de l'épiphyse inférieure du radius, soit par la fracture des deux os de l'avant-bras, à peu de distance au-dessus du poignet. Dans ce dernier cas, le déplacement ressemble beaucoup à celui des fractures de l'extrémité inférieure du radius par pénétration, c'est-à-dire que les deux fragments supérieur et inférieur forment entre eux un angle dont le sommet est tourné en avant, tandis que la main et le poignet sont entraînés en arrière et en dehors. La différence essentielle est que le sommet de l'angle est situé notablement plus haut que dans la fracture de l'extrémité inférieure du radius.

Tout autre est le déplacement dans les fractures des os de l'avant-bras siégeant vers la partie moyenne. Ce que nous observons ici dans la très grande majorité des cas, c'est l'exagération de courbure des deux os de l'avant-bras, qui forment à l'état normal une courbe dont la convexité est tournée en arrière. Souvent, avons-nous dit, il s'agit de fractures incomplètes, en bois vert; et, au moment où nous pratiquons le redressement, nous entendons une crépitation caractéristique, qui dénote que, pour arriver à ce résultat, nous avons dû compléter la fracture. Il est beaucoup plus exceptionnel, dans les fractures des deux os de l'avant-bras, de voir le déplacement se faire en sens inverse, c'est-à-dire le sommet de l'angle étant dirigé en avant.

Notons enfin la possibilité de voir des fractures isolées du radius et du cubitus. Ces dernières, en particulier, sont loin d'être rares, et elles méritent d'attirer notre attention. Il est à noter tout d'abord que le radius ayant conservé sa continuité sert d'attelle, s'oppose au déplacement, et qu'ainsi le diagnostic est rendu plus difficile. Mais ce qui rend particulièrement dignes d'intérêt les fractures isolées du cubitus, c'est la possibilité de complications sérieuses du côté de l'articulation du coude.

Fractures isolées du cubitus avec luxation de la tête du radius. — C'est habituellement sur le tiers supérieur du cubitus que porte la fracture; il est beaucoup plus rare de la voir occuper la partie moyenne, ou même la région inférieure de l'os. Le mécanisme de la lésion est assez difficile à préciser; tantôt le traumatisme agit simultanément sur les deux os de l'avant-bras, produisant la fracture du cubitus au tiers supérieur, et refoulant de dedans en dehors et d'arrière en avant l'extrémité supérieure du radius, au point d'en produire la luxation. Tantôt la luxation du radius est consécutive, c'est-à-dire qu'il y a d'abord fracture du cubitus; puis, le malade continuant à prendre point d'appui sur la paume de la main, la tête du radius se luxe secondairement. Enfin, dans quelques cas beaucoup plus rares, la luxation se produit peu à peu, comme conséquence d'une fracture avec chevauchement de l'extrémité supérieure du cubitus, conduisant à l'établissement d'une pseudarthrose.

Ce qui caractérise cette variété de fracture, c'est la grande tendance au déplacement et la difficulté de la consolidation. Le fragment supérieur, repoussé en bas et en dehors, du côté de l'espace interosseux, chevauche sur le fragment inférieur; il en résulte un raccourcissement assez marqué, et une dépression manifeste au côté interne de l'avant-bras. La mobilité anormale, parfois même la crépitation, si le chevauchement n'est pas trop considérable, permettront de faire le diagnostic. Instruit par la pathologie, on doit toujours en pareil cas rechercher s'il n'existe pas une luxation concomitante de la tête du radius. On la reconnaît à l'existence, au-devant du pli du coude, d'une saillie osseuse anormale à laquelle se transmettent les mouvements de pronation et de supination imprimés à l'avant-bras; parfois même il est possible d'insinuer la pulpe du doigt dans la cupule radiale. Le coude est dans la demi-flexion.

Ce qui fait l'intérêt de cette lésion, c'est qu'elle peut devenir le point de départ d'une infirmité persistante. La luxation de la tête radiale par en haut détermine un raccourcissement marqué de l'avant-bras; de là, la tendance au chevauchement déterminant une consolidation vicieuse, ou même l'établissement d'une pseudarthrose. Aussi la première indication est-elle de commencer par réduire la luxation de la tête radiale. Dès que cette réduction est obtenue, les fragments du cubitus se placent dans des rapports normaux, et la guérison complète devient dès lors très facile. J'en

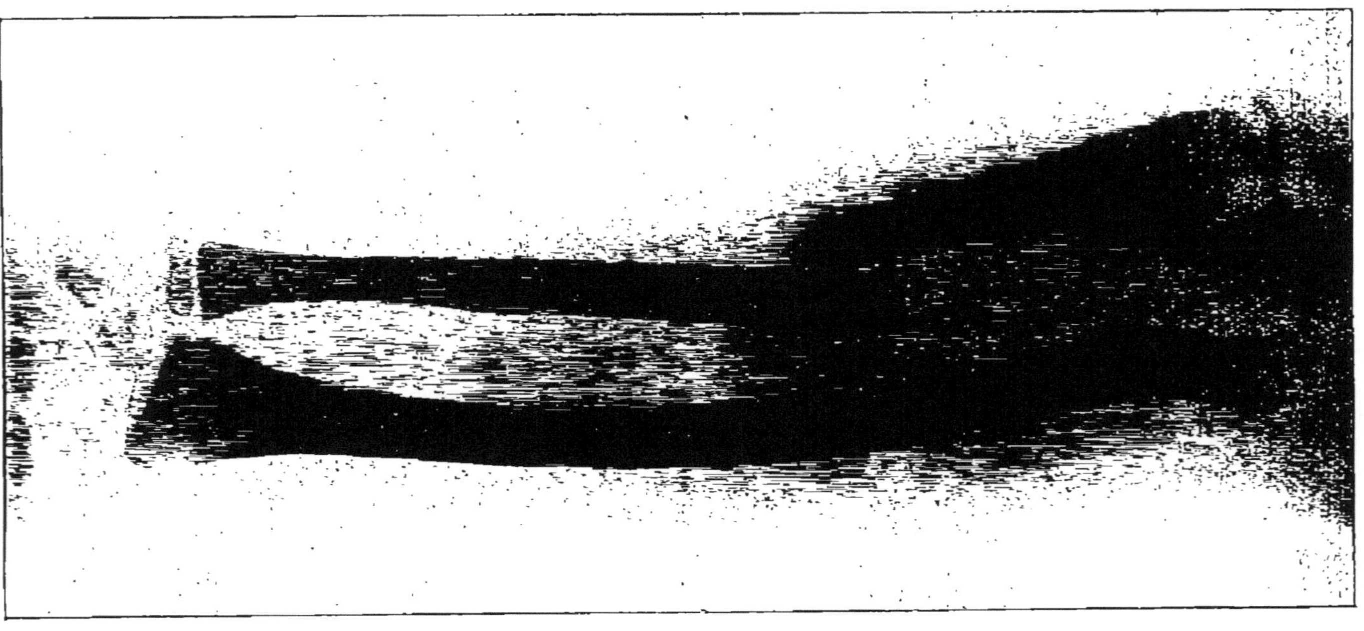

Fig. 229. — Fracture du cubitus au tiers supérieur avec luxation de la tête du radius.

donne comme exemple les radiographies d'un petit malade que j'ai traité dans mon service. Procéder d'une façon inverse, c'est-à-dire s'occuper premièrement de la fracture, c'est s'exposer nécessairement à un insuccès. (*Voir Radiographie, fig. 231.*)

V. — LUXATIONS DU COUDE

Déjà nous avons noté la rareté des luxations en général chez les enfants. Parmi elles, les luxations du coude sont certainement de

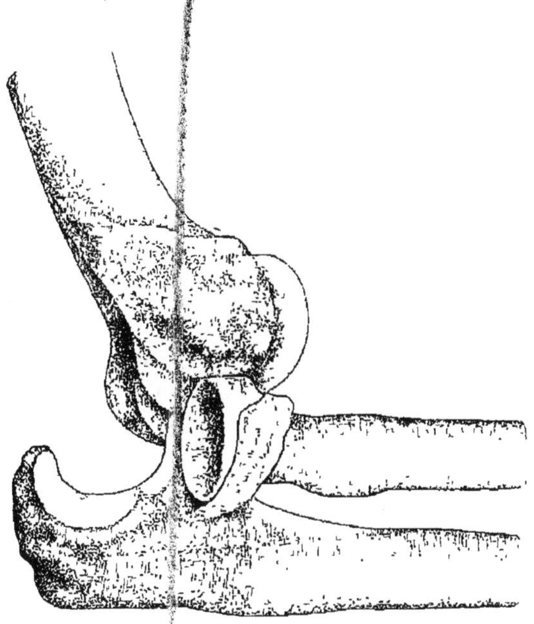

Fig. 230. — Luxation incomplète du coude en arrière. — Le bec de la coronoïde est sur le versant postérieur de la trochlée.

beaucoup les plus fréquentes; mais elles sont loin d'être aussi souvent observées que les fractures de la même région. Toutes les statistiques, celle de Malgaigne en particulier, s'accordent à démontrer que les luxations du coude appartiennent surtout à l'enfance et à l'adolescence. Les plus fréquentes d'entre elles sont certainement les luxations en arrière. Comme l'a montré Malgaigne, il faut en distinguer deux variétés, les luxations complètes et incomplètes. Dans ces dernières, les surfaces articulaires ne se

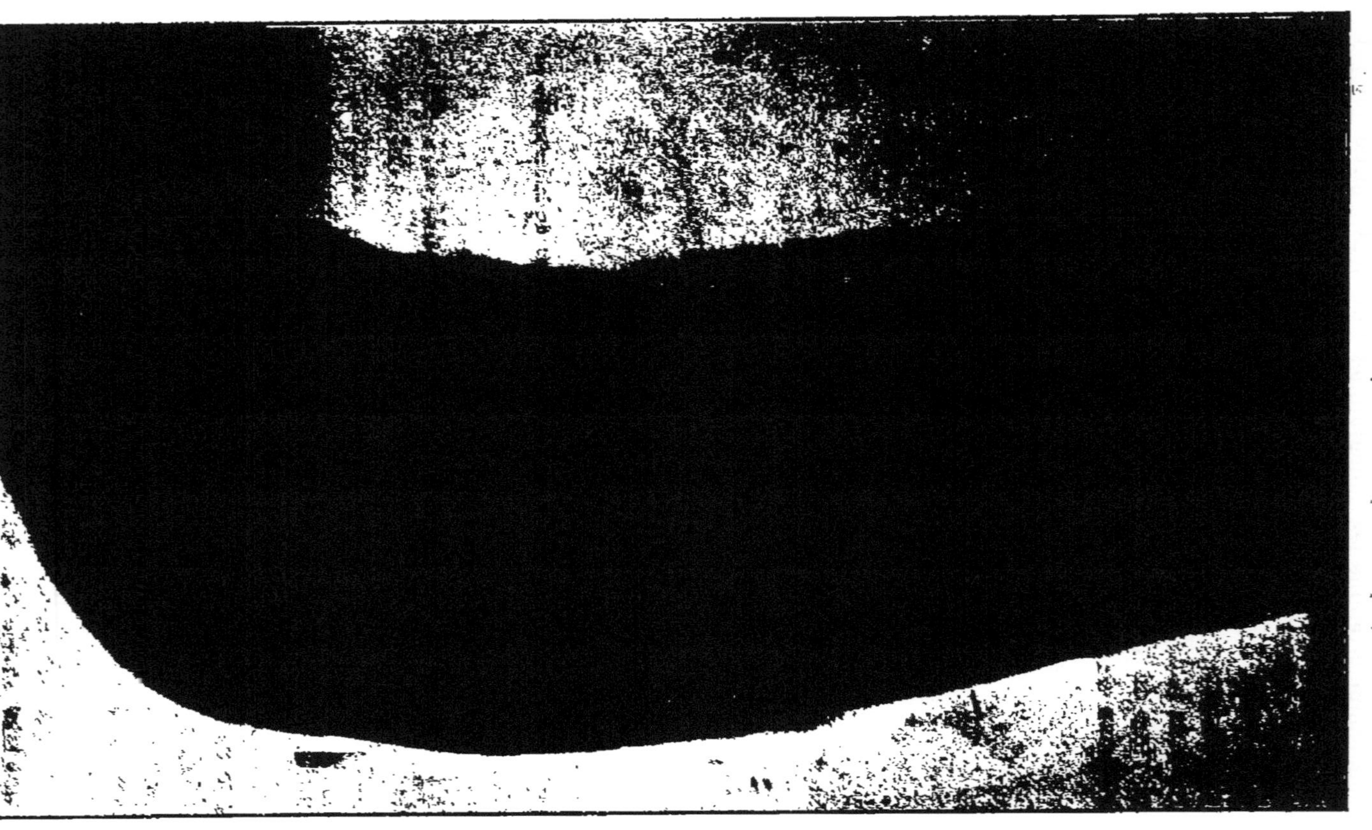

Fig. 231. — Même cas que dans la radiographie précédente, après réduction.

sont pas complètement abandonnées. l'apophyse coronoïde est restée en contact avec la lèvre interne de la trochlée humérale. Au contraire, dans la luxation complète, il y a abandon complet des surfaces articulaires, le bec de l'apophyse coronoïde vient se loger dans la cavité olécrânienne. Les deux variétés se distingueront l'une de l'autre par ce fait que, dans la luxation complète, l'ascension de l'olécrâne est beaucoup plus marquée : le triangle

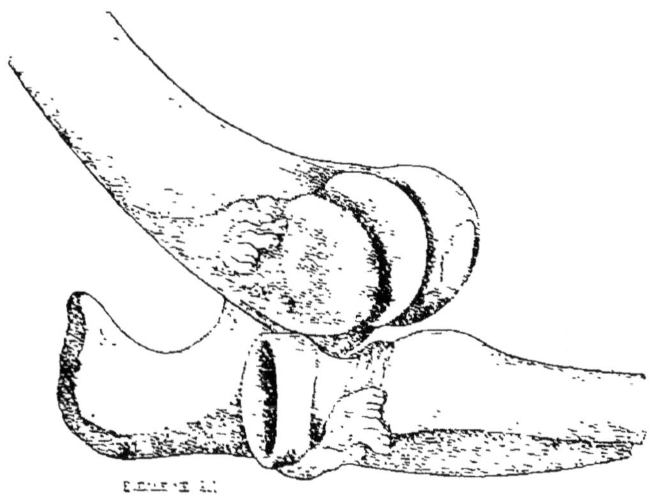

Fig. [illegible]. — Luxation complète du coude en arrière : le bec de la coronoïde est dans la fossette olécrânienne.

que forme le sommet de l'olécrâne avec l'épitrochlée et l'épicondyle est beaucoup plus étendu. Mais le véritable signe différentiel se tire de la possibilité, dans la luxation complète, de reconnaître sous la peau la totalité de la surface articulaire supérieure du radius, de mettre le doigt dans la cupule radiale, tandis que, dans la luxation incomplète, une partie de la cupule radiale est masquée par le condyle huméral avec lequel elle reste en contact.

C'est surtout avec les fractures supra-condyliennes qu'on est exposé à confondre les luxations du coude en arrière. En effet, grâce au déplacement du fragment inférieur en haut et en arrière, la déformation est la même dans les deux cas ; dans l'un comme dans l'autre, il y a des mouvements anormaux de latéralité. Enfin, il faut bien savoir que, dans la luxation en arrière, les os restant en contact sur une assez grande étendue, il se produit souvent une crépitation ou plutôt un frottement osseux qui peut en imposer pour une fracture. J'ai vu l'erreur commise plus d'une fois. Mais on se souviendra que, des deux lésions, la fracture est de beaucoup la plus fréquente. Dans la fracture, le pli du coude paraît remonté; il est abaissé dans la luxation : dans cette dernière, la saillie osseuse antérieure est beaucoup plus large ; elle est constituée par l'extrémité inférieure de l'humérus tout entière. Dans la fracture, elle est beaucoup plus étroite et très irrégulière. Elle répond en effet

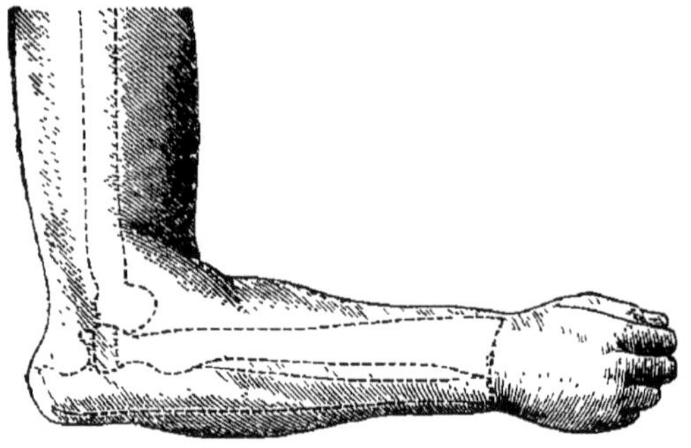

Fig. 233. — Luxation du coude en arrière. Déformation.

à l'extrémité libre du fragment supérieur. Enfin, si le gonflement n'est pas trop considérable, on peut se rendre compte que, dans la fracture, l'olécrâne a conservé, avec les tubérosités humérales, ses rapports normaux : tandis que, dans la luxation, l'olécrâne forme, avec l'épitrochlée et l'épicondyle, un triangle dont le sommet est d'autant plus élevé que le déplacement est plus marqué.

Loin de se faire toujours directement en arrière, le déplacement se produit fréquemment, au contraire, en arrière et sur les côtés, soit en arrière et en dedans, soit, le plus souvent, en arrière et en dehors. Il importe de différencier ces déplacements très fréquents des variétés beaucoup plus rares, dans lesquelles le déplacement se produit directement en dedans ou en dehors.

Le signe distinctif, c'est que, dans les luxations en arrière et en dehors ou en dedans, l'extrémité inférieure de l'humérus est tout entière en avant des os de l'avant-bras. Au contraire, dans les luxations directement en dedans ou en dehors, l'extrémité inférieure de l'humérus et l'extrémité supérieure des deux os de l'avant-bras se trouvent sur un même plan transversal, de sorte que l'olécrâne déborde en arrière, et l'apophyse coronoïde déborde en avant la ligne réunissant l'épicondyle à l'épitrochlée. La luxation complète en dehors est une véritable rareté; au contraire, nous rencontrons beaucoup moins exceptionnellement la luxation incomplète en dehors. Dans celle-ci, le crochet cubital embrasse le condyle huméral; le membre est dans la demi-flexion jointe à la pronation, et l'on voit, au côté externe du coude, la saillie formée par la cupule radiale, dans laquelle on peut insinuer le doigt.

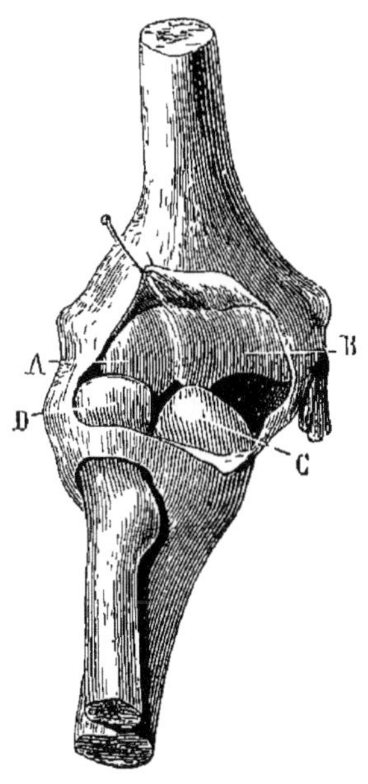

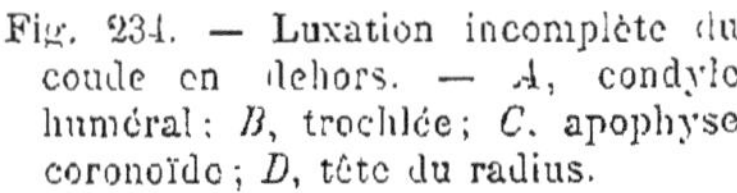

Fig. 234. — Luxation incomplète du coude en dehors. — *A*, condyle huméral; *B*, trochlée; *C*, apophyse coronoïde; *D*, tête du radius.

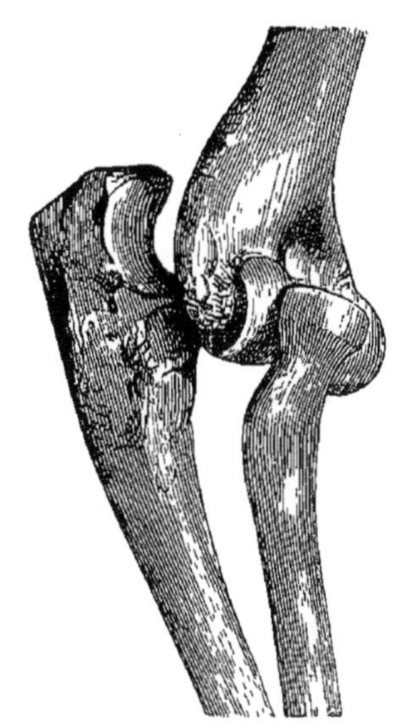

Fig. 235. — Luxation simultanée du radius en avant et du cubitus en arrière.

Comme variété exceptionnelle, nous devons signaler la luxation divergente, dans laquelle le radius se déplace en avant, le cubitus en arrière, l'extrémité inférieure de l'humérus pénétrant comme un coin entre les deux os de l'avant-bras.

D'une manière générale, les luxations récentes du coude ne présentent aucune difficulté de réduction. Nous avons à notre disposition trois grandes méthodes que nous pouvons, du reste, combiner l'une à l'autre. Ce sont : 1° l'extension; 2° l'impulsion directe; 3° la méthode du levier.

L'extension exercée, soit directement par la main d'un aide, soit à l'aide de moufles, suppose nécessairement la contre-extension pratiquée sur le bras. Quand les os de l'avant-bras sont suffisamment abaissés, on complète la réduction par un brusque mouvement de flexion. Dans l'impulsion directe, le chirurgien, croisant ses mains au-devant de l'extrémité inférieure de l'humérus, appuie fortement les deux pouces sur le sommet de l'olécrâne, de façon à le repousser en bas et en avant; on peut, du reste, combiner l'impulsion directe avec l'extension et la contre-extension. Dans la méthode du levier, on prend point d'appui sur la face antérieure du coude, et l'on imprime autour de ce point d'appui un mouvement de flexion forcée à l'avant-bras. Le levier est représenté, tantôt par le coude, tantôt par le genou du chirurgien; ce peut être, soit le montant d'un lit, soit le barreau d'une chaise.

La réduction obtenue, le mieux est d'immobiliser pendant une quinzaine de jours le coude à angle droit au moyen d'une gouttière plâtrée. La réparation des ligaments étant assurée, on obtient facilement ensuite par le massage et la mobilisation méthodique le retour des mouvements.

Il est toutefois un certain nombre de complications qui peuvent venir aggraver le pronostic. Ce sont surtout les fractures intra-articulaires, fractures de l'olécrâne, de l'apophyse coronoïde, de la tête radiale, du condyle huméral, de la trochlée. Exceptionnellement l'interposition d'un fragment osseux ou d'un ligament déchiré peut rendre la luxation primitivement irréductible. Plus souvent, l'existence d'une fracture intra-articulaire s'oppose au bon maintien de la réduction, et favorise la reproduction du déplacement. Enfin, il faut tenir compte des faits dans lesquels la luxation a été primitivement méconnue. Ce qui est de nature à atténuer, en pareil cas, le pronostic, c'est qu'on voit à la longue, les mouvements se rétablir et le membre reprendre, en partie du moins, ses fonctions. Le fait s'explique par l'établissement d'une néarthrose; en arrière, le crochet olécrânien et la cupule radiale se creusent d'une dépression qui les adapte aux surfaces de l'extré-

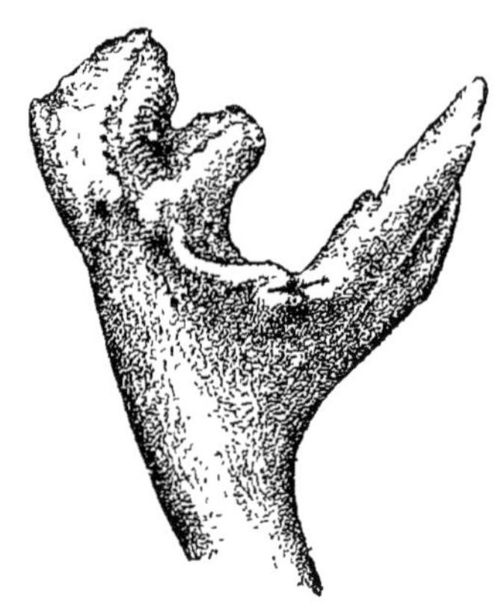

Fig. 236. — Luxation ancienne du coude. — Cavité sigmoïde de nouvelle formation; en avant est une apophyse nouvelle due à l'ossification du brachial antérieur. (Malgaigne).

mité inférieure de l'humérus avec lesquelles ils sont en contact, tandis que, dans l'épaisseur du brachial antérieur, se développe en avant une bandelette osseuse de nouvelle formation, qui donne naissance à une cavité coronoïde nouvelle. D'autre part, les résultats de la réduction sont d'autant plus incertains que la luxation date de plus loin. Dans les luxations anciennes, alors même qu'on est arrivé à obtenir la réduction, le résultat fonctionnel reste souvent des plus médiocres. Aussi peut-on dire que, si la luxation date de quatre mois, le mieux est d'avoir recours immédiatement à la résection.

Dans les essais de réduction, on fera bien de suivre les conseils qui ont été donnés par Farabeuf. Au lieu d'exercer des tractions exagérées, on s'attachera à combattre d'une façon méthodique tous les obstacles. On commencera par imprimer à l'avant-bras des mouvements de flexion à angle droit, pour triompher de la contracture du triceps : puis, pendant que les aides feront l'extension et la contre-extension, on imprimera au coude des mouvements de flexion latérale, pour provoquer la déchirure des adhérences latérales. On arrivera ainsi à abaisser progressivement les os de l'avant-bras, et, quand un abaissement suffisant aura été obtenu, on complétera la réduction par un brusque mouvement de flexion. J'ai pu, cette année même, obtenir ainsi la réduction d'une luxation datant d'un mois.

Dans les cas d'irréductibilité primitive, l'arthrotomie permet de triompher des obstacles ligamenteux ou osseux qui s'opposent à la réduction. Si la réduction n'a pu être obtenue, ou si l'on juge préférable de ne pas la tenter, vu la date éloignée de l'accident, on peut avoir recours à une hémi-résection, c'est-à-dire portant uniquement sur l'extrémité inférieure de l'humérus, et laissant intacts les os de l'avant-bras. Mais, dans ces conditions, pour éviter la production de l'ankylose, on fera bien de recourir à l'interposition musculaire.

Une complication qui se montre assez fréquemment à la suite des luxations du coude, même quand la réduction a été obtenue, c'est la formation dans l'épaisseur du brachial antérieur d'un ostéome dont la forme et le volume viennent limiter les mouvements de flexion. Dans ces conditions, l'extirpation de l'ostéome devient nécessaire.

VI. — LUXATIONS ISOLÉES DE L'EXTRÉMITÉ SUPÉRIEURE DU RADIUS

A côté des luxations du coude, nous devons faire une place aux luxations isolées de l'extrémité supérieure du radius, dont certaines variétés offrent une grande importance chez les enfants.

La luxation peut se produire, soit en arrière, soit en avant, ou en dehors.

La luxation en arrière doit être considérée comme une rareté; nous n'en parlerons pas. La tête, abandonnant la petite cavité sigmoïde du cubitus, vient se placer en arrière du condyle. L'avant-bras est incliné en dehors, et son bord externe paraît raccourci.

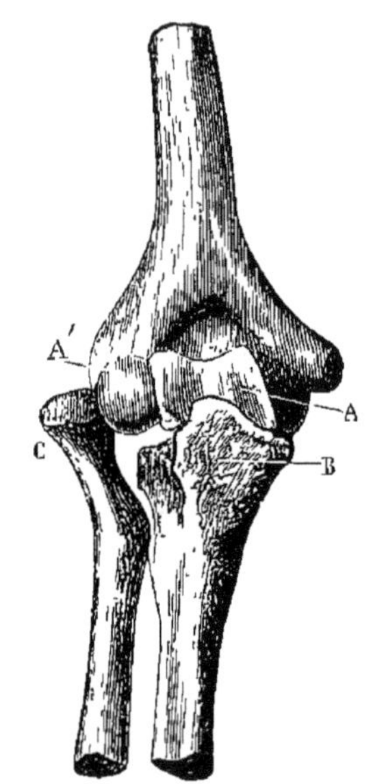

Fig. 237. — Luxation du radius en dehors : *A*, trochlée; *A'*, condyle; *B*, apophyse coronoïde; *C*, tête du radius luxée en dehors (Nélaton).

Déjà la luxation en dehors est beaucoup moins exceptionnelle. Elle reproduit les caractères que nous rencontrons dans la luxation congénitale de la tête radiale en dehors, c'est-à-dire que la tête du radius fait saillie au côté externe du coude; on peut lui imprimer des mouvements étendus de glissement d'avant en arrière, et d'arrière en avant, ce qui implique une déchirure très large des ligaments. Le membre est généralement placé dans la pronation.

Beaucoup plus importantes par leur fréquence sont les luxations isolées du radius en avant, dont nous devons distinguer deux formes, suivant que la luxation est complète, ou incomplète.

A. — Luxations complètes du radius en avant.

C'est surtout chez les enfants qu'on l'observe. Elle reconnaît le plus souvent comme cause une chute sur le coude ou sur la paume de la main ; parfois cependant elle peut succéder à une traction directe sur l'avant-bras, comme dans le cas de ce jeune laquais observé par Philippe Boyer et cité partout depuis lors. Il avait saisi la capote d'un cabriolet pour monter derrière, lorsqu'il glissa et resta suspendu par la main. Il en résulta une luxation du radius en avant.

Généralement le membre est pendant le long du corps, l'avant-bras dans la supination. Lorsqu'on explore le pli du coude, on y reconnaît, un peu en dedans du condyle huméral, la présence d'une saillie osseuse anormale, qui n'est autre que la tête du radius. Il est facile de s'en assurer, en imprimant à l'avant-bras des mouvements alternatifs de pronation et de supination. Tous ces mouvements se transmettent à la tête radiale ; il est d'ailleurs possible d'insinuer le doigt dans la cupule du radius. Lorsqu'au contraire on explore l'articulation par sa face postérieure, on sent au-dessous du condyle huméral une dépression répondant au point que doit occuper à l'état normal la tête radiale. On comprend que, dans cette situation, les mouvements de flexion soient nécessairement limités, la tête radiale déplacée venant butter, quelquefois même avec un bruit caractéristique, contre la face antérieure de l'humérus.

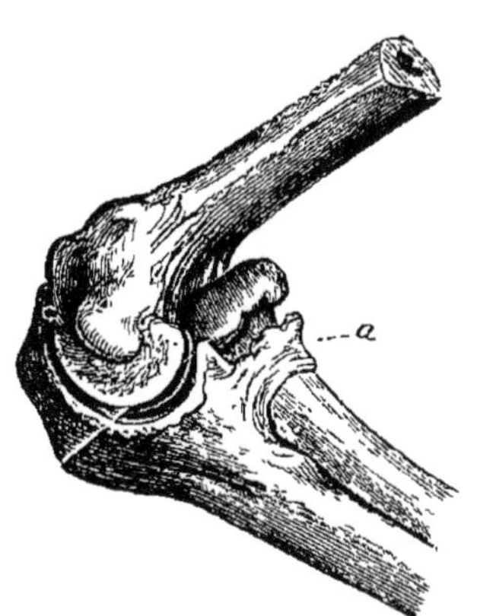

Fig. 238. — Luxation complète du radius en avant : *a*, ligament annulaire conservé.

On a beaucoup discuté pour savoir si, dans les luxations du radius en avant, le ligament annulaire est ou non rompu. Denucé a montré, par l'examen de pièces nombreuses, que le ligament annulaire peut être conservé, la déchirure des fibres du ligament latéral externe et du ligament antérieur étant suffisante pour permettre le déplacement.

Quoi qu'il en soit, du reste, le point le plus important dans cette question, celui sur lequel tous les chirurgiens sont d'accord, c'est la difficulté de la contention ou même de la réduction dans cette luxation. On comprend que la tête du radius, n'étant plus maintenue en place par ses ligaments, glisse avec la plus grande facilité sur la surface arrondie que représente le condyle huméral; on voit ainsi se reproduire incessamment le déplacement.

Dans d'autres cas, la réduction est impossible, ce qui tient à l'interposition de fibres ligamenteuses.

Il devient alors nécessaire de pratiquer l'arthrotomie et de sectionner les tissus fibreux interposés aux surfaces osseuses. Enfin, dans les luxations anciennes, s'il existe une limitation considérable des mouvements de flexion, la seule ressource, c'est de pratiquer la résection de la tête radiale déplacée.

B. — *Luxations incomplètes du radius en avant (luxations par élongation; pronation douloureuse des jeunes enfants)*.

C'est surtout cette forme qui intéresse la chirurgie infantile, en ce qu'elle lui est pour ainsi dire spéciale. Mais quand nous disons qu'il s'agit ici d'une lésion propre à l'enfance, il faut bien nous entendre. Ce n'est pas en effet indifféremment chez tous les enfants qu'on la rencontre. Elle est surtout fréquente dans la première enfance, vers l'âge deux à trois ans; on cesse de la rencontrer après sept ou huit ans.

C'est presque toujours dans les mêmes circonstances que l'accident se produit. Il s'agit d'un jeune enfant qu'on tire brusquement par le bras pour lui faire franchir un ruisseau, pour le soulever au-dessus du rebord d'un trottoir. Parfois même, l'accident est beaucoup plus minime en apparence; c'est purement et simplement un jeune enfant sur l'avant-bras duquel on a exercé une traction pour l'engager dans une manche trop étroite. Quelle qu'ait été la cause apparente de l'accident, les phénomènes observés sont toujours les mêmes. Immédiatement l'enfant jette un cri, et, à partir de ce moment, il cesse de se servir de son bras. Parfois même, au moment de l'accident, la personne qui a exercé la traction sur le membre a perçu un craquement. Le bras est pendant le long du corps, le coude dans une flexion légère associée à un mouvement complet de pronation. Dès qu'on approche la main en vue d'une exploration, l'enfant pousse de nouveaux cris; d'où l'expression de pronation douloureuse.

Extérieurement, on ne constate aucune déformation, aucun gonflement. Quand on exerce une pression sur la région antérieure du coude, au niveau de la tête du radius, on sent au contraire une crépitation ou plutôt un craquement manifeste. C'est cette circonstance qui pourrait faire croire à tort à l'existence d'une fracture de la tête radiale. Malgaigne avoue s'y être trompé au début, et dernièrement encore je voyais un médecin qui, dans une circonstance semblable, arrivait à la même conclusion. Mais ce qui fait le diagnostic, c'est qu'il ne s'agit pas d'une crépitation véritable, mais bien plutôt d'un simple craquement. D'autre part, dès que la réduction a été obtenue, toute douleur cesse, le membre reprend l'entière possession de ses mouvements, circonstances qu'on ne noterait pas s'il s'agissait d'une fracture.

Des discussions nombreuses se sont produites sur la pathogénie de cet accident; nous les rappellerons brièvement, puisque de la théorie admise découle le mode de traitement. Duverney a soutenu tout d'abord que, sous l'influence de la traction, il y avait simple élongation, sans rupture des ligaments, suffisante toutefois pour permettre le déplacement; d'où le nom de luxation par élongation. Plus tard, Goyrand (d'Aix) a admis que la lésion siégeait, non pas au niveau du coude, mais bien au poignet, consistant dans une luxation du cubitus sur le fibro-cartilage triangulaire. J'ai bien vu quelques enfants qui, à la suite de tractions sur la main, accusaient des douleurs au niveau du poignet; mais il n'y a là, je pense, pas autre chose qu'une coïncidence. Sur tous les enfants qui se présentaient à moi avec les symptômes de la pronation douloureuse, j'ai toujours pu constater le siège de la douleur à la partie antérieure et externe du coude, souvent avec le craquement caractéristique dont j'ai parlé plus haut. Dès que la réduction a été obtenue par la pression directe exercée sur la tête radiale déplacée, pression jointe à la supination, puis à la flexion de l'avant-bras, j'ai vu disparaître immédiatement tous les symptômes. J'en conclus donc qu'il s'agit bien d'un déplacement incomplet de la tête du radius en avant, et le plus souvent, j'ai eu la sensation très nette, au moment de la réduction, que la tête du radius fuyait au devant du doigt pour reprendre sa place normale.

Les expériences de Pingaud permettent de se rendre aisément compte du mécanisme de ce déplacement. D'après cet auteur, il n'y a ni déchirure ligamenteuse, ni rupture musculaire, mais seulement une laxité du ligament annulaire qui lui permet de remonter en un point au-dessus de la cupule radiale, laissant partiellement la tête du radius à découvert. Ce qui prouve qu'il faut nécessairement une prédisposition, c'est la fréquence des récidives chez un même malade.

J'ai vu autrefois une fillette de sept ans environ, chez laquelle l'accident s'était reproduit sur le bras gauche un grand nombre de fois. Dernièrement j'ai eu l'occasion d'observer une petite fille de deux ans, chez laquelle l'accident s'était produit successivement sur chacun des deux coudes. Sur le bras gauche, il y eut plusieurs récidives; dans ce cas, on percevait manifestement un craquement qui se reproduisait à chaque pression que l'on exerçait sur la tête du radius. Il faut nécessairement, pour expliquer des cas semblables (et tous les chirurgiens en ont observé), admettre une laxité spéciale du système ligamenteux.

Comme nous l'avons déjà dit, le pronostic ne présente aucune gravité: parfois même, dans un mouvement spontané de l'enfant, la réduction se produit. Aussi ne saurait-on accorder de valeur à la théorie qui met les accidents sur le compte d'une paralysie temporaire, sous l'influence de l'élongation des nerfs.

Tout ce que nous avons dit précédemment et surtout la brusque disparition des accidents sous l'influence des manœuvres de réduction, sont autant de raisons qui militent contre cette théorie. D'autre part, je n'ai observé aucun fait qui permette de croire qu'il y ait une place à faire à chacune des deux opinions, c'est-à-dire qu'à côté des luxations incomplètes de la tête radiale en avant, il y ait des faits explicables par la paralysie. Et, du reste, il suffit de bien examiner les petits malades pour voir qu'il leur est possible de mouvoir la main et les doigts. S'ils laissent le membre immobile, c'est par crainte de la douleur: c'est ici, comme dans la maladie de Parrot, une fausse paralysie, une *pseudo-paralysie*.

La réduction s'obtient avec la plus grande facilité, en imprimant à l'avant-bras un mouvement de supination, en même temps qu'on exerce une pression directe sur la tête du radius; on peut alors mettre l'avant-bras dans la flexion à angle droit; le petit malade cesse de se plaindre: il est immédiatement guéri. Tout au plus maintiendra-t-on le membre dans une écharpe pendant quarante-huit heures. En cas de luxation récidivante, il sera bon de maintenir l'immobilité plus longtemps, par exemple pendant quinze jours ou trois semaines, au moyen d'un appareil en plâtre ou en gutta-percha.

VII. — FRACTURES DU CRANE

Il est deux ordres d'accidents que nous rencontrons à chaque instant dans nos services de chirurgie infantile : ce sont les fractures du crâne et les brûlures. Les unes et les autres ont leur source dans l'inexpérience des enfants ; mais aussi, il faut bien le dire, dans les conditions sociales malheureuses des parents, qui, obligés de travailler au dehors, de vaquer à tous les soins et à toutes les préoccupations de l'existence, laissent trop souvent leurs enfants seuls. Ceux-ci mettent le feu à leurs vêtements, ou bien, se penchant imprudemment en dehors d'une fenêtre, tombent d'une grande hauteur et se font une fracture du crâne. De ces deux accidents, brûlures étendues et fractures du crâne par précipitation, le second est certainement le plus effrayant *a priori*. Et cependant, comme nous allons le dire, les fractures du crâne chez les enfants ont une bénignité relative, tandis que, chez eux, les brûlures étendues présentent un pronostic encore plus grave que chez les adultes.

Ce qui atténue la gravité du pronostic dans les fractures du crâne chez les enfants, c'est, d'une part, le peu d'importance, chez eux, du poids du corps ; d'autre part, la souplesse et l'élasticité des os.

Vu leur poids peu considérable, les enfants restent assez souvent suspendus à des obstacles qu'ils rencontrent dans leur chute, et qui en atténuent les conséquences. Aussi ai-je vu plus d'une fois des guérisons inespérées, même après des chutes du quatrième ou du cinquième étage.

D'autre part, l'élasticité des os fait qu'ils se laissent aisément déprimer ; les fractures sont en général beaucoup moins étendues que chez l'adulte ; elles se limitent plus volontiers à la voûte du crâne, et se propagent plus rarement à la base. Aussi observe-t-on beaucoup plus rarement, chez les enfants, les fractures du rocher et l'otorrhagie symptomatique.

Une conséquence particulièrement intéressante des fractures du crâne chez les enfants, c'est la méningocèle traumatique. Mais celle-ci ne se produit pas à tout âge : c'est une complication qui se montre surtout chez les jeunes enfants, et, en particulier, pendant les deux premières années de l'existence. Elle succède généralement à une fracture portant sur la région pariétale, et, le plus souvent, du côté droit. Le trait de fracture assez étendu présente ordinairement une direction antéro-postérieure. On voit se former à son niveau une tumeur souvent très volumineuse, présentant du souffle et des battements en rapport avec les mouvements de la circulation et de la respiration. La tumeur est en partie réductible, et la réduction s'accompagne de douleurs et parfois d'accidents convulsifs. L'intérieur de la tumeur a été trouvé souvent en communication avec les ventricules latéraux. C'est ce qui existait chez une petite fille que j'ai eu l'occasion d'observer autrefois aux Enfants-Assistés, et dont je donne ici la photographie. Chez elle, la mort est survenue par méningite, comme il arrive le plus souvent en pareil cas. Qu'on se soit contenté de simples ponctions, ou qu'on ait entrepris des opérations radicales, le pronostic de ces méningocèles traumatiques doit être considéré comme sérieux.

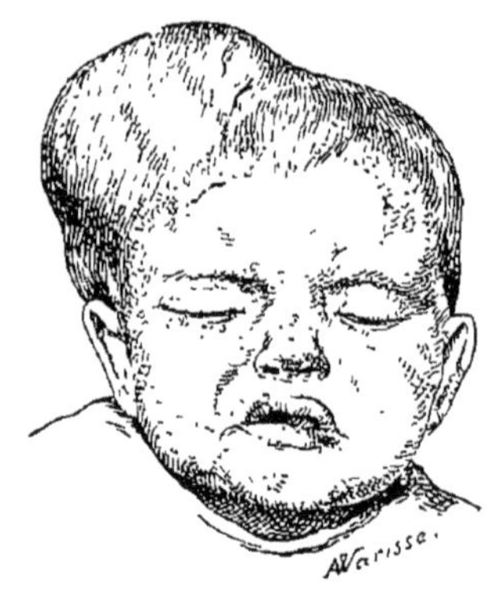

Fig. 239. — Méningocèle traumatique (Kirmisson).

Pour ce qui est des fractures du crâne en elles-mêmes, du moment où, chez les enfants, elles comportent un pronostic relativement bénin, il est bien évident que la plus grande réserve s'impose au chirurgien. Les indications opératoires seront fournies seulement par les fractures avec plaie, quand il existe des esquilles qu'il faut extraire, ou de l'enfoncement des fragments qu'il s'agit de relever. L'intervention pourra encore être commandée par des phénomènes de localisation persistant, tels que de l'hémiplégie, ou encore des contractures ou de l'épilepsie jacksonienne. Dans les autres circonstances, le mieux est de se contenter d'un traitement purement médical, comprenant les larges applications de glace sur la tête, la diète, les lavements purgatifs, les petites injections de morphine pour calmer l'agitation. Plus d'une fois, on sera surpris de voir guérir par ces seuls moyens des enfants dont l'état paraissait tout d'abord désespéré.

CHAPITRE II

DES BRULURES

Dans les brûlures, tout est réuni pour rendre très grave le pronostic chez les jeunes enfants. La douleur est énorme, et détermine un choc nerveux considérable; de là, très souvent, des accidents convulsifs. En outre, l'étendue de la surface brûlée, vu le petit volume du corps, est souvent proportionnellement très grande. Les fonctions de la peau sont supprimées, et l'on a pu faire intervenir dans l'issue funeste l'empoisonnement par les ptomaïnes dont on a constaté la présence dans les urines. Il n'est pas douteux non plus qu'il ne faille faire intervenir la septicémie facilement explicable au niveau d'une si large surface d'absorption.

On a beaucoup insisté dans ces dernières années sur ce point particulier; on a conseillé d'endormir les petits malades, afin de pouvoir procéder méthodiquement à une désinfection aussi complète que possible de la plaie. Un nettoyage soigneux de la peau sera fait à l'eau savonneuse d'abord, puis à l'éther et à l'alcool. C'est là sans doute un conseil bon à suivre; mais, malgré l'intervention de l'asepsie, il ne semble pas que le pronostic se soit notablement amélioré. Tant il est vrai que les éléments du problème sont fort complexes.

D'autre part, les injections sous-cutanées de sérum paraissent fort rationnelles, tant pour combattre la septicémie que pour remédier aux inconvénients de la déperdition énorme de liquide qui se fait au niveau de la plaie. Je les ai expérimentées à une certaine époque, mais j'ai fini par y renoncer, n'ayant jamais constaté de résultats avantageux. Il est vrai que les doses auxquelles nous avons eu recours ont toujours été assez modérées. Dernièrement un médecin de Vienne, le Dr Weidenfeld, a recommandé les injections de sérum dans les brûlures graves. Chez les enfants, il pratique trois fois par jour une injection d'un demi-litre.

Chez les jeunes enfants, dans les brûlures étendues, la mort se montre le plus souvent dans les premières vingt-quatre ou quarante-huit heures, avec une température très élevée. Si le malade survit plus longtemps, on voit se montrer diverses complications, telles que des complications pulmonaires, ou, plus rarement, des complications intestinales, diarrhée, selles sanguinolentes, dénotant l'existence d'ulcérations du duodénum. Ces diverses complications viennent encore aggraver singulièrement le pronostic.

Le traitement consistera tout d'abord dans une désinfection aussi complète que possible de la plaie. Pour cela, le malade sera endormi au besoin, et la peau lavée à l'eau savonneuse d'abord, puis à l'éther et à l'alcool. Le pansement sera fait ensuite avec une pommade légèrement antiseptique, par exemple de la vaseline additionnée d'une très faible proportion d'iodoforme ou d'acide phénique. Et surtout on entourera le membre brûlé d'une épaisse couche d'ouate, de façon à faire des pansements aussi rares que possible. Plus tard, si la suppuration est abondante, et que la plaie bourgeonne à l'excès, les applications de nitrate d'argent se montreront fort utiles.

Mais, dans les cas même où le malade guérit, le pronostic est souvent rendu fort triste par l'existence de cicatrices vicieuses. Celles-ci reconnaissent deux ordres de causes : 1° la destruction des parties molles sur une étendue et à une profondeur plus ou moins considérables ; 2° la formation d'un tissu fibreux inodulaire qui a la propriété de se rétracter, et qui constitue des brides épaisses, attirant et déplaçant les parties saines voisines.

Sous cette double influence, on voit se produire la soudure entre deux parties voisines d'un membre ou bien entre ce même membre et la partie correspondante du tronc. Il en résulte des difformités plus ou moins apparentes, et plus ou moins graves, déterminant la limitation des mouvements, et quelquefois la perte absolue de la fonction.

A la face, les brûlures des paupières sont une des causes les plus fréquentes de l'ectropion ; les brûlures des lèvres et de la région mentonnière déterminent le renversement de la lèvre inférieure en dehors et l'abaissement du maxillaire inférieur. La bouche reste constamment ouverte, la salive s'écoule d'une manière permanente au dehors; des brides fibreuses, partant de la lèvre inférieure et de la région mentonnière, la relient à la face antérieure du cou. A la région cervicale, les brides cicatricielles consécutives aux brûlures déterminent souvent l'inclinaison permanente de la

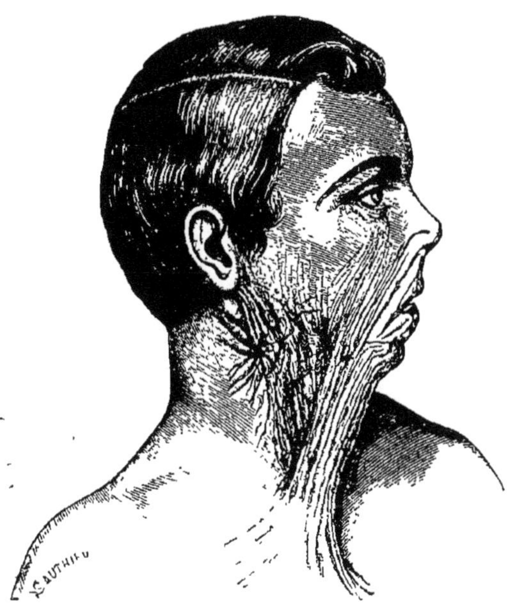

Fig. 210. — Cicatrices vicieuses de brûlure reliant la face et la région cervicale à la partie antérieure du thorax.

tête et du cou, à laquelle on donne le nom de torticolis cicatriciel.

Aux membres, les doigts sont reliés entre eux par des brides fibreuses déterminant la syndactylie cicatricielle; ils sont en même temps rétractés d'une façon permanente vers la paume de la main, atrophiés, et souvent inclinés d'une façon irrégulière les uns sur les autres; ces brides fibreuses ont souvent pour siège la région thénar, elles maintiennent le pouce fléchi d'une manière permanente vers la paume de la main, et ainsi privent le malade du mouvement d'opposition. Au niveau du poignet, les brides cicatricielles maintiennent la main déviée d'une manière permanente sur l'extrémité inférieure des os de l'avant-bras, déterminant le plus souvent la déviation en main bote palmaire cicatricielle. Siègent-elles à la face antérieure du coude, ou dans le creux poplité, les brides cicatricielles déterminent de véritables palmatures, qui s'opposent aux mouvements complets d'extension de l'avant-bras sur le bras, de la jambe sur la cuisse. Enfin, la cicatrice peut souder la face interne du bras à la région correspondante du thorax, la face antéro-interne de la cuisse à la région antéro-interne de l'abdomen, déterminant les vices de conformation qu'on a décrits sous les noms de symphyse thoraco-brachiale et abdomino-crurale.

Non seulement ces brides cicatricielles déterminent des diffor-

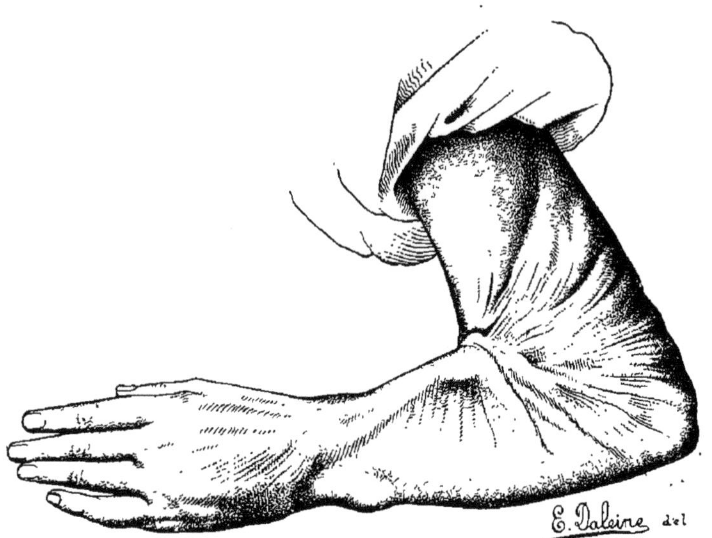

Fig. 241. — Cicatrice vicieuse de brûlure limitant les mouvements du coude.

mités qui privent le malade de l'usage des membres atteints, mais encore elles causent, chez les jeunes sujets, des arrêts de développement des os en longueur, ou même des subluxations des articulations, au niveau des membres atteints; des scolioses, dans les cas où la bride cicatricielle imprime au tronc une flexion latérale permanente.

A tous les points de vue, le pronostic présente donc une réelle gravité, et le traitement chirurgical s'impose. Celui-ci peut d'abord se proposer un but prophylactique, c'est-à-dire qu'en dirigeant convenablement le traitement des brûlures, on peut se proposer d'éviter la formation de ces brides cicatricielles, dont nous venons de signaler les conséquences fâcheuses. Pour cela, il convient d'imprimer aux membres une position inverse de celle que tend à leur donner la cicatrice vicieuse; par exemple, placer le membre dans une position forcée d'extension, si l'on craint que la cicatrice ne le dévie dans le sens de la flexion.

Une fois la cicatrisation opérée, on peut encore, par les seuls moyens mécaniques, lutter contre la production des attitudes vicieuses. C'est ainsi, par exemple, qu'on peut, en exerçant sur le membre de l'extension continue, chercher à distendre le tissu de cicatrice, de façon à l'allonger progressivement. On peut de même, par le massage et la compression, se proposer de déterminer l'atrophie du tissu cicatriciel. Dans les cas les plus légers, ces divers moyens pourront se montrer suffisants: mais, le plus souvent, ils joueront seulement le rôle d'auxiliaires utiles, et force sera d'en venir à une intervention opératoire.

La simple section transversale de la bride ne saurait, dans l'immense majorité des cas, avoir une valeur quelconque. Il faut de toute nécessité y joindre une opération autoplastique. La plus simple est celle conseillée par Wharton-Jones pour le traitement de l'ectropion. Elle consiste à tracer au-devant de la bride fibreuse un V à sommet effilé. Le lambeau ainsi dessiné est complètement disséqué par sa face profonde: puis, les deux lèvres de la plaie répondant au sommet du V sont réunies l'une à l'autre par la suture, de façon à transformer le V primitivement tracé en un Y; on gagne, comme allongement de la bride cicatricielle, la hauteur répondant à la queue de l'Y. Ce procédé se montrera souvent fort utile, en particulier, dans le traitement opératoire de la syndactylie.

Aussi bien pour favoriser la cicatrisation, à la suite de pertes de substance étendues que pour recouvrir la plaie résultant de la section de brides cicatricielles, on aura recours aux greffes dermo-épidermiques de Thiersch. Mais, dans les cas où la bride est très dense, très profonde, partout où la perte de substance a été considérable, il est préférable d'employer des lambeaux comprenant la peau en totalité. Rarement dans les cas de brûlures étendues, on pourra s'adresser à la méthode par glissement, la peau saine étant en trop petite quantité dans le voisinage de la brûlure. C'est la méthode italienne qui, dans l'immense majorité des cas, devra être utilisée. Depuis l'avènement de la méthode antiseptique, elle permet chaque jour aux chirurgiens d'obtenir dans le traitement des brûlures les plus heureux résultats.

CHAPITRE III

DES CORPS ÉTRANGERS

La présence de corps étrangers dans les tissus ou les canaux naturels est un des accidents les plus fréquents de la chirurgie infantile. Dans leur inconscience, les enfants se font un jeu de s'introduire les corps étrangers les plus divers dans les orifices naturels : de ce nombre sont les corps étrangers de l'oreille et des fosses nasales. Dans d'autres cas, le corps étranger introduit dans la bouche ou placé entre les dents, est violemment propulsé dans l'œsophage par un brusque mouvement de déglutition, ou projeté dans les voies aériennes par une forte aspiration. Enfin, les enfants se font un jeu d'enserrer dans un lien constricteur un segment de membre, un doigt, la verge, et déterminent parfois de graves accidents, qui vont jusqu'à l'ulcération et à la gangrène. Nous passerons successivement en revue chacun des accidents que nous venons d'énumérer.

I. — ÉTRANGLEMENT DES TISSUS PAR DES LIENS CONSTRICTEURS ; — PÉNÉTRATION DE CORPS ÉTRANGERS DANS L'ÉPAISSEUR DES TISSUS

Dans leurs jeux, les enfants enserrent parfois un segment de membre dans un fil de nature quelconque, fil de lin, fil de soie, fil métallique, crin. C'est le plus souvent sur l'un des doigts ou sur la verge que porte l'étranglement. Il en résulte une infiltration des tissus, un œdème considérable : il se forme au niveau du point étranglé un sillon profond, au niveau duquel se cache le lien constricteur. Craignant les reproches, les enfants cachent à leur entourage la véritable nature de l'accident : il se forme des ulcérations de plus en plus profondes, qui, dans le cas d'un doigt, mettent parfois l'os à nu et vont jusqu'à la gangrène complète. A la verge, l'urètre est parfois ulcéré, et l'on voit se produire de ce fait des fistules urinaires.

Il faut toujours avoir présente à l'esprit la possibilité d'accidents semblables, et en cas d'un œdème considérable, localisé, que rien ne justifie tout d'abord, examiner soigneusement la région atteinte pour y découvrir un sillon ulcéreux, et au fond de ce sillon, le lien constricteur.

Quand l'accident est récent, la section du lien constricteur n'offre pas de difficultés : s'il remonte à une date plus ou moins éloignée, la tuméfaction des parties et la douleur rendent cette petite opération fort difficile. Il devient necessaire d'endormir les enfants : par compression, ou par incision, on diminue le volume des parties tuméfiées, et l'on arrive ainsi à mettre à nu le sillon constricteur et le fil qu'il renferme : parfois on pourra le soulever sur la sonde cannelée : dans d'autres cas, on sera obligé de le sectionner directement avec les ciseaux ou avec une pince coupante, s'il s'agit d'un fil métallique.

Il est encore un accident fréquent dans la chirurgie infantile, c'est la pénétration de corps étrangers dans l'épaisseur des tissus. C'est surtout chez les petits enfants que pareil accident s'observe : ils se traînent sur le plancher, sur un tapis, une aiguille pénètre dans la profondeur des tissus. Parfois la mère ou la nourrice ne s'aperçoivent pas de l'accident : ne parlant pas encore, le petit enfant ne sait traduire la douleur que par ses cris, et l'on est souvent bien étonné, lorsque l'enfant est présenté au chirurgien, parce qu'il souffre et pousse des cris continuels, de constater sous la peau, le corps étranger, cause de tous les accidents.

II. — CORPS ÉTRANGERS DU CONDUIT AUDITIF

Trop souvent les enfants se font un jeu d'introduire dans le conduit auditif les corps étrangers les plus divers, boutons, perles en verre, dents, etc. Parfois il s'agit de corps qui ont la propriété de se gonfler par les liquides, tels que des pois, des haricots; d'autres peuvent s'implanter dans les parois du conduit auditif, comme des épingles, des épis de graminée. Enfin, des corps vivants, comme des insectes, des perce-oreilles, des mouches, des puces, des punaises, ont pu pénétrer dans le conduit auditif, et y être retenus par la viscosité du cérumen.

Si l'extraction n'est pas rapidement pratiquée, le corps étranger peut déterminer par sa présence un grand nombre d'accidents, dont certains acquièrent une haute gravité et peuvent même entraîner la mort.

Outre les douleurs intenses, il se produit du gonflement et de la suppuration du conduit auditif: parfois la membrane du tympan est perforée, et le corps étranger pénètre dans l'oreille moyenne. L'inflammation peut même gagner l'oreille interne et, se propageant au cerveau et aux méninges, déterminer la mort par méningite aiguë.

Dans d'autres cas, le corps étranger cause par sa présence divers accidents réflexes, vomissements, convulsions, paralysies, vertiges, qui peuvent faire croire à une affection cérébrale.

Ce qui peut rendre très difficile le diagnostic, c'est que le corps étranger a été longtemps toléré, et, au moment où surviennent les accidents, le malade et son entourage en ont perdu le souvenir. Inversement, on voit des malades qui affirment la présence dans leur oreille d'un corps étranger, alors que celui-ci est sorti spontanément. Giraldès cite un fait dans lequel l'enfant et les parents, ne se souvenant plus de l'oreille dans laquelle se trouvait le corps étranger, un médecin l'avait cherché à plusieurs reprises dans celle où il n'était pas. Duplay dit avoir vu un chirurgien, s'acharnant à la poursuite d'un corps étranger qui était certainement sorti de lui-même, déchirer la membrane du tympan, et saisir avec des pinces le promontoire.

Pour éviter de semblables accidents, il est avant tout nécessaire de bien préciser le diagnostic. Si l'accident est récent et que l'enfant soit suffisamment raisonnable, on pourra, en attirant en haut et en arrière le pavillon de l'oreille, de façon à déplisser le conduit auditif, et en s'aidant du miroir frontal, reconnaître la présence du corps étranger. Si celui-ci est enfoncé profondément, on s'aidera du spéculum manié avec douceur. Mais lorsque le corps etranger est depuis longtemps en place, et qu'il existe un gonflement et une suppuration abondante du conduit auditif, lorsqu'il s'agit d'un jeune enfant qui lutte contre le chirurgien, il devient nécessaire d'employer le chloroforme. Malgré l'anesthésie, l'emploi du spéculum n'est pas toujours possible, tant est grand le gonflement du conduit auditif. Force est de se contenter de l'introduction prudente d'un stylet qui vient butter contre le corps étranger ; encore est-on exposé en pareil cas à l'erreur qui consiste à prendre pour un corps étranger un point osseux dénudé. On voit par là que, dans les cas anciens et compliqués, le diagnostic peut devenir très difficile.

Au point de vue du traitement, il faut absolument établir une différence fondamentale entre les cas où le corps étranger est de date récente, et ceux où il a séjourné un temps plus ou moins long dans le conduit auditif. Les difficultés qu'on rencontre dans l'un et l'autre cas sont absolument différentes ; les règles à suivre sont différentes aussi.

S'agit-il d'un corps étranger récemment introduit, le moyen à employer, celui par lequel il faut toujours commencer, c'est l'injection forcée. Tenant d'une main le pavillon de l'oreille qu'il porte en haut et en dehors, de façon à redresser le conduit auditif, le chirurgien appuie de l'autre main sur le piston d'une seringue, dont le jet vient frapper obliquement la paroi du conduit auditif, de façon à ce qu'une partie du liquide passe au-dessus du corps étranger, et que l'onde liquide, en revenant, déplace ce corps et l'amène au dehors. Bien employé, ce moyen réussit dans l'immense majorité des cas. Mais s'il s'agit d'un corps étranger qui puisse se gonfler et qui ait séjourné déjà quelque temps dans le conduit auditif, l'injection forcée peut se montrer insuffisante, ainsi pour des pois, des haricots, des boulettes de mie de pain. Un petit crochet recourbé près de sa pointe peut, en pénétrant dans le corps étranger, le ramener au dehors. En recourbant une épingle en forme d'hameçon, on se procure facilement l'instrument nécessaire.

S'agit-il d'un corps étranger implanté dans les parois du conduit auditif, comme un fragment d'aiguille, un épi de graminée, on peut le saisir avec des pinces à mors fins.

Dans les cas anciens et difficiles, lorsqu'il existe beaucoup de gonflement et une suppuration abondante du conduit auditif, il devient nécessaire d'endormir l'enfant. Ici, l'injection forcée n'est plus de mise ; quand on sera parvenu à bien voir le corps étranger, et si sa forme et son volume s'y prêtent, on pourra parfois encore le saisir avec des pinces fines. Mais si son volume est trop gros, l'instrument le meilleur sera une fine curette que l'on glissera entre la paroi du conduit auditif et le corps étranger, de façon à ramener celui-ci au dehors. La curette articulée de Leroy d'Étiolles pour les corps étrangers de l'urètre conviendra très bien en pareil cas. Enfin, dans les cas extrêmes, le mieux sera d'avoir recours à l'incision semi-lunaire pratiquée immédiatement en arrière du pavillon de l'oreille, comme l'avait conseillé déjà Paul d'Egine. On supprimera ainsi toute la partie cartilagineuse du conduit auditif ; on aura un accès beaucoup plus facile du côté de la caisse, et on pratiquera au besoin un véritable évidement pétro-mastoïdien, comme nous le dirons à propos de la mastoïdite et de l'otorrhée chronique.

III. — CORPS ÉTRANGERS DES FOSSES NASALES

Les enfants se font un jeu de s'introduire dans les fosses nasales, comme dans le conduit auditif, les corps étrangers les plus variés : ce sont le plus souvent des pois, des haricots, des cailloux, des perles, des noyaux de cerise. Parfois un effort violent réussit à déloger le corps étranger et à l'entraîner au dehors, on peut aussi le faire sortir à l'aide d'une injection forcée, comme pour les corps étrangers de l'oreille. Dans d'autres cas, il s'enclave profondément dans les cavités irrégulières des fosses nasales ; il peut même, s'incrustant de sels calcaires, devenir le point de départ des concrétions calculeuses particulières, auxquelles on donne le nom de rhinolithes. Le corps étranger détermine à la longue un boursouflement de la muqueuse, des ulcérations, une suppuration abondante sur l'origine de laquelle on peut se tromper entièrement, si l'histoire du corps étranger a été oubliée. C'est ainsi que l'on rapporte l'histoire d'une jeune dame de vingt-cinq ans, atteinte depuis l'âge de cinq ans d'un ozène que rien n'avait pu guérir, lorsque subitement, dans des efforts d'éternuement, elle rendit par les narines une perle de verre : la guérison fut bientôt complète.

Outre les commémoratifs, on a encore à tenir compte, pour le diagnostic, de la gène respiratoire, des épistaxis, de l'écoulement de pus par les fosses nasales. Il importe toutefois de préciser exactement le diagnostic à l'aide de l'examen direct par le spéculum et le miroir frontal, et même au besoin par la rhinoscopie postérieure et le toucher avec le doigt recourbé en crochet derrière le voile du palais.

L'extraction du corps étranger pourra être faite au moyen de l'injection forcée, ou bien encore à l'aide de pinces, en se guidant toujours par la vue, et se servant à cet effet du miroir frontal. Comme exemple d'un cas particulier, présentant une difficulté spéciale, je citerai un fait rapporté autrefois à la Société de chirurgie par Le Fort. Il s'agit d'un enfant de quatre ans, qui s'était introduit un couteau dans la narine. La lame du couteau formait avec le manche un angle droit, toutes les tractions directes, exercées sur le manche du couteau, n'avaient d'autre résultat que de faire arc-bouter l'angle formé par le manche et la lame contre la partie postérieure du palais osseux. Au contraire, un mouvement de bascule de haut en bas imprimé au manche eut pour effet de dégager très rapidement la lame, et le corps étranger fut extrait sans difficulté.

IV. — CORPS ÉTRANGERS DU PHARYNX ET DE L'ŒSOPHAGE

Il est des corps étrangers qui s'arrêtent au niveau du pharynx et de l'isthme du gosier. Ce sont en général les corps piquants, comme des aiguilles, des arêtes de poissons. Ils déterminent une angoisse considérable, des mouvements incessants de déglutition, et quelquefois des efforts de vomissement. Il est quelquefois possible de voir le corps étranger implanté dans les parois du pharynx ; dans d'autres cas, il est nécessaire de pratiquer le toucher ; mais s'il s'agit d'un jeune enfant, qui se prête difficilement à l'examen, il est indispensable de mettre en place un ouvre-bouche, et quelquefois même d'administrer du chloroforme. On peut alors, se guidant sur le doigt introduit dans le pharynx, pratiquer l'extraction avec des pinces.

Mais, dans l'immense majorité des cas, le corps étranger pénètre dans l'œsophage, et s'arrête le plus souvent au niveau du point rétréci de ce conduit qui correspond à la bifurcation des bronches, c'est-à-dire derrière le manubrium du sternum, au niveau de la troisième vertèbre dorsale. Les objets avalés sont de nature très variable ; ce sont parfois des boutons, des billes, de petits sifflets ; mais le plus souvent il s'agit de pièces de monnaie ou de corps

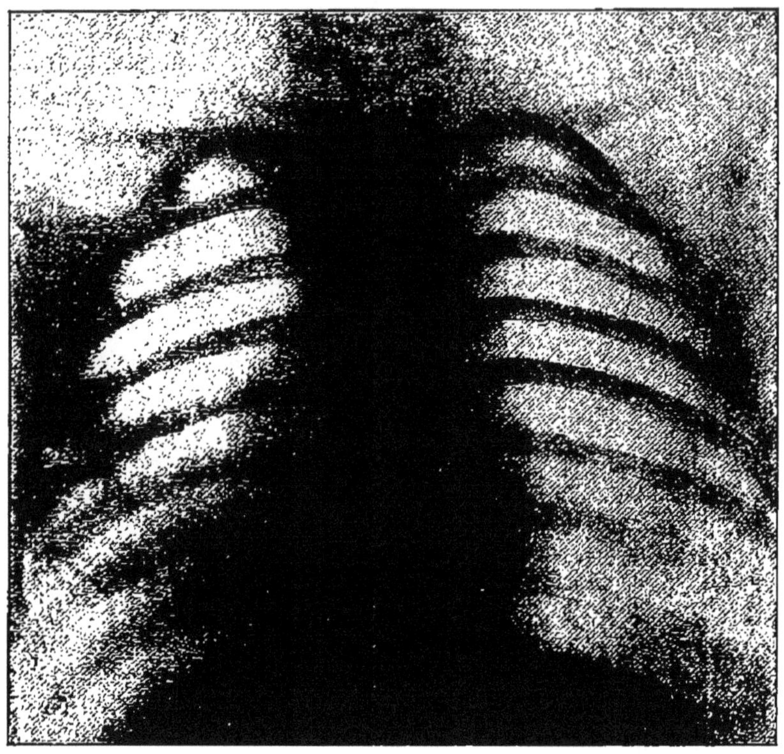

Fig. 242. — Sou dans l'œsophage.

présentant une forme analogue, jetons en ivoire, petites roues faisant partie d'un jouet, boutons aplatis. La radiographie nous a fourni des renseignements fort intéressants sur ces corps étrangers. La pièce de monnaie, le sou, car c'est le plus souvent un sou, se place transversalement dans l'œsophage. Il est là enclavé dans un repli de la muqueuse œsophagienne, tandis qu'à sa partie postérieure reste une gouttière qui sert au passage des aliments. Cette disposition nous rend parfaitement compte de ce qui se passe dans l'immense majorité des cas. Au moment même de l'accident et dans les heures qui suivent, l'enfant accuse une gêne et une douleur plus ou moins vive, la déglutition est très difficile, ou même impossible; puis, peu à peu, tous les phénomènes se calment, et l'on est souvent très étonné de voir des enfants chez lesquels un sou est arrêté dans l'œsophage depuis plusieurs semaines, plusieurs mois, et chez qui cependant la déglutition se fait d'une manière très satisfaisante. C'est là même une circonstance qui est de nature à obscurcir le diagnostic; dans d'autres cas, le corps étranger, après être resté un certain temps arrêté dans l'œsophage, est descendu dans l'estomac, et cependant le malade conserve une sensation de gêne et une douleur qui lui font croire à la persistance du corps étranger dans l'œsophage. Dans quelques cas enfin, un corps étranger est supposé avoir été avalé, tandis qu'il n'en est rien. Pour toutes ces raisons, il est indiqué d'avoir recours à l'examen radiographique.

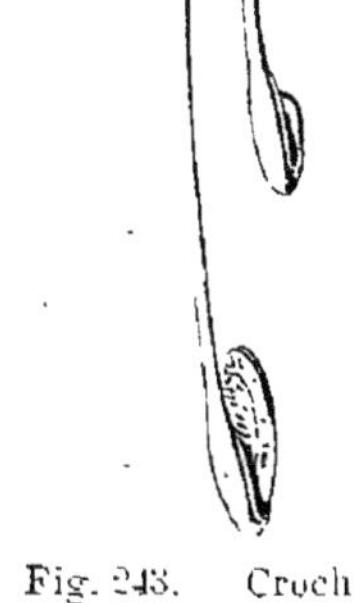

Fig. 243. Crochet œsophagien de M. Kirmisson pour l'ablation des corps étrangers de l'œsophage.

Dans les cas où le corps étranger s'est arrêté au niveau de la partie supérieure de l'œsophage, il peut être rejeté dans des efforts de vomissement; dans d'autres cas, il est entraîné peu à peu jusque dans l'estomac, mais souvent il reste enclavé dans les parois de l'œsophage; non seulement il gêne la déglutition, mais il peut encore, en comprimant la trachée, déterminer de la suffocation; autre circonstance, qui est de nature à obscurcir le diagnostic, puisqu'on peut se demander en pareil cas s'il ne s'agit pas d'un corps étranger des voies respiratoires. A la longue, le corps étranger produit l'ulcération de la muqueuse, puis l'inflammation suppurative du tissu cellulaire du cou et du médiastin, déterminant une issue funeste.

Jusqu'à ces dernières années, on s'est servi d'une manière générale, pour l'extraction des corps étrangers de l'œsophage, du panier de Graefe; mais c'est là un instrument dangereux, et, du reste, son volume ne permet pas de l'employer chez les très jeunes enfants. Le panier de Graefe présente des bords aigus qui peuvent blesser la muqueuse;

en outre, l'articulation du panier lui-même avec la tige qui le supporte lui permet de prendre des inclinaisons variables; et plus d'une fois, il est venu accrocher le rebord du cartilage cricoïde, il a été arrêté en ce point, et pendant les tentatives d'extraction, on a produit des déchirures étendues de la muqueuse, source d'accidents mortels.

L'étude radiographique des pièces de monnaie introduites dans l'œsophage m'a suggéré l'idée d'employer pour leur extraction un simple crochet. Du moment, en effet, où la pièce de monnaie se présente toujours transversalement, du moment où il existe en arrière d'elle un espace suffisant pour permettre la déglutition, il est évident que le crochet, passant en arrière de la pièce de monnaie, pourra être introduit au-dessous d'elle dans l'œsophage; puis, au moment où on le ramène de bas en haut, il accrochera par sa partie inférieure la pièce, et l'entraînera au dehors. Une expérience déjà longue (l'instrument a été présenté par moi à la Société de Chirurgie en 1898) m'a montré que c'est bien ainsi que les choses se passent. Un très grand nombre de pièces de monnaie ont pu être enlevées, depuis cette époque, à l'aide de mon crochet œsophagien, et cela même chez de très jeunes enfants, 14 mois (d'Œlnitz), 16 mois (Barnsby), et dans des cas où la pièce de monnaie était en place depuis un temps fort long. L'accident datait d'un mois dans le cas de M. Gaudier (de Lille); de 3 mois 1/2, dans un cas de Derocque (de Rouen); enfin, de 6 mois, dans le fait du professeur Masséi (de Naples). Dans tous ces cas, l'extraction a pu être faite très facilement et sans le moindre accident. L'extraction à l'aide du crochet œsophagien doit donc être considérée comme le procédé de choix; c'est seulement dans des cas exceptionnels, corps étranger irrégulier, déchirant par ses aspérités les parois de l'œsophage, ou bien lorsque l'œdème et l'empâtement profond du cou montrent qu'il y a déjà infiltration du tissu cellulaire péri-œsophagien, que l'œsophagotomie externe trouvera son indication. Du reste, bien exécutée, cette opération est susceptible de fournir, même chez les jeunes enfants, de bons résultats.

V. — CORPS ÉTRANGERS DE LA TRACHÉE ET DES BRONCHES

Les corps étrangers des voies respiratoires reconnaissent, chez les enfants, les mêmes causes que ceux de l'œsophage; mais ils comportent un pronostic beaucoup plus grave, en ce que souvent ils empêchent la respiration et déterminent la mort à bref délai. Ici, comme dans les corps étrangers œsophagiens, l'enfant jouait avec un objet qu'il introduisait dans sa bouche. A un moment donné, l'enfant fait un violent mouvement d'aspiration, et le corps étranger passe dans les voies aériennes, en déterminant un accès de suffocation. Les corps étrangers ainsi introduits dans les voies respiratoires sont de nature très diverse, mais généralement assez aplatis, de façon à pouvoir franchir l'orifice glottique. Ce sont parfois de petites pièces de monnaie, des boutons, des perles de verre, fréquemment des noyaux de fruits, des haricots; j'ai eu l'occasion d'enlever par la trachéotomie chez une petite fille un grain de café. Il est plus exceptionnel d'avoir affaire à des corps piquants, susceptibles de s'implanter dans les parois du tube respiratoire, comme des aiguilles, de petits clous, des épis de graminée.

Au moment où le corps étranger pénètre dans les voies respiratoires, l'enfant présente un violent accès de suffocation; il bleuit, il rejette la tête en arrière, tandis que la trachée et le cou sont tendus en avant; les yeux sont saillants; l'enfant, plus ou moins aphone, fait entendre un gémissement rauque; il porte les mains à son cou, comme pour se débarrasser de l'obstacle au passage de l'air; puis, au bout d'un certain temps, toute agitation se calme. Il est exceptionnel, en effet, que le corps étranger reste appliqué sur l'orifice supérieur du larynx, au niveau même de la glotte par exemple; en pareil cas, la mort peut survenir, soit par oblitération mécanique complète des voies respiratoires, soit, et plus souvent, par spasme de la glotte. Ce sont seulement les corps piquants, capables de s'implanter dans les parois du larynx, ou les corps assez volumineux pour oblitérer complètement l'orifice glottique, qui peuvent amener un semblable résultat. Dans l'immense majorité des cas, les choses se passent autrement; après avoir franchi la glotte, le corps étranger devient libre dans la trachée. Aussi peu à peu voit-on disparaître la suffocation du début : le petit malade retrouve son calme et sa tranquillité ordinaire, et l'on pourrait le croire complètement guéri. Mais c'est là un calme trompeur. Le

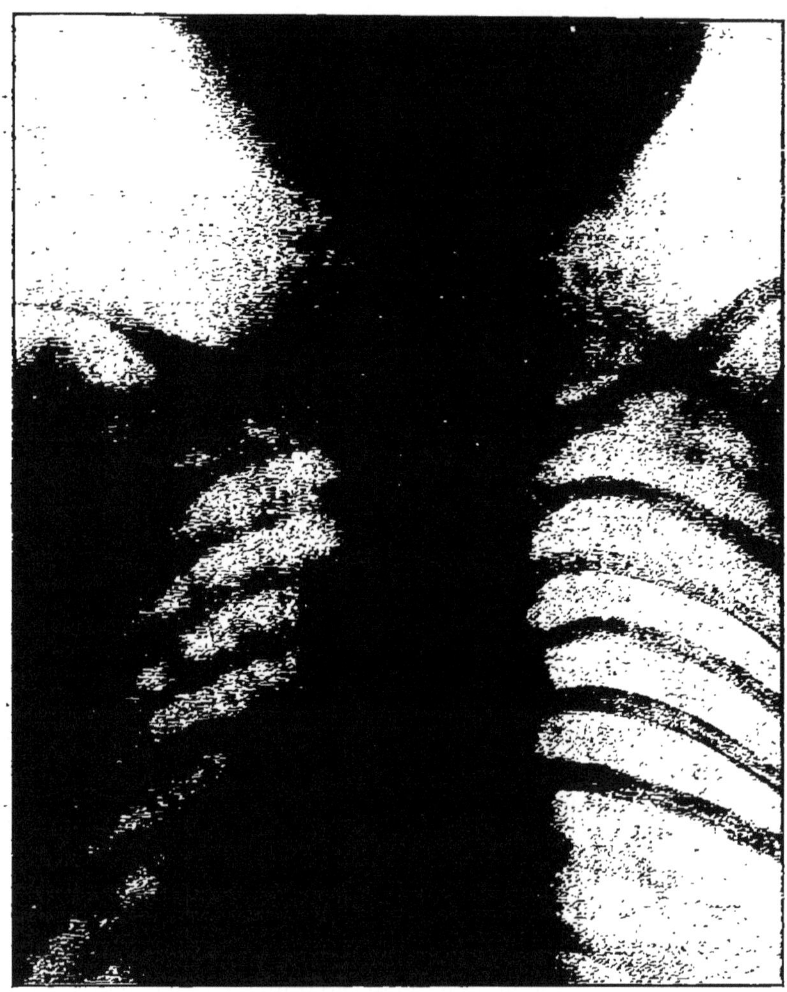

Fig. 244. — Corps étranger dans la bronche droite.

corps étranger libre dans la trachée est, à un moment donné, entraîné par un violent effort d'expiration, il remonte dans le larynx, vient de nouveau se mettre en contact avec la glotte, et détermine un nouvel accès de suffocation. Les choses vont ainsi, et les accès de suffocation se reproduisent pendant plusieurs jours ; ils reviennent surtout fréquemment pendant la nuit.

A un moment donné, les accès de suffocation disparaissent définitivement, la santé se rétablit en apparence et quelquefois le souvenir de l'accident s'efface. Mais on voit alors se développer des accidents qui ont toutes les apparences de la tuberculose pulmonaire, et qui aboutissent le plus souvent à une terminaison mortelle. Que s'est-il passé? Le corps étranger a passé de la trachée dans l'une des bronches, il s'y est enclavé, et a donné naissance à des phénomènes de suppuration, qui font croire à l'existence de la tuberculose.

Quand l'enfant est amené au chirurgien au moment même de l'accident, les commémoratifs, l'accès de suffocation ne laissent pas de doute. Le seul examen qui s'impose est celui du pharynx et de l'extrémité supérieure du larynx, pour voir si le corps étranger ne se serait pas arrêté en ce point. Pour cela, la bouche de l'enfant est maintenue ouverte à l'aide d'un ouvre-bouche; le doigt du chirurgien recourbé en crochet va rapidement explorer le pharynx et l'orifice supérieur du larynx. Mais c'est dans des cas exceptionnels qu'on sera assez heureux pour extraire par ce moyen le corps étranger. Dans l'immense majorité des cas, il a déjà franchi la glotte et gagné la trachée.

Parfois le calme est si grand au moment où le petit malade nous est présenté, que nous pourrions être induit en erreur, et croire le malade définitivement débarrassé. Mais le retour des accès de suffocation montre bien que le corps étranger n'a pas été expulsé. S'il est resté mobile dans la trachée, il détermine dans ses déplacements sous l'influence du courant d'air respiratoire des bruits particuliers, tout à fait caractéristiques. C'est parfois un grelottement spécial, parfois un véritable bruit de soupape ou de clapet; ces bruits se perçoivent aisément, quand on ausculte avec un stéthoscope placé au devant de la trachée; ils sont quelquefois même assez forts pour être perçus par la main placée au devant du conduit trachéal.

Mais dans les cas où le corps étranger est fixe, et surtout s'il a pénétré dans les bronches, nous ne saurions plus compter sur les symptômes précédents. Il faut s'adresser alors à la percussion et à l'auscultation du thorax; vu la direction de la bronche droite et son volume plus considérable, c'est le plus souvent dans son intérieur que pénètrent les corps étrangers. La matité et le silence respiratoire dans toute la zone répondant à la bronche oblitérée permettront le diagnostic. Enfin, nous avons encore aujourd'hui la radiographie qui nous rend de précieux services, dans tous les cas où le corps étranger est impénétrable aux rayons X.

Déjà nous avons dit que la première précaution à prendre au moment de l'accident, c'est de s'assurer par le toucher que le corps étranger n'est pas resté arrêté sur l'orifice supérieur du larynx. On sera assez heureux pour extraire dans quelques cas le corps étranger par cette voie. On a pu quelquefois aussi, en inclinant par en bas la partie supérieure du corps et exerçant la succussion du thorax, favoriser l'expulsion spontanée du corps étranger. Mais ce sont là des faits exceptionnels, et la meilleure conduite, dès que la présence du corps étranger dans les voies respiratoires est nettement établie, c'est de pratiquer immédiatement la trachéotomie. Il vaut mieux avoir recours ici à la trachéotomie proprement dite, et non à la crico-trachéotomie, de façon à favoriser l'expulsion de corps étrangers profondément situés dans la trachée, et reposant parfois sur l'origine des bronches. Dès que la trachée est ouverte, on voit quelquefois le corps étranger être expulsé dans un violent effort de toux. Il suffit alors en pareil cas de placer au devant de la plaie cervicale un pansement aseptique, sans introduire une canule dans la trachée. Si même le corps étranger n'a pas été immédiatement expulsé, l'introduction de la canule est inutile : elle pourrait même être nuisible, en empêchant l'issue au dehors du corps étranger qui vient butter contre son extrémité trachéale. Le mieux est de maintenir ouverte la plaie trachéale en passant dans chacune de ses lèvres un fil de soie en U, dont les extrémités sont nouées derrière le cou. Si l'expulsion tarde à se faire, on peut la provoquer en excitant les parois trachéales par l'introduction d'un instrument.

Il arrive parfois, et la chose a été souvent notée, en particulier pour les haricots, que le corps étranger soit expulsé en plusieurs fragments. D'une manière générale, on peut dire que le pronostic est d'autant plus favorable que l'intervention a été plus hâtive ; trop souvent, en effet, on a vu, après l'extraction la plus heureuse du corps étranger, l'enfant succomber aux suites de la broncho-pneumonie, dont le début remontait à une période antérieure à l'intervention.

Dans les cas exceptionnels où le corps étranger reste fixé dans le larynx, il devient nécessaire de faire la laryngotomie, en pratiquant sur la ligne médiane la section du cartilage thyroïde. Mais la trachéotomie aura toujours été en pareil cas l'opération préliminaire indispensable.

Restent enfin les cas les plus importants dans lesquels le corps étranger est fixé dans l'une des bronches (la droite le plus souvent), et où la trachéotomie n'a pas suffi à en procurer l'expulsion. Le chirurgien a pu être assez heureux pour aller saisir avec des pinces le corps étranger situé dans la bronche, ou bien le déloger avec un petit crochet et en favoriser l'expulsion. C'est ici que des progrès considérables ont été introduits de nos jours dans cette partie de la chirurgie. Tout d'abord nous avons à notre disposition la radiographie qui, dans la plupart des cas, nous permettra de préciser avec une grande rigueur le siège du corps étranger. En outre, les instruments construits sous le nom de bronchoscopes, et introduits, soit par les voies naturelles, soit par la plaie trachéale, nous permettent, à l'aide de la lumière électrique, d'éclairer l'intérieur des bronches, de voir et de saisir avec des instruments appropriés le corps étranger. Il n'est pas douteux que, dans l'avenir, le pronostic des corps étrangers intra-bronchiques ne soit amélioré par l'emploi de ces instruments.

LIVRE TROISIÈME

LÉSIONS INFLAMMATOIRES ET TROUBLES DE NUTRITION

PREMIÈRE SECTION

MALADIES DE L'APPAREIL LOCOMOTEUR

Un des traits principaux qui caractérisent l'enfance, c'est l'accroissement du squelette. D'où l'importance, à cette période de la vie, des maladies de l'appareil locomoteur.

La composition de la substance osseuse est semblablement la même à tous les âges; mais la proportion de la matière organique à la matière inorganique est beaucoup plus considérable chez l'enfant. Il en résulte une activité beaucoup plus grande de la nutrition, et aussi une tendance plus marquée aux altérations pathologiques. L'os de l'enfant est extrêmement vasculaire; son périoste est fort épais et beaucoup moins adhérent à l'os qu'il ne le sera plus tard. A la face profonde du périoste se trouve une couche d'éléments embryonnaires, les ostéoblastes de Gegenbaur, qui jouent le plus grand rôle dans l'accroissement de l'os en épaisseur et dans sa reproduction. Des éléments cellulaires se voient également dans le canal médullaire et dans les canaux de Havers, de sorte qu'on a pu dire que l'os baignait de toutes parts dans la moelle. Celle-ci, du reste, diffère par sa couleur rouge vif de la moelle osseuse des adultes, dont les éléments cellulaires sont en grande partie remplacés par des cellules adipeuses.

Aux particularités précédentes, joignez ce fait que l'os de l'enfant présente, aux deux extrémités de sa diaphyse, un cartilage qui le sépare de l'épiphyse, et qui, sous le nom de cartilage épiphysaire, préside à l'accroissement de l'os en longueur.

Il est fort important de noter que toutes les épiphyses n'ont pas la même valeur physiologique. Des deux cartilages épiphysaires d'un os long, il en est un qui contribue beaucoup plus puissamment que l'autre à l'accroissement de l'os en longueur. Ce cartilage est dit le cartilage fertile. La disposition de ces cartilages fertiles est inverse au membre supérieur et au membre inférieur. Au membre supérieur, en effet, les cartilages épiphysaires fertiles répondent à l'extrémité supérieure de l'humérus et aux extrémités inférieures du cubitus et du radius. Au membre inférieur, au contraire, ce sont les cartilages épiphysaires de l'extrémité inférieure du fémur et de l'extrémité supérieure du tibia qui fournissent surtout à l'allongement du membre.

Cette notion des épiphyses fertiles a une très grande importance au point de vue de la localisation, tant des néoplasmes que des maladies inflammatoires. C'est en effet au niveau des épiphyses fertiles qu'on rencontre le plus souvent les produits néoplasiques, comme les ostéo-sarcomes et les exostoses de développement; ces mêmes épiphyses fertiles sont le plus souvent le siège des lésions de l'ostéomyélite.

CHAPITRE I

DE L'OSTÉOMYÉLITE DE CROISSANCE

L'ostéomyélite de croissance ou de développement est une maladie infectieuse qui peut se montrer sur les différentes parties du squelette pendant toute la durée du développement.

C'est donc à tort qu'on l'a appelée ostéite des adolescents ; elle se montre non seulement dans l'adolescence, mais encore dans la seconde, et même dans la première enfance. Il n'est pas très rare de la rencontrer même chez le nouveau-né.

La vérité s'est fait jour peu à peu sur cette question. De là, les dénominations diverses employées par les différents auteurs, en rapport avec les faits particuliers que la clinique leur avait permis d'observer. On trouve successivement les dénominations de décollement spontané des épiphyses (Klose, de Breslau), d'ostéite épiphysaire des adolescents (Gosselin), d'ostéite juxta-épiphysaire (Ollier), de périostite phlegmoneuse diffuse (Chassaignac).

Chacune de ces dénominations traduit un aspect particulier de la maladie, mais ne saurait s'appliquer à la généralité des cas. Si l'on veut une dénomination qui réponde à l'étiologie, on doit dire ostéite de croissance ou de développement. Au point de vue anatomo-pathologique, on pourrait l'appeler *panostéite* ; car tous les éléments qui entrent normalement dans la constitution de l'os, périoste, moelle, tissu osseux lui-même, peuvent être le siège des lésions.

Quoi qu'il en soit, la clinique nous impose l'idée d'une maladie infectieuse. Aussi Chassaignac englobait-il l'ostéite de développement et le phlegmon diffus des parties molles dans ce qu'il appelait le typhus des membres.

La doctrine microbienne est venue donner un corps à cette notion de l'infection. En 1880, Pasteur, examinant du pus d'ostéomyélite, y a découvert un microbe semblable à celui qu'il avait constaté précédemment dans le furoncle : aussi put-il dire que l'ostéomyélite est un véritable furoncle des os. Le microbe qu'on rencontre le plus fréquemment dans le pus de l'ostéomyélite, c'est le staphylocoque, sous ses deux formes de staphylococcus aureus et albus : on y voit aussi, mais plus rarement, le streptocoque. Enfin, il existe des infections mixtes caractérisées par l'association de ces deux microbes. En injectant le staphylocoque dans les veines des jeunes animaux, M. Rodet (de Lyon) a pu, en 1885, reproduire les lésions de l'ostéomyélite, et ainsi mettre hors de doute le rôle du micro-organisme dans la production de la maladie.

Étiologie. — La première des conditions de développement de l'affection, c'est l'âge des sujets, les conditions anatomiques et physiologiques de l'os en voie de croissance étant éminemment favorables à l'infection. Il existe aussi une prédominance marquée en faveur du sexe masculin, les garçons étant plus exposés, par leurs travaux ou par leurs jeux turbulents, aux efforts et aux traumatismes du côté des os, qui deviennent l'occasion d'ostéomyélites.

Une circonstance souvent notée dans les observations, c'est l'influence du froid, et surtout du froid humide, d'où la dénomination de périostite rhumatismale, employée autrefois par Schutzenberger (de Strasbourg). Une autre influence très souvent notée, c'est celle du surmenage, les enfants et les jeunes gens que nous observons dans les hôpitaux étant soumis à des travaux et à des fatigues exagérés pour leur âge.

On s'est demandé si, dans bon nombre de cas, une solution de continuité du tégument externe ne servait pas de porte d'entrée au microbe, cause de l'ostéomyélite. Le fait se vérifie dans un certain nombre de cas ; ainsi, je puis citer l'exemple d'une petite fille qui fut atteinte d'ostéomyélite du calcanéum à la suite de la pénétration d'une aiguille dans le pied. Très fréquemment l'ostéomyélite débute à la suite d'un traumatisme ; ainsi, l'un de mes petits malades fut atteint d'une ostéomyélite du tibia à la suite d'une contusion de cet os contre un banc ; une jeune fille présenta une ostéomyélite de la hanche gauche, après s'être violemment heurté la hanche contre un mur.

Assez souvent c'est une angine qui a été le point de départ de l'affection. J'ai vu, il y a quelques années, une fillette qui, à la suite d'une angine, présenta une ostéomyélite primitive du rachis.

Siège. — Les os longs sont certainement le siège le plus fréquent de l'ostéomyélite. Les membres inférieurs sont beaucoup plus souvent atteints que les supérieurs; la cause en est dans la fatigue beaucoup plus grande à laquelle sont soumis les os des membres inférieurs, qui doivent soutenir le poids du corps pendant la marche et la station. Ce sont surtout les épiphyses fertiles qui sont atteintes, c'est-à-dire, au membre inférieur, les épiphyses inférieure du fémur et supérieure du tibia; au membre supérieur, l'épiphyse supérieure de l'humérus, les épiphyses inférieures du radius et du cubitus. A chacun des deux membres, la maladie frappe surtout l'os qui fatigue le plus; ainsi, au membre inférieur, c'est le tibia qui est beaucoup plus souvent atteint que le péroné; au membre supérieur, le radius est beaucoup plus souvent malade que le cubitus, car c'est lui qui supporte le poids du corps, quand le malade prend point d'appui sur la paume de la main.

Le point de départ de la maladie n'est pas le plus souvent l'épiphyse elle-même, ni même le cartilage épiphysaire; c'est la région renflée de la diaphyse avoisinant le cartilage épiphysaire, et à laquelle on a donné le nom de bulbe de l'os. Il arrive, d'ailleurs, que l'affection ne reste pas limitée à une seule épiphyse; mais que, se propageant à travers la diaphyse, elle envahisse simultanément les deux régions épiphysaires d'un même os. C'est à cette forme que M. Ollier a donné le nom d'ostéomyélite bipolaire; elle n'est pas très exceptionnelle au tibia.

Ce serait du reste une singulière erreur de croire que l'ostéomyélite s'observe uniquement sur les grands os longs des membres. On la rencontre également sur les petits os longs de la main et du pied; sur les os courts, tels que le calcanéum et les vertèbres; sur les os plats, os iliaque, omoplate, maxillaire inférieur, os du crâne; en un mot, il n'est pas un seul point du squelette qui n'en puisse être atteint.

Symptômes et marche. — L'ostéomyélite est une maladie essentiellement polymorphe, capable de revêtir les aspects les plus variés, depuis les cas d'une extrême gravité jusqu'aux plus bénins.

Notons tout d'abord l'existence de faits dans lesquels la maladie a une marche tout à fait suraiguë, foudroyante pour ainsi dire. La mort survient en quelques jours, et elle est la conséquence de l'intoxication générale, bien plutôt qu'elle ne résulte des phénomènes locaux. On peut dire, dans ces cas, qu'il s'agit d'une forme pyohémique d'emblée. Les lésions osseuses sont à peine marquées, et ce sont, en pareil cas, les lésions viscérales qui dominent la scène. Ainsi Schuchardt rapporte dans la *Deutsche Chirurgie* deux cas d'ostéite de la clavicule avec péricardite et pneumonie, qui causèrent la mort en quelques jours. C'est surtout à la hanche que j'ai rencontré de pareils faits. Si la maladie se prolonge, des foyers secondaires se montrent sur les os et les articulations.

Mais fort heureusement une marche aussi foudroyante est exceptionnelle. Dans les cas aigus, la maladie se caractérise à la fois par des symptômes locaux et des symptômes généraux, et, suivant les cas, ce sont tantôt les uns, tantôt les autres, qui prédominent, circonstance qui, on le comprend, présente une grande importance au point de vue du diagnostic.

Les phénomènes généraux consistent tout d'abord dans l'élévation considérable du pouls et de la température. Celle-ci dépassera le plus souvent 39°, elle peut même atteindre 40°, et jusqu'à 41°. En même temps, le malade est abattu, le teint est terreux, les yeux excavés, la langue est sèche, en un mot, l'état général est typhoïdique.

Quant aux phénomènes locaux, il convient d'envisager deux ordres de faits, suivant que l'os atteint est superficiel, ou qu'il est, au contraire, profondément situé, sous une épaisseur considérable de parties molles.

Si l'os atteint est superficiel, comme, par exemple, le tibia, on voit, dès le début, une tuméfaction plus ou moins considérable. A cette tuméfaction s'ajoute de la rougeur, tantôt sous la forme de plaques, tantôt sous forme de traînées qui rappellent absolument celles de la lymphangite. A ces symptômes se joignent bientôt de l'œdème, et même de la fluctuation ; toutefois il ne s'agit pas toujours ici de fluctuation superficielle, sous-cutanée, mais le plus souvent de fluctuation profonde, sous-aponévrotique, et, par là même, d'une appréciation beaucoup plus difficile.

Dans le cas où l'os atteint est profondément situé, comme à la hanche, ou bien encore à l'extrémité inférieure du fémur, il n'y a pendant longtemps pas de rougeur, pas même d'œdème, encore moins de fluctuation; mais seulement un gonflement plus ou moins considérable.

La marche est très variable, suivant les cas. Parfois la suppuration est très diffuse; elle se propage au loin, à la fois sous le périoste et dans l'intérieur du canal médullaire. Cette forme répond à ce que les chirurgiens anciens appelaient l'ostéomyélite. Le périoste est décollé, et entre sa face profonde et l'os, existe une nappe de pus parfois très considérable. Ce décollement remonte jusqu'au niveau du cartilage épiphysaire, et parfois l'on voit la suppuration produire ce décollement entre la diaphyse et le cartilage épiphysaire, sur lequel avait insisté Klose (de Breslau).

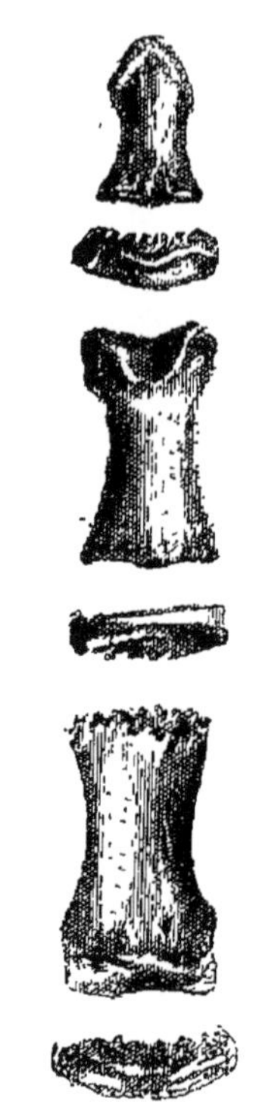

Fig. 245. — Ostéomyélite. Décollement épiphysaire du squelette du pouce, y compris le premier métacarpien, chez un jeune homme de dix-sept ans.

En même temps la suppuration se produit dans l'épaisseur du tissu osseux lui-même et dans le canal médullaire. De ce côté encore, le pus gagne le cartilage épiphysaire; il peut même, comme l'a décrit Chassaignac, se faire à travers toute l'épaisseur du cartilage épiphysaire des trépanations spontanées qui versent le pus dans l'intérieur de l'articulation voisine.

Du reste, la suppuration articulaire se produit d'une manière beaucoup plus simple dans le cours de l'ostéomyélite, et sous l'influence des seules conditions anatomiques. Je veux parler des cas dans lesquels le point osseux, l'épiphyse primitivement atteinte, fait normalement partie de l'articulation. Ainsi il est aisé de comprendre qu'il ne pourra y avoir d'ostéomyélite primitive de la tête fémorale ou de l'extrémité supérieure de l'humérus sans une arthrite suppurée de la hanche ou de l'épaule. De même, une ostéomyélite primitive de l'astragale donnera naissance à une arthrite suppurée tibio-tarsienne.

On voit combien la situation est grave dans les cas auxquels je fais allusion en ce moment. L'os baigne de toutes parts dans le pus qui forme une large nappe entre sa face externe et le périoste, qui remplit tout le canal médullaire, et les travées du tissu osseux lui-même. Joignez-y le décollement épiphysaire et l'envahissement de l'articulation voisine par la suppuration. Trop souvent, en pareille circonstance, le malade est emporté par la septicémie dont les déterminations se font sur les différents viscères, le poumon, le foie, le cœur, les reins, etc. Fréquemment on voit des localisations secondaires se faire sur les différents points du squelette. Un gonflement se produit sur le trajet d'un os; on s'attend à voir la fluctuation devenir manifeste d'un moment à l'autre, lorsque le gonflement disparaît progressivement. Dans d'autres cas, au contraire, il augmente, et fait place à un abcès qui, ouvert, révèle un nouveau foyer d'ostéomyélite, dont la marche sera plus ou moins identique à celle du foyer primitif. Il n'est pas rare de voir des malades chez lesquels plusieurs foyers secondaires se produisent ainsi successivement.

Outre le décollement épiphysaire et la suppuration des articulations voisines, une grave complication de l'ostéomyélite est la production de fractures spontanées au niveau du foyer pathologique. Il n'est pas impossible cependant, même dans des conditions en apparence aussi défavorables, de voir se produire la consolidation, mais souvent au prix de difformités très prononcées.

Dans des cas moins graves que ceux auxquels nous venons de faire allusion, la suppuration ne gagne ni le canal médullaire, ni les articulations voisines; il ne se produit pas de décollement épiphysaire. Les phénomènes inflammatoires se limitent aux couches superficielles de l'os, et l'affection détermine la production d'un séquestre superficiel dont l'élimination marque la fin de la suppuration. Il est même des faits particulièrement heureux, mais malheureusement en petit nombre, dans lesquels l'ostéomyélite n'aboutit point à la nécrose, et où la cicatrisation se produit sans l'élimination de séquestre.

Dans l'immense majorité des cas, au contraire, l'ostéomyélite aboutit à la mortification de l'os, à la fois en surface et en profondeur. Pendant que les parties mortifiées se détachent sous la forme de séquestres répondant parfois à la totalité de la diaphyse d'un os long, le périoste, dont le pouvoir ostéogénique est excité, fournit un os nouveau qui entoure plus ou moins complètement le séquestre central. Dans cette coque osseuse de nouvelle formation, se trouvent de place en place des solutions de continuité, de véritables orifices, représentant ce que Weidmann, dans ses études sur la nécrose, avait dénommé les cloaques. Parfois les séquestres s'engagent à travers

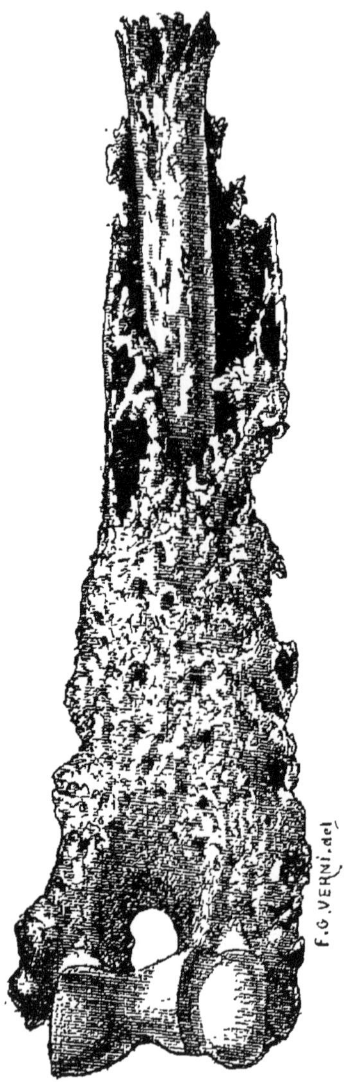

Fig. 246. — Nécrose diaphysaire après une ostéomyélite aiguë de l'extrémité supérieure de l'humérus. Le séquestre formé par la diaphyse humérale est environné par un os de nouvelle formation.

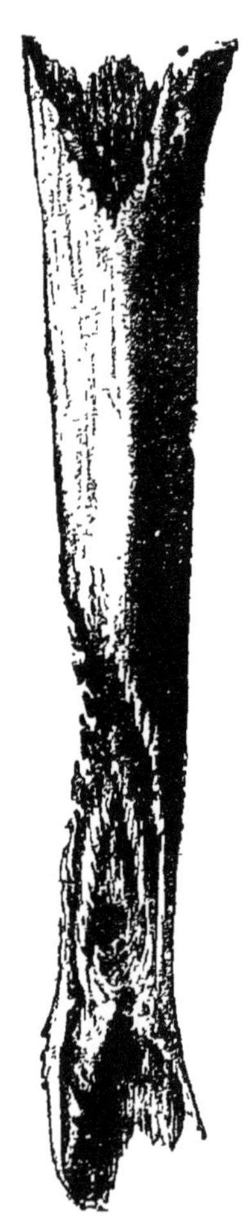

Fig. 247. — Séquestre formé par la presque totalité de la diaphyse tibiale à la suite d'une ostéomyélite.

ces orifices et peuvent être extraits avec la plus grande facilité. Dans d'autres cas, au contraire, le volume des séquestres, leur direction parallèle à celle de l'os de nouvelle formation, font que le séquestre n'a aucune tendance à l'élimination spontanée, et ainsi l'on voit se perpétuer indéfiniment la suppuration.

Une autre conséquence du processus inflammatoire que nous analysons en ce moment, c'est l'augmentation de volume de l'os atteint, présentant suivant les points la consistance la plus variable, tantôt éburnée, tantôt molle et friable. Aux séquestres invaginés et à l'hyperostose, il faut joindre les abcès centraux des os, décrits

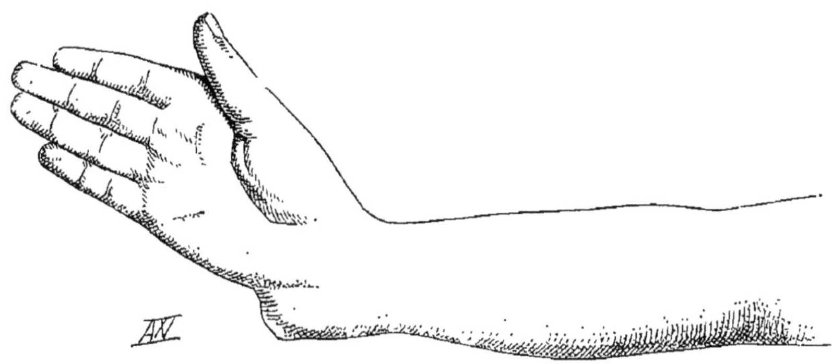

Fig. 218. — Ostéomyélite de l'extrémité inférieure du radius; arrêt de développement de l'os; déviation de la main en main bote radiale; saillie exagérée de l'extrémité inférieure du cubitus (d'après Albert et Kolisko).

par Sir Benjamin Brodie. Pendant longtemps l'étiologie de ces abcès est restée indécise, et on a cru qu'ils constituaient une lésion indépendante du tissu osseux. La localisation de ces abcès dans cette portion renflée de la diaphyse qui constitue le bulbe de l'os, leur évolution clinique, les font aujourd'hui rentrer dans la description de l'ostéomyélite. Des abcès des os, il faut rapprocher ces cavités renfermant, au lieu de pus, des fongosités et quelquefois de petits séquestres; ce qui leur a fait donner par Gosselin le nom de faux abcès des os. Les parois de ces cavités présentent parfois les caractères de l'ostéité condensante: en même temps, les malades accusent de violentes douleurs, ce qui justifie le nom d'ostéite à forme névralgique employé également par Gosselin.

Les différents processus anatomiques, que nous venons d'indiquer, séquestres invaginés, nécrose, hyperostoses, abcès vrais ou faux des os, dans leur ensemble, caractérisent le passage de la maladie à l'état chronique, cette forme à laquelle M. Lannelongue, avec juste raison, a donné le nom d'ostéomyélite prolongée. C'est pendant de longues années, 10, 20, 40 ans et plus, pendant toute la durée de l'existence, en un mot, que peuvent se prolonger ces lésions qui sont la conséquence d'une ostéomyélite de l'enfance ou de l'adolescence.

L'ostéomyélite prolongée détermine très fréquemment des difformités considérables, tenant soit à l'arrêt de développement de l'os atteint, soit aux inflexions qui se produisent dans la continuité des diaphyses. Mais c'est surtout dans les segments de membre composés de deux os, qu'on voit se produire les déformations les plus importantes. L'un des os cessant de s'accroître en longueur, son congénère est obligé de s'incurver sur lui-même pour s'adapter à la longueur de l'os voisin. Les exemples que nous figurons ici et que nous empruntons au mémoire d'Albert et Koliko permettront de se faire une bonne idée de ces déformations. (Voyez fig. 248 et 249.)

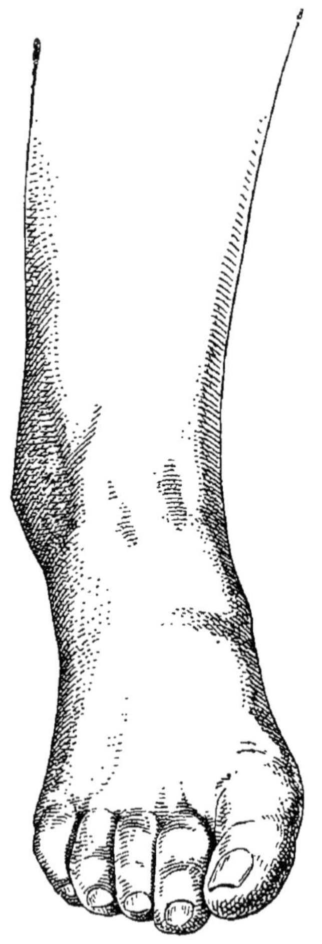

Fig. 249. — Ostéomyélite ancienne : allongement du péroné de 3 cent., déviation du pied en varus (d'après Albert et Kolisko).

Si, dans bon nombre de cas, la prolongation des lésions est compatible avec un bon état de santé générale, souvent, au contraire, il arrive que la suppuration persistante détermine les lésions viscérales habituelles en pareil cas, néphrites chroniques, dégénérescences amyloïdes du foie et des reins.

Mais, à côté de ces ostéomyélites chroniques ou prolongées, suite de l'ostéomyélite aiguë, il faut encore mentionner certaines formes dans lesquelles la maladie a évolué d'emblée à l'état chronique, et auxquelles, à cause de cela, Trélat avait donné le nom d'ostéomyélite chronique d'emblée. Sans que le malade ait jamais eu de fièvre, sans qu'il ait gardé le lit, on peut voir en pareil cas se former des séquestres et des hyperostoses. C'est encore à cette forme qu'il faut rattacher ces épanchements de sérosité qui se font entre l'os et le périoste, et auxquels Ollier a donné le nom de périostite albumineuse. Dans ces cas, la maladie évoluant sans fièvre, sans phénomènes aigus, ce n'est plus avec les affections aigus, lymphangite, phlegmon diffus, que le diagnostic est à faire, mais bien avec l'ostéite tuberculeuse; et, de fait, il est des cas où le diagnostic reste hésitant, et où le clinicien aura besoin de faire appel à l'examen bactériologique du pus et à l'inoculation pour trancher la question.

Traitement. — Le traitement de l'ostéomyélite est essentiellement chirurgical. Il importe de ne pas perdre de temps avec des applications de sangsues, des émollients et des pommades résolutives. Dès que le diagnostic est fait, il faut endormir le malade, et pratiquer, dans toute la hauteur du foyer, un large débridement comprenant le périoste et ne s'arrêtant qu'à la face externe de l'os. Il ne s'agit point ici d'un simple coup de bistouri, comme dans un abcès superficiel, mais d'une opération méthodique, qui nécessite absolument la chloroformisation. Le chirurgien sectionne, couche par couche, toutes les parties molles qui se présentent devant lui, plaçant des pinces sur les vaisseaux qui saignent, et, arrivé au périoste, il débride cette membrane dans toute l'étendue du foyer pathologique.

L'objection tirée de l'absence de fluctuation n'a pas de valeur. Du moment où le diagnostic d'ostéomyélite a été porté, il suffit d'annoncer à la famille qu'un large débridement périostique est nécessaire, quand bien même il n'y aurait pas encore de pus. En un mot, on se comporte absolument ici comme dans le panaris profond, qui n'est, du reste, le plus souvent qu'une ostéomyélite phalangienne.

L'incertitude du diagnostic n'est pas davantage une objection, en présence de tous les phénomènes locaux de l'inflammation, rougeur, œdème et gonflement. Car la lymphangite et le phlegmon diffus nécessitent, comme l'ostéomyélite, une large incision. En prenant en considération le caractère profond des douleurs, le siège juxta-épiphysaire des lésions, l'âge du malade, on a bien des chances d'arriver à un diagnostic exact. Peu importe du reste qu'on ait cru à tort à une lymphangite ou à un phlegmon : du moment où on ne trouve pas de pus dans les parties molles, il faut inciser le périoste et aller jusqu'à l'os. On n'imitera pas l'exemple de ce médecin qui, sur un enfant atteint d'ostéomyélite du tibia gauche que j'ai eu l'occasion d'observer à Trousseau, dans ces dernières années, laissa la maladie évoluer sans intervention pendant un mois, sous le prétexte qu'il s'agissait d'un phlegmon, et mit ains le petit malade à deux doigts de sa perte.

On a pu reprocher aux larges débridements que je préconise ici de favoriser l'infection en ouvrant de larges bouches à l'absorption. Ce reproche nous semble mal fondé ; avant tout, pas de clapiers, pas de stagnation de pus ; et, pour peu que la disposition des parties l'exige, on ne se contentera pas d'une incision unique ; on pratiquera encore des contre-ouvertures et un large drainage, en même temps qu'on lavera le foyer avec une solution antiseptique.

Mais tout cela est-il suffisant, ou faut-il pratiquer toujours la trépanation osseuse?

De la trépanation osseuse dans l'ostéomyélite. — Pratiquée autrefois par J.-L. Petit, la trépanation osseuse a été conseillée en 1830 par Morven Smith, qui rapporte dans l'*American Journal* des faits qui lui sont favorables. En 1876, M. Ollier conseillait devant l'Académie des Sciences la trépanation, dans les cas où l'os présente une infiltration de son tissu spongieux, un aspect grisâtre indiquant la nécrose. M. Lannelongue est allé beaucoup plus loin : il préconise la trépanation toujours et dans tous les cas. Il conseille de faire avec la tréphine une ou deux perforations dans l'épaisseur du bulbe osseux. Dans tous les cas, on verrait sortir par l'orifice ainsi créé de la suppuration.

Il y a là certainement une exagération, et j'ai pu guérir un très grand nombre de malades sans recourir au trépan. D'autre part, la trépanation hâtive ne réussit pas toujours à enrayer les accidents. J'en citerai pour preuve les cas suivants : Un jeune homme présentait une ostéomyélite de l'extrémité inférieure du tibia gauche ; l'incision conduite jusqu'à l'os ne fournit pas de pus ; je pratiquai alors la trépanation. Il n'y eut pas davantage écoulement de liquide. Et cependant, pendant les jours suivants, il y eut arthrite suppurée tibio-tarsienne du même côté, et, du côté opposé, une ostéomyélite secondaire de l'extrémité inférieure du tibia. Dans un autre cas, une jeune fille fut opérée d'urgence dans mon service par un chirurgien du Bureau central pour une ostéomyélite du tibia. On fit. sur le trajet de la diaphyse, trois petites incisions de 2 centimètres et demi de hauteur environ, dont chacune servit à faire une trépanation, et cependant la maladie fut si peu enrayée que, dans les jours suivants, je dus pratiquer chez cette jeune fille une arthrotomie pour une arthrite purulente du genou. Plus tard encore, elle revint dans le service pour l'ablation d'un séquestre volumineux.

Si j'insiste sur ce point particulier de la question, c'est parce que je crois qu'il y aurait un grave inconvénient à substituer la trépanation faite au moyen de très petites incisions, aux larges débridements périostiques dont j'ai parlé plus haut. D'autre part, il est important de bien établir que la trépanation n'est pas nécessaire dans tous les cas, afin d'enlever au médecin un prétexte à l'abstention, faute des instruments nécessaires à la trépanation. Vous avez reconnu une ostéomyélite ; vous devez immédiatement pratiquer un large débridement périostique dans toute la hauteur du foyer. Pour cela, un bistouri et des pinces hémostatiques sont suffisants. Si les accidents ne rétrocèdent pas, il sera toujours temps de pratiquer dans les jours suivants la trépanation.

Une autre question est celle de la résection diaphysaire primitive dans le traitement de l'ostéomyélite.

De la résection diaphysaire primitive dans le traitement de l'ostéomyélite. — La question a été posée surtout par Holmes. Les arguments fournis par lui sont les suivants : 1° la résection enlève de l'organisme le point de départ d'une inflammation constitutionnelle qui serait très aiguë et très dangereuse; 2° elle permet d'éviter qu'on ait à recourir plus tard à d'autres opérations: 3° elle abrège la durée de la convalescence. A l'appui de son opinion, il cite quatre observations : la première est sans valeur, puisque, après la résection, il fallut en venir à l'amputation. La seconde est relative à un enfant de dix ans, présentant un abcès sous-périostique du tibia. Au bout de trois semaines, on pratiqua la résection sous-périostée de la diaphyse tibiale. Après l'opération, l'état général s'améliora rapidement; mais il se forma, au voisinage immédiat du genou, des abcès qui furent ouverts. Quand l'enfant fut guéri, il y avait un raccourcissement d'un pouce et demi; le genou était complètement raide. L'opération avait été faite le 15 avril. Le 1er décembre, le malade marchait très bien avec une canne; mais il conservait deux trajets fistuleux, qui aboutissaient à une surface osseuse dénudée. « *Je crois*, dit Holmes, qu'ils se cicatrisèrent promptement. »

Dans le troisième cas, il s'agissait d'une nécrose aiguë du péroné; on pratiqua l'ablation sous-périostée de cet os. Le malade fut revu au bout d'un an; le pied parut se tourner un peu sur son bord externe : l'extrémité inférieure de l'os s'était accrue par en haut; l'extrémité supérieure semblait s'être un peu accrue elle-même de haut en bas. Les deux fragments étaient reliés l'un à l'autre par un tissu cicatriciel dur et solide, dans l'épaisseur duquel on pouvait enfoncer profondément une épingle. Ce n'était donc pas de l'os; la reproduction osseuse n'avait pas été complète.

Dans la quatrième observation, il s'agit d'une résection sous-périostée d'une partie du fémur. Ici, malgré la résection de l'os nécrosé, il y eut un abcès de l'articulation du genou. La consolidation fut obtenue peu à peu; quand elle fut complète, le raccourcissement mesurait deux pouces. Le malade pouvait marcher à l'aide de béquilles; mais il lui survint de l'œdème avec rougeur érysipélateuse qui l'obligea à reprendre le lit pendant quelque temps; il ne quitta l'hôpital qu'après un séjour de plus d'une année. La plaie, dit Holmes, était, *je crois*, alors tout à fait cicatrisée. Six mois après, quelques-uns des anciens trajets fistuleux suintaient encore de temps en temps; le genou était solidement ankylosé. En somme, résultat des plus médiocres : durée longue de la maladie, fistules persistantes, raccourcissement assez considérable.

La conduite de Holmes fut imitée par un certain nombre de chirurgiens, entre autres Macdougall, Letenneur, Giraldès, Duplay. Le cas de Duplay, communiqué par lui en 1875 à la Société de Chirurgie, est favorable à la méthode; mais, dans le cas de Letenneur, la régénération osseuse fit défaut à la partie moyenne du tibia.

Bockenheimer a publié, en 1878, dans la *Deutsche med. Wochens.*, un cas où il a fait la résection du fémur en totalité, y compris le plateau tibial, pénétrant ainsi largement à la fois dans la hanche et dans le genou; quatre mois après, l'enfant se tenait debout, et le raccourcissement ne dépassait pas quatre centimètres.

En 1878 également, Th. Anger a pratiqué la résection de l'extrémité supérieure du tibia, en pénétrant dans l'articulation du genou. M. Cerné (de Rouen) a publié un cas semblable, en 1885, au Congrès français de Chirurgie; mais, ici, le raccourcissement atteignit 7 centimètres.

D'ailleurs, il faut bien le dire, le nombre des faits publiés est peu considérable, et les résultats sont loin d'être toujours favorables. Témoin les faits que nous avons cités plus haut, et encore le cas rapporté par Walther, en 1899, dans la *Revue d'Orthopédie*. Dans ce cas, on avait pratiqué la résection de 6 centimètres de l'extrémité inférieure du tibia; il n'y eut pas de reproduction osseuse, et il se produisit secondairement une fracture du péroné, qui amena une difformité considérable et nécessita une résection orthopédique.

En résumé, les résections hâtives des diaphyses des os longs des membres ne sauraient être conseillées; les résultats qu'elles ont fournis sont trop inconstants pour qu'on puisse leur accorder confiance. Aujourd'hui du reste où nous possédons les ressources de la méthode antiseptique, les craintes de la septicémie sont beaucoup moindres. Il est donc préférable, d'une manière générale, d'attendre, pour pratiquer ultérieurement l'ablation des séquestres. L'avantage de cette manière de faire, c'est de laisser au périoste le temps de fournir un os de nouvelle formation. De cette manière, la continuité du squelette est assurée, et le malade possède pour la marche un point d'appui solide. Sans doute, les conséquences de la résection hâtive sont moins à craindre dans les cas où il s'agit d'un segment de membre possédant deux os, comme à la jambe. Dans ce dernier cas, en effet, l'os sain représente une véritable attelle qui maintient la solidité du membre pendant le temps nécessaire à la reproduction de l'os par le périoste. Mais, dans les cas où l'on a affaire à un segment de membre possédant un seul os, comme au bras et à la cuisse, la résection hâtive nous paraît devoir être absolument rejetée.

Les mêmes considérations ne sauraient être applicables aux petits os longs de la main et du pied. Ici, en effet, les os voisins suffisent à maintenir la forme du membre, et si l'os est complètement détaché de son périoste, si même il y a un décollement épiphysaire, il y aura avantage à pratiquer d'emblée l'ablation de la diaphyse nécrosée, de façon à simplifier le foyer pathologique et à hâter la marche de la guérison. C'est ce qui m'est arrivé deux fois pour des ostéomyélites primitives du premier métatarsien. L'os, complètement isolé de son périoste, baignait de toutes parts dans le pus; en outre, il y avait un décollement de l'épiphyse répondant à l'extrémité supérieure du premier métatarsien. Dans ces deux cas, j'ai pratiqué d'emblée l'ablation de la diaphyse, en laissant en place l'épiphyse qui avait conservé ses connexions normales avec les parties molles. Chez l'une des malades que j'ai eu l'occasion de suivre, j'ai pu constater dans la suite, par la radiographie, une importante reproduction osseuse.

Quand il s'agit d'os courts, comme le calcanéum par exemple, la conduite à tenir peut être différente suivant les cas. Si l'os est complètement dépouillé de son périoste, le mieux est de l'enlever en totalité comme dans le cas précédent. Si, au contraire, il s'agit d'une altération limitée, il est une opération qui convient admirablement pour cet os en particulier, c'est l'évidement osseux. Il permet d'enlever avec la gouge ou la curette toutes les parties malades, en laissant persister une coque osseuse qui se comble peu à peu par reproduction du tissu osseux.

Il est encore un cas dans lequel la résection d'emblée est justifiée; c'est quand l'épiphyse malade est située tout entière dans l'intérieur d'une articulation. C'est ce qui arrive, par exemple, à la hanche, pour l'extrémité supérieure du fémur. En pratiquant d'emblée la résection de la tête fémorale, non seulement on enlève le foyer osseux malade, mais on assure le drainage de l'articulation.

Quand il s'agit, au contraire, d'une arthrite suppurée par propagation, sans que le point osseux malade soit situé dans l'intérieur même de l'articulation, on peut se contenter de la simple arthrotomie. C'est ce qui arrive, par exemple, au genou, dans les cas d'ostéomyélite du tibia. J'ai pu, dans des cas de cette nature, obtenir la guérison par la simple arthrotomie.

Même dans les cas où il y a une arthrite suppurée avec décollement épiphysaire, la conservation est encore possible. Ainsi, par exemple, j'ai eu à soigner, il y a quelques années, un jeune garçon présentant une volumineuse arthrite suppurée de l'épaule droite. L'articulation ouverte, je constatai l'existence d'un décollement épiphysaire de l'extrémité supérieure de l'humérus. Je pratiquai la résection de l'extrémité supérieure de la diaphyse humérale sur une hauteur de 3 centimètres environ. Le canal médullaire était infiltré de pus dans toute sa hauteur. J'en pratiquai l'évidement avec la curette jusqu'au niveau du coude. La guérison se fit sans incident et le malade a conservé un membre fort utile, bien que présentant un certain degré de raccourcissement. Nous pouvons donc conclure qu'à l'heure actuelle, avec tous les moyens dont dispose la thérapeutique chirurgicale, l'amputation, en matière d'ostéomyélite, ne constituera plus qu'une très minime exception.

CHAPITRE II

TUBERCULOSE OSSEUSE ET ARTICULAIRE

La notion de la tuberculose osseuse est déjà ancienne, puisqu'elle remonte aux travaux de Delpech et de Nélaton. Mais il a fallu les recherches modernes pour lui donner son caractère actuel de précision. Grâce aux travaux de Villemin, qui a démontré l'inoculabilité de la tuberculose, et à la découverte du bacille tuberculeux par Koch, l'unité de la tuberculose osseuse et articulaire est aujourd'hui parfaitement établie, en même temps que le champ de la tuberculose osseuse et articulaire s'est considérablement élargi. Toutefois il ne faut pas s'attendre à rencontrer les bacilles tuberculeux dans les lésions des os et des articulations en aussi grand nombre que dans les différents viscères, dans le poumon par exemple. Souvent, au contraire, ils n'existent qu'en très petit nombre ; il faut un temps considérable et des recherches multipliées pour arriver à les déceler. Encore peuvent-ils échapper à l'examen le plus consciencieux. Aussi l'inoculation aux animaux est-elle le guide le plus sûr en clinique.

Toutes les régions du système osseux ne sont pas également sujettes à être envahies par la tuberculose. Il existe sous ce rapport une véritable opposition entre la tuberculose et l'ostéomyélite. Tandis que, dans cette dernière affection, ce sont surtout les diaphyses des os longs qui sont atteintes, dans la tuberculose, au contraire, la maladie se localise avec une prédilection toute particulière sur les épiphyses. Il est exceptionnel de la voir se manifester primitivement en pleine diaphyse. C'est surtout chez les très jeunes enfants que ces ostéites tuberculeuses primitivement diaphysaires se rencontrent. Il est encore une forme qui, sans appartenir d'une manière exclusive à l'enfance, s'y observe avec une prédilection toute particulière. C'est la tuberculose portant primitivement sur la diaphyse des petits os longs de la main et du pied, et réalisant la forme clinique connue sous le nom de spina ventosa.

Les os courts, comme les vertèbres, les petits os courts du carpe et du tarse; les os plats, comme les os du crâne, l'os iliaque, les os de la face, les côtes, le sternum, sont souvent atteints.

Partout, c'est le tissu spongieux qui est le point de départ habituel des lésions tuberculeuses. Ainsi, aux vertèbres, ce sont les corps composés de tissu spongieux, qui sont le plus souvent atteints. Les lames, les arcs, et les apophyses épineuses sont beaucoup plus rarement le point de départ de la maladie.

Le tarse, beaucoup plus fréquemment que le carpe, est chez les enfants le siège de la tuberculose osseuse. Au calcanéum, elle affecte une forme spéciale qu'on retrouve également dans l'ostéomyélite du même os, savoir la forme nécrotique, avec séquestre central.

Au crâne, ce sont surtout les régions antéro-latérales qui sont atteintes, le frontal et les pariétaux. La tuberculose y affecte de bonne heure la forme perforante; aussi, les abcès tuberculeux qui se forment en pareils cas ont-ils pour caractère de présenter des battements en rapport avec les battements du cerveau. La lésion évolue lentement, sans grande réaction du côté du périoste; aussi n'observe-t-on pas les hyperostoses volumineuses qu'il est habituel de rencontrer dans les cas de syphilis.

Les os de la face peuvent être atteints, mais pas tous avec une égale fréquence. Il est un point qui est le siège de prédilection des lésions tuberculeuses, c'est l'os malaire. De là, la production fréquente, dans l'épaisseur de la paupière inférieure, d'abcès froids, qui, s'ouvrant au dehors, déterminent la rétraction cicatricielle des parties molles, et le renversement de la paupière inférieure connu sous le nom d'ectropion. Le maxillaire supérieur est plus rarement atteint; la tuberculose osseuse est plus exceptionnelle encore à la mâchoire inférieure.

Les côtes sont l'une des localisations de prédilection de la tuberculose, et non pas indifféremment dans toute leur étendue, mais surtout dans leur moitié antérieure. Là, la tuberculose occupe, tantôt le tissu osseux lui-même, tantôt les cartilages costaux, gagnant les articulations de ces cartilages, soit avec les côtes, soit avec le sternum. Ce dernier os peut être atteint dans toute sa hauteur, soit au niveau de l'appendice xyphoïde, soit vers sa partie moyenne. Mais c'est sa partie supérieure, le manubrium, qui est le plus souvent atteint. De là, les lésions tuberculeuses peuvent se propager à l'articulation sterno-claviculaire et à la première côte.

A l'omoplate et sur l'os iliaque, tous les points de la surface osseuse peuvent être envahis. Quand la maladie porte primitivement sur la cavité glénoïde de l'omoplate, ou sur les points osseux dont la réunion constitue la cavité cotyloïde, elle aboutit tôt ou tard à l'arthrite tuberculeuse de l'épaule ou à la coxalgie. Mais tous les autres points de la surface osseuse peuvent être envahis primitivement. C'est ainsi qu'à la hanche, il n'est pas rare de voir des lésions tuberculeuses primitives de la crête iliaque ou des fosses iliaques, ou bien encore des altérations tuberculeuses de la tubérosité et de la branche ascendante de l'ischion, donnant naissance à des abcès froids qui s'ouvrent à quelque distance de l'anus, abcès péri-anaux qu'il importe de ne pas confondre avec les véritables abcès de l'anus.

Tantôt la tuberculose prend son point de départ dans l'épaisseur même du tissu osseux, sous la forme d'ostéomyélite tuberculeuse, tantôt elle débute par le périoste et les régions superficielles de l'os. Si les couches profondes de l'os sont primitivement atteintes, il peut se former dans leur épaisseur un véritable abcès froid. Beaucoup plus souvent, on observe, non pas un abcès, mais un foyer caséeux dans l'épaisseur duquel peut se trouver un séquestre. Celui-ci diffère des séquestres de l'ostéomyélite par son apparence extérieure et sa consistance. Il n'est pas dur, éburné ; mais, au contraire, plus ou moins friable, composé de tissu spongieux lui-même infiltré de matière tuberculeuse, présentant en un mot tous les caractères attribués autrefois à la carie.

Dans les cas où la maladie a débuté par les couches superficielles de l'os et par le périoste, elle prend souvent une forme toute particulière à laquelle on a donné le nom de périostite externe. Après avoir atteint un point très localisé de l'os, la lésion franchit le périoste, et le pus se répand souvent dans une très grande étendue à la surface du périoste. Il en résulte que, si l'on vient à inciser cet abcès, on trouve le périoste intact dans une étendue considérable. Le pus siégeait donc bien à la face externe du périoste conservé; de là, le nom de périostite externe. Mais quand on fait des recherches suffisamment prolongées, on arrive le plus souvent à constater l'existence d'un petit bourgeon fongueux, au niveau duquel le stylet conduit sur l'os dénudé. Il y a donc en réalité une lésion osseuse.

Les foyers tuberculeux d'origine osseuse, où qu'ils soient placés, peuvent arriver à la guérison. Mais, le plus souvent, au contraire, ils ont tendance à l'envahissement progressif; et pour peu qu'ils siègent au voisinage des articulations, comme c'est le cas pour les foyers tuberculeux des épiphyses des os longs, ils arrivent à pénétrer dans les jointures, et ainsi l'ostéite tuberculeuse est transformée en une ostéo-arthrite de même nature. C'est là ce qui fait qu'il existe une liaison intime entre les ostéites et les arthrites tuberculeuses, et qu'on ne peut les isoler les unes des autres dans la description. Toutefois, ostéites et arthrites ont bien une existence distincte et indépendante. C'est ce qu'on ne saurait contester dans les cas où il s'agit de lésions osseuses primitivement développées loin des articulations, et qui n'arrivent jamais en contact avec elles, comme, par exemple, à la crête iliaque, à la tubérosité de l'ischion, au niveau de l'os malaire et des parois du crâne.

De même pour les articulations : il est certainement des cas dans lesquels la tuberculose débute primitivement dans les parties molles qui entrent dans la constitution de la jointure, et, en particulier, dans la synoviale. Mais ici, on le comprend, la preuve est difficile à faire. Si, en effet, on examine une articulation depuis longtemps atteinte, il peut se faire que les lésions, primitivement limitées à la synoviale, aient gagné secondairement les surfaces osseuses. D'autre part, quelque soin que l'on mette à examiner les extrémités osseuses enlevées, dans un cas de résection, par exemple, il est bien difficile d'affirmer qu'on n'a pas laissé passer inaperçu quelque petit foyer osseux, et qu'on n'a pas conclu à tort à une lésion primitive de la synoviale.

Quoi qu'il en soit, ce serait une véritable exagération que de croire que, dans les arthrites tuberculeuses, le début se fait toujours par les extrémités osseuses. Tous les auteurs qui se sont occupés de la question, Ollier, Volkmann, Riedel, Kœnig, Fedor Krause, sont unanimes à reconnaître qu'à côté du début par les extrémités osseuses qui représente le cas le plus fréquent, il faut faire une place à l'envahissement primitif de la synoviale.

Il y a, du reste, sous ce rapport, une distinction importante à faire suivant l'âge des malades. Il est bien certain que, chez les enfants, le début a lieu le plus souvent par les extrémités osseuses, ce qui est en rapport avec l'activité considérable de nutrition dont jouissent les épiphyses qui doivent fournir à cet âge les matériaux de l'accroissement de l'os en longueur.

Ce début par les extrémités osseuses des arthrites tuberculeuses pendant l'enfance et l'adolescence est bien en rapport avec la marche clinique habituelle que présentent ces localisations de la tuberculose à cette période de la vie. En effet, dans l'immense majorité des cas, le début se présente, non sous la forme d'une arthrite aiguë, mais bien plutôt comme une véritable arthropathie, qui ne prend qu'au bout d'un temps plus ou moins long un véritable caractère d'acuité. L'exemple le plus typique qu'on puisse citer à cet égard, c'est celui de la coxalgie, qui se montre le plus souvent sous la forme d'une claudication très légère ; l'enfant est mis au repos ; tout se calme, et ainsi de suite, à deux ou trois reprises, jusqu'à ce que les crises douloureuses et la contracture musculaire viennent imprimer à la maladie son cachet véritable. Qu'est-ce à dire, sinon qu'il y avait là, dans le voisinage de l'articulation. soit dans la tête du fémur, soit dans la cavité cotyloïde, un foyer tuberculeux qui sommeillait pour ainsi dire, et ne causait qu'une légère irritation de voisinage, jusqu'à ce que, du fait de la propagation des lésions, l'articulation elle-même a été envahie?

La tendance naturelle à la tuberculose, c'est l'aggravation des lésions par envahissement progressif des tissus périphériques et destruction graduelle des tissus primitivement envahis. De là, la formation des foyers caséeux, la formation d'abcès froids et de séquestres tuberculeux. Mais il n'y a là rien de fatal ; et, comme nous l'avons déjà dit, la tuberculose osseuse et articulaire est susceptible de guérison. C'est un point sur lequel nous ne saurions trop insister, car il a la plus haute importance au point de vue de la direction à imprimer au traitement.

La notion de spécificité des lésions tuberculeuses des os et des articulations, établie sur la recherche des bacilles de Koch et sur l'inoculabilité des lésions, a, en effet, conduit au début les chirurgiens à la plus dangereuse erreur. De la nature spécifique des lésions on a conclu à leur incurabilité, et l'on a établi une assimilation complète, au point de vue chirurgical, entre la tuberculose et le cancer. Sous peine de voir se propager et s'étendre les foyers tuberculeux, il fallait absolument les extirper en totalité. A ce prix seulement, la guérison pouvait être obtenue. Or, c'est là une dangereuse erreur. D'une part, ces extirpations complètes, ces opérations radicales en apparence, n'ont pas toujours donné le résultat attendu. Malgré des sacrifices considérables, on a observé trop souvent la reproduction des lésions. D'autre part, les foyers tuberculeux, même en l'absence d'une éradication complète, sont parfaitement susceptibles de guérison. C'est là une remarque des plus importantes à faire, surtout en ce qui concerne la chirurgie des enfants.

Tout d'abord il n'est pas nécessaire d'insister sur ce qu'a de

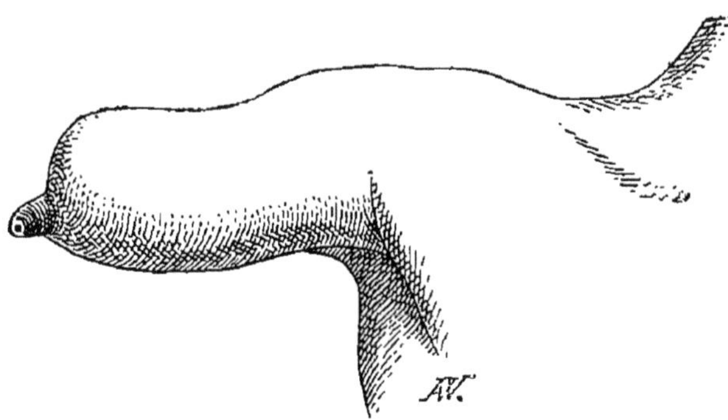

Fig. 250. — Conicité physiologique d'un moignon de bras.

triste l'amputation des membres pratiquée dans les premières années de la vie. Mais, en dehors de cela, les amputations pratiquées chez les enfants présentent encore un inconvénient spécial. Sous l'influence de l'activité propre au périoste à cet âge de la vie, on voit se produire une déformation spéciale des moignons que Verneuil a heureusement caractérisée du nom de conicité physiologique du moignon. Peu à peu le périoste donne naissance à une saillie osseuse, qui, proéminant au-dessous des téguments, donne au moignon la forme conique et peut devenir l'occasion d'ulcérations et de douleurs. Ce n'est pas indifféremment sur tous les points du squelette que s'observe la conicité physiologique du moignon. On la rencontre surtout là où l'amputation a laissé persister les cartilages fertiles, c'est-à-dire, ceux qui contribuent le plus à l'allongement des os. C'est donc au bras et à la jambe qu'on rencontre le plus fréquemment la conicité physiologique du moignon.

Il semble tout d'abord que les résections articulaires doivent échapper aux reproches que nous adressons aux amputations, précisément à cause de la tendance à la réparation spontanée que nous avons notée précédemment pendant l'enfance et l'adolescence. Toutefois, il ne faut pas oublier que, si les lésions articulaires, à cette époque de la vie, débutent le plus souvent par les extrémités osseuses, elles ont aussi une grande tendance à envahir au loin les parties molles, de sorte que, quand on pratique une résection, on est souvent dans l'impossibilité d'enlever en totalité tous les tissus malades. De là résultent des fistules persistantes et des suppurations interminables.

Alors même que les parties malades ont été enlevées en totalité et que la réunion primitive a été obtenue, les résections articulaires, pendant l'enfance, n'en prêtent pas moins à de graves reproches.

Tout d'abord elles laissent nécessairement à leur suite un raccourcissement plus ou moins prononcé, qui, du fait de la suppression du cartilage épiphysaire, ira nécessairement en s'accentuant, de telle sorte que tel membre primitivement raccourci de 5 à 6 centimètres, présentera ultérieurement un raccourcissement qui pourra atteindre 10 à 12 centimètres, et même davantage. Du reste, toutes les résections n'offrent pas à cet égard les mêmes inconvénients, celles qui, comme au genou et à l'épaule, suppriment les cartilages fertiles, sont les plus défavorables.

D'autre part, quelque soin que l'on prenne pour la conservation du périoste, on n'obtient pas toujours la reconstitution d'une articulation solide, sur le type normal. Trop souvent, au contraire, on n'a qu'un membre plus ou moins ballant. Au membre supérieur, c'est là un résultat qui n'a qu'un inconvénient modéré ; au membre inférieur, c'est au contraire une circonstance d'une gravité absolue, puisqu'elle prive le malade du point d'appui qui lui est indispensable pendant la marche et la station. Enfin, aux inconvénients précédents vient encore se joindre ce fait que certaines résections offrent une tendance, pour ainsi dire invincible, à laisser après elles des déviations du membre en divers sens. Le fait est classique pour l'articulation du genou, au niveau de laquelle les résections en apparence les mieux réussies sont habituellement suivies, pendant l'enfance, de déviations, soit dans le sens de la flexion, soit dans le sens latéral, donnant naissance au genu valgum, ou au genu varum.

De toutes les considérations qui précèdent nous conclurons que les résections articulaires pendant la seconde et la première enfance, pendant cette dernière surtout, constituent de mauvaises opérations, que nous devons, par tous les moyens possibles, tâcher d'éviter. Dans l'adolescence, au contraire, et surtout après l'âge de quinze ans, lorsque le développement du squelette est suffisamment avancé, les résections retrouvent tous leurs avantages, et peuvent, suivant les cas, constituer d'excellentes opérations.

Après les amputations et les résections articulaires viennent les opérations plus conservatrices, telles que les évidements osseux, le curettage, le grattage, conseillées également dans le traitement de la tuberculose. Comme les précédentes, elles sont nées du désir de supprimer complètement dans l'organisme toute trace de lésion tuberculeuse. Mais souvent elles n'y réussissent pas, et même après les opérations en apparence les plus radicales et les plus soigneusement pratiquées, on voit persister des fistules et des suppurations interminables, qui constituent, pour les malades qui en sont porteurs, un véritable danger. Bientôt, en effet, on voit se montrer la fièvre, l'amaigrissement et les dégénérescences viscérales, graisseuse et amyloïde, bref, cet ensemble symptomatique auquel les anciens chirurgiens donnaient le nom de fièvre hectique ou d'infection putride. Aux dangers de l'infection tuberculeuse viennent se surajouter les dangers de l'infection septicémique. Il est à noter, en effet, que, tant que la suppuration tuberculeuse est circonscrite dans l'épaisseur des tissus, à l'abri du contact de l'air, elle est uniquement caractérisée par la présence du bacille tuberculeux, à l'exclusion de tout autre micro-organisme. Au contraire, quand la suppuration est en contact avec l'air extérieur, au bacille tuberculeux on voit rapidement s'associer les microbes ordinaires de la suppuration, staphylocoques et streptocoques ; et ce sont ces associations microbiennes qui constituent pour le malade le principal danger, soit qu'elles déterminent les dégénérescences viscérales que nous avons signalées plus haut, soit qu'elles favorisent la généralisation de la tuberculose. Aussi ai-je l'habitude de dire, pour bien faire comprendre ma pensée, que le plus grand danger que puisse courir un tuberculeux, c'est de devenir septicémique.

Examinez, par exemple, un enfant atteint de mal de Pott et présentant, en outre, dans l'intérieur de l'abdomen, un volumineux abcès par congestion : souvent l'état général de ce malade est excellent ; il présente tous les attributs extérieurs de la santé la plus parfaite, et il a fallu un examen minutieux pour ne pas laisser échapper cette suppuration profonde, qui s'est établie silencieusement. Suivez ce même malade plus tard, quand son abcès, pour quelque cause que ce soit, est devenu fistuleux. Il est d'une pâleur extrême, la maigreur de son corps contraste avec le volume de son abdomen distendu par les viscères dégénérés ; chaque soir, il présente de la fièvre ; bref, le tableau s'est complètement transformé. C'est justement cette transformation que nous nous proposons d'éviter par tous les procédés de la méthode conservatrice ; ce que nous voulons, c'est éviter, par tous les moyens possibles, de mettre le foyer tuberculeux au contact de l'air, éviter, en un mot, de transformer la tuberculose fermée en tuberculose ouverte. Mais, dira-t-on, aujourd'hui où nous possédons l'asepsie et les différents procédés de la méthode antiseptique, le danger auquel vous faites allusion ici est devenu illusoire. C'est là une erreur ; sans doute vous pouvez, en pratiquant les diverses opérations radicales que nous venons de signaler, éviter les graves accidents immédiats auxquels donnaient naissance autrefois les interventions chirurgicales ; mais quelque soin que vous apportiez dans l'exécution des pansements, vous n'évitez pas toujours la prolongation de la suppuration, et l'établissement des fistules. Beaucoup d'observations se terminent par cette petite phrase, en apparence si bénigne, et pourtant si grosse de conséquences : Le malade guéri quitte l'hôpital ; la plaie opératoire est réduite au trajet du drain ; et quand, quatre ans, cinq ans après, vous revoyez le même malade, il reste toujours le trajet du drain, qui s'est converti en une fistule interminable.

Et d'ailleurs, tout en reconnaissant les immenses services que les méthodes nouvelles, asepsie et antisepsie, ont rendus aux opérations radicales entreprises contre la tuberculose, pourquoi refuserait-on d'admettre que ces mêmes méthodes, appliquées au traitement conservateur, ne puissent, dans un très grand nombre de cas, lui assurer une haute valeur thérapeutique ? C'est là justement ce que nous nous proposons de démontrer ici.

Le premier et le plus important des moyens à employer dans le traitement des arthrites tuberculeuses, c'est le repos absolu. Et, par repos absolu, il faut entendre, non l'immobilisation du malade en totalité, mais l'immobilisation de la jointure malade que l'application d'appareils nous permet aisément d'obtenir. Pendant toute la période aiguë, douloureuse, les meilleurs de ces appareils sont certainement les appareils plâtrés, en ce qu'ils s'adaptent exactement à la forme du membre, et que, présentant le caractère d'appareils inamovibles, ils ne peuvent être enlevés par le malade d'une façon intempestive. Plus tard, lorsque la maladie est en bonne voie de guérison, aux appareils plâtrés on peut substituer les appareils amovo-inamovibles, au premier rang desquels se placent les appareils en cuir moulé. Mais l'immobilisation rigoureuse de la jointure malade, quelle que soit son importance, ne suffit pas à elle seule à procurer une heureuse guérison. Il faut y ajouter un corollaire important, à savoir l'immobilisation en bonne position. Ç'a été l'immense mérite de Bonnet (de Lyon) de bien montrer que, pour chaque articulation en particulier, il existe une position qui représente la position de repos, et qui est celle à laquelle on doit recourir pendant toute la durée du traitement.

A l'immobilisation dans une bonne position doit être jointe la compression. Celle-ci peut être réalisée de plusieurs manières : partant de ce fait mis en lumière autrefois par Rokitansky, à savoir que la congestion veineuse des poumons, telle que la déterminent, par exemple, certaines affections cardiaques, est très peu favorable au développement de la tuberculose, Bier a conseillé de provoquer artificiellement cette même stase veineuse dans les articulations atteintes de tuberculose. Pour cela, il a recours à l'emploi de la bande élastique de caoutchouc, appliquée au-dessus de la jointure malade et suffisamment serrée pour déterminer l'œdème et la coloration de la peau.

Pour ma part, je donne la préférence à un autre mode de compression, savoir la compression élastique à l'aide d'une épaisse couche d'ouate. Pour cela, je commence par appliquer sur la partie postérieure du membre une demi-gouttière plâtrée, qui servira de point d'appui pour la compression, en même temps qu'elle réalise une immobilisation rigoureuse. Cela fait, j'accumule sur la face antérieure du membre une épaisse couche d'ouate, mesurant 15 centimètres environ; puis, à l'aide de tours de bande progressivement serrés, j'affaisse l'ouate ainsi accumulée, de manière à réaliser une énergique compression. Plus tard, lorsque l'affection est en bonne voie de guérison, et pour déterminer l'atrophie des dernières fongosités persistantes, j'ai recours à la compression élastique avec la bande de caoutchouc. Mais qu'on emploie l'ouate ou le caoutchouc, il est bien évident que la compression, appliquée comme nous venons de le dire, n'offre rien de commun avec la méthode de Bier. Pour cet auteur, en effet, le but à obtenir, c'est la stase veineuse dans les tissus malades, tandis que la compression, employée comme nous venons de l'indiquer, réalise au contraire l'anémie du membre.

Quand les fongosités ont pris un développement considérable, un excellent moyen de les combattre, c'est l'ignipuncture. Ici se place précisément la réflexion que nous avons faite précédemment sur l'importance des méthodes antiseptiques dans l'emploi du traitement conservateur. L'ignipuncture, en effet, n'est point chose nouvelle ; c'est une méthode empruntée à la médecine vétérinaire, et que certains chirurgiens, entre autres Richet, s'étaient efforcés d'appliquer à la chirurgie. Mais, à cette époque, on se servait de cautères trop volumineux qui laissaient dans les tissus des pertes de substance considérables. Trop souvent des suppurations abondantes amenant avec elles la septicémie étaient la conséquence de ces interventions, et les résultats, en définitive, étaient déplorables. J'ai appliqué à l'ignipuncture, le thermocautère ; j'ai fait construire dans ce but des pointes fines dont le diamètre n'excède pas 2 à 3 millimètres et dont la longueur atteint 2 à 3 centimètres. A l'aide de ces pointes fines je pénètre jusque dans les articulations et dans les extrémités osseuses ramollies, et fais ainsi 50, 60, et jusqu'à 100 pointes de feu, suivant le cas, dans une même articulation. Les orifices de ponction sont extrêmement étroits; d'autre part, l'opération est faite avec toute la rigueur de la méthode antiseptique. De cette façon, la suppuration est nulle ou presque nulle. Il est très important d'ajouter que, pour obtenir ce résultat, il est nécessaire de chauffer à blanc la pointe du thermocautère, de façon à traverser aussi rapidement

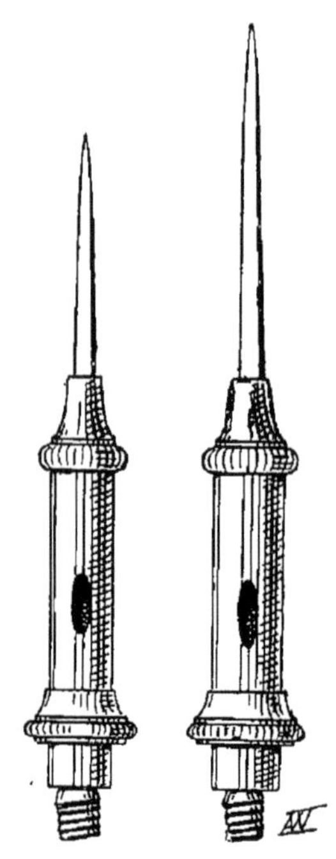

Fig. 251. — Pointes fines du thermocautère, de 2 à 3 centimètres de longueur, sur 3 millimètres de diamètre, pour l'ignipuncture profonde intra-articulaire et intra-osseuse.

que possible les tissus, et à réduire au minimum les effets fâcheux du rayonnement.

La suppuration vient-elle à se produire, il importe d'évacuer le plus tôt possible les abcès froids ainsi formés. La remarque que nous faisions plus haut à propos de la nécessité d'une antisepsie rigoureuse dans la pratique de l'ignipuncture, s'impose encore lorsqu'il s'agit de l'évacuation des abcès. Si les chirurgiens craignaient autrefois à un si haut point l'ouverture de ces abcès, c'est que trop souvent cette ouverture était le point de départ d'accidents septicémiques redoutables. Il convient donc de ne pratiquer ces opérations qu'avec la plus stricte antisepsie. Ce que nous conseillons du reste, ce n'est pas la large incision, mais bien la ponction de ces abcès suivie d'injections modificatrices. Le liquide auquel nous donnons la préférence, c'est l'éther iodoformé. L'iodoforme, en effet, nous semble supérieur à tout autre modificateur; d'autre part, l'éther, en passant rapidement à l'état de vapeur, a l'avantage de porter à distance, et jusque dans les moindres recoins de la poche, l'iodoforme qui se dépose sous la forme d'une poudre impalpable. La solution dont nous faisons usage couramment est la solution à un dixième. C'est seulement dans les points où l'expansion des vapeurs d'éther pourrait devenir dangereuse, comme, par exemple, dans les profondeurs de la région cervicale, que nous donnons la préférence à la solution de glycérine iodoformée, également à un dixième. Quant aux injections de naphtol camphré mises en usage par quelques chirurgiens, je crois leur puissance modificatrice très inférieure à celle de l'iodoforme. En outre, elles sont loin d'être innocentes; et l'on a cité déjà à leur suite plusieurs cas d'intoxication mortelle.

Si l'on veut tirer de la ponction suivie d'injection d'éther iodoformé tout le bénéfice qu'elle est susceptible de donner dans le traitement des abcès froids et par congestion, il est nécessaire d'observer une technique rigoureuse. Sans revenir ici sur la nécessité d'une stricte antisepsie, il est important de bien préciser le moment opportun de l'intervention. Il faut attendre que la fluctuation soit bien évidente; d'autre part, ce serait une erreur de différer trop longtemps l'intervention, jusqu'à ce que l'abcès soit en contact avec la peau, jusqu'à ce que celle-ci soit déjà rouge et amincie. On serait certain en effet de voir s'établir à la suite de la ponction un trajet fistuleux amenant à sa suite tous les accidents septicémiques que l'on se proposait d'éviter. Il faut donc intervenir quand la peau est encore saine, et dès que la fluctuation est nettement appréciable.

Ce qui rend parfois difficile l'évacuation des abcès tuberculeux, c'est la présence de nombreux grumeaux caséeux dans leur intérieur, qui viennent à chaque instant boucher la canule du trocart. Il importe donc de se servir de trocarts d'un calibre suffisant. Ceux que j'ai fait construire à cette intention ont un diamètre de trois millimètres; l'ouverture cutanée qu'ils laissent derrière eux arrive parfaitement à la cicatrisation, et, dans l'immense majorité des cas, on n'observe pas la transformation en fistule. Même avec les trocarts suffisamment volumineux, on a encore assez souvent l'ennui de voir des grumeaux caséeux obstruer à chaque instant la canule. Pour les refouler, j'emploie un stylet élargi à son extrémité libre qui repousse au devant de lui les masses caséeuses, tandis que son corps est assez étroit pour laisser entre lui et la canule du trocart un espace à travers lequel filtre le liquide par capillarité. Une fois l'évacuation de l'abcès aussi complète que possible, l'intérieur de la poche est lavé à l'eau boriquée stérilisée, jusqu'à ce que le liquide ressorte absolument limpide; puis, l'on pratique l'injection d'éther iodoformé. J'ai pour habitude de n'injecter dans l'intérieur de l'abcès que la quantité d'iodoforme que je compte y laisser, soit, suivant l'âge des malades et le volume de la poche, 5, 10, 15 ou 20 grammes d'éther iodoformé, représentant 50 centigrammes, 1 gramme, 1 gr. 50, 2 grammes d'iodo-

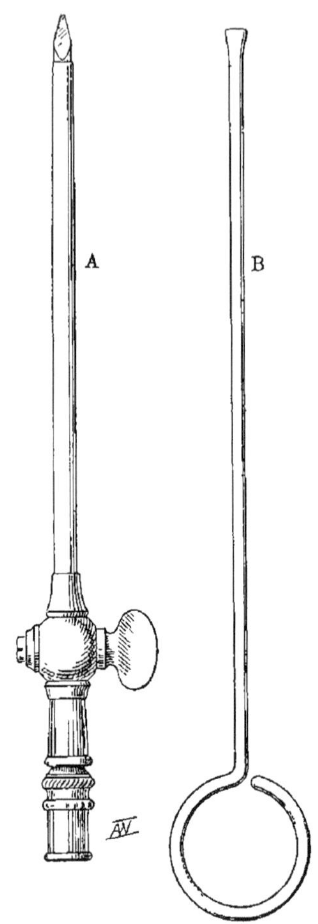

Fig. 252. — *A*. Trocart de 3 millimètres de diamètre avec robinet pour la ponction des abcès froids volumineux. — *B*. Stylet renflé à son extrémité terminale pour faciliter l'écoulement du liquide en cas de grumeaux caséeux.

forme. Grâce à cette précaution, je n'ai jamais observé d'accidents, bien que j'aie pratiqué un très grand nombre de ces injections.

Une autre précaution qu'on ne saurait trop recommander, c'est de ne pas retirer brusquement la canule du trocart aussitôt l'injection terminée. On courrait risque ainsi de voir sortir par l'orifice cutané la plus grande partie du liquide injecté, et l'on perdrait tout le bénéfice de la méthode. Il faut au contraire laisser en place la canule du trocart et fermer le robinet dont elle est pourvue, de manière à maintenir aussi complètement que possible le liquide dans la cavité de l'abcès. Bientôt l'éther passant à l'état de vapeur, on voit la poche se distendre en dessinant sous la peau une saillie volumineuse, et présentant une sonorité tympanique. A ce moment, on ouvre légèrement le robinet du trocart et l'on voit l'éther s'échapper en bouillonnant à travers la canule. L'éther est évacué, et l'iodoforme se dépose sur les parois de la poche. En procédant ainsi, on a un double avantage. On diminue la tension à l'intérieur de l'abcès, et du même coup l'on diminue les douleurs et la tendance au sphacèle de la peau, qui a été quelquefois observé, comme conséquence d'une distension exagérée. D'autre part, on est certain que l'iodoforme se dépose sur les parois de l'abcès et n'est pas entraîné au dehors avec l'éther liquide.

L'opération terminée, le point sur lequel a porté la ponction est pansé avec de la gaze aseptique, et la région est soigneusement immobilisée à l'aide d'un appareil plâtré. Pratiquée avec toutes les précautions que je viens d'indiquer, l'opération est susceptible de procurer la guérison dans l'immense majorité des cas. Parfois on est assez heureux pour obtenir d'emblée, et à la suite d'une seule ponction, la guérison d'abcès très volumineux. Dans d'autres cas, il faut revenir à une seconde et même à une troisième ponction; rarement on est obligé d'en pratiquer quatre ou cinq. En même temps qu'elle est capable de procurer la guérison de la manière la plus heureuse, la méthode des injections iodoformées peut nous fournir, au point de vue du pronostic et de la marche de la lésion, les plus utiles indications.

Si, en effet, à la suite d'une première ponction, on voit la poche se distendre de nouveau et qu'une seconde ponction soit jugée nécessaire, la nature du liquide retiré par la canule permettra de se faire une idée assez exacte des lésions. Obtient-on un pus épais, on en conclut que la lésion est encore en pleine activité. Dans d'autres cas, au contraire, il s'agit d'un liquide plus ou moins fortement coloré en jaune par l'iodoforme et ne renfermant dans son intérieur qu'une petite quantité de globules de pus. Enfin, dans d'autres cas plus favorables encore, la poche ne contient plus qu'une sérosité filante, colorée en jaune par l'iodoforme, et ne renfermant plus en suspension de globules purulents. On peut affirmer en pareil cas la prochaine guérison de l'abcès.

Il n'est d'ailleurs pas nécessaire de multiplier les ponctions à intervalles trop rapprochés. Il est bon d'attendre trois à quatre semaines avant de les renouveler, et, dans les cas où le liquide retiré par la ponction n'est plus qu'une sérosité filante, on voit quelquefois la résorption se produire peu à peu, sans qu'il soit nécessaire d'avoir recours à une nouvelle intervention.

Il est quelques cas dans lesquels, en dépit des précautions observées, on voit se produire la transformation en fistule. Même dans ces cas, il ne faut pas encore désespérer d'une terminaison heureuse. Souvent il nous est arrivé en effet de voir le liquide être évacué en totalité par l'orifice de la ponction, sans qu'il y ait le moindre phénomène septicémique, la moindre élévation de température, cela grâce à la présence de l'iodoforme dans la cavité de l'abcès. La cicatrisation s'obtient en pareil cas de la façon la plus heureuse et la plus rapide.

La véritable cause d'échec, c'est la présence dans l'intérieur de la poche d'une quantité si considérable de matière caséeuse que, suivant l'heureuse expression de M. Lannelongue, il s'agit d'un véritable tuberculome, plutôt que d'un abcès proprement dit. En pareil cas, il peut se faire que, malgré tous nos efforts, nous n'arrivions jamais à une évacuation complète. Le pus se reproduit incessamment; et il devient indispensable d'ouvrir largement l'abcès. Sa cavité est alors soigneusement débarrassée de la matière caséeuse qu'elle contenait, et ses parois sont touchées à l'acide phénique pur, puis à l'alcool. Cette méthode, préconisée par Phelps, nous a paru très avantageuse, dans tous les cas où il devient nécessaire d'ouvrir un foyer tuberculeux. On mélange à des cristaux d'acide phénique une très petite quantité de glycérine, juste assez pour maintenir l'acide phénique en dissolution. Avec ce liquide on touche tous les points du foyer tuberculeux; on laisse l'acide phénique en contact avec la paroi pendant une minute ou une minute et demie; puis, pour entraîner l'acide phénique en excès qui pourrait rester en contact avec les tissus, on pratique un grand lavage à l'alcool.

Nous n'avons pas la prétention en effet de supprimer complètement les interventions sanglantes dans le traitement de la tuberculose osseuse et articulaire. Ce que nous voulons bien établir, c'est que ces interventions sanglantes, grattages, évidements, résections, ne doivent jamais à nos yeux constituer l'intervention primitive, mais seulement des interventions secondaires et de nécessité, dans tous les cas où tous les procédés de la méthode conservatrice ont échoué.

En effet, outre les inconvénients propres aux opérations radicales que nous avons mentionnés en commençant, tout, pendant l'enfance, se prête admirablement à l'emploi des méthodes conservatrices.

A cet âge, en effet, les tissus possèdent la plus admirable tendance à la réparation, et tous les chirurgiens connaissent des exemples d'abcès par congestion au cours du mal de Pott, qui ont disparu par résorption spontanée. Sans doute, la méthode conservatrice a l'inconvénient d'exiger un temps souvent fort long. Si, pendant ce temps, les petits malades étaient en butte à la généralisation tuberculeuse, ce serait contre la méthode un argument très grave. Mais il n'en est rien, et tous les chirurgiens d'enfants savent que la généralisation tuberculeuse aux poumons entraîne très rarement chez eux la mort, au cours des tuberculoses osseuses et articulaires. Sans doute nous observons bien de temps en temps des méningites tuberculeuses; mais celles-ci nous paraissent plus rares encore dans le cours du traitement conservateur qu'à la suite des interventions sanglantes, qui peuvent, dans certaines circonstances données, favoriser l'infection.

Ajoutons en terminant que cette longue durée du traitement qui, chez les adultes obligés de subvenir aux besoins d'une famille nombreuse, constituerait dans plus d'un cas une objection capitale, n'a plus la même importance, au point de vue social, chez les enfants. Chez eux, mieux vaut consacrer une durée plus longue au traitement, dans l'espoir d'obtenir un résultat plus satisfaisant, au double point de vue de la forme et des fonctions.

II. — TUBERCULOSE VERTÉBRALE; MAL DE POTT

Sous le nom de mal de Pott on décrit une affection du rachis caractérisée par une déformation vertébrale, des abcès dits abcès par congestion, et de la paraplégie. Ces trois symptômes sont loin d'avoir la même importance. Si en effet la déformation vertébrale est constante, si les abcès se rencontrent dans l'immense majorité des cas, la paraplégie fait le plus souvent défaut.

Anatomie pathologique. — Le substratum anatomique du mal de Pott, c'est la tuberculose des corps vertébraux. C'est parce que les lésions tuberculeuses altèrent la solidité du rachis, et quelquefois même interrompent complètement sa continuité, que celui-ci se laisse affaisser dans une étendue plus ou moins considérable, et que l'on voit se produire les difformités caractéristiques. On retrouve, du reste, au niveau des corps vertébraux, les deux formes décrites par Nélaton, c'est-à-dire la forme enkystée, qui débute ici comme au poumon par une granulation tuberculeuse demi-transparente, et la forme infiltrée, dans laquelle la matière tuberculeuse infiltre d'une manière diffuse les aréoles du tissu spongieux, sans qu'on puisse distinguer de granulations tuberculeuses appréciables; c'est la carie des anciens chirurgiens. Entre ces deux formes anatomiques, il n'y a pas divergence de nature. Ce sont seulement des modalités différentes d'une même lésion; nous devons donc nous attendre à les trouver fréquemment réunies. Toutefois, en ce qui concerne la colonne vertébrale, chacune de ces formes peut donner naissance à une expression symptomatique différente; aussi y a-t-il intérêt à les étudier isolément.

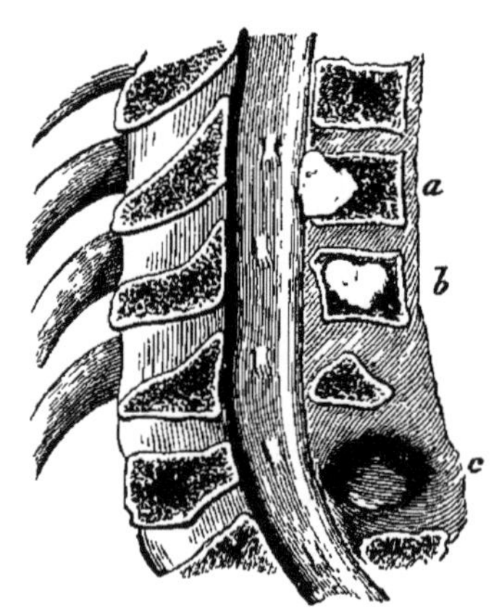

Fig. 253. — Coupe d'une colonne vertébrale tuberculeuse; — *a*, tubercule ayant usé la face postérieure du corps d'une vertèbre et prêt à s'ouvrir dans le canal vertébral; — *b*, tubercule au centre d'une vertèbre; — *c*, excavation tuberculeuse vide.

a) **Forme limitée caverneuse.** — Dans cette forme, la maladie se développe primitivement dans l'épaisseur d'un corps vertébral. Celui-ci est excavé par la matière tuberculeuse. Il est rempli par une masse caséeuse au sein de laquelle on rencontre fréquemment de fines parcelles osseuses, et quelquefois même des séquestres assez volumineux. Ainsi miné par la matière tuberculeuse, le corps vertébral perd peu à peu sa solidité ; il se laisse affaisser, et c'est cet affaissement qui détermine la déformation caractéristique du côté des apophyses épineuses. Exceptionnellement la lésion peut être limitée à un seul corps vertébral ; mais, dans l'immense majorité des cas, elle atteint à la fois plusieurs corps de vertèbres, et quelquefois même elle détermine la destruction d'un grand nombre. Dans les cas de cette nature, les disques intervertébraux sont d'abord isolés, puis ils disparaissent par résorption, et les différentes cavités vertébrales se transforment en une cavité unique, d'un volume considérable, tapissée de toutes parts par des parois osseuses irrégulières.

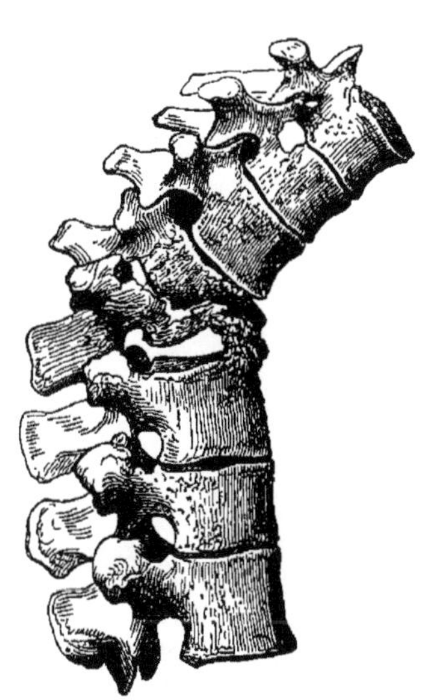

Fig. 254. — Affaissement angulaire du rachis par suite de la disparition de plusieurs corps vertébraux.

Si la matière tuberculeuse est d'abord limitée à l'intérieur d'un corps vertébral, elle ne tarde pas à dépasser ces limites, et, après avoir détruit complètement la paroi osseuse de la vertèbre, elle fait saillie, soit en arrière, du côté du canal rachidien et des trous de conjugaison, soit en avant, où elle se collecte au-dessous du grand surtout ligamenteux antérieur, et devient à un moment donné le point de départ des abcès par congestion.

b) **Forme diffuse superficielle.** — Ici la lésion, au lieu d'être limitée à un ou plusieurs corps vertébraux au sein desquels elle constitue une excavation profonde, se diffuse en surface, atteignant souvent un très grand nombre de vertèbres à la fois, mais pénétrant beaucoup moins profondément dans leur intérieur. Les os sont dépouillés de leur périoste, ils sont recouverts de fongosités caséeuses, leur substance est criblée de trous, vermoulue ; c'est en effet le tableau de la carie des anciens auteurs.

Lésions de voisinage. — La suppuration venant à se montrer, il en résulte la formation de cette variété particulière d'abcès froids auxquels on donne habituellement le nom d'abcès par congestion. Bridé en avant par le grand surtout ligamenteux antérieur, le pus se collecte sur les parties antéro-latérales du rachis sous la forme de poches appendues à la colonne vertébrale par un goulot étroit, tandis que leur partie libre est plus ou moins évasée, ce qui leur donne une certaine ressemblance avec des sangsues gorgées de sang. Le second trait qui les caractérise, c'est la tendance qu'ils ont à fuser plus ou moins loin de leur point d'origine; d'où la dénomination d'abcès par congestion, ou mieux encore abcès migrateurs, comme les avait appelés Gerdy.

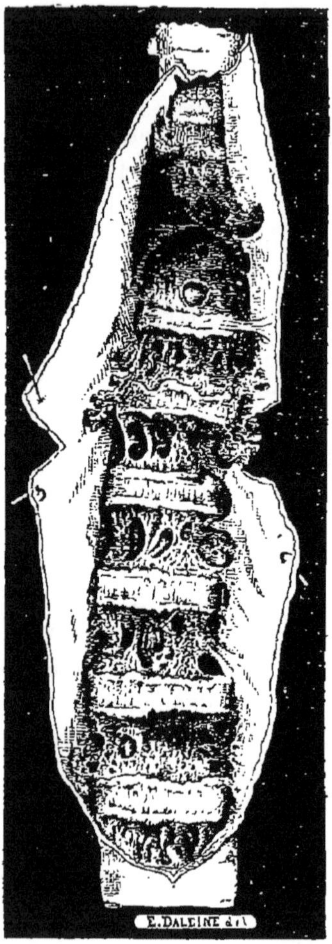

Fig. 255. — Tuberculose superficielle étendue à un grand nombre de corps vertébraux (Lannelongue).

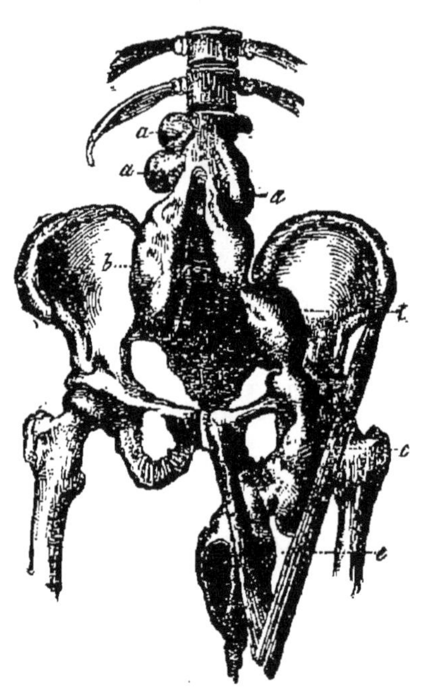

Fig. 256. — Divers degrés d'un abcès par congestion (Paletta).

Ici, comme dans toutes les lésions tuberculeuses, on trouve souvent des masses ganglionnaires considérables qui peuvent être le point de départ d'infections secondaires se faisant à la plèvre et au poumon, au péritoine et à l'intestin, sous la forme de granulations tuberculeuses.

Les gros troncs vasculaires, comme l'aorte et la veine cave inférieure, peuvent être comprimés. De là, la stase veineuse et l'œdème dans les membres inférieurs quand il s'agit de la veine. L'aorte accompagne les flexuosités que décrit la colonne vertébrale et son calibre est parfois singulièrement rétréci. Il est tout à fait exceptionnel de rencontrer des ulcérations de ce vaisseau. A la région cervicale, au contraire, étant donnés les rapports intimes qui existent entre l'artère vertébrale et les apophyses transverses, on comprend que des ulcérations de cette artère aient été rencontrées un assez grand nombre de fois.

Parmi les lésions de voisinage, celles qui ont le plus grand intérêt sont certainement celles de la moelle et de ses enveloppes. La moelle peut être comprimée par les os déformés; mais le fait est assez exceptionnel. Dans l'immense majorité des cas, ses lésions résultent du contact avec le pus et avec les fongosités tuberculeuses. Il y a non seulement compression, mais encore inoculation de voisinage à la dure-mère, qui présente un épaississement considérable, une véritable pachyméningite externe tuberculeuse. Les lésions occupant les corps vertébraux, c'est surtout à la région antérieure de la moelle qu'elles se propagent, après avoir franchi la coque osseuse d'abord, puis la barrière formée par le ligament vertébral commun postérieur.

La pachyméningite à son tour devient pour la moelle une source de compression, en l'enfermant dans une gaine rigide. Tantôt la moelle conserve son volume, tantôt elle est considérablement rétrécie; les cellules nerveuses disparaissent, des corps granuleux se forment en grand nombre; le tissu conjonctif devient de plus en plus abondant, et aboutit à la sclérose. Les lésions ne restent pas d'ailleurs limitées au point comprimé, et l'on voit bientôt s'associer à la myélite transverse des dégénérescences secondaires qui, dans les cordons antérieurs, affectent la forme descendante, tandis qu'elles suivent un trajet ascendant dans les cordons postérieurs.

Les nerfs rachidiens eux-mêmes peuvent être comprimés, moins par les os que par les fongosités et les abcès. De là, les névrites qui se traduisent par des douleurs, des troubles trophiques, de l'atrophie musculaire, des eschares, etc.

Lésions viscérales. — Ce sont celles qu'on rencontre dans toutes les manifestations de la tuberculose osseuse et articulaire. Tantôt ce sont des généralisations tuberculeuses, soit aux poumons, soit aux méninges. Tantôt ce sont des dégénérescences amyloïdes et graisseuses, conséquence d'une suppuration prolongée.

Mais quelle que soit la gravité du mal de Pott, dans les cas surtout où la suppuration s'est fait jour au dehors et où les dangers de la septicémie se surajoutent pour le malade à ceux de l'infection tuberculeuse, néanmoins la guérison est possible. Elle est possible même dans les cas où le malade a été atteint de paraplégie. Nous devons donc rechercher par quel mécanisme se fait la réparation, soit du côté des os, soit du côté de la moelle elle-même.

a) **Réparation des lésions osseuses.** — Dans les cas où il y a eu disparition d'un ou plusieurs corps vertébraux, le segment supérieur du rachis s'incline sur le segment inférieur, en produisant au dehors une gibbosité plus ou moins considérable. Les deux segments osseux arrivent ainsi au contact, et peu à peu la soudure s'opère entre eux, rétablissant la continuité du rachis. Cette réparation demande souvent un temps fort long, et, en faisant l'autopsie de maux de Pott qui datent déjà de plusieurs années, on constate encore quelquefois une grande mobilité des deux fragments. D'autre part, ce serait une erreur de croire que l'oblitération de la cavité produite par l'accolement des surfaces osseuses soit toujours complète. Assez souvent il reste au milieu du tissu osseux des lacunes renfermant de la matière caséeuse et de petits séquestres. Par là l'on comprend ces récidives, ces abcès froids qui, longtemps après le début d'un mal de Pott guéri en apparence, au bout de quatre, cinq ans et même davantage, se montrent à notre observation.

b) **Réparation de la moelle.** — Même dans un cas où la moelle était réduite à un mince cordon sclérosé, on a pu constater dans son intérieur la reproduction d'un grand nombre de tubes nerveux munis de leur cylindre-axe et de leur enveloppe de myéline. C'est la reproduction de ces tubes nerveux au milieu du tissu médullaire sclérosé qui permet de comprendre le rétablissement des fonctions.

Étiologie et pathogénie. — Le mal de Pott constitue, avec la coxalgie, une des manifestations les plus fréquentes de la tuberculose osseuse et articulaire chez les enfants. Nous l'observons surtout avec une déplorable fréquence dans la première enfance, c'est-à-dire jusqu'à l'âge de cinq ans; il devient un peu plus rare dans la seconde enfance, et plus rare encore dans l'adolescence. La cause véritable, c'est l'infection tuberculeuse, héréditaire ou acquise. Aussi n'est-il pas rare de le voir associé à d'autres manifestations tuberculeuses, et, en particulier, avec la coxalgie. Il est bien certain que souvent nous trouvons, dans les antécédents, un traumatisme, et, en particulier, une chute d'un lieu élevé. Mais ce traumatisme n'a pas d'autre rôle que celui de cause occasionnelle. Vouloir, comme Sayre (de New-York), en faire la cause unique de l'affection est certainement une idée erronée.

Symptômes. — L'évolution du mal de Pott au début est souvent fort obscure; s'il est des malades chez lesquels l'affection se révèle par des douleurs, il en est d'autres au contraire (et la chose est très fréquente chez les enfants) chez lesquels la gibbosité caractéristique est le premier symptôme qui vienne éveiller l'attention.

Les douleurs peuvent affecter le caractère de douleurs spontanées, ou bien elles sont provoquées par la pression. Les douleurs spontanées sont des douleurs irradiées suivant le trajet des nerfs intercostaux, irradiées aussi aux différents viscères; de sorte qu'elles peuvent être la cause de nombreuses erreurs de diagnostic. Les douleurs provoquées par l'examen direct du rachis peuvent se révéler, soit par la pression, soit par la percussion. La pression doit être méthodiquement exercée de haut en bas, et d'une manière égale, sur chacune des apophyses épineuses. Parfois la pression exercée sur l'une de ces apophyses en particulier réveille une vive douleur; si l'exploration est répétée à plusieurs reprises, et qu'elle donne toujours le même résultat, l'interprétation ne saurait être douteuse.

Parfois la pression méthodique sur les apophyses épineuses ne donne pas de résultat, tandis que la percussion exercée sur les mêmes apophyses réveille la douleur. La chose est facile à comprendre; ce n'est pas en effet l'apophyse épineuse elle-même qui est malade, mais bien le corps vertébral correspondant. Aussi, une percussion profonde réussit-elle à communiquer au foyer pathologique un ébranlement que la pression seule ne suffisait pas à déterminer. Il est donc indispensable d'associer l'un à l'autre ces deux moyens d'exploration.

Mais souvent, nous l'avons dit, toute espèce de phénomènes douloureux fait défaut. Il est alors un autre symptôme qu'il faut savoir interroger, c'est la raideur de la colonne vertébrale. La contracture musculaire intervenant, le malade est pour ainsi dire figé dans l'attitude qu'il a prise. Il évite soigneusement tout mouvement imprimé à la région malade du rachis. Déjà cette raideur se manifeste à nous par l'attitude spéciale du malade au moment où il se présente à notre examen. Nous pouvons encore, par une exploration convenable, la mettre bien en évidence. Pour cela, le petit malade étant debout, nous lui demandons de ramasser un objet jeté à terre. Nous le voyons alors fléchir progressivement les membres inférieurs sur le bassin, jusqu'à ce que sa main puisse atteindre l'objet visé, tout en conservant le tronc dans la rectitude, et en évitant soigneusement de lui imprimer tout mouvement de flexion. Parfois même, pour soutenir son tronc, l'enfant prend point d'appui avec l'une des mains sur la face antérieure de la cuisse, tandis que, de l'autre main, il saisit l'objet désigné.

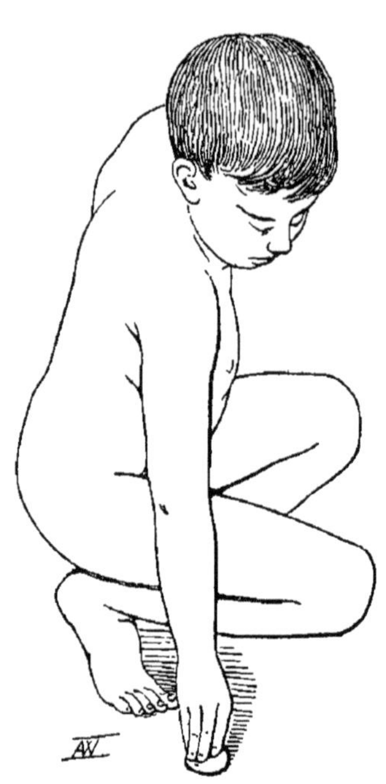

Fig. 257. — Mal de Pott ; attitude du malade ramassant à terre un objet ; et montrant la raideur du rachis (fig. empruntée à Whitman).

La même exploration peut encore se faire, l'enfant étant étendu à plat ventre sur une table. Soulevant en masse les membres inférieurs, le chirurgien constate que la région dorso-lombaire se laisse soulever tout d'une pièce, au lieu de s'infléchir comme à l'état normal. S'agit-il de constater la raideur de la région dorsale supérieure, on commande à l'enfant, étendu à plat ventre, comme précédemment, de croiser les mains derrière le dos et de soulever la partie supérieure du corps ; on constate que ce mouvement est impossible.

Gibbosité. — Lorsqu'aux symptômes précédents se surajoute la gibbosité caractéristique, le diagnostic ne saurait plus prêter à

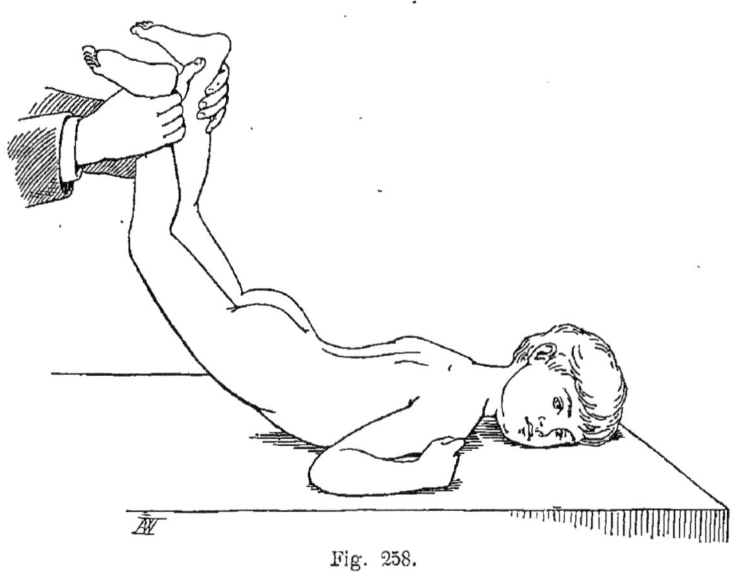

Fig. 258.

aucun doute. La gibbosité résulte de l'affaissement d'une portion

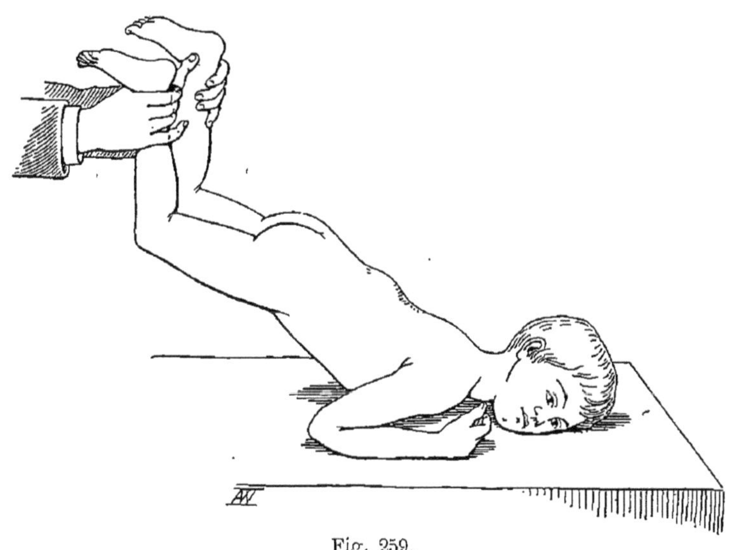

Fig. 259.

plus ou moins étendue de la colonne vertébrale. La tige osseuse que représente le rachis ayant perdu sa continuité, son segment supérieur s'incline sur le segment inférieur. Il en résulte, à la région antérieure de la colonne vertébrale, la production d'un angle ouvert en avant et dont le sommet est, au contraire, dirigé en arrière. C'est le sommet de cet angle représenté par une ou plusieurs apophyses épineuses, qui constitue, au-dessous des téguments, la gibbosité caractéristique. On a l'habitude de dire que cette gibbosité est à la fois angulaire et médiane. Cela est vrai, d'une manière générale. Toutefois, il est à cette proposition plusieurs correctifs qu'il importe de bien signaler.

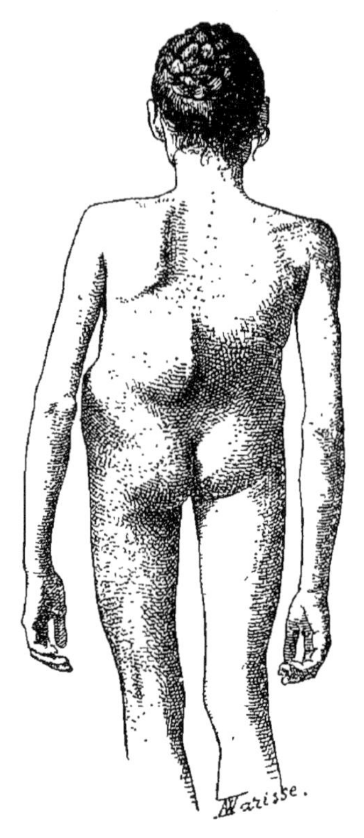

Fig. 260. — Mal de Pott lombaire avec inclinaison en masse du tronc vers la droite.

Tout d'abord il s'en faut de beaucoup que la gibbosité du mal de Pott soit toujours angulaire et médiane. Dans un bon nombre de cas, et cela surtout à la région lombaire, le tassement des corps vertébraux se fait d'une manière irrégulière, de sorte que le tronc s'incline sur l'un des côtés; il en résulte dès lors une inclinaison latérale du rachis qui, suivant les cas, peut ressembler plus ou moins à la déviation de la scoliose.

Toutefois, il suffit d'un examen soigneux pour reconnaître la gibbosité angulaire surajoutée à la déviation latérale et éviter l'erreur. Aussi n'est-ce pas cette variété d'inclinaison latérale qui, en clinique, mérite le plus haut intérêt. Mais il en existe une autre beaucoup plus utile à connaître. Je veux parler de ces déviations latérales qui se montrent au début du mal de Pott, avant l'apparition de toute gibbosité. Au premier abord, la ressemblance extérieure avec la scoliose est frappante; et, de fait, l'erreur est assez souvent commise. C'est surtout chez les jeunes enfants que s'observe cette variété de déformations, parce que, chez eux, la tendance aux contractures est excessivement prononcée. Souvent déjà la soudaineté avec laquelle cette déformation est apparue, soudaineté qui contraste avec la marche habituellement lente de la scoliose, attirera l'attention du chirur-

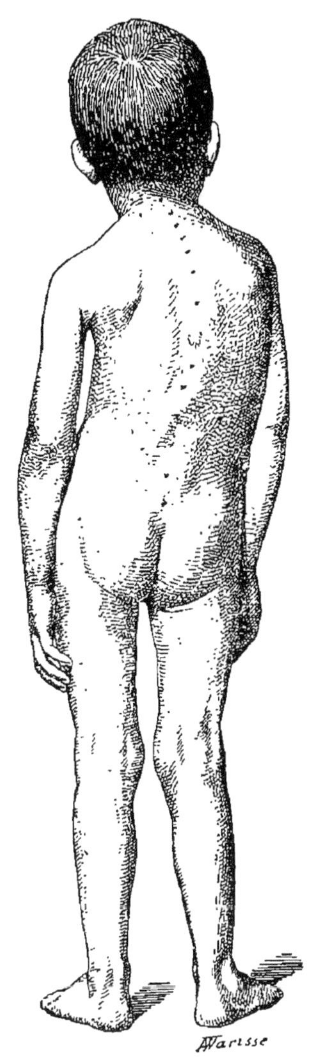

Fig. 261. — Mal de Pott dorsal à forme scoliotique.

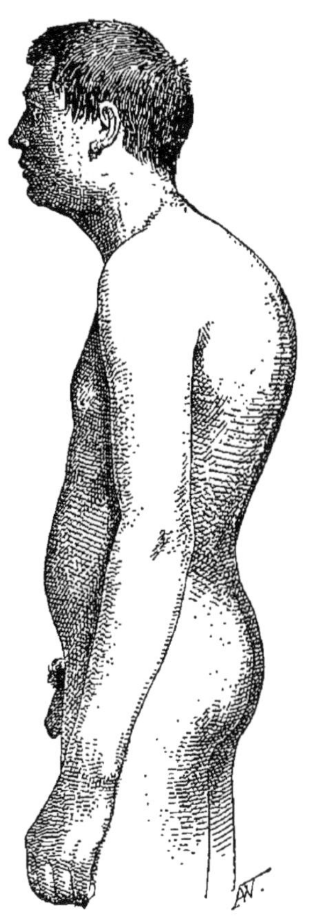

Fig. 262. — Mal de Pott dorsal à forme cyphotique.

gien. Si l'on pratique, en pareil cas, un examen sérieux, on rencontrera, et la douleur au niveau des apophyses épineuses, et la rigidité du rachis, caractéristiques du mal vertébral.

A côté des déviations latérales dans le cours ou au début du mal de Pott, il faut encore signaler les courbures antéro-postérieures à grand rayon, affectant la forme habituelle à la cyphose des adolescents. Leur production s'explique par l'existence de la forme de tuberculose diffuse, superficielle, étendue à un très grand nombre de corps vertébraux.

Il n'y a pas interruption brusque dans la continuité du rachis; mais diminution de résistance qui fait qu'un segment plus ou moins étendu de la colonne vertébrale se laisse graduellement infléchir en avant, en formant une courbe d'un rayon plus ou moins allongé, et dont la convexité est tournée en arrière. Mais ici encore deux cas sont possibles : dans l'un, on voit sur cette courbe molle plusieurs saillies acuminées, caractéristiques de la maladie; dans l'autre, au contraire, la courbe est uniforme, et la confusion avec la cyphose serait complète sans un examen attentif. Ainsi, par exemple, dans le cas du malade que nous reproduisons ici, la confusion avec la cyphose eût été complète, si nous n'avions relevé chez ce jeune homme quelques troubles urinaires et des symptômes de parésie des membres supérieurs et inférieurs.

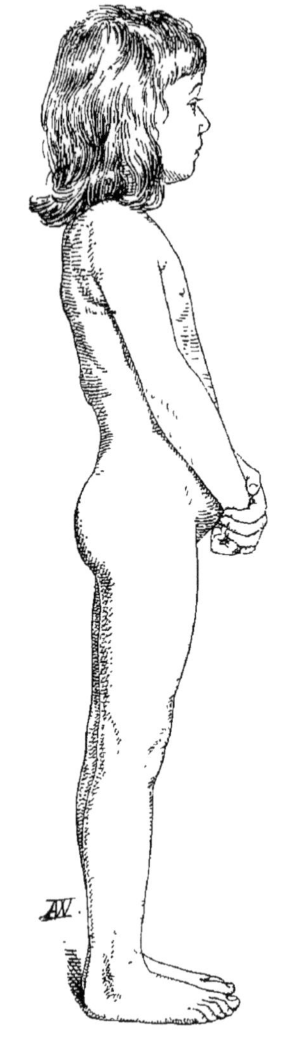

Fig. 263. — Mal de Pott lombaire datant de dix ans; abcès par congestion guéri par deux ponctions suivies d'injection d'éther iodoformé; gibbosité minime (Kirmisson).

De la difformité suivant la région occupée par le mal de Pott. — Sans doute les résultats orthopédiques obtenus dans le mal de Pott dépendent en grande partie de la bonne direction du traitement. Mais ce serait une erreur de croire que le résultat définitif soit absolument entre nos mains. Il dépend encore de l'étendue et de la profondeur des lésions, et, circonstance très importante à connaître, il dépend beaucoup aussi du siège de la lésion. Suivant qu'il occupe telle ou telle région de la colonne vertébrale, le mal de Pott a, en effet, tendance à donner naissance à des difformités plus ou moins prononcées.

La région lombaire est sous ce rapport la localisation la plus favorable; il peut se faire en effet que, limité à cette région, le mal de Pott ne donne naissance qu'à des difformités extrêmement peu prononcées, visibles seulement quand le malade est dépouillé de ses vêtements. Ce qui permet en pareil cas de soupçonner, dès le premier coup d'œil, la lésion, c'est la rigidité du rachis et l'attitude particulière du malade qui se présente à nous avec les épaules effacées et le ventre tendu en avant. Quand le mal de Pott occupe la région dorso-lombaire, il n'est pas rare de voir la déformation s'accentuer davantage. Il n'est pas rare non plus de voir dans cette région l'association à la gibbosité angulaire et médiane des déviations latérales dont nous avons parlé plus haut, déterminant une inégalité de hauteur des deux épaules, une voussure plus ou moins marquée des côtes, bref une attitude qui rappelle tout à fait celle de la scoliose.

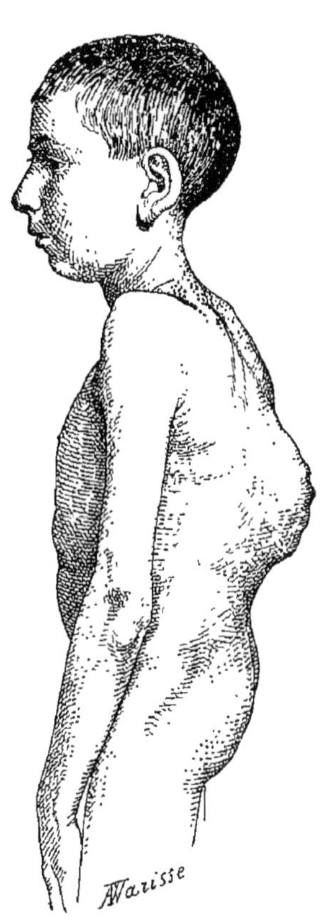

Fig. 264. — Mal de Pott dorso-lombaire avec gibbosité énorme.

Lorsque le mal de Pott occupe la dernière vertèbre lombaire, il donne naissance à une déformation spéciale. Par suite de l'effondrement de la dernière lombaire, il y a pénétration de la partie inférieure du rachis dans le bassin, et, par suite, rétrécissement du diamètre antéro-postérieur. Cette disposition très importante à connaître pour les accoucheurs est connue sous le nom de spondylolisthésis. Elle se traduit par une ensellure énorme avec projection du tronc en avant. Le thorax paraît enfoncé dans le bassin; la dernière côte arrive presque au contact de la crête iliaque. Cet enfoncement détermine en avant une plicature transversale qui s'étend d'un côté à l'autre de la paroi abdominale, en passant au niveau de l'ombilic.

A la région dorsale, les difformités sont en général beaucoup plus

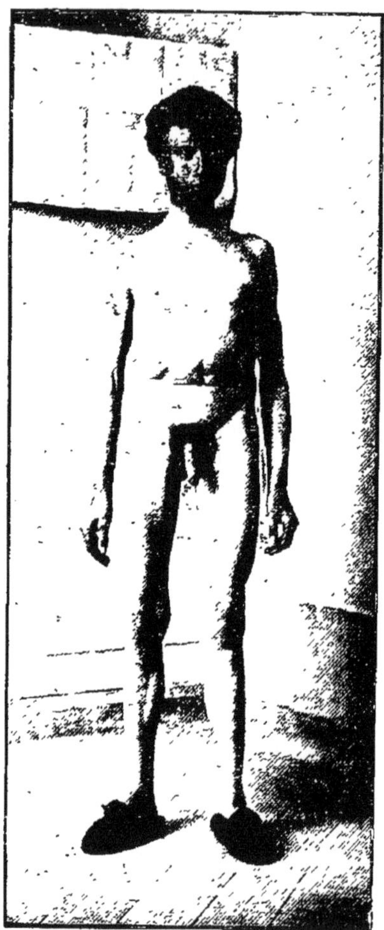

Fig. 265.

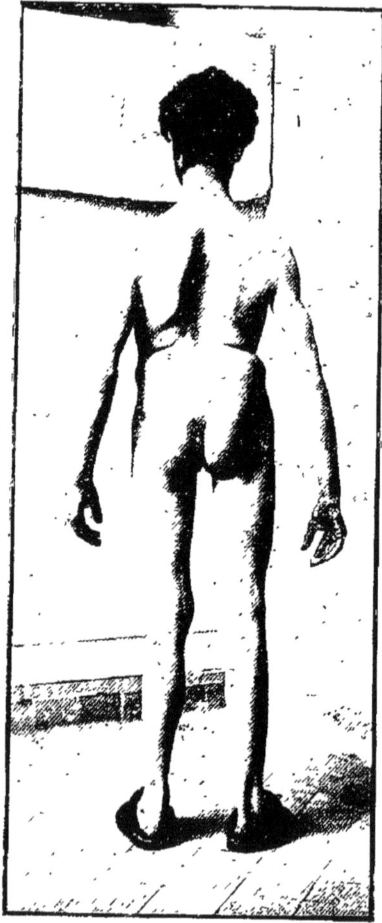

Fig. 266.

marquées qu'à la région lombaire. C'est ici que se voient les volumineuses gibbosités; à la région dorsale également, les lésions ont tendance à se diffuser à un très grand nombre de vertèbres, et elle est le siège des déformations cyphotiques que nous avons signalées précédemment. Les déformations sont d'ailleurs différentes, suivant le point de la colonne dorsale que l'on envisage. A la région moyenne, elles donnent souvent naissance à la déformation globuleuse du thorax ; en arrière, il se produit une gibbosité considérable, tandis que le sternum et les côtes soulevées en avant dessinent de ce côté une gibbosité nouvelle, et le thorax, dans son

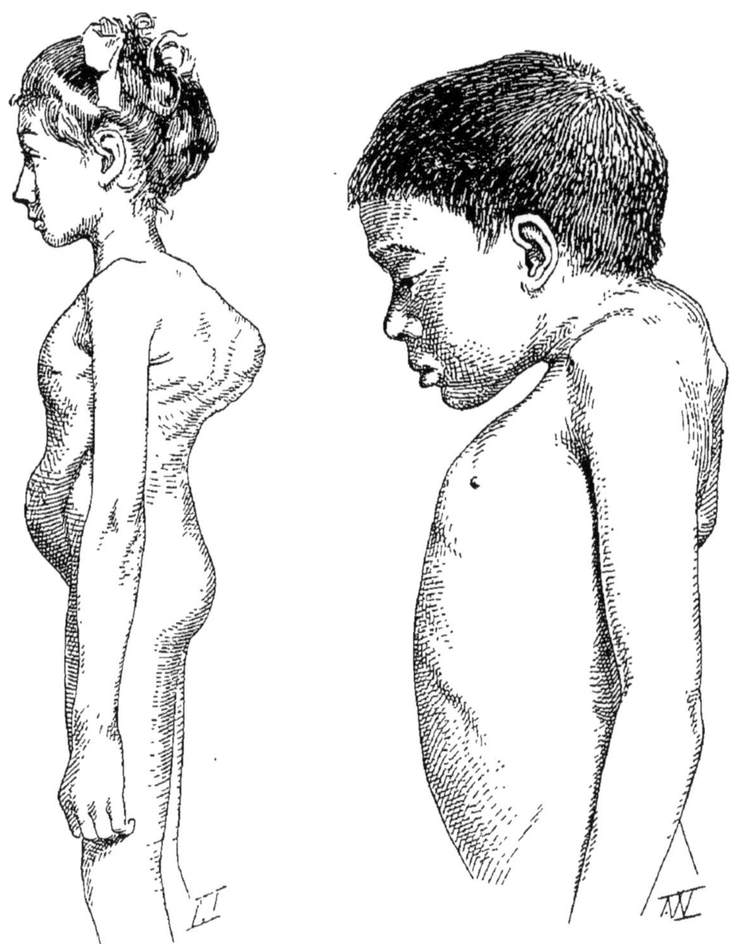

Fig. 267. — Mal de Pott dorsal, déformation globuleuse du thorax.

Fig. 268. — Mal de Pott dorsal supérieur avec projection du sternum en avant.

ensemble, prend une forme arrondie, globuleuse. A la région dorsale supérieure, la déformation est autre. Ici, généralement, la gibbosité constituée par les apophyses épineuses n'est pas très considérable. Mais elle représente un angle brusque, à sommet aigu, la voussure des côtes se redresse, en même temps que leur obliquité est très notablement exagérée, et ce sont les extrémités antérieures des côtes projetées en bas et en avant qui, à leur tour, soulèvent l'extrémité inférieure du sternum, formant à l'épigastre une seconde gibbosité diagonalement opposée à la première. On a ainsi réalisé le type populaire du polichinelle.

A la région cervicale, les déformations sont également très

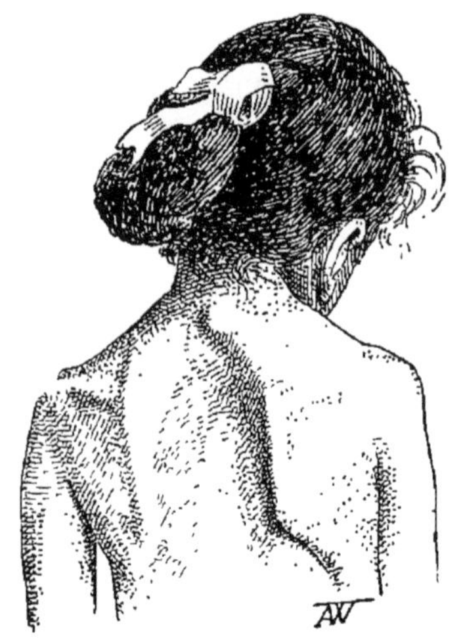

Fig. 270. — Même malade que la précédente. Gibbosité angulaire et médiane; projection des omoplates.

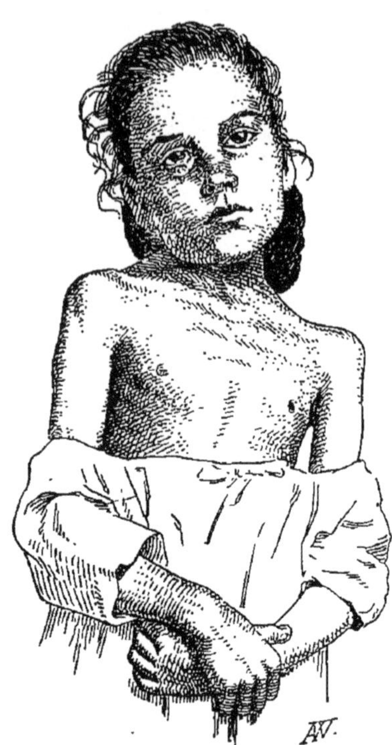

Fig. 269. — Mal de Pott cervical avec inclinaison permanente de la tête sur l'épaule droite.

accusées ; mais ici elles se produisent non seulement dans le sens antéro-postérieur, mais encore dans le sens latéral ; de là, des attitudes plus ou moins comparables à celles du torticolis musculaire.

Aux courbures produites dans le mal de Pott par la destruction des corps vertébraux s'ajoutent les courbures secondaires ou de compensation. Celles-ci ont leur convexité dirigée en sens inverse de la courbure principale, c'est-à-dire qu'elles sont à convexité antérieure. Elles affectent par conséquent la forme de la lordose, et se développent soit au-dessus, soit au-dessous de la courbure principale, occupant soit la région dorsale, soit la région lombaire.

Il est habituel, dans le mal de Pott, de rencontrer une seule gibbosité. Cependant il n'est pas tout à fait exceptionnel de voir deux gibbosités l'une au-dessus de l'autre, soit qu'il s'agisse réellement de deux foyers tuberculeux isolés, soit que la double gibbosité cor-

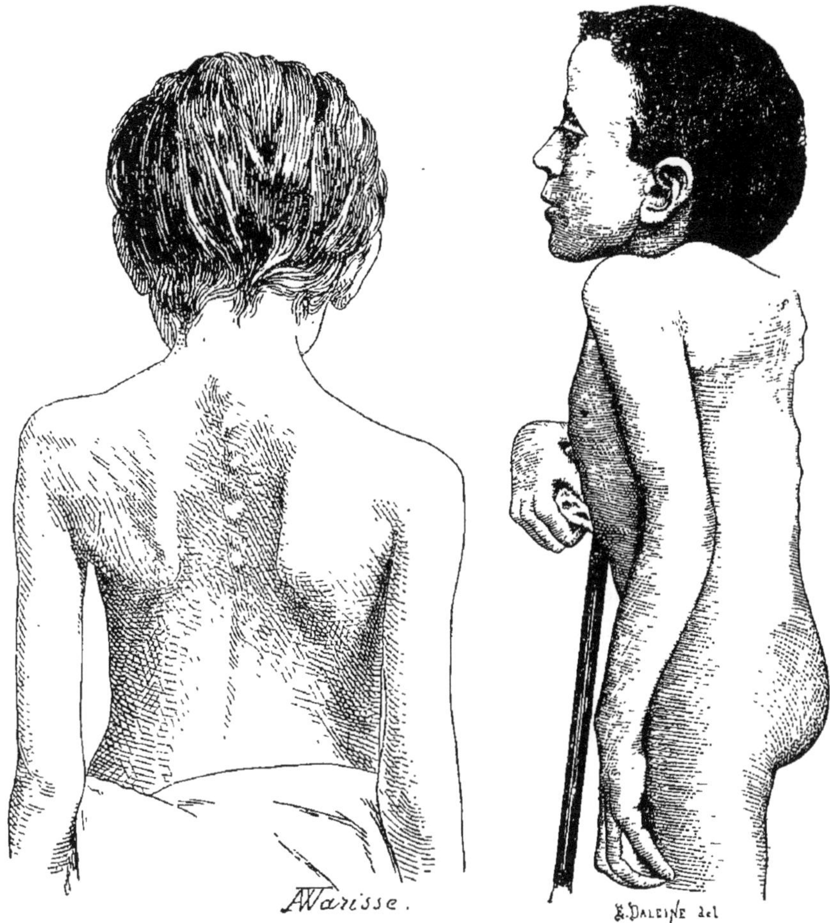

Fig. 271. — Mal de Pott cervico-dorsal ; lordose de compensation à la région dorso-lombaire.

Fig. 272. — Mal de Pott à double foyer.

responde à deux centres de destruction au milieu d'un même foyer très étendu.

2° Abcès par congestion. — Bien que moins constants dans leur existence que la gibbosité, les abcès par congestion n'en constituent pas moins par leur extrême fréquence un des symptômes les plus importants du mal vertébral. Ils ne se rencontrent pas indifféremment sur tous les segments du rachis. D'une fréquence extrême dans le mal de Pott lombaire et dorso-lombaire, ils sont beaucoup plus rares dans le mal de Pott dorsal supérieur et moyen, pour redevenir également fréquents à la région cervicale.

Ce n'est pas à dire que la suppuration soit aussi rare à la région dorsale qu'on serait porté à l'admettre tout d'abord d'après les données de la clinique. Si nous consultons à cet égard la statistique de Bouvier, nous voyons que cet auteur, sur 50 cas de mal dorsal, étudiés à l'autopsie, compte 24 abcès migrateurs, et 23 abcès sessiles. En réalité, la suppuration est donc aussi fréquente à la région dorsale que dans les autres segments du rachis; mais ici les conditions sont moins favorables à sa migration et à son apparition au dehors. Aussi restent-ils cachés dans la profondeur des tissus et échappent-ils à l'examen clinique.

A la région dorsale inférieure, au contraire, et à la région lombaire, tout est favorablement disposé pour la migration du pus, qui, pénétrant dans la gaine du muscle psoas-iliaque, fuse loin de son origine. Aussi la région lombaire est-elle le siège par excellence des abcès par congestion. Bridé en avant par le grand surtout ligamenteux antérieur, le pus se collecte sur l'un des côtés du rachis, puis, cheminant dans la gaine du muscle psoas, il arrive avec lui dans la fosse iliaque, où il s'étale, en formant une tumeur parfois assez volumineuse pour être appréciable au-dessous des téguments. Après un temps d'arrêt plus ou moins prolongé, il s'engage au-dessous de l'arcade de Fallope, suivant toujours la gaine du muscle psoas iliaque et formant une tumeur plus ou moins volumineuse qui descend à la partie supérieure et interne de la cuisse, jusqu'au niveau de l'insertion du muscle au petit trochanter.

Tel est le tableau classique de l'abcès par congestion suivant la gaine du muscle psoas iliaque. Mais à côté de cette forme, il en est bon nombre d'autres qui méritent d'être signalées. Ainsi, par exemple, il peut se faire qu'au lieu de pénétrer dans la gaine du psoas, le pus chemine au devant de ce muscle. Dans ce cas encore. il arrive dans la fosse iliaque interne ; mais, n'étant plus bridé en avant par l'aponévrose iliaque, il gagne bientôt le tissu cellulaire profond de la paroi abdominale, et forme là, au-dessus de l'arcade de Fallope, une tumeur adhérente à la paroi abdominale, et qui a la plus grande tendance à s'ouvrir au dehors. Dans certains cas tout à fait exceptionnels, l'abcès s'engage dans le canal inguinal et peut simuler une hernie. Beaucoup plus souvent, le pus pénètre dans le bassin, s'engage dans la grande échancrure sciatique et vient former tumeur à la région fessière ; fusant même le long du grand nerf sciatique, il peut descendre à la partie postérieure de la cuisse, et atteindre le creux poplité. Il n'est d'ailleurs pas nécessaire, pour qu'il gagne la région fessière, que le pus suive le chemin que nous venons d'indiquer. Il arrive assez fréquemment qu'après avoir suivi la gaine du psoas iliaque, le pus contourne d'avant en arrière le col du fémur et vienne faire saillie à la partie inférieure de la région fessière.

Dans d'autres cas, le pus, suivant la face antérieure du sacrum, vient se collecter dans le tissu cellulaire péri-rectal. Il constitue là des abcès qui, par leur voisinage avec la région anale, pourraient être pris pour de véritables abcès à l'anus. Ils en diffèrent toutefois par ce fait qu'ils restent toujours à une certaine distance de l'anus ; ce sont des abcès péri-anaux, et non des abcès à l'anus proprement dits. Notons enfin les cas, qui sont loin d'être rares, et où l'abcès, cheminant entre les apophyses transverses, vient faire saillie à la région lombaire, dans le triangle de J.-L. Petit.

A la région dorsale, avons-nous dit, il est beaucoup plus rare de voir l'abcès affecter la marche d'abcès migrateur. Souvent il reste confiné aux environs de la lésion ; il peut même contracter des adhérences avec le feuillet viscéral de la plèvre et se vider dans les bronches. On a vu des fragments osseux être rejetés au dehors par l'expectoration. Exceptionnellement on a cité des cas où le pus, cheminant le long des espaces intercostaux, est venu former tumeur sur les parties latérales du sternum.

A la région cervicale, le pus se collecte parfois au-devant des corps vertébraux, formant une des variétés les plus fréquentes d'abcès rétro-pharyngiens. Ou bien, il suit les branches antérieures des nerfs cervicaux et vient s'ouvrir sur les parties latérales du cou. Parfois il forme tumeur dans le creux sus-claviculaire ; enfin, il peut également se porter en arrière dans l'épaisseur des muscles de la nuque.

Étant donnée la fréquence extrême de la suppuration dans le cours du mal de Pott, il importe tout d'abord de bien poser en principe qu'il n'y a pas d'examen complet d'un mal de Pott, sans une palpation soigneuse de l'abdomen. Pour cela, le malade est couché sur le dos, les cuisses fléchies sur l'abdomen ; le chirurgien tâche de détourner son attention, afin que le petit malade ne contracte pas instinctivement les parois du ventre. Il est possible alors d'insinuer peu à peu et profondément l'extrémité des doigts dans chacune des fosses iliaques d'abord, puis plus haut et en se rapprochant de la ligne médiane jusque sur les parties latérales de la colonne vertébrale. On peut sentir ainsi les masses dures que représentent les abcès accolés au début sur les côtés du rachis, puis, plus tard, les collections nettement fluctuantes qui remplissent les fosses iliaques. A une période plus avancée, lorsque déjà le pus, franchissant les limites du bassin, forme tumeur à la partie supérieure et interne de la cuisse, le chirurgien, appliquant une main sur la fosse iliaque, l'autre sur la tumeur fémorale, exerce des pressions alternatives de l'une à l'autre. Lorsqu'on peut ainsi renvoyer la fluctuation d'une poche à l'autre, le diagnostic est assuré.

La marche des abcès par congestion n'a rien de fatal. Il est possible, et le fait a été noté déjà par les chirurgiens anciens, de voir le pus se résorber spontanément, même en dehors de tout traitement, *a fortiori* si le malade a été soumis à une immobilisation rigoureuse. Dans l'immense majorité des cas, au contraire, l'abcès a tendance à augmenter incessamment de volume, il forme une tumeur de plus en plus saillante au-dessous des téguments. Enfin, la peau rouge et amincie s'ulcère, le pus s'écoule au dehors, l'air pénètre dans la poche, y apportant les germes du dehors; et ainsi sont constituées toutes les conditions nécessaires à la septicémie que nous avons précédemment indiquées.

A côté de l'ouverture du côté des téguments, il faut signaler l'ouverture dans les différents viscères. Déjà nous avons signalé l'ouverture des abcès dorsaux dans le poumon et dans les bronches; les abcès de la région cervicale peuvent s'ouvrir dans la trachée et l'œsophage. Enfin, à la région abdominale, nous devons signaler l'ouverture dans la vessie ou dans l'uretère, dans le côlon et dans le rectum, qui réalisent des conditions particulièrement défavorables au point de vue de la septicémie.

3° **Paraplégie**. — Des trois éléments qui entrent dans la symptomatologie du mal de Pott, celui-ci est certainement le plus inconstant. On peut même dire qu'il existe en clinique un véritable antagonisme entre les abcès du mal de Pott et la paraplégie. Les abcès par congestion sont en effet d'une fréquence extrême à la région lombaire où le mal de Pott ne se complique que très exceptionnellement de paraplégie. La région dorsale supérieure, au contraire, est le point de départ le plus habituel des complications paraplégiques, tandis qu'à ce niveau les abcès par congestion deviennent infiniment plus rares. Cette simple constatation permet de conclure qu'il existe une relation directe entre la présence du pus et la production de la paraplégie. On comprend en effet que par son contact avec la face externe de la dure-mère, le pus puisse agir à la fois par irritation et par compression. Cette interprétation est encore confirmée par les faits, assez exceptionnels à la vérité, dans lesquels on a vu la paraplégie disparaître au moment même où un abcès par congestion faisait son apparition au dehors.

Il est du reste important de bien faire observer qu'il n'y a pas une relation constante entre la production de la paraplégie et le volume de la gibbosité. Bien au contraire, nous observons chaque jour des déformations considérables, qui, à aucun moment, ne se sont compliquées de paralysie, tandis que nous voyons la paraplégie se montrer chez des malades qui n'ont que des gibbosités très minimes, ou même en l'absence de toute déformation. Ceci montre bien que, dans l'immense majorité des cas, il ne s'agit pas d'une compression osseuse.

Les troubles de l'innervation dans le cours du mal de Pott portent à la fois sur la sensibilité, sur la motilité et sur les centres trophiques.

Les premiers troubles de la sensibilité sont les douleurs en ceinture qui s'accompagnent de sensation de brûlure, de constriction, et parfois d'irradiations dans les membres inférieurs. C'est surtout au début de la maladie qu'on l'observe; plus tard, elles font place à l'affaiblissement de la sensibilité. Rarement il y a abolition complète de la sensibilité; mais on peut constater la dissociation des différents modes de la sensibilité, au contact, à la douleur et à la température, le retard dans la perception des sensations, l'abolition partielle des divers modes de sensibilité.

Les troubles moteurs ont, dans la paraplégie pottique, une bien plus grande importance. C'est tout d'abord un simple affaiblissement des membres inférieurs qui fait que les malades ont de la peine à marcher et à se tenir debout. Fréquemment leurs genoux fléchissent, leurs jambes se dérobent sous eux, et ils tombent. Mais, à ce premier degré, les malades peuvent encore, quand ils sont étendus, imprimer à leurs membres inférieurs tous les mouvements qu'on leur commande. Le repos méthodique au lit peut, à cette période, faire disparaître assez rapidement les troubles de la locomotion. Plus tard, les mouvements sont rendus tout à fait difficiles, ou même complètement impossibles, même quand le malade est étendu dans son lit. Il est dans l'impossibilité de détacher le talon du plan du lit; il ne peut plus imprimer aux membres que des mouvements de reptation. Enfin, si la paralysie remonte plus haut encore, toute espèce de mouvements devient impossible.

Au début, les mouvements réflexes sont le plus souvent exagérés; plus tard, ils peuvent disparaître, ce qui est en rapport avec la désintégration du tissu nerveux; leur réapparition est, au contraire, d'un pronostic favorable. Il y a exagération de l'irritabilité musculaire; on s'en rend facilement compte par l'étude des réflexes rotuliens qui sont très exagérés. En outre, les malades accusent des crampes, des secousses convulsives dans les membres. On peut les réveiller en imprimant avec la paume de la main une secousse brusque à la plante du pied; les orteils sont ainsi placés en hyperextension, en même temps que le pied est fléchi sur la jambe. On voit alors se produire une trépidation qui, d'abord limitée au pied lui-même, gagne de proche en proche, de façon à envahir bientôt le membre en totalité; on lui donne le nom de trépidation épileptoïde.

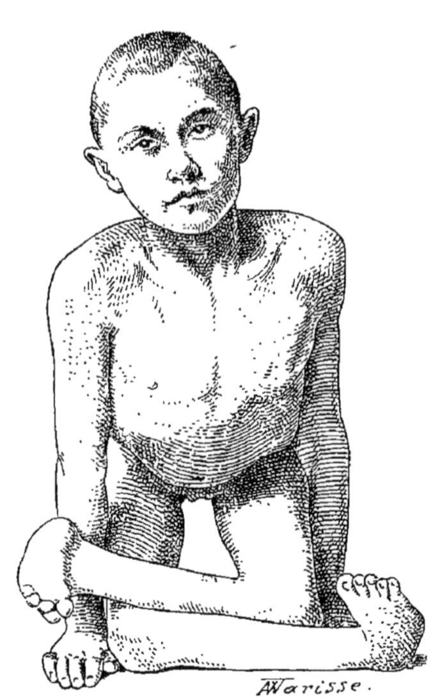

Fig. 273. — Mal de Pott avec paraplégie et rétraction musculaire des membres inférieurs.

Plus tard, lorsque les dégénérescences secondaires se sont produites sous la forme de scléroses systématisées, à la paralysie flasque du début font suite les contractures. Celles-ci déterminent souvent alors des difformités permanentes. Les orteils en masse sont fléchis du côté de la face plantaire; le tendon d'Achille rétracté détermine de l'équinisme; parfois même la contracture des adducteurs ajoute le varus à l'équinisme, comme chez la petite malade dont nous donnons ici le dessin. Les jambes sont fléchies sur les cuisses, les cuisses sur le bassin. Les malades sont réduits à l'état de cul-de-jatte, capables de se déplacer seulement en prenant point d'appui sur les membres supérieurs.

Les troubles du côté de la vessie et du rectum sont en général moins marqués que dans les paralysies traumatiques. La rétention d'urine est habituellement passagère, et elle fait place le plus souvent à l'incontinence.

Enfin, à tous les symptômes précédents, il faut joindre les troubles trophiques, qui se caractérisent par l'atrophie rapide des muscles, leur dégénérescence graisseuse ou fibreuse, l'hydarthrose, les arthropathies, les éruptions diverses, les ulcérations, les eschares.

Diagnostic. — Le diagnostic du mal de Pott au début présente souvent les plus grandes difficultés. Les irradiations douloureuses que nous avons signalées, suivant la forme qu'elles affectent, peuvent donner naissance aux erreurs de diagnostic les plus variées. A chaque instant, nous voyons des malades que les irradiations douloureuses à la cuisse ont fait considérer comme atteints de névralgie sciatique. Siégeant au niveau de l'abdomen, les douleurs peuvent faire croire à une affection du tube digestif; au niveau du thorax, elles en imposent pour une affection des voies respiratoires. J'ai vu une petite fille qui, pendant longtemps, avait toujours localisé sa douleur au niveau de l'ombilic, ce qui l'avait fait examiner au point de vue de l'existence d'une hernie ombilicale. Un jeune homme se présenta à moi accusant une violente douleur de l'épaule droite. L'épaule était absolument saine; il s'agissait d'un mal de Pott de la deuxième vertèbre dorsale.

Une erreur fréquemment commise, c'est celle qui consiste à confondre le mal vertébral avec cette singulière névrose du rachis connue depuis Brodie sous le nom de névralgie spinale. C'est chez des malades nerveux, chez des jeunes filles surtout, qu'on la rencontre. Bien des traits la différencient du mal vertébral. Tout d'abord, la douleur est beaucoup plus diffuse, étendue à un beaucoup plus grand nombre d'apophyses épineuses. En outre, elle est beaucoup plus superficielle, et aussi beaucoup plus vive. Dans le mal de Pott, avons-nous dit, la douleur est souvent fort obscure; il faut avoir recours à une pression énergique ou même à la percussion pour la mettre en évidence. Dans la névralgie spinale, au contraire, le moindre effleurement de la région des apophyses épineuses provoque une vive douleur qui fait sursauter les malades. C'est là encore un dernier trait qui achève de distinguer l'une de l'autre les deux affections. Dans le mal de Pott, en effet, au lieu de se livrer à des mouvements violents, les malades s'efforcent de rester immobiles, et la pression douloureuse sur les apophyses épineuses ne fait qu'exagérer chez eux la contracture musculaire.

Déjà nous avons signalé, dans l'étude symptomatique du mal de Pott, les courbures scoliotiques et cyphotiques, capables d'en imposer pour les courbures essentielles du même nom. Les considérations tirées de l'existence ou de l'absence de douleurs, la raideur du rachis, la palpation soigneuse de l'abdomen, l'état général du malade, aideront à préciser le diagnostic. C'est surtout chez les très jeunes enfants, dans les deux premières années de l'existence, par exemple, que le diagnostic entre le mal de Pott et la cyphose rachitique peut offrir de sérieuses difficultés. C'est sur la région lombaire que porte la cyphose des petits rachitiques. Or, à la région lombaire, le mal de Pott se manifeste souvent sous la forme d'une courbure cyphotique plus ou moins allongée. On a bien, dira-t-on, la différence tirée de ce fait que, dans le mal de Pott, la douleur immobilise le segment malade du rachis. Mais souvent les très petits enfants, quand on les place sur le ventre pour se livrer à cet examen, poussent des cris, font des efforts, se contractent, de sorte qu'il est difficile de tirer des conclusions précises. Force est en pareil cas de condamner les petits malades au repos absolu dans la situation horizontale, et de reprendre l'examen au bout de quelque temps, pour se rendre compte de la marche suivie par la déformation.

Il est encore certaines variétés anatomiques des apophyses épineuses qu'il importe de connaître pour ne pas les confondre avec la gibbosité du mal de Pott. Je fais allusion ici à ces cas dans lesquels une ou plusieurs apophyses épineuses sont anormalement saillantes ou encore légèrement déviées par rapport à la ligne médiane. C'est surtout à la région dorsale inférieure et à la région lombaire qu'on rencontre cette disposition.

D'une manière générale, rien n'est plus facile que d'établir la distinction entre la déformation consécutive aux fractures de la colonne vertébrale et celle à laquelle donne naissance le mal de

Pott. Il est cependant des cas où la confusion peut être commise. Ce sont ceux dans lesquels le traumatisme vertébral a été suivi d'accidents extrêmement légers et où le malade a paru guérir complètement. A la longue cependant, il se produit chez lui une déformation plus ou moins considérable. On comprend qu'une semblable évolution soit de nature à entraîner l'erreur, surtout en l'absence de commémoratifs suffisants. Depuis que Kümmell (de Hambourg) a appelé l'attention sur les faits de cette nature, bon nombre de chirurgiens en ont publié des exemples. Nous-même, nous avons fait connaître l'observation d'un jeune homme de dix-huit ans qui, à la suite d'une chute violente de 15 mètres de hauteur, vit se produire peu à peu, dans l'espace de six mois, une déformation considérable. (Voyez fig. 274.)

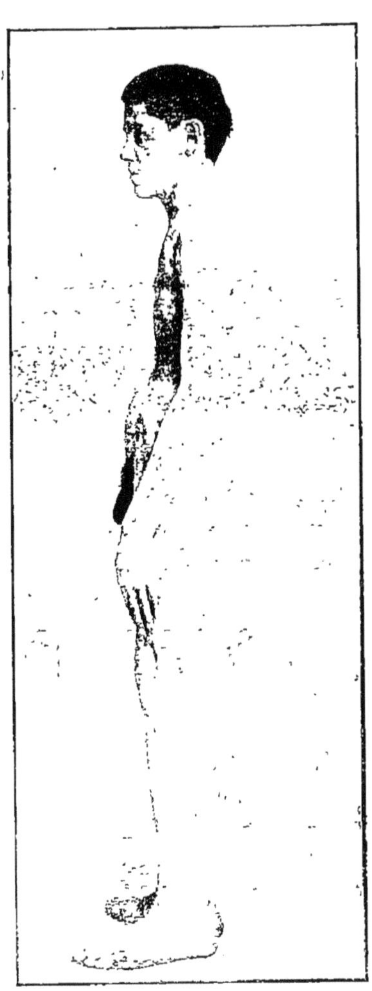

Fig. 274.

Il semble tout d'abord bien difficile de confondre le mal de Pott avec la coxalgie ; cependant l'erreur a été plus d'une fois commise, même par les chirurgiens les plus exercés. Cela tient à ce que, dans le mal de Pott lombaire, même avant toute gibbosité et avant l'existence d'abcès, il peut exister une contracture du psoas iliaque qui imprime à la cuisse un certain degré de flexion sur le bassin, limite les mouvements de la hanche et en impose pour une coxalgie.

Toutefois, l'absence de douleurs au niveau de l'articulation coxo-fémorale, la raideur de la région lombaire, ce fait que les mouvements sont limités seulement dans le sens de l'action du muscle psoas, et qu'ils sont libres dans les autres sens, constituent autant de raisons qui permettent d'éviter l'erreur. En faisant coucher le malade à plat ventre, et cherchant à imprimer à la cuisse un mouvement d'hyperextension, on peut mettre en évidence un degré léger de contracture du psoas. On reconnaît en effet, dans cette attitude, que l'hyperextension voulue est impossible.

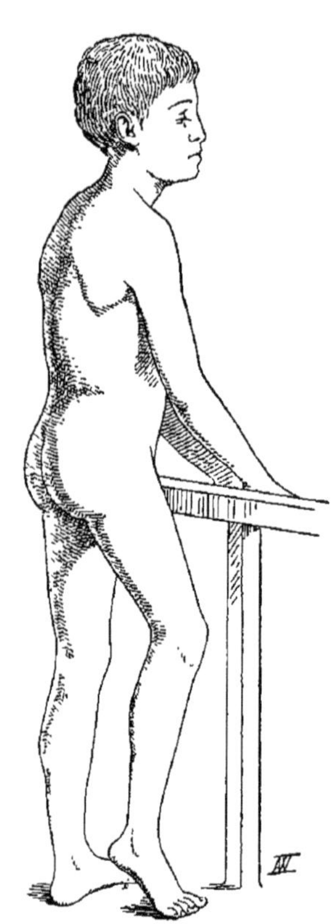

Fig. 275. — Flexion de la cuisse due à la contracture du psoas dans le cours d'un mal de Pott, et pouvant en imposer pour une coxalgie (d'après Hoffa).

Dans le mal de Pott cervical, l'inclinaison latérale de la tête jointe au mouvement de rotation expose à la confusion avec le torticolis musculaire. Toutefois l'attitude est rarement la même dans les deux cas, c'est-à-dire que rarement on trouve, dans le mal de Pott, comme c'est la règle dans le torticolis musculaire, l'inclinaison de la tête sur l'un des côtés du cou, associée à la rotation du côté opposé. Cependant le fait peut se rencontrer; il faut tenir compte alors de la douleur, du gonflement et de la limitation des mouvements. L'état des muscles surtout doit être pris en considération. Dans le torticolis musculaire, en effet, on constate toujours la corde saillante formée par le sterno-mastoïdien du côté vers lequel la tête est inclinée. Dans le mal de Pott, au contraire, la saillie du muscle du même côté est effacée, et c'est le sterno-mastoïdien du côté opposé qui entre parfois en contracture pour s'opposer aux progrès de l'inclinaison latérale. C'est là un signe qui, lorsqu'il existe, présente pour le diagnostic la plus haute valeur.

Traitement. — Le principe qui doit guider le chirurgien dans le traitement du mal de Pott, comme, du reste, dans celui de toutes les tuberculoses osseuses et articulaires, c'est celui qui consiste à soustraire le foyer pathologique à l'influence fâcheuse des mouvements et de la pesanteur, dans l'espoir de diminuer autant que possible la tendance à la destruction du tissu osseux, et par suite d'obtenir une gibbosité moins marquée. Ce résultat, c'est le repos dans le décubitus dorsal qui, seul, permettra de l'obtenir.

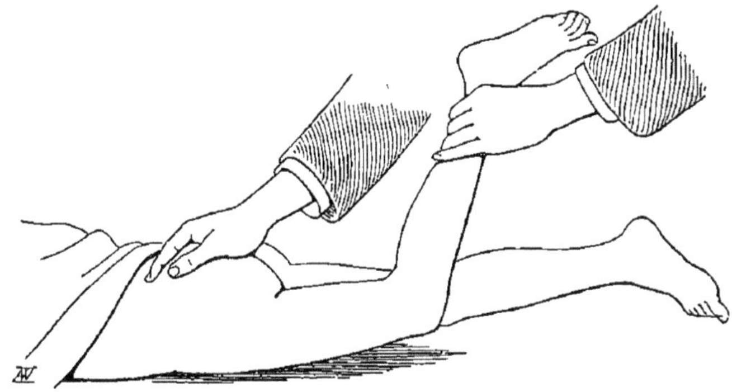

Fig. 276. — Moyen de déceler un degré léger de contracture du psoas en cherchant à produire l'hyperextension du membre (d'après Hoffa).

On lui objecte ce que l'immobilisation prolongée a de défavorable au point de vue de la santé générale. C'est là une erreur dans l'immense majorité des cas. Bien au contraire, les enfants qui étaient dans un état de souffrance habituelle, qui présentaient un teint pâle et amaigri, reprennent le plus souvent une mine satisfaisante dès que l'immobilisation vient supprimer leurs douleurs.

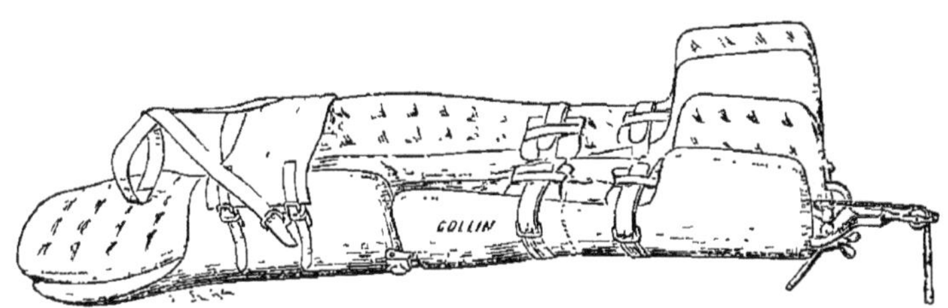

Fig. 277. — Gouttière de Bonnet avec bretelles et articulée, de façon à permettre l'écartement des membres inférieurs (modèle de M. Kirmisson).

L'immobilisation peut être assurée d'une manière satisfaisante par la gouttière de Bonnet; mais à la condition d'y ajouter, comme je l'ai fait depuis longtemps, des bretelles qui, se croisant au devant de la poitrine, empêchent l'enfant de s'asseoir dans sa gouttière. Une autre modification également très avantageuse, c'est celle qui consiste à articuler l'une des jambes de la gouttière, de façon à pouvoir l'écarter du tronc et procéder facilement au lavage du périnée et de la région anale, sans déplacer le petit malade.

L'immobilité s'obtient aisément à l'aide des appareils plâtrés. Mais je conseille, pour ma part, de ne pas faire l'application de ces appareils dans la suspension, comme l'avait préconisé Sayre. L'inconvénient de cette méthode, c'est que la forme du corset appliqué pendant la suspension ne correspondra plus exactement à la forme du tronc quand le malade reviendra à son attitude habituelle, et, dès lors, il y aura une tendance beaucoup plus grande à la production des eschares. Mieux vaut donc appliquer le corset dans la position horizontale, le malade étant soigneusement maintenu sur le pelvi-support par deux aides, dont l'un exerce l'extension sous les aisselles, l'autre sur les membres inférieurs. Dans l'emploi du corset plâtré, comme dans celui de la gouttière, il faut éviter tout malentendu. Muni de son appareil plâtré, le malade ne doit pas s'asseoir dans son lit, ce qui ne supprimerait pas l'action de la pesanteur sur le foyer pathologique. Aussi, pour l'empêcher de s'asseoir, ai-je l'habitude de comprendre dans l'appareil la racine des cuisses.

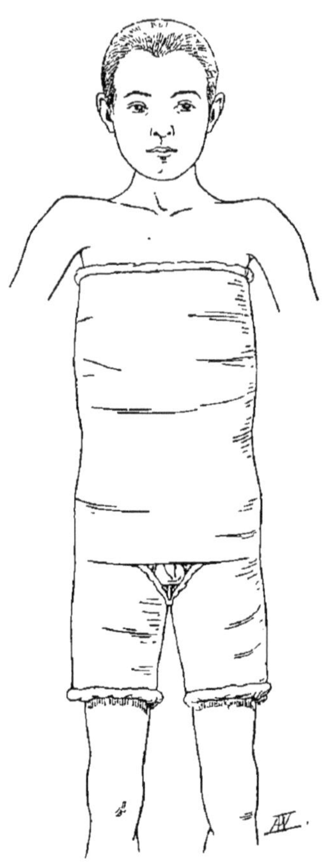

Fig. 278. — Appareil plâtré avec double spica de l'aine, pour mal de Pott, destiné à empêcher l'enfant de s'asseoir (Kirmisson).

Tant que la lésion est en voie d'activité, l'immobilité dans la position horizontale devra être continuée. Il est bien difficile d'indiquer une durée précise; on peut en général en fixer le terme à un an ou dix-huit mois. Avant de permettre la station debout, on interrogera les différents symptômes, la sensibilité du rachis, l'état stationnaire ou envahissant de la gibbosité, la présence ou l'absence d'abcès par congestion, l'état général du malade lui-même. Mais souvent les réponses fournies par ces divers examens manquent de netteté. Aussi ne saurait-on trop conseiller de recourir en pareil cas à la radiographie qui, en nous montrant une ombre plus ou moins considérable qui enveloppe le rachis, peut nous fournir de précieux renseignements sur l'état du foyer.

Quand on se décide à permettre la station debout, il faut fournir au malade un soutien suffisant. Ce serait une très grande erreur d'adopter dans tous les cas de mal de Pott la forme du corset habituel, allant des hanches au sommet de l'aisselle. Sans doute ce corset est suffisant dans les cas où il s'agit d'un mal de Pott lombaire ou dorsal inférieur. Mais déjà dans le mal dorsal moyen, il devient insuffisant; il faut de toute nécessité faire remonter l'appareil jusqu'à la base du cou. Que si, enfin, il s'agit d'un mal de Pott dorsal supérieur, il faut comprendre la tête elle-même dans l'appareil, c'est-à-dire ajouter au corset un collier, absolument comme s'il s'agissait d'un mal de Pott cervical.

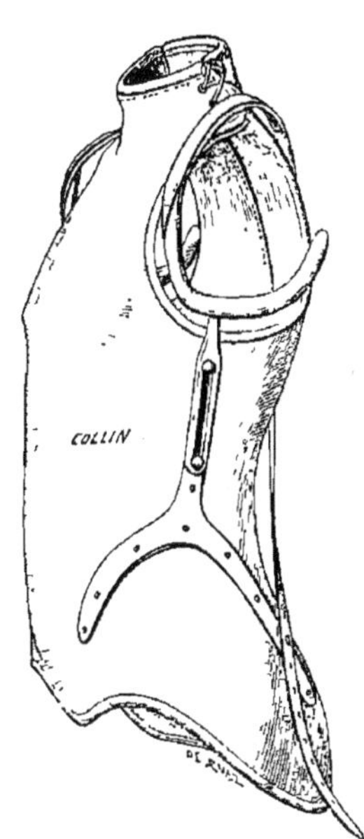

Fig. 279. — Corset en cuir moulé embrassant les épaules et la région cervicale.

En observant ces principes, on obtiendra des résultats satisfaisants, c'est-à-dire qu'on pourra voir des malades guérir avec des difformités minimes. Mais faut-il aller plus loin, et faut-il, comme on l'a conseillé il y a quelques années, une fois la gibbosité produite, pratiquer le redressement forcé pour la faire disparaître? Pour ma part, je suis l'ennemi de cette méthode. Tout d'abord, ici comme partout ailleurs, il me paraît dangereux de traumatiser un foyer tuberculeux, parce qu'on s'expose ainsi à la généralisation. D'autre part, le redressement en lui-même expose à des accidents graves, ainsi que l'expérience l'a prouvé. Enfin, ce n'est pas tout de redresser, il faut maintenir le résultat obtenu. Or, dans les cas de destruction de plusieurs corps vertébraux, c'est-à-dire dans les cas où la gibbosité est considérable et où le redressement est le plus à désirer, il ne peut être obtenu qu'en créant, à la partie antérieure du rachis, une vaste perte de substance que rien ne vient combler. Dès lors, la gibbosité se reproduira fatalement, et les malades auront souffert en pure perte. C'est, hélas! ce que démontre l'expérience. Les résultats m'ont paru surtout déplorables dans les cas où, au redressement forcé, on avait ajouté la résection des apophyses épineuses. Non seulement ces malades portaient des gibbosités considérables; mais ils étaient violacés, anhélants. On

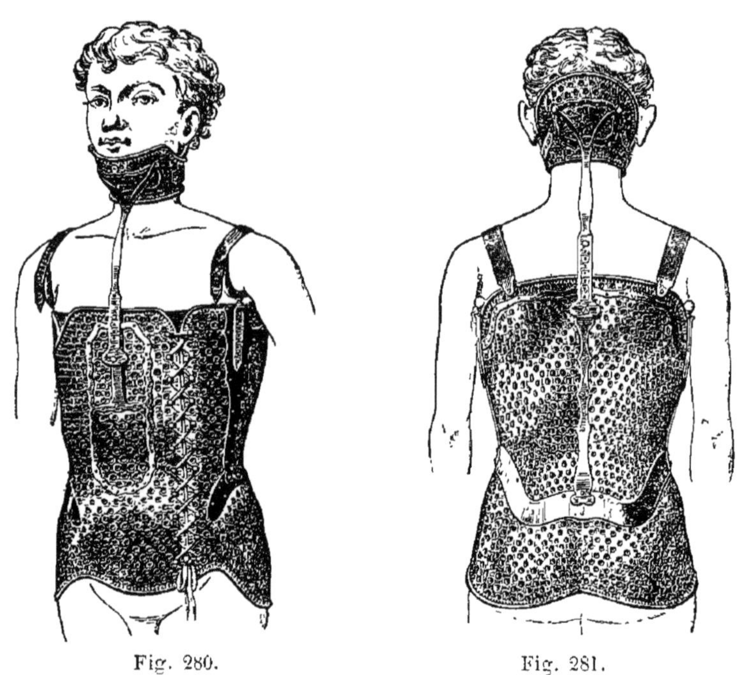

Fig. 280. Fig. 281.

comprend en effet que la désinsertion des muscles spinaux augmente chez eux les troubles de la station.

Est-ce à dire cependant que tout espoir de redressement d'un malade atteint de mal de Pott doive être absolumnnt laissé de côté? En aucune façon. Il importe en effet de ne pas perdre de vue ce que nous avons dit à propos de l'anatomie pathologique, à savoir que pendant un temps très long, pendant plusieurs années, il peut rester de la mobilité dans un foyer de mal de Pott. Cette mobilité est une arme à deux tranchants : de même que, pendant de longues années, elle peut faire craindre l'aggravation de la déformation, de même aussi, elle peut permettre d'espérer, par un traitement convenable, l'atténuation de la gibbosité. Il est encore, en fait de mal de Pott, un élément qu'il ne faut pas perdre de vue : c'est la contracture. On peut voir des malades arriver vers nous avec des déformations considérables dans lequelles la contracture musculaire joue le plus grand rôle. Cela est vrai surtout quand le malade souffre de la présence d'un abcès. Qu'on vienne à ponctionner cet abcès et à le guérir, qu'on soumette le malade à l'immobilisation pendant un temps suffisant au moyen d'un appareil convenable, et l'on verra, la contracture cessant, la gibbosité diminuer dans des proportions considérables. C'est ce que montre l'expérience de chaque jour.

On ne peut donc pas dire que la chirurgie soit désarmée en face du mal de Pott; mais ce qui fait la gravité de l'affection, c'est sa marche terriblement longue, qui conduit parfois parents et malades au découragement, leur fait abandonner le traitement convenable, et aboutit en somme aux plus déplorables difformités.

Le traitement des abcès par congestion ne nous occupera pas longtemps; nous nous en sommes expliqué déjà suffisamment. C'est là, on peut le dire, le triomphe de la chirurgie moderne. En effet, bien plus que la paraplégie qui manque souvent, bien plus que la gibbosité qui, toute fâcheuse qu'elle est, est loin dans la plupart des cas de menacer l'existence, c'était l'abcès par congestion, qui, par son évolution fâcheuse, imprimait au mal vertébral son plus haut caractère de gravité. Dans la chirurgie ancienne, on laissait se produire l'ouverture spontanée de ces abcès, leur transformation en fistule, et trop souvent la mort, était en pareil cas la conséquence de la septicémie. Nous avons aujourd'hui dans la méthode des ponctions suivies d'injections iodoformées un moyen puissant qui nous permet d'obtenir, dans l'immense majorité des cas, la guérison des abcès du mal de Pott; mais, cela, à deux conditions : d'abord que cette petite opération soit faite avec toutes les rigueurs de l'asepsie; ensuite, que l'intervention soit faite en temps opportun, c'est-à-dire quand l'abcès est encore profond, et que la peau est absolument saine. Une précaution indispensable sera de percuter toujours soigneusement l'abcès avant de faire la ponction, pour s'assurer qu'aucune anse intestinale n'est interposée entre lui et la paroi abdominale.

Reste le traitement de la paraplégie; c'était là le point que visait surtout Percival Pott, quand il conseillait l'application de cautères au niveau du point malade. Il est permis de se demander si, dans le mode de traitement conseillé par l'illustre chirurgien anglais, ce n'était pas l'immobilisation qui était utile aux malades plutôt que les cautères eux-mêmes. Toutefois le principe de la révulsion appliquée au traitement de la paraplégie pottique s'est transmis jusqu'à nous par l'emploi des pointes de feu superficielles le long de la colonne vertébrale répétées à plusieurs reprises, suivant la formule conseillée par Charcot. On peut aider au rétablissement des fonctions par l'usage de certains médicaments comme l'ergotine, la noix vomique; on peut faire appel aussi au massage et aux courants continus. Mais faut-il faire davantage, et y a-t-il lieu d'intervenir par une opération sanglante pour supprimer la cause de la paraplégie? De nombreuses tentatives ont été faites dans cette voie. Mais il faut bien le dire, jusqu'ici elles n'ont donné que des résultats peu encourageants, et s'il n'y avait pas des faits heureux comme celui de Mac Ewen, on serait tenté de les proscrire d'une façon absolue. Nous conclurons donc en disant que les interventions sanglantes dirigées contre la paraplégie pottique ne nous semblent être que des opérations d'exception, applicables seulement dans les cas où la paraplégie n'a aucune tendance à rétrocéder, ou bien même quand elle s'aggrave en dépit de tous les traitements.

Même quand la paraplégie ne détermine pas la mort, elle laisse souvent à sa suite des difformités permanentes des membres inférieurs, rétraction des orteils, déviation du pied en équin, quelquefois même associée au varus, rétraction des fléchisseurs du genou. Dans les cas de cette nature la ténotomie peut intervenir utilement pour permettre la marche aux malades. Mais, bien souvent, quoi qu'on fasse, les malades restent des infirmes, qui ne peuvent marcher qu'à l'aide de béquilles.

III. — MAL DE POTT SOUS-OCCIPITAL

Sous le nom de mal de Pott sous-occipital, on décrit les arthrites tuberculeuses des articulations de la tête avec la colonne vertébrale, c'est-à-dire des articulations atloïdo-axoïdiennes et occipito-atloïdiennes. Les parties sont si petites et si rapprochées que, le plus souvent, les deux articulations sont atteintes simultanément.

Ce qui donne à cette variété particulière du mal de Pott sa forme spéciale, c'est d'abord sa très grande gravité, tenant au voisinage du bulbe; ensuite, ce fait qu'ici la mobilité étant très grande, il s'agit d'arthrites véritables, amenant de très bonne heure des attitudes vicieuses complexes, et plus tard, des luxations spontanées dont l'existence ajoute à la maladie un très haut caractère de gravité.

Anatomie pathologique. — Du côté de l'occipital, les lésions portent surtout sur les condyles; mais on constate parfois une dénudation plus ou moins étendue de l'os, se propageant au pourtour du trou occipital, et du côté de l'apophyse basilaire. Sur l'atlas, les lésions portent surtout sur l'arc antérieur et sur les masses latérales. Grâce à la minceur de l'os, on a vu parfois la plus grande partie de l'atlas disparaître, soit par usure progressive, soit par nécrose, et l'occipital entrer directement en contact avec l'axis.

Un des traits principaux du mal de Pott sous-occipital, c'est que bien rarement les lésions portent également sur les deux moitiés de chaque os. Le plus souvent, au contraire, la lésion est beaucoup plus prononcée d'un côté que de l'autre, amenant une usure plus marquée, soit des masses latérales de l'atlas, soit des apophyses articulaires de l'axis ou de l'occipital, et déterminant l'inclinaison de la tête du côté malade.

Les altérations les plus importantes à étudier sont celles de l'axis. Il peut se faire que le corps de l'axis soit en partie détruit par une caverne tuberculeuse et qu'à un moment donné, l'apophyse odontoïde affaiblie à sa base se fracture. Mais ce qui est beaucoup plus grave encore, ce sont les cas dans lesquels l'appareil ligamenteux venant à être détruit, l'apophyse odontoïde conserve sa solidité. Il peut se faire en effet que l'atlas s'inclinant brusquement en avant, l'apophyse odontoïde vienne labourer le bulbe, et détermine la mort subite.

Les luxations pathologiques, c'est là le point le plus important à bien connaître dans les lésions du mal sous-occipital. Rarement elles portent sur l'articulation occipito-atloïdienne. Dans ce cas, l'occipital se déplace presque toujours en avant. Les lésions étant le plus souvent beaucoup plus marquées sur l'un des côtés, la luxation est presque toujours unilatérale. L'un des condyles de l'occipital se porte en avant, l'autre restant en place; et la compression bulbaire est produite par le rebord tranchant du trou occipital. Exceptionnellement, la luxation peut porter à la fois sur les deux articulations occipito-atloïdienne, et atloïdo-axoïdienne, et l'atlas s'échapper en avant, après avoir rompu les liens qui l'attachent à l'axis et à l'occipital.

Mais les déplacements les plus fréquents, ceux qui méritent surtout d'attirer l'attention, ce sont les luxations atloïdo-axoïdiennes. Ainsi que l'a bien établi Malgaigne, ces luxations peuvent se produire par deux mécanismes différents. Ou bien elles se produisent lentement, peu à peu, par glissement, ou bien elles ont lieu par inclinaison brusque de l'atlas en avant. Ce dernier cas, auquel nous avons déjà fait allusion, est le plus grave, l'apophyse odontoïde venant alors brusquement comprimer le bulbe et déterminer la mort subite.

Dans la luxation par glissement, le danger est beaucoup moindre ; les apophyses articulaires de l'atlas glissent peu à peu au devant de celles de l'axis ; l'apophyse odontoïde se rapproche de l'arc postérieur de l'atlas, et ainsi le canal vertébral est rétréci. Mais la compression se produit lentement, insensiblement, et ses effets sont beaucoup moins redoutables.

Ce qui du reste atténue encore en pareil cas la gravité des lésions, c'est que bien rarement le glissement est bilatéral. Le plus souvent, les lésions prédominant d'un côté, le glissement est unilatéral, il imprime à l'atlas un mouvement de rotation sur l'axis qui rend beaucoup moins sensible le déplacement de l'apophyse odontoïde et beaucoup moins fâcheuses les conséquences du rétrécissement du canal vertébral.

Symptômes. — Marche et terminaisons. — Le premier des symptômes est la douleur ; elle est exaspérée par les mouvements de la tête et par les mouvements de déglutition, c'est ce qui explique que, pendant longtemps, l'affection ait été rangée parmi les angines. La pression exercée, soit au niveau de la fossette de la nuque et sur l'apophyse épineuse de l'axis, soit au-dessous de l'apophyse mastoïde, au niveau des apophyses transverses de l'atlas et de l'axis, exagère les douleurs. Il existe en même temps des irradiations douloureuses, soit du côté des épaules et du cou, soit vers la tête dans les régions occipitale et pariéto-temporale. Ces irradiations douloureuses s'expliquent par l'irritation des nerfs qui se distribuent dans les régions indiquées.

En même temps que les douleurs, se manifestent les attitudes vicieuses de la tête et du cou. Ici, comme dans toutes les arthrites, en effet, la contracture musculaire intervient pour immobiliser les articulations douloureuses. Rarement la tête est fixée dans la rectitude; le plus souvent elle est inclinée en avant; exceptionnellement, elle se renverse en arrière sous l'influence des efforts que fait instinctivement le malade pour s'opposer au glissement de l'atlas en avant. Mais ce qui caractérise surtout le mal sous-occipital, c'est la tendance à l'inclinaison latérale de la tête, avec ou sans rotation. La cause en est, comme nous l'avons déjà dit, dans la prédominance habituelle des lésions sur l'un des côtés du cou.

Les malades évitent soigneusement tout ébranlement communiqué aux articulations atteintes. Pendant la marche, ils tiennent la tête raide; veulent-ils regarder de côté, ils tournent seulement les yeux, en laissant la tête immobile. Ou bien, tout en laissant la tête dans la rectitude, ils impriment au tronc un mouvement de torsion en totalité. Le chirurgien vient-il, pendant cet examen, à immobiliser rigoureusement les épaules du malade avec ses mains, se convainc bien vite que tout mouvement de rotation de la tête est impossible. Les pressions les plus légères exercées sur le sommet du crâne réveillent la douleur. Lorsque le malade est couché et qu'il veut s'asseoir sur son lit, il ne le fait qu'en prenant la précaution de soutenir sa tête avec ses mains.

La maladie évoluant, aux douleurs et aux attitudes vicieuses viennent se joindre les déformations de la région, dont l'origine peut être, soit dans les os, soit dans les parties molles. La palpation soigneuse de la nuque et des régions latérales du cou permet de découvrir l'augmentation de volume de l'apophyse épineuse de l'axis ou des masses latérales des deux premières vertèbres. On peut encore, en étudiant les rapports réciproques de l'apophyse épineuse de l'axis et de la protubérance occipitale, juger du degré d'inclinaison de la tête et de sa rotation. Le toucher buccal permet de reconnaître la tumeur formée sur la paroi postérieure du pharynx par les masses latérales de l'atlas déplacées. Mais, on le comprend, chez les très jeunes enfants, craintifs et indociles, il ne faut guère compter sur ce mode d'exploration.

Les déformations dont l'origine est dans les parties molles sont de nature variable : tantôt il s'agit de masses ganglionnaires; tantôt la tuméfaction est due à de l'œdème. ou à des fongosités. Enfin, les abcès ossifluents, par leur marche, viennent encore ajouter à la lésion un plus haut caractère de gravité.

Le plus souvent, ils se portent en avant, et viennent alors former sur la paroi postérieure du pharynx une tumeur que le toucher intra-buccal permet de constater. Cheminant dans le tissu cellulaire lâche qui double la paroi postérieure du pharynx, ils constituent les abcès rétro-pharyngiens qui peuvent déterminer la gêne de la déglutition et de la respiration, et même, s'ouvrant dans le pharynx ou dans les voies respiratoires, produire brusquement la suffocation. Ces mêmes abcès peuvent fuser jusque dans le médiastin. Il n'est pas rare non plus de voir les abcès ossifluents du mal sous-occipital suivre les parties latérales du cou, s'ouvrir sur le bord postérieur du sterno-mastoïdien, ou bien former tumeur dans le triangle sus-claviculaire. La suppuration peut aussi se faire jour du côté de la nuque, et déterminer là des tumeurs fluctuantes et des trajets fistuleux multiples.

Enfin le pus peut envahir également le canal médullaire, soit que la dure-mère soit seulement repoussée par la collection purulente, auquel cas on observe les phénomènes de pachyméningite externe caséeuse dont nous avons parlé à propos du mal de Pott en général, soit que la dure-mère soit ulcérée et que le pus arrive en contact avec l'arachnoïde et avec le bulbe lui-même. La suppuration peut remonter jusqu'à la base du crâne; on a même vu le pus se propager jusque dans l'intérieur du quatrième ventricule. On note en même temps du ramollissement de la substance nerveuse, et parfois des hémorragies dans son intérieur. Des hémorragies abondantes dans l'intérieur du canal vertébral ont pu quelquefois être observées comme conséquence de ruptures de l'artère vertébrale.

Ces différents troubles du côté des os et des parties molles ne vont pas sans exercer leur retentissement sur le centre médullaire, et déterminent tôt ou tard des paraplégies, qui achèvent d'imprimer à la maladie son caractère spécial.

Ici, les membres supérieurs sont fréquemment intéressés; tantôt il s'agit d'une monoplégie brachiale, ou d'une paraplégie limitée aux membres supérieurs ou inférieurs, tantôt la paralysie affecte la forme hémiplégique. Enfin, la paralysie peut s'étendre aux quatre membres. Dans l'hémiplégie motrice, l'anesthésie porte sur le côté opposé à la paralysie du mouvement. Aux troubles généraux de la motilité et de la sensibilité, il faut joindre les troubles spéciaux qui sont en rapport avec les altérations des nerfs dont les noyaux d'origine sont situés dans le bulbe rachidien. Ce sont des troubles de la phonation, de la déglutition, des mouvements des yeux. Signalons enfin les troubles du côté de la circulation et de la respiration, parfois les vomissements. des phénomènes oculo-pupillaires, un ralentissement considérable du pouls, comme dans les lésions traumatiques de la moelle cervicale.

La marche du mal de Pott sous-occipital est généralement lente, et la maladie peut se prolonger pendant plusieurs années. Même dans les cas où l'on a observé de la suppuration et des phénomènes paralytiques, la guérison a pu être obtenue. On a cité en effet des pièces anatomiques sur lesquelles on a pu constater une disparition presque complète de l'atlas, ou bien uue ankylose entre l'atlas et l'axis avec un rétrécissement considérable du canal vertébral, pièces provenant de malades sur lesquels la guérison avait été observée. Mais, comme on le comprend, la guérison ne s'obtient en pareil cas qu'avec la suppression des mouvements, et souvent avec une déformation considérable.

Les résultats favorables sont d'ailleurs l'exception; et, dans l'immense majorité des cas, la mort survient, soit comme conséquence de la septicémie chronique, dans les cas où il y a des fistules, soit comme suite des troubles médullaires. Rappelons encore une fois la possibilité de mort subite par brusque luxation de l'atlas sur l'axis, et pénétration de l'apophyse odontoïde dans la substance bulbaire. On a cité maintes fois l'exemple rapporté par Sédillot d'un soldat qui mourut ainsi subitement pendant qu'on le transportait à l'hôpital. Les bras du malade tombèrent de chaque côté du brancard, et à l'instant même le soldat expira. Dans un autre fait rapporté par Buckley, il s'agit d'un jeune enfant chez lequel on n'avait constaté jusque-là aucun signe de mal vertébral, et qui tomba mort au moment où l'un de ses camarades lui appliquait un coup sur le dos.

Diagnostic. — Déjà nous avons parlé de la possibilité de confondre le mal sous-occipital avec un simple torticolis. Toutefois l'attitude est rarement la même dans les deux cas ; alors même que, dans le mal sous-occipital, on trouverait, comme dans le torticolis musculaire, l'inclinaison latérale de la tête associée à la rotation du côté opposé, le diagnostic se ferait par l'examen des muscles. Dans le torticolis musculaire, en effet, le sterno-mastoïdien du côté malade est le siège d'une rétraction évidente. Dans le mal de Pott, au contraire, le sterno-mastoïdien du côté vers lequel s'incline la tête est relâché, et souvent même, c'est le sterno-mastoïdien du côté opposé qui présente des signes de contracture.

Étant donné qu'il s'agit d'une arthrite sous-occipitale, il ne faut pas s'empresser d'en conclure qu'il s'agit d'une arthrite tuberculeuse. Tous les chirurgiens d'enfants savent, en effet, que la région cervicale est assez souvent le siège d'arthrites aiguës qui, convenablement traitées, arrivent assez rapidement à la guérison. Ces arthrites se montrent quelquefois à la suite des fièvres éruptives ; parfois aussi elles succèdent à des angines, ou bien surviennent en même temps que d'autres manifestations articulaires du rhumatisme. Il est fort difficile, on le comprend, de les distinguer au début des arthrites tuberculeuses. Il faut surtout tenir compte des circonstances dans lesquelles l'arthrite est apparue, et de l'état général du sujet. On est enfin guidé par les résultats du traitement qui, dans les cas d'arthrite rhumatismale, donne une amélioration rapide que l'on ne saurait espérer dans la tuberculose.

Traitement. — Les indications du traitement doivent être posées à deux périodes différentes : 1° au début, alors qu'il n'y a qu'une arthrite, avec ou sans attitude vicieuse ; 2° à une période plus avancée de la maladie, lorsqu'il y a déjà un déplacement des surfaces articulaires.

Au début, la première chose à faire, c'est d'immobiliser convenablement la tête et les articulations malades, de façon à supprimer les douleurs et les contractures. On y parvient aisément en appliquant aux malades de larges appareils plâtrés qui embrassent entièrement la tête et la région cervicale en prenant point d'appui sur le thorax. Mais il peut se faire que déjà des attitudes vicieuses se soient produites. Il devient alors nécessaire d'endormir les malades pour les réduire. Cette réduction ne présente du reste aucun danger ; car, à la période de début, les attitudes vicieuses sont produites par la contracture musculaire, et non par les altérations des surfaces articulaires et des ligaments. Elles cèdent avec la plus grande facilité, dès que le malade est endormi, et sans qu'on soit obligé de faire appel à une force dangereuse.

Mais la nécessité de recourir au chloroforme rend difficile l'application de l'appareil plâtré. En effet, le malade endormi ne saurait être maintenu dans la position assise ; force est donc d'appliquer l'appareil, le malade étant étendu. Voici comment j'ai l'habitude de procéder à cette opération : Dès que le redressement voulu a été obtenu, j'attire le tronc du malade jusqu'au niveau de l'appendice xyphoïde en dehors du plan de la table sur laquelle il repose. Un aide maintient solidement la tête redressée entre ses mains; deux aides soutiennent de chaque côté l'épaule et le membre supérieur, pendant qu'un quatrième aide maintient solidement le bassin appuyé sur la table. Le chirurgien placé à la droite du malade peut facilement enrouler les bandes plâtrées autour de la tête et de la partie supérieure du thorax.

Chez de très jeunes enfants, on peut substituer au plâtre l'emploi de la gutta-percha. Plus tard, quand les douleurs et les attitudes vicieuses ont disparu, on fait porter au malade des colliers en cuir moulé construits d'après les mêmes principes que les appareils précédents, c'est-à-dire prenant largement point d'appui sur la nuque et sur le menton, et venant d'autre part se relier à des corsets qui embrassent le thorax en totalité.

2° A une période avancée du mal sous-occipital, lorsqu'il existe des attitudes vicieuses invétérées, traduisant des altérations profondes des surfaces articulaires ou même de véritables déplacements, la question du traitement est infiniment plus délicate. Convient-il d'avoir recours au redressement extemporané sous le chloroforme, ou bien faut-il s'adresser au redressement lent par les appareils? Pour ma part, bien que d'excellents chirurgiens se soient prononcés en faveur du redressement extemporané, et que des succès obtenus par cette méthode aient été publiés, je crois préférable d'une manière générale d'avoir recours au redressement lent par les appareils. Il faut bien l'avouer en effet, tous les signes qu'on a donnés pour distinguer les altérations osseuses des luxations pathologiques véritables sont illusoires. Si l'attitude vicieuse est due à la déformation des os, on ne saurait la corriger; si même elle est due à une luxation, on pourra bien remettre en place les surfaces articulaires; mais le difficile, c'est de les maintenir réduites, étant donnée la destruction des ligaments. On a toujours à craindre en pareil cas quelque déplacement subit, donnant naissance à une issue funeste.

Je recommande donc de s'adresser plutôt pour la réduction à l'extension continue pratiquée à l'aide du collier de Sayre. Le malade reposant sur un matelas résistant et la tête du lit étant convenablement surélevée, le poids du corps fait la contre-extension, et à l'aide de poids gradués de 3 à 6 kilogrammes, suivant l'âge des malades et les circonstances locales, on arrive peu à peu à corriger l'attitude vicieuse. Plus tard, quand les douleurs ont disparu et que l'état général du malade le permet, on peut du reste continuer le redressement à l'aide d'appareils portatifs, tels que les colliers reliés à un corset par des tiges métalliques articulées qui permettent d'imprimer à la tête les divers mouvements. Les minerves, plus embarrassantes, nous paraissent devoir être réservées pour des indications spéciales, comme par exemple, dans les cas où il existe des trajets fistuleux nécessitant des pansements fréquents.

L'appareil devra être laissé en place pendant fort longtemps, jusqu'à ce que toute douleur et toute tendance à l'attitude vicieuse aient disparu. Loin d'être considérée comme une complication fâcheuse, l'ankylose en bonne position devra souvent en pareil cas être regardée comme une terminaison favorable.

Reste le traitement des abcès ossifluents liés au mal sous-occipital. Nous ne saurions leur appliquer intégralement ce que nous avons dit du traitement des abcès par congestion en général. Lorsque l'abcès affectant la forme d'abcès rétro-pharyngien détermine des symptômes fâcheux du côté de la respiration et de la déglutition, toute expectation doit être mise de côté, et l'on est obligé de donner issue au pus par une incision au bistouri. On se comportera comme pour l'incision des abcès rétro-pharyngiens aigus, c'est-à-dire que le bistouri, enveloppé de gaze jusqu'à un centimètre de sa pointe, sera conduit sur l'index de la main gauche préalablement placé sur la tumeur. Au moment de l'incision, la tête de l'enfant sera rapidement placée dans une position déclive, pour éviter la pénétration du pus dans les voies respiratoires.

Lorsque l'abcès proémine au dehors, on pourra lui appliquer le traitement par la ponction et les injections modificatrices que nous avons conseillé comme méthode générale applicable aux abcès par congestion. Mais ici on ne saurait employer l'éther iodoformé ; les vapeurs d'éther s'infiltrant dans les régions profondes du cou pourraient donner naissance à des phénomènes de compression redoutables. Aussi est-ce une raison pour substituer à l'éther la glycérine iodoformée, employée comme celui-ci à 1/10e.

IV. — ARTHRITES TUBERCULEUSES DES MEMBRES

A. — *Membre supérieur.*

1° DE LA SCAPULALGIE

La scapulalgie compte parmi les manifestations les plus rares de la tuberculose articulaire ; elle vient, sous le rapport de la fréquence, bien loin derrière la coxalgie et les arthrites tuberculeuses du genou, et même loin derrière les arthrites du coude, de la main et du pied. Cependant, si elle est rare d'une façon absolue, il est juste de dire que c'est surtout dans le cours de la première et de la seconde enfance que nous la rencontrons.

Considérations anatomiques. — Pour bien comprendre la symptomatologie et la marche de l'affection, il est indispensable d'avoir présentes à l'esprit certaines données anatomiques. La synoviale articulaire de l'épaule possède trois prolongements, l'un répondant au tendon de la longue portion du biceps, l'autre au tendon du sous-scapulaire ; le troisième, dont l'existence n'est pas constante, répond au tendon du sous-épineux. La notion de ces prolongements synoviaux est du plus haut intérêt ; on comprend en effet que le pus et les fongosités vont suivre ces voies toutes préparées pour se porter au dehors et envahir les parties voisines.

Les expériences de Bonnet (de Lyon) ont montré que si l'on vient à distendre l'articulation par une injection forcée, on voit le membre se placer dans l'abduction jointe à un léger degré de flexion. La flexion mesure 15° environ, tandis que l'abduction va jusqu'à 35°.

Il est à noter que l'articulation de l'épaule est profondément située. Enveloppée par toute l'épaisseur du deltoïde, elle est recouverte en haut et en arrière par la voûte acromio-coracoïdienne ; c'est donc seulement par le creux de l'aisselle, et surtout en avant, immédiatement en dehors de l'apophyse coracoïde, au niveau du sillon pectoro-deltoïdien, qu'on pourra facilement l'explorer.

Symptômes et marche. — Au niveau de l'épaule, la tuberculose articulaire peut affecter deux formes bien distinctes : l'une, la forme habituelle, qu'on peut appeler la forme fongueuse ; l'autre, la forme sèche, dite aussi carie sèche de l'épaule.

a) **Forme fongueuse.** — Le début de la maladie est marqué

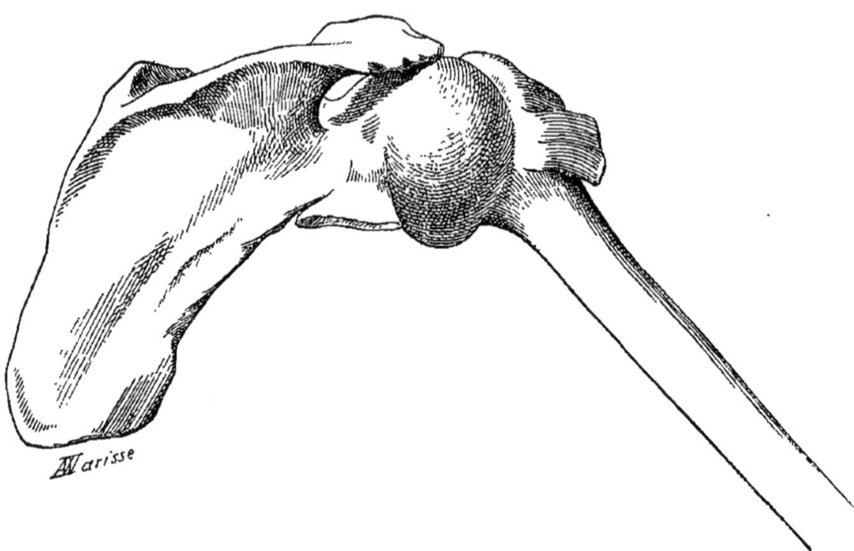

Fig. 282. — Position prise par l'articulation de l'épaule, quand la synoviale a été distendue par une injection forcée.

par les douleurs et la limitation des mouvements. Les douleurs se manifestent surtout pendant les mouvements imprimés à l'épaule ; on peut encore les réveiller par la pression à distance. Le chirurgien appliquant une main sur l'épaule, l'autre pressant sur le coude de bas en haut, le malade ressent un ébranlement douloureux, qu'il rapporte à l'interligne articulaire. Ici, comme dans la coxalgie, on constate parfois des douleurs à distance, qui s'irradient jusqu'au niveau du coude. Elles me paraissent reconnaître la même cause que les douleurs du genou dans la coxalgie, c'est-à-dire la propagation de l'inflammation osseuse qui se fait tout le long du canal médullaire.

Pour ce qui est de la limitation des mouvements, si l'on veut l'apprécier exactement, il importe de se mettre en garde contre une cause d'erreur. Telle est en effet la mobilité de la ceinture scapulaire, que les mouvements de compensation se passant dans l'articulation sterno-claviculaire masquent en grande partie le défaut de mobilité dans l'articulation de l'épaule. Il faut donc se placer derrière le malade, et l'on verra les excursions de l'omoplate qui accompagne dans tous les mouvements le moignon de l'épaule. Ou bien, si l'on immobilise rigoureusement l'omoplate avec les mains, on voit que le malade ne peut plus imprimer au bras que des mouvements insignifiants.

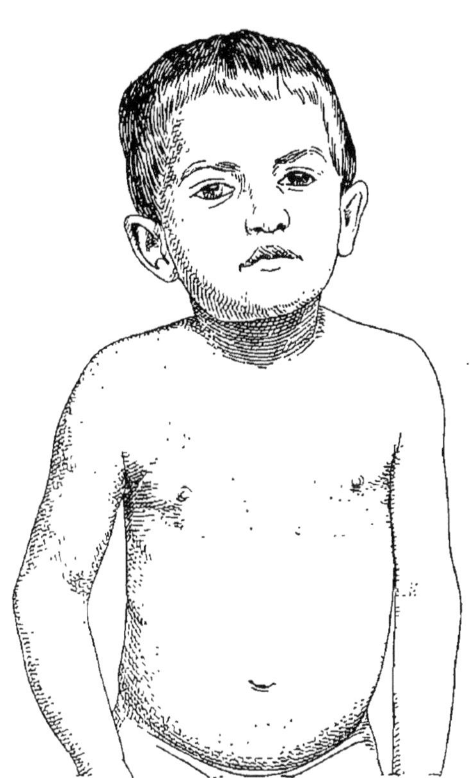

Fig. 283. — Scapulalgie du côté droit, articulation distendue par les fongosités; membre dans l'abduction et la rotation en dedans.

Aux douleurs et à la limitation des mouvements s'ajoute le gonflement du moignon de l'épaule. Il se manifeste tout d'abord à la partie antérieure, au niveau de la gouttière pectoro-deltoïdienne, dans le point où la tête humérale est le plus superficiellement placée; plus tard, il envahit en totalité le moignon de l'épaule, et pousse des prolongements qui suivent les prolongements de la synoviale que nous avons indiqués précédemment. Lorsque la suppuration se montre, elle a tendance à suivre ces mêmes prolongements synoviaux. Aussi voit-on des abcès se former à la partie supérieure et interne du bras, en rapport avec le tendon de la longue portion du biceps; d'autres se montrent dans les fosses sus et sous-épineuses, dans le creux axillaire, au pourtour du moignon de l'épaule, le long du bord axillaire de l'omoplate. Lorsque la suppuration s'est fait jour dans la fosse sous-scapulaire en suivant le prolongement synovial qui s'y rencontre, elle peut former une nappe purulente qui soulève l'omoplate en totalité. Plus tard encore, les abcès venant à se rompre, il s'établit dans les mêmes points des trajets fistuleux. Enfin l'on peut voir des abcès à distance, le pus fusant le long de l'humérus jusqu'au niveau du coude.

Des deux os qui entrent dans la constitution de l'articulation, c'est certainement l'extrémité supérieure de l'humérus qui est le plus souvent malade. Mais nous devons compter aussi avec les altérations tuberculeuses de l'omoplate et de la cavité glénoïde. Dans le cas où le siège des fistules laisse du doute sur la localisation des lésions, on pourra utiliser un ingénieux moyen de diagnostic indiqué par Nélaton. Il consiste à introduire dans chacun des orifices fistuleux un stylet avec lequel on exerce une percussion légère sur l'os dénudé, pendant qu'on ausculte alternativement l'humérus et l'omoplate. On reconnaît ainsi sur lequel des deux os s'exerce la percussion.

Les attitudes vicieuses sont loin d'avoir, dans l'étude de la scapulalgie, la même importance que dans la coxalgie. Toutefois on peut voir, comme dans cette dernière affection, des attitudes vicieuses diverses se succéder aux différentes périodes de la maladie.

Au début, si le gonflement est modéré, l'attitude du membre peut être intermédiaire entre l'abduction et l'adduction. Plus tard, le gonflement devenant plus considérable, l'attitude du membre est celle que nous a apprise la pratique des injections forcées, c'est-à-dire que le bras se place dans l'abduction et la flexion légère auxquelles s'ajoute souvent un certain degré de rotation en dedans. Le moignon de l'épaule est abaissé, et il en résulte un allongement apparent.

A une période plus avancée, au contraire, lorsque la suppuration s'est fait jour au dehors et que le moignon de l'épaule est entouré de nombreux trajets fistuleux, le gonflement fait place à l'amaigrissement de la région ; le bras est collé sur la paroi latérale du thorax dans une adduction forcée ; le moignon de l'épaule est surélevé. A l'allongement apparent fait suite le raccourcissement apparent.

b) **Forme sèche.** — Tout autre est le tableau dans la forme sèche de l'arthrite tuberculeuse de l'épaule décrite par Volkmann sous le nom de carie sèche de l'épaule, à laquelle Vogt donne le nom d'*arthritis granulosa*. Ici pas de gonflement, pas de fongosités, pas de tendance à la suppuration. La maladie se caractérise dès le début par un amaigrissement marqué du moignon de l'épaule joint à la limitation des mouvements. Le moignon de l'épaule est aplati; le deltoïde atrophié laisse voir à travers les téguments la voûte acromio-coracoïdienne, et la tête humérale qui se dessine à la partie antérieure et interne de l'articulation. Le bras est collé le long du tronc; toute tentative pour le porter dans l'abduction est extrêmement douloureuse; le moignon de l'épaule est surélevé. Ce qui domine dans cette forme, ce sont les douleurs, douleurs à la pression directe au niveau de l'articulation, douleurs dans les moindres mouvements, irradiations douloureuses dans le moignon de l'épaule jusqu'à la base du cou, le long du bras et jusqu'à l'articulation du coude.

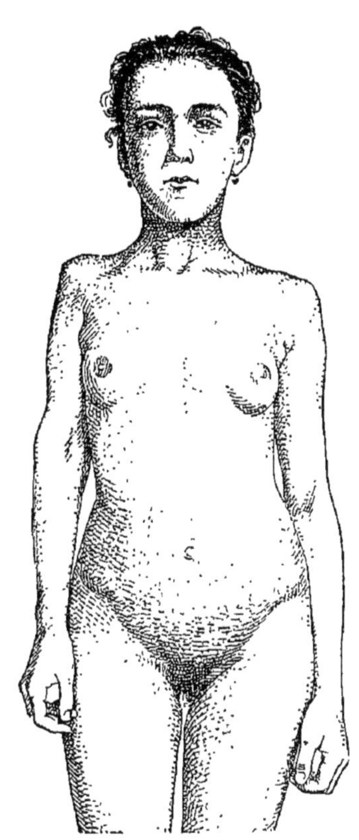

Fig. 284. — Arthrite scapulo-humérale à forme sèche du côté droit, raccourcissement du membre.

La situation s'aggrave ainsi de jour en jour, et, sans qu'il y ait jamais eu ni gonflement, ni suppuration, elle aboutit progressivement à l'ankylose complète, qui peut être considérée comme le terme normal de l'affection. Si l'on a l'occasion d'ouvrir de semblables articulations, on ne trouve dans leur intérieur ni liquide, ni fongosités. La capsule articulaire est rétractée sur la tête humérale, le cartilage d'encroûtement a disparu ; l'os lui-même a été partiellement résorbé. Il en résulte des déformations et une diminution de volume considérable.

Sur la coupe de semblables os, on ne constate ni granulations tuberculeuses, ni foyers caséeux; de sorte qu'on pourrait mettre en doute la nature tuberculeuse des lésions. Mais l'examen histologique, aussi bien que les inoculations sur les animaux, démontrent qu'il s'agit bien ici de tuberculose. Du reste, la marche clinique de la maladie en fournit aussi parfois la preuve. Karewski rapporte l'exemple d'un petit garçon de six ans chez lequel une carie sèche de l'épaule passa rapidement à la forme fongueuse et à la suppuration à la suite d'un massage intempestif. Moi-même j'ai vu un garçon de sept ans présentant une carie sèche des deux épaules, chez lequel, à la suite du massage, un abcès froid se forma dans la fosse sous-épineuse droite. Deux ans après, ce même garçon se présentait à moi avec une coxalgie évidente du côté droit.

Les considérations cliniques, applicables aux deux formes de l'arthrite tuberculeuse de l'épaule que nous venons d'étudier, sont évidemment très différentes.

Dans la forme fongueuse, le gonflement considérable du moignon de l'épaule pourrait faire penser parfois à un ostéosarcome. Toutefois la consistance inégale de la tumeur dans l'ostéosarcome, la rapidité de son développement, l'existence sous la peau de veines volumineuses, l'absence de suppuration, sont autant de signes qui aident au diagnostic.

Dans la forme sèche, ce qui domine, c'est l'atrophie musculaire et la limitation des mouvements. De là, la confusion possible avec l'inflammation de la bourse séreuse sous-deltoïdienne, à laquelle M. Duplay a donné le nom de périarthrite scapulo-humérale. Dans les deux cas, le tableau est le même : même amaigrissement de l'épaule, mêmes douleurs, même limitation des mouvements. Mais il y a entre les deux affections cette différence que, tandis que dans la périarthrite il existe encore des mouvements dans l'articulation, dans la carie sèche, au contraire, il s'agit d'une ankylose véritable. C'est la choroformisation qui, dans les cas douteux, permettra de trancher la question.

Les considérations relatives au pronostic sont également différentes dans les deux formes de l'affection. Dans la forme fongueuse, l'apparition de la suppuration donne au pronostic toute la gravité qui appartient aux lésions tuberculeuses en général. Dans la forme sèche, au contraire, le pronostic est infiniment moins grave en ce qui concerne la santé générale ; il est surtout très défavorable au point de vue des fonctions du membre. Aux troubles causés par les douleurs continuelles et l'ankylose, il faut joindre encore le raccourcissement souvent très considérable du membre. En effet, dans les cas où l'affection a débuté de bonne heure. on voit la maladie, en dehors même de toute suppuration, aboutir à un raccourcissement souvent très considérable. La cause en est dans l'altération du cartilage épiphysaire supérieur qui, comme on le sait, représente pour l'humérus le cartilage fertile, c'est-à-dire celui qui contribue surtout à l'accroissement de l'os en longueur.

Cette même considération doit rendre très réservé dans l'application des résections à l'articulation de l'épaule chez les enfants. Du reste, les différents procédés de la méthode conservatrice appliqués aux arthrites tuberculeuses de l'épaule donnent les meilleurs résultats. Je dois seulement mettre en garde les chirurgiens contre une mauvaise pratique qui consiste à embrasser seulement dans l'appareil plâtré le moignon de l'épaule lui-même. De cette façon, on n'obtient pas une immobilisation suffisante; on ne parvient à supprimer ni les contractures, ni les douleurs. Il faut, de toute nécessité, si l'on veut réaliser une immobilisation rigoureuse, prendre un large point d'appui sur la région cervicale. On y arrive aisément, soit en faisant remonter l'appareil plâtré jusqu'à l'occiput et à la région mastoïdienne du côté malade, soit en prenant point d'appui sur la région cervicale du côté opposé.

Rarement aussi, on trouvera l'occasion d'appliquer à l'épaule les résections orthopédiques, et cela pour la raison que nous avons indiquée en commençant, à savoir qu'il se passe dans l'omoplate des mouvements de totalité qui rendent beaucoup moins gênante pour les malades l'ankylose scapulo-humérale.

Toutefois, dans la forme sèche, si le malade est tourmenté par des douleurs continuelles, on trouvera une des meilleures indications des résections. La maladie est limitée, en effet, à l'extrémité supérieure de l'humérus; elle ne se propage pas dans les tissus voisins, à l'aide du pus et des fongosités. Il est facile, en enlevant la tête humérale, de supprimer les lésions en totalité, en laissant un membre fort utile, et qui ne perdra pas trop de sa longueur, surtout si le malade est arrivé déjà à l'adolescence, et qu'on n'ait pas trop à craindre le raccourcissement ultérieur, consécutif à l'ablation du cartilage épiphysaire.

2° ARTHRITES TUBERCULEUSES DU COUDE

Beaucoup plus fréquentes que la scapulalgie, les arthrites tuberculeuses du coude viennent immédiatement après celles du genou.

Considérations anatomiques. — Les expériences de Bonnet ont démontré que la position prise par l'articulation sous l'influence des injections forcées est l'extension à 135° environ, avec pronation forcée de l'avant-bras. Cette dernière tient à ce que l'articulation radio-cubitale supérieure communiquant normalement avec

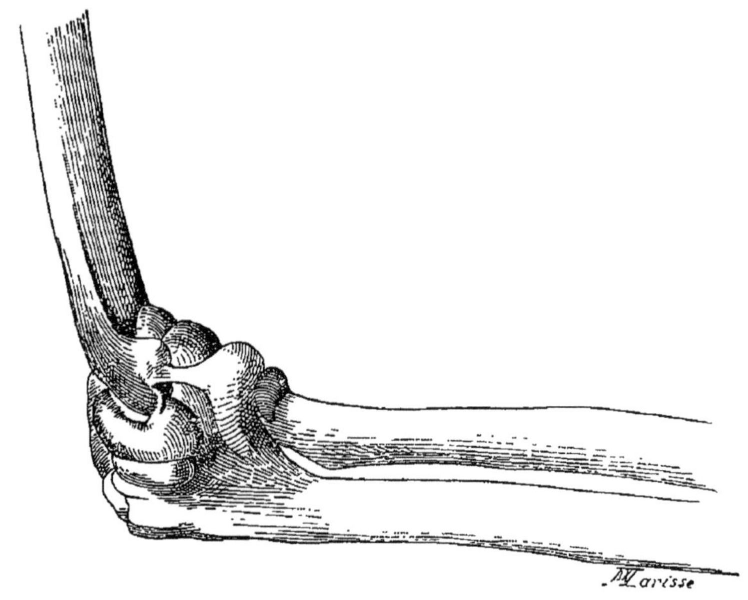

Fig. 285. — Articulation du coude dont la synoviale a été distendue par une injection forcée. Immobilisation du membre dans la demi-flexion.

celle du coude, l'injection distend à la fois la grande synoviale articulaire et son prolongement radio-cubital. Masquée à la partie antérieure par le tendon du biceps, le brachial antérieur et les faisceaux des muscles épitrochléens et épicondyliens, la synoviale articulaire est bridée sur les parties latérales par les ligaments latéraux externe et interne. C'est donc seulement à la partie postérieure, de chaque côté de l'olécrâne, qu'on peut aisément l'explorer. Elle forme là, quand elle est distendue par du liquide ou par des fongosités, deux bourrelets saillants, appréciables par la vue et par la palpation.

Symptômes. — Dans l'immense majorité des cas, les douleurs sont surtout marquées au début au côté externe du coude, au niveau de l'articulation radio-cubitale supérieure. C'est là, en effet, que se trouve concentré le maximum de mouvements, mouvements de flexion et d'extension se passant dans l'articulation radio-humérale, mouvements de pronation et de supination dont le siège est dans l'articulation radio-cubitale supérieure. Il n'est pas surprenant, dès lors, que, par une loi générale dans le développement de la tuberculose osseuse et articulaire, les lésions se montrent dans le point qui est le siège des irritations les plus fréquentes. En même temps que les douleurs, on note la limitation des mouvements et le gonflement.

Les douleurs peuvent être réveillées par la pression directe au niveau des points osseux malades. Ici, comme pour chacune des articulations, les études faites sur les pièces osseuses provenant des résections nous ont permis de savoir quelles sont les extrémités osseuses le plus souvent atteintes. Or, au niveau du coude, toutes les statistiques sont unanimes à démontrer que l'olécrâne et l'extrémité supérieure du cubitus sont le plus souvent lésés. On le comprend quand on songe à la grande masse de tissu spongieux que représente l'extrémité supérieure du cubitus. Il n'y a du reste pas antagonisme entre ce fait et celui que nous avons annoncé en commençant, à savoir que le mal débute le plus souvent au côté externe du coude, au niveau de l'articulation radio-cubitale. Il suffit en effet que les lésions portent sur le côté externe de l'olécrâne pour qu'elles puissent retentir sur l'articulation du cubitus avec le radius. Viennent ensuite par ordre de fréquence les altérations de l'extrémité inférieure de l'humérus : celles de la tête radiale sont les plus rares.

Aux douleurs à la pression directe, il faut joindre les douleurs réveillées par la pression à distance, c'est-à-dire lorsque, saisissant, d'une main, le bras, de l'autre, l'avant-bras, on rapproche les extrémités articulaires du coude l'une contre l'autre. Enfin les mouvements de flexion et d'extension, les mouvements de pronation et de supination sont limités.

Le gonflement présente des formes variables, selon les cas. Au début, il peut être limité, comme nous l'avons dit, sur les côtés de l'olécrâne, formant là deux bosselures manifestement fluctuantes, dans le cas où il est constitué par du liquide ; ou bien des masses molles et fluctuantes, s'il s'agit de fongosités.

Les lésions tuberculeuses du coude peuvent d'ailleurs affecter des formes variables. Il arrive assez souvent qu'elles sont limitées à un point de l'articulation, au côté externe le plus souvent, avons-nous dit. Les douleurs et le gonflement sont en pareil cas également limités; les mouvements de pronation et de supination sont rapidement abolis, tandis que ceux de flexion et d'extension restent relativement libres. Dans d'autres cas, au contraire, on voit de bonne heure l'articulation du coude être envahie en totalité. Du fait de l'extension des fongosités, le gonflement peut

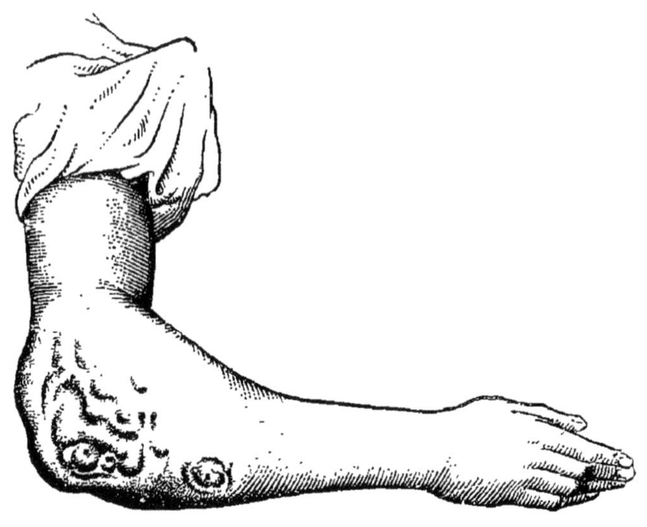

Fig. 286. — Arthrite fongueuse du coude avec ulcération des parties molles (Fergasson).

prendre au coude des proportions énormes, de nature à en imposer pour un ostéosarcome. Ce gonflement, dont le maximum répond au pli articulaire va en diminuant par en haut et par en bas, vers le coude et vers l'avant-bras, de sorte que le membre, dans son ensemble, présente un aspect fusiforme. Il contraste avec l'amaigrissement souvent très prononcé de l'avant-bras et surtout du bras. La position de l'avant-bras est conforme à ce que nous a appris la pratique des injections forcées dans la synoviale. Il se place dans une position intermédiaire à la flexion et à l'extension complète, combinée à la pronation forcée. Il est maintenu dans cette attitude par la contracture permanente des muscles fléchisseurs, biceps et long supinateur, qui dessinent souvent des cordes saillantes à travers les téguments.

Au fur et à mesure que progressent les lésions, la suppuration fait son apparition. Les abcès peuvent se montrer à la partie postérieure de l'articulation, sur les côtés de l'olécrâne, ou bien encore au côté externe du coude, formant des tumeurs volumineuses qui soulèvent le faisceau des muscles épicondyliens.

Dépassant les limites de la synoviale, ils peuvent décoller de proche en proche le périoste, et former des tumeurs qui remontent entre le tendon du triceps et la face postérieure de l'humérus. Ils peuvent également fuser à distance dans l'épaisseur des masses charnues de l'avant-bras, ou bien encore en arrière du côté de la crête cubitale. La suppuration détermine le relâchement et la rupture des ligaments latéraux, d'où les mouvements anormaux de latéralité. Elle amène aussi l'usure des cartilages et des extrémités osseuses; les abcès s'ouvrent au dehors, et le coude est entouré de trajets fistuleux multiples par où le stylet conduit sur les extrémités osseuses dénudées, et quelquefois sur des séquestres mobiles. A cette période, il se produit une véritable dislocation de la jointure; les déplacements sont surtout fréquents au niveau de l'extrémité supérieure du radius, qui, du fait de la pronation forcée, a tendance à se luxer en arrière et en dehors.

Diagnostic. — Le diagnostic ne saurait présenter, dans l'immense majorité des cas, de difficultés sérieuses; les différents symptômes que nous avons énumérés, c'est-à-dire la douleur à la pression des surfaces articulaires l'une contre l'autre, l'attitude fixe et la limitation des mouvements, montrent bien qu'on a affaire à une affection articulaire, et non à une lésion osseuse juxta-articulaire, ainsi que la chose s'observe assez fréquemment, notamment pour l'olécrâne et pour l'extrémité supérieure du cubitus. Dans ce dernier cas, l'absence de douleurs à la pression des surfaces articulaires, l'absence d'attitude fixe et la conservation des mouvements contrastent avec le gonflement osseux et la suppuration.

Quant à l'ostéosarcome dont nous avons parlé, il faut noter tout d'abord qu'on ne le rencontre pas souvent au niveau du coude. Il évolue avec une énorme rapidité, et sans suppuration. Enfin on a cité des cas où la tumeur maligne avait déterminé la compression et la paralysie du nerf cubital. Le fait ne se voit pas dans la tuberculose.

Traitement. — La position de choix dans le traitement des arthrites du coude, c'est la position à angle droit de l'avant-bras sur le bras. Outre qu'elle est la position la plus favorable à la guérison des lésions, elle est aussi la position la plus avantageuse au point de vue des fonctions du membre, si, comme on doit toujours le craindre en cas d'arthrite tuberculeuse, la maladie se termine par ankylose. En même temps on placera l'avant-bras dans une position intermédiaire entre la pronation et la supination complète, de façon à s'opposer autant que possible aux déplacements de la tête radiale.

Si déjà l'affection est ancienne et que l'attitude vicieuse date de longtemps, on a recours au chloroforme, mais le redressement sera toujours pratiqué avec la plus grande douceur. Au coude, l'ignipuncture m'a souvent fourni d'excellents résultats ; j'ai même vu des malades chez lesquels j'avais pénétré un grand nombre de fois avec la pointe fine du thermocautère dans l'intérieur de l'articulation, guérir avec la conservation des mouvements. Ce sont là certainement des résultats exceptionnellement heureux : ils montrent du moins tout ce qu'on peut attendre de la méthode bien appliquée.

Quant aux abcès, suivant les conditions dans lesquelles ils se présentent, on aura recours aux injections d'éther iodoformé, ou bien on en pratiquera la large incision avec drainage ; en un mot, tous les procédés de la méthode conservatrice seront employés.

Je n'ignore pas que l'articulation du coude passe à bon droit pour le terrain par excellence des résections, et Ollier a démontré par l'examen de pièces anatomiques probantes la possibilité d'obtenir, au niveau du coude, par la méthode sous-périostée, des articulations de formation nouvelle, construites d'après le type de l'articulation normale. Il n'en est pas moins vrai que, chez les enfants, il y a toujours à compter avec l'arrêt de développement consécutif à la suppression des cartilages épiphysaires, et Ollier lui-même fait des réserves au sujet de la résection du coude chez les enfants, qui arrivent habituellement à la guérison par des moyens beaucoup plus simples. Du reste, il nous arrive, même en matière de résections du coude, de voir de bien mauvais résultats, surtout quand elles ont été pratiquées à un âge très tendre, comme chez le garçon dont nous donnons ici la figure, et chez lequel la résection avait été pratiquée à l'âge de quatre ans. Or, sept ans après, il se présentait à nous, avec des fistules persistantes, un bras ballant auquel il ne pouvait imprimer aucun mouvement volontaire, et un raccourcissement de 15 centimètres. J'en conclus donc qu'il faut être aussi sobre que possible de résections chez les enfants. Elles reprennent, au contraire, leurs droits, au moment de l'adolescence, quand du reste elles sont formellement indiquées.

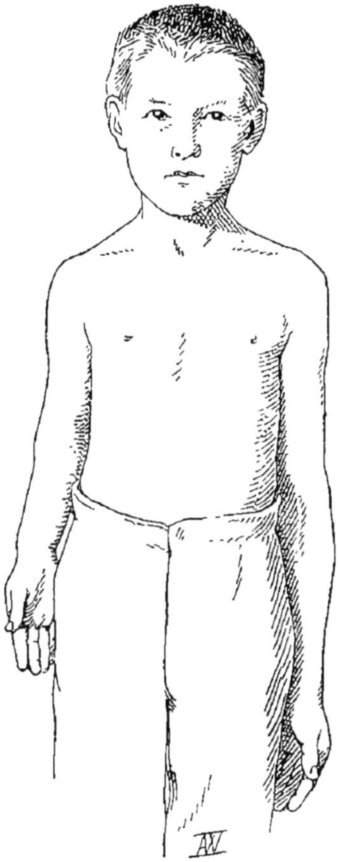

Fig. 287. — Résection ancienne du coude droit; raccourcissement énorme; bras ballant, fistules persistantes.

Sans doute, le traitement conservateur donnera le plus souvent lieu à la guérison par ankylose. Mais si elle se produit dans la position de flexion du coude à angle droit, cette ankylose est parfaitement compatible avec un bon fonctionnement du membre. Aussi la résection orthopédique ne nous semble-t-elle pas de mise dans les cas où il s'agit d'ankyloses consécutives à la tuberculose. Elle ne serait indiquée que dans les cas où l'ankylose se serait produite dans une attitude vicieuse, par exemple, dans une position de l'avant-bras voisine de l'extension complète; ou bien encore dans des cas comme j'ai pu en observer un autrefois dans mon service des Enfants-Assistés, où le malade présentait une ankylose symétrique des deux coudes. Du reste, les conditions sociales du malade sont grandement à prendre en considération, tel malade ayant besoin surtout d'un membre solide, tandis que, pour un second, il y a plus d'avantages à posséder une grande mobilité.

3° ARTHRITES TUBERCULEUSES DU POIGNET

Les arthrites tuberculeuses du poignet sont infiniment plus rares que celles du coude, beaucoup plus rares surtout que celles du cou-de-pied que nous avons à chaque instant l'occasion d'observer.

Ici, comme partout chez les enfants, le début a lieu le plus souvent par les os ; toutefois il faut tenir compte, au poignet, des rapports intimes entre les articulations et les gaines synoviales tendineuses. On comprend donc que telle affection qui a débuté sous la forme de synovite tendineuse puisse se propager aux articulations du poignet.

L'étude des pièces provenant des résections montre que le plus souvent le début se fait par les os du carpe ; beaucoup plus rarement le radius est primitivement atteint ; exceptionnellement, le mal débute dans l'extrémité inférieure du cubitus ou dans les extrémités supérieures des métacarpiens.

Considérations anatomiques. — L'articulation du poignet est cachée en avant par le faisceau épais des tendons fléchisseurs. La synoviale est bridée en avant par les très forts ligaments palmaires,

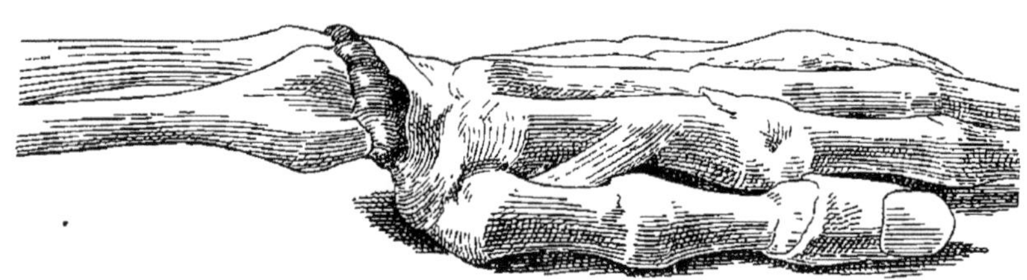

Fig. 288. — Articulation du poignet dont la synoviale a été distendue par une injection forcée ; la main se trouve placée dans la demi-flexion.

sur les côtés par les ligaments latéraux, de sorte que c'est à la partie postérieure qu'elle se laisse distendre, lorsqu'elle est le siège d'un épanchement liquide ou de fongosités ; c'est là que nous pouvons le plus aisément l'explorer.

Les recherches de Bonnet nous ont appris que, sous l'influence d'une injection forcée, la main se place dans le prolongement de l'avant-bras, c'est-à-dire dans une position intermédiaire entre la flexion et l'extension complète. L'articulation radio-cubitale inférieure ne communiquant pas à l'état normal avec l'articulation du poignet ne participe pas à la distension. En revanche, il est intéressant de rappeler que l'articulation radio-carpienne est en communication avec le carpe par un prolongement synovial entre le pyramidal et le semi-lunaire. On comprend par là la propagation facile des lésions de l'une à l'autre des articulations.

Symptômes. — Les lésions débutent le plus souvent au côté externe du poignet, soit à la région externe du carpe, soit au niveau de l'extrémité inférieure du radius, et, dans bon nombre de cas, elles restent pendant longtemps limitées en ce point. C'est là une nouvelle application de la loi qui veut que les altérations tuberculeuses se montrent dans les points qui sont le siège du maximum

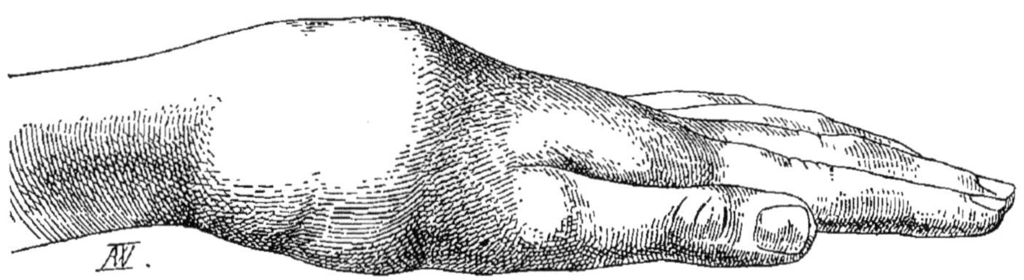

Fig. 289. — Arthrite fongueuse du poignet.

d'efforts. C'est en effet l'extrémité inférieure du radius qui transmet au carpe le poids du corps, à chaque fois que nous prenons point d'appui sur la paume de la main ; l'extrémité inférieure du cubitus est située tout entière en dehors de l'articulation.

En même temps que le gonflement se manifestent les douleurs et la gène des mouvements de la main et des doigts. L'attitude du poignet est conforme à ce que nous apprend l'étude des injections forcées, c'est-à-dire que le poignet se place dans une flexion légère ; d'où la saillie exagérée de la tête du cubitus. A la longue même, l'usure et la distension progressive des ligaments amènent une véritable subluxation du poignet en avant, et l'extrémité inférieure des os de l'avant-bras forme sur la face dorsale du carpe une saillie anormale.

Le gonflement augmente de volume, et prend parfois des proportions véritablement énormes. En même temps l'on observe des troubles de nutrition du côté des doigts qui, privés de mouvements, s'enraidissent. La peau, à leur niveau, est souvent brillante et amincie, parfois violacée. Les doigts effilés à leur extrémité contrastent avec le gonflement considérable du poignet. Il en résulte un allongement apparent de la main, que ne confirme pas la mensuration. Arrivée à cette période, l'affection présente un aspect vraiment caractéristique.

La main forme une masse inerte, que le malade peut à peine soulever, et qu'il est obligé de soutenir avec la main du côté opposé. Des orifices fistuleux nombreux se montrent de toutes parts, soit sur la face dorsale et sur les côtés du carpe, soit au niveau de l'extrémité inférieure de l'avant-bras. Le stylet introduit par les orifices fistuleux rencontre de tous côtés des os dénudés. La destruction des ligaments est telle que les moindres mouvements imprimés au poignet s'accompagnent d'une crépitation abondante.

Arrivée à cette période, la maladie, si elle guérit, laissera le plus souvent après elle une infirmité persistante, tenant à l'ankylose du poignet et à la perte des mouvements des doigts.

Diagnostic. — Le diagnostic se concentre ici entre l'arthrite tuberculeuse du poignet et la synovite fongueuse du carpe. Dans la synovite, les lésions sont surtout prononcées vers la face palmaire ; de très bonne heure, elles déterminent la gêne et la douleur dans les mouvements des doigts. Dans l'arthrite, au contraire, le gonflement se manifeste surtout vers la face dorsale du carpe; les mouvements des doigts restent pendant longtemps assez libres, tandis que la douleur et la limitation des mouvements se font sentir surtout du côté du carpe. Enfin, il existe une douleur manifeste à la pression directe, soit sur le carpe, soit sur l'extrémité inférieure du radius, et une douleur à la pression des surfaces articulaires l'une contre l'autre.

Traitement. — Vu la tendance à la subluxation du poignet en avant, il importe de soutenir l'articulation au moyen d'une attelle antérieure que l'on arrêtera au niveau du pli moyen de flexion de la main, de manière à permettre au malade le libre usage de ses doigts. En même temps l'on mettra la main dans une extension modérée, représentant la position que nous lui donnons chaque jour en écrivant. Sur la face dorsale du carpe, on fera de la compression au moyen d'une épaisse couche d'ouate accumulée et d'une bande de toile. Ce n'est que plus tard, quand les mouvements sont devenus moins douloureux, et que l'immobilisation rigoureuse nous paraît moins nécessaire, que nous enlevons l'attelle plâtrée, et que nous exerçons la compression circulaire du poignet au moyen d'une bande en caoutchouc.

L'attelle plâtrée, en laissant à découvert la face dorsale du poignet, a encore pour avantage de nous permettre d'employer la révulsion sous la forme d'ignipuncture, et les injections iodoformées dans les abcès et les masses fongueuses. Même arrivées à un degré extrême, avec un gonflement énorme et des fistules nombreuses, les lésions du poignet sont susceptibles de rétrocéder. J'en donnerai pour exemple le cas d'un jeune homme de dix-sept ans, soigné par moi aux Enfants-Assistés. Quand il vint à l'hôpital, la situation paraissait presque désespérée; le poignet énormément tuméfié mesurait 32 centimètres de circonférence; il était légèrement subluxé en avant, et sillonné de toutes parts de trajets fistuleux. Cependant, ce malade soumis d'abord à l'action des rayons X, puis soigné par la compression avec la bande de caoutchouc, a guéri complètement, avec restitution intégrale de la forme et des fonctions. Des faits semblables montrent, comme j'ai l'habitude de le répéter, que, dans la tuberculose osseuse et articulaire des enfants, il n'y a pas de limites à la conservation.

En cas de nécessité, on aura recours à l'ouverture des abcès et au drainage, à l'évidement osseux; la résection typique du poignet ne constituera qu'une très rare exception.

4° OSTÉITES TUBERCULEUSES DES PETITS OS LONGS DE LA MAIN ET DU PIED (SPINA VENTOSA)

La tuberculose des petits os longs de la main et du pied présente un certain nombre de caractères qui lui donnent une forme bien spéciale. Tout d'abord il importe de remarquer que, si elle n'appartient pas exclusivement à l'enfance, du moins elle s'y rencontre avec une prédilection toute particulière, tandis qu'elle ne constitue qu'une rare exception chez l'adulte, pour redevenir plus fréquente dans la tuberculose des vieillards. Chez l'enfant même, la tuberculose des petits os longs de la main et du pied ne se montre pas indifféremment à toutes les périodes de l'enfance. C'est essentiellement une affection de la première enfance, c'est-à-dire surtout fréquente avant la cinquième année; elle devient beaucoup plus rare dans la seconde enfance, au fur et à mesure qu'on s'approche de l'adolescence. C'est surtout chez les très jeunes enfants, dans le cours de la deuxième et de la troisième année, qu'on la rencontre le plus souvent.

Un autre trait qui la caractérise, c'est qu'elle affecte le plus souvent des localisations multiples, frappant simultanément plusieurs os à la fois. Non seulement les localisations sont le plus souvent multiples, mais elles sont assez fréquemment symétriques. On rencontre en pareil cas des lésions tuberculeuses développées aux mains dans des points symétriques du métacarpe et des phalanges. Il n'est pas rare de voir les petits os longs du pied être atteints simultanément.

Enfin, il est très habituel de rencontrer le spina ventosa associé à d'autres manifestations tuberculeuses, soit de la peau, soit des ganglions lymphatiques, ou même des os longs des membres. Il est plus rare de le voir en coïncidence avec la tuberculose des grandes articulations, comme la coxalgie ou les arthrites du genou, bien que nous en observions de temps en temps des exemples.

Anatomie pathologique. — C'est à tort que les anciens chirurgiens ont confondu sous le nom de spina ventosa la tuberculose des petits os longs de la main et du pied avec d'autres affections osseuses qui ont pour caractère de distendre la diaphyse des mêmes os, tels que l'ostéosarcome ou l'enchondrome de la main et des doigts. Il n'y a là qu'une ressemblance lointaine, et l'expression de spina ventosa ne doit désigner que la tuberculose des os longs que nous avons actuellement en vue. En effet, les recherches modernes ont démontré la nature tuberculeuse des lésions. Il existe, soit à la face profonde du périoste, soit dans l'épaisseur même du tissu osseux, des granulations tuberculeuses, qui, par leur évolution, donnent naissance à la tuméfaction osseuse et impriment à la maladie le caractère qui lui est spécial.

La maladie est du reste beaucoup plus fréquente à la main, les métacarpiens et les phalanges sont frappés avec une fréquence à peu près égale. Au pied, au contraire, les lésions des métatarsiens sont infiniment plus fréquentes que celles des orteils. Il faut noter surtout la fréquence particulière du spina ventosa au niveau du premier métatarsien, qui, comme on le sait, remplit un rôle de soutien important dans la statique du pied.

Symptômes. — Quel qu'ait été le mode de début, qu'il se soit fait au-dessous du périoste, ou dans l'épaisseur de l'os sous forme d'ostéomyélite, les conséquences de la lésion, au point de vue de la déformation de l'os, sont les mêmes, c'est-à-dire qu'on voit se produire un gonflement, parfois arrondi, plus souvent fusiforme, qui répond assez bien à la forme de certaines racines tubéreuses.

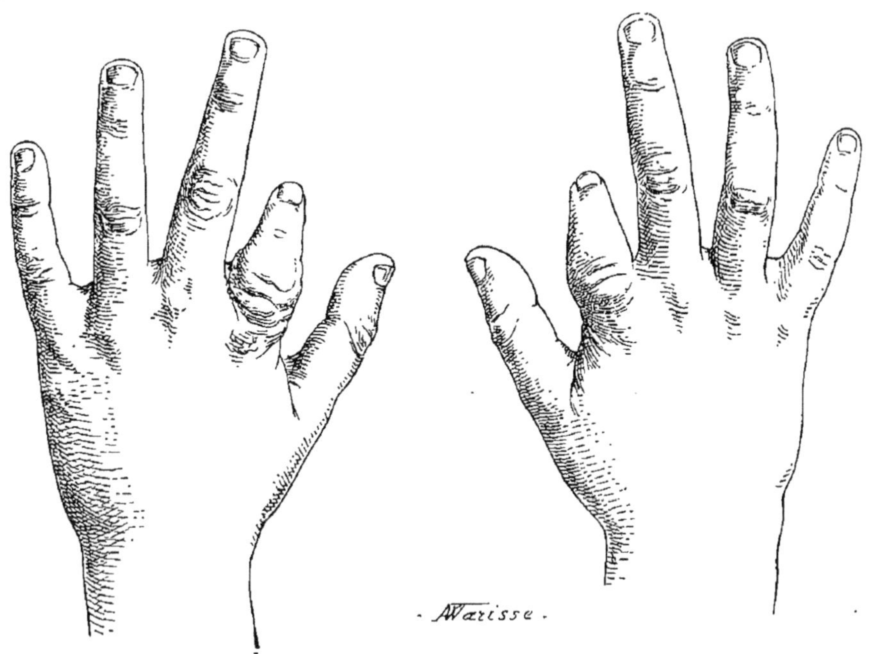

Fig. 290. — Spina-ventosa; lésions symétriques des deux index chez un enfant de six ans (Kirmisson).

La peau est saine tout d'abord, mais, au fur et à mesure que le gonflement s'exagère, on la voit s'amincir, devenir violacée, luisante. Enfin, elle s'ulcère, et donne passage à des granulations grisâtres, à du pus séreux, et quelquefois à de petits débris osseux. Ces ulcérations se produisent surtout sur les parties latérales des doigts. Ce mode d'ulcération est particulièrement fréquent au niveau du spina-ventosa; mais il n'est pas le seul qu'on puisse observer. On voit aussi se former sous la peau de petits abcès froids qui, par leur rupture, donnent également naissance à l'ulcération. Le stylet, introduit par les orifices fistuleux, pénètre dans l'intérieur de la substance osseuse, en brisant les lamelles osseuses cariées. Enfin, il est assez fréquent de voir se former des séquestres plus ou moins volumineux.

La marche de la maladie n'a du reste rien de fatal. Avant la période d'ulcération, il peut se faire que le gonflement rétrograde peu à peu et que l'on arrive ainsi à la guérison spontanée. Même après l'ulcération de la peau, la guérison est encore possible; après élimination de la matière tuberculeuse et des masses osseuses nécrosées, il se fait une cicatrice adhérente. Mais, en pareil cas, cette guérison n'est obtenue qu'au prix de difformités plus ou moins considérables. C'est là un des points les plus particuliers dans l'histoire clinique du spina-ventosa, point sur lequel M. Lannelongue a tout spécialement insisté.

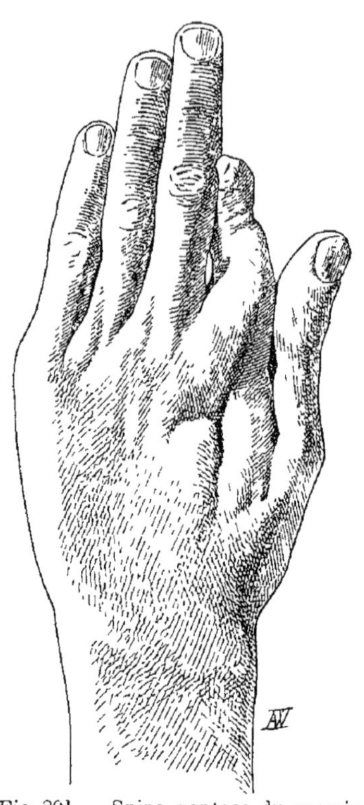

Fig. 291. — Spina-ventosa du premier métacarpien : raccourcissement et déviation latérale de l'index (Kirmisson).

Les causes de déformation sont multiples : tout d'abord, il peut se faire que les articulations voisines et les tendons extenseurs aient été atteints : de là, des ankyloses et des raideurs des doigts. D'autre part, du fait de la destruction de la substance osseuse et du cartilage épiphysaire lui-même, il se produit, soit une diminution de longueur du doigt, soit une déviation latérale, une torsion autour de l'axe longitudinal. Parfois il se produit une irritation de voisinage du cartilage épiphysaire, qui détermine au contraire une augmentation exagérée de longueur du métacarpien correspondant.

Traitement. — La compression au moyen de bandelettes de Vigo imbriquées constitue au début un bon mode de traitement, et nous avons vu parfois le gonflement caractéristique disparaître par l'emploi de ce moyen. Si le gonflement augmente, et que les fongosités deviennent de plus en plus appréciables sous la peau, l'ignipuncture peut encore procurer les plus heureux résultats.

Enfin, les injections iodoformées dans l'intérieur des abcès nous ont maintes fois conduit à la guérison.

Si, malgré l'emploi des moyens que nous venons d'indiquer, les lésions s'aggravent et que la suppuration se prolonge, il devient indiqué d'intervenir, soit par le large évidement du canal médullaire, soit même par la résection sous-périostée de la phalange ou du métacarpien. Mais la résection peut avoir pour inconvénient de laisser après elle un doigt flottant. Aussi y a-t-il intérêt à connaître la conduite ingénieuse suivie en pareil cas par Bardenheuer (de Cologne). Pour remplacer la deuxième phalange d'un doigt qu'il avait dû réséquer pour un spina-ventosa, chez une fillette de douze ans, il tailla sur la première phalange un lambeau osseux, qui fut rabattu en pivotant autour de sa surface articulaire, de sorte que son extrémité supérieure devint inférieure; la deuxième phalange est ainsi remplacée par un fragment osseux emprunté à la première. L'importance de la conservation au niveau des doigts est si grande que cette conduite mériterait, à l'occasion, d'être suivie. L'amputation du doigt ne doit constituer en effet qu'une rarissime exception, dans les cas seulement où les lésions sont si graves que toute tentative de conservation est impossible, ou bien encore, dans les cas où, par suite des déformations considérables qu'il a subies, ce doigt devient pour le malade une source d'impotence et de gêne continuelle.

B. — *Membre inférieur.*

1° ARTHRITES TUBERCULEUSES DE LA HANCHE (COXALGIE)

L'arthrite tuberculeuse de la hanche ou coxalgie mérite toute l'attention du clinicien, tant par sa gravité que par sa fréquence extrême. Elle constitue avec le mal vertébral la localisation la plus fréquente de la tuberculose sur l'appareil locomoteur.

Sa fréquence n'est du reste pas la même à tous les âges. Tout à fait exceptionnelle dans le cours de la première année, elle est rare encore dans la seconde année, puis elle devient très fréquente pendant la première et la seconde enfance, pour se montrer plus rare, quand on approche de l'adolescence.

Considérations anatomiques. — L'articulation coxo-fémorale, profondément située, se prête fort mal à une exploration directe. En avant, elle est recouverte par les muscles, les vaisseaux et nerfs du membre inférieur; en dedans, la masse des adducteurs nous en sépare; en dehors, elle est masquée par le grand trochanter; c'est seulement en arrière, immédiatement en dedans du grand trochanter, que nous pouvons directement examiner le

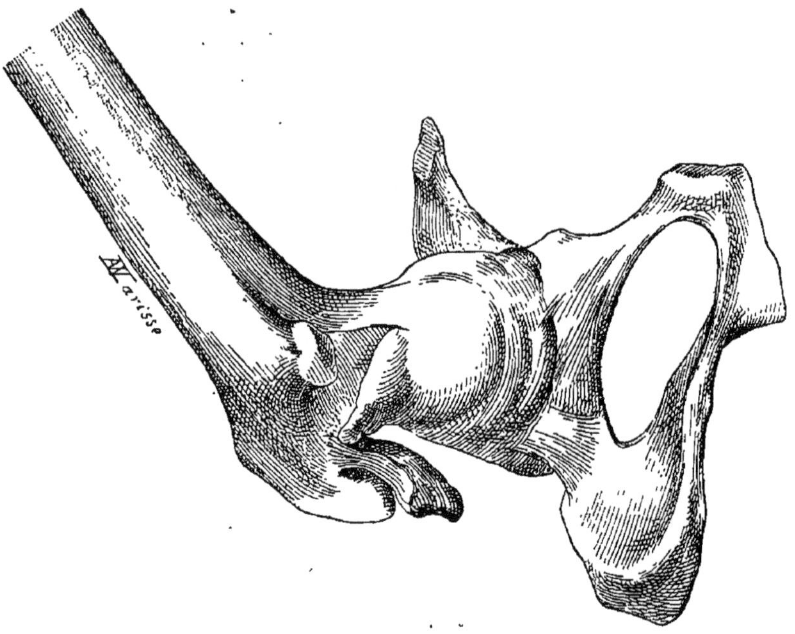

Fig. 292. — Position prise par l'articulation de la hanche quand la synoviale a été distendue par une injection forcée (flexion, abduction et rotation en dehors).

rebord cotyloïdien et une petite partie du col fémoral. Aussi est-ce souvent en ce point que nous parvenons à déterminer la douleur par la pression directe.

Sous l'influence des injections forcées pratiquées dans l'articulation, on voit celle-ci prendre une position fixe, caractérisée par la flexion, jointe à l'abduction et à la rotation en dehors. C'est cette même attitude que nous rencontrons souvent au début de la coxalgie. Aussi pouvons-nous penser qu'à cette période où les os et les ligaments ne sont point encore détruits, les malades prennent instinctivement cette position pour permettre à la capsule articulaire le plus grand relâchement possible, et ainsi se soustraire à la douleur.

Anatomie pathologique. — Il est bien certain que, dans la coxalgie, comme dans toutes les arthrites tuberculeuses de l'enfance, le début se fait, dans l'immense majorité des cas, par les extrémités osseuses. Mais, des deux os qui entrent dans la constitution de l'articulation, le fémur et l'os iliaque, quel est celui qui est le plus souvent le point de départ des lésions, c'est là une question très discutable.

Tandis que certains auteurs pensent, avec M. Lannelongue, que l'extrémité supérieure du fémur est le plus souvent le siège primitif des lésions, d'autres sont portés à croire que la cavité

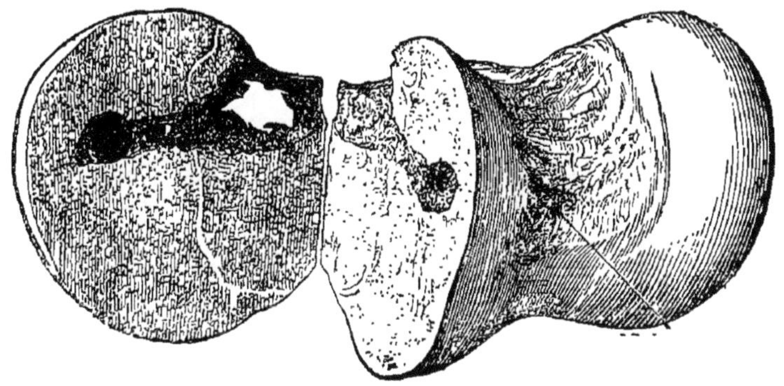

Fig. 293. — Cavité creusée dans le col du fémur et s'ouvrant dans l'articulation (Kœnig).

cotyloïde est aussi souvent, et même plus souvent atteinte. Ainsi, M. Ollier, sur 30 pièces où les lésions osseuses paraissent avoir été primitives, en compte 15 dans lesquelles l'origine était fémorale, et 15 où cette origine était pelvienne. Kœnig dit avoir rencontré 44 fois un foyer primitif sur l'extrémité supérieure du fémur, et 98 fois sur la cavité cotyloïde. Quoi qu'il en soit de cette discussion, il faut retenir que, loin d'être exceptionnelles, les lésions cotyloïdiennes sont aussi fréquentes, sinon plus fréquentes même que celles de l'extrémité supérieure du fémur.

D'après Kœnig, il est exceptionnel de voir les foyers tuberculeux partir de la base du grand trochanter, pour envahir secondairement le col. Le plus souvent, ils se développent dans les régions superficielles de la tête. Lorsqu'ils sont profondément situés, ces foyers tuberculeux peuvent rester longtemps silencieux; le plus souvent cependant ils retentissent par voisinage sur l'articulation, déterminant un épanchement de sérosité, des dépôts fibrineux, la congestion de la synoviale. Parfois ils s'ouvrent dans l'intérieur même de la jointure, la matière caséeuse pénètre dans la cavité synoviale et ne tarde pas à déterminer la suppuration. En même temps que la formation de cavernes tuberculeuses renfermant de la matière caséeuse, on voit souvent, aussi, soit dans l'extrémité

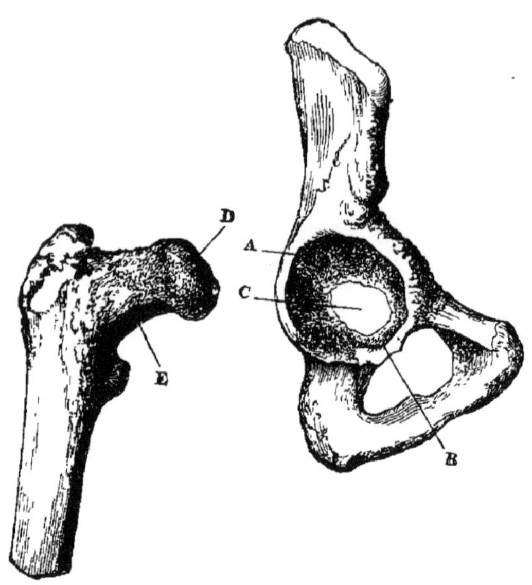

Fig. 294. — Usure de la tête et de la cavité cotyloïde dans la coxalgie.

supérieure du fémur, soit dans l'épaisseur de la cavité cotyloïde, des séquestres plus ou moins volumineux.

Le processus tuberculeux n'est pas le seul mode de destruction du tissu osseux; il faut encore faire entrer en ligne de compte l'ostéite de voisinage qui détermine le ramollissement osseux et les ulcérations dans les points qui sont soumis à des pressions habituelles; c'est ce que Volkmann a appelé le décubitus ulcéreux. Le membre étant le plus souvent immobilisé dans l'adduction forcée, c'est sur la partie postérieure et supérieure de l'articulation que se manifeste surtout la destruction osseuse résultant de la compression réciproque des parties. Au fur et à mesure que la tête diminue de volume, la cavité cotyloïde s'agrandit au contraire par destruction progressive du rebord postérieur et supérieur du sourcil cotyloïdien. Il en résulte une ascension progressive de la tête, maintenue solidement appliquée contre le cotyle par la rétraction musculaire, ou même, dans un certain nombre de cas, la tête abandonne la cavité cotyloïdienne, et il se produit une luxation véritable.

Étude clinique. — Il est très exceptionnel de voir la coxalgie débuter sous la forme d'une arthrite très aiguë avec de la fièvre et des douleurs violentes. Toutefois, le fait n'est pas impossible, et il faudra ne pas l'oublier à propos du diagnostic. Dans l'immense majorité des cas, c'est une arthropathie qu'on a sous les yeux au début, bien plutôt qu'une arthrite véritable, c'est-à-dire qu'au voisinage de l'articulation, il existe, dans les extrémités ossseuses, un foyer tuberculeux qui retentit par voisinage sur les fonctions de l'articulation, sans déterminer d'inflammation articulaire. Aussi le premier symptôme est-il bien souvent, et reste-t-il parfois, pendant longtemps, la claudication. J'ai cité bien des fois l'exemple d'un jeune enfant chez lequel pendant plus de deux mois, et malgré des examens répétés, je ne pus découvrir d'autre symptôme qu'une claudication légère, lorsqu'une chute accidentelle fit apparaître brusquement tout le cortège de la coxalgie, les douleurs violentes, avec les contractures et l'attitude vicieuse du membre. Bien souvent les choses se passent ainsi, et l'on attribue tout le mal à la chute faite par l'enfant. Pour raisonner ainsi, il faut avoir oublié la claudication légère du début. Il est bien évident qu'il y avait là, dans l'épaisseur des os, au voisinage de l'articulation, un foyer tuberculeux qui sommeillait pour ainsi dire. La chute n'a eu d'autre rôle que d'aggraver les lésions, et de marquer l'envahissement de l'articulation.

Souvent la claudication est passagère; après quelques jours de repos, l'enfant marche de nouveau d'une manière tout à fait normale. Et puis, au bout d'un temps variable, nouvel accès; nouvelle claudication, fatigue rapide, et même douleurs. Les accès peuvent ainsi se répéter deux ou trois fois de suite à des intervalles variables, jusqu'à ce que la coxalgie s'établisse d'une manière définitive. A la claudication s'ajoutent alors les contractures et les douleurs. Les contractures ont pour premier effet de limiter les mouvements de l'articulation. Pour en juger, il convient, le malade étant étendu, d'embrasser avec une main l'épine iliaque antérieure et supérieure, tandis que l'autre main imprime à la cuisse des mouvements de flexion sur le bassin. A un moment donné, on sent que les mouvements se transmettent à la main appliquée sur l'épine iliaque. En un mot, la flexion, au lieu de se passer dans l'articulation coxo-fémorale, se passe dans les articulations du bassin. L'étendue normale du mouvement de flexion est donc diminuée. Si maintenant, la cuisse étant dans la demi-flexion, on cherche à lui imprimer un mouvement complet d'abduction, jusqu'à ce que la face postérieure du membre vienne toucher le plan du lit, on voit que ce mouvement ne saurait s'accomplir en totalité. C'est même cette diminution dans l'amplitude des mouvements d'abduction qui, le plus souvent, s'observe la première. Il faut y joindre, dans certains cas, la diminution dans les mouvements de rotation, et plus particulièrement de rotation en dehors.

A la contracture est intimement liée l'existence des douleurs. Chez les jeunes enfants, elles se manifestent surtout la nuit, pendant le sommeil, sous la forme de crises douloureuses qui arrachent des cris aux petits malades. La cause en est dans les soubresauts musculaires qui impriment des mouvements à l'articulation malade et provoquent l'apparition des douleurs. A côté des douleurs spontanées, il faut étudier les douleurs qu'on provoque par l'examen méthodique de l'articulation. Habituellement, les mouvements imprimés à l'articulation sont douloureux, surtout quand on cherche à exagérer leur amplitude. Quant à la pression à distance, celle que l'on détermine en frappant sur le talon, elle est beaucoup moins fréquente qu'on le dit généralement. Ceci est en rapport avec ce que nous avons fait remarquer déjà de la marche de la coxalgie tuberculeuse, qui représente au début, et parfois pendant longtemps, une arthralgie plutôt qu'une arthrite véritable. Parfois l'on rencontre la douleur à la percussion sur le trochanter ; mais le mode de douleurs qu'on a le plus souvent l'occasion d'observer, c'est la douleur à la pression directe sur l'articulation, qu'on exerce cette pression à la partie antérieure du membre, en dehors du couturier, ou bien encore dans la région des adducteurs ; ou bien que l'on exerce la pression à la partie postérieure de la cuisse, immédiatement en dedans du grand trochanter, dans le point où, comme nous l'avons dit déjà, le col fémoral est assez facilement accessible.

Aux symptômes précédents il faut encore joindre un signe auquel on ne saurait attacher trop d'importance pour le diagnostic du début. Je veux parler de l'existence d'une tumeur ganglionnaire dans la fosse iliaque. Ce signe ne manque presque jamais ; aussi a-t-il une grande valeur diagnostique. Souvent aussi nous observons, et cela dès le début de la coxalgie, une atrophie musculaire manifeste, portant surtout sur les fessiers et sur le triceps fémoral, et qui est en rapport avec la presence de foyers tuberculeux dans l'épaisseur du fémur. C'est à la même cause qu'il faut rapporter un symptôme d'une fréquence extrême, et qui est souvent la cause d'erreurs de diagnostic. Je veux parler des irradiations douloureuses à l'articulation du genou. Souvent en effet les petits malades se plaignent uniquement de souffrir du genou : l'attention du médecin se concentre sur cette dernière articulation, et la maladie de la hanche est méconnue. L'interprétation la plus plausible de cette douleur du genou, c'est la propagation de l'inflammation à travers le canal médullaire jusqu'au niveau de l'extrémité inférieure du fémur. Cela est si vrai que, dans bon nombre de cas, il n'est pas rare de voir, au cours de la coxalgie, l'articulation du genou devenir le siège d'épanchements liquides ou d'empâtement plus ou moins marqué.

Il est très exceptionnel de voir le membre conserver pendant longtemps une attitude normale. De très bonne heure l'attitude vicieuse du membre se surajoute à la claudication, à l'engorgement ganglionnaire et à la douleur. Cette attitude vicieuse est un des points les plus importants dans l'étude clinique de la coxalgie.

Étude des attitudes vicieuses dans la coxalgie. — L'attitude la plus habituelle dans la coxalgie, c'est la flexion plus ou moins marquée de la cuisse sur le bassin. Il est très exceptionnel, au cours de la maladie, de voir le membre demeurer dans l'extension. J'ai noté très rarement le fait sur des malades qui n'avaient jamais gardé le lit, et encore, chez eux, l'extension était-elle associée à l'abduction et à la rotation en dehors.

Du reste, la flexion ne reste pas non plus directe, mais elle s'associe le plus habituellement, soit à l'abduction, soit à l'adduction. Au début, l'attitude du membre est conforme à ce que nous apprend la pratique des injections forcées ; instinctivement le malade place son membre dans la position qui met la capsule dans l'état de relâchement, c'est-à-dire dans la flexion associée à l'abduction et a la rotation en dehors. Plus tard, au contraire, à la flexion et à l'abduction, on voit faire suite la flexion associée à l'adduction.

Depuis longtemps j'ai attiré l'attention sur les confusions incessantes auxquelles donne naissance la similitude des deux mots abduction et adduction : pour les éviter, j'ai remplacé le mot adduction par le mot inversion, et j'oppose l'une à l'autre l'abduction du membre et l'inversion. Nous avons dit que, dans l'immense majorité des cas, l'attitude vicieuse du membre, au début de la coxalgie, se caractérise par la flexion jointe à l'abduction et à la rotation en dehors, puis, qu'à un moment donné, on voit à l'abduction se substituer l'inversion du membre. Il peut y avoir à cela des exceptions; ainsi, nous avons déjà signalé les cas fort rares dans lesquels le membre conserve la position d'extension. Exceptionnellement aussi on voit le membre rester dans l'abduction, ou bien encore se placer dès le début dans l'inversion. Mais tous ces faits sont exceptionnels, et d'une manière générale, la description de la coxalgie d'après laquelle on lui reconnaît deux périodes, la première caractérisée par la flexion et l'abduction, la seconde d'inversion, est suffisamment vraie pour qu'elle mérite d'être conservée.

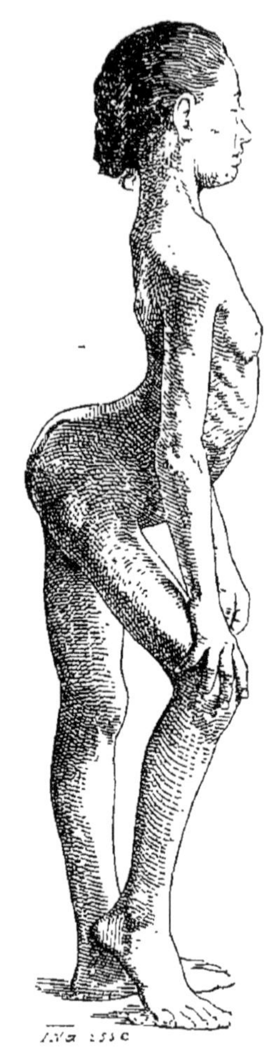

Fig. 295. — Ankylose avec flexion à angle aigu de la cuisse droite sur le bassin, et ensellure énorme.

Nous passerons successivement en revue chacun des éléments qui entrent dans la constitution des attitudes vicieuses de la coxalgie :

1° Flexion de la cuisse sur le bassin et ensellure. — Le degré de flexion de la cuisse sur le bassin est très variable. Au début, elle est le plus souvent assez peu marquée, ne dépassant pas, par exemple, 135° à 120°. Plus tard, elle peut s'accuser bien davantage, au point d'atteindre l'angle droit, et même de représenter un angle aigu. La première conséquence de la flexion, c'est d'empêcher le malade de prendre point d'appui sur son membre ; aussi, pour ramener celui-ci autant que possible dans la rectitude et pouvoir l'utiliser pendant la marche, imprime-t-il à son bassin une flexion secondaire, qui se passe au niveau de l'arti-

culation sacro-vertébrale, et qui a pour conséquence de porter en avant et en bas les épines iliaques antérieures et supérieures, tandis que les tubérosités de l'ischion sont relevées et portées en arrière. Il en résulte une excavation de la région lombaire à laquelle on donne le nom d'ensellure. Il se passe là quelque chose de tout

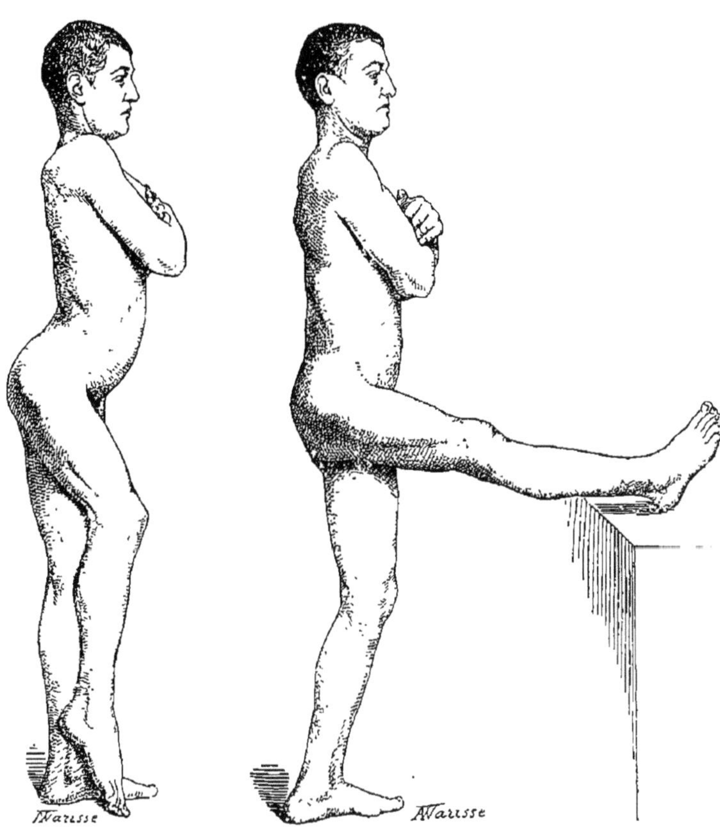

Fig. 296. — Coxalgie droite; degré de la flexion apparente de la cuisse sur le bassin et ensellure ou flexion lombaire compensatrice.

Fig. 297. — Le même malade que dans la figure précédente; ici, l'ensellure est corrigée; apparition de la flexion totale.

à fait analogue à ce qu'on note dans l'étude de l'hypermétropie. On distingue en effet, dans cette dernière affection, l'hypermétropie totale en rapport avec la conformation du globe oculaire, l'hypermétropie manifeste ou apparente, c'est-à-dire celle qui se manifeste par ses symptômes spéciaux, et l'hypermétropie latente, qui est compensée par le pouvoir accommodateur de l'organe. De même, dans l'étude des attitudes vicieuses de la coxalgie, nous pouvons distinguer la flexion apparente du membre, la flexion latente ou compensatrice qui n'est autre que l'ensellure, et enfin la flexion totale représentée par l'addition des deux facteurs précédents. Pour mettre en évidence cette flexion totale, il suffit de faire coucher le malade à plat sur une table, jusqu'à ce que l'ensellure ait complètement disparu et que la région du dos appuie tout entière sur le plan de la table. Ce résultat est obtenu en imprimant à la cuisse un mouvement de plus en plus marqué de flexion sur le bassin, qui représente la flexion totale.

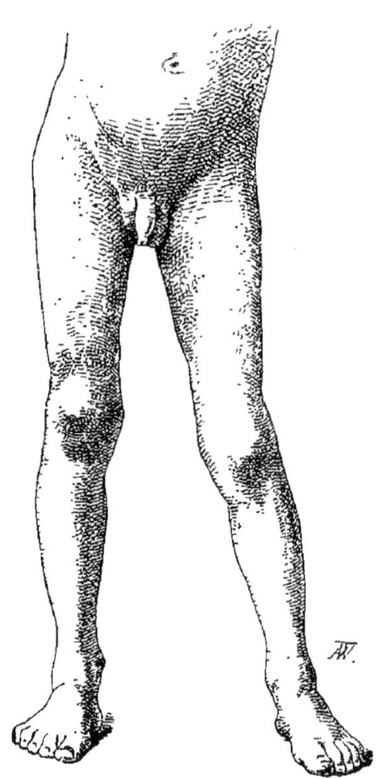

Fig. 298. — Coxalgie gauche avec abduction très marquée.

2° **Abduction et rotation en dehors.** — Le plus souvent, avons-nous dit, la flexion s'associe, au début, avec l'abduction et la rotation en dehors. L'abduction s'accompagne d'un abaissement du bassin du côté correspondant : en d'autres termes, l'épine iliaque antérieure et supérieure du côté malade se place sur un plan inférieur à celle du côté sain ; il en résulte un allongement apparent du membre. Le plus souvent l'abduction se combine à la rotation en dehors ; de là, comme le fait remarquer Bonnet, une nouvelle déviation secondaire du bassin, qui se passe autour de l'axe vertical, l'épine iliaque antérieure et supérieure du côté malade se plaçant en avant de celle du côté sain, de façon à masquer la rotation en dehors.

L'abduction associée à la rotation en dehors donne naissance, au début de la coxalgie, à un symptôme sur lequel nous devons attirer l'attention ; car je l'ai vu parfois être l'occasion d'erreurs de diagnostic. Le malade étant couché, quand on cherche à imprimer à la cuisse un mouvement de flexion sur le bassin, on voit que la flexion directe est impossible; le membre est attiré en dehors, de sorte que la face antérieure de la cuisse répond à l'épine iliaque antérieure et supérieure. Ce fait, existant en dehors de toute douleur et de toute attitude vicieuse permanente, a pu faire croire à une affection paralytique de la hanche, à l'exclusion d'une coxalgie.

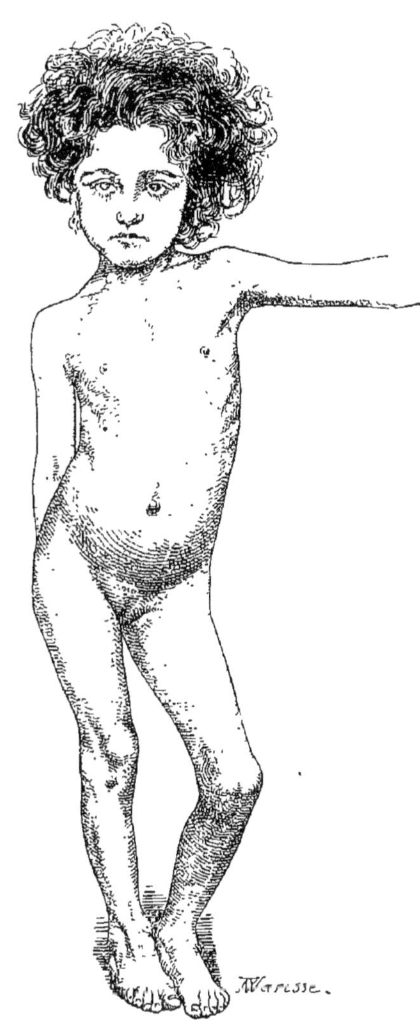

Fig. 299. — Coxalgie gauche avec abduction. Il en résulte un abaissement du bassin tel que, si la malade prend point d'appui sur le membre sain, le membre malade, devenu trop long, se place dans la demi-flexion.

La rotation prononcée en dehors a encore pour conséquence l'effacement du pli fessier correspondant. On en juge bien quand on examine le malade dans la station verticale, et vu de dos. En même temps que le pli fessier est abaissé, ce qui tient à l'abaissement du bassin du côté correspondant à la coxalgie, très souvent aussi il est effacé. Sans doute, cela peut tenir à l'atrophie des fessiers; mais, dans bon nombre de cas, il est facile de s'assurer que les muscles fessiers ont conservé leur contractilité normale. L'effacement du pli fessier s'explique alors par la rotation complète de la cuisse en dehors. Cette rotation a pour effet de reporter en arrière le grand trochanter; il est rapproché de la ligne médiane; les deux points d'insertion du grand fessier sont eux-mêmes rapprochés l'un de l'autre, et, par là, le muscle est relâché; le pli fessier dont l'existence est proportionnée au relief du muscle est diminué de profondeur.

L'abduction du membre est parfois tellement prononcée, l'abaissement du bassin qui l'accompagne est si considérable qu'il en résulte un allongement énorme, et, pour prendre point d'appui sur le membre sain, le malade est obligé de placer le membre malade dans la demi-flexion. En pareil cas, le membre sain se met en adduction très marquée, et il peut, au premier abord, en résulter une singulière confusion. On peut croire que c'est le membre sain qui, placé en inversion et atteint de raccourcissement, est le siège des lésions. Il s'agit là, bien entendu, d'une impression du premier moment, que l'examen clinique vient vite dissiper.

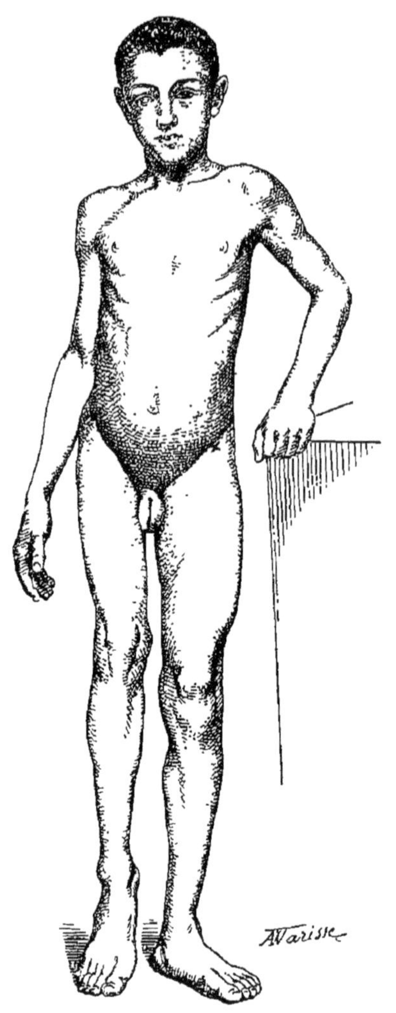

Fig. 300. — Coxalgie droite avec inversion du membre; l'inversion est masquée par l'ascension compensatrice du bassin du côté droit.

3° Inversion du membre et rotation en dedans. — Le résultat fourni par l'inversion du membre est l'inverse de celui auquel donnait lieu la position d'abduction. Ici, en effet, le bassin, au lieu de s'abaisser, s'élève au contraire du côté malade. Ce mouvement de compensation du côté du bassin s'explique par la nécessité dans laquelle se trouve le malade, pour prendre point d'appui sur le sol, de ramener ses deux membres au parallélisme. En effet, l'inversion du membre est souvent tellement prononcée que si l'on place les deux épines iliaques sur une même ligne horizontale, on voit le membre malade venir croiser le membre sain, soit au niveau du genou, soit même vers la partie moyenne de la cuisse. Quand on cherche à porter la cuisse malade en dehors, de façon à ramener autant que possible les deux membres au parallélisme, on voit l'épine iliaque antérieure et supérieure du côté malade s'élever progressivement. Le mouvement se passe en effet, non pas dans l'articulation coxo-fémorale, mais bien dans les articulations des vertèbres lombaires; d'où l'inflexion latérale de ce segment du rachis, et l'apparition d'une scoliose lombaire d'attitude, dont la convexité répond à la moitié du bassin qui est la plus basse.

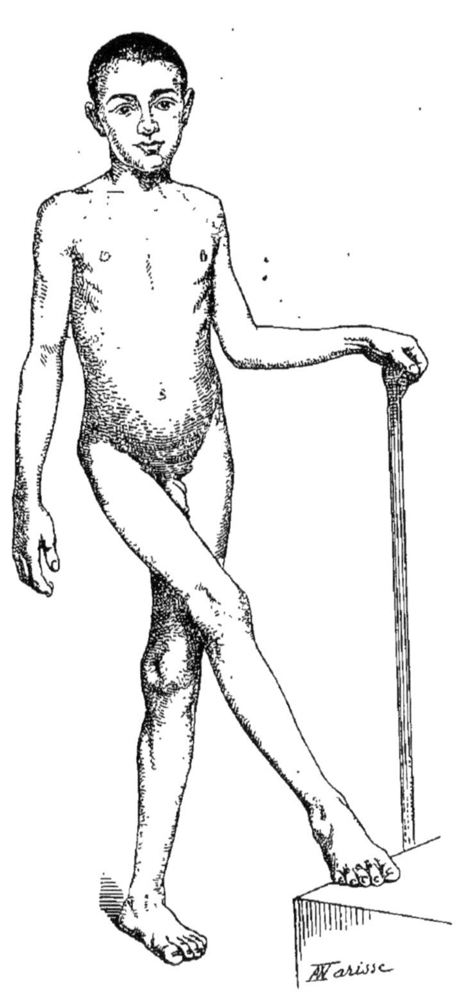

Fig. 301. — Même malade que dans la figure précédente; les deux épines iliaques étant placées sur un même plan horizontal, apparition de l'inversion totale.

4° Résultats inverses fournis par l'examen du membre à la vue et à la mensuration. Paradoxe de la coxalgie. — Jusqu'ici tout est facile à comprendre; à la flexion du bassin répond l'ensellure; l'abduction entraîne l'abaissement du bassin, d'où l'allongement apparent. A l'inversion répond, au contraire, le raccourcissement dont la cause est dans l'ascension du bassin. Mais où commence la difficulté, c'est quand on oppose les uns aux autres les résultats fournis par la vue et la mensuration. En effet, ce membre en abduction qui nous semble plus long est en réalité trouvé plus court à la mensuration; cet autre, immobilisé dans l'inversion, et qui nous semble offrir un raccourcissement, est au contraire trouvé plus long. Il y a là, en un mot, un résultat qui semble paradoxal au premier abord. On en aura bien vite l'explication, si l'on veut bien se dire que les deux facteurs que l'on examine par la vue et par la mensuration sont en réalité distincts l'un de l'autre. Ce que nous étudions par la vue, c'est l'élévation ou l'abaissement du bassin; ce que nous mesurons, au contraire, c'est l'abduction du membre ou son inversion.

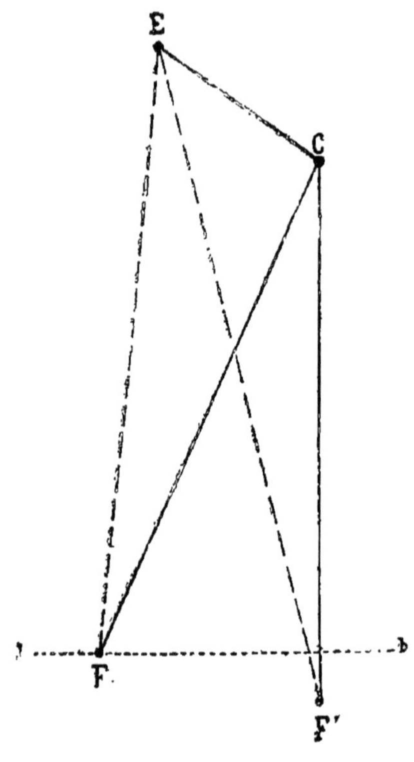

Fig. 302.

Or, pendant le mouvement d'abduction, l'extrémité terminale du membre, la malléole externe par exemple, se rapproche de l'épine iliaque antérieure et supérieure; il y a donc raccourcissement à la mensuration; au contraire, pendant l'inversion, l'extrémité terminale du membre s'éloigne de l'épine iliaque: il y a allongement. On rend la chose évidente, en construisant le triangle ECF, dans lequel le point E répond à l'épine iliaque antérieure et supérieure, C à la cavité cotyloïde, F à l'extrémité inférieure du fémur. On voit aisément que, dans l'abduction, l'angle devient plus petit; dès lors le côté du triangle qui lui est opposé CF diminue lui-même de longueur. Inversement, dans l'inversion, l'angle C augmente, et le côté opposé devient $CF' > CF$.

Mode de mensuration. — Ce n'est pas une chose très simple que de faire une mensuration exacte des membres dans la coxalgie. Pour cela, il importe tout d'abord de placer le bassin dans une position bien horizontale, la ligne qui joint les deux épines iliaques antérieures et supérieures étant rigoureusement perpendiculaire à la ligne blanche. En outre, les deux membres inférieurs doivent être placés dans une position aussi symétrique que possible, c'est-à-dire également écartés de la ligne médiane. Les choses étant ainsi disposées, je conseille de mener une ligne verticale de l'épine iliaque antérieure et supérieure à la pointe de la malléole externe, en passant par le bord externe de la rotule. C'est seulement dans les cas où la rotation en dehors est tellement prononcée que la malléole ne saurait être appréciable, que je prends pour point de repère la malléole interne.

Il est bien évident que, dans tout ce que nous avons dit jusqu'ici, il ne s'agit que de changements de longueur apparents du membre dont la cause est dans une attitude vicieuse plus ou moins marquée. Mais si cette attitude vicieuse se prolonge, elle a pour conséquence l'usure réciproque des extrémités osseuses qui détermine le raccourcissement réel.

Du reste, sous ce rapport, toutes les attitudes vicieuses ne sont pas également néfastes. C'est l'inversion du membre qui a de beaucoup l'influence la plus fâcheuse. D'abord il est des cas dans lesquels elle se montre dès le début de la coxalgie : le plus souvent, elle succède bientôt à l'abduction, et elle persiste pendant toute la durée de la maladie.

Sous son influence, la pression cesse de se répartir également sur tous les points des surfaces articulaires. Les muscles adducteurs maintiennent la tête étroitement appliquée contre le bord postérieur et supérieur du cotyle : aussi est-ce là que se montrent au maximum les lésions destructives du tissu osseux, l'usure de la tête, et l'élargissement de la cavité cotyloïde. Il en résulte l'ascension progressive de cette tête trop petite dans le cotyle élargi, ou bien même, à un moment donné, une luxation véritable. Alors même qu'il n'y a ni luxation, ni usure trop marquée des extrémités osseuses, l'inversion du membre ne laisse pas que d'être extrêmement défavorable au point de vue orthopédique. En effet, comme nous l'avons déjà établi, elle s'accompagne nécessairement d'ascension du bassin. Voici, par exemple, un malade atteint de coxalgie avec un raccourcissement réel de 4 centimètres : il semblerait tout d'abord que, pour compenser ce raccourcissement, le bassin va s'abaisser, du côté malade, d'une quantité égale ; il n'en est rien ; si le membre est dans l'inversion, il y aura au contraire une ascension du bassin plus ou moins marquée, en rapport avec le degré d'adduction, et le raccourcissement vrai de 4 centimètres va s'élever à 8, 10 et même 12 centimètres pendant la station. On le voit donc, à quelque point de vue qu'on l'envisage, l'inversion du membre est pour le malade une véritable calamité. Aussi ai-je l'habitude de répéter dans mon enseignement : *L'inversion du membre dans la coxalgie, c'est là la source de tous les maux.*

Des abcès de la coxalgie. — En même temps que les symptômes précédents, on note bien souvent tôt ou tard, au niveau de l'articulation malade, un gonflement, mollasse, pâteux, qui s'étend progressivement en même temps qu'il diminue de consistance, jusqu'au point de devenir absolument fluctuant. En un mot, aux lésions tuberculeuses est venue se joindre la suppuration. Les abcès sont extrêmement fréquents dans le cours de la coxalgie. Sur 568 malades atteints de coxalgie, Kœnig compte 321 abcès, soit dans les trois quarts des cas.

Les abcès se montrent, soit à la région antérieure, soit à la face postérieure du membre. A la région antérieure, les abcès peuvent occuper, soit le bassin, soit la région antérieure de la cuisse. Les abcès primitivement pelviens reconnaissent pour cause une altération de la cavité cotyloïde. Ils se développent donc au niveau de l'acétabulum, puis, décollant le périoste, ils remontent dans la fosse iliaque interne et peuvent venir s'ouvrir au-dessus de l'arcade de Fallope.

Bien plus fréquents sont les abcès qui se montrent primitivement à la région antérieure de la cuisse, soit qu'ils se développent dans la gaine des vaisseaux fémoraux, soit, ce qui est plus fréquent encore, qu'ils se montrent dans l'angle aigu formé par l'écartement du couturier et du fascia lata ; de là, en augmentant de volume, ils gagnent souvent la région externe de la cuisse. Parfois l'abcès se fait jour beaucoup plus en dedans, au niveau du point faible de la capsule qui répond au tendon du psoas-iliaque. Le pus, suivant la gaine du muscle, descend jusqu'au niveau du petit trochanter. Parfois, après s'être collecté dans la région des adducteurs, il contourne d'avant en arrière l'extrémité supérieure du fémur, et vient former tumeur à la partie postérieure du membre. Il n'y a du reste pas une distinction absolue entre les abcès pelviens et ceux de la région antérieure de la cuisse. Il peut se faire en effet que le pus, après s'être fait jour dans la gaine du psoas, remonte, en suivant le tendon de ce muscle, dans la cavité pelvienne; ou bien le pus, primitivement formé dans le bassin, arrive à la cuisse par le trou obturateur. Il peut encore, en passant au-dessous de l'arcade de Fallope, gagner la face antérieure de l'articulation.

Les abcès de la région postérieure du membre se montrent le plus souvent dans la région fessière. C'est à la partie postérieure et supérieure de l'articulation, dans le point qui est le siège de prédilection des lésions cotyloïdiennes, qu'on les voit se montrer tout d'abord sous la forme d'une tumeur arrondie, qui, en se développant, envahit peu à peu toute la fosse iliaque externe et soulève le muscle grand fessier. Parfois aussi les abcès fessiers sont en communication avec la fosse iliaque interne à travers la grande échancrure sciatique.

Une autre variété d'abcès postérieurs est constituée par ceux qui se montrent à la partie postérieure et supérieure de la cuisse, au niveau du point aminci de la synoviale qui est en rapport avec la face postérieure du col. Il arrive assez fréquemment que ces abcès, suivant un chemin inverse de celui que nous avons précédemment indiqué, contournent le col fémoral d'arrière en avant, et viennent former tumeur dans la région des adducteurs. Signalons la possibilité de voir la suppuration se montrer simultanément dans plusieurs points, de sorte que, dans les cas les plus graves, l'articulation est entourée de pus de tous les côtés. On voit même parfois de volumineux abcès descendre, en suivant, soit le côté externe, soit le côté interne du membre, presque jusqu'au niveau du genou.

La marche de la suppuration n'a rien de fatal; il arrive dans les cas les plus heureux qu'un abcès manifestement constaté se résorbe spontanément. Le fait est rare, je l'avoue: mais, comme beaucoup de chirurgiens, j'en ai vu des exemples incontestables.

Le plus souvent, au contraire, la collection purulente augmente progressivement de volume, et, si elle est abandonnée à elle-même, elle arrive à la rupture. De là, des trajets fistuleux multiples qui conduisent plus ou moins directement sur les os dénudés; de là, tous les dangers de la septicémie et de la dégénérescence viscérale.

Des luxations spontanées. — L'usure progressive de la tête et de la cavité cotyloïde, l'ulcération de la capsule elle-même préparent les luxations spontanées. Dans la plupart des cas, à la vérité, il n'y a pas une véritable luxation, mais plutôt une translation de l'articulation qui, de son point normal, remonte en haut et en arrière dans la fosse iliaque externe. La cause en est dans l'élargissement de la cavité cotyloïde, et le glissement de la tête sur cette cavité. Il en résulte une adduction de plus en plus marquée du membre et un raccourcissement de plus en plus considérable. Mais, parfois aussi, la tête abandonne complètement le cotyle, et il se produit une luxation véritable. Le plus souvent la luxation est la conséquence de la destruction progressive de l'articulation: elle se montre lentement, insensiblement, sur un membre qui est déjà le siège de suppurations. Mais, parfois aussi, elle survient brusquement, sous l'influence d'un traumatisme. Celui-ci peut du reste être assez léger: il eût été sans importance s'il avait porté sur un membre sain. Il devient suffisant pour réaliser la luxation sur une articulation en partie détruite par le processus tuberculeux et par la suppuration.

A côté de ces luxations qui se produisent à la longue et sur des articulations gravement atteintes, il en existe d'autres beaucoup plus exceptionnelles, qui se montrent dès le début de la coxalgie, alors que l'articulation n'est pas encore le siège d'altérations considérables, alors qu'il n'y a pas encore de suppuration. Un enfant, par exemple, la veille encore marchait avec une claudication plus ou moins manifeste, lorsque, brusquement, six semaines ou deux mois après le début d'une coxalgie, il est dans l'impossibilité d'appuyer le pied à terre. Le membre s'est placé dans une position complète d'inversion, la tête est facilement appréciable dans la fosse iliaque externe, en un mot, on constate tous les signes d'une luxation iliaque. J'ai donné à cette variété de luxations le nom de luxations soudaines du début de la coxalgie, et je les ai rapprochées des luxations soudaines qu'on observe au cours de certaines maladies aiguës, comme le rhumatisme et la scarlatine.

Il n'est pas toujours très facile, tant s'en faut, de distinguer l'une de l'autre la luxation vraie et l'ascension de la tête fémorale dans une cavité cotyloïde élargie. Sans doute, en cas de luxation, on sent la tête se mouvoir dans la fosse iliaque externe. Mais si les douleurs sont très vives, si le gonflement masque la tête, à la palpation, on peut rester dans le doute. Toutefois il est permis de dire que l'intensité même du raccourcissement tranchera la question. Quand il s'agit d'une simple usure des surfaces osseuses avec transposition de l'articulation, rarement le raccourcissement dépasse 2 à 3 centimètres; quand il atteint 6 ou 7 centimètres, il s'agit certainement d'une luxation.

Nous n'avons parlé jusqu'ici que de la luxation iliaque, c'est celle en effet qui se produit dans l'immense majorité des cas, comme conséquence de la position d'adduction forcée, longtemps prolongée. Mais on peut exceptionnellement rencontrer d'autres variétés de déplacement. Ainsi, par exemple, si la flexion est plus prononcée, la luxation peut se produire dans l'échancrure sciatique, ou même directement en bas, sur la tubérosité de l'ischion, comme je l'ai observé chez un malade atteint de coxalgie double, et chez lequel le déplacement était symétrique des deux côtés. On voit aussi des luxations en haut de la variété sus-pubienne, et aussi des déplacements au niveau du trou obturateur. Enfin on a donné le nom de luxation pelvienne à ces cas dans lesquels, à la faveur d'une perforation de la cavité cotyloïde, la tête fémorale s'engage plus ou moins dans le bassin.

Modifications secondaires du côté du squelette. — La coxalgie étant une affection à marche essentiellement chronique exerce, on le comprend, une influence importante sur le développement général du squelette du membre. Le tissu osseux est raréfié, le canal médullaire est élargi, et, par là même, le fémur perd une grande partie de sa solidité. C'est là une circonstance qu'il ne faut pas oublier lorsqu'on pratique le redressement du membre. Plus d'une fois, en effet, on a vu se produire, en pareille circonstance, une fracture du col fémoral. A l'atrophie générale du tissu osseux il faut joindre encore l'arrêt de développement en longeur qui résulte de la suppression ou du ralentissement d'activité des cartilages épiphysaires, Et cette atrophie porte, non seulement sur le fémur, mais encore sur tous les segments du membre; en effet, le pied, la jambe, la cuisse et même l'os iliaque sont moins développés du côté de la coxalgie que sur le membre sain. Cette atrophie sera d'autant plus marquée que l'affection aura débuté à un âge plus tendre. Aussi est-ce là encore une considération qu'il faut faire entrer en ligne de compte pour le pronostic.

Les considérations relatives à l'atrophie de l'os iliaque prennent une importance considérable quand la coxalgie est développée chez une jeune fille. Il peut en résulter en effet une atrophie du bassin du côté correspondant à la coxalgie donnant naissance au bassin oblique ovalaire, de nature par conséquent à entraver l'accouchement.

Nous ne saurions terminer ces considérations relatives à la marche et au pronostic sans faire observer que la coxalgie, comme le mal de Pott, est sujette à de nombreuses rechutes, et c'est là une circonstance qui vient encore singulièrement aggraver le pronostic. On croit le malade guéri; on abandonne le port des appareils de soutien, et l'on voit peu à peu le membre se placer de nouveau dans une attitude vicieuse d'inversion. Cela témoigne de la persistance d'un foyer tuberculeux mal éteint dans la profondeur des tissus. Ou bien même, plusieurs années après le début d'une coxalgie, on voit se montrer un abcès. Cela doit rendre très réservé dans l'appréciation de la guérison.

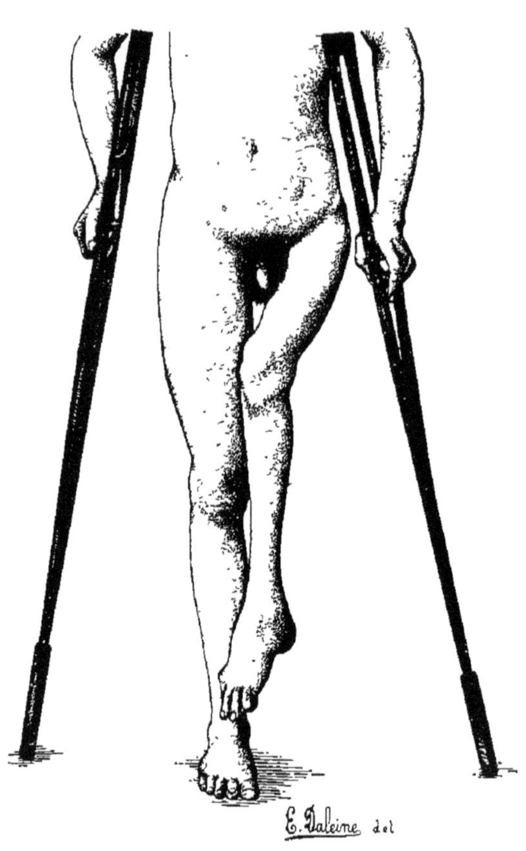

Fig. 303. — Atrophie énorme du membre inférieur gauche, consécutive à une coxalgie de la première enfance.

Diagnostic. — Ce que nous avons dit du mode de début de la coxalgie montre assez combien on peut rencontrer de difficultés pour établir le diagnostic. Tous les chirurgiens ont vu des enfants qui, après avoir présenté une claudication plus ou moins manifeste, plus ou moins prolongée, ont guéri complètement, sans le moindre retour offensif du mal. Il est bien certain qu'en pareil cas on n'a pas eu affaire à la tuberculose. En revanche, nous savons combien la marche de la coxalgie est insidieuse à ses débuts, combien il est fréquent de voir des rechutes et des améliorations successives, avant que le mal ne s'installe définitivement. On ne saurait donc être trop prudent dans l'appréciation du diagnostic. Souvent il sera nécessaire de suspendre son jugement, et de pratiquer plusieurs examens successifs avant de se prononcer d'une manière définitive.

Il suffit de connaître la fameuse douleur du genou dans la coxalgie pour ne pas s'en laisser imposer par elle, et examiner immédiatement la hanche, dès qu'on ne trouve rien dans le genou qui puisse expliquer les douleurs. Déjà j'ai signalé la possibilité de confondre le mal de Pott avec la coxalgie, dans les cas où il y a une rétraction du psoas limitant les mouvements de la cuisse. C'est donc une nécessité en pareil cas d'examiner soigneusement la région lombaire pour rechercher la douleur, la raideur anormale, ou même la gibbosité caractéristique.

Une autre erreur à éviter, c'est celle qui consiste à confondre la coxalgie avec cette névrose articulaire, si bien décrite par B. Brodie et à laquelle on donne le nom de coxalgie hystérique. Ici, la douleur et la contracture sont les phénomènes dominants; la douleur est plus marquée qu'elle ne l'est dans la plupart des cas de coxalgie, et surtout elle est beaucoup plus superficielle. Il y a une véritable hyperesthésie cutanée qui fait sursauter le malade au moindre attouchement. Il ne faut pas oublier, d'ailleurs, que, parmi les malades atteints de véritable coxalgie tuberculeuse, il en est qui présentent un état nerveux très prononcé, qui exagère chez eux les douleurs et les contractures. C'est donc l'examen minutieux de la jointure qui, en permettant de déceler un gonflement caractéristique, un engorgement ganglionnaire, ou même un abcès, viendra trancher le diagnostic. Dans les cas douteux, l'examen de l'articulation sous le chloroforme s'impose pour décider s'il y a, oui ou non, conservation des mouvements.

Peut-on pénétrer plus avant dans le diagnostic, et reconnaître, dans un cas donné, si l'on a affaire à une coxalgie d'origine fémorale ou acétabulaire? Une semblable précision serait certainement très désirable; mais le plus souvent la clinique seule ne nous permet pas de l'obtenir. On a bien cherché dans le toucher rectal un mode d'exploration qui nous permît de déceler la douleur et le gonflement au niveau de l'arrière-fond de la cavité cotyloïde dans la coxalgie acétabulaire. Mais ce mode d'exploration sur lequel avait insisté Cazin (de Berck) est loin d'avoir, chez les enfants, la valeur qu'on serait tenté tout d'abord de lui attribuer. En effet, le toucher rectal, en lui-même, est pénible et douloureux ; les enfants crient, s'agitent, se raidissent, et souvent les sensations obtenues par le chirurgien restent très confuses. Heureusement, nous possédons aujourd'hui dans la radiographie un moyen qui peut nous per-

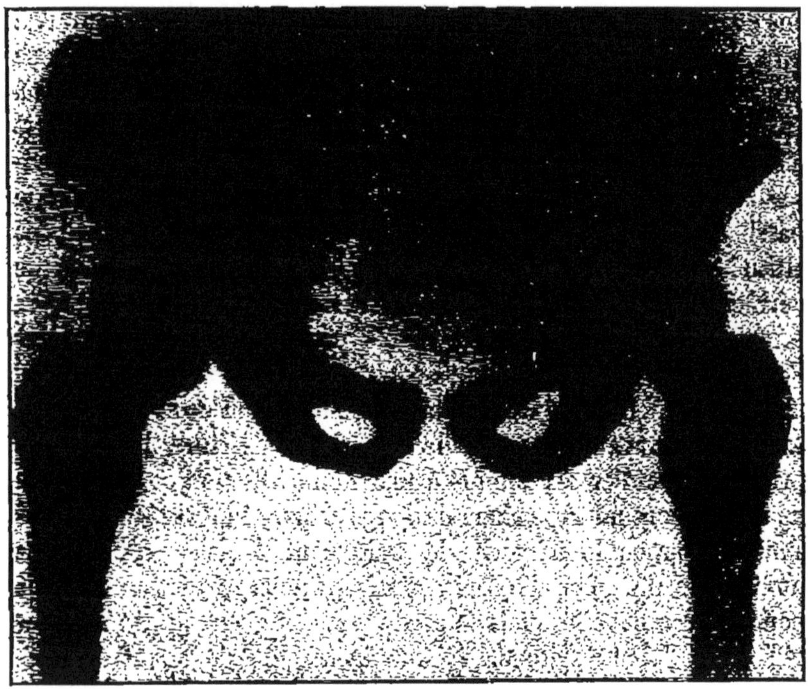

Fig. 304. — Coxalgie acétabulaire du côté gauche.

mettre d'apprécier, dans un bon nombre de cas, le siège exact des lésions, soit que nous voyions, comme dans le cas que nous reproduisons ici, un gonflement manifeste au niveau de l'arrière-fond de la cavité cotyloïde, soit que nous notions des parties plus claires au niveau du col et de la tête fémorale, qui nous décèlent une raréfaction du tissu osseux, ou même des foyers caséeux.

Il est également fort important, et malheureusement aussi fort difficile, de faire le diagnostic de la suppuration au début. Toutefois, le plus souvent cette suppuration coïncide avec une aggravation des phénomènes locaux et généraux. Elle marque surtout son apparition par l'élévation de la température ; aussi ne saurait-on trop reccommander aux parents dont les enfants sont immobilisés dans un appareil de suivre régulièrement chez eux par le thermomètre la marche de la température.

Traitement. — Deux grandes méthodes s'offrent à nous dans le traitement de la coxalgie : 1° l'immobilisation rigoureuse de la région malade ; 2° l'extension continue. Mais si ces deux méthodes ont chacune leurs indications et leurs avantages, elles ne sauraient être considérées comme équivalentes. L'extension continue ne saurait donner de résultats satisfaisants que si elle est combinée à la contre-extension. Il ne suffit pas en effet d'exercer sur le membre inférieur une traction à l'aide d'un poids pour immobiliser l'articulation coxo-fémorale. Il peut se faire en effet que le bassin s'incline sur la cuisse, et que l'on voie se produire ainsi des attitudes vicieuses. C'est ce qu'on a trop souvent l'occasion de vérifier dans les cas où l'extension continue n'a pas été rigoureusement surveillée, et quand on n'a pas eu soin d'en combiner l'emploi avec celui de la contre-extension. Mais, d'autre part, qui ne voit que si l'on fait l'extension continue sur la cuisse malade en exerçant la contre-extension sur la partie supérieure du tronc, le malade tout entier est soumis à une immobilisation complète, qui ne saurait continuer pendant de longs mois, et même pendant des années, comme le nécessite le traitement de la coxalgie, sans nuire à la santé générale. Aussi réservons-nous l'extension continue pour les cas dans lesquels il existe des douleurs ou des attitudes vicieuses. Comme méthode de traitement général, nous préférons l'immobilisation au moyen d'un appareil plâtré. Quoi qu'il en soit, dans les cas où on a recours à l'extension continue, il faut avoir bien soin de prendre point d'appui, non sur la partie inférieure de la jambe, mais au-dessus des condyles du fémur, sinon on s'expose à voir se produire la dislocation des ligaments du genou, entraînant à sa suite la formation du genu valgum ou d'autres malformations complexes de l'articulation du genou.

Au début de la coxalgie, quand il n'y a pas encore d'attitudes vicieuses, rien n'est plus simple que l'immobilisation de la hanche au moyen d'un appareil plâtré. Il suffit pour cela de placer le malade sur le pelvi-support dont nous avons l'habitude de nous servir, et dans lequel la tête et la partie supérieure du tronc sont soutenues, ainsi que le bassin ; un aide maintient le membre malade en bonne position, pendant que le chirurgien fait, à l'aide de bandes plâtrées, un appareil qui embrasse, d'une part, le membre malade en totalité, et qui remonte, d'autre part, jusqu'à l'épigastre. Ce que nous avons dit de la fréquence et de la gravité de l'inversion du membre au cours de la coxalgie, ne doit pas être perdu de vue, quand il s'agit de déterminer la position à donner à la cuisse malade. Je conseille, pour combattre autant que possible la tendance à l'adduction du membre, de placer le membre malade, non

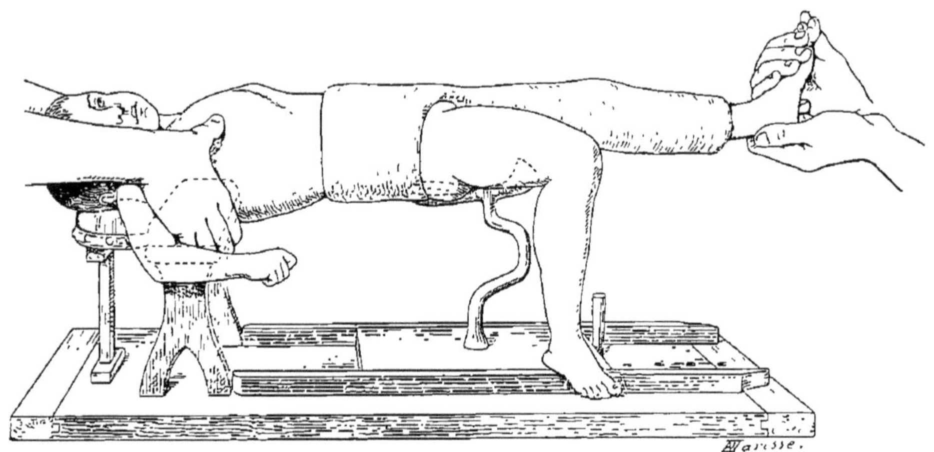

Fig. 305. — Pelvi-support. soutenant la tête et les épaules du malade, en même temps que le tronc (Kirmisson).

pas dans une direction parallèle à celle du membre sain, mais bien dans une position modérée d'abduction, comme nous le faisons dans le traitement de la luxation congénitale. Convenablement surveillés, ces appareils plâtrés peuvent être laissés en place pendant trois ou quatre mois. Quand il s'agit de les renouveler, on en profite pour examiner attentivement l'articulation malade. Si l'on trouve des abcès qui soient facilement accessibles, on en pratique la ponction suivie d'injections d'éther iodoformé. Les douleurs au niveau de la région trochantérienne, les fongosités peuvent être combattues au moyen de l'ignipuncture.

Lorsque nous nous trouvons en présence d'une coxalgie caractérisée par des douleurs et des attitudes vicieuses, deux moyens de traitement s'offrent à nous : la réduction extemporanée sous le chloroforme, et l'extension continue. A une période rapprochée du début, les attitudes vicieuses et les douleurs sont dues uniquement à la contracture musculaire ; elles cèdent avec la plus grande facilité à l'anesthésie. Lorsqu'au contraire il s'agit d'une coxalgie ancienne, les obstacles à la réduction sont d'autre nature. Ils tiennent à la rétraction des muscles et des ligaments, à l'altération des extrémités osseuses: dès lors. la force à déployer est beaucoup plus considérable. On court ainsi le risque de produire des lésions intra-articulaires, de broyer de la matière tuberculeuse et de déterminer des inoculations secondaires. Les cas de méningite tuberculeuse survenus pendant les semaines qui succèdent au redressement brusque de la coxalgie ne sont pas absolument exceptionnels. Aussi je préfère, pour ma part. avoir recours, en pareil cas. au redressement lent à l'aide de l'extension continue.

C'est seulement dans les cas où les abcès sont devenus superficiels, où la peau rouge et amincie menace de se rompre, qu'il faut pratiquer l'incision de ces abcès, suivie d'un drainage soigneux. Quant aux luxations. il est possible de les réduire comme les luxations traumatiques, et par le même procédé. c'est-à-dire par la méthode de douceur. en commençant par imprimer à la cuisse des mouvements de flexion. puis d'abduction. pour arriver ensuite à la circumduction. Mais, on le comprend, ce sont surtout les luxations soudaines du début qui fourniront à cet égard des résultats favorables, parce que les extrémités osseuses n'ont pas encore subi de trop graves altérations. Pour les luxations survenant à la longue comme conséquence de l'usure osseuse, si la réduction est encore possible, il sera beaucoup plus difficile de la maintenir.

Tant qu'il existe des douleurs et de la contracture, le mieux est de continuer l'immobilisation rigoureuse à l'aide d'appareils plâtrés. Plus tard, quand toute trace de douleurs et de contracture a disparu, on peut substituer aux appareils plâtrés les appareils amovo-inamovibles, tels que les appareils en cuir moulé, les appareils en feutre plastique, en celluloïd, qui, enlevés à intervalles réguliers, permettent d'appliquer un traitement favorable au rétablissement des fonctions. Ce traitement comprend les frictions excitantes, le massage, l'électrisation des muscles de la cuisse et de la région fessière. Ce serait d'ailleurs une grande illusion que de se figurer que le résultat définitif dépend uniquement du traitement employé, que l'on puisse, comme se le figure trop aisément le public, à l'aide d'un traitement convenable, rétablir ou supprimer à volonté les mouvements de l'articulation. A côté du mode de traitement employé, il faut faire intervenir. et cela pour la plus grande part. la forme et la gravité des lésions. La preuve en est que. de deux malades soumis par un même chirurgien à l'immobilisation rigoureuse au moyen d'appareils plâtrés, l'un guérit avec une ankylose complète, tandis que le second conserve une étendue plus ou moins grande de mouvements.

Comme nous l'avons déjà dit, nous avons toujours à compter, pendant toute la durée de la coxalgie, avec la possibilité de récidives. Force est, en pareil cas, de revenir à l'immobilisation rigoureuse; trop souvent même, nous avons à combattre des attitudes vicieuses. L'extension continue permettra souvent d'en triompher; mais le problème est d'autant plus complexe que, trop souvent, ces attitudes vicieuses sont combinées à l'existence d'abcès ou de trajets fistuleux. Même dans ces circonstances, le traitement conservateur nous semble toujours mériter la préférence; la ponction et les injections iodoformées, le débridement et le drainage des trajets fistuleux, l'ignipuncture, combinés à l'immobilisation. permettront encore, même dans ces cas d'une haute gravité, d'obtenir des résultats satisfaisants. C'est dire que nous considérons comme tout à fait exceptionnelles les indications de la résection. Même dans les cas les plus favorables, les résultats fournis par la résection de la hanche dans la coxalgie nous paraissent très inférieurs à ceux que donne le traitement conservateur. En effet, si même la résection a été très économique, et que le raccourcissement soit modéré, il est en général plus considérable que celui que donne le traitement conservateur bien appliqué. Convenablement traitée, la coxalgie ne laisse habituellement qu'un raccourcissement modéré, n'excédant pas, par exemple, 3 à 4 centimètres: ce qui créé le raccourcissement apparent et la gêne fonctionnelle, ce sont les attitudes vicieuses. Or, celles-ci ne sont pas imputables à la méthode conservatrice, mais bien à la mauvaise direction, ou même à l'absence complète de traitement. Une autre circonstance défavorable dans la résection de la hanche, c'est qu'elle laisse trop souvent après elle une articulation flottante. Qu'on prenne, comme nous l'avons fait bien des fois, deux malades présentant un même raccourcissement, dont l'un a subi la résection de la hanche, tandis que le second a guéri par ankylose à la suite du traitement conservateur, on constatera que ce dernier marche infiniment mieux. A chaque pas, il trouve dans son articulation ankylosée un point d'appui solide, tandis que le malade réséqué plonge en marchant, à la manière de ceux qui sont atteints de luxation congénitale.

Traitement des ankyloses vicieuses de la hanche. — Pour peu que la flexion de la cuisse sur le bassin ne soit pas trop considérable, elle ne constitue pas pour le malade une gène sérieuse. Une flexion légère est même favorable au fonctionnement du membre, en ce qu'elle rend plus facile la position assise. Ce qu'il faut surtout redouter, c'est l'inversion du membre, déterminant l'ascension du bassin du côté correspondant, et amenant par là même, en même temps qu'un raccourcissement considérable, une attitude extrêmement vicieuse, et une claudication très prononcée.

S'il existe encore dans la jointure une quantité suffisante de mouvements, on pourra, en s'aidant de la ténotomie des muscles rétractés, obtenir, par le redressement sous le chloroforme, suivi de l'extension continue, un résultat satisfaisant. Il est préférable ici d'avoir recours à la ténotomie à ciel ouvert, qui permettra d'obtenir sans danger, et d'une manière beaucoup plus complète, le résultat cherché. La ténotomie portera, suivant les cas, soit sur les muscles de la région antérieure, couturier, fascia lata et droit antérieur de la cuisse, soit sur ces mêmes muscles, et, en même temps, sur les adducteurs.

Quand il existe une ankylose osseuse complète, la seule ressource est dans l'ostéotomie. Sous le nom d'ostéotomie pelvi-trochantérienne, M. Lorenz a décrit une opération qui consiste à détacher les adhérences existant entre l'os iliaque et la tête fémorale. Que cette opération soit applicable dans les cas où il y a luxation complète de la tête dans la fosse iliaque externe, ou du moins éculement très marqué de la cavité cotyloïde, cela ne fait pas de doute. Mais, dans les cas où la tête fémorale est encore profondément encastrée dans le cotyle, pareille entreprise ne serait pas sans présenter de grandes difficultés, en même temps qu'elle ne serait pas exempte de dangers. Force est, en pareil cas, de porter son action, non sur la tête elle-même, mais sur le col du fémur. L'ostéotomie du col fémoral, ou opération d'Adams, paraît présenter tout d'abord de sérieux avantages. Elle porte en effet sur un point très voisin de l'articulation elle-même, et ne crée pas de raccourcissement appréciable. Mais précisément parce qu'elle porte au voisinage de

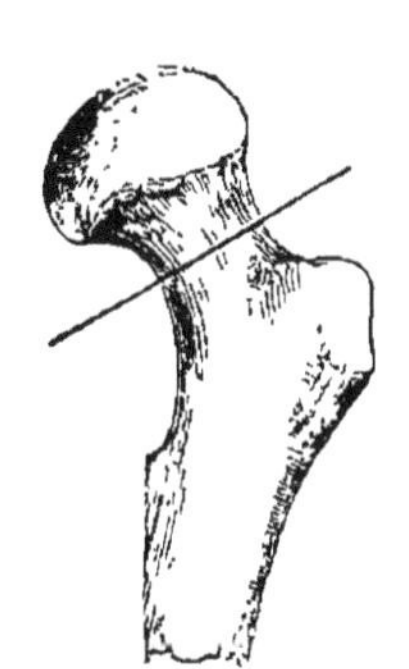

Fig. 306. — Ostéotomie du col fémoral par le procédé d'Adams.

l'articulation elle-même, l'ostéotomie du col offre cet inconvénient de pouvoir intéresser des foyers tuberculeux non encore complètement éteints, et ainsi de réveiller la marche aiguë de la maladie. En outre, le col fémoral est profondément situé, et d'un accès assez difficile. Enfin, l'ostéotomie du col laisse intactes toutes les insertions musculaires qui se font sur le grand trochanter et sur l'extrémité supérieure du fémur. C'est là un inconvénient en ce que ces muscles peuvent, dans les jours suivants, reproduire l'attitude vicieuse.

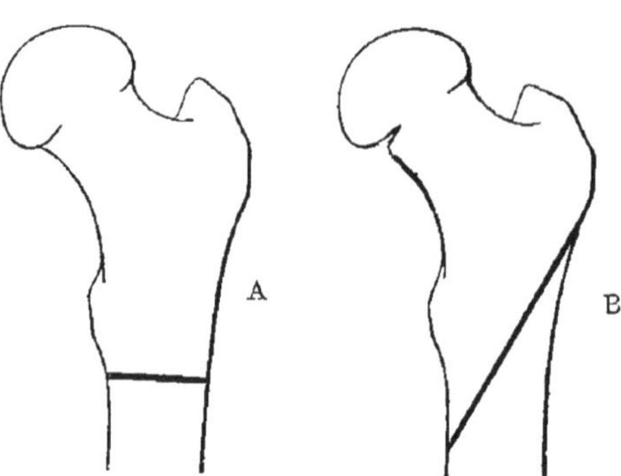

Fig. 307. — Ostéotomie sous-trochantérienne. — A. Ostéotomie transversale. — B. Ostéotomie oblique.

Tout d'abord l'ostéotomie sous-trochantérienne se présente à nous sous des dehors plus modestes que les opérations précédentes. Elle s'exécute loin du centre des mouvements normaux de l'articulation, et ne saurait avoir la prétention de corriger l'attitude vicieuse, sans donner naissance à un certain raccourcissement. Mais, d'autre part, la région sous-trochantérienne est superficielle, facile à atteindre; et, en faisant une ostéotomie très oblique, et la faisant suivre de l'extension continue, on peut corriger en grande partie le raccourcissement.

Coxalgie double. Double ankylose coxo-fémorale. — Sans être absolument rare, la coxalgie double est loin d'être fréquente. Il est inutile d'insister sur la gravité de la localisation simultanée de la tuberculose sur deux grandes articulations, telles que la hanche. La situation est en outre très fâcheuse au point de vue orthopédique. Il peut se faire, en effet, que la maladie guérissant des deux côtés ou d'un seul côté, avec une attitude vicieuse, il en résulte une infirmité très considérable. Les deux membres inférieurs s'entrecroisent au-devant l'un de l'autre, dans cette attitude à laquelle les chirurgiens anglais donnent le nom de cross-legged ou encore scissor-legged progression. Le malade progresse uniquement en imprimant à l'articulation du genou située en avant des mouvements d'extension, mouvements que le membre, situé en arrière, suit en se déplaçant tout d'une pièce.

Dès longtemps, les chirurgiens se sont préoccupés de la conduite à tenir en présence d'une double ankylose coxo-fémorale.

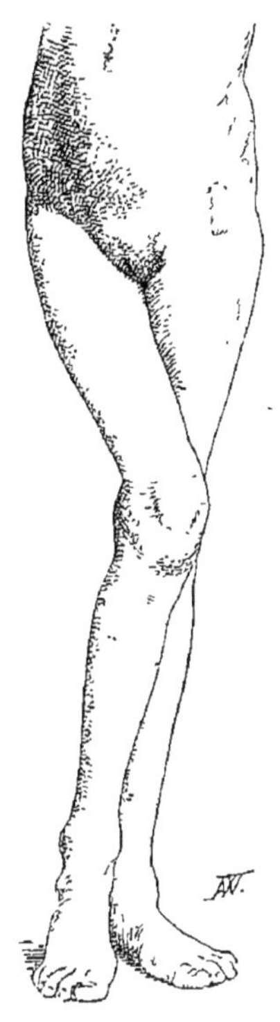

Fig. 308. — Déformation en ciseaux des membres inférieurs consécutive à une coxalgie double.

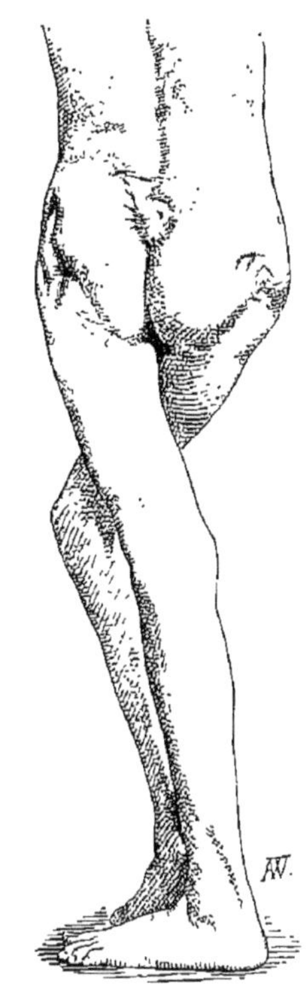

Fig. 309. — Même malade que dans la figure précédente, vue de dos.

Langenbeck, puis Volkmann en ont posé les principes. Elle consiste à rétablir d'un côté les mouvements, au moyen d'une résection, tandis que, du côté opposé, l'ankylose fournira un point d'appui solide pendant la station.

2° ARTHRITES TUBERCULEUSES DU GENOU

Après le mal de Pott et la coxalgie, les arthrites tuberculeuses du genou constituent la localisation la plus fréquente de la tuberculose osseuse et articulaire chez les enfants.

Ici, comme dans toutes les autres articulations, le début a lieu le plus souvent, pendant l'enfance, par le tissu osseux. Toutes les statistiques sont unanimes pour le démontrer. Ainsi, Ollier compte 69 cas, dont 55 résections et 14 amputations. Là-dessus, 41 fois le debut a eu lieu par les os, 20 fois par la synoviale, 7 fois l'origine est restée douteuse.

Sur les 41 cas d'origine osseuse, on a noté : l'origine tibiale 17 fois. Le début par le fémur et le tibia simultanément, 13 fois; par le fémur, 9 fois: par la rotule, 2 fois.

La statistique de Kœnig, beaucoup plus considérable, parle absolument dans le même sens :

Elle comprend : 281 foyers d'origine osseuse et 351 d'origine synoviale. De ces foyers osseux, 107 avaient débuté par le tibia, 93 par le fémur, 33 par la rotule; 48 fois, plusieurs os avaient été atteints simultanément.

Il est donc bien établi, et que le début se fait le plus souvent par le tissu osseux, et que le tibia est l'os qui est le plus souvent le point de départ des lésions.

Après être restés pendant un temps plus ou moins long sans contact direct avec l'articulation, les foyers tuberculeux finissent par l'envahir de proche en proche; quelquefois même un foyer osseux ramolli s'ouvre dans l'intérieur même de la jointure.

Étude clinique. — Ce qui caractérise surtout l'articulation du genou, c'est sa position superficielle, permettant d'analyser les lésions dont elle est le siège. Bridée sur les côtés par les ligaments latéraux, la synoviale se laisse surtout distendre en avant où elle forme une tumeur plus ou moins considérable quand elle est remplie par du liquide ou par des fongosités; de même aussi, au-dessous de la rotule, de chaque côté du ligament rotulien, les replis synoviaux forment deux bosselures, de sorte que le genou, dans son ensemble, présente la forme globuleuse. À côté des cas dans lesquels la maladie se caractérise tout d'abord par la présence de fongosités, il faut noter ceux où elle revêt la forme d'hydarthrose. Ce sont alors les signes tirés de l'état général du malade, et surtout de l'examen du liquide retiré par la ponction, qui permettront le diagnostic. Enfin, ici comme à l'épaule, on peut rencontrer la forme sèche, qui, en dehors de tout liquide et de toute fongosité, se caractérise uniquement par les douleurs, l'impotence fonctionnelle et l'amaigrissement du membre contrastant avec l'augmentation de volume des extrémités osseuses.

Aux symptômes précédents on voit se joindre de très bonne heure l'attitude vicieuse du membre caractérisée tout d'abord par la flexion de la jambe sur la cuisse. S'appuyant sur ses expériences cadavériques, Bonnet (de Lyon) attribuait la flexion du membre à la distension de la synoviale. On sait en effet que si l'on vient à pousser une injection forcée dans l'intérieur du genou, on voit le membre se placer dans la demi-flexion, à 135° environ. Ce serait aussi pour diminuer les douleurs résultant de la distension de la synoviale que, de très bonne heure, le malade placerait son membre dans la demi-flexion, correspondant à la capacité maxima de l'articulation. On ne peut nier que cette interprétation ne renferme une part de vérité. Toutefois on peut lui objecter les cas dans lesquels la même attitude se montre sans que la synoviale soit le siège d'aucune distension. Aussi faut-il tenir compte d'une autre circonstance inconnue de Bonnet, savoir l'atrophie du triceps, compagne inséparable de toutes les arthropathies du genou. Dès lors, les fléchisseurs devenus prépondérants entraînent d'une manière permanente le membre dans le sens de leur action. La contracture des fléchisseurs immobilise parfois d'une façon complète le membre dans son atti-

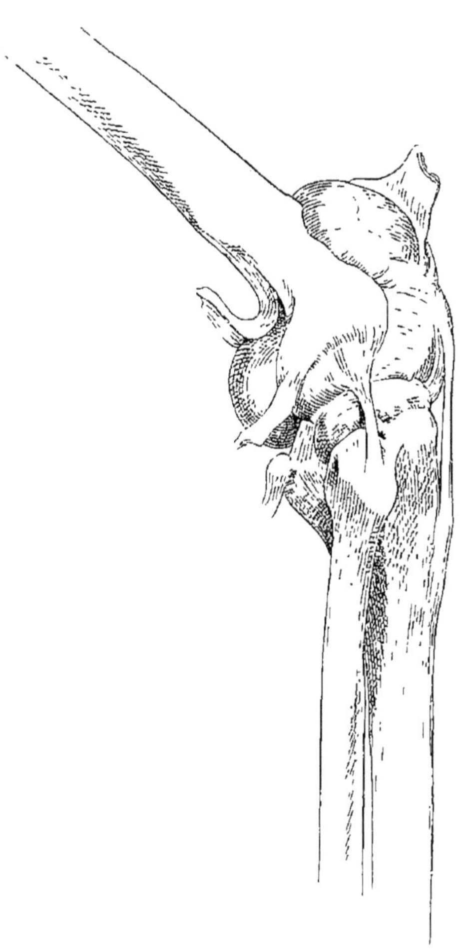

Fig. 310. — Articulation du genou dont la synoviale a été distendue par une injection forcée.

tude vicieuse. Douleurs plus ou moins marquées, distension de la synoviale, flexion du membre et limitation des mouvements, tels sont les signes qui caractérisent l'arthrite tuberculeuse du genou dans ses premières périodes. Bientôt s'y joignent d'autres

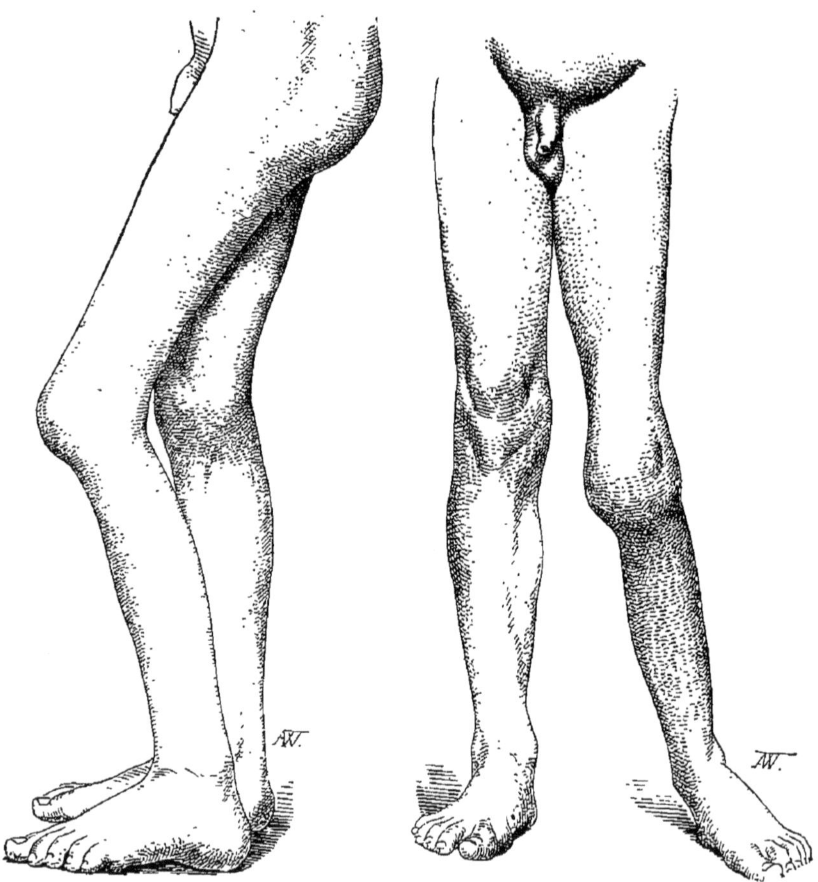

Fig. 311. — Arthrite du genou gauche; flexion et subluxation du genou en arrière.

Fig. 312. — Arthrite chronique du genou gauche avec subluxation du tibia en arrière et en dehors et genu valgum.

symptômes qui sont la conséquence de l'altération plus ou moins prononcée des parties molles et des extrémités osseuses elles-mêmes.

Sous l'influence de la flexion longtemps prolongée, les ligaments latéraux se relâchent, en même temps que les condyles fémoraux en contact permanent par leur partie postérieure avec le plateau tibial s'usent de plus en plus. Usure des ligaments d'une part, des condyles et du plateau tibial d'autre part, ce sont là des circonstances éminemment favorables à la production des déplacements. Aussi, pour peu que la maladie se prolonge et que l'attitude vicieuse n'ait pas été corrigée, ceux-ci ne manquent-ils pas de se produire. De tous les déplacements, le plus constant et le plus essentiel, c'est la subluxation par glissement de l'extrémité supérieure du tibia en arrière des condyles du fémur. Mais le plus souvent ce déplacement ne reste pas à l'état pur, il s'y joint un degré plus ou moins marqué de rotation de la jambe en dehors.

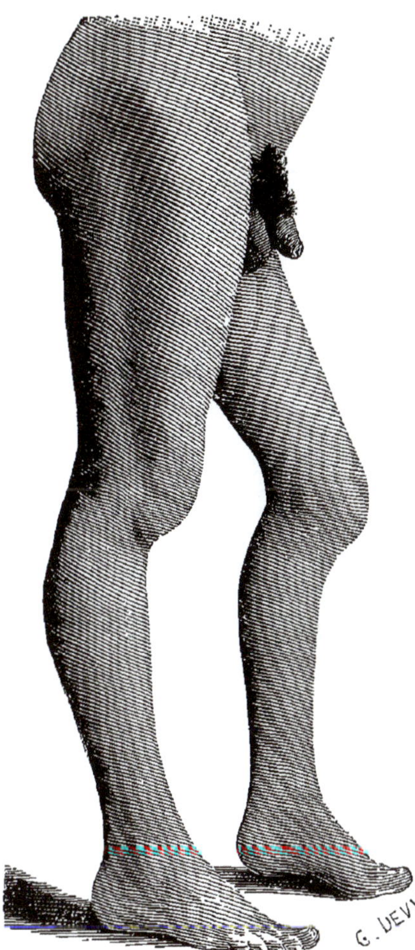

Fig. 313. — Flexion au niveau de l'épiphyse supérieure du tibia produite au cours d'une arthrite du genou.

Cette rotation est favorisée par le relâchement des ligaments croisés dans la demi-flexion. Bonnet faisait intervenir surtout dans la production de ce symptôme l'attitude des malades pendant le séjour prolongé au lit. Le plus souvent en effet les malades, en même temps qu'ils fléchissent le genou, placent le membre dans la rotation complète en dehors, de sorte que le pied repose par son bord externe sur le plan du lit. Dans cette attitude, le genou est le siège d'un véritable porte-à-faux, et, sous l'influence du ramollissement des ligaments et de la déformation des os, on voit se produire peu à peu le glissement du tibia en arrière et en dehors; en même temps que, par un mouvement inverse, l'extrémité inférieure du fémur se porte en avant et en dedans. Toutefois, ici encore, il ne faut pas trop abuser de cette explication mécanique, et ne pas négliger un autre facteur complètement passé sous silence par Bonnet : je veux parler de la contracture du biceps.

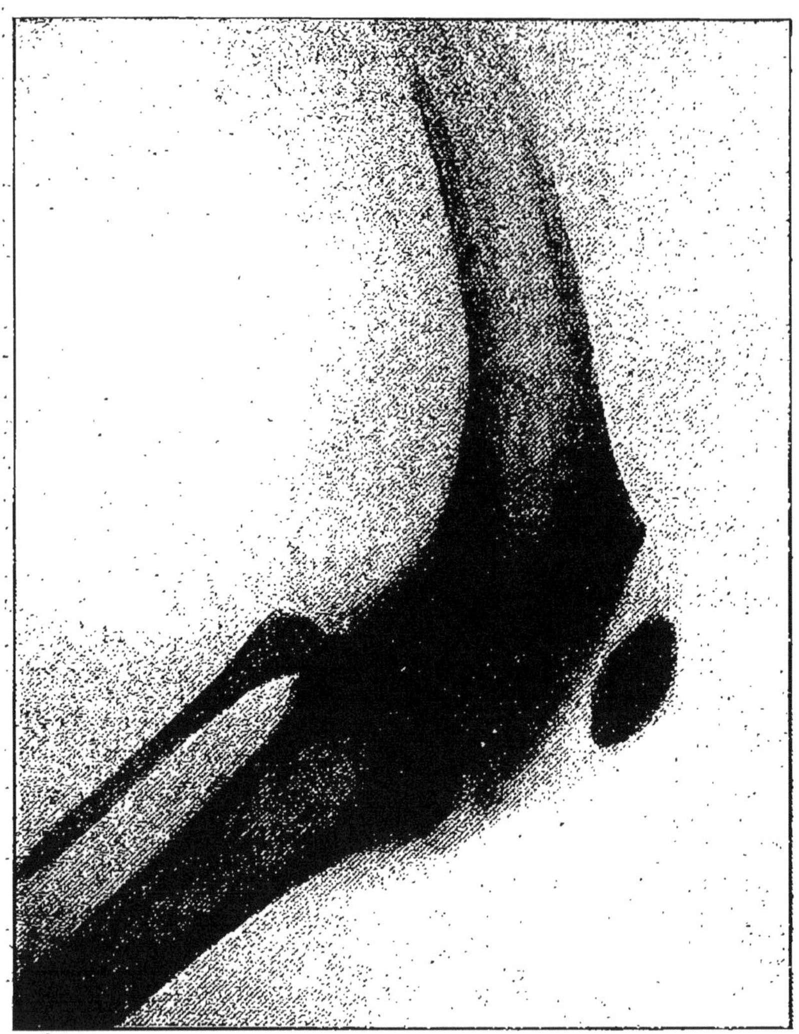

Fig. 314. — Incurvation de la diaphyse fémorale à convexité antérieure dans le cours d'une arthrite chronique du genou.

De tous les muscles fléchisseurs du genou, le biceps est le plus puissant. Par son insertion sur la tête du péroné, à la partie postérieure et externe de l'articulation, le biceps agit à la fois comme fléchisseur et comme rotateur en dehors. Aussi voit-on très souvent, sous l'influence de sa contracture, le membre se placer dans la demi-flexion, combinée à l'abduction et à la rotation en dehors, dans l'attitude d'un véritable genu valgum symptomatique. Et la preuve que cette action du biceps ne saurait être négligée, c'est qu'on voit cette attitude vicieuse, résultat de la contracture musculaire, se produire, en dehors des conditions de décubitus indiquées par Bonnet, chez des malades qui n'ont jamais cessé de se tenir debout.

Par un véritable cercle vicieux, ces déplacements articulaires causés par l'altération des os et des ligaments concourent à la longue à l'aggravation des lésions. Cessant d'être en contact intime avec l'extrémité supérieure du tibia, les condyles du fémur subissent un accroissement en longueur, signalé par Volkmann et par Gosselin, qui constituera un nouvel obstacle au redressement du membre. Du côté de l'épiphyse supérieure du tibia, nous rencontrons cette inflexion à concavité antérieure, genu recurvatum symptomatique, sur lequel depuis longtemps déjà Sonnenburg a appelé l'attention. Enfin la radiographie est venue nous montrer de nouvelles déformations osseuses; c'est ainsi que, sur certains malades atteints d'arthrite chronique avec immobilisation du genou dans la demi-flexion, j'ai pu constater que la diaphyse fémorale, dans son tiers ou dans son quart inférieur, présentait une courbure anormale à convexité antérieure. Ainsi, par suite de la diminution de la résistance du tissu osseux, l'os lui-même a obéi à la tendance à la flexion imprimée à l'articulation.

Dans d'autres cas, la radiographie nous a révélé une véritable subluxation de la diaphyse sur l'épiphyse, cette dernière se portant en arrière, tandis que la diaphyse se déplace en avant; ou bien encore, diaphyse et épiphyse forment entre elles un angle ouvert en avant. Toutes ces altérations osseuses représentent autant de modifications importantes à connaître, en ce qu'elles constitueront des obstacles au redressement.

Enfin à toutes les altérations précédentes peuvent s'ajouter, ici comme partout ailleurs, les conséquences de la suppuration. Le pus, distendant complètement le cul-de-sac supérieur de la synoviale, peut arriver à le rompre, et former des fusées purulentes, qui remontent parfois jusqu'à la partie supérieure de la cuisse. Le plus souvent l'ouverture des abcès se fait sur les parties latérales de l'articulation, et devient le point de départ de trajets fistuleux, qui répondent, tantôt à l'extrémité inférieure du fémur, tôtant à l'extrémité supérieure du tibia. Parfois enfin, mais plus rarement, l'ouverture des abcès se fait dans l'intérieur du creux poplité.

Sans nous arrêter longuement aux considérations diagnostiques auxquelles pourrait donner naissance l'étude des arthrites tuberculeuses du genou, nous devons rappeler que, dans bon nombre

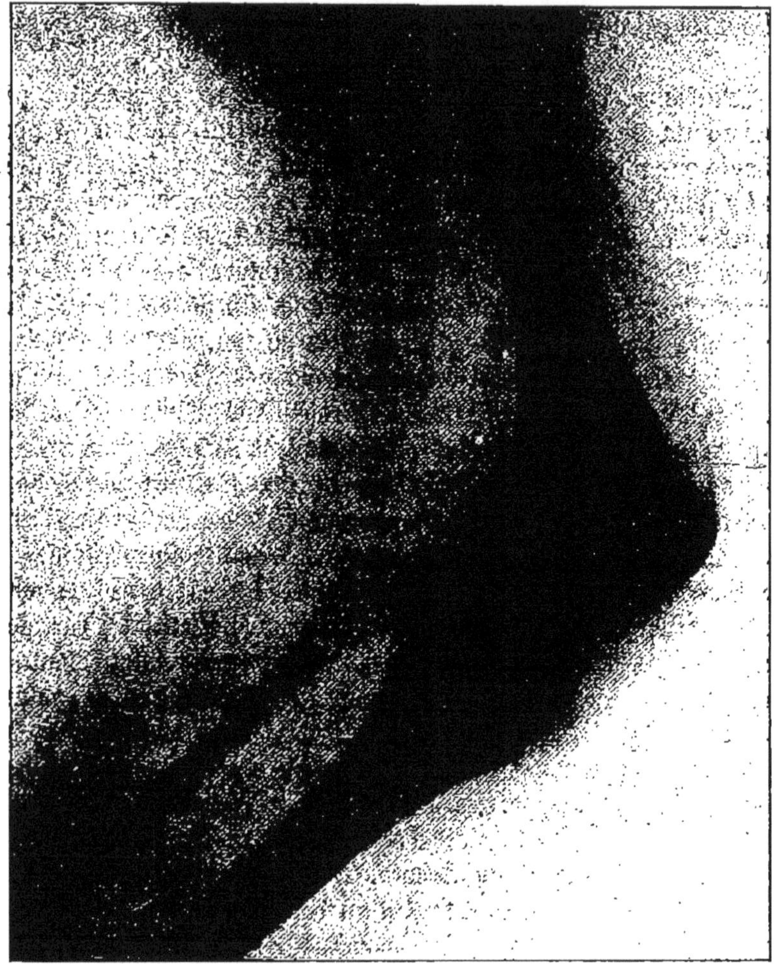

Fig. 315. — Subluxation de l'épiphyse inférieure du fémur sur la diaphyse au cours d'une arthrite chronique du genou.

de cas, le cul-de-sac sous-tricipital forme une bourse distincte, ne communiquant pas avec le reste de l'articulation, ce dont rend aisément compte l'étude du développement. Souvent aussi, on voit se former sur les parties antéro-latérales du genou, des abcès froids qui sont en rapport avec des lésions des condyles du fémur. Pour en comprendre l'existence, il suffit de se rappeler que la synoviale articulaire ne forme pas un manchon complet entourant toute l'articulation du genou. Elle tapisse seulement sa face antérieure, tandis que les parties latérales des condyles en sont dépourvues. En pareil cas, la rotule est seulement refoulée par le pus, mais elle n'est point soulevée, et l'on n'obtient pas le choc rotulien.

Traitement. — Si la contracture musculaire ne constitue pas encore un obstacle invincible au redressement, rien n'est plus simple que d'immobiliser la jointure au moyen d'un appareil plâtré. On y joindra l'emploi de la compression exercée avec une épaisse couche d'ouate, et, si les fongosités constituent une tumeur volumineuse, l'ignipuncture à laquelle se prête admirablement l'articulation du genou par sa position superficielle. On pourra, suivant les cas, faire 60, 80 et même 100 pointes de feu. S'agit-il d'hydarthroses tuberculeuses ou d'abcès développés dans l'intérieur de l'articulation, la ponction suivie d'injections d'éther iodoformé pourra conduire à la guérison. Mais souvent déjà quand le malade se présente au chirurgien, il existe une contracture permanente immobilisant le genou dans son attitude vicieuse de flexion ; force est, en pareil cas, d'avoir recours à la chloroformisation. Si l'arthrite est encore de date récente, on n'éprouvera pas de véritables difficultés à remettre le membre dans la rectitude ; car, dès que la résolution est obtenue, l'obstacle qui venait uniquement de la contracture musculaire a disparu. Il n'en va pas de même quand il s'agit d'arthrite ancienne ; ici les obstacles multiples viennent, non seulement de la contracture musculaire, mais aussi de la rétraction des parties molles et des déformations osseuses. Le danger en pareil cas, c'est d'aggraver la tendance à la luxation du tibia en arrière et en dehors. Aussi, loin de procéder avec brusquerie, en augmentant tout d'un coup l'angle de flexion que forment entre elles la jambe et la cuisse, faut-il faire le redressement avec beaucoup de douceur. Tandis qu'un aide exerce une traction lente sur la région du cou-de-pied, le chirurgien fait le redressement en appuyant une main au-devant des condyles fémoraux pour les repousser en arrière, tandis que l'autre main, soutenant d'arrière en avant l'extrémité supérieure du tibia, s'oppose à son glissement en arrière et à l'aggravation de la luxation.

Plutôt que de déployer dans l'exécution du redressement une force exagérée, mieux vaut s'aider au besoin de la section des muscles rétractés. C'est ici à la section à ciel ouvert qu'il convient de s'adresser. Tout d'abord, dans la région du creux poplité, la cicatrice qui en résulte ne saurait avoir d'inconvénient.

D'autre part, les rapports qui existent entre le nerf sciatique

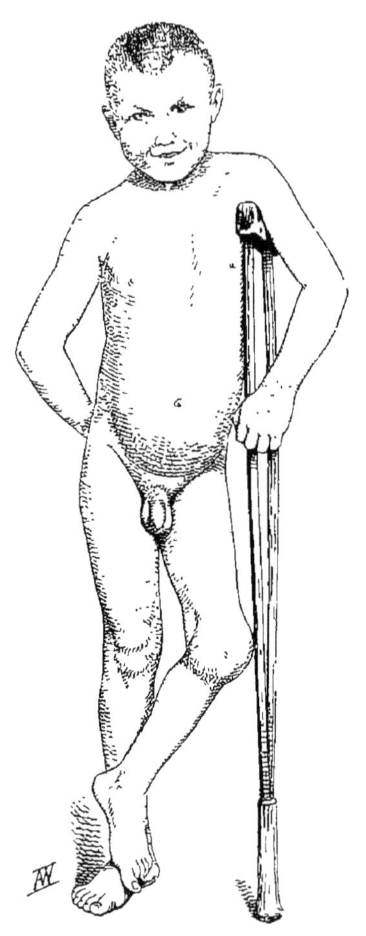

Fig. 316. — Ankylose du genou gauche dans la demi-flexion avec subluxation du tibia en arrière et en dehors.

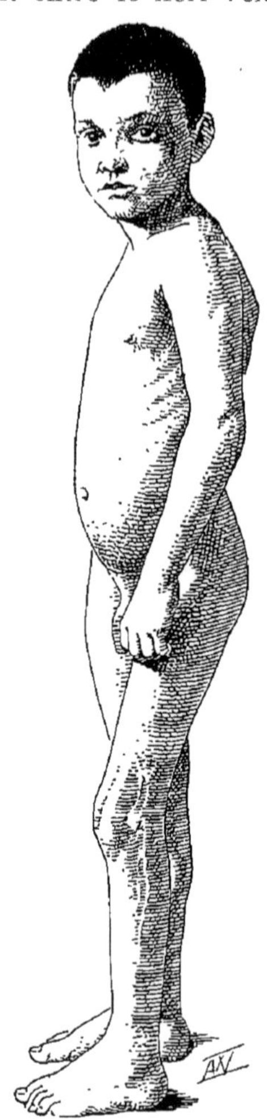

Fig. 317. — Même malade que dans la figure précédente, ténotomie à ciel ouvert des tendons du creux poplité ; résultat opératoire.

poplité externe et le tendon du biceps sont si intimes que l'on ne saurait se vanter d'éviter à coup sûr la section du nerf dans la ténotomie sous-cutanée, quand pareil accident est arrivé à des chirurgiens du plus haut mérite, tel que Langenbeck et Billroth.

La direction à donner à l'incision sera variable suivant les cas.

Si tout l'obstacle consiste dans la rétraction musculaire, sans qu'il y ait de cicatrice, ni de rétraction du tissu fibreux, le mieux est de faire, sur la partie moyenne de la région poplitée, une incision verticale. L'aponévrose incisée, on peut alors faire rétracter successivement par un aide chacune des deux lèvres de la plaie, reconnaître les différents muscles, les charger sur la sonde cannelée et les sectionner de dehors en dedans; on termine par la réunion des lèvres de l'incision.

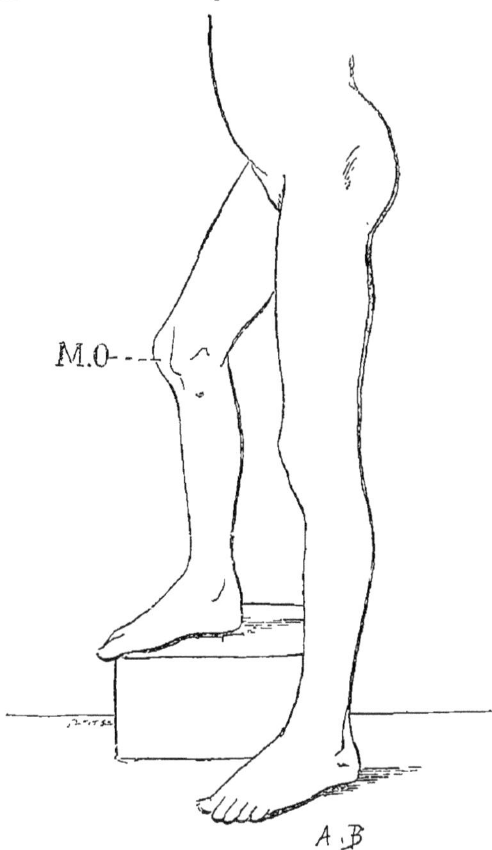

Fig. 318. — Arrêt de développement du membre inférieur deux ans et demi après la résection totale et ultra-éphiphysaire du genou. — Ankylose osseuse en flexion ; MO, membre opéré (Ollier).

S'agit-il, au contraire, de cas complexes, dans lesquels à la contracture musculaire se surajoutent des fistules multiples et des brides fibreuses rétractées, l'incision cutanée sera combinée de telle sorte qu'elle permette à la fois de sectionner les muscles et de détruire tous les tissus fibreux qui s'opposent au redressement. Mais ici, on le comprend, ces sections multiples laisseront nécessairement après elles une plaie anfractueuse, irrégulière, qui impose l'emploi du drain.

C'est surtout dans le cours de la première enfance que cette section à ciel ouvert des tendons du creux poplité nous paraît appelée à rendre les meilleurs services. Chez les jeunes enfants, en effet, il existe une tendance invincible à la rétraction musculaire. On a beau pratiquer chez eux le redressement sous le chloroforme, bientôt la contracture musculaire reproduit la difformité ; force est d'en venir à un second redressement, et ainsi de suite. A

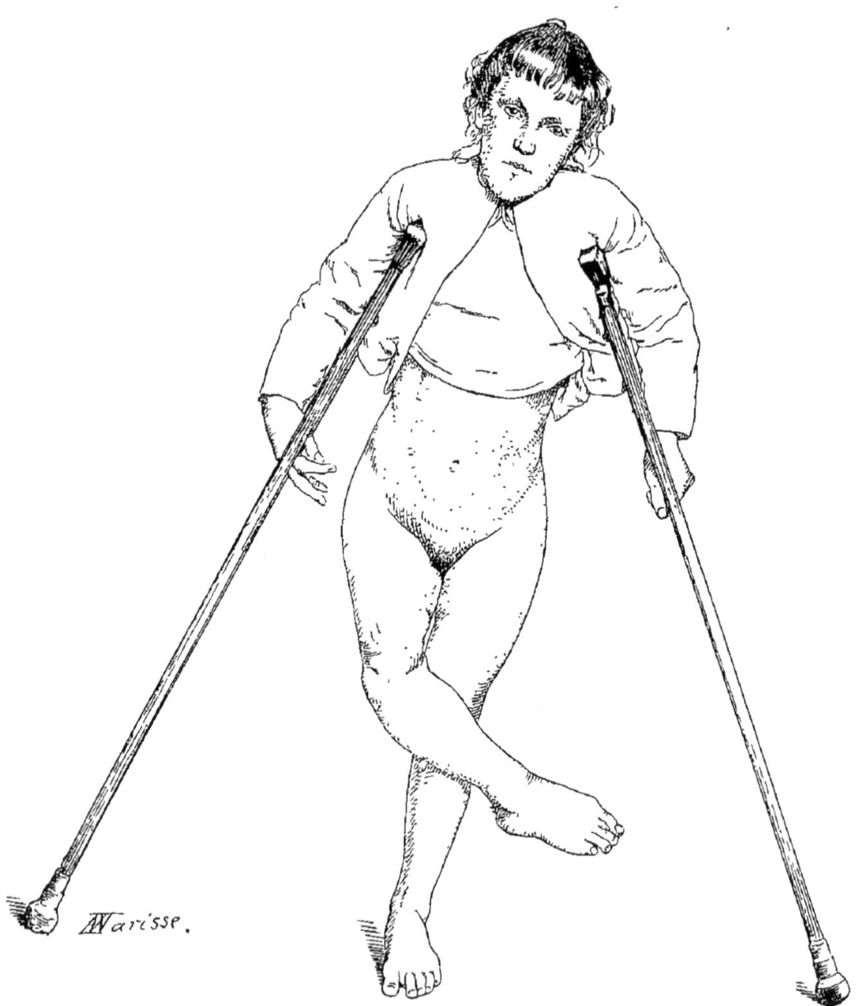

Fig. 319. — Énorme déformation consécutive à une résection ancienne du genou droit.

chaque nouvelle reproduction de la flexion, les lésions osseuses s'aggravent, et ainsi la maladie aboutit à des désordres irréparables. La section des tendons fléchisseurs place le membre dans le repos absolu, favorable à la guérison.

Si, en dépit du traitement conservateur le mieux dirigé, la

maladie tend incessamment à l'aggravation, si surtout la suppuration menace d'épuiser le malade, la question de la résection se pose. Sans doute, chez les jeunes gens, après l'âge de quinze ans, par exemple, la résection du genou peut être considérée comme

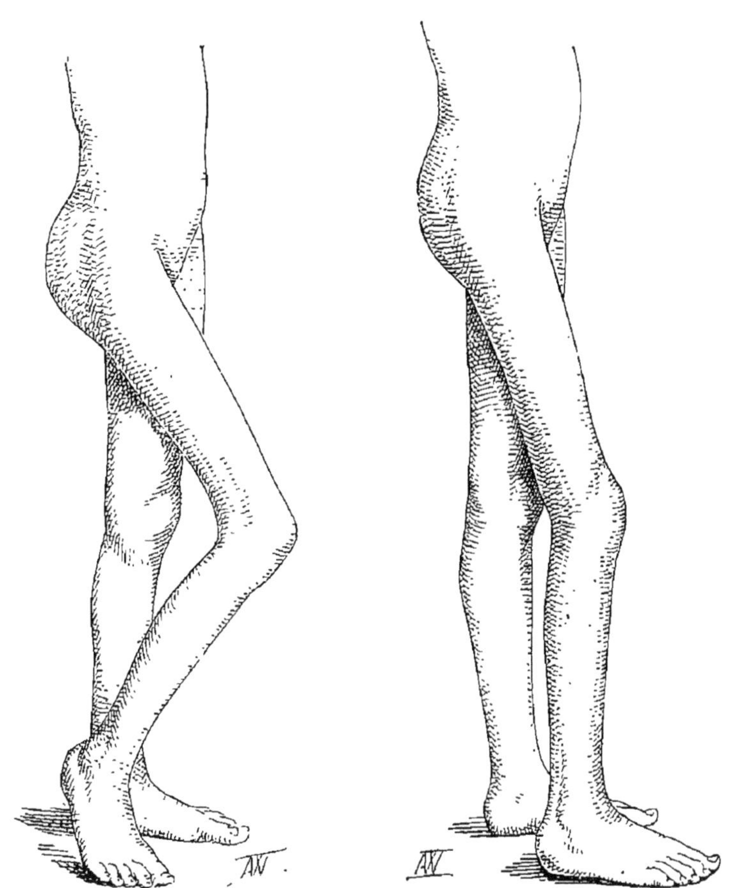

Fig. 320. — Ankylose du genou droit dans la demi-flexion.

Fig. 321. — Même malade que dans la figure précédente : ostéotomie supracondylienne : résultat opératoire.

un excellent procédé de la méthode conservatrice ; mais, chez les enfants, il en est tout autrement. Chez eux, en effet, la résection présente de nombreux inconvénients. Tout d'abord elle crée nécessairement un raccourcissement plus ou moins considérable qui ira en s'aggravant avec les années, vu la suppression du cartilage de conjugaison. Très fréquemment aussi, il s'y ajoute des déformations multiples ; la plus habituelle de ces déformations, c'est la flexion, et celle-ci se produit, non comme conséquence d'une ankylose incomplète, laissant persister une certaine quantité de mouvements ; mais alors même que la soudure des extrémités osseuses sectionnées a été parfaite. Elle se montre comme conséquence d'un véritable ramollissement osseux, qui se traduit aussi, comme nous l'avons dit déjà, par l'incurvation de la diaphyse fémorale, dans le cours des arthrites chroniques du genou. A cette déformation dans le sens antéro-postérieur s'ajoutent fréquemment des déviations dans le sens latéral. La plus habituelle est celle dans laquelle le membre forme une courbe à convexité externe, donnant naissance au genu varum ; quelquefois on observe le genu valgum, beaucoup plus exceptionnellement le genu recurvatum. La constance de ces déformations consécutives est telle que la résection du genou doit être considérée dans l'enfance comme une mauvaise opération.

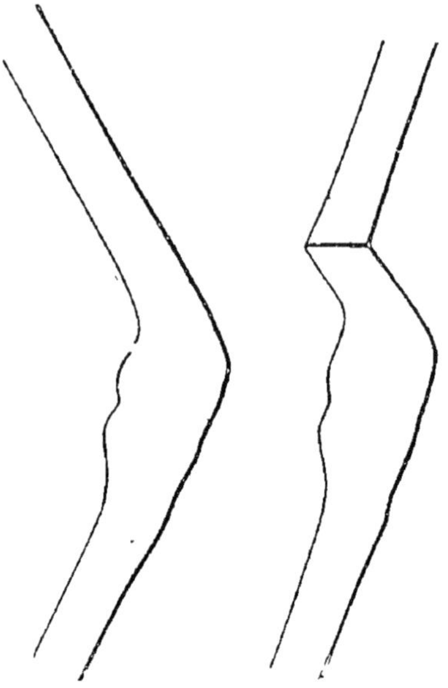

Fig. 322. — Schéma destiné à montrer comment, dans l'ostéotomie supracondylienne, on obtient le redressement, en produisant au-dessus du genou une déviation angulaire de même valeur que l'angle formé par le fémur et le tibia ankylosés, mais de sens inverse.

Ce que nous venons de dire de la résection, nous pouvons le répéter de l'arthrectomie. Elle aussi crée à sa suite des déformations multiples. En outre, elle est d'autant moins indiquée chez les enfants, que, à cet âge, ainsi que nous l'avons dit en commençant, les lésions ont le plus souvent une origine osseuse.

Les cas dans lesquels les malades guérissent avec la conservation d'une amplitude de mouvements suffisante, doivent être considérés comme exceptionnels. Le plus souvent la guérison s'obtient par ankylose, et ce résultat doit être considéré comme satisfaisant ; trop souvent, en effet, la conservation d'une certaine quantité de mouvements est pour le malade l'occasion de rechutes continuelles ;

la tendance à la subluxation du genou en arrière et en dehors ne fait que s'aggraver du fait des mouvements imprimés à la jointure. Cette mobilité à laquelle on attache en général tant de prix est en réalité pour le malade une véritable calamité. Aussi faut-il lui préférer une ankylose solide en bonne position, c'est-à-dire en extension complète, ou, du moins, dans une flexion légère.

Si la guérison a été obtenue avec une flexion trop marquée, il en résulte pour le malade une infirmité plus ou moins pénible, et qui appelle nécessairement une intervention. Deux procédés s'offrent à nous : l'ostéotomie et la résection. Déjà nous avons noté tous les inconvénients inhérents à la résection ; aussi devons-nous la considérer comme un pis-aller, applicable seulement dans les cas où la flexion est extrêmement prononcée, quand elle atteint par exemple l'angle droit. Dans tous les autres cas, c'est-à-dire lorsque la flexion n'est pas trop marquée, quand elle ne dépasse pas 120°, et surtout dans les cas de flexion moyenne, aux environs de 130°, l'ostéotomie supra-condylienne constitue une excellente opération. Sans doute, elle ne procure le redressement qu'en déterminant au niveau du point sur lequel porte la section osseuse une déviation angulaire égale et de sens contraire à la déviation angulaire du genou. Mais, dans les limites que nous venons d'indiquer, cette déviation est sans inconvénients. En fournissant au membre un point d'appui solide, l'ostéotomie supra-condylienne a l'avantage de ne point entraver l'accroissement en longueur, comme le fait nécessairement la résection.

3° ARTHRITE TUBERCULEUSE TIBIO-TARSIENNE

La tuberculose de l'articulation tibio-tarsienne, loin d'être rare, constitue au contraire une des manifestations les plus fréquentes de la tuberculose osseuse et articulaire dans la première enfance.

Toutes les statistiques s'accordent à reconnaître que, des trois os qui entrent dans la composition de l'articulation, c'est l'astragale qui est le plus souvent le point de départ des lésions ; l'extrémité inférieure du tibia et du péroné est plus rarement atteinte.

La tuberculose tibio-tarsienne affecte souvent une forme tout à fait indolente, et une marche torpide. Le premier symptôme noté en pareil cas, c'est le gonflement. Bridée sur les parties latérales par les malléoles et les ligaments, la synoviale articulaire l'est également en avant par les tendons de la région jambière antérieure. C'est seulement de chaque côté de ces tendons qu'elle se laisse distendre, d'où la formation de deux bosselures, situées, l'une au-devant de la malléole tibiale, l'autre en avant de la malléole péronière. Suivant qu'elles sont constituées par du liquide ou par des fongosités, ces bosselures fourniront une fluctuation véritable ou la sensation de rénitence propre aux fongosités.

En arrière la synoviale est également bridée par le tendon d'Achille et les muscles de la couche profonde; aussi est-elle peu accessible à l'exploration. C'est seulement à la longue que les fongosités débordent de chaque côté les tendons profonds, et viennent former, sur les côtés du tendon d'Achille, deux bosselures communiquant l'une avec l'autre. Le pus suit la même voie, et la fluctuation peut être transmise de l'une à l'autre de ces bosselures.

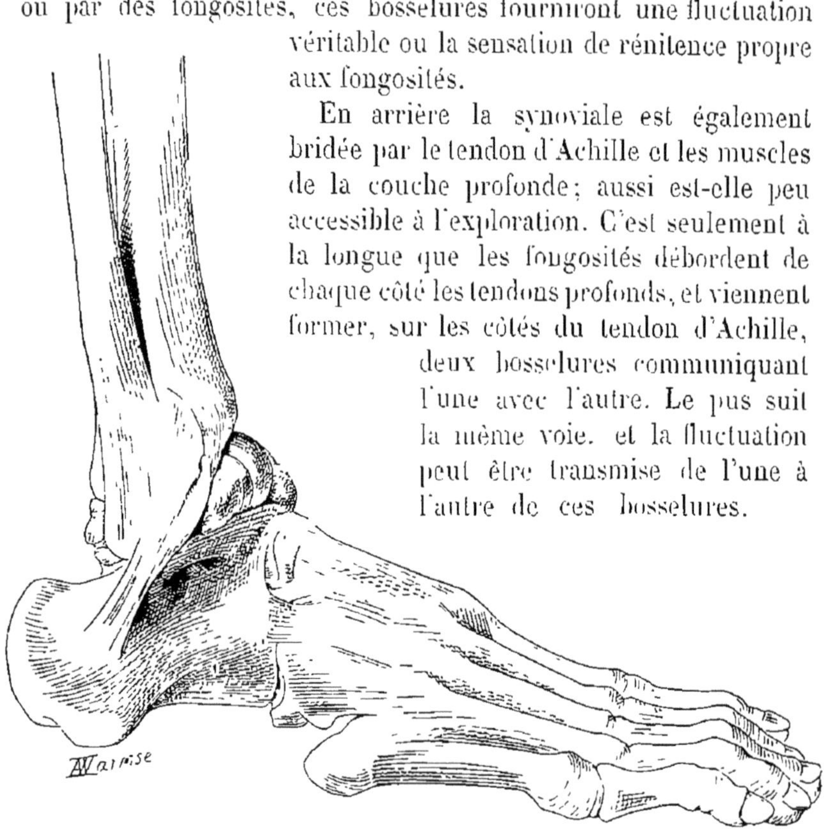

Fig. 323. — Articulation tibio-tarsienne dont la synoviale a été distendue par une injection forcée : le pied s'est placé dans une position moyenne d'extension.

L'attitude du pied est généralement conforme à ce que disent les expériences de Bonnet, c'est-à-dire qu'elle est intermédiaire entre la flexion et l'extension forcée, répondant à une position modérée d'équinisme.

Les mouvements de l'articulation sont diminués d'amplitude. Pour apprécier à sa valeur exacte ce symptôme, il faut se rappeler que les mouvements normaux de l'articulation tibio-tarsienne sont presque limités à la flexion et à l'extension; les mouvements de latéralité sont extrêmement limités. C'est dans l'articulation sous-astragalienne que se passent la presque totalité des mouvements d'adduction et d'abduction. Quant aux mouvements de torsion du pied autour de son axe antéro-postérieur, ils ont pour siège l'articulation médio-tarsienne. Il est indispensable de bien connaître ces diverses localisations des mouvements pour apprécier le siège exact des lésions.

Du reste, on est guidé également dans le diagnostic par le siège précis de la douleur, répondant soit à la tête de l'astragale, soit à l'extrémité inférieure du péroné ou du tibia. Il est beaucoup plus exceptionnel, bien que la chose soit possible, de voir la tuberculose siéger chez les enfants dans les gaines tendineuses, par exemple, dans la gaine des péroniers latéraux. On sera guidé en pareil cas par le siège de la douleur et du gonflement, en même temps que par l'intégrité relative des mouvements du pied. Toutefois il y a encore à compter ici avec la contracture musculaire immobilisant le pied dans une attitude vicieuse.

Au fur et à mesure que le mal s'aggrave, les fongosités se développent, formant tout autour de l'articulation une masse qui contraste par son volume avec l'effilement des orteils, et l'atrophie des muscles du mollet. A une période encore plus avancée correspondent les abcès et les fistules qui s'ouvrent surtout sur les parties latérales de l'articulation, autour des malléoles et sur les côtés du tendon d'Achille.

Traitement. — Tout ce que nous avons dit jusqu'ici du traitement conservateur appliqué à la tuberculose osseuse et articulaire s'adapte parfaitement à l'arthrite tibio-tarsienne. On peut même sans exagération affirmer que la région tibio-tarsienne fournit à la méthode conservatrice ses plus beaux succès. Si, en effet, à la hanche et au genou, la guérison ne s'obtient le plus souvent que par ankylose, à la région du cou-de-pied, au contraire, il n'est pas rare de voir la guérison se faire avec conservation d'une très grande mobilité, ou même avec l'intégrité absolue des mouvements. Il m'a été donné de voir, plusieurs années après la guérison, des malades chez lesquels j'avais pratiqué l'ignipuncture ou bien encore la ponction d'abcès suivie d'injections d'éther iodoformé, ou bien encore la tunnellisation de l'astragale, et qui conservaient une mobilité étendue avec un excellent fonctionnement du membre.

Toutefois, comme nous ne sommes pas en droit de compter d'une façon absolue sur des résultats aussi favorables, la première précaution à prendre, c'est de placer le pied en bonne position sur la jambe, de façon à ce qu'il rende au malade d'utiles services, si l'ankylose vient à se produire. Cette position, c'est celle dans laquelle la jambe et le pied forment entre eux un angle droit, de sorte que, pendant la marche, le malade appuie sur toute l'étendue de la face plantaire. Au besoin, le redressement sera fait sous le chloroforme, et le pied immobilisé en bonne position au moyen d'un appareil plâtré. A l'immobilisation on joindra l'ignipuncture, la ponction des abcès suivie de l'injection d'éther iodoformé ; enfin, dans les cas où les moyens précédents sont restés insuffisants, s'il y a des fongosités abondantes et des trajets fistuleux multiples, on a dans la tunnellisation de l'astragale une ressource précieuse. Ce procédé consiste à faire à travers l'astragale, avec le thermocautère, un trajet qui traverse l'os de part en part, et dont les deux extrémités sont reliées entre elles par un drain en anse que l'on laisse en place jusqu'à la disparition complète de la suppuration. Quand la guérison est presque entièrement obtenue, et qu'il reste seulement quelques masses fongueuses dont on désire hâter la résorption, on peut employer pour cela la compression élastique avec la bande de caoutchouc, en même temps qu'un massage doux favorise le rétablissement des mouvements.

Par l'emploi judicieux des moyens précédents, on pourra réussir, dans l'immense majorité des cas, à obtenir la guérison. Aussi n'aura-t-on recours à la résection et à l'ablation de l'astragale que d'une manière tout à fait exceptionnelle. Sans doute, dans les cas graves, cette dernière opération est capable de fournir de bons résultats. Toutefois elle expose toujours au glissement de l'extrémité inférieure des os de la jambe sur la face dorsale du tarse, et les résultats orthopédiques qu'elle fournit sont certainement inférieurs à ceux de la méthode conservatrice.

4° TUBERCULOSE OSSEUSE ET ARTICULAIRE DU TARSE

Déjà nous avons parlé de la tuberculose des petits os longs de la main et du pied constituant le spina-ventosa ; nous n'avons point à y revenir. Nous rappelerons toutefois que, vu son rôle de soutien de la voûte plantaire, le premier métatarsien est le plus souvent atteint. Quant aux os du tarse, leur richesse en tissu spongieux les prédispose tout naturellement à être le siège des lésions tuberculeuses, et, de fait, la tuberculose du tarse est une des plus fréquentes, dans la première et dans la seconde enfance. Débute-t-elle par l'astragale, la tuberculose donne lieu, comme nous l'avons déjà dit, à l'arthrite tibio-tarsienne ; mais on comprend que, si les lésions primitives portent sur la tête et sur le col, l'articulation tibio-tarsienne reste indemne, et que l'envahissement se fasse du côté de l'articulation de Chopart ; du reste, il faut bien le dire, les divers os, et les articulations du tarse sont tellement rapprochés que les lésions passent aisément de l'une à l'autre ; et c'est même là la caractéristique de la tuberculose tarsienne, qui souvent se combine à celle de l'extrémité inférieure des os de la jambe et du cou-de-pied.

Par une application de la loi générale qui veut que la tuberculose se montre surtout dans les points qui sont le siège du maximum de mouvements ou de pression, c'est surtout au côté interne du tarse, là où se voient les articulations des cunéiformes entre eux et avec le scaphoïde, l'articulation du scaphoïde avec l'astragale, que l'on rencontre le plus souvent les altérations tuberculeuses. Il en résulte une augmentation de volume, un épaississement du tarse dans le sens antéro-postérieur, tenant à la présence de fongosités, auxquelles font place plus tard des abcès et des trajets fistuleux. Déjà nous avons dit que la localisation précise de la douleur et l'étude du mouvement des diverses articulations du pied aideront grandement au diagnostic du siège des lésions.

Par la masse de son tissu spongieux, aussi bien que par la présence d'un point épiphysaire au niveau de l'insertion du tendon d'Achille, le calcanéum est tout particulièrement prédisposé à la tuberculose ; son rôle de soutien du corps pendant la marche l'y dispose également. Ici, la tuberculose peut affecter une forme toute spéciale ; laissant relativement indemnes les couches superficielles, elle gagne surtout les couches centrales de l'os ; il en résulte parfois la formation d'un séquestre central, sur lequel conduisent les trajets fistuleux.

Quand on examine le malade debout, on est frappé de l'élargissement du talon ; la pression sur les parties latérales du calcanéum réveille la douleur. On y note également de la rougeur, et parfois même des abcès et des trajets fistuleux. La localisation de ces divers symptômes au niveau du talon, contrastant avec l'intégrité des autres régions du pied et du cou-de-pied, la conservation des mouvements dans les articulations tibio-tarsienne et médio-tarsienne permettront de localiser au calcanéum le siège primitif des lésions.

Traitement. — Le traitement des altérations tuberculeuses du tarse ne donne pas lieu à des considérations bien spéciales. Ici encore, les différents procédés de la méthode conservatrice que nous avons précédemment indiqués ont largement leur application. Toutefois, si la diffusion des lésions perpétue le mal, on peut trouver une précieuse ressource dans les différents procédés de tarsectomie. C'est là un point sur lequel Ollier a beaucoup insisté, avec juste raison. La tarsectomie peut être complète, comprenant l'ablation de tous les os du tarse ; elle peut être antérieure ou postérieure. Sans doute on n'obtient par ces différents procédés opératoires que des pieds dont l'aspect extérieur diffère singulièrement de l'état normal ; mais, ainsi que j'ai pu m'en rendre compte à diverses reprises, les résultats, au point de vue fonctionnel, peuvent être des plus satisfaisants.

C'est surtout quand il s'agit de tuberculose primitive du calcanéum que l'isolement des lésions permet d'obtenir par une opération radicale un excellent résultat. Deux opérations s'offrent alors à nous : l'ablation totale ou partielle du calcanéum, et l'évidement de l'os. Suivant les cas, on donnera à l'une ou l'autre la préférence. La résection sous-périostée du calcanéum permet d'obtenir une reproduction osseuse suffisante pour fournir au talon un point d'appui solide. Quant à l'évidement, il convient surtout aux cas où, les couches superficielles de l'os restant saines, il s'agit d'une ostéite avec séquestre central. On peut par l'évidement enlever la totalité des fongosités et des portions osseuses malades, et obtenir par bourgeonnement l'oblitération de la cavité.

CHAPITRE III

RACHITISME ET TROUBLES DE DÉVELOPPEMENT DU SQUELETTE PENDANT L'ENFANCE ET L'ADOLESCENCE

I. — DU RACHITISME EN GÉNÉRAL

Quelle que soit l'époque à laquelle le rachitisme ait fait son apparition, il est bien connu surtout depuis la fameuse enquête des médecins anglais au XVIe siècle, enquête qui se termina par le rapport de Glisson. Aussi est-il couramment désigné en Allemagne sous le nom de *Englische Krankheit*, maladie anglaise. L'essence même de la maladie est encore fort obscure. Mais ce qui nous importe surtout au point de vue chirurgical, ce sont les deux traits suivants qui la caractérisent, à savoir que : 1° elle détermine un défaut de solidité du tissu osseux : 2° elle conduit à la production de difformités. L'influence de la pesanteur est bien prouvée par la localisation habituelle de ces difformités sur les membres inférieurs ; les membres supérieurs, au contraire, en sont rarement le siège.

L'opinion de Julius Wolff, qui ne voit dans les difformités du rachitisme que l'adaptation de la forme de l'os aux fonctions nouvelles qu'il doit remplir, me paraît insoutenable ; je pense, au contraire, que c'est la déformation osseuse qui est le fait primitif, et que le trouble fonctionnel en est seulement la conséquence.

Quant au rôle des muscles, il est de toute évidence. Ce sont eux qui, agissant sur des leviers osseux qui ont perdu leur résistance normale, déterminent les déformations. Et cela est si vrai que les déformations rachitiques elles-mêmes ne sont le plus souvent que l'exagération des courbures physiologiques imprimées aux leviers osseux par les muscles. L'influence de la pesanteur se révèle encore par ce fait que les difformités n'apparaissent guère que dans le cours de la deuxième année, quand les malades commencent à marcher.

A côté des déformations multiples du squelette, il faut signaler les nouures des extrémités osseuses. Elles sont produites par l'exagération des couches normales aux épiphyses en voie de prolifération, et auxquelles Broca a donné les noms de tissu chondroïde et spongoïde. Il y a en effet dans le rachitisme un retard et une anomalie de l'ossification qui fait que les deux couches chondroïde et spongoïde se pénètrent l'une l'autre, et sont beaucoup plus épaisses qu'à l'état normal. De là, ces bourrelets saillants qu'on note au niveau des extrémités épiphysaires chez les enfants rachitiques.

Ce serait du reste une erreur de croire que le rachitisme porte uniquement son action sur le tissu osseux. Il doit bien plutôt être considéré, comme j'ai l'habitude de le répéter, comme une maladie de tout l'appareil locomoteur. En effet, il détermine souvent une laxité anormale des ligaments articulaires, et en même temps, une atrophie marquée du tissu musculaire.

Habituellement l'idée du rachitisme se lie à celle d'un mauvais état général. Les petits malades ont en effet des douleurs vives, dès qu'on imprime à leurs membres les moindres mouvements ; ils présentent des sueurs profuses, de la diarrhée, des troubles digestifs. C'est à cette forme du rachitisme qu'on peut donner le nom de rachitisme athrepsique.

Mais ce serait une grande erreur de croire à la nécessité de ces troubles de la santé générale. Si nous les rencontrons très fréquemment dans le cours des deux premières années, il nous arrive au contraire souvent de voir des enfants plus âgés, de 3, 4 à 5 ans par exemple, qui, en même temps que des nouures des extrémités osseuses et des déformations rachitiques évidentes, présentent tous les attributs d'une excellente santé générale ; ils sont gros et gras, ont le teint coloré, les membres fermes ; on peut donner à cette forme du rachitisme le nom de rachitisme floride.

Ce qu'il importe de bien savoir, c'est que les déformations osseuses du rachitisme ne doivent pas être considérées d'emblée comme définitives ; abandonnées à elles-mêmes, ces déformations peuvent au contraire, dans un très grand nombre de cas, arriver à la guérison spontanée. Pour se convaincre de la réalité de cette évolution, il suffit de réfléchir au nombre très considérable de déformations rachitiques que nous observons dans la première enfance, tandis que, pendant la seconde enfance et dans l'adolescence, elles deviennent tout à fait exceptionnelles.

C'est là une raison pour ne pas trop se presser à intervenir. Du moment où le trouble de la nutrition conduisant aux déformations du rachitisme peut se modifier spontanément, il convient avant tout de favoriser par le traitement général cette tendance naturelle à la guérison. Pour cela, il faut surtout avoir recours au régime alimentaire dans lequel on fera entrer les phosphates, les graisses, l'huile de foie de morue qui constitue dans le rachitisme un précieux médicament. En même temps on excitera les fonctions de la peau par les frictions, le massage, les bains salés, et surtout les bains de mer.

Tant que les jeunes enfants sont encore en puissance de rachitisme, il est bien évident qu'il faut s'abstenir de les laisser marcher et se tenir debout, sous peine de voir s'aggraver les déformations. Plus tard, par exemple, vers l'âge de 3 ou 4 ans, il ne peut être question de condamner les malades au repos absolu; les appareils peuvent alors intervenir utilement pour servir de soutien. En cas de difformités très prononcées, il devient nécessaire d'avoir recours au redressement forcé sous le chloroforme suivi de l'application d'appareils plâtrés. Avant l'âge de 5 ou 6 ans, il convient en général d'être très sobre d'interventions chirurgicales; en effet, les membres peuvent se redresser seuls ou à l'aide d'appareils; la récidive est toujours à craindre.

Du rachitisme tardif. — Pour beaucoup d'auteurs, le rachitisme est exclusivement une maladie de la première enfance, liée aux troubles digestifs et surtout à la mauvaise direction de l'alimentation, à cette période de la vie; on ne la rencontrerait pas après l'âge de cinq ans. Et cependant il nous arrive de voir, pendant la seconde enfance et dans l'adolescence, des déformations absolument identiques à celles qui se montrent dans la première enfance. Ces déformations sont-elles de même nature; doivent-elles être, elles aussi, attribuées au rachitisme? C'est là la question du rachitisme tardif qui se présente à nous, question qui ne saurait être considérée, à l'heure actuelle, comme définitivement résolue.

Pour les auteurs qui admettent que le rachitisme se limite uniquement à la première enfance, les déformations osseuses survenant dans le cours de la deuxième enfance, et pendant l'adolescence, ne dépendent point d'une cause générale, mais reconnaissent uniquement des causes locales.

S'agit-il de la scoliose des adolescents, on la met sur le compte des attitudes vicieuses, et, en particulier, des attitudes scolaires; parle-t-on du genu valgum, on l'attribue à la station trop longtemps prolongée dans l'exercice de certaines professions.

D'autres font intervenir un ramollissement particulier du tissu osseux pendant l'adolescence, distinct du rachitisme. Pour nous, prenant en considération les recherches histologiques, en particulier celles de Mikulicz sur le genu valgum de l'adolescence, et aussi les faits cliniques, il nous semble que l'existence du rachitisme tardif ne saurait être mise en doute. Bon nombre de faits ont été cités par divers auteurs, dans lesquels, on a vu les déformations osseuses débuter seulement pendant l'adolescence. J'ai pu, de mon côté, recueillir un certain nombre d'observations semblables.

Mais, il faut bien l'avouer, il existe, entre le rachitisme de la première enfance et celui de l'adolescence, des différences importantes. Le plus souvent, en effet, le rachitisme de la première enfance porte son effet sur la généralité du squelette. En même temps que des incurvations multiples des membres inférieurs, les enfants présentent un front saillant, des nouures des extrémités osseuses, un chapelet costal, des déformations variées du sternum, des dépressions des régions hypocondriaques, en un mot, le squelette présente chez eux tous les caractères généraux du rachitisme. Pendant l'adolescence, au contraire, on a le plus souvent affaire à des lésions isolées. Ainsi, par exemple, on constate une scoliose, un genu valgum, une incurvation des tibias, le reste du squelette demeurant indemne. Ce sont précisément ces différences cliniques entre le rachitisme de la première enfance et celui de l'adolescence qui expliquent les divergences existant sur la pathogénie.

Dans l'appréciation des faits, il est encore une remarque qu'il ne faut pas oublier. Il ne faut pas considérer comme appartenant au rachitisme tardif toutes les déformations qu'on rencontre pendant l'adolescence. Une enquête bien conduite permet en effet d'établir parfois que ces déformations observées chez l'adolescent ont en réalité débuté dans la première enfance. Il y a donc à envisager deux ordres de faits : dans les uns, il s'agit de rachitisme tardif; dans les autres, de rachitisme prolongé.

Cette question du rachitisme tardif n'a pas, comme on pourrait le croire tout d'abord, un intérêt purement théorique. Elle présente en réalité une très grande importance au point de vue pratique. En effet, si l'on admet que les difformités se produisant au cours de l'adolescence reconnaissent une cause purement locale, on sera conduit à penser que, une fois la difformité corrigée par une opération, une ostéotomie par exemple, le malade est immédiatement guéri. Dès que la consolidation sera obtenue, on permettra la marche. J'ai vu plusieurs fois des récidives qui s'étaient produites dans ces conditions à la suite d'ostéotomies pour genu valgum: Si, au contraire, on pense, avec nous, que les difformités de l'adolescence ne sont pas la conséquence d'une cause locale, mais l'expression d'un trouble de la santé générale, on aura recours à un traitement modificateur dont l'aération, l'hydrothérapie, le massage, la gymnastique, constituent les agents principaux. Enfin, et surtout, à la suite des opérations entreprises, comme l'ostéotomie, pour obtenir le redressement de ces difformités, on ne permettra pas trop tôt la marche, sachant bien que, si l'on exposait l'os à la surcharge, le défaut de résistance du tissu osseux qui a produit la difformité ne tarderait pas à amener la récidive.

II. — DE LA SCOLIOSE

Au moment de la naissance, la colonne vertébrale est presque complètement rectiligne. C'est seulement quand l'enfant commence à marcher et à se tenir debout qu'on voit se produire peu à peu, sous l'influence de la contraction musculaire, les courbures qui caractérisent le rachis à l'état adulte. Ce sont. à la région cervicale, une courbe à convexité antérieure, à la région dorsale au contraire, une courbure à convexité postérieure; la région lombaire possède une troisième courbure dont la convexité est tournée en avant; enfin, le sacrum offre une excavation à convexité postérieure.

Ces courbures normales du rachis peuvent se modifier de deux façons, par excès ou par défaut. L'exagération de la convexité dorsale constitue la cyphose; l'exagération de concavité de la région lombaire porte, par opposition, le nom de lordose. Lorsqu'il y a, au contraire, redressement des courbures physiologiques, on a affaire au dos plat.

A côté des courbures anormales dans le sens antéro-postérieur, il se produit aussi des courbures latérales auxquelles on donne le nom de scolioses. Ce sont elles de beaucoup les plus importantes; aussi est-ce par leur étude que nous commencerons notre description.

Anatomie pathologique. — Pour nous faire une bonne idée

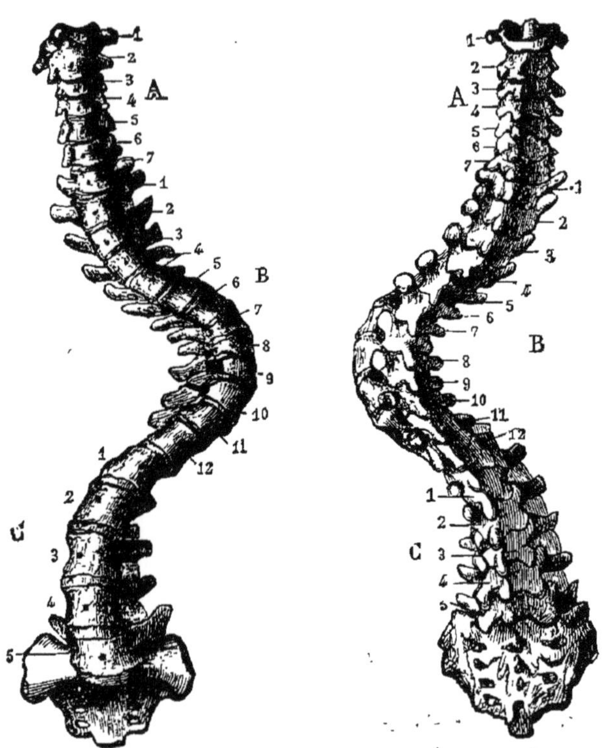

Fig. 324. — Scoliose à double courbure, dorsale inférieure gauche, lombaire droite ; on voit très bien sur ces deux figures que la ligne des apophyses épineuses et celle des corps vertébraux ne se correspondent pas ; en un mot, on juge de la torsion générale du rachis.

de la scoliose, il importe tout d'abord d'analyser les divers éléments qui entrent dans sa constitution. Le premier fait, c'est l'inclinaison latérale du rachis, sous la forme d'une courbe dont la convexité est tournée d'un côté, à droite, par exemple, tandis que sa concavité répond du côté opposé. Cette courbe s'apprécie par la longueur plus ou moins considérable de l'arc qui lui répond, et par la valeur de la flèche correspondante.

La colonne vertébrale peut former une courbe unique ; mais, le plus souvent, au-dessus et au-dessous de la courbe primitive, on voit se former des courbures secondaires, dites de compensation, dont le but est de rétablir l'équilibre du rachis. Généralement la courbe principale se reconnaît à ce qu'elle est beaucoup plus prononcée et beaucoup plus fixe que les courbures de compensation. Pendant longtemps, au contraire, ces dernières se laissent aisément corriger.

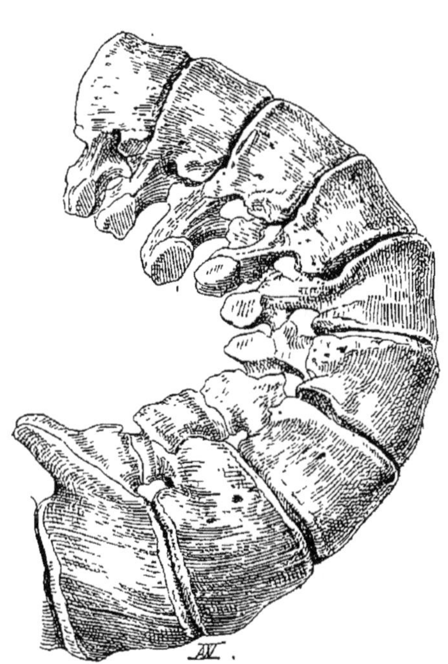

Fig. 325. — Fragment de colonne vertébrale scoliotique, au sommet de la courbe se voient les vertèbres cunéiformes. (Albert.)

Dans la pratique courante, quand on veut donner la description d'une scoliose, on la désigne par le sens dans lequel est dirigée sa convexité ; ainsi, on appelle scoliose dorsale droite celle dont la convexité est tournée à droite.

Ce qui frappe immédiatement dans l'examen d'une colonne vertébrale scoliotique, c'est que l'inclinaison latérale ne constitue pas toute la difformité. Il semble en outre que le rachis, dans son ensemble, ait subi un mouvement de torsion portant, d'un côté. les corps, de l'autre, les lames et les apophyses épineuses. Il en résulte que la courbe formée par les corps et celle que représentent les apophyses épineuses ne se correspondent pas. La courbe que forment les apophyses épineuses est toujours beaucoup moins prononcée que celle des corps. On ne doit donc pas oublier, quand on examine une scoliose, que les déformations osseuses sont toujours beaucoup plus prononcées que ne semble l'indiquer la courbe formée par la série des apophyses épineuses. Ces deux faits, l'inclinaison latérale du rachis et sa torsion autour de l'axe vertical, sont les deux notions fondamentales qu'il faut avoir présentes à l'esprit dans toute étude de la scoliose.

Examinons maintenant chacune des vertèbres scoliotiques en particulier, pour nous rendre compte des modifications qu'elle a

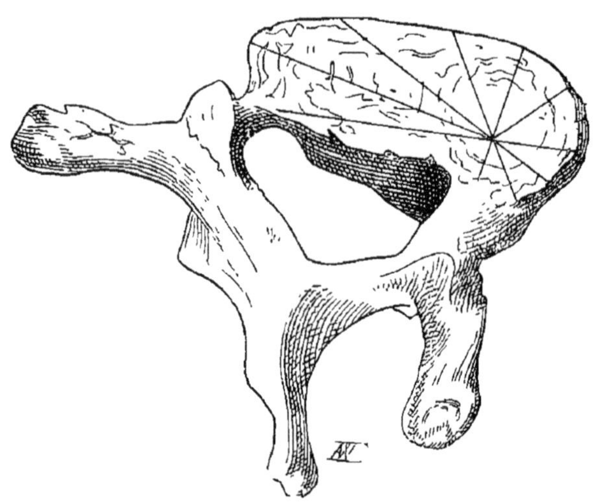

Fig. 326. — Vertèbre cunéiforme. On voit que toute la moitié droite du corps vertébral est beaucoup plus développée que la gauche. (Albert.)

subies. Tout d'abord les corps vertébraux sont beaucoup plus développés du côté de la convexité, atrophiés au contraire vers la concavité. Il en résulte une déformation en forme de coin dont la base répond à la convexité de la courbure, le sommet à sa concavité. Cette difformité n'est pas également marquée sur toutes les vertèbres d'une même courbure ; elle est au maximum au niveau du sommet de la courbure, et diminue à partir de ce point vers les extrémités, pour faire place à une seconde déformation décrite par Delpech sous le nom d'affaissement rhomboïdal ou losangoïde. Elle consiste en ce qu'au lieu d'être placées directement l'une au-dessus de l'autre, les deux faces supérieure et inférieure du corps de la vertèbre sont au contraire inclinées obliquement l'une sur l'autre, de sorte qu'une coupe verticale transversalement dirigée à travers le corps vertébral donne la forme d'un losange. Sur ces vertèbres losangiques, la face antérieure des corps offre des sillons osseux obliquement dirigés, comme si ces os avaient été tordus autour de leur axe vertical.

Les modifications de forme ne se bornent pas au corps vertébral, elles s'étendent à toutes les parties constituantes de la vertèbre. Les apophyses épineuses deviennent obliques, et leur sommet se porte du côté de la concavité. Du reste, toutes les parties de la vertèbre répondant au côté concave sont le siège d'une atrophie manifeste. Les lames vertébrales sont à la fois plus courtes et moins hautes. Les apophyses articulaires, du côté de la convexité, présentent un élargissement considérable; du côté de la concavité, au contraire, elles diminuent d'étendue, au point d'arriver à disparaître complètement. Le pédicule répondant à la convexité, au lieu de se diriger en arrière et en dehors, comme à l'état normal, tend à prendre une direction antéro-postérieure, tandis que le pédicule du côté concave se rapproche de la direction transversale.

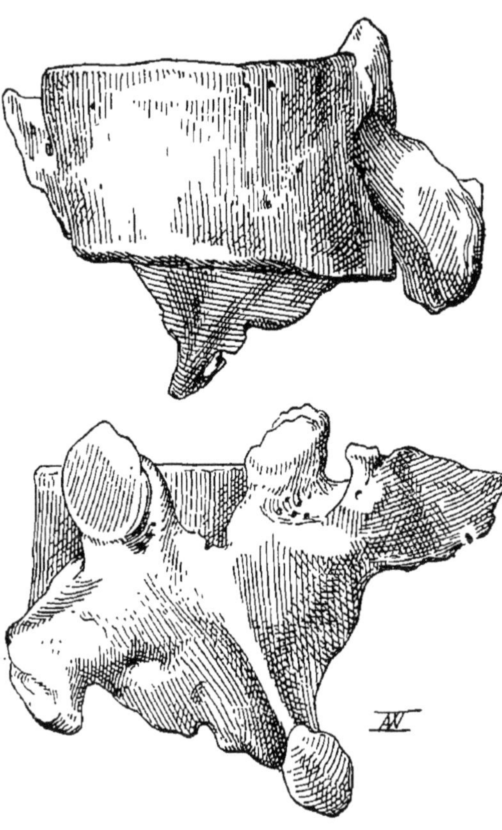

Fig. 327. — Vertebre oblique vue par sa face antérieure et par sa face postérieure. (Albert.) Affaissement rhomboïdal de Delpech.

Les apophyses transverses subissent des modifications de même ordre. Celle qui appartient au côté convexe se rapproche de la direction antéro-postérieure, tandis que celle du côté concave a une direction plus transversale. En résumé, toutes les parties constituantes de la vertèbre ont plus de hauteur et sont plus développées dans le sens antéro-postérieur du côté répondant à la convexité; elles sont au contraire aplaties, et étalées dans le sens transversal du côté de la concavité. Il est vrai que les apophyses épineuse et transverse sont plus rapprochées l'une de l'autre, et la gouttière vertébrale, par conséquent, moins large du côté convexe que du côté opposé.

Les modifications du côté des lames et des pédicules vertébraux entraînent nécessairement des changements de forme dans le trou vertébral. Celui-ci perd, à la région dorsale, sa forme arrondie, pour devenir ovoïde à grosse extrémité tournée à la fois en avant et du côté convexe. la petite extrémité dirigée en arrière et du côté concave, de sorte que le trou vertébral, dans son ensemble, prend la forme oblique ovalaire. Du reste, ces modifications de forme n'entraînent pas de diminution marquée dans le volume du canal médullaire, et la moelle échappe à la compression.

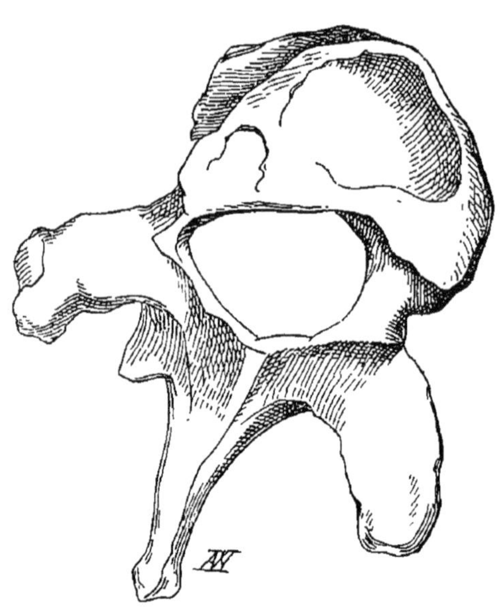

Fig. 328. — Vertèbre appartenant à une scoliose dorsale droite; tandis que le corps se porte vers la droite, les pédicules se dévient vers la gauche; le pédicule de gauche tend à prendre la direction transversale. (Albert.)

Les altérations profondes des os s'accompagnent de modifications importantes du côté des ligaments. Le disque intervertébral est refoulé du côté convexe; sa partie centrale, molle, pulpeuse (nucleus pulposus des auteurs allemands), est refoulée vers la convexité. Du côté concave, au contraire, le disque intervertébral est aplati, étalé, atrophié, au point même d'arriver à disparaître et à permettre l'ankylose entre deux corps vertébraux voisins. Les grands surtouts ligamenteux antérieur et postérieur sont refoulés du côté concave, amincis et étalés au contraire du côté convexe.

Les côtes participent nécessairement aux modifications des vertèbres thoraciques, et ce sont leurs altérations qui, dans la scoliose, donnent naissance aux déformations les plus apparentes. La côte suit nécessairement les changements de direction éprouvés par les pédicules et les lames vertébrales. L'exagération de l'angle postérieur des côtes amène la production d'une gibbosité répondant à la convexité du rachis; on note, au contraire, un affaissement du thorax du côté de la concavité. Dans ce dernier sens, les côtes sont affaissées, rapprochées les unes des autres, les espaces intercostaux sont effacés; parfois même, les côtes arrivent au contact et se soudent entre elles. En même temps que ces déformations dans le sens transversal, les côtes subissent une sorte de mouvement spiroïde autour d'un axe vertical, portant les côtes du côté convexe sur un plan supérieur à celles du côté concave. Ces déformations des côtes entraînent nécessairement des modifications importantes dans la forme générale du thorax. La cage thoracique prend une forme ellipsoïde; une des extrémités de l'ellipse répond à la gibbosité postérieure, l'autre répond à la région antérieure du thorax du côté opposé; le sternum et les cartilages costaux sont projetés en avant du côté de la concavité; d'où la formation d'une deuxième saillie en ce point.

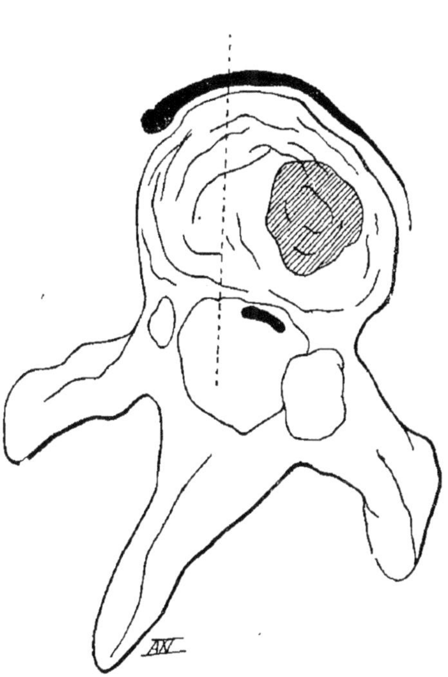

Fig. 329. — Le grand surtout ligamenteux antérieur représenté en noir est étalé vers la droite; la pulpe du disque intra-vertébral (nucleus pulposus) est également refoulée vers la droite. (Albert.)

A ces changements de forme correspondent des modifications dans la capacité du thorax. Si, du côté concave, le thorax a perdu de sa hauteur, en revanche il est étalé dans le sens transversal; aussi conserve-t-il de ce côté une capacité suffisante. Au contraire, du côté convexe, par le fait de l'exagération de courbure de l'angle postérieur des côtes, la gouttière costo-vertébrale est en grande partie effacée, et, de ce côté, la capacité du thorax est diminuée. Il en résulte des compressions du cœur et des poumons, qui, dans les scolioses graves, déterminent la dyspnée. Les organes digestifs eux-mêmes peuvent être comprimés ; le foie, en particulier, est abaissé, et porte sur sa face convexe des dépressions qui sont la trace de la pression exercée par les côtes.

Les modifications du côté du bassin sont en général peu impor-

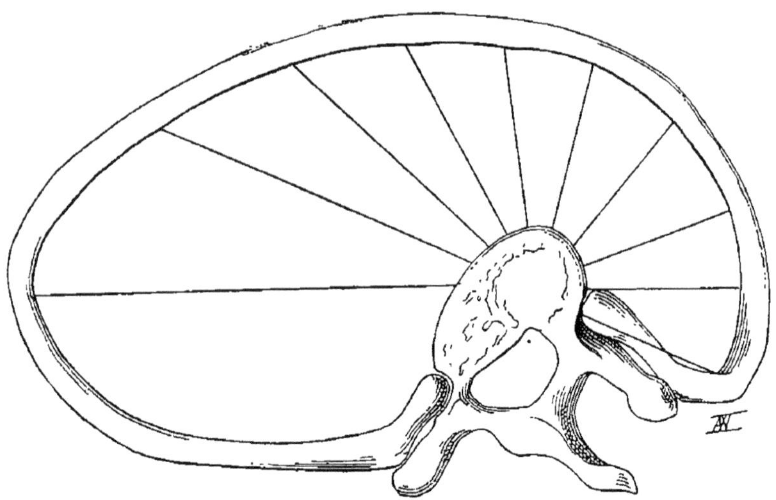

Fig. 330. — Déformation ellipsoïde du thorax. (Albert.)

tantes, et n'apportent pas d'obstacle à l'accouchement. Toutefois, dans les scolioses lombaires primitives gauches très prononcées, ou dans les scolioses dorsales droites primitives avec courbure lombaire de compensation, on peut voir se produire une obliquité du bassin telle que le diamètre oblique est allongé de gauche à droite, raccourci, au contraire, de droite à gauche ; en d'autres termes, l'obliquité du bassin est dirigée en sens inverse de celle du thorax.

Mécanisme de la scoliose. — C'est là une question grosse de controverses ; nous nous efforcerons de l'exposer d'une façon aussi brève et aussi claire que possible.

Le fait initial, c'est l'inclinaison latérale du rachis ; mais comment se fait-il que, dans ce mouvement d'inclinaison latérale, les corps et les arcs postérieurs des vertèbres ne marchent pas d'un pas égal, de sorte que les corps semblent avoir subi autour des arcs un véritable mouvement de torsion, c'est là la question difficile à résoudre.

Il convient de prendre pour point de départ la manière dont

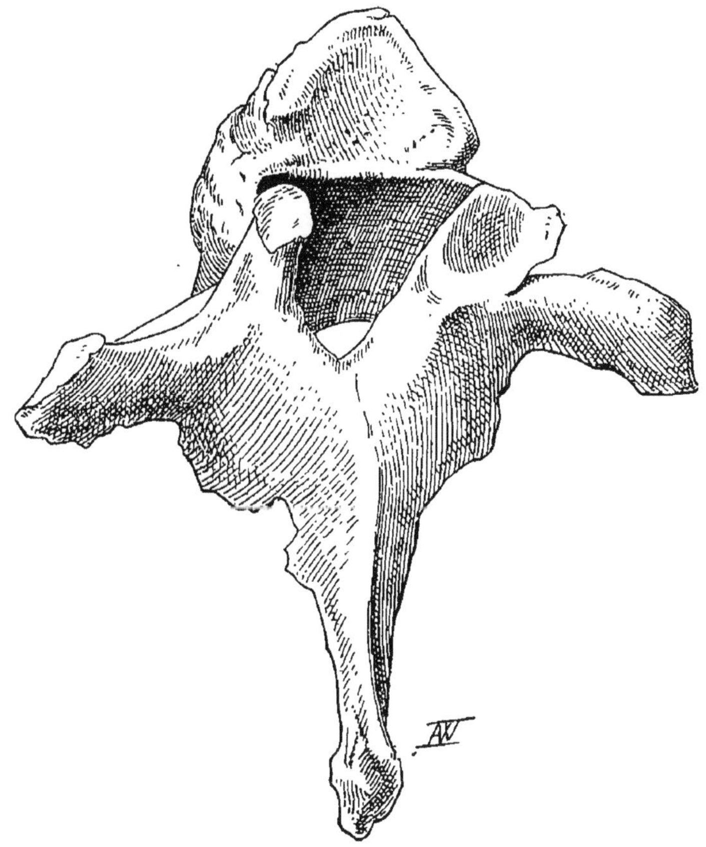

Fig. 331. — Vertèbre dorsale dont une des apophyses articulaires est considérablement élargie (Albert).

s'exécutent à l'état normal les mouvements de latéralité du rachis. L'axe autour duquel s'effectue ce mouvement est nécessairement perpendiculaire au plan des apophyses articulaires, et, par conséquent, subordonné à la direction de leurs facettes. A la région lombaire, où ces apophyses sont verticales, il est horizontal, il devient presque vertical au cou, où ces apophyses sont légèrement obliques ; à la région dorsale, où les apophyses articulaires sont fortement obliques et sur des plans différents, l'inclinaison latérale ne peut se produire seule ; elle s'accompagne nécessairement d'un léger mouvement de torsion. Aussi, quand on examine ce qui se passe pendant l'inclinaison latérale du rachis chez un sujet normal, on voit qu'il se produit du côté de la convexité une voussure costale rappelant ce qui existe dans les cas de scoliose peu prononcée.

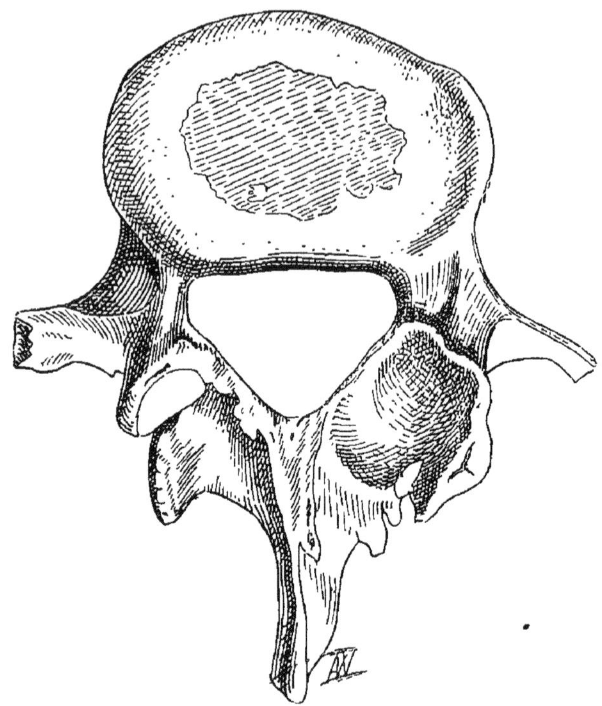

Fig. 332. — Vertèbre lombaire scoliotique dont une des apophyses articulaires est énormément élargie. (Albert.)

Il y aurait donc toujours, en même temps que l'inclinaison latérale, un certain degré de rotation des vertèbres les unes sur les autres. Albert a cherché à démontrer la réalité de cette rotation en étudiant les altérations qui se produisent du côté des surfaces articulaires dans les vertèbres scoliotiques. Comme le montrent les deux figures que nous reproduisons ici, on voit qu'à la région lombaire, comme à la région dorsale, les apophyses articulaires présentent, du côté de la convexité, des surfaces très élargies, tandis que, vers la concavité, ces mêmes surfaces articulaires diminuent très notablement de volume, au point même d'arriver à disparaître complètement. On peut encore se convaincre de la réalité de la rotation, en examinant de haut en bas une colonne vertébrale scoliotique, et voyant que les vertèbres qui la composent se trouvent dans des plans différents ; l'axe de la vertèbre du sommet d'une courbe forme un angle évident avec celui de la vertèbre appartenant au sommet d'une courbe opposée.

A côté de l'inclinaison latérale et de la rotation, il est un troisième élément qui entre en jeu dans la constitution de la scoliose, c'est la torsion de chacune des vertèbres en particulier. Il s'est trouvé des auteurs, comme Engel et Nicoladoni, pour nier l'existence de la torsion, disant qu'il s'agit là purement et simplement d'une apparence, résultat de l'inégal développement des deux moitiés d'une même vertèbre. Sans doute, les patientes recherches de Nicoladoni sur l'architecture du corps des vertèbres scoliotiques ont démontré que la torsion ne porte pas sur les fibres du tissu spongieux et ne saurait être considérée comme l'élément primitif, essentiel, de la scoliose. Mais elle intervient secondairement, et porte, comme l'a montré Albert, sur tous les éléments constituants de la vertèbre. Du reste, la torsion n'est pas également marquée sur toutes les vertèbres, elle est surtout prononcée, comme nous l'avons déjà dit, sur les vertèbres obliques qui sont des vertèbres de transition marquant le passage d'une courbe à une autre.

Nous concluons, en somme, que, dans la scoliose arrivée à son complet développement, trois éléments entrent dans la constitution de la difformité : l'inclinaison latérale, la rotation des vertèbres les unes sur les autres et la torsion.

Mais sous quelle influence se produisent ces diverses déformations ? On a incriminé successivement les muscles, les ligaments et les os. Sans doute, on voit parfois la scoliose se montrer chez des jeunes gens dont le système musculaire est très peu développé ; mais, à côté de cela, on rencontre des scolioses chez des sujets vigoureusement musclés. On a fait intervenir aussi la faiblesse des ligaments ; et, là encore, il y a certainement une part de vérité. Mais il n'est pas douteux que le rôle principal doit revenir au tissu osseux. La chose est évidente quand la scoliose se montre chez de jeunes enfants rachitiques présentant en même temps sur le reste du système osseux les diverses déformations que nous sommes habitués à mettre sur le compte du rachitisme. Plus tard, au contraire, dans la scoliose des adolescents, celle qui survient, par exemple, vers l'âge de douze à treize ans, la pathogénie est beaucoup moins évidente. Sans doute il est bien encore, parmi ces enfants, un certain nombre qui portent des déformations des membres se rapportant manifestement au rachitisme. Mais beaucoup d'autres ne présentent, en dehors de leur scoliose, aucune autre malformation. Ici encore, il faut établir des distinctions : certains de ces malades ont en effet été manifestement rachitiques dans leur première enfance ; ils ont marché fort tard, ou même ils ont offert des déformations très prononcées des membres inférieurs, qui se sont corrigées peu à peu avec les progrès de la croissance. Mais, à côté des faits que nous venons de rappeler, il faut bien reconnaître qu'il en existe un grand nombre d'autres, dans lesquels il est impossible de trouver aucune trace actuelle ou antérieure de rachitisme. Ces faits, nous nous les expliquons par la notion du rachitisme tardif sur lequel nous nous sommes arrêté antérieurement. Pour nous, le rachitisme ne borne pas son action à la première enfance ; il peut se montrer pendant toute la durée de la période de croissance, et jusqu'à l'achèvement complet du tissu osseux.

Quelle que soit du reste la dénomination que l'on emploie, rachitisme ou ostéomalacie juvénile, force est bien de reconnaître que la cause première de la scoliose est dans un défaut de résistance suffisante du tissu osseux. Quant à la résistance inégale que présentent à la déformation la colonne formée en avant par la série des corps vertébraux, et en arrière celle des lames et des pédicules, la cause en est, suivant nous, dans la présence des puissants ligaments jaunes qui maintiennent solidement unies entre elles les lames vertébrales, et qui les empêchent de suivre les corps dans leur mouvement d'inclinaison latérale ; de là, la torsion du rachis. En un mot, la cause de la torsion est dans la résistance inégale qu'offrent au déplacement, en avant la colonne des corps vertébraux, en arrière la série des lames maintenues réunies par les puissants ligaments jaunes.

Étiologie et pathogénie. — Bien qu'il y ait encore bien des inconnues dans la pathogénie de la scoliose, il y a cependant un certain nombre de circonstances étiologiques qui sont parfaitement établies. Très exceptionnellement on peut avoir affaire à une scoliose congénitale dont l'origine est dans un vice de conformation. La scoliose reste rare pendant les premières années ; puis, on la rencontre assez fréquemment à partir de cinq ans, souvent en coïncidence avec d'autres déformations rachitiques. Mais c'est surtout au moment de l'adolescence, entre dix et quinze ans, qu'elle devient fréquente. C'est surtout chez les filles qu'on la rencontre, et cette prédominance marquée pour le sexe féminin se note surtout quand on examine uniquement la scoliose de l'adolescence.

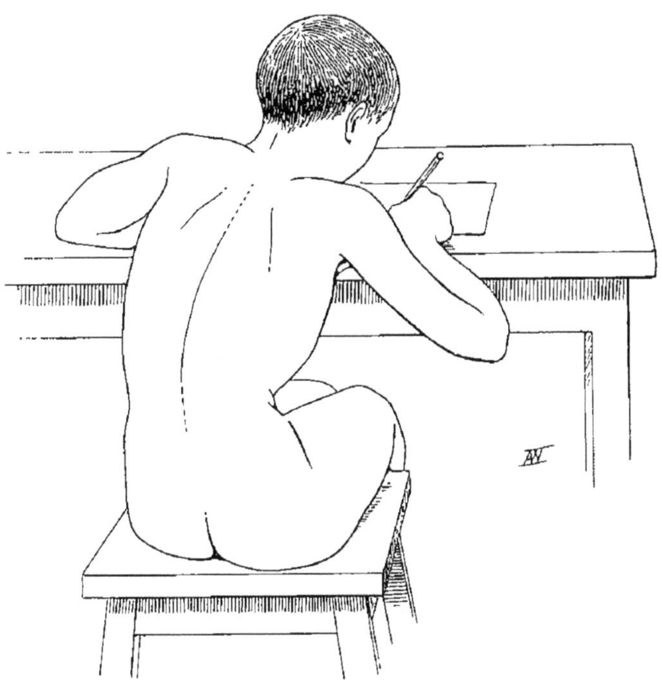

Fig. 333.

On en peut donner comme cause la fragilité plus grande du tissu osseux, qui expose davantage la femme à l'ostéomalacie, et aussi les transformations profondes qu'imprime à l'organisme l'établissement de la fonction menstruelle. Souvent, en effet, on note des règles pénibles ou une apparition tardive de la menstruation, chez les jeunes filles qui se déforment. Quant à l'état général, il est extrêmement variable ; dans les formes graves de scoliose, il n'est pas rare de noter un mauvais état de santé générale se traduisant par un amaigrissement très prononcé, un teint jaune, une sécheresse habituelle de la peau. Mais, à côté de cela, nous voyons des déformations vertébrales qui se montrent chez des jeunes gens et des jeunes filles présentant tous les attributs d'une santé générale excellente. Le fait est assez fréquent dans la scoliose tardive des jeunes garçons qui se fait remarquer par une tendance à des déformations considérables. Chez eux, on peut invoquer les efforts continuels auxquels les expose l'exercice de leur profession. Exceptionnellement même, il m'a été possible de rattacher la scoliose à

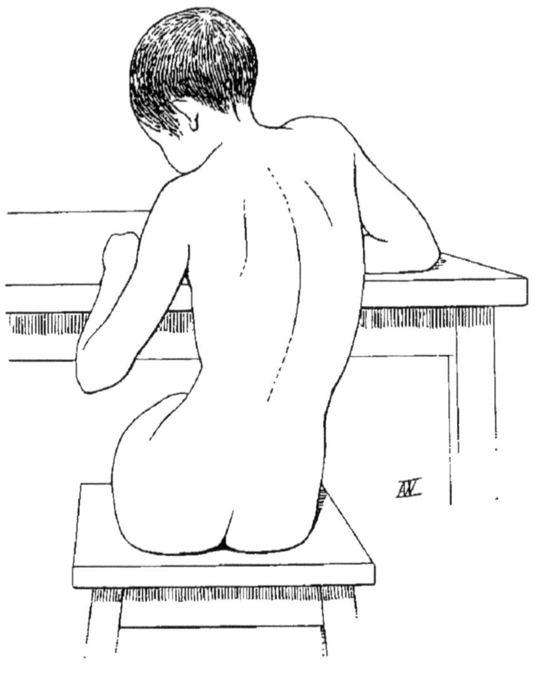

Fig. 331.

un effort violent, à un traumatisme du côté de la région lombaire. Ceci nous amène à parler de l'importance des attitudes vicieuses dans le traitement de la scoliose. Celles que l'on a surtout incriminées, ce sont les attitudes vicieuses que prennent les enfants pendant les heures d'étude. Aussi parle-t-on souvent de déformations scolaires. Il est incontestable que, souvent, les enfants prennent, en écrivant, des attitudes qui impriment à la colonne vertébrale une incurvation latérale. Appuient-ils exclusivement le bras gauche sur la table, le bras droit restant en dehors de tout point d'appui, on voit la colonne lombaire prendre l'attitude de la scoliose à convexité gauche. Inversement, si c'est le bras droit qui prend point d'appui sur la table, le bras gauche restant pendant le long du corps, la colonne dorsale prend à son tour l'attitude de la scoliose à convexité droite. Mais pour que de semblables attitudes aboutissent à une déformation osseuse, il est nécessaire qu'elles se prolongent pendant un temps fort long. Moi-même j'ai cité

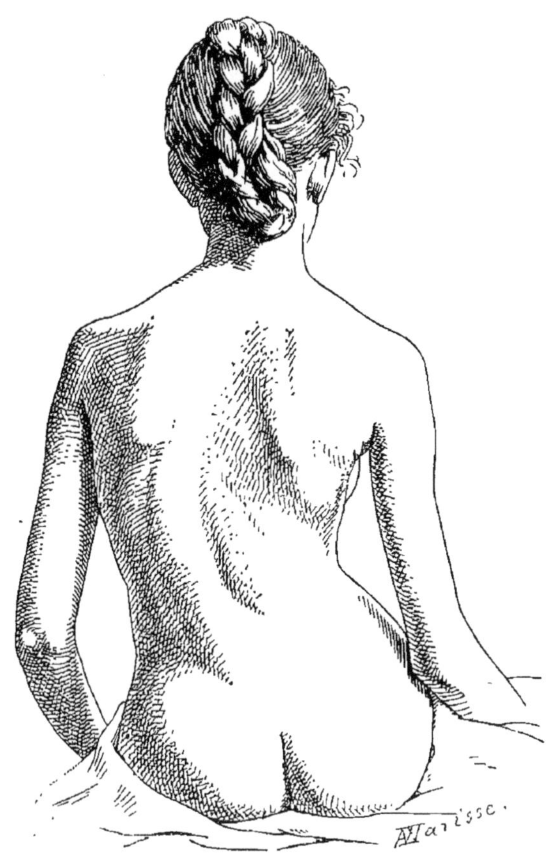

Fig. 335. — Scoliose totale à convexité gauche, chez une jeune fille qui fournissait onze heures de travail par jour, le tronc incliné vers la droite.

l'exemple d'une jeune fille de seize ans observée autrefois par moi aux Enfants-Assistés, dont l'occupation consistait à mettre en mouvement avec la main droite une roue située au-dessous d'elle. Pour y arriver, elle imprimait à son tronc une inflexion latérale vers la droite avec convexité tournée à gauche ; elle fournissait dans cette attitude onze heures de travail par jour. Il en était résulté une scoliose totale à convexité gauche.

Non seulement il faut, pour que les attitudes vicieuses donnent naissance à des déformations vertébrales, qu'elles soient longtemps prolongées, mais il est nécessaire encore que les malades eux-mêmes présentent une prédisposition. Aucun exemple n'est plus capable de démontrer l'importance de cette dernière condition que l'étude de la scoliose dite *statique*. Sous ce nom l'on désigne les scolioses qui ont leur point de départ dans une attitude vicieuse du bassin. Existe-t-il chez un malade un raccourcissement d'un des membres inférieurs tenant à une coxalgie ancienne, à une luxation congénitale de la hanche, on voit le bassin s'abaisser du côté du membre inférieur le plus court, et la région lombaire de la colonne vertébrale former une courbe dont la convexité est dirigée du même côté. Or, chez bon nombre de malades qui se trouvent dans ces conditions, il suffit de rétablir l'équilibre du bassin, en surélevant le membre le plus court, pour voir disparaître toute trace de scoliose lombaire. Chez eux, en un mot, il s'agissait seulement d'une scoliose d'attitude. Chez d'autres, au contraire, il se produit, dans des conditions identiques en apparence, des déformations vertébrales qui persistent, quoi qu'on fasse. La seule différence qu'on puisse invoquer entre ces deux ordres de malades, c'est l'existence, chez ces derniers, d'une prédisposition, c'est-à-dire un défaut de résistance du tissu osseux.

Une condition étiologique qu'on ne saurait passer sous silence, c'est l'hérédité. A chaque instant, nous voyons des enfants d'une même famille, deux sœurs, par exemple, qui présentent toutes deux de la scoliose. Souvent aussi, la même affection se rencontre chez la mère, et parfois même aussi chez la grand'mère, frappant successivement plusieurs générations. Parfois l'hérédité se manifeste sous une autre forme : par exemple, un père ou une mère cyphotique ont des enfants atteints de scoliose. Ou bien encore on rencontre, dans une même famille, en même temps que des cas de scoliose, d'autres déformations osseuses, incurvations des tibias, genu valgum, qui se rapportent manifestement au rachitisme.

Il est encore une circonstance étiologique que je ne saurais passer sous silence, tant elle me paraît présenter d'intérêt. Je veux parler des relations des déformations rachidiennes avec les divers états névropathiques. Et par là, je ne veux pas parler des scolioses qui sont liées aux maladies bien définies du système nerveux, telles que la syringomyélie, la maladie de Friedreich, la paralysie infantile. Ce sont là des scolioses secondaires ou symptomatiques.

J'ai en vue les relations qui existent entre la scoliose primitive ou essentielle de l'adolescence, et les divers états névropathiques, de la nature de l'hystérie, par exemple. Il n'est pas rare de voir des mères atteintes de troubles nerveux variés, parfois même de véritables crises hystériques, qui viennent nous présenter leurs filles atteintes de scoliose et qui, elles-mêmes, offrent tous les signes de la névrose. En un mot, il n'est pas douteux pour moi qu'il y ait une relation importante entre les états nerveux et les dystrophies du tissu osseux.

Symptômes. — Le début de la scoliose est le plus souvent lent et insidieux; c'est même là une circonstance qu'on peut regarder comme défavorable pour les malades, en ce qu'elle permet souvent aux déformations rachidiennes de prendre un grand développement, avant que l'attention des parents ne soit éveillée. D'autre part, il est des cas certains où l'on voit des déformations prendre en très peu de temps un caractère grave; il est donc certainement des scolioses à marche rapide.

Quoi qu'il en soit, ce qui frappe le plus souvent au début, c'est la tendance des enfants à prendre constamment des attitudes vicieuses. Par exemple, ils s'inclinent habituellement sur un des côtés du corps, en écrivant, ou bien quand ils sont debout, ils prennent le plus souvent la position hanchée. Devant les observations qu'on leur fait, les malades rectifient d'abord leur attitude vicieuse, puis celle-ci finit par devenir permanente, c'est alors généralement qu'ils sont soumis à notre observation. Il importe, pour porter un diagnostic précis, de procéder à un examen méthodique.

Pour cela, toute la moitié postérieure du tronc est mise à découvert; les vêtements sont abaissés jusqu'au-dessous des hanches, où ils sont maintenus par une épingle ou par un lien bien serré, de façon à ce que la malade elle-même n'ait pas besoin de les tenir. On concilie facilement les exigences de la pudeur avec les nécessités de l'examen, en laissant couverte la partie antérieure du tronc; le dos seul est à découvert.

La région dorsale est exposée en pleine lumière, le chirurgien assis s'interpose entre la fenêtre et le dos de la malade qu'il s'agit d'examiner. Il importe, pour arriver à un résultat exact, que le bassin de la malade soit bien horizontal, et que, pour cela, les deux talons soient sur la même ligne. Un bon moyen pour y arriver, c'est de faire monter la malade sur une petite planche munie d'un rebord vertical contre lequel viennent appuyer les

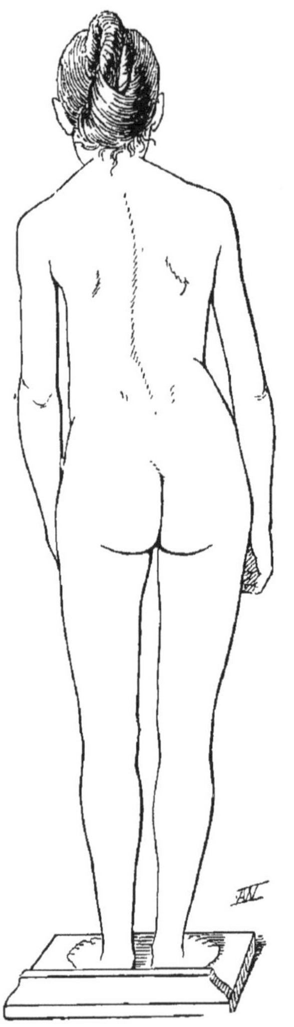

Fig. 336. — Jeune fille scoliotique sur la planche d'examen, les deux talons appuyant contre le rebord de la planche, de sorte que les deux membres inférieurs soient sur une même ligne horizontale.

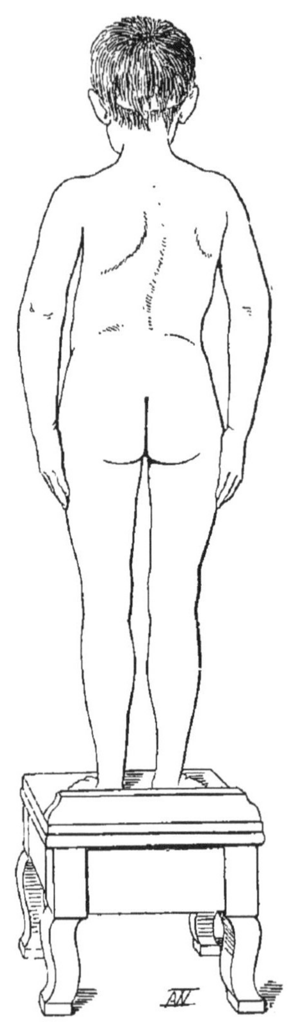

Fig. 337. — Jeune enfant scoliotique sur le tabouret d'examen.

talons. Chez les très jeunes enfants, le chirurgien, obligé de s'incliner en avant, juge mal des déformations thoraciques. Aussi est-il bon de les faire monter sur un tabouret, de façon à ce que la région à examiner soit à la hauteur des yeux du chirurgien.

Les choses étant ainsi disposées, il s'agit de rechercher avec la pulpe de l'index gauche la série des apophyses épineuses, que la main droite marque d'un point à l'encre ou au crayon dermographique. On obtient ainsi une ligne qui reproduit fidèlement les courbures du rachis, pourvu qu'on ait pris l'habitude de faire ce tracé sans déplacer la peau au-devant des apophyses épineuses. Rejoignant avec un ruban métrique les deux extrémités de la ligne obtenue, on a ainsi la corde de l'arc représenté par les différentes courbures. Rien n'est plus simple, ensuite, que d'en mesurer la flèche. Ce moyen est parfaitement suffisant pour déterminer à la fois la forme et la mesure des diverses courbures vertébrales. Si l'on désire conserver sur le papier le tracé de la colonne vertébrale lui-même, rien n'est plus simple que d'en suivre les contours à l'aide d'un fil de plomb suffisamment fort, dont l'on reproduira ensuite les courbures sur le papier.

Il est du reste, dans cet examen, deux choses qu'il ne faut pas confondre : ce sont, d'une part, les courbures latérales du rachis; de l'autre, l'inclinaison de la colonne vertébrale en entier par rapport à la verticale. Ce qu'on obtient en procédant comme nous venons de le dire, c'est à dire en rejoignant par un ruban métrique les deux extrémités terminales du rachis, ce sont les déviations latérales de la colonne vertébrale. Si, au contraire, on étudie l'écartement latéral du rachis par rapport à la verticale, on obtient souvent un chiffre beaucoup plus considérable, ce qui veut dire que, non seulement la colonne vertébrale est incurvée sur elle-même, mais qu'elle a subi, en outre, une inclinaison plus ou moins considérable par rapport à la verticale.

Il ne suffit pas de tracer la ligne formée par les apophyses épineuses; il faut déterminer encore la position exacte des deux omoplates; on reconnaît ainsi leurs différences de hauteur et d'écartement par rapport à la ligne des apophyses épineuses, la saillie plus considérable d'une des omoplates. Dans cette même attitude, on étudie la position plus ou moins verticale de la tête, le degré de symétrie ou d'asymétrie des deux lignes courbes limitant en dehors les triangles sus-claviculaires. Enfin, les bras étant pendants le long du corps, on apprécie aisément la forme et les dimensions des deux triangles brachio-thoraciques. Sous ce nom l'on désigne l'espace triangulaire compris entre le membre supérieur et la paroi latérale du tronc. S'agit-il, par exemple, d'une scoliose lombaire, le triangle brachio-thoracique est exagéré du côté répondant à la concavité, tandis que, du côté opposé, il est à la fois déformé et diminué d'étendue, au point même de disparaître parfois complètement.

L'examen resterait incomplet, si l'on se contentait d'étudier le malade dans la rectitude; il faut ne jamais négliger de le faire s'incliner en avant, la tête et les bras tombants, comme s'il voulait ramasser à terre un objet. Dans cette attitude, les deux omoplates glissent en bas et en avant, laissant largement à découvert les deux gouttières vertébrales, et il est possible d'apprécier la gibbosité constituée par la saillie exagérée des côtes. Dans le cas de scoliose à double courbure, dorsale droite, lombaire gauche, qui représente de beaucoup la forme la plus fréquente, on note une première gibbosité costale à droite, et une seconde gibbosité lombaire du côté gauche. On sera souvent frappé de ce fait que la gibbosité costale n'est pas toujours en rapport exact avec la déviation latérale des apophyses épineuses. A une déviation peu prononcée des apophyses épineuses, on verra parfois correspondre une gibbosité très marquée, et inversement. Cela dépend de la forme et du degré de la courbure des côtes.

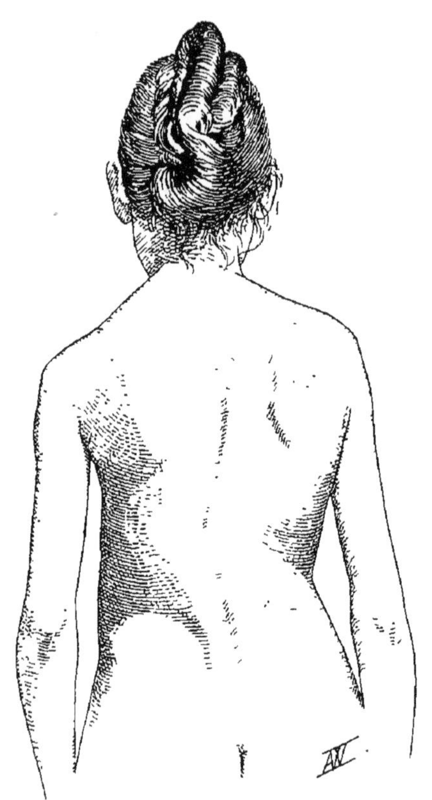

Fig. 338. — Volumineuse scoliose à double courbure; inégalité des deux triangles brachio-thoraciques.

L'examen de la région dorsale étant ainsi complet, il convient de procéder à l'étude du malade vu de face. On note le degré plus ou moins marqué de symétrie ou d'asymétrie des deux clavicules; de même, la position réciproque des deux mamelons. La région des deux hypocondres est très souvent asymétrique; en cas de scoliose dorsale droite, par exemple, on note une saillie exagérée de l'hypocondre gauche. Enfin, et surtout, on cherche à se rendre compte du degré plus ou moins marqué de symétrie ou d'obliquité du bassin. Pour cela, le chirurgien place les pouces sur chacune des épines iliaques antérieures et supérieures et voit si la ligne qui réunit ces deux points est bien horizontale. Un bon moyen de s'en assurer, c'est de déterminer la position de ces deux

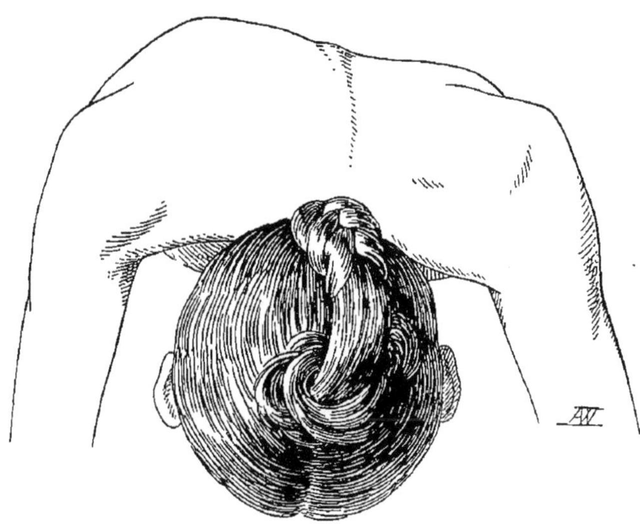

Fig. 339. — Malade vue de dos; la partie supérieure du corps, la tête et les bras inclinés en avant. Dans cette attitude, on reconnaît aisément la moindre asymétrie entre les deux moitiés postérieures du thorax.

points par rapport à l'ombilic. Le bassin est-il horizontal, les deux lignes réunissant l'épine iliaque de chaque côté à l'ombilic doivent être égales. Elles sont au contraire asymétriques, en cas d'obliquité du bassin. Un autre moyen de vérification, c'est l'étude de la ligne blanche. A l'état normal, elle représente une ligne verticale abaissée de l'ombilic; le bassin est-il oblique, la ligne blanche s'incline du côté le plus bas, comme, dans la balance, le fléau s'incline vers le plateau le plus lourd.

Constate-t-on une inclinaison vicieuse du bassin, il s'agit d'en déterminer la cause. Parfois on la trouvera immédiatement dans l'existence d'un léger degré de genu valgum. Il importe aussi de ne pas négliger l'examen des pieds; très souvent la scoliose est associée à l'existence du pied plat, et, si la difformité des pieds est beaucoup plus prononcée d'un côté, on comprend qu'il en résulte nécessairement une inclinaison du bassin.

Enfin la mensuration des membres inférieurs s'impose pour reconnaître s'il n'y a pas entre eux une différence de longueur, que, parfois, aucun état pathologique antérieur ne vient expliquer. Pour cela, le malade est placé dans le décubitus dorsal; du reste, à un autre point de vue, l'examen du malade couché est indispensable dans l'étude de la scoliose. Il permet en effet de se rendre compte des modifications qui surviennent dans les courbures du rachis quand le malade passe de la station verticale à la position étendue, et, par là même, de juger du degré de souplesse de la colonne vertébrale. Déjà, du reste, on avait pu s'en faire une idée pendant l'inclinaison du tronc en avant; souvent, en effet, on constate que, dans cette attitude, il se produit un redressement appréciable des courbures du rachis. Enfin, on peut encore, pour se rendre compte du degré de souplesse ou de rigidité de la colonne vertébrale, avoir recours à la suspension au moyen de l'appareil de Sayre.

Après avoir donné la marche à suivre pour l'examen général du rachis, nous devons maintenant envisager chacune des formes de scoliose en particulier.

1° **Scoliose dorsale à convexité droite.** — C'est là de beaucoup la forme la plus fréquente. Dans cette variété, la région dorsale de la colonne vertébrale forme une courbe dont la convexité est tournée à droite; généralement, cette courbe commence au niveau de la cinquième vertèbre dorsale, dans le point où se produit normalement une incurvation latérale du rachis pendant les mouvements d'élévation du membre supérieur; quelquefois cependant la courbure dorsale commence plus haut ou plus bas. Il y a donc des scolioses dorsales supérieures et inférieures. A cette convexité droite du rachis répond une voussure des côtes du même côté; d'où la production de la gibbosité. Celle-ci soulevant l'omoplate, il en résulte un déplacement de cet os qui, généralement, dans les scolioses dorsales droites, est, à la fois, plus saillant, plus élevé et plus écarté de la ligne médiane que l'omoplate du côté opposé.

Bientôt on voit se produire à la région lombaire une courbure de compensation dont le but est de rétablir l'équilibre du tronc entraîné vers la droite par l'inclinaison de la région dorsale de ce côté. Cette courbure de compensation a naturellement sa convexité tournée du côté opposé à la courbe primitive, c'est-à-dire à gauche, dans le cas particulier que nous envisageons actuellement. Au bout de quelque temps, la courbure lombaire s'accompagne elle-même de torsion des vertèbres correspondantes, d'où production

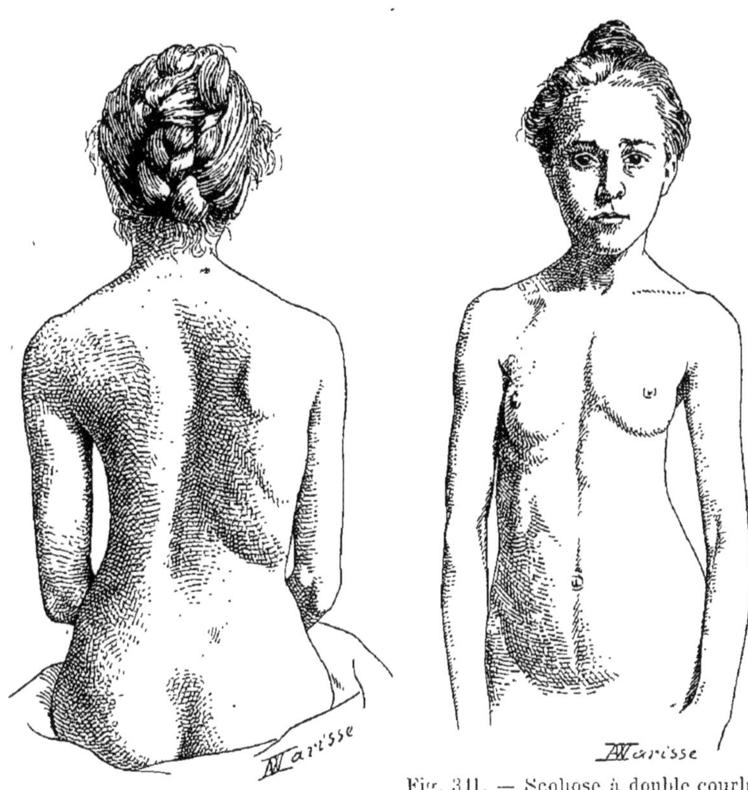

Fig. 310. — Scoliose à double courbure, dorsale droite, lombaire gauche.

Fig. 311. — Scoliose à double courbure, dorsale droite, lombaire gauche : malade vue par devant. Projection en avant de la moitié gauche du thorax.

d'une seconde gibbosité à la région lombaire gauche. Il en résulte une exagération de saillie du flanc gauche, avec excavation du flanc droit ; d'où exagération du triangle brachio-thoracique du même côté. Cette excavation du flanc droit fait paraître plus saillante la hanche correspondante : ce qui fait dire aux parents que leur enfant a une hanche plus forte que l'autre, comme le soulèvement de l'omoplate par la gibbosité costale faisait dire qu'une épaule était plus forte que l'autre.

Du reste, la courbure de compensation lombaire est bien loin de se présenter, dans tous les cas, sous des apparences semblables. Il est des malades chez lesquels cette courbure de compensation lombaire est à peine marquée; elle se prononce seulement à la partie inférieure de la région lombaire, au niveau de la région lombo-sacrée; le tronc en masse est incliné vers la droite, et il en résulte une difformité très apparente. Chez d'autres malades, au contraire, la scoliose lombaire de compensation se prononce au point d'égaler la courbure dorsale primitive. Le malade présente alors une scoliose à double courbure dans laquelle les flèches dorsale et lombaire sont absolument égales, et, à moins qu'on ait assisté à l'évolution de la maladie, il est impossible de dire par quel point du rachis la déviation a commencé. Cette circonstance est très avantageuse pour le galbe général du tronc; cette seconde courbure parfaitement égale à la première rétablit d'une manière exacte l'équilibre du tronc, et l'on voit, dans ces conditions, des jeunes filles qui, tout en présentant une difformité considérable, paraissent parfaitement droites, quand elles sont habillées, parce que, chez elles, le tronc est absolument dans la rectitude.

2° **Scoliose dorsale primitive à convexité gauche.** — Cette forme est infiniment plus rare que la première, quand il s'agit de scolioses des adolescents. Au contraire, c'est la forme la plus habituelle dans la scoliose rachitique des jeunes enfants. En pareil cas, elle débute habituellement par la partie inférieure de la région dorsale gauche pour s'étendre à la région lombaire, et donner naissance à des scolioses dorso-lombaires qui prennent parfois un volume considérable. Le fait est si habituel qu'en présence de volumineuses scolioses dorso-lombaires à convexité gauche, nous pouvons préjuger, sans crainte de nous tromper, qu'il s'agit de scolioses de la première enfance.

3° **Scoliose à triple courbure.** — Dans la description précédente, nous avons envisagé le cas où, à la courbure principale, se surajoute une courbure de compensation en sens inverse, de façon à donner à la colonne vertébrale la forme d'un *S* italique allongé. Mais il est des cas où, au-dessus de la courbure primitive, il se forme une seconde courbure de compensation, de sorte que la colonne vertébrale dans son ensemble présente l'apparence d'une triple courbure. Il existe, par exemple, une courbure dorsale primitive à convexité droite, et, au-dessus et au-dessous d'elle. deux courbures, l'une cervico-dorsale, l'autre lombaire, toutes deux à convexité gauche.

L'adjonction de cette seconde courbure de compensation à la région dorsale supérieure modifie et aggrave beaucoup le tableau de la scoliose. Dans la scoliose dorsale primitive droite. l'omoplate du côté correspondant se trouvait sur un plan plus élevé que la gauche. Au contraire, lorsqu'il se produit, à la région dorsale supérieure, une courbure de compensation en sens inverse, à cette courbure nouvelle correspond une nouvelle gibbosité, et celle-ci peut être assez marquée pour soulever l'omoplate gauche. En pareil cas, on trouve donc l'omoplate gauche sur un plan supérieur à celle du côté opposé.

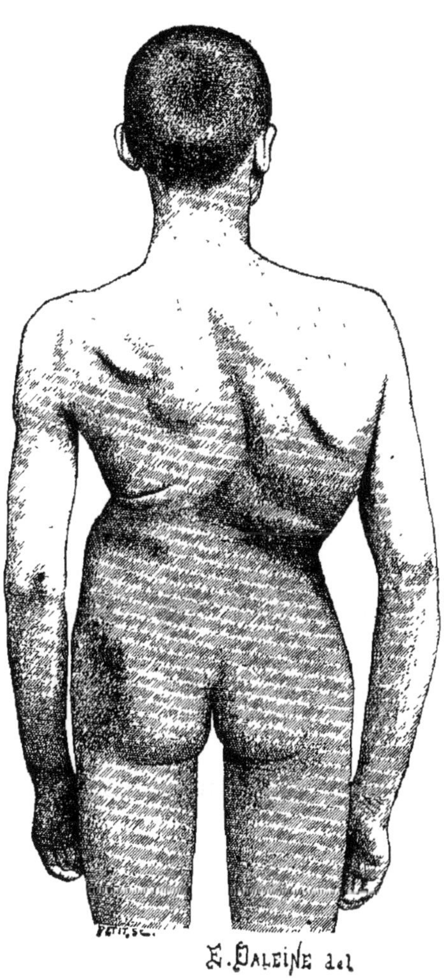

Fig. 342. — Énorme scoliose dorsale à convexité droite; les dernières côtes viennent appuyer sur la crête iliaque.

En progressant, la scoliose dorsale primitive entraîne les côtes dans le sens de la déviation qui lui est propre. Celles-ci forment une gibbosité de plus en plus marquée qui s'abaisse par suite de l'exagération de la courbure rachidienne, au point que les dernières côtes droites viennent parfois reposer sur la crête iliaque elle-même ou dans l'intérieur du bassin. Il en résulte un effacement complet du flanc droit, et parfois des douleurs névralgiques très pénibles.

En même temps que la courbure dorsale droite principale s'exagère, on voit parfois la courbure de compensation lombaire gauche, par un mouvement inverse, se porter en haut et en avant. entraînant le bassin dans le sens de sa convexité. Il en résulte à la longue une inclinaison du bassin bien différente de celle qui caractérise la scoliose statique. Dans cette dernière, en effet, la convexité de la courbure est toujours dirigée du côté du bassin qui est abaissé. Ici, au contraire, la convexité de la courbure lombaire répond au côté du bassin le plus haut.

4° **Scoliose lombaire primitive à convexité gauche.** — Elle vient par ordre de fréquence immédiatement après la scoliose dorsale droite primitive. Elle reconnaît le plus souvent comme causes occasionnelles les attitudes vicieuses prises en écrivant ou pendant la station debout. Dans cette forme, les apophyses épineuses lombaires décrivent une courbe à convexité tournée à gauche; la rotation des corps vertébraux dans le même sens détermine un soulèvement du flanc gauche, qui masque complètement la hanche du même côté. Le flanc droit, au contraire, est excavé; la hanche droite plus saillante qu'à l'état normal. Il en résulte une inégalité marquée des deux triangles brachio-thoraciques. Plus tard, une courbure de compensation en sens inverse, c'est-à-dire à convexité dorsale droite, se produit et donne naissance à une gibbosité plus ou moins prononcée.

5° **Scoliose lombaire primitive à convexité droite.** — Elle est infiniment plus rare que la précédente; du reste, elle donne naissance aux mêmes conclusions, avec cette différence, bien entendu, que les diverses difformités qui en dépendent se produisent en sens opposé.

6° **Scoliose statique.** — Elle rentre dans le groupe des scolioses lombaires primitives. et a sa source dans une inclinaison vicieuse du bassin. elle-même consécutive à une différence de longueur des membres inférieurs. Les causes en sont extrêmement variées, luxation congénitale de la hanche. coxalgie ancienne, genu valgum. etc. Rappelons la fréquence du pied plat; enfin. en dehors de toute difformité appréciable, il peut y avoir une inégalité de longueur des membres inférieurs. dont la seule cause est dans une anomalie du développement. Toutefois ces cas me paraissent d'une très grande rareté. Dans la scoliose statique, la convexité de la courbure lombaire répond toujours au côté vers lequel le bassin est abaissé.

7° **Scoliose cervico-dorsale primitive**. — C'est là une forme

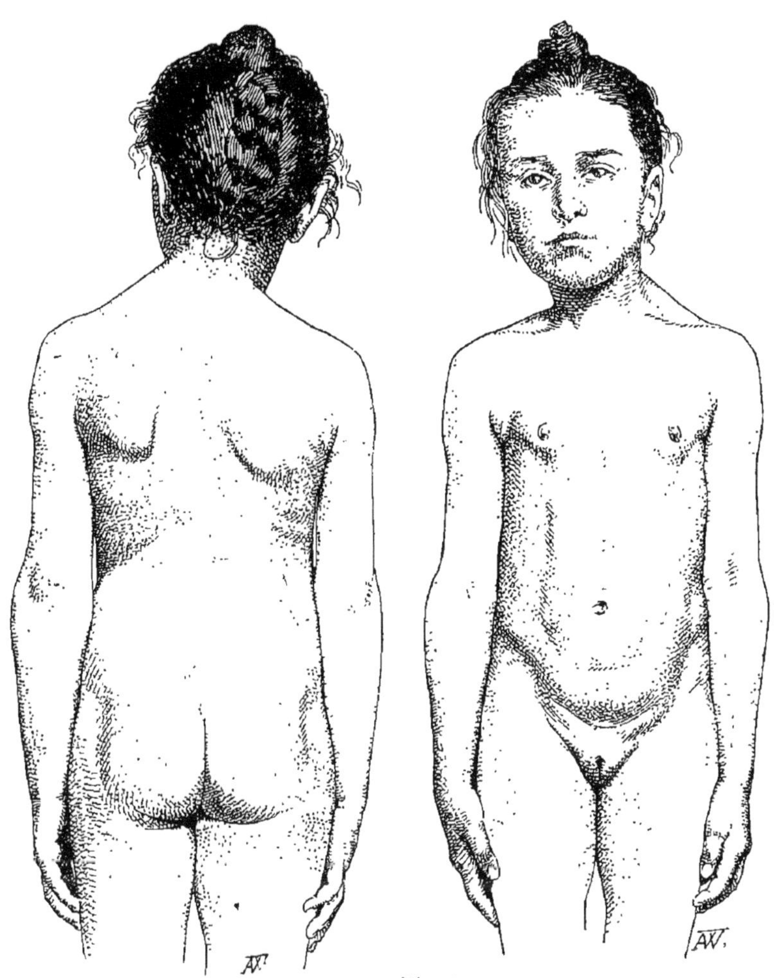

Fig. 343 — Scoliose cervico-dorsale primitive à convexité gauche.

Fig. 344. — Scoliose cervico-dorsale à convexité gauche. Malade vue par devant pour bien montrer l'asymétrie des deux triangles sus-claviculaires.

des plus importantes, en ce qu'elle aboutit aux difformités les plus apparentes. Elle est heureusement fort rare. Comme la scoliose lombaire primitive, elle affecte une prédilection marquée pour le côté gauche. Il est beaucoup plus exceptionnel de la rencontrer à droite. A la convexité de la courbure cervico-dorsale répond une gibbosité formée par les premières côtes gauches. Il en résulte que tout le moignon de l'épaule est soulevé en masse; l'omoplate gauche se trouve donc sur un plan plus élevé que la droite. La ligne courbe allant de la nuque à l'épaule est très modifiée dans sa longueur et sa direction. A droite, elle affecte la forme d'une courbe à concavité externe; à gauche, elle représente une ligne droite, ou même convexe en dehors.

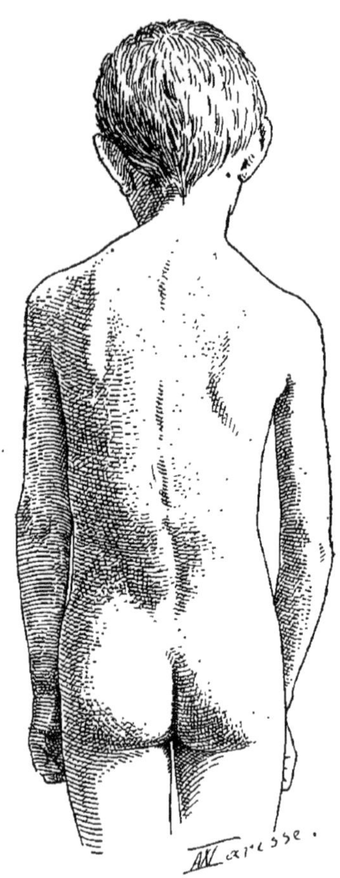

Fig. 345. — Scoliose totale à convexité gauche.

Vue par devant, la région cervicale est également très déformée. L'extrémité externe de la clavicule est surélevée par rapport à celle du côté opposé. Les deux triangles sus-claviculaires sont asymétriques; le gauche est à la fois plus étroit et plus plein que celui du côté opposé. La tête est inclinée sur l'épaule droite, à moins qu'une courbure de compensation se formant à la partie supérieure de la région cervicale, ne la rejette du côté opposé. Audessous de la courbure primitive cervico-dorsale on voit se former une courbure de compensation dorsale inférieure, et parfois même une seconde courbe à la région lombaire, de sorte qu'en définitive on a sous les yeux une scoliose à triple courbure.

8° **Scoliose totale**. — Dans cette forme, la colonne vertébrale en totalité représente une courbe dont la convexité est tournée, dans l'immense majorité des cas, vers la gauche. Elle est parfois d'origine statique, c'est-à-dire liée à une inclinaison du bassin du même côté. Ce n'est pas là du reste une forme définitive, et souvent elle se transforme ultérieurement en scoliose à double courbure.

9° **Scoliose paradoxale.** — Sous ce nom j'ai décrit des cas dans lesquels la gibbosité costale se trouve du côté opposé à celui vers lequel est dirigée la convexité de la courbure vertébrale. Voici, par exemple, une jeune fille qui se présente à nous avec les apparences d'une scoliose dorso-lombaire; nous nous attendons à trouver chez elle une gibbosité costale gauche. Et quand nous la faisons s'incliner en avant, nous sommes surpris de constater que la gibbosité costale a au contraire son siège du côte droit. Il y a là une sorte de paradoxe. Il s'agit évidemment de scolioses avec déformations osseuses très peu prononcées. La légère gibbosité dorsale et la petite courbure rachidienne qui lui correspond sont masquées par la large inflexion en sens inverse de la région dorso-lombaire. Plus tard, la gibbosité dorsale devenant plus apparente, la difformité fait place sans doute à une scoliose à double courbure.

10° **Scoliose d'attitude.** — Il est du reste indispensable, pour toutes les considérations relatives au pronostic et au traitement, de distinguer les scolioses avec déformations osseuses plus ou moins prononcées des simples scolioses d'attitude, dans lesquelles les déviations rachidiennes sont produites uniquement par de mauvaises attitudes habituelles, mais ne s'accompagnent pas de déformations osseuses. Les deux formes se laissent aisément distinguer l'une de l'autre, en faisant s'incliner la partie supérieure du corps en avant. Dans cette attitude, il est facile de s'assurer que les deux moitiés du corps sont parfaitement symétriques, c'est-à-dire qu'il n'existe aucune déformation osseuse.

11° **Des courbures du rachis dans leurs rapports avec la scoliose.** — Il est bien rare que les courbures normales du rachis dans le sens antéro-postérieur restent intactes pendant tout le développement de la scoliose. Dans un grand nombre de cas, la courbure dorsale physiologique est exagérée, et l'on a affaire à une cypho-scoliose. D'une manière générale, on peut dire que cette forme est d'un pronostic favorable. Il est cependant des cypho-scolioses congénitales qui atteignent un développement considérable. Il en est de même dans certaines cypho-scolioses qui se rencontrent chez les nerveux, chez les dégénérés.

Inversement, on voit parfois chez les scoliotiques les courbures normales du rachis s'effacer, et donner naissance aux dos plats; d'accord avec tous les chirurgiens orthopédistes, je considère cette forme comme défavorable. Parfois même la courbure physiologique à la région dorsale se transforme en une courbure de sens inverse, c'est-à-dire qu'on voit se former une lordose dorsale, qui diminue beaucoup la capacité du thorax dans son diamètre antéro-postérieur, et détermine nécessairement des accidents de compression du côté du cœur et des poumons.

Il n'est pas rare, chez les jeunes enfants scoliotiques, dont le système ligamenteux présente une laxité considérable, dont les muscles sont très faibles, de voir, au début de la scoliose, une lordose lombaire très marquée avec projection du ventre en avant. Plus tard, quand des déformations très accentuées sont survenues, il y a plutôt redressement de la courbure physiologique à la région lombaire.

Diagnostic. — Deux conditions différentes peuvent se présenter : ou bien, la série des apophyses épineuses n'offre pas de courbure sensible; ou bien les apophyses épineuses décrivent une ou plusieurs courbures.

C'est une erreur de croire que de la rectitude des apophyses épineuses on puisse conclure à l'absence de toute scoliose. Déjà, en effet, il peut se faire qu'il y ait un certain degré de torsion projetant les corps vertébraux dans le sens latéral, et déterminant du même côté la formation d'une gibbosité. On s'en assure par l'examen de la région dorsale dans la position d'inclinaison de la partie supérieure du corps en avant.

La paralysie ou la contracture des muscles qui meuvent l'omoplate peut donner naissance à une élévation ou à un abaissement du moignon de l'épaule, capable d'en imposer pour une scoliose. C'est ainsi que la paralysie du grand dentelé entraîne une saillie anormale de l'angle inférieur de l'omoplate, qui est en même temps dévié en haut et en dehors. Cette déformation a été prise plus d'une fois pour une scoliose au début.

Lorsque des courbures latérales nettement accusées se sont produites, le diagnostic ne présente plus en général de difficultés sérieuses. Sans doute on peut bien voir dans le mal de Pott au début, et cela surtout chez les jeunes enfants, des inflexions latérales du rachis en tout semblables à celles de la scoliose. Mais, en cas de mal de Pott, on trouvera des douleurs spontanées ou à la pression, de la rigidité du rachis, de l'exagération des réflexes, de l'empâtement à la palpation profonde de l'abdomen.

La contracture musculaire peut donner naissance à des déviations latérales en tout semblables à celles de la scoliose essentielle. Mais outre les signes généraux de la névrose, ce qui différencie la scoliose hystérique de la scoliose vraie, c'est que la déviation du rachis se modifie suivant les moments, et aussi qu'elle ne s'accompagne pas de déformations osseuses.

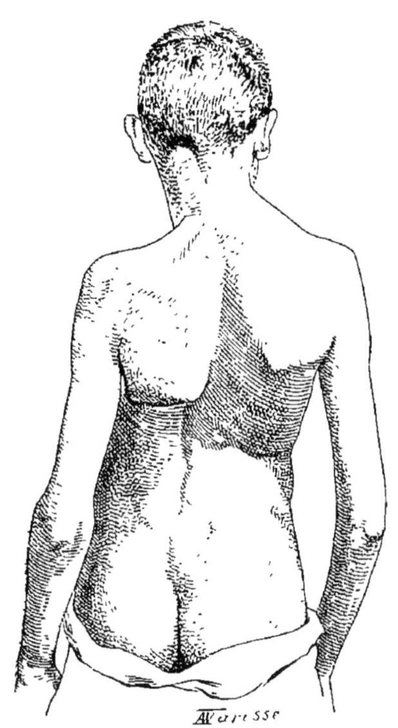

Fig. 316. — Scoliose pleurétique consécutive à un empyème du côté gauche.

Les déformations secondaires de la colonne vertébrale auxquelles on peut donner le nom de scolioses symptomatiques sont généralement faciles à rattacher, par les commémoratifs ou par quelque symptôme actuel, aux causes qui leur ont donné naissance. C'est ainsi que la connaissance des antécédents permet de reconnaître la scoliose pleurétique, c'est-à-dire l'inclinaison latérale du rachis qui succède à l'affaissement d'un des côtés du thorax chez les enfants qui ont été atteints de pleurésie.

Quant aux flexions latérales de la colonne vertébrale par contracture des muscles, telles qu'on les observe dans la sciatique, dans certaines affections douloureuses du rein (lithiase rénale), les souffrances éprouvées par le malade sont déjà un premier caractère qui permet de les différencier de la scoliose essentielle, dont le développement se fait en général sans douleurs appréciables. Dans ces cas, il y a habituellement une flexion considérable qui se produit très rapidement, et qui déjette le tronc en masse sur l'un des côtés du corps. Une pareille flexion, dans l'hypothèse d'une scoliose vraie, devrait s'accompagner d'une rotation considérable; or, la rotation fait défaut.

Les diverses scolioses liées aux maladies générales du système nerveux, telles que la paralysie infantile, la maladie de Morvan, la maladie de Friedreich, se reconnaîtront aux troubles du côté de la marche et de la station, aux atrophies musculaires, aux troubles trophiques, qui caractérisent ces diverses affections.

Un point important dans le diagnostic de la scoliose, c'est de différencier les courbures primitives des courbures secondaires ou de compensation. En l'absence de commémoratifs précis, nous devons considérer comme la courbure principale celle dont la flèche est la plus marquée. Un autre caractère de la courbure primitive, c'est la rigidité du rachis à son niveau. Ainsi, quand nous faisons coucher le malade à plat ventre sur une table, nous voyons souvent la scoliose lombaire de compensation se redresser en grande partie, au point même de disparaître parfois complètement, tandis que la scoliose dorsale primitive ne se modifie pas, ou, du moins, fort peu.

Pronostic. — Lorsque nous sommes consulté pour des jeunes gens atteints de scoliose, ce qu'on désire savoir de nous, c'est non seulement la marche à suivre au point de vue du traitement, mais encore la chance que l'on a de voir le mal s'arrêter, ou, du moins, ne pas aboutir à une difformité apparente. Les éléments du pronostic se tirent de trois ordres de considérations : 1° l'âge des malades; 2° la forme même et le degré de la scoliose; 3° l'état général.

S'agit-il de malades déjà avancés en âge, on peut espérer que la déformation n'aura plus beaucoup de tendance à s'aggraver, le développement du squelette étant à peu près terminé. Inversement, chez de très jeunes sujets, on a tout à craindre d'une déformation qui a encore la possibilité de s'aggraver pendant les longues années du développement. Le degré et l'ancienneté de la scoliose sont encore des considérations de la plus haute importance. A-t-on sous les yeux une déformation très prononcée et qui est survenue depuis peu de temps, c'est donc qu'il s'agit d'une scoliose à marche rapide qui menace de prendre des proportions énormes. Au contraire, si la scoliose date déjà de loin et que la déformation soit encore modérée, on peut croire qu'elle n'aura pas beaucoup de tendance à s'exagérer. A côté du degré et de l'ancienneté de la scoliose, il faut tenir compte de son siège et de sa forme. Sous le rapport de la déformation, la scoliose lombaire est la plus favorable, souvent elle a peu de tendance à se développer et n'aboutit pas à des déformations apparentes; déjà les conditions sont plus défavorables à la région dorsale, où l'on voit parfois les gibbosités costales aboutir à des difformités très apparentes. Mais la forme la plus désavantageuse à cet égard, c'est certainement la scoliose cervico-dorsale primitive, qui détermine du côté du moignon de l'épaule et de la base du cou des déformations considérables que les vêtements ne sauraient plus dissimuler.

Si la scoliose est fixe, qu'il y ait une véritable ankylose de la colonne vertébrale à son niveau, on ne peut plus espérer d'amélioration réelle ; mais, d'autre part, on se console en pensant qu'il n'y aura pas non plus de tendance marquée à l'aggravation. Au contraire, y a-t-il une mobilité très grande du rachis, c'est là pour ainsi dire une arme à deux tranchants. D'une part, en effet. elle permet d'espérer une amélioration importante ; d'autre part, elle laisse place aux plus fâcheuses aggravations, si le traitement n'est pas convenablement dirigé.

L'hérédité doit être considérée comme une circonstance aggravante. Tout ce qui touche à l'état général doit encore être pris en sérieuse considération dans l'établissement du pronostic. L'état de chloro-anémie chez les jeunes filles, le retard dans l'établissement de la fonction menstruelle, les troubles de cette fonction, douleurs, hémorragies, le mauvais état de la nutrition. maigreur, sécheresse de la peau, sont autant de faits qui contribuent à augmenter la gravité du pronostic.

Traitement. — Redresser et maintenir, voilà en deux mots tout le problème du traitement de la scoliose, problème plus facile à énoncer qu'à résoudre. Ici, en effet, nous n'avons pas à notre disposition les moyens puissants, qui sont de mise lorsqu'il s'agit de redresser les os longs des membres. Nous ne pouvons employer, ni ostéotomies, ni ostéoclasies, et quant aux appareils de redressement, nous ne pouvons leur donner de points d'appui fixes, vu la nécessité de laisser à la cage thoracique toute sa mobilité. Nous nous trouvons dans l'alternative, ou d'employer des appareils lourds. fatigants, qui compromettent l'intégrité des fonctions respiratoire et digestive en prenant sur le squelette des points d'appui exacts, ou bien d'avoir recours à des appareils qui ne gênent pas le libre fonctionnement des viscères, mais qui alors ne sont d'aucune utilité. Aussi, pour notre part, renonçons-nous complètement au redressement par les corsets et les appareils, pour mettre au premier plan du traitement de la scoliose la gymnastique orthopédique.

Il est bien évident que, pour arriver au redressement d'une courbure anormale, il faut lui imprimer tout d'abord un certain degré de mobilité. Dans ce but, on aura recours à la suspension, telle qu'on l'obtient au moyen de l'appareil de Sayre; en engageant le malade à placer la main répondant à la concavité de la courbure au-dessus de l'autre, on obtient le redressement. On peut aussi, à la suspension, combiner les pressions latérales au moyen de mon appareil dont je donne ici la reproduction. La malade est soulevée jusqu'à ce qu'elle ne repose plus que sur la pointe des pieds; le bassin est immobilisé au moyen de deux plaques latérales qui embrassent les deux grands trochanters; deux autres plaques semblables exercent la compression au niveau des deux gibbosités dorsale et lombaire. La suspension dans cet appareil peut être exercée pendant cinq à dix minutes, en commençant par une durée moindre, et habituant progressivement les malades à son emploi.

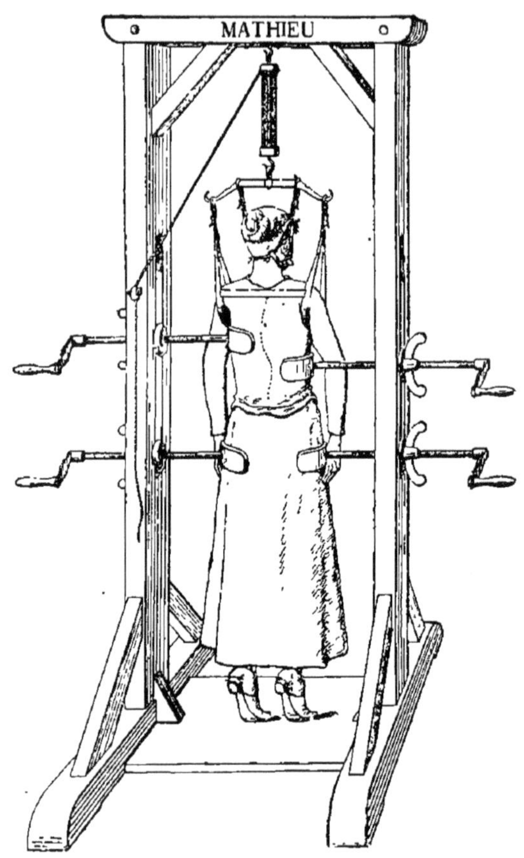

Fig. 317. — Appareil pour la suspension combinée aux pressions latérales (Kirmisson).

Un autre mode de redressement, c'est l'inclinaison latérale du tronc ; pour cela, le malade s'incline latéralement sur un rouleau transversal, excavé en son milieu pour servir de point d'appui. C'est le côté répondant à la convexité qui est appuyé sur la barre transversale; la main répondant à la convexité est chargée d'un

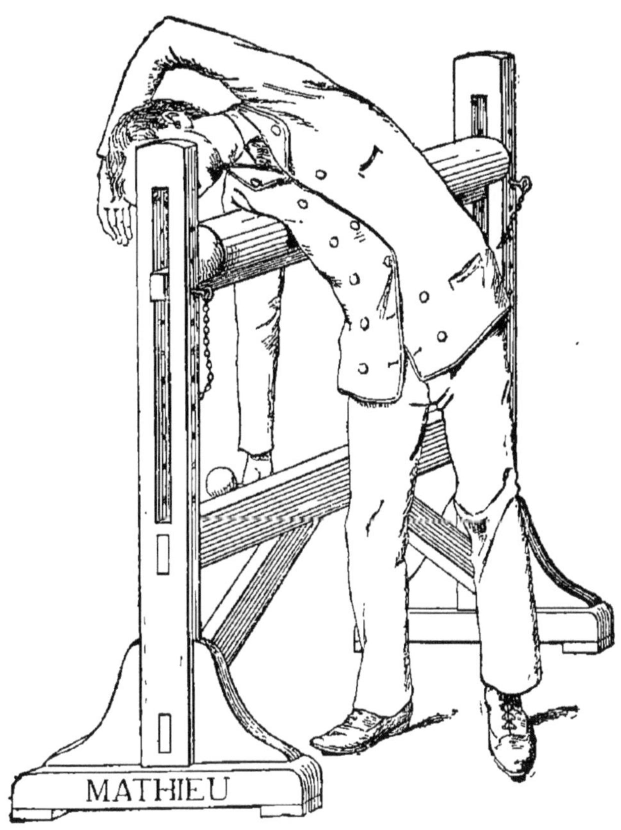

Fig. 348.

haltère de 1 à 2 kilogrammes. Le pied du côté opposé quitte le sol. Pendant que le malade est ainsi appuyé sur l'appareil, par exemple, sur le côté droit dans le cas d'une scoliose dorsale droite primitive, j'imprime au bras gauche, répondant à la concavité, des mouvements alternatifs d'élévation et d'abaissement coïncidant avec de larges mouvements respiratoires ; l'élévation du bras doit être associée à l'inspiration, l'abaissement du bras à l'expiration. Le but de cette manœuvre, c'est de mobiliser et de dilater autant que possible le côté concave, pendant que la pression s'exerce sur la convexité.

Cette attitude est assez fatigante ; aussi ne saurait-elle être conservée pendant plus de cinq à six minutes. C'est là du reste le reproche général qu'on peut faire à tous les appareils réalisant le redressement du rachis dans la station debout. De là l'utilité des appareils qui permettent le redressement dans la situation horizontale. Un des plus simples est le plan incliné, qui permet d'exercer l'extension continue en prenant point d'appui sur la tête et sous les aisselles. Un autre appareil très simple également permet

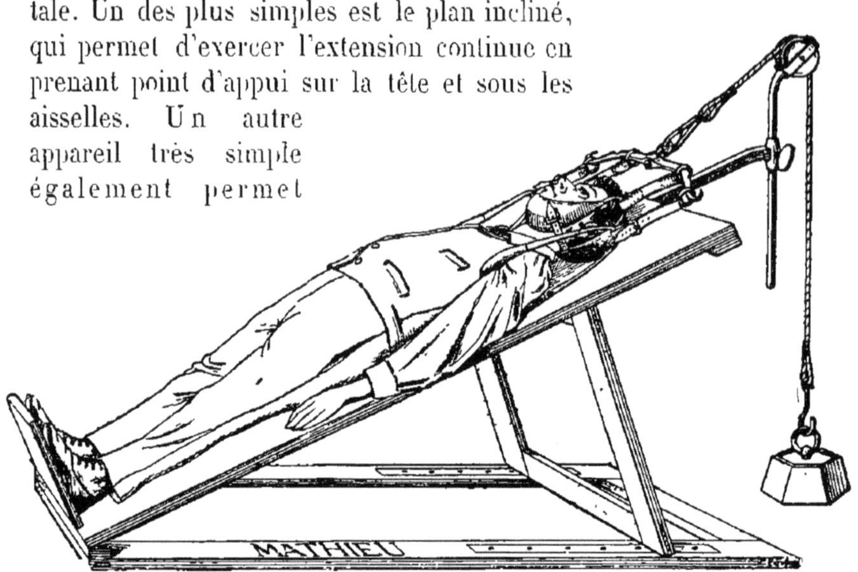

Fig. 349. — Plan incliné permettant l'emploi de l'extension continue.

d'exercer les pressions latérales dans la position horizontale. C'est un cadre en bois, en forme d'un tabouret renversé sur son siège, soutenant une sangle qui peut être tendue ou relâchée à volonté. Le malade se place sur cette sangle dans le décubitus latéral, de façon à ce que la sangle embrasse exactement la convexité de la courbure. L'avantage de ces moyens, c'est que leur emploi peut être continué pendant un temps beaucoup plus long que ceux qui réalisent le redressement dans l'attitude verticale, pendant une demi-heure ou trois quarts d'heure par exemple.

Mais quelle que soit l'importance des moyens de redressement, il est bien évident que le résultat fourni par eux serait tout à fait illusoire, si les malades n'avaient pas une force suffisante pour maintenir par eux-mêmes le résultat obtenu. Bien plus, loin d'être un avantage, la mobilisation, dans ces conditions, serait une véritable calamité, puisque, les malades se laissant aller, on verrait bientôt se produire une exagération des courbures. De là, l'importance de la gymnastique orthopédique qui, en même temps qu'elle procure le redressement par les attitudes données au tronc, a pour but de développer le système musculaire.

Ces exercices sont de deux sortes ; dans les uns, le malade reste passif ; c'est le chirurgien qui imprime au tronc les diverses atti-

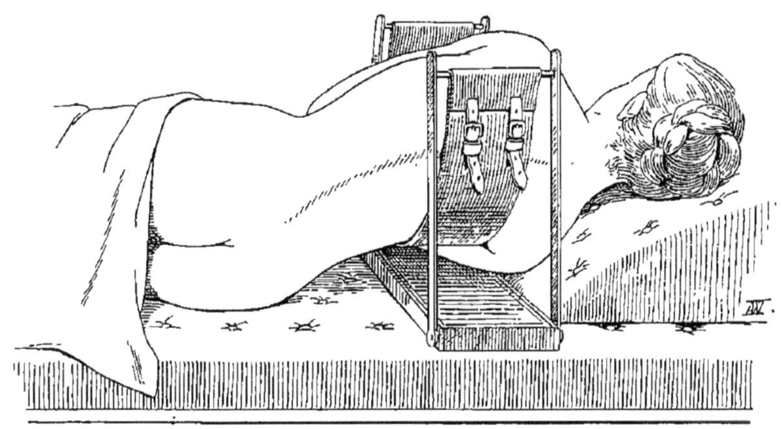

Fig. 350. — Sangle pour l'inclinaison latérale du tronc (d'après Busch).

tudes propres au redressement ; dans les autres, c'est le malade lui-même qui agit. Ces deux ordres d'exercices orthopédiques peuvent du reste être très utilement combinés.

Un des meilleurs me paraît être le redressement le long d'un poteau vertical composé de deux montants reliés entre eux par des barres transversales ; l'appareil se termine en bas par une planchette horizontale sur laquelle monte le malade. Les talons réunis appuient contre les montants verticaux, la pointe des pieds est tournée en dehors. Le bassin est fixé par une ceinture transversale aux montants eux-mêmes : le malade se redresse le plus possible et appuie par toute la partie postérieure du corps contre les montants verticaux ; la tête est maintenue droite et fixe, appuyée par la région occipitale. Dans cette attitude de redressement aussi complet que possible, le malade exécute de larges mouvements respiratoires associés aux mouvements des bras. Les mouvements d'élévation des bras coïncident avec l'inspiration ; les mouvements d'abaissement avec l'expiration.

Un autre exercice également fort utile, c'est celui qui consiste, le bassin étant maintenu immobile, à faire imprimer au tronc des mouvements alternatifs d'inclinaison en avant et de redressement. Pour cela, le malade est placé debout sur une planchette horizontale, les talons appuyés contre un rebord saillant, de façon à être certain qu'ils sont bien au même niveau. Le chirurgien, assis derrière le malade, fixe aussi complètement que possible les membres inférieurs. Le malade imprime alors à tout le tronc un mouvement d'inclinaison en avant associé à un mouvement de projection des membres supérieurs, dans une attitude analogue à celle du mouvement de plonger; aussi, désignons-nous vulgairement cet exercice sous le nom d'exercice du plongeon. Quand l'inclinaison en avant est aussi complète que possible, le malade se redresse brusquement par un mouvement inverse du précédent, les bras d'abord projetés en avant, puis écartés latéralement et venant retomber sur les côtés du corps. Cet exercice, qui ne laisse pas que d'être assez fatigant, sera répété douze ou quinze fois avec quelques intervalles de repos. Il est très favorable au redressement des courbures anormales; on en peut juger en voyant le redressement qui s'opère du côté de la colonne vertébrale, pendant l'effort que fait le

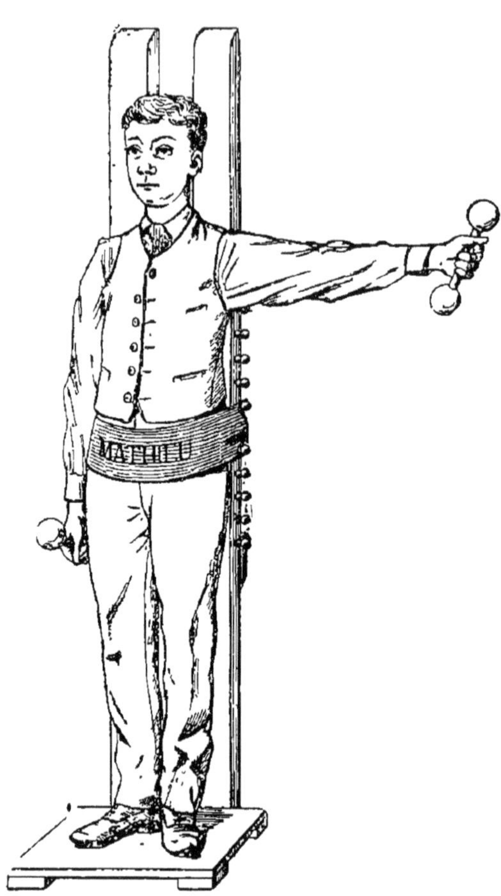

Fig. 351. — Poteau à doubles montants verticaux du Dr Kirmisson pour le redressement du tronc, associé aux larges mouvements respiratoires et aux mouvements des bras.

malade pour projeter en avant le tronc et les membres supérieurs.

Nous recommandons vivement aussi l'exercice des haltères. Le malade étant debout, bien d'aplomb, embrasse d'une main le côté convexe, le côté droit par exemple, s'il s'agit d'une scoliose dorsale droite, tandis que le bras gauche, chargé d'un haltère de 1

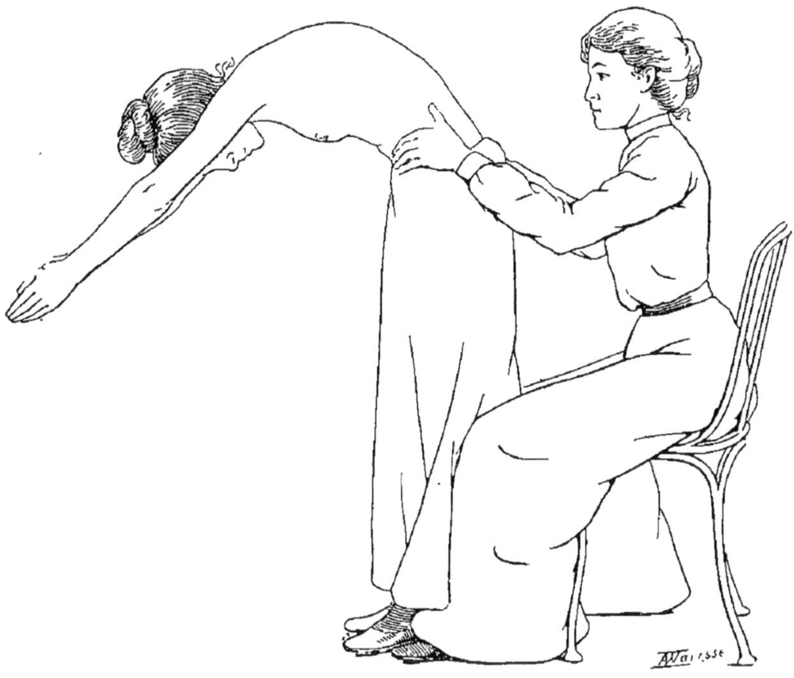

Fig. 352. — Mouvement de projection du tronc et des bras en avant, le bassin étant soutenu par les mains de l'orthopédiste, ou mouvement de plongeon.

à 2 kilogrammes, exécute des mouvements alternatifs d'élévation et d'abaissement. Afin que les mouvements s'exécutent d'une manière bien rythmique, et aussi pour forcer le malade à de larges inspirations, il est bon de l'engager à faire ces mouvements en mesure en comptant à haute voix. L'orthopédiste aide au redressement du tronc en soutenant avec la main gauche la hanche gauche, tandis qu'avec sa main droite, il comprime la voussure des côtes droites.

L'appareil de Larghiader peut aussi, dans le traitement de la scoliose, rendre d'excellents services. Il se compose de deux cordes munies de poignées et glissant l'une sur l'autre ; à l'extrémité de chacune d'elles est suspendu un poids de valeur variable. Élevé au-dessus de la tête du malade et ramené d'avant en arrière à la hauteur des épaules, cet appareil convient très bien pour amener l'effacement des omoplates, et combattre la tendance à la cyphose. On peut aussi, faisant placer un bras au-dessus de l'autre, redresser la courbure anormale du rachis, et même lui imprimer une courbure en sens opposé.

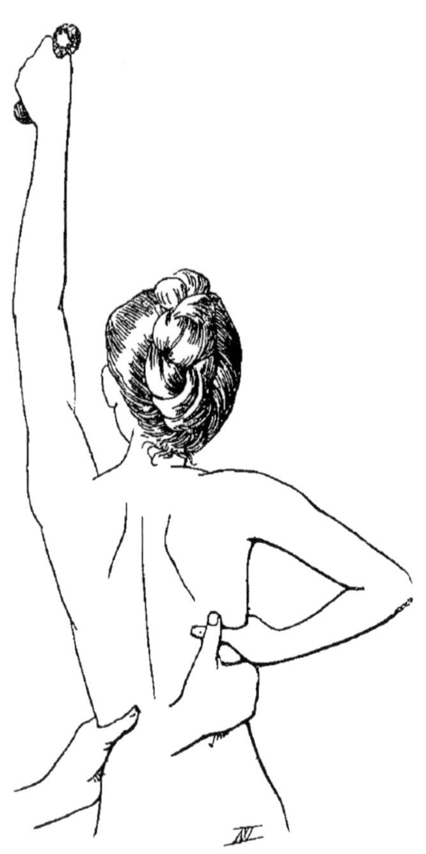

Fig. 353. — Exercice des haltères. La malade atteinte d'une scoliose dorsale droite refoule avec la main droite le côté convexe, tandis que la main gauche, chargée d'une haltère, se porte en haut de façon à opérer le redressement de la colonne vertébrale. Les mains de l'orthopédiste soutenant à gauche le bassin, à droite la convexité du thorax, aident au redressement.

Pendant ces mouvements, il est indispensable que la malade soit bien soutenue avec les deux mains de l'orthopédiste, placées l'une sur la paroi abdominale, l'autre sur la région dorsale : sinon, les malades ont toujours tendance à porter l'abdomen en avant et à creuser la région lombaire, exagérant ainsi la cyphose dorsale, au lieu de la redresser. Les mêmes résultats peuvent être obtenus avec le bâton de gymnastique.

Les exercices de redressement dans la position verticale peuvent être variés de cent manières différentes. On peut, faisant suspendre le malade à des anneaux, l'engager à imprimer au tronc des mouvements de latéralité en sens inverse de la courbure vicieuse ; on peut, soutenant le bassin avec les mains de façon à le maintenir immobile, faire incliner le tronc du côté malade pour ramasser à terre un haltère et le soulever. Nous représentons encore ici, d'après Busch, l'exercice qui consiste à faire prendre point d'appui au malade sur deux perches verticales; le tronc est propulsé en avant, dans l'attitude de la lordose lombaire. Le malade doit revenir ensuite à la direction verticale; pendant ce mouvement, l'orthopédiste, appuyant avec le poing sur la région lombaire,

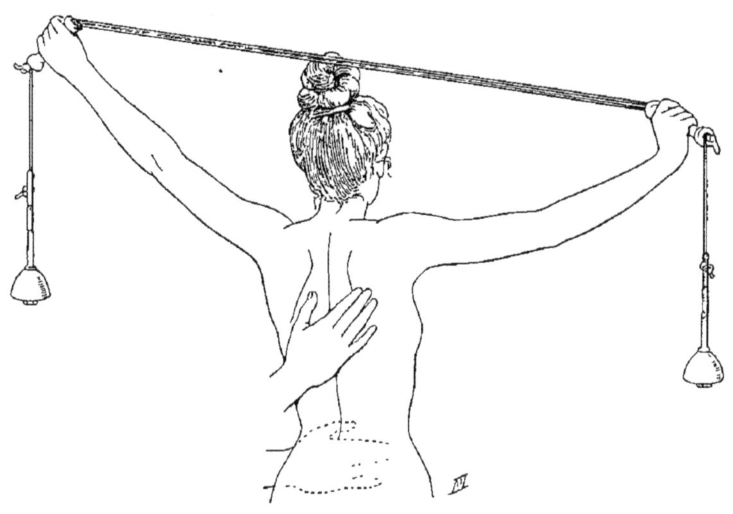

Fig. 351. — Exercice de redressement du tronc à l'aide de l'appareil de Larghiader passé d'avant en arrière au-dessus de la tête et ramené à la hauteur des épaules.

oppose une résistance à l'effort que doivent accomplir les muscles des gouttières vertébrales.

Un bon exercice, conseillé par Wide, c'est celui qui consiste, le malade étant assis sur un tabouret, à le faire se fendre comme pour l'escrime, le membre inférieur droit, par exemple, étant étendu en arrière, tandis que le membre supérieur du côté opposé est lui-même porté en avant.

Viennent ensuite les exercices de redressement dans la situation horizontale. Pour cela, le malade est couché sur une table horizontale pourvue latéralement de crochets qui permettent d'y fixer une ceinture en coutil. Les exercices de redressement s'exécutent, soit d'arrière en avant, soit d'avant en arrière. Pour le redressement d'arrière en avant, le malade est couché sur le dos. La ceinture immobilise les membres inférieurs au niveau des genoux, de façon à empêcher ceux-ci de se fléchir. Le malade croise les bras sur la poitrine, et au commandement du chirurgien, se redresse d'arrière en avant, sans prendre point d'appui avec les mains, jusqu'à ce qu'il se trouve assis, le tronc dans la rectitude parfaite. Il exécute ensuite le mouvement inverse, d'avant en arrière, pour revenir à la position horizontale. Tous ces mouvements doivent être faits avec une grande lenteur et une grande précision.

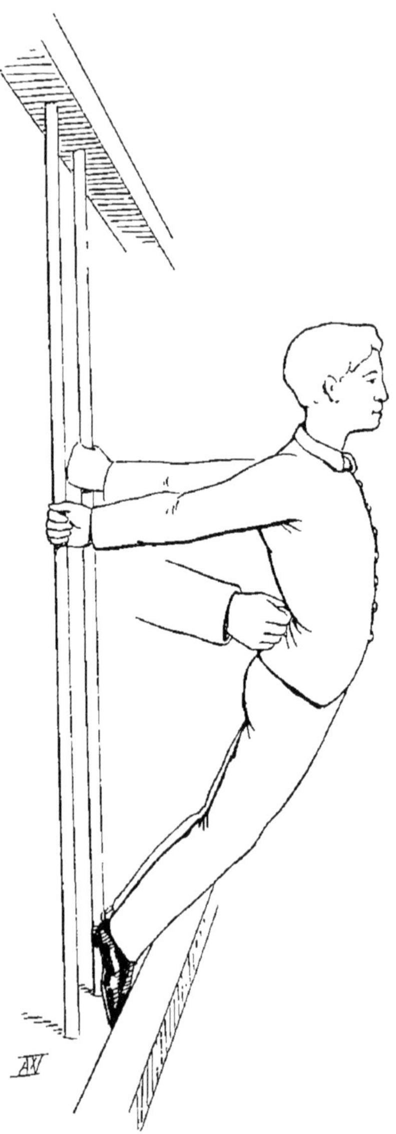

Fig. 355. — Exercice de redressement du tronc d'arrière en avant, le malade prenant point d'appui sur deux perches verticales (d'après Busch).

Pour le redressement d'avant en arrière, le malade se couche à plat ventre, et s'avance vers le bord de la table, jusqu'à ce que tout le tronc déborde la table, l'articulation sacro-vertébrale répondant à son bord libre. Les membres inférieurs sont fixés comme précédemment à l'aide de la ceinture; le malade incline tout le corps en avant, les bras placés derrière le dos, puis se redresse autant que possible, de façon à ce que le corps décrive un arc à concavité postérieure. La tête elle-même doit être placée dans une position d'hyperextension, la nuque reposant entre les épaules.

Ces mouvements ne laissent pas que d'être assez pénibles; aussi ne peuvent-ils être répétés un grand nombre de fois. J'engage à les faire exécuter huit à dix fois chacun. Dans le mouvement de redressement d'arrière en avant, les muscles de l'abdomen; dans celui de redressement d'avant en arrière, les muscles spinaux, entrent en jeu. Bien souvent, les malades, au début, sont dans l'impossibilité d'exécuter seuls cet ordre de mouvements. Plus

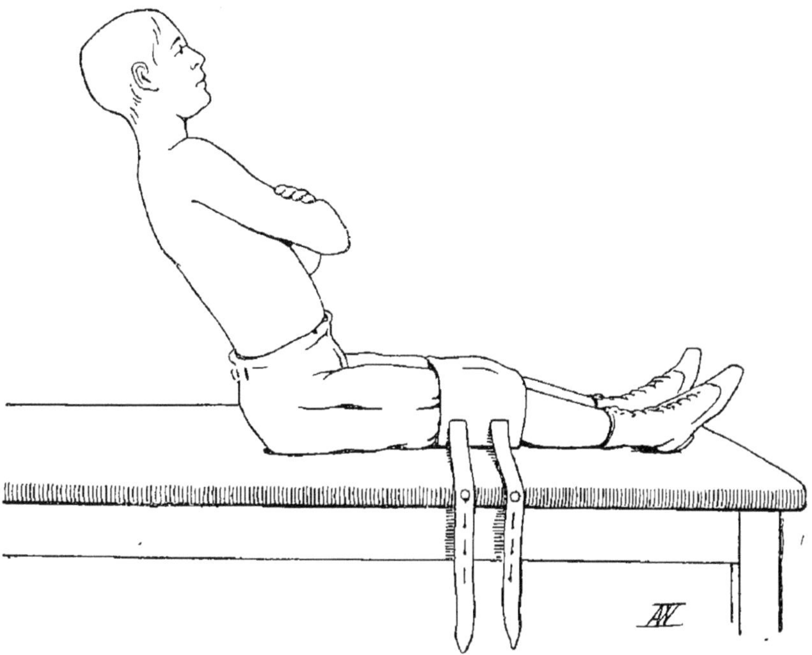

Fig. 356. — Exercice de redressement du tronc d'arrière en avant; le malade étant étendu horizontalement sur une table, les membres inférieurs maintenus par une sangle, se redresse d'arrière en avant sans prendre point d'appui avec les bras.

tard, les muscles se fortifiant, ils arrivent à se passer de l'assistance du chirurgien.

On peut encore, pendant que le malade est couché horizontalement sur la table, en profiter pour imprimer au tronc un mouvement de détorsion. Pour cela, le corps dépasse la table, comme précédemment; les membres inférieurs sont fixés; le malade embrasse avec ses deux mains la ceinture de l'orthopédiste, tandis que celui-ci imprime au tronc un mouvement d'inclinaison latérale et de torsion en sens inverse de l'inclinaison vicieuse.

Chaque séance de traitement orthopédique doit durer une

demi-heure ou trente-cinq minutes environ, y compris les intervalles de repos entre les divers exercices. On y joint le massage sous ses diverses formes, par effleurage, par percussion des muscles et par pétrissage. L'électrisation peut également être

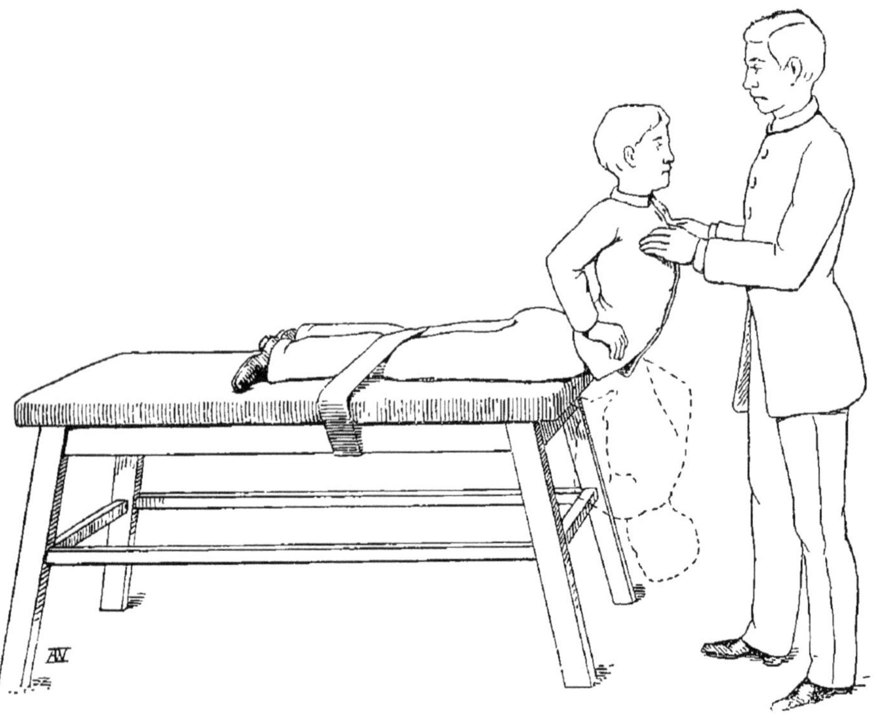

Fig. 357. — Redressement du tronc d'avant en arrière, le malade étant horizontalement étendu (d'après Busch).

d'un grand secours quand le système musculaire est particulièrement affaibli. Je conseille l'électricité faradique pendant cinq à six minutes environ, appliquée, soit aux muscles spinaux, soit aux muscles de l'abdomen, suivant les cas.

Chaque séance de traitement doit nécessairement être suivie d'un repos prolongé sur le plan incliné, pendant trois quarts d'heure ou une heure.

Traitement de quelques formes de scoliose en particulier; scoliose cervico-dorsale; scoliose statique. — Tout ce que nous venons de dire s'applique au traitement de la scoliose en général. Mais il est, dans certains cas, des précautions spéciales qu'il faut observer. Il est bien évident, par exemple, qu'en cas de scoliose cervico-dorsale, les divers exercices que nous venons d'énumérer auront peu d'influence; il faut, en pareil cas, insister surtout sur la suspension verticale, en faisant placer à un niveau plus élevé la main répondant à la conca-

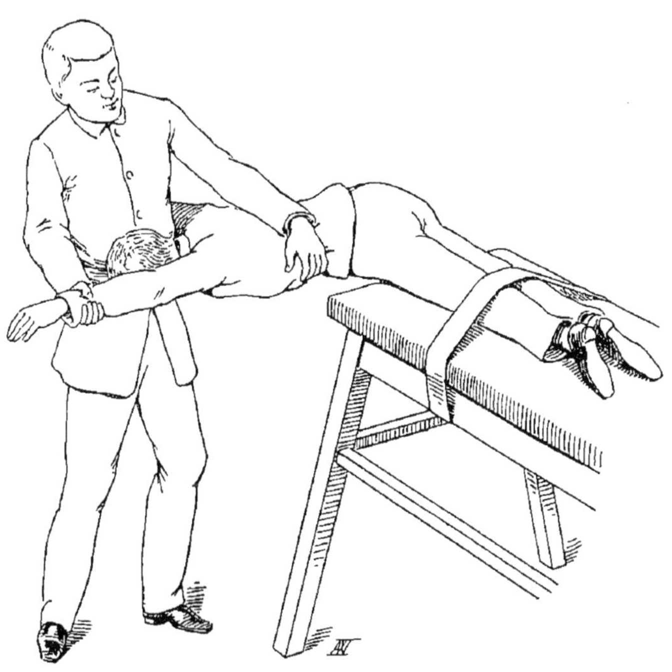

Fig. 358. — Mouvements d'inclinaison latérale du tronc, le malade étant horizontalement étendu (d'après Busch).

vité de la courbure. Dans les cas même où la tête s'incline sur une des épaules, on peut avoir recours à la suspension oblique pour la ramener à l'attitude verticale, absolument comme dans le traitement du torticolis.

Dans la scoliose statique, c'est l'inclinaison vicieuse du bassin qui entraîne l'inclinaison de la colonne lombaire du côté du bassin qui est le plus bas. Force est donc tout d'abord de rendre au bassin sa direction horizontale. On y arrive facilement en faisant porter au malade une semelle surélevée. Le mieux est de se servir d'une semelle en liège que l'on place dans l'intérieur de la bottine, de façon qu'il n'y ait rien de visible à l'extérieur. On rétablit ainsi l'équilibre du bassin pendant la marche et la station debout. Mais il est évident que cette disposition reste sans effet dans la position assise ; il faut alors recourir au siège oblique de Volkmann, qui rétablit l'équilibre du bassin, en surélevant une des tubérosités de l'ischion.

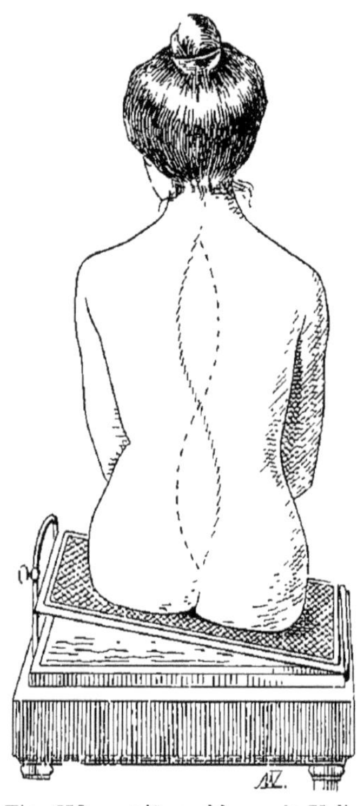

Fig. 350. — Siège oblique de Volkmann pour le traitement de la scoliose lombaire primitive.

Traitement général. — Nous venons d'indiquer la part prépondérante que nous faisons à la gymnastique orthopédique, dans le traitement de la scoliose. Mais, sous peine de fatiguer outre mesure les malades, elle ne peut être mise en œuvre que pendant un temps restreint. Les abandonner à eux-mêmes pendant le reste du temps, c'est s'exposer à perdre tous les bénéfices du traitement. Il faut donc de toute nécessité y associer le repos dans la situation horizontale, et aussi pour les heures de marche et de station debout, un appareil de soutien, autrement dit un corset, dont la force sera adaptée à chaque cas particulier. Il ne s'agit pas, je le répète, d'appareil portatif de redressement, mais uniquement d'appareil de soutien.

Je donne la préférence aux corsets en coutil fort munis de tuteurs latéraux en acier et d'épaulières croisées au milieu du dos.

En un mot, la méthode que je préconise est une méthode éclectique, dans laquelle la gymnastique orthopédique, le repos méthodique et un appareil de soutien sont associés dans des proportions différentes, suivant la forme de scoliose, et suivant l'état général des malades. S'agit-il de jeunes gens robustes, nous insistons davantage sur le traitement orthopédique, et, en particulier, sur le redressement. Au contraire, en présence de jeunes filles faibles, dont le rachis possède une laxité exagérée, en présence d'une scoliose à marche rapide, impliquant un défaut de résistance du tissu osseux, on fera une part plus grande au repos prolongé. Les appareils de soutien ne seront jamais considérés que comme des moyens accessoires de traitement, ou bien comme des moyens palliatifs, en cas de scolioses graves et irréductibles.

Il y a encore à tenir compte, dans le choix des moyens à employer, de l'âge des malades. Chez les jeunes enfants au-dessous de dix ans, la gymnastique orthopédique est à peu près inapplicable. Le plus souvent, ils ne comprennent pas ce qu'on exige d'eux; si même ils le comprennent, on n'arrive pas à fixer leur attention; les mouvements sont exécutés sans régularité et sans précision. On est donc réduit chez eux au repos et aux appareils portatifs. Chez les tout jeunes enfants, de deux à trois ans par exemple, les appareils portatifs ne sont même plus de mise; ils fatiguent les petits malades par leur poids; en outre, les enfants n'ayant pas les hanches suffisamment développées, les appareils n'ont pas de point d'appui solide et se déplacent avec la plus grande facilité. Force est donc de s'en tenir chez eux au repos dans la situation horizontale, en les faisant coucher dans une gouttière de Bonnet, ou leur appliquant, suivant l'âge, un corset en gutta-percha ou un corset plâtré.

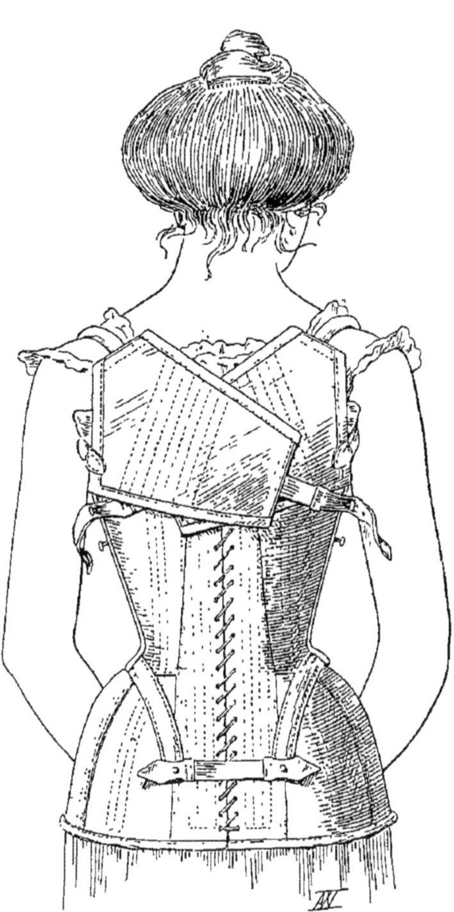

Fig. 300. — Corset en coutil avec tuteurs latéraux et épaulières (modèle du Dr Kirmisson).

Quelle que soit la méthode de traitement local à laquelle on ait recours, il est avant tout nécessaire de ne pas négliger le traitement général. On a trop souvent le tort de regarder la scoliose uniquement comme une déformation consécutive à une attitude vicieuse, et non comme une maladie.

Beaucoup de mères, en nous présentant leurs filles, insistent sur ce point qu'elles ont une santé générale excellente; mais qu'elles se déforment parce qu'elles ont pris la fâcheuse habitude de se mal tenir. A quoi je réponds : Non, les jeunes filles ne se déforment pas parce qu'elles se tiennent mal; elles se tiennent mal, au contraire, parce qu'elles se déforment, ou, plus simplement, parce qu'elles n'ont pas la force de se bien tenir.

Ce malentendu entre l'appréciation des familles et les saines notions de la pathologie est cause de bien des malheurs. Considérant les jeunes filles comme bien portantes, on les laisse dans des pensionnats où elles languissent, ou bien, si elles sont élevées chez leurs parents, on ne consent à supprimer aucun exercice de classe, aucune leçon d'agrément, musique ou dessin, aucun plaisir. On croit avoir fait tout son devoir parce qu'on a affublé les jeunes filles d'un corset lourd et compliqué, et l'on mesure l'importance du sacrifice au prix de l'instrument. Ou bien encore, on surajoute à tous les travaux que nous venons d'énumérer un traitement orthopédique qui, sans le repos prolongé qui en est le corollaire nécessaire, ne fait qu'imposer aux malades un surcroît de fatigue sans aucun profit.

Le traitement de la scoliose ne fera de réels progrès que le jour où on se décidera à la traiter, non pas comme une déformation accidentelle, survenue sous l'influence d'une cause locale, mais bien comme l'expression d'une maladie générale. C'est dire que nous accordons au traitement général une place de la plus haute importance.

Il convient, avant tout, de mettre les malades dans de bonnes conditions hygiéniques. Celles qui sont internées dans un pensionnat doivent en être retirées; les heures d'études doivent être diminuées ou même supprimées. Les malades doivent faire un exercice modéré, vivre au grand air, à la campagne, ou mieux encore au bord de la mer.

Au nombre des modificateurs généraux les plus importants se place l'hydrothérapie, soit sous forme d'affusions froides avec une éponge mouillée, soit sous la forme de douches véritables. Les bains de mer, chauds ou froids, suivant les cas, doivent être également conseillés. Outre l'action de l'eau froide, il faut encore faire intervenir la natation, qui constitue un excellent exercice, capable de redresser la colonne vertébrale et de favoriser l'ampliation du thorax.

Comme médicament, l'huile de foie de morue doit être mise au premier plan ; on l'associe aux préparations phosphatiques. Pendant l'été, on la remplace par ses succédanés, le vin iodé ou le sirop iodo-tannique. Chez les jeunes filles anémiques, les préparations ferrugineuses trouvent aussi leur emploi.

III. — DES DÉVIATIONS DU RACHIS DANS LE SENS ANTÉRO-POSTÉRIEUR (CYPHOSE, LORDOSE)

Beaucoup moins importantes que les déviations latérales, les déviations du rachis dans le sens antéro-postérieur existent bien plus rarement à l'état isolé ; elles sont plus facilement curables et n'aboutissent pas à des difformités aussi prononcées.

A. — *Cyphose ou déviation à convexité postérieure.*

La cyphose, comme la scoliose, se voit à deux périodes de la vie chez les enfants, d'abord dans la première enfance, puis dans la seconde enfance et l'adolescence.

La cyphose des jeunes enfants se rencontre habituellement en même temps que les autres manifestations du rachitisme. L'appareil ligamenteux et le système musculaire participent à la faiblesse du tissu osseux ; quand les enfants commencent à marcher et à s'asseoir, ils n'ont pas la force suffisante pour maintenir leur colonne vertébrale dans la rectitude. Aussi voit-on celle-ci s'affaïsser et prendre la forme d'une courbe à convexité postérieure. Cette pathogénie explique que la cyphose se montre seulement dans le cours de la seconde ou de la troisième année. C'est sur le segment inférieur de la région dorsale et sur la région lombaire que porte la difformité, affectant la forme d'une cyphose dorso-lombaire. Généralement il se forme, à la région cervico-dorsale, une courbure de compensation en sens inverse, rejetant la tête en arrière.

Cette cyphose de la première enfance n'est généralement pas fixe et disparaît dès que le petit malade est couché.

La cyphose de la seconde enfance et de l'adolescence reconnaît souvent pour cause l'hérédité. Bon nombre de pères, ou de mères cyphotiques transmettent à leurs enfants leur difformité. Ou bien encore ce sont des frères ou des sœurs qui sont atteints de scoliose. Comme causes occasionnelles, il faut faire intervenir les attitudes professionnelles, la myopie, l'habitude de se pencher en avant pendant les heures de classe, ou le travail à l'aiguille chez les jeunes filles. Beaucoup de malades présentent une croissance rapide et une taille exagérée pour leur âge.

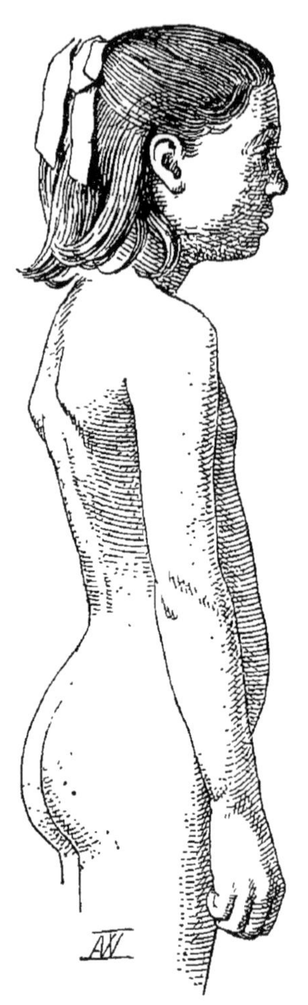

Fig. 301. — Cyphose dorsale avec lordose lombaire de compensation ; projection du ventre en avant, saillie des omoplates.

Ce qui engage généralement les parents à consulter le chirurgien, c'est l'habitude qu'ont les enfants de porter constamment la tête en avant, et aussi la saillie anormale des omoplates, détachées par leur angle inférieur du plan des côtes (scapulæ alatæ). La cyphose peut, du reste, à cette période de la vie, se présenter sous deux aspects différents.

Dans une première forme, les courbures normales du rachis sont exagérées. Les malades se présentent à nous le dos arrondi, le cou tendu en avant. Sur cette saillie exagérée de la région dorsale se détache la pointe des omoplates qui ne s'appliquent plus sur le plan des côtes ; à la région lombaire se voit une lordose exagérée (ensellure). Les épaules sont tombantes en avant ; il en résulte que, vu par sa partie antérieure, le thorax paraît rétréci et excavé, les dépressions sous-claviculaires sont exagérées ; la pointe du sternum et les régions hypochondriaques sont projetées en avant, ainsi que l'abdomen, refoulé par l'ensellure lombaire.

Dans la seconde forme, le dos est bien encore arrondi, et les omoplates saillantes; mais il n'y a pas de lordose lombaire. Au contraire, la colonne vertébrale, dans son ensemble, forme une courbe unique à convexité postérieure, qui s'étend depuis la région dorsale supérieure jusqu'au bassin. La cyphose est dite totale. Comme dans la cyphose dorsale, les épaules sont abaissées et portées en avant, la poitrine excavée à sa partie antérieure, mais l'abdomen n'est pas saillant, et le creux épigastrique est profondément déprimé.

Quand on examine attentivement les malades, on voit que rien n'est plus rare que la cyphose pure. Le plus souvent il s'y joint un certain degré de scoliose, par exemple, de scoliose dorsale à convexité droite. Mais habituellement cette scoliose n'a que très peu d'importance; la déformation est légère et n'a pas de tendance à progresser.

Dans d'autres cas cependant, la scoliose concomitante se développe au point de devenir la déformation essentielle, constituant cette forme à laquelle on donne le nom de cypho-scoliose. Cette cypho-scoliose n'est pas rare chez des malades à développement intellectuel imparfait, chez des dégénérés, sur qui pèse une hérédité fâcheuse. Ce qui leur fait défaut, suivant l'expression de Hoffa, c'est moins la force musculaire que l'énergie et la force de la volonté. Chez ces malades, le pronostic, en raison même de ces conditions spéciales, prend un caractère particulier de gravité. En effet, dans un grand nombre de cas, rien n'est plus facile que d'obtenir par un traitement orthopédique convenable la guérison de la cyphose, mais à la condition que nous soyons aidés par le concours des malades. Chez ces jeunes gens sans énergie morale, sans volonté, chez ces dégénérés auxquels je fais allusion en ce moment, on n'arrive le plus souvent à aucun résultat. Ce sont, comme j'ai l'habitude de le dire familièrement dans mon enseignement, des bipèdes imparfaits.

Il est bien évident, toutefois, que le pronostic de la cyphose dépend aussi en grande partie des conditions locales. Quand la cyphose est ancienne et que déjà il existe une rétraction ligamenteuse très prononcée et des déformations osseuses considérables, on ne saurait plus avoir d'espoir de guérison.

Diagnostic. — La cyphose de l'adolescence ou dos rond peut être confondue avec certaines formes de mal de Pott, dans lesquelles la gibbosité, portant sur un grand nombre de vertèbres, affecte la forme d'une courbe à grand rayon. On a ici pour se guider les douleurs, la raideur du rachis et les phénomènes nerveux, exagération des réflexes, ou, au contraire, début de paraplégie.

Il est encore une autre circonstance qui, dans le cas de cyphose totale, peut prêter à l'erreur. Il arrive en effet que, grâce à la convexité anormale de la région lombaire, le frottement des apophyses épineuses contre la partie postérieure du corset détermine le développement de bourses muqueuses qui peuvent devenir douloureuses. Si, en même temps, comme cela arrive assez souvent, il y a quelque apophyse épineuse qui fasse une saillie plus marquée que les autres, on comprend qu'on puisse songer au mal de Pott. J'ai vu l'erreur commise nombre de fois.

Chez les petits enfants, la mobilité de la cyphose lombaire devrait empêcher de la confondre avec la cyphose pottique. Mais souvent les petits enfants se débattent, se contracturent pendant l'examen, de sorte qu'il est impossible de tirer parti de ce signe, si bien que le diagnostic reste en suspens, et que des examens ultérieurs sont nécessaires pour résoudre définitivement la question.

B. — *Lordose ou déviation à convexité postérieure.*

La lordose ou déviation du rachis à convexité postérieure, beaucoup moins importante que la cyphose, est le plus souvent secondaire ou symptomatique; dans d'autres cas, elle est associée aux autres déformations de la colonne vertébrale. Ainsi, elle fait partie du tableau de la cyphose des adolescents qui, en même temps qu'une voussure exagérée de la région dorsale, présente une excavation très prononcée de la région lombaire. On la rencontre aussi chez les petits rachitiques. Il en est parmi eux un certain nombre qui, avec une excavation exagérée de la région lombaire, présentent des oscillations latérales du bassin, une démarche en canard, qui tout d'abord fait penser chez eux à l'existence d'une double luxation congénitale de la hanche.

Fréquemment aussi les jeunes enfants scoliotiques ont, en même temps que la déviation latérale du rachis à la région dorsale, une lordose lombaire, qui traduit chez eux la faiblesse de l'appareil musculaire et ligamenteux. Il est beaucoup plus rare de rencontrer la lordose à la région dorsale; on voit cependant des malades scoliotiques chez lesquels, non seulement la convexité normale à la région dorsale a disparu, mais où elle est remplacée par une courbure en sens inverse, c'est-à-dire par une lordose dorsale. On comprend combien, en pareil cas, le diamètre antéro-postérieur du

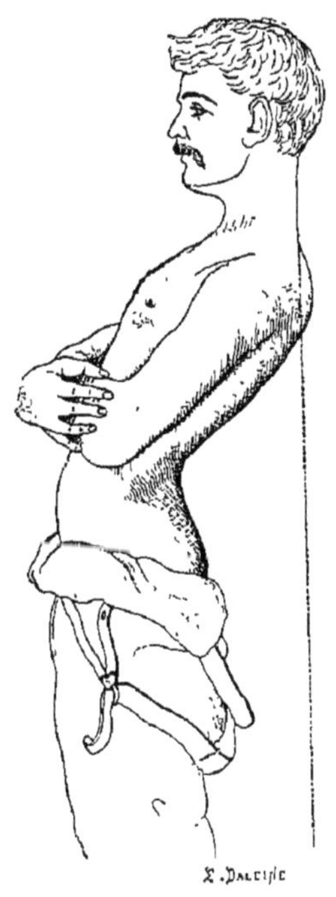

Fig. 362. — Lordose par paralysie des muscles spinaux.

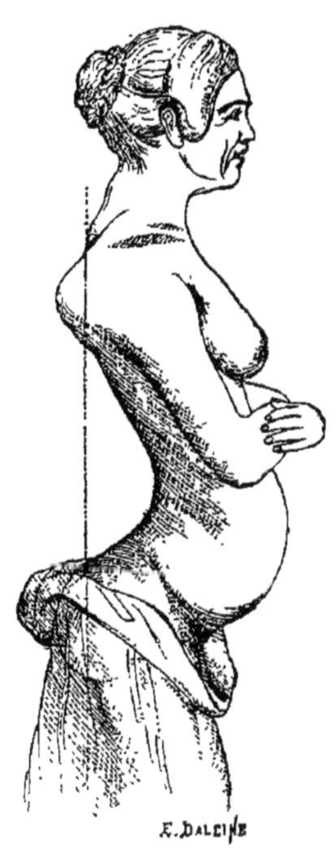

Fig. 363. — Lordose par paralysie des muscles de l'abdomen,

thorax est rétréci, et quelles conséquences en résultent au point de vue de la compression des organes thoraciques.

Chez les petits rachitiques, la lordose existe également à la région cervicale. Chez eux. la tête est habituellement renversée en arrière, et cette attitude s'exagère encore quand on les soulève. Elle n'a du reste rien de fixe et se corrige avec la plus grande facilité.

Diagnostic. — Le diagnostic n'offre pas de difficulté sérieuse. L'examen soigneux de la région des hanches tranche la question du diagnostic avec la luxation congénitale.

Quant à la lordose paralytique, les antécédents, l'atrophie de certains groupes musculaires, l'existence d'autres difformités attribuables à la même cause, du côté des membres, par exemple, permettent de faire aisément le diagnostic. Mais, comme l'a montré Duchenne (de Boulogne), la lordose peut revêtir deux formes, suivant le groupe musculaire qui est primitivement atteint.

Quand ce sont les muscles de l'abdomen qui sont paralysés, le tronc serait menacé de se renverser en arrière ; alors, les muscles de la masse commune et le carré des lombes relèvent fortement le bassin en arrière, et renversent dans le même sens les premières vertèbres lombaires. Il en résulte une ensellure considérable ; dès lors, l'axe de la colonne vertébrale vient tomber en dedans du bassin, au lieu de tomber en arrière de lui, et l'équilibre est rétabli.

Lorsqu'au contraire ce sont les muscles spinaux qui sont paralysés, le malade rejette en arrière le haut du corps ; la partie inférieure du tronc, au lieu de s'excaver, se continue en ligne droite avec le bassin ; la région fessière est effacée. Le centre de gravité est rejeté en arrière du sacrum, et les muscles de l'abdomen, agissant pour le ramener en avant, empêchent le corps de se renverser en arrière.

C. — *Traitement des déviations du rachis dans le sens antéro-postérieur.*

Nous n'avons pas à y insister. Il est bien évident que la faiblesse musculaire et ligamenteuse étant l'origine des accidents, la gymnastique orthopédique doit être mise au premier plan. Il est dans le traitement de la cyphose un exercice très anciennement connu, c'est celui qui consiste à faire marcher les malades les coudes au corps, le tronc dans la rectitude, un objet, un livre, par exemple, étant placé sur la tête pour forcer les malades à la tenir dans l'extension.

Ici encore, l'hydrothérapie sous forme de véritables douches ou de simples affusions froides, les bains froids avec natation, l'électrisation, le massage, trouvent leur application.

Quant aux corsets, il est évident que, dans la cyphose, la pièce principale est représentée par les épaulières croisées au milieu du dos et venant prendre point d'appui sur les tuteurs latéraux. On combattra la lordose par un corset, dans lequel la partie antérieure en tissu élastique vient comprimer l'abdomen et le rejetter en arrière.

IV. — DES DÉFORMATIONS DU THORAX

Les déformations du thorax sont très fréquentes dans le rachitisme, et elles appartiennent le plus souvent au rachitisme de la première enfance. Lorsqu'on les rencontre plus tard, dans le cours de la seconde enfance et dans l'adolescence, les commémoratifs permettent le plus souvent de les rattacher au rachitisme de la première enfance.

Il est parmi ces déformations un grand nombre de variétés. Celle qu'on rencontre le plus souvent, c'est la disposition dans laquelle le thorax, très étroit à sa partie supérieure, s'élargit énormément au niveau des hypocondres, de façon à affecter de haut en bas une disposition infundibuliforme. Chez les petits rachitiques athrepsiques, amaigris, on aperçoit distinctement de chaque côté du sternum les nodosités répondant aux cartilages costaux, et constituant le chapelet rachitique.

Trés souvent, en même temps que le thorax s'élargit énormément par sa base, les côtes et les cartilages costaux se laissent affaisser au niveau des régions hypocondriaques, de sorte qu'il se produit là, de chaque côté du sternum, deux dépressions qui contrastent avec l'éversion du bord libre du thorax, déjeté en dehors par la pression des organes abdominaux. Parfois le creux épigastrique participe à la dépression, de sorte que le thorax paraît divisé en deux parties par une rigole tranversale, qui s'atténue, quand le malade est couché. qui s'exagère au contraire, dans la position assise et dans la station debout.

Une autre déformation qu'on rencontre souvent, c'est celle à laquelle on donne le nom de poitrine en carène, ou encore en bréchet, par comparaison avec la saillie énorme que fait en avant le sternum des oiseaux. Dans cette disposition, le sternum est fortement bombé en avant, et la saillie est rendue plus manifeste encore par l'affaissement des cartilages costaux. Parfois il existe, sur les parties latérales du thorax. deux véritables rigoles longitudinales dont la forme s'adapte à celle des membres supérieurs pendants de chaque côté du tronc. Dans certains cas, l'articulation des deux premières pièces du sternum entre elles forme un angle dont le sommet est tourné en avant. et cette gibbosité contraste avec la dépression de la région épigastrique et des hypocondres.

Il n'est pas rare non plus de rencontrer une difformité thoracique marquée par une asymétrie des deux moitiés du sternum et des cartilages costaux. La moitié droite du sternum, par exemple, et les cartilages costaux correspondants proéminent au devant des mêmes parties du côté gauche; parfois même il arrive que les côtes participent à cet inégal développement, de sorte que toute une moitié antérieure du thorax est en retrait par rapport à l'autre.

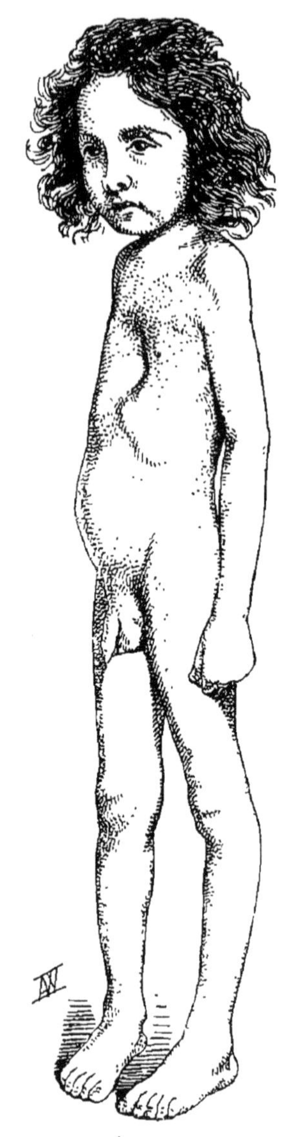

Fig. 364. — Énorme excavation infundibuliforme du sternum chez un jeune garçon qui présente en même temps, à gauche, un notable degré de genu recurvatum.

A côté des déformations rachitiques du thorax, il en est d'autres qui sont souvent congénitales et héréditaires. Elles consistent en une excavation profonde du sternum sur la ligne médiane, qui fait que la face postérieure de l'os se rapproche de la colonne vertébrale et que le diamètre antéro-postérieur du thorax à ce niveau est considérablement rétréci. Plus fréquente dans le sexe masculin, cette déformation affecte des rapports évidents avec la névropathie; on la rencontre chez des épileptiques, chez des dégénérés, chez des aliénés.

Rien n'est plus ingrat que le traitement des déformations thoraciques. Chez les tout jeunes enfants, il ne saurait être question de gymnastique, ni d'appareils orthopédiques. Le meilleur traitement consiste dans le décubitus horizontal prolongé. J'ai l'habitude de montrer à mes élèves qu'en soulevant légèrement à l'aide des mains le tronc des malades ainsi étendus, de manière à imprimer au segment thoracique de la colonne vertébrale une incurvation en sens inverse de sa courbure normale, on corrige immédiatement la difformité. Ces enfants, dont le thorax offrait une plicature transversale très marquée, se redressent et prennent les apparences du thorax le mieux conformé. Me basant sur cette expérience, je conseille, non seulement de faire coucher les petits malades sur un plan horizontal, mais encore d'avoir recours à un coussin convexe qui imprime à la partie postérieure du thorax la même direction que lorsqu'on le soulève à l'aide des mains.

Chez les enfants plus âgés et les jeunes gens, la gymnastique orthopédique et les appareils reprennent leurs droits. Il faut évidemment insister sur tous les exercices respiratoires et sur ceux qui, mettant en jeu la force des membres supérieurs, tendent au développement de la cage thoracique. Y a-t-il asymétrie du thorax, on exercera surtout celui des membres supérieurs qui répond au côté du thorax affaissé. Quant aux appareils, ils doivent être construits sur le même type que les corsets destinés à remédier à la cyphose, c'est-à-dire redresser le segment thoracique de la colonne vertébrale, en portant en arrière les épaules, et faisant saillir en avant la région antérieure du thorax. On peut y joindre des pelotes, et même des pelotes à ressort, comme le conseille Hoffa, agissant sur les parties convexes du thorax; mais, il faut bien le dire, ces appareils sont difficiles à supporter et se déplacent facilement.

V. — DÉFORMATIONS RACHITIQUES DU MEMBRE SUPÉRIEUR

S'il fallait une preuve de l'importance de la pesanteur dans la production des déformations rachitiques du membre inférieur, on la trouverait dans la rareté même des déformations similaires du membre supérieur. Rien n'est plus rare en effet que l'existence des déformations rachitiques du membre supérieur. Elles ont ceci de particulier qu'elles se rencontrent toujours comme expression d'un rachitisme généralisé, en coïncidence, par conséquent, avec d'autres déformations du squelette, genu valgum, incurvation des tibias, scoliose, etc.

1° **Déformations de l'humérus.** — Les incurvations diaphysaires de l'humérus sont particulièrement rares. Elles ont leur convexité tournée, soit en avant, soit en dehors. Les courbures des os de l'avant-bras sont un peu plus fréquentes. Le plus souvent la convexité de la courbure regarde en arrière; c'est, en un mot, l'exagération de la courbure physiologique.

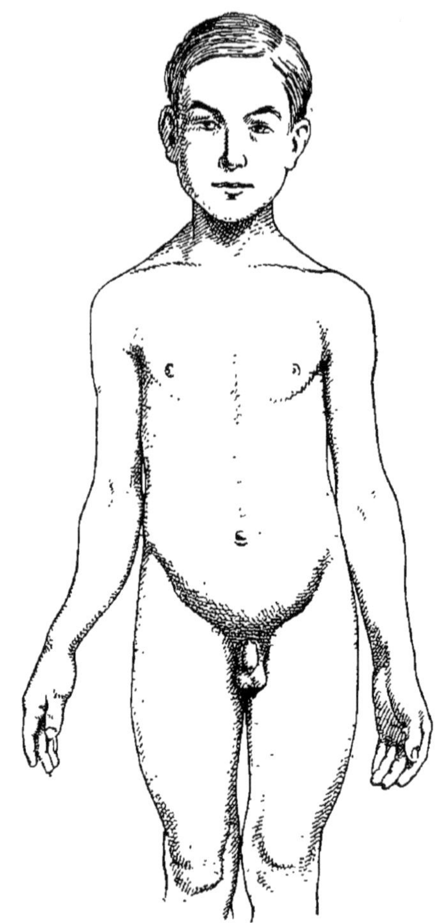

Fig. 365. — Incurvation rachitique de l'avant bras droit.

2° Des déviations de l'articulation du coude (cubitus recurvatus; cubitus valgus; cubitus varus). — Pas plus que la cuisse et la jambe, le bras et l'avant-bras ne se continuent en ligne droite; ils forment entre eux un angle dont le sommet est tourné en dedans, c'est-à-dire du côté du tronc, l'avant-bras étant placé dans la supination complète et la paume de la main regardant en avant. Plus marqué en général chez la femme, cet angle présente de grandes variétés individuelles: Mikulicz l'a trouvé variant entre 157° et 178°, en moyenne 164°.

Lorsque l'angle est plus fermé qu'à l'état normal, on dit qu'il y a cubitus valgus; on donne la dénomination de cubitus varus à la disposition inverse, c'est-à-dire celle dans laquelle le bras et l'avant-bras font entre eux un angle dont le sommet est tourné en dehors. D'après cela, on voit que le cubitus valgus n'est que l'exagération d'une disposition physiologique, tandis que le cubitus varus est une difformité qui n'a pas d'analogue dans l'état normal.

D'autre part, si l'on examine la région antérieure du coude

dans l'extension complète, on voit qu'elle présente une surface légèrement excavée. Il est au contraire des personnes chez lesquelles il y a hyperextension telle de l'articulation que la face antérieure du coude, d'excavée devient plane, ou même présente une surface convexe, bombée en avant. Il se passe là quelque chose de semblable à ce qui caractérise au membre inférieur le genu recurvatum : aussi peut-on donner à cette disposition le nom de cubitus

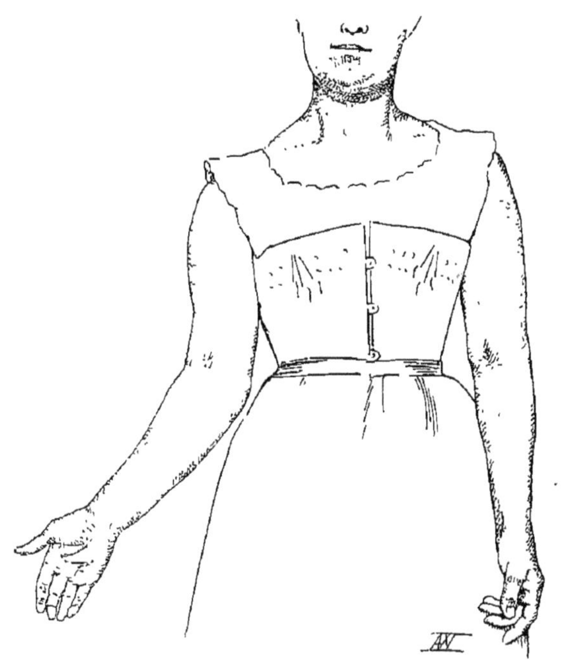

Fig. 366. Cubitus valgus du côté droit.

recurvatus. Elle est du reste loin d'être rare ; on la voit chez des hommes vigoureusement musclés ; mais beaucoup plus souvent chez des jeunes filles frêles et délicates. Il n'est pas rare, notamment, de la rencontrer chez les jeunes filles atteintes de scoliose. Elle témoigne évidemment d'une faiblesse particulière de l'appareil ligamenteux ; peut-être aussi y a-t-il chez quelques personnes une disposition spéciale des surfaces articulaires.

La déformation qui caractérise le cubitus valgus se rencontre habituellement des deux côtés : c'est une simple disposition anatomique, qui n'apporte aucune gène aux fonctions ; aussi comprend-on qu'elle passe le plus souvent inaperçue. Comme le genu valgum, le cubitus valgus se corrige complètement pendant la flexion. L'hérédité se retrouve dans bon nombre d'observations.

3° **Subluxation progressive du poignet.** — Sous le nom de luxation spontanée du poignet, Madelung a décrit un relâchement de cette articulation, qui se fait spontanément, en dehors de tout traumatisme ou de toute lésion inflammatoire. La maladie se produit lentement et s'aggrave peu à peu; comme, d'autre part, elle se montre chez des jeunes gens, j'ai proposé de lui donner le nom de luxation progressive du poignet chez les adolescents.

L'affection commence par une sensation de gêne, de fatigue

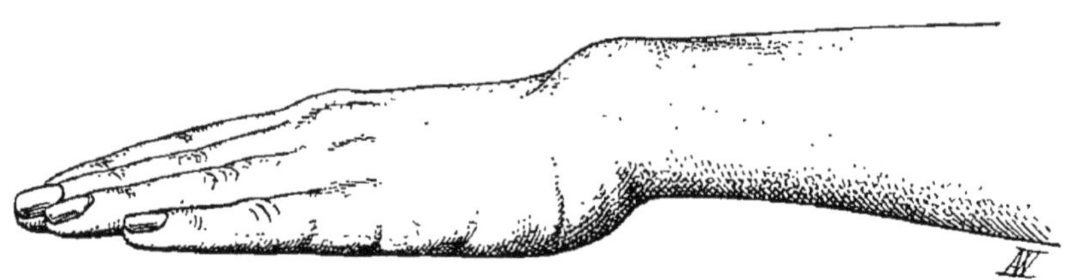

Fig. 367. — Luxation progressive du poignet; main vue par le côté cubital.

dans l'accomplissement des mouvements du poignet, qui fait bientôt place à une véritable douleur. En même temps se produit peu à peu la déformation caractéristique; la main en masse est entraînée sur un plan antérieur, tandis que les os de l'avant-bras, surtout le cubitus, font, à la partie postérieure, une saillie anormale. Cette luxation de la tête du cubitus en arrière fait que la déformation est beaucoup plus accusée du côté cubital. En même temps qu'elle est entraînée en avant, la main est déviée, tantôt en dedans, tantôt en dehors. Chez un jeune garçon de treize ans que nous avons eu l'occasion d'étudier, nous avons noté une légère déviation de la main sur le bord cubital.

Les mouvements d'extension sont limités, ce qui tient, d'après Madelung, à ce que l'extrémité inférieure du radius légèrement incurvée en avant forme un véritable buttoir sur lequel vient s'arrêter la face dorsale du condyle carpien.

La réduction de la difformité ne s'obtient que difficilement et toujours d'une façon passagère. Chez notre malade, en soutenant d'une part la face antérieure du poignet, tandis qu'on exerçait d'arrière en avant une pression sur la tête du cubitus, on arrivait à corriger la difformité; mais. dès qu'on abandonnait les choses à elles-mêmes, la main reprenait son attitude vicieuse.

La gêne fonctionnelle, la déformation, les douleurs, tels sont donc les trois grands caractères de l'affection. Il est à noter qu'au bout d'un temps plus ou moins long, les douleurs disparaissent, la difformité persiste seule. Son évolution complète se ferait dans l'espace de deux ans environ.

Pour ce qui est de l'étiologie, on peut incriminer toutes les professions qui exigent des efforts violents et répétés du poignet, telles que celles de pianistes, de blanchisseuses; Madelung incrimine l'escrime faite avec exagération. Notre malade était apprenti tapissier, et c'est dans un violent effort pour soulever un tapis trop lourd, qu'il avait senti se produire dans la région du poignet un craquement à la suite duquel s'étaient montrées les douleurs et la déformation.

Non seulement il y a distension et relâchement des ligaments; mais Madelung pense qu'à la longue, il se produit, sous l'influence de la prépondérance d'action des fléchisseurs, et par suite du ramollissement des os pendant la période de croissance, une déformation des surfaces articulaires qui les entraîne dans le sens de la flexion. Cette déformation porte uniquement sur l'extrémité inférieure du radius; car, nous l'avons déjà dit, l'extrémité inférieure du cubitus forme au contraire une saillie anormale sur la face dorsale du carpe.

De son côté. M. Duplay a attiré l'attention sur les incurvations de l'extrémité inférieure du radius qui se produisent à peu de distance au-dessus du poignet. Il en a publié deux exemples. Dans le premier cas, il s'agissait d'une jeune fille de treize ans, chez laquelle une déformation du poignet droit s'était produite à la suite d'un léger traumatisme. Elle s'accompagnait d'une exostose du cubitus et de scoliose. Le second fait a trait à une jeune fille de quatorze ans, chez laquelle la lésion était bilatérale, et s'accompagnait également d'exostose du cubitus. Dans un cas comme dans l'autre, l'incurvation du radius avait sa convexité tournée en arrière, de sorte que la main était déviée en avant dans le sens de la flexion. J'ai moi-même observé un fait qui mérite d'être rapproché des précédents. Il a trait à une jeune fille de treize ans qui, en même temps qu'une scoliose à double courbure, présentait une déformation des deux poignets liée à une incurvation de l'extrémité inférieure des radius. Les deux mains étaient déviées sur le bord cubital de l'avant-bras, le carpe subluxé sur la face dorsale, tandis que l'extrémité inférieure du cubitus faisait, à la face palmaire, un relief exagéré. On voit que ce fait et ceux de M. Duplay que je viens de citer diffèrent très notablement de la description de Madelung. Il est donc permis de penser qu'ici comme pour l'extrémité inférieure du fémur, il y a deux ordres de faits, des déviations portant sur l'extrémité inférieure de la diaphyse; à ces faits se rapportent les deux observations de M. Duplay et celle qui nous est personnelle; et des incurvations portant sur l'épiphyse, donnant naissance au complexus symptomatique décrit par Madelung.

Pour ce qui est du traitement de la subluxation progressive du poignet, la première des choses, c'est le repos de la jointure; on pourra y joindre des frictions et des massages qui seront utiles pour soulager les douleurs. Il convient en outre de soutenir le poignet par un appareil convenable pour s'opposer aux progrès de la déformation. Le plus simple et le plus efficace, c'est un gantelet en cuir moulé immobilisant le poignet, tout en laissant aux doigts leur entière mobilité.

Lorsque la difformité est plus considérable, et surtout s'il existe une incurvation évidente de l'extrémité inférieure du radius au-dessus de l'articulation, le seul moyen à conseiller, c'est l'ostéotomie. Le manuel opératoire de cette opération a été très bien établi par M. Duplay. Il a montré qu'il fallait autant que possible éviter la face externe du radius, pour ne pas léser les tendons des radiaux, et reporter au contraire l'incision en avant, comme si l'on voulait faire la ligature de l'artère radiale: donc, à un centimètre et demi au-dessus de l'extrémité inférieure du radius, on fait une incision verticale, juste suffisante pour le passage de l'ostéotome, c'est-à-dire de deux centimètres de longueur. Le tendon du grand palmaire est récliné en avant, les tendons des radiaux en arrière; et l'on arrive aisément sur le radius qui est entamé de dehors en dedans, et sectionné complètement avec l'ostéotome.

Dans le cas particulier que j'ai cité précédemment, de cette jeune fille présentant une incurvation de l'extrémité inférieure du radius à convexité antérieure, j'ai dû faire une excision cunéiforme, tant la difformité était prononcée; le résultat a été très satisfaisant.

VI. — COXA VARA

Bien que des observations isolées aient été publiées antérieurement, c'est Ernest Müller qui a eu le mérite d'appeler, en 1888, l'attention des chirurgiens sur l'incurvation anormale du col du

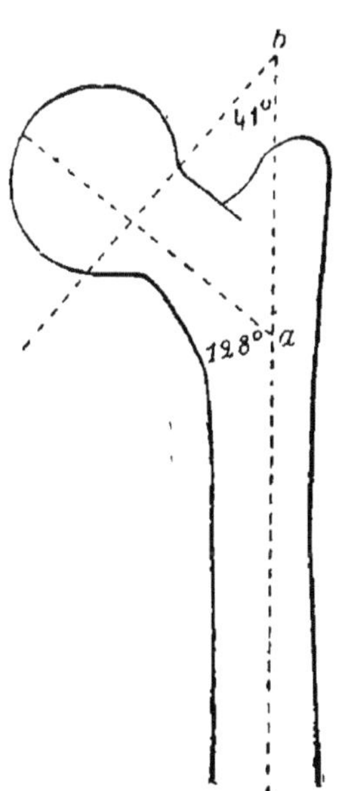

Fig. 368. — Extrémité supérieure du fémur normal. — *a*, angle d'inclinaison mesurant 128°; *b*, angle de direction mesurant 41°.

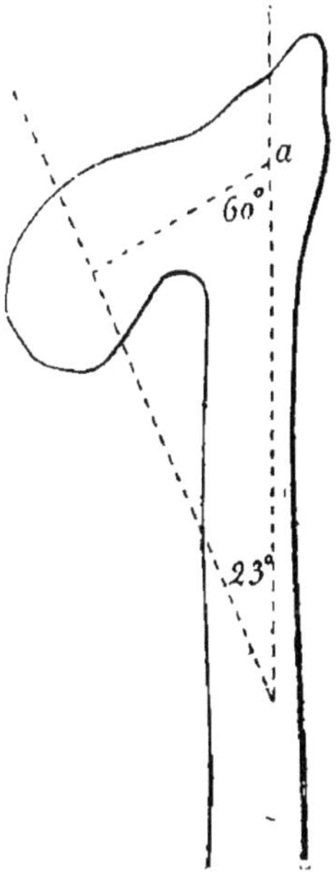

Fig. 369. — Extrémité supérieure d'un fémur atteint de coxa vara. — *a*, angle d'inclinaison réduit à 60°; *b*, angle de direction devenu négatif, et mesurant 25° (d'après Hoffa).

fémur actuellement connue sous le nom de coxa vara. Depuis lors, de nombreux travaux ont été publiés sur la question, notamment ceux de Bruns (de Tübingen), et de Kocher (de Berne) qui, en 1894, créa le nom de coxa vara.

A l'état normal, le col du fémur fait avec le corps de l'os un angle qui mesure 125° à 130°, et qui porte le nom d'angle d'inclinaison. Si cet angle vient à s'affaisser au point d'atteindre l'angle droit, ou même de former un angle aigu, de 60° à 70°, par exemple, on a la déformation à laquelle on donne le nom de coxa vara. Dans cette déformation, le col fémoral est non seulement affaissé, mais encore il est déformé, raccourci, et présente parfois des saillies et des bosselures plus ou moins considérables. Dans les cas où la difformité est très prononcée, la tête s'abaisse tellement qu'elle arrive presque en contact avec le petit trochanter.

Outre l'angle d'inclinaison, il y a encore à considérer, au niveau de l'extrémité supérieure du fémur, l'angle de déclinaison, c'est-àdire que la tête et le col ne se trouvent pas sur un même plan transversal avec le corps, mais font avec ce dernier un angle de 12° ouvert en arrière ; cet angle est exagéré dans les cas de coxa vara.

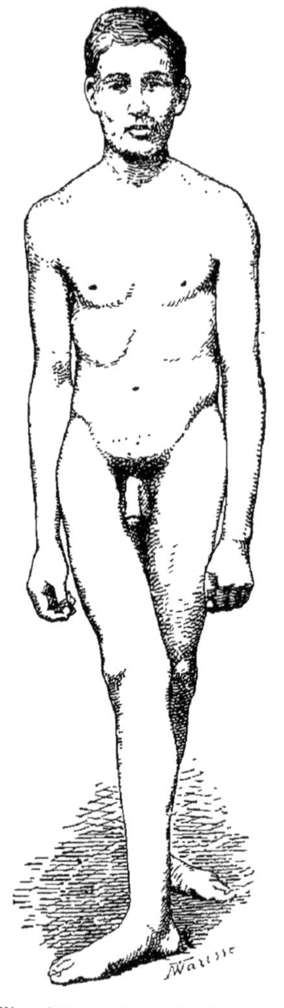

Fig. 370. — Attitude du membre dans la coxa vara (adduction associée à la rotation en dehors), d'après Kocher.

Comme le pied plat et le genu valgum, la coxa vara peut se rencontrer à deux époques de la vie, pendant la première enfance, en coïncidence avec les autres manifestations du rachitisme, ou bien pendant l'adolescence, à l'état de déformation isolée.

La maladie s'annonce par de la fatigue, puis de véritables douleurs, à la fois localisées dans la hanche, et irradiées au niveau du genou, comme dans la coxalgie. Enfin le membre se place dans l'attitude caractéristique, dans laquelle l'adduction est associée à la rotation en dehors, avec un degré plus ou moins marqué de raccourcissement.

La coxa vara peut être simple ou double. Dans la coxa vara double, l'attitude est semblable à celle de la double luxation congénitale, c'est-à-dire qu'il y a ensellure de la région lombaire et dandinement du corps pendant la marche. Dans la coxa vara simple, ce qui domine, c'est le raccourcissement et la claudication.

Sur 79 cas, la maladie était 68 fois unilatérale d'après Hoffa ;

d'après le même auteur, on la rencontre surtout du côté gauche. Ainsi se trouve une fois de plus confirmée la prédilection pour le côté gauche que nous avons notée déjà à propos du pied plat, du genu valgum, et de toutes les déformations rachitiques du membre inférieur en général. Beaucoup plus fréquente dans le sexe masculin, elle y aurait été notée 68 fois sur 90 observations, d'après de Quervain.

La coxa vara s'observe assez souvent en coïncidence avec le pied plat et le genu valgum. Comme pour ces deux dernières affections, il faut faire une place dans la pathogénie aux fatigues professionnelles. Pour ce qui est de la fréquence de la coxa vara, les opinions sont très différentes. Tandis en effet que certains auteurs, tels que Hofmeister (de Tübingen) par exemple, considèrent la maladie comme très fréquente, il nous semble au contraire qu'en France, tout au moins, elle ne se rencontre qu'assez rarement. La raison de cette divergence peut être, selon nous, dans la manière même de comprendre l'affection. Comme le pied plat, le genu valgum et toutes les difformités en général, la coxa vara peut être regardée en effet, soit comme une maladie essentielle, soit comme une affection symptomatique. Ainsi, par exemple, l'affaissement du col fémoral peut se voir dans la coxalgie, dans l'ostéomalacie, dans l'arthrite sèche, ainsi que Maydl (de Vienne) et Nasse (de Berlin) en ont cité des exemples. De même, les fractures du col du fémur, et les décollements épiphysaires peuvent conduire au même résultat.

Suivant qu'on englobera tous ces faits dans la description générale de la coxa vara, ou qu'on réservera ce nom aux seuls cas dans lesquels la difformité s'est produite d'une manière essentielle, en dehors de toute cause appréciable, on arrivera, à propos de la fréquence, à des résultats absolument différents.

Les éléments du diagnostic se tirent de l'attitude du membre dans laquelle l'adduction est associée à la rotation en dehors, et des résultats de la mensuration. Celle-ci permet tout d'abord de constater le raccourcissement ; lorsqu'ensuite on cherche à se rendre compte sur quelle partie du membre porte exactement ce raccourcissement, il est aisé de reconnaître que la distance comprise entre le sommet du grand trochanter et la pointe de la malléole externe est exactement la même des deux côtés. C'est donc que le raccourcissement porte sur le point compris entre l'épine iliaque antérieure et supérieure et le grand trochanter, en d'autres termes, il y a ascension du grand trochanter, ce que permet de constater également le tracé du triangle de Bryant ou de la ligne de Nélaton. Comme, d'autre part, la tête du fémur est bien située dans la cavité cotyloïde, dans des rapports normaux avec l'artère fémorale, cela suffit à distinguer la coxa vara des luxations congénitales ou pathologiques de la hanche. La radiographie permet

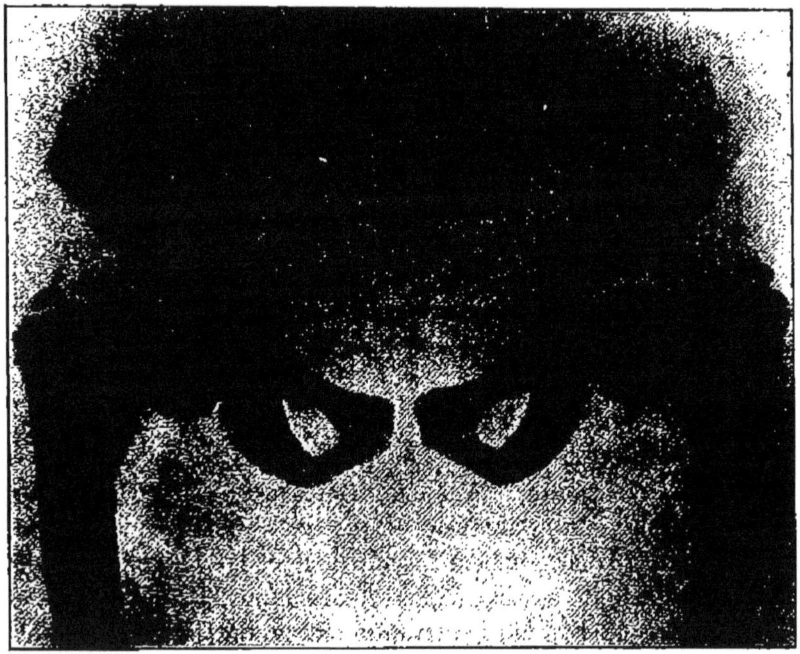

Fig. 371. — Double coxa vara.

d'ailleurs de constater à la fois l'affaissement du col fémoral, et la présence de la tête dans la cavité cotyloïde.

Pour ce qui est du traitement, il doit essentiellement consister avant tout à mettre les malades au repos complet, en exerçant sur le membre l'extension continue, en même temps qu'on le place dans une position moyenne d'abduction. L'appareil d'Hennequin conviendra très bien pour remplir ces diverses indications. Le massage aidera puissamment ensuite à rendre au membre son bon fonctionnement.

Que si la maladie est arrivée au stade de déformation confirmée, on peut songer à une intervention chirurgicale. La résection a été pratiquée par divers chirurgiens (Müller, Hoffa, Kocher); mais elle a l'inconvénient de laisser à sa suite un raccourcissement considérable. Aussi Kraske a-t-il cherché à la remplacer par la résection cunéiforme du col; cette dernière n'est pas exempte de gravité. Dans un cas, elle a déterminé entre les mains de Bergmann la suppuration et la mort par septicémie. L'ostéotomie simple du col, intéressant aussi l'articulation, n'échappe pas aux mêmes reproches. Aussi nous paraît-il plus sage de se contenter, d'une manière générale, de l'ostéotomie sous-trochantérienne, qui, sans ouvrir l'articulation et sans modifier l'inclinaison vicieuse du col fémoral, a du moins l'avantage de corriger l'attitude du membre.

VII. — GENU VALGUM

On donne le nom de genu valgum à la déviation des genoux en dedans, de telle sorte que l'axe du membre passe en dehors de l'articulation.

Le genu valgum se rencontre dans deux conditions différentes, chez les jeunes enfants, et au moment de l'adolescence.

Il y a du reste entre ces deux variétés des différences importantes. Dans le genu valgum de la première enfance, les lésions sont le plus souvent doubles. En outre, à cet âge, le genu valgum est habituellement associé à des déformations rachitiques complexes, telles que le genu recurvatum, les incurvations rachitiques du thorax, les nouures des extrémités osseuses.

Bien que le genu valgum de l'adolescence puisse également être double, on le rencontre plus fréquemment unilatéral que dans la première enfance; le plus souvent, il existe à l'état de lésion isolée, en l'absence de toutes les autres déformations du squelette que nous sommes habitués à rapporter au rachitisme.

Anatomie pathologique. — Les altérations osseuses conduisant au genu valgum peuvent porter sur le fémur et sur le tibia. Les lésions tibiales se rencontrent surtout dans le genu valgum de la première enfance. Elles consistent dans une incurvation du tibia à convexité interne siégeant à peu de distance au-dessous de l'articulation du genou. Souvent en même temps la diaphyse du tibia en totalité est déformée; au lieu de la forme triangulaire, elle présente une forme plus ou moins aplatie, qui caractérise le tibia dit en lame de sabre ou encore tibia platycnémien. Il est très habituel de rencontrer, sur le bord interne de ces tibias, à peu de dis-

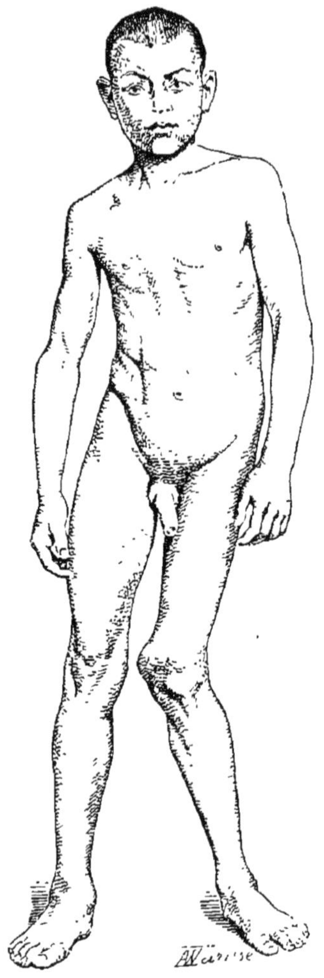

Fig. 372. — Genu valgum avec énorme hypertrophie du condyle interne du fémur.

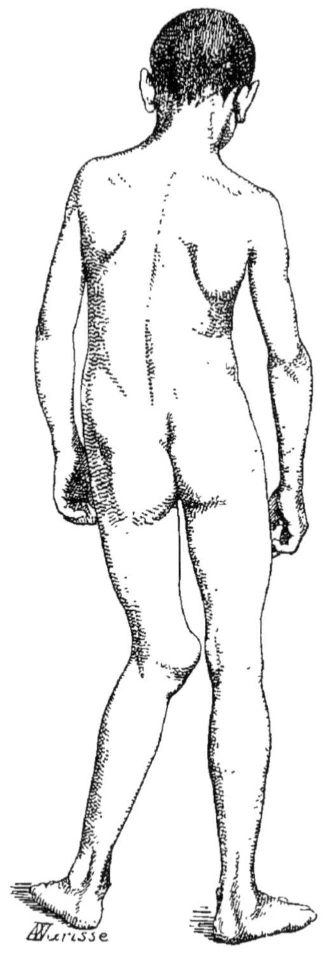

Fig. 373. — Même malade que dans la figure précédente, vu de dos ; l'hypertrophie du condyle interne est rendue plus manifeste encore ; scoliose secondaire.

tance au-dessous de l'articulation du genou, une ou plusieurs exostoses signalées par Mac Ewen, et dites, à cause de cela, épines de Mac Ewen. Les lésions fémorales sont beaucoup plus fréquentes que les lésions tibiales, et, par suite, beaucoup plus importantes.

Ce sont elles qui caractérisent le genu valgum de l'adolescence. Elles sont de deux ordres : il y a d'abord hypertrophie du condyle interne du fémur, hypertrophie qui peut porter sur tous ses diamètres, qui fait que le condyle interne descend beaucoup plus bas que le condyle externe, en même temps que l'interligne articulaire du genou devient beaucoup plus oblique qu'à l'état normal. Dans les cas extrêmes, le condyle interne est aussi beaucoup plus saillant dans le sens transversal et dans le sens antéro-postérieur.

La seconde déformation fémorale consiste dans une incurvation de la diaphyse du fémur portant sur son quart inférieur, incurvation dont la convexité est tournée en dedans et qui a pour conséquence d'abaisser le condyle interne, et d'exagérer, comme dans le cas précédent, l'obliquité de l'interligne articulaire. Cette seconde déformation a été surtout bien indiquée par Mac Ewen ; aussi ai-je coutume de l'appeler déformation de Mac Ewen.

Nature des lésions. — Le genu valgum a sa cause dans la diminution de résistance du tissu osseux que provoque le rachitisme. La chose est évidente pour le genu valgum de la première enfance qui, nous l'avons dit, coïncide habituellement avec des manifestations rachitiques portant sur les membres inférieurs et sur les divers points du squelette. La discussion commence à propos du genu valgum de l'adolescence. Déjà nous avons noté que, le plus souvent, cette forme du genu valgum existe à l'état de lésion isolée. Il n'en est pas moins vrai que le rachitisme tardif ne saurait être nié ; l'observation clinique le démontre, et les recherches de Mikulicz ont établi depuis longtemps que, dans le genu valgum de l'adolescence, on rencontre des lésions identiques à celles du rachitisme, à savoir un élargissement du cartilage épiphysaire à sa partie interne, portant surtout sur la zone ostéoïde.

Symptômes. — Ce qui caractérise le genu valgum, c'est le fait que la jambe et la cuisse, au lieu de se continuer presque en droite ligne, comme à l'état normal, forment entre elles un angle à sommet dirigé en dedans, de sorte que l'axe du membre, au lieu de passer par la rotule, vient tomber en dehors de l'articulation du genou.

Il est plusieurs manières d'apprécier l'angle que forment entre elles la cuisse et la jambe. Tout d'abord on peut, plaçant bien exactement au contact la face interne des deux genoux, mesurer l'écartement qui existe entre les deux malléoles internes. Ou bien encore, réunissant par une ligne droite l'épine iliaque antérieure et supérieure à la pointe de la malléole externe, on peut, sur cette ligne, faire tomber une perpendiculaire abaissée du sommet de l'interligne articulaire du genou : on a ainsi la flèche répondant à

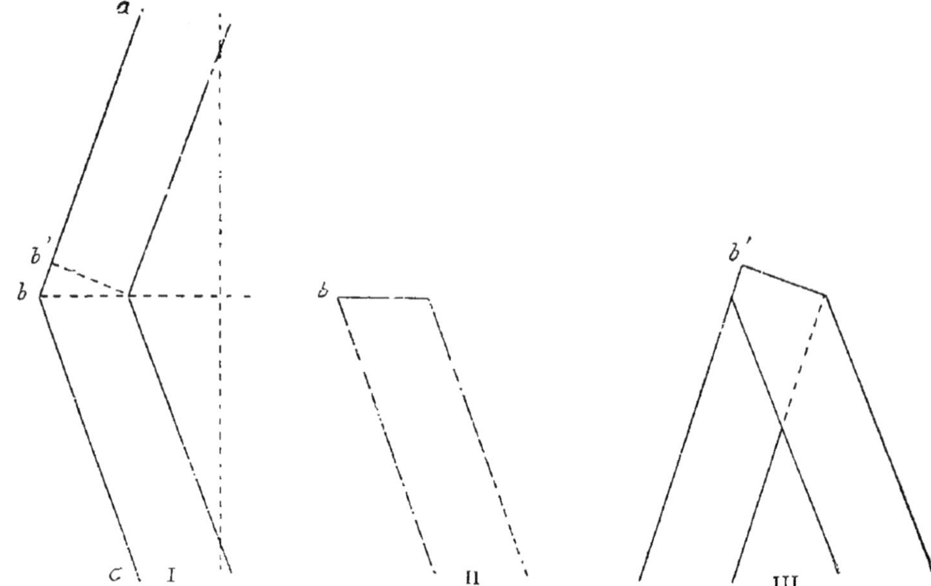

Fig. 374. — Schéma destiné à faire comprendre la disparition de la difformité caractéristique du genu valgum pendant la flexion : I, *a b c*, languette de papier dans laquelle *a b* représente la cuisse, *b c*, la jambe, inclinées l'une sur l'autre dans l'attitude du genu valgum. — II. Si on plie les deux languettes autour du point *b* formant charnière, on voit disparaître toute disposition angulaire. — III. Au contraire, si on plie les deux languettes suivant *b'*, il reste un angle plus ou moins marqué.

l'arc que forment entre elles la jambe et la cuisse. Enfin, à l'aide du goniomètre dont une des branches répond à l'axe de la jambe, la seconde à l'axe de la cuisse, on peut mesurer directement l'angle que forment entre eux les deux segments du membre. On arrive ainsi à cette constatation que l'immense majorité des cas de genu valgum sont compris entre 170° et 150°. Un genu valgum dans lequel l'angle est inférieur à 150° représente une difformité très prononcée.

Une des particularités les plus frappantes du genu valgum, c'est que la difformité se corrige entièrement pendant la flexion complète du genou. Cela tient à ce que l'interligne articulaire du genou représente une véritable charnière autour de laquelle s'accomplissent tous les mouvements. Pour s'en convaincre, il suffit de découper une languette de papier *abc*, dont les deux moitiés *ab* et *bc* représentent la cuisse et la jambe, formant entre elles un angle ouvert en dehors comme dans le genu valgum. On peut, en faisant pivoter ses deux moitiés autour du point *b* comme charnière, arriver à les superposer exactement l'une à l'autre. Que si, au contraire, l'axe de rotation est modifié, qu'on le porte, par exemple, de *b* en *b'*, les deux côtés de l'angle cesseront immédiatement de se superposer. C'est ce qui arrivera quand la difformité sera tout entière d'origine tibiale, c'est-à-dire quand elle siégera au-dessous de l'interligne articulaire.

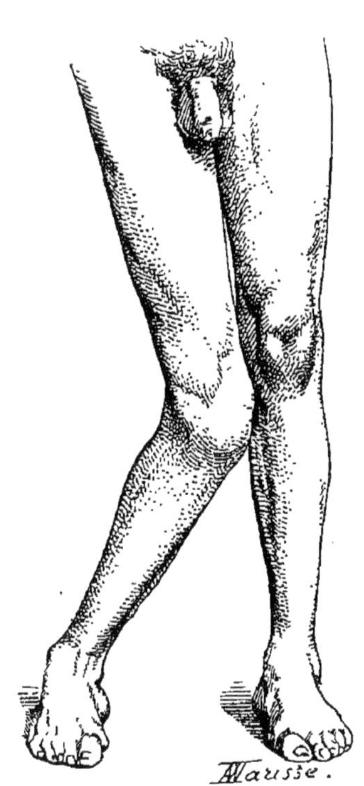

Fig. 375. Genu valgum très marqué du côté droit, avec déviation compensatrice du pied en varus.

Une autre particularité très fréquemment notée dans le genu valgum, c'est l'exagération des mouvements de latéralité dans l'articulation du genou. C'est là un point qui ne devra pas être perdu d vue dans le traitement.

La déviation de la jambe en dehors entraîne nécessairement une déviation du pied dans le même sens; aussi est-il habituel de voir le genu valgum se compliquer de l'existence d'un pied plat valgus. Toutefois, dans les cas où la déviation est très prononcée, le malade cherche à ramener autant que possible l'axe du membre dans une direction voisine de l'état normal, et pour cela il déjette fortement la pointe du pied en dedans. On voit alors le genu valgum se compliquer de l'existence d'un pied bot varus. C'est là une déviation secondaire.

Les troubles fonctionnels résultant de la présence d'un genu valgum sont différents, suivant que la difformité est simple ou double.

1° **Genu valgum simple.** — La première conséquence du genu valgum unilatéral, c'est le raccourcissement du membre inférieur du côté correspondant ; il en résulte un abaissement du bassin dans le même sens, et une scoliose lombaire d'origine statique, c'est-à-dire dont la convexité est tournée vers la moitié du bassin qui est abaissée. Dans le but de diminuer l'écartement existant entre les deux malléoles internes, le malade, pendant la station, imprime au membre atteint une rotation complète en dehors, de sorte que la face antérieure de la rotule regarde en dehors, au lieu d'être dirigée en avant ; en même temps il croise le membre déformé au devant du membre sain.

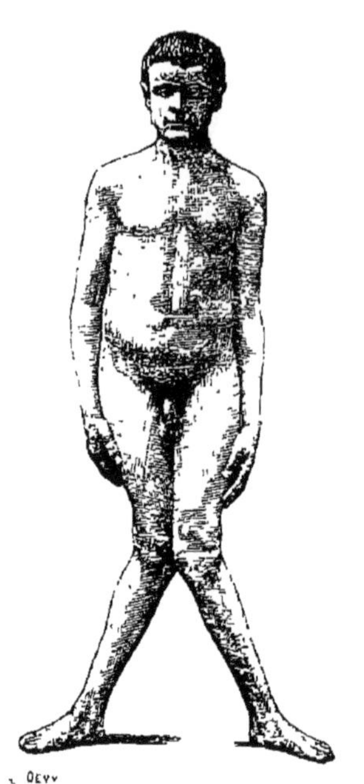

Fig. 376. — Genu valgum double excessivement prononcé. Pour atténuer l'écartement entre les deux membres, le malade tient habituellement la jambe gauche en avant de la droite.

Genu valgum double. — Nous avons dit que, dans la flexion complète, la difformité se corrige en totalité. Aussi instinctivement les malades atteints de genu valgum double tiennent-ils, d'une manière permanente, les membres inférieurs dans la demi-flexion. Ici encore, les membres sont dans la rotation complète en dehors, la rotule regardant dans le même sens.

Il n'est pas très rare de voir se produire sur les membres atteints de genu valgum des poussées douloureuses accompagnées d'hydarthrose du genou. A la longue, et au fur et à mesure que les malades avancent en âge, on voit se joindre à la déformation primitive des craquements articulaires et toutes les lésions de l'arthrite sèche.

Traitement. — Le genu valgum, comme les déformations rachitiques des tibias, présente souvent une tendance manifeste à la guérison spontanée. Rien n'est plus facile, chez les jeunes enfants, que d'aider cette tendance par le port de petits appareils. Il en est de deux modèles différents : les uns pourvus d'une pelote concave, qui embrasse le condyle interne du fémur, de façon à le repousser en dehors ; les autres sont des appareils à tuteurs latéraux possédant une genouillère en cuir, qui contourne la face interne du genou pour l'attirer en dehors. Pour les enfants qui restent couchés, j'ai fait construire un appareil très simple, qui se

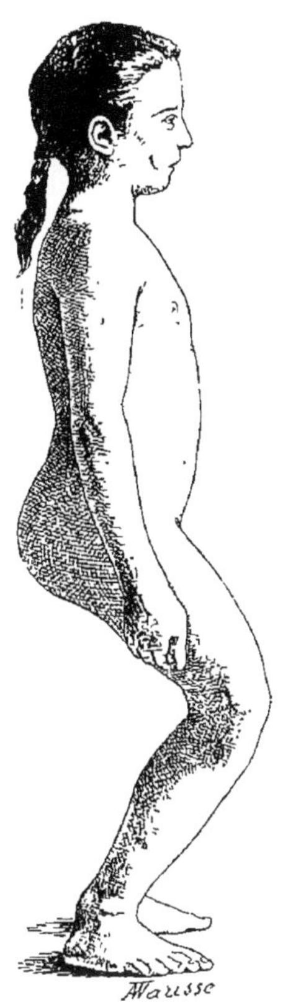

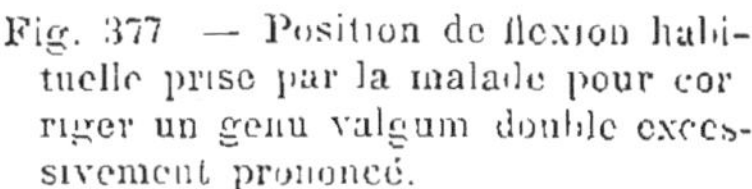

Fig. 377 — Position de flexion habituelle prise par la malade pour corriger un genu valgum double excessivement prononcé.

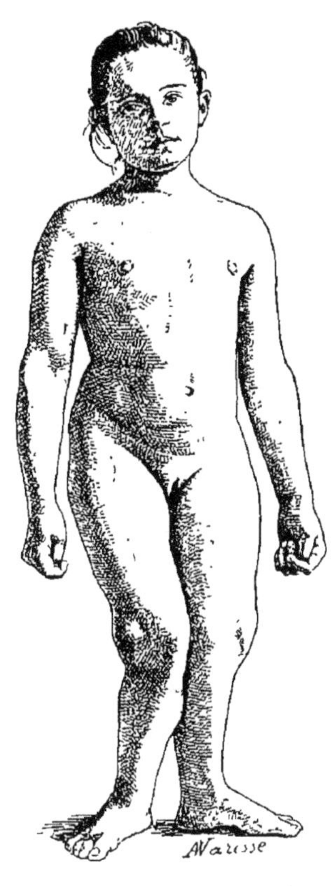

Fig. 378. — Grâce à la demi-flexion et à l'entrecroisement des membres inférieurs, la difformité est presque entièrement corrigée.

compose de deux pelotes concaves embrassant la face externe de la cuisse et de la jambe ; ces deux pelotes sont reliées entre elles par une attelle en bois de longueur variable, qui permet de l'appliquer à des enfants de tailles différentes. L'appareil est maintenu en place par une bande roulée attirant le genou en dehors.

Pour peu que la déformation soit très accusée, et l'enfant encore jeune, on peut avoir recours à l'ostéoclasie manuelle. Le redressement peut être obtenu parfois par simple inflexion de la diaphyse fémorale rendue très flexible par le rachitisme : dans d'autres cas, il nécessite le décollement de l'épiphyse inférieure du fémur. Le redressement manuel peut être réalisé par deux procédés distincts : dans un premier cas, le chirurgien saisit d'une main la diaphyse

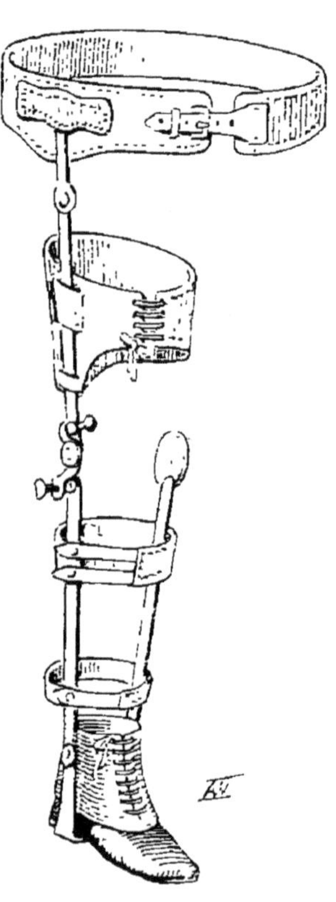

Fig. 379. — Appareil à doubles tuteurs latéraux : l'interne est terminé en haut par une pelote concave embrassant le condyle interne du fémur et le refoulant en dehors (d'après Redard).

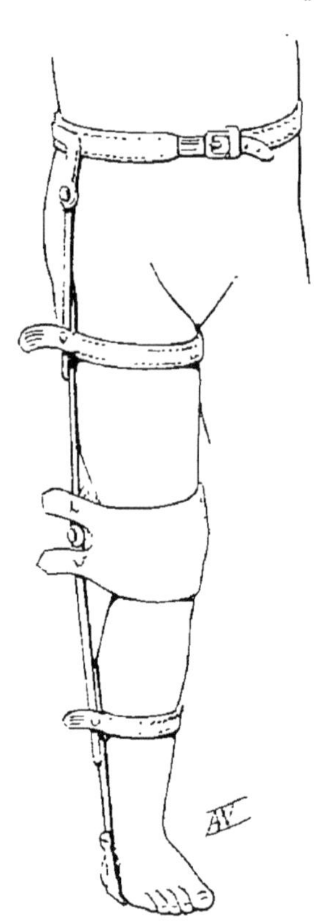

Fig. 380. — Appareil à tuteur latéral externe avec genouillère embrassant le condyle interne et le refoulant en dehors (d'après Redard).

fémorale, de l'autre l'épiphyse, et, imprimant à ces deux segments osseux deux pressions en sens contraire, il tend à les faire glisser l'un sur l'autre : dans la seconde manière de faire, la cuisse étant immobilisée, on porte fortement la jambe et le pied en dedans, jusqu'à ce que les deux segments du membre se continuent en ligne droite. Ou bien, appliquant le membre par sa face externe contre le plan sous-jacent, on exerce une pression violente sur la face interne du genou de façon à le repousser fortement en dehors.

Quel que soit celui de ces deux procédés auquel on donne la préférence, on a le désavantage d'agir par l'intermédiaire des ligaments latéraux qui, nous l'avons déjà dit, sont déjà relâchés dans le genu valgum. On s'expose à les déchirer, et à augmenter encore les mouvements anormaux de latéralité. Aussi, pour peu que l'enfant soit déjà avancé en âge et la difformité considérable, je préfère, pour ma part, avoir recours à l'ostéotomie.

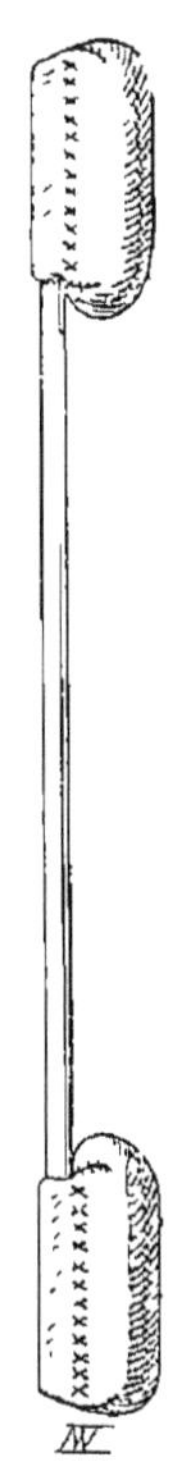

Fig. 381. — Attelle externe munie de deux pelotes et destinée à être appliquée à l'aide d'une bande pour procurer le redressement.

Cependant, dans ces dernières années, l'ostéoclasie manuelle a reparu sous le nom d'épiphyséolyse, à l'instigation de Panzeri, dont l'exemple a été suivi par Codivilla et par Reiner. Pour donner au membre un point d'appui fixe, on place la hanche dans l'extension forcée, de façon à tendre le puissant ligament de Bertin. Puis, le membre formant ainsi une tige rigide, on porte fortement la jambe et le pied de dehors en dedans. Qu'on agisse ainsi par l'intermédiaire des ligaments du genou, et que l'on exerce un tiraillement violent sur toutes les parties molles situées au côté externe de l'articulation, c'est ce que démontre la production de paralysies du nerf péronier. Codivilla accuse trente-deux cas de ces paralysies transitoires du nerf péronier, et deux qui sont demeurées permanentes. C'est là un accident dont il est inutile de signaler la haute gravité, au point de vue du fonctionnement ultérieur du membre.

Pour ma part, je préfère donc à l'ostéoclasie instrumentale et à l'épiphyséolyse de Panzeri, l'ostéotomie supra-condylienne de Mac Ewen, qui ne m'a jamais fourni aucun accident. L'incision de la peau juste suffisante pour livrer passage à l'ostéotome, c'est-à-dire mesurant 2 centimètres à 2 centimètres 1/2, est faite à l'entrecroisement de deux lignes dont l'une passe à un travers de doigt en avant du tendon du grand adducteur, l'autre à un travers de doigt au-dessus du tubercule du condyle externe. En opérant à ce niveau, on est certain de ne pas pénétrer dans l'articulation du genou. L'os est sectionné lentement et à petits coups, de dedans en dehors, en ayant soin de ne jamais tourner la pointe de l'ostéotome directement vers le creux poplité. La section osseuse étant complète, le redressement est immédiatement pratiqué, et le membre immobilisé dans une gouttière plâtrée. La petite plaie est laissée ouverte ; il n'y a du reste aucun avantage à la suturer, car sa cicatrisation ne hâterait en rien la guérison, et si, par malheur, quelque substance septique avait été introduite dans la profondeur au cours de l'opération, la suture immédiate de la plaie risquerait de provoquer la suppuration du foyer osseux. Partant de cette idée que le genu valgum reconnaît toujours pour cause le rachitisme, c'est-à-dire un défaut de résistance suffisante du tissu osseux, je ne permets la marche à mes malades que trois mois après l'opération. L'appareil plâtré est levé au bout de deux mois, et, à ce moment, on trouve la petite plaie complètement cicatrisée. Le malade est laissé libre dans son lit, et il commence à imprimer des mouvements à son articulation. L'ostéotomie supra-condylienne de Mac Ewen que j'ai employée un très grand nombre de fois m'a toujours donné des résultats satisfaisants et ne m'a jamais causé d'accidents. Toutefois, je pense que, dans des cas exceptionnels où le condyle interne est très hypertrophié dans tous ses diamètres,

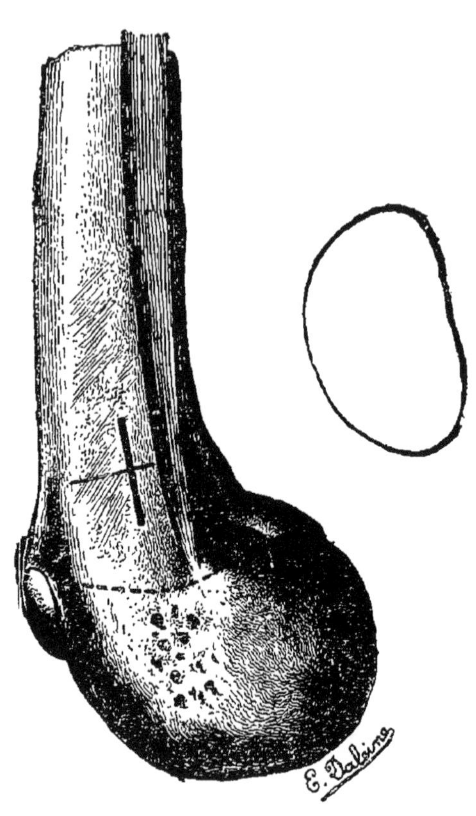

Fig. 382. — Figure indiquant les points de repère pour l'ostéotomie supra-condylienne, et la largeur de l'os à sectionner à ce niveau (d'après Mac Ewen).

et très fortement abaissé par rapport au condyle externe, il y a lieu de revenir à l'opération d'Ogston. c'est-à-dire de faire une ostéotomie cunéiforme du condyle interne lui-même, et non une simple ostéotomie transversale supra-condylienne. Le seul reproche qu'on pût faire à cette opération, c'était de nécessiter la pénétration dans l'articulation du genou. Aujourd'hui où toutes les règles de l'asepsie sont parfaitement établies, ce reproche perd la plus grande partie de sa valeur.

VIII. — GENU VARUM

L'expression de *genu varum* désigne la difformité opposée au genu valgum. Ici, en effet, la jambe et la cuisse forment entre elles une courbe dont la convexité est tournée en dehors, et l'axe du membre vient passer en dedans de l'articulation du genou. Le genu varum est beaucoup plus rare que le genu valgum ; dans l'immense majorité des cas, il est lié aux déformations rachitiques du tibia dans la première enfance ; il est beaucoup plus exceptionnel de le voir se développer au moment de l'adolescence. Habituellement la difformité est double et symétriquement développée sur les deux membres inférieurs. Quelquefois cependant la courbure est plus marquée d'un côté que de l'autre. La forme que prennent les membres inférieurs peut être comparée à une parenthèse ; dans les cas les plus prononcés, les deux membres inférieurs peuvent être inscrits dans une même circonférence.

En même temps que les diverses déformations du tibia qui accompagnent le genu varum, on note souvent une double déviation du pied en valgus, par un mécanisme identique dans son point de départ, mais inverse dans ses résultats, à celui qui produit le pied varus dans le genu valgum ; c'est-à-dire que. dans un cas comme dans l'autre, la déviation secondaire du pied tend à ramener la base de sustentation du corps dans l'axe normal. Il arrive parfois que le genu varum d'un côté soit associé au genu valgum du côté opposé. Pour les petits enfants, qui n'ont pas encore marché, et qui sont constamment portés sur les bras de leur mère, on a interprété les choses de la façon suivante : le bras de la mère représenterait un véritable levier appliqué au niveau du genou, et déviant, s'il s'agit du bras gauche, par exemple, le membre inférieur gauche en valgum et le droit en varum. Toutefois il ne faudrait pas abuser de cette interprétation, car il m'est arrivé de rencontrer le genu valgum associé au genu varum dans la seconde enfance, et même dans l'adolescence.

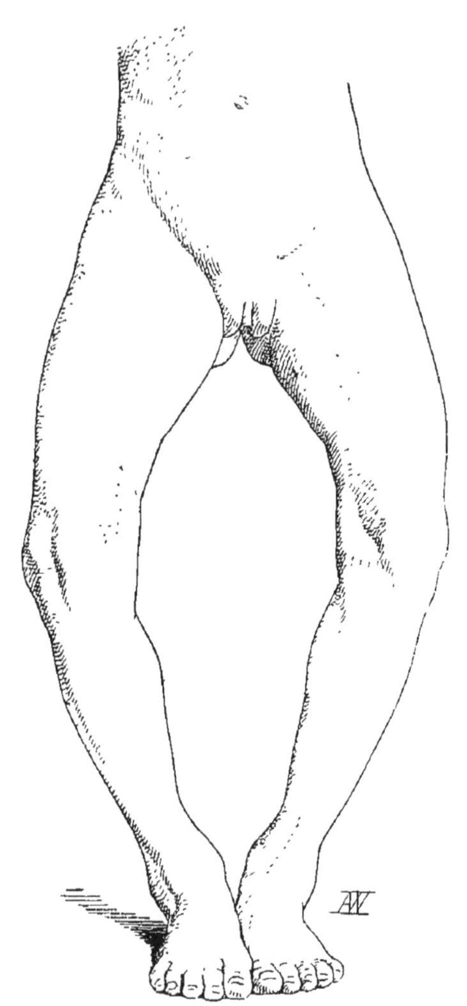

Fig. 383. — Double genu varum chez une fillette de douze ans.

Les conséquences de la difformité au point de vue fonctionnel sont, en général, peu prononcées. Cependant, dans les cas où le genu varum double est très marqué, les malades projettent alternativement chacun des deux genoux au-devant de l'autre, et ils impriment ainsi à leur bassin des oscillations latérales analogues à celles des malades atteints de double luxation congénitale de la hanche. Ils s'appuient en général sur la pointe du pied.

Le traitement général permettra souvent chez les très jeunes enfants d'obtenir le redressement. On l'aidera par l'emploi d'attelles ou même d'appareils à tuteurs latéraux agissant pour ramener la jambe de dehors en dedans. Ce n'est que dans les cas les plus prononcés et chez les enfants plus âgés qu'on aura recours à l'ostéotomie. Celle-ci sera beaucoup moins simple que dans les cas de genu valgum. Le plus souvent, en effet, on ne pourra pas se contenter d'une simple ostéotomie linéaire ; il faudra recourir à une ostéotomie cunéiforme, toujours plus complexe que l'ostéotomie linéaire. Enfin, dans les cas où les courbures du tibia sont très prononcées et très complexes, une seule ostéotomie peut n'être pas suffisante. Il faudra des opérations successives. Mac Ewen raconte qu'il a été conduit ainsi à pratiquer

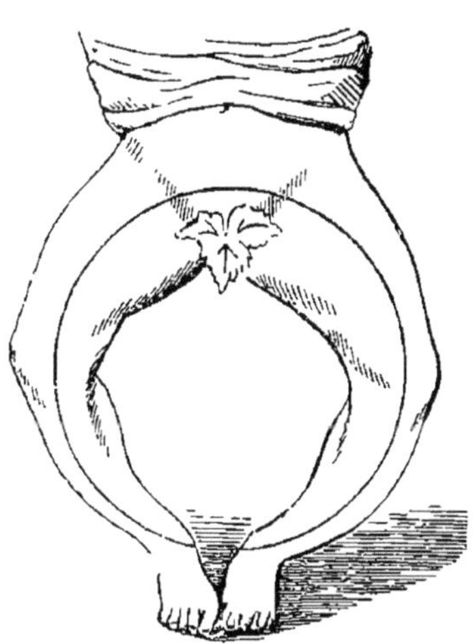

Fig. 384. — Double genu varum dans lequel la difformité est tellement prononcée que les deux membres appartiennent à une même circonférence (Mac Ewen).

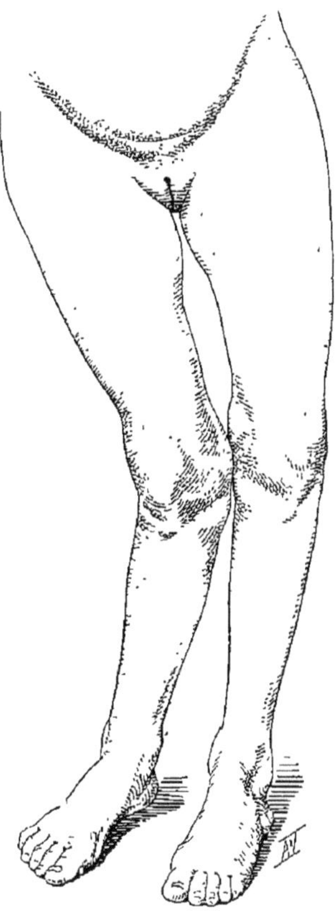

Fig. 385. — Genu varum associé à un genu valgum chez une fillette de treize ans.

sur un même malade dix ostéotomies. Il sera donc sage de ne recourir à de semblables interventions que quand elles sont formellement indiquées.

IX. — GENU RECURVATUM

Aux difformités précédentes, genu valgum et genu varum, se surajoute quelquefois le genu recurvatum. On désigne sous ce nom la difformité caractérisée par l'hyperextension du genou. Il en résulte une déformation de la région qui présente une courbe à concavité antérieure. Le creux poplité a disparu; il est même remplacé par une voussure plus ou moins accusée. En avant,

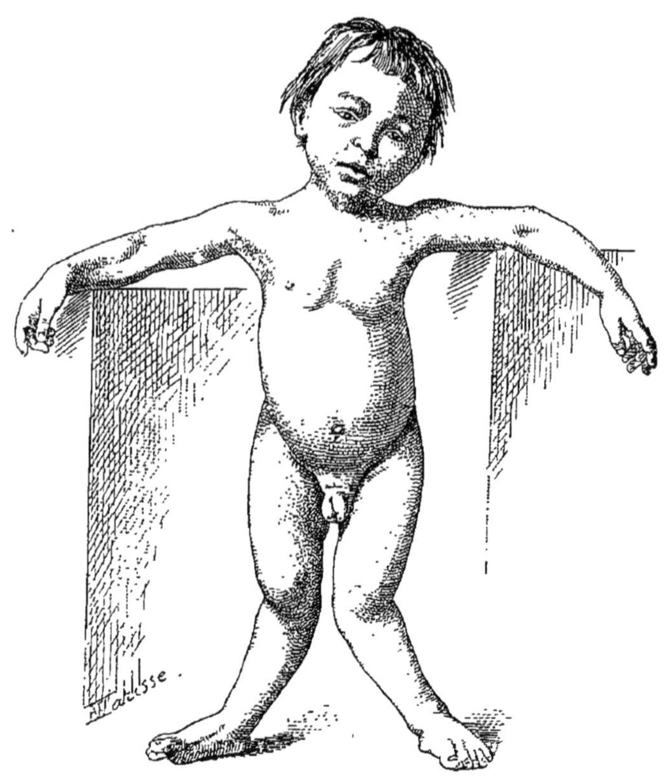

Fig. 386. — Double genu valgum avec pieds plats et genu recurvatum chez un enfant de quatre ans. Malade vu de face.

l'extrémité inférieure du fémur forme une saillie exagérée au-dessous de laquelle se cache l'extrémité supérieure du tibia. Cette déformation se rencontre fréquemment chez les jeunes enfants, associée aux autres manifestations du rachitisme et, en particulier, au genu valgum. Toutefois on la rencontre aussi dans la seconde enfance et dans l'adolescence. Le genu recurvatum se montre habituellement accompagné de mouvements anormaux de latéralité; il traduit la faiblesse du triceps et de l'appareil ligamenteux du genou.

Le plus souvent le genu recurvatum se présente comme un

épiphénomène bien plutôt que comme une affection isolée, nécessitant par elle-même un traitement. Si cependant l'affection s'exagère et que la laxité ligamenteuse prenne des proportions inquiétantes, on sera conduit à faire porter au malade un appareil à tuteurs latéraux fournissant point d'appui au membre, et limitant les mouvements d'extension.

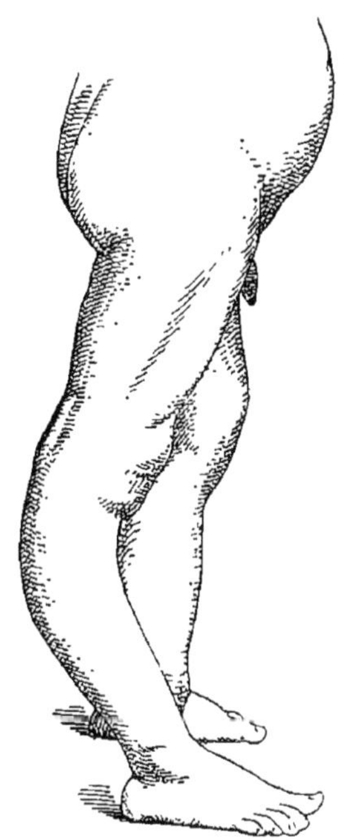

Fig. 387. — Énorme degré de genu recurvatum associé à du genu valgum.

X. — INCURVATIONS RACHITIQUES DES TIBIAS

Les incurvations rachitiques de la jambe comptent parmi les manifestations les plus fréquentes du rachitisme de la première enfance. Elles portent surtout sur le tibia; aussi dit-on communément incurvations rachitiques du tibia pour incurvations rachitiques de la jambe.

C'est surtout dans la seconde et la troisième année qu'on les rencontre. On en aura la preuve, en jetant les yeux sur la statistique de la policlinique des Enfants-Assistés dressée par moi. Cette statistique comprend 290 cas d'incurvation des tibias, qui se décomposent, au point de vue de l'âge, de la façon suivante :

De 0 à 1 an	13	cas.
De 1 à 2 ans	121	—
De 2 à 3 ans	103	—
De 3 à 4 ans	22	—
De 4 à 5 ans	17	—
De 5 à 10 ans	12	—
Au-dessus de 10 ans	2	—
Total	290	cas.

On voit donc que les incurvations rachitiques des tibias sont rares dans la première année, ce qui tient à ce que les enfants ne marchent pas encore. Au contraire, dans la seconde et la troisième année, les enfants commencent à marcher; c'est aussi la période où sévit par-dessus tout le rachitisme; pendant les quatrième et cinquième années, les difformités rachitiques du tibia diminuent de nombre, au point de devenir tout à fait exceptionnelles après la dixième année, ce qui montre bien qu'elles ont tendance à la guérison spontanée.

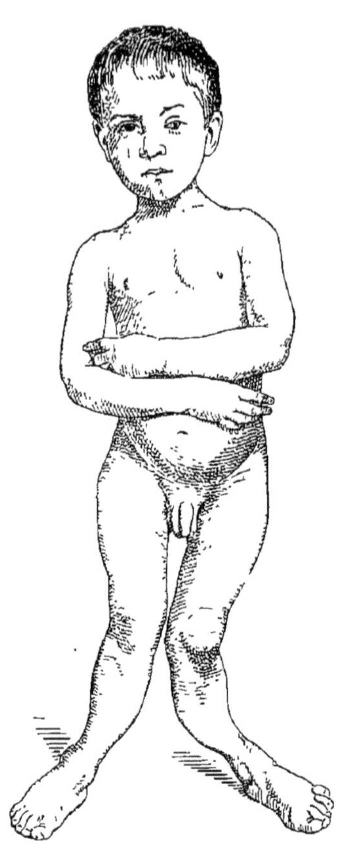

Fig. 388. — Double incurvation des tibias a convexité interne; la déformation est plus prononcée à gauche qu'à droite.

Dans l'immense majorité des cas, la difformité porte à la fois sur les deux membres inférieurs. Quand elle est unilatérale, c'est le membre inférieur gauche qui est atteint le plus souvent; de même aussi, quand la difformité prédomine d'un côté, c'est à gauche qu'elle est le plus marquée. Ceci est en rapport avec l'usage prépondérant du membre inférieur gauche dans la station.

Le plus souvent, la difformité des tibias est caractérisée par une courbe dont la convexité est tournée en dehors; plus rarement la courbe est à convexité interne; enfin, il est des cas de difformités complexes dont la convexité est antéro-externe; plus rarement. la convexité de la courbure est dirigée directement en avant.

Les courbures rachitiques du tibia ne sont habituellement que l'exagération des courbures normales. Aussi leur sommet répond-il à l'union du tiers inférieur avec les deux tiers supérieurs de la jambe. Il est plus rare de voir le sommet répondre, soit à la partie supérieure, soit à la partie inférieure de la jambe. Parfois, en même temps qu'il s'incurve. le tibia se déforme; de triangulaire, il devient aplati, au point de mériter la dénomination de tibia en lame de sabre, tibia platycnémien. C'est surtout dans les courbures à convexité antéro-postérieure, soit directes, soit associées aux incurvations latérales qu'on rencontre le tibia platycnénien.

Les incurvations rachitiques des tibias ont pour conséquence des déviations du pied, soit en dedans, soit en dehors. En outre, lorsque la déformation est très accentuée, le poids du corps vient tomber en dehors des points d'appui normaux, il en résulte un défaut d'équilibre; l'enfant vacille sur ses jambes et fait des chutes fréquentes.

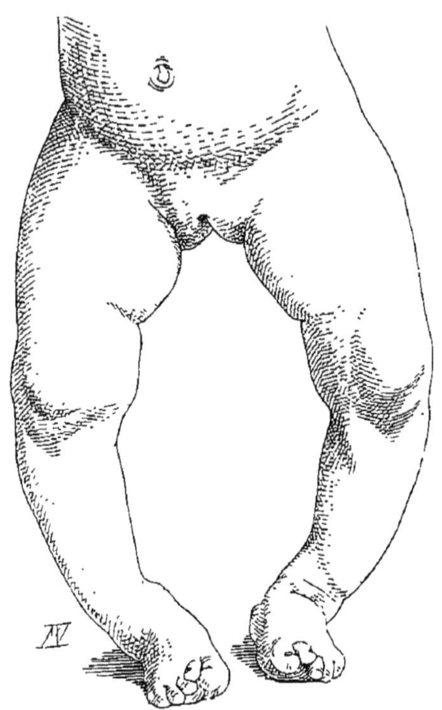

Fig. 389. — Incurvation rachitique des tibias à convexité externe chez une enfant de vingt mois, donnant naissance à un double genu varum.

Les déviations du tibia appartiennent au rachitisme de la première enfance; aussi est-il habituel de les rencontrer en coïncidence avec les autres manifestations du rachitisme, telles que les nouures des extrémités osseuses, le chapelet rachitique des côtes, la scoliose, etc. Il est beaucoup plus exceptionnel de les voir se produire au moment de l'adolescence. Cependant j'ai pu recueillir quelques cas de cette nature.

Comme nous l'avons déjà fait observer, il suffit de jeter les yeux sur les statistiques pour se convaincre que les incurvations rachitiques des tibias ont la plus grande tendance à la guérison spontanée, puisqu'elles sont très fréquentes dans la seconde et la troisième année, et qu'elles deviennent beaucoup plus rares dans la deuxième enfance, et surtout dans l'adolescence. Notre rôle doit donc être avant tout de favoriser cette tendance naturelle à la guérison. C'est le traitement général qui, pour cela, doit être mis en œuvre. On pourra y joindre, chez les très jeunes enfants, l'usage d'appareils forts simples tels que, par exemple, les appareils plâtrés ou les attelles en bois. Les chaussures orthopédiques contribueront beaucoup aussi à favoriser le redressement. Si le membre en totalité et le pied lui-même sont entraînés en dehors, dans le sens du valgus, on fera porter une bottine dont la semelle soit surélevée à la partie interne pour rejeter le pied en dedans. Si, au contraire, le pied se dévie en varus, c'est la partie externe de la semelle qu'il faudra relever.

Quand l'enfant est plus avancé en âge et que les courbures ne se sont pas redressées, c'est la question des appareils orthopédiques qui se pose. Tant que la déformation n'est pas trop prononcée pour empêcher le poids du corps de tomber par les points d'appui normaux, on peut se dispenser du port d'un appareil. Mais lorsque la difformité est assez prononcée pour que le poids du corps vienne tomber tout entier en dedans ou en dehors du pied, un appareil devient indispensable. En effet, chaque pas que fait le malade tend nécessairement à aggraver la difformité.

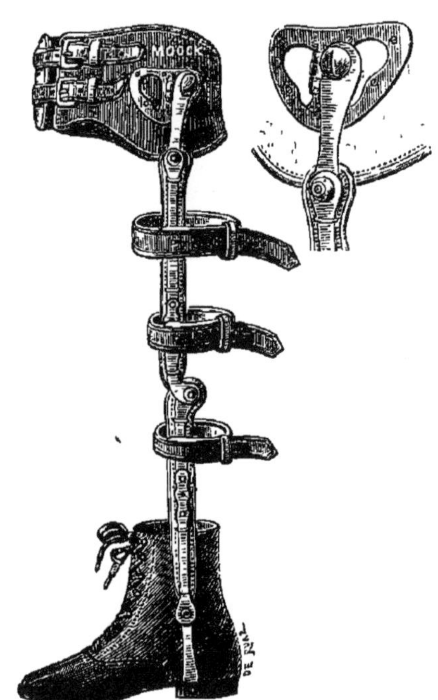

Fig. 390. — Appareil à tuteurs latéraux avec ceinture pelvienne.

Dans les cas particulièrement graves où la difformité n'a pu être corrigée pendant la première enfance, c'est la question de l'ostéotomie qui se pose. Parfois une simple ostéotomie linéaire du tibia pourra se montrer suffisante; on réalise facilement l'ostéoclasie manuelle du péroné qui permet de compléter le redressement. Mais bien souvent les courbures rachitiques du tibia sont trop complexes pour qu'une simple ostéotomie linéaire suffise à les corriger. Il devient nécessaire d'avoir recours à l'ostéotomie cunéiforme. Les courbures de l'os sont souvent si multiples qu'il est difficile de combiner d'une manière exacte la forme à donner au coin osseux qu'on doit enlever; aussi l'ostéotomie cunéiforme revêt-elle nécessairement un caractère plus grave qu'une simple ostéotomie linéaire. Parfois même l'excision d'un coin osseux ne se montre plus suffisante; il faut pratiquer une ostéotomie trapézoïde. Enfin, dans des cas très graves, il est nécessaire de pratiquer successivement deux ostéotomies sur un même segment de membre.

XI. — DU PIED PLAT

La voûte plantaire, comme les courbures normales du rachis, est à peine marquée à la naissance. Elle se développe seulement quand les enfants commencent à marcher, et sous l'influence de la contraction musculaire. Or, il est des personnes chez lesquelles le pied reste plat; chez d'autres, la voûte plantaire, après avoir été normalement constituée, s'effondre, et il en résulte souvent une gêne très considérable.

Nous rencontrons fréquemment le pied plat chez les petits rachitiques qui présentent en même temps du genu valgum ou des incurvations des tibias. Souvent en même temps que la voûte plantaire est aplatie, le pied est déjeté en dehors, dans le sens du valgus. Il en résulte chez eux un défaut de solidité, des chutes fréquentes, mais non des douleurs. Le pied plat valgus douloureux, ainsi que nous aurons l'occasion de le répéter à propos du diagnostic, n'est pas une maladie de la première enfance.

C'est surtout au moment de l'adolescence que le pied plat s'impose à l'attention des chirurgiens. A ce moment en effet les jeunes gens commencent à travailler; chez ceux surtout qui exercent une profession exigeant de longues stations debout, la voûte plantaire se laisse affaisser, peu à peu le pied se dévie en dehors de l'axe de la jambe, dans le sens du valgus, et, à un moment donné, il est maintenu d'une manière permanente dans son attitude vicieuse par la contracture musculaire, surtout celle des péroniers latéraux. Le malade a parcouru les différents stades de l'affection : atteint d'abord de pied plat, il a vu se surajouter à l'affaiblissement de la voûte plantaire la déviation en dehors qui caractérise le valgus, et enfin la contracture douloureuse qui a valu à l'affection le nom de pied plat valgus douloureux, ou encore celui de tarsalgie des adolescents que lui avait donné Gosselin.

Pathogénie. — La cause de l'affection est dans le relâchement des ligaments qui détermine l'affaissement de la voûte plantaire. En même temps qu'il a pour effet de diminuer la résistance du tissu osseux, le rachitisme s'accompagne aussi de l'affaiblissement des muscles et des ligaments. Aussi voyons-nous, comme nous l'avons déjà dit, le rachitisme de la première enfance se traduire par l'affaiblissement de la voûte plantaire en même temps que par la déformation des membres inférieurs. Chez les adolescents, le pied plat est très souvent lié à la scoliose et au genu valgum.

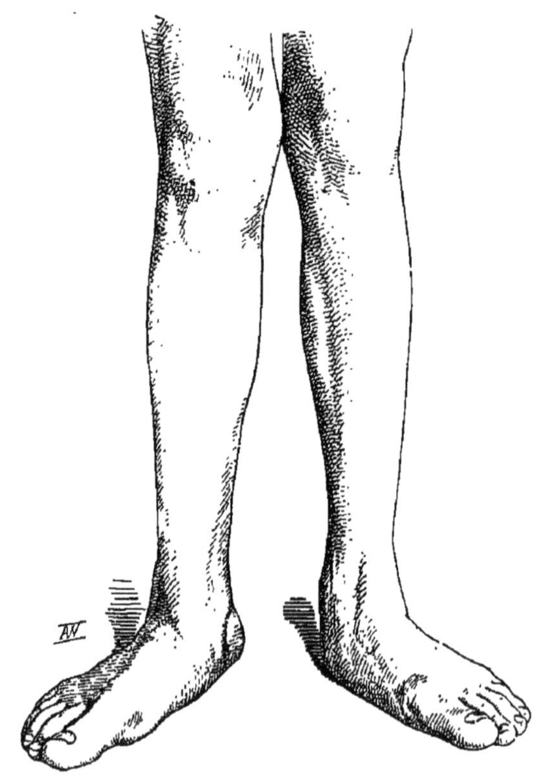

Fig. 391. — Double pied plat valgus extrêmement prononcé, avec déjettement de la pointe du pied en dehors.

A côté de cette cause initiale, le relâchement des ligaments, il est un certain nombre de causes adjuvantes, qui exercent leur action. Ainsi, il est très habituel de rencontrer le pied plat chez des jeunes gens de taille élevée, chez ceux qui font de longues marches, et surtout que leur profession oblige à de longues stations debout. Aussi voyons-nous fréquemment se développer les accidents du pied plat chez les jeunes garçons qui exercent la profession d'épicier, de garçon marchand de vin, de boucher, etc.; chez les jeunes filles qui apprennent le métier de repasseuse. Souvent ces jeunes gens, qui font de longues stations debout, rejettent tout le poids du corps sur l'un des membres inférieurs; en même temps ils impriment à la jambe une rotation en dehors dans le sens du genu valgum; le pied lui-même se dévie en dehors, dans le sens du valgus; l'astragale glisse peu à peu sur le scaphoïde, et l'affection est constituée.

Symptômes. — Ainsi que nous l'avons déjà dit, on doit distinguer dans l'affection trois formes différentes : 1° le pied plat simple, caractérisé uniquement par l'affaiblissement de la voûte plantaire; 2° le pied plat valgus, dans lequel l'axe du pied est déjeté en dehors par rapport à l'axe de la jambe; 3° le pied plat valgus douloureux ou tarsalgie de Gosselin. Il ne faut pas voir là trois degrés nécessaires d'une même affection; souvent le pied plat simple persiste à l'état isolé, ne causant aux malades aucune gène, et constituant une difformité plutôt qu'une infirmité.

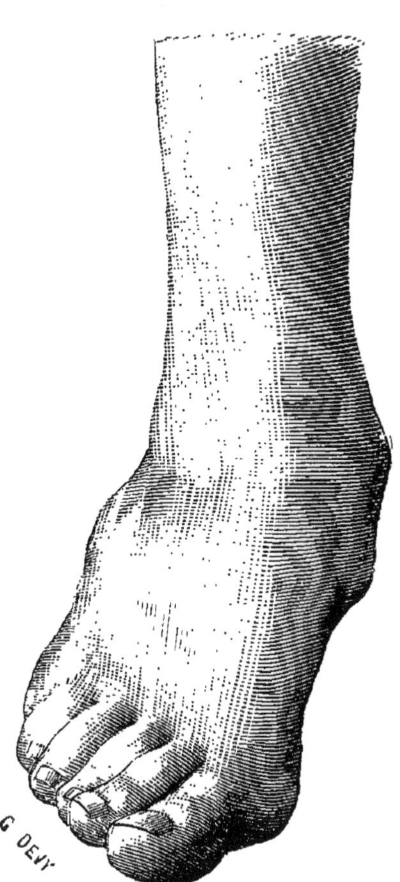

Fig. 392. — Pied plat valgus extrêmement prononcé; outre le déjettement de la pointe du pied en dehors, on y voit la saillie formée sur le bord interne du pied par la tête de l'astragale; le gros orteil est dévié en hallux valgus.

L'important, c'est la déviation du pied en valgus. Au lieu de passer, comme à l'état normal, par le deuxième orteil, l'axe de la jambe prolongé vient passer par le premier métatarsien, et quelquefois même en dedans du gros orteil. C'est ce déjettement du pied en dehors de l'axe normal, bien plutôt que l'affaissement de la voûte plantaire, qui devient pour le malade une source de gêne fonctionnelle sérieuse. Le bord interne du pied devient plus ou moins convexe; le glissement de l'astragale sur le scaphoïde détermine sur ce bord la formation de trois saillies osseuses, qui répondent de haut en bas à la malléole interne, à la tête de l'astragale et à la tubérosité du scaphoïde. En même temps le bord externe du pied s'excave et la pointe de la malléole péronière tend à s'enfoncer dans la face externe du calcanéum. Quand on observe le malade de dos, on juge bien de cette déviation du pied en dehors.

On voit en effet le calcanéum se déjeter en dehors, tandis que la malléole interne forme en dedans une saillie exagérée. Le malade accuse des douleurs qui peuvent occuper des points différents, soit à la région antérieure du cou-de-pied, soit en dehors au niveau de la malléole péronière. Mais le maximum des douleurs m'a toujours paru siéger sur le bord interne du pied au niveau de l'articulation médio-tarsienne.

Pendant un temps plus ou moins long, et parfois toujours chez certains malades, la difformité reste réductible, c'est-à-dire que, prenant d'une main la jambe, de l'autre l'avant-pied, il est possible de rendre au pied sa direction normale. Mais souvent on voit se surajouter à l'attitude vicieuse la contracture musculaire qui s'oppose à la réduction. Cette contracture porte surtout sur les muscles abducteurs par excellence, c'est-à-dire sur les péroniers latéraux, qu'on voit se dessiner sous la forme de cordes saillantes au-dessous de la malléole péronière ; mais on voit parfois la contracture s'étendre à tous les muscles du cou-de-pied, aux extenseurs des orteils et même aux muscles du tendon d'Achille. M. Gosselin distinguait avec juste raison dans cette période de contracture deux stades ou deux degrés, l'un dans lequel il suffit du repos prolongé au lit pour triompher de la contracture, l'autre dans lequel la contracture est devenue permanente et ne cède plus qu'à l'anesthésie chloroformique.

Quant à la source de la contracture, elle est bien manifestement dans l'irritation partie de l'articulation. Lorenz l'a démontré en faisant cesser la contracture par des injections de cocaïne pratiquées dans l'articulation médio-tarsienne. Moi-même, sur des têtes d'astragale enlevées au cours de l'opération d'Ogston, j'ai pu constater l'usure du cartilage articulaire par un mécanisme analogue à celui de l'altération velvétique des cartilages dans l'arthrite sèche. Du reste, j'ai rencontré des malades qui étaient manifestement rhumatisants, et dont les douleurs et la contracture pouvaient être rapportées au rhumatisme. D'après cela, la théorie de la tarsalgie de Gosselin renferme une part importante de vérité. Sans doute il ne faut pas penser que le point de départ de l'affection soit, comme le voulait Gosselin, dans une lésion articulaire, mais ces lésions se montrent à la longue comme conséquence de la déviation du pied, et ce sont elles qui déterminent la contracture et qui l'entretiennent.

En même temps que les altérations caractéristiques du pied

plat valgus, on note fréquemment des déformations concomitantes du côté des orteils : ainsi, par exemple, l'hallux valgus, l'orteil en marteau, la clinodactylie. Parfois aussi, on voit un ongle incarné au côté externe du gros orteil. Souvent le pied présente une longueur exagérée; il se couvre de sueurs abondantes; la jambe et le pied offrent de nombreuses varicosités; les extrémités sont habituellement froides et violacées, comme l'a noté Mikulicz à propos du genu valgum.

Diagnostic. — Le diagnostic est surtout à faire quand il y a des douleurs; déjà nous avons dit que le pied plat valgus douloureux pouvait être associé au rhumatisme. Mais le gonflement, la diffusion même des douleurs, la fièvre, les autres manifestations rhumatismales serviront à établir le diagnostic. Un autre danger, c'est de prendre pour une tarsalgie des phénomènes douloureux qui sont dus à l'existence d'une ostéo-arthrite tuberculeuse. Déjà nous avons noté que le pied plat valgus douloureux n'est point une lésion de la première enfance. Si donc on voit, chez un jeune enfant, la déviation du pied en valgus se joindre à des douleurs au niveau de l'articulation médio-tarsienne, il faut soupçonner la possibilité d'une ostéo-arthrite tuberculeuse, et souvent, au bout d'un temps variable, on verra se surajouter aux symptômes précédents de la rougeur et du gonflement qui rendront le diagnostic évident.

Il faut avoir soin, si l'on veut bien juger des douleurs accusées par les malades, de les examiner successivememt assis et debout. Il est en effet des malades dont le pied paraît bien conformé, quand il ne prend pas point d'appui sur le sol, tandis qu'il s'affaisse dès que le malade est debout.

Du reste, pour juger du degré même de la lésion, il est bon de prendre l'empreinte du pied, en faisant marcher le malade sur un papier enduit de noir de fumée. On voit ainsi que le pied repose sur une plus large étendue qu'à l'état normal, parfois même sur toute l'étendue de sa face plantaire.

Traitement. — Le traitement doit être tout d'abord préventif. Quand nous sommes consultés pour des jeunes gens qui souffrent d'un pied plat, nous devons conseiller aux parents de choisir pour eux des professions qui ne nécessitent pas de longues marches et des stations debout trop prolongées, qui ne les obligent pas à porter de lourds fardeaux.

Contre l'affection elle-même, le traitement doit consister dans le port de semelles spéciales fortement convexes à la partie interne, de façon à empêcher l'affaissement de la voûte plantaire. Ces semelles ne doivent pas limiter leur action à la plante du pied elle-même, mais elles doivent se continuer par une sorte de valve qui embrasse le bord interne du pied. Ou bien, si l'on ne se sert pas de semelles indépendantes de la chaussure, il faut avoir soin de surajouter à la bottine un contrefort latéral interne solide qui

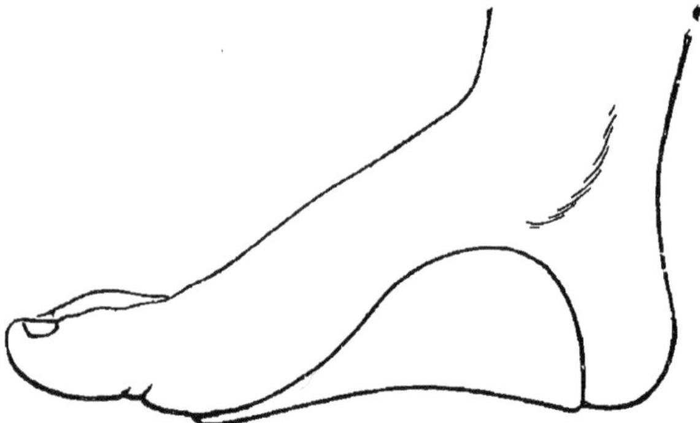

Fig. 393. — Semelle convexe soutenant le bord interne du pied pour lutter contre le pied plat valgus.

soutienne bien exactement le bord interne du pied. En même temps on recommandera tous les moyens qui sont de nature à fortifier les muscles et les ligaments, frictions, massage, électrisation des muscles adducteurs. On y joindra avec avantage le traitement orthopédique consistant dans les exercices pour s'élever sur la pointe des pieds, se tenir alternativement sur chacun des deux pieds, les mouvements de pédale, usage de la bicyclette, les mouvements d'adduction forcée de la pointe du pied (gymnastique de l'opposant).

Lorsque déjà le pied plat valgus s'accompagne de contracture permanente, tous les moyens précédents sont, on le comprend, parfaitement impuissants. Il faut de toute nécessité soumettre le malade au repos prolongé, et, si la contracture ne cesse pas spontanément, avoir recours à l'anesthésie pour corriger la difformité. Le pied est ensuite immobilisé pendant quatre à cinq semaines dans une position d'adduction forcée au moyen d'un appareil plâtré. Pour rétablir, autant que possible, la convexité de la voûte plantaire, j'ai l'habitude de soutenir la portion plantaire de l'appareil au moyen d'une bande roulée. La gouttière plâtrée enlevée, on revient à l'emploi des moyens précédents.

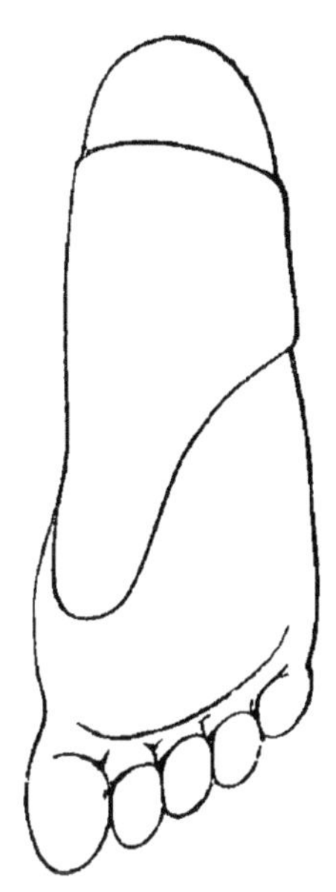
Fig. 394. — Même semelle vue par sa face plantaire.

Grâce à ces différents modes de traitement, on arrivera, sinon à guérir, du moins à soulager l'immense majorité des malades atteints de pied plat, et à leur procurer un état compatible avec le bon fonctionnement du membre. Ce n'est que dans des cas tout à fait exceptionnels qu'on sera conduit à proposer une intervention sanglante. Les lésions siègent, avons-nous dit, dans l'articulation médio-tarsienne. L'anatomie pathologique le démontre; la clinique prouve que c'est là le siège des douleurs; aussi est-ce sur l'articulation médio-tarsienne qu'il faut agir. Les autres interventions, telles que l'ablation de l'astragale de Vogt, l'ostéotomie supra-malléolaire de Trendelenburg, la section oblique du calcanéum (Gleich), de façon à faire glisser les deux morceaux de l'os l'un sur l'autre, nous paraissent illogiques. L'opération qui me semble devoir être conseillée, c'est l'opération d'Ogston, qui consiste à ouvrir

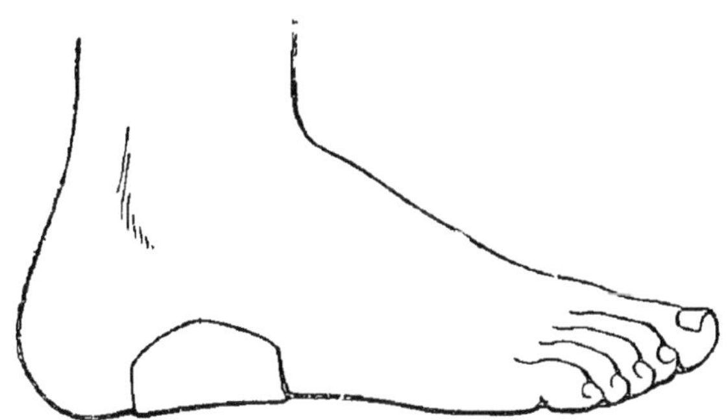
Fig. 395. — Même semelle embrassant le bord externe du pied.

l'articulation astragalo-scaphoïdienne, à enlever de la tête de l'astragale un coin d'étendue variable, à enlever également la surface articulaire du scaphoïde, puis à mettre en contact les deux tranches osseuses avivées et à les y maintenir, soit par la suture osseuse, soit par l'enchevillement. C'est à ce dernier mode de rapprochement que je donne la préférence. Ainsi pra-

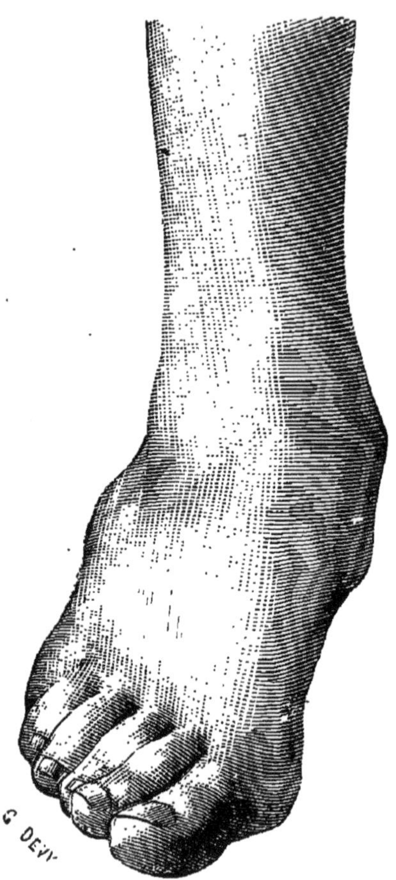

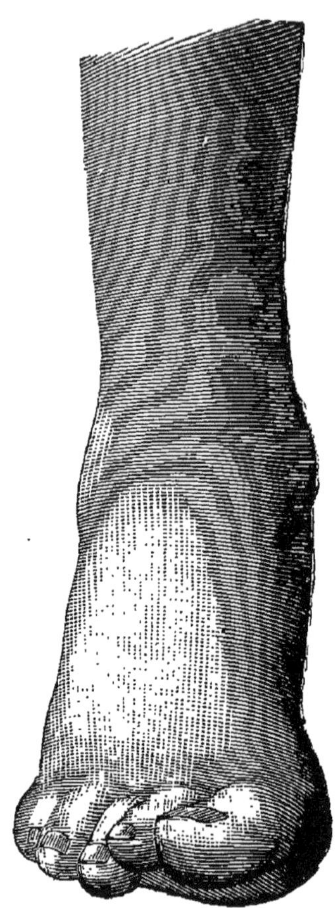

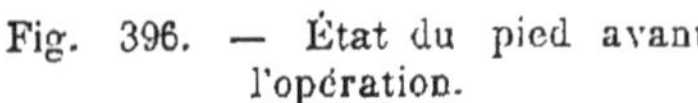

Fig. 396. — État du pied avant l'opération.

Fig. 397. — Pied plat valgus extrêmement prononcé, traité par l'opération d'Ogston, résultat opératoire.

tiquée, l'opération d'Ogston m'a fourni des résultats très avantageux au point de vue de la fonction, et parfois même, au point de vue de la forme elle-même, en rétablissant la concavité de la voûte plantaire.

XII. — DU PIED CREUX

Sous le nom de pied creux, on désigne la déformation opposée au pied plat, c'est-à-dire celle dans laquelle la convexité de la voûte plantaire est exagérée.

Cette disposition peut être primitive, ou secondaire, symptomatique. Souvent, par exemple, nous voyons dans le pied bot varus équin congénital, à la déformation primitive se surajouter une exagération de concavité de la voûte du pied, par rétraction de l'aponévrose plantaire; souvent, aussi, nous rencontrons la même disposition dans les cas de pied bot paralytique. Mais ce n'est pas ces faits que nous avons en vue en ce moment; nous nous occupons uniquement du pied creux primitif ou essentiel.

Il est à noter tout d'abord que, chez beaucoup de personnes, cette excavation exagérée de la voûte plantaire représente une disposition congénitale, qui ne détermine aucune gêne fonctionnelle. Dans d'autres cas, au contraire, le pied creux aboutit à une déformation des plus pénibles pour les malades qui en sont porteurs.

C'est généralement dans le cours de la seconde enfance qu'on voit apparaître la difformité, et elle va en s'exagérant avec les années. Les choses se passent presque toujours de la façon suivante : on vient nous consulter pour un enfant de dix à douze ans, par exemple, dont un des pieds se déforme par exagération de courbure de la voûte plantaire. La déformation est survenue lentement, progressivement, en dehors de toute cause apparente.

Quand nous examinons le pied incriminé, nous sommes immédiatement frappés de l'exagération de concavité de la voûte plantaire; sur la face dorsale du pied, le cuboïde et les cunéiformes dessinent une saillie exagérée. Dans la concavité de la voûte du pied, on sent très nettement l'aponévrose plantaire qui dessine une corde tendue du talon à la face plantaire du gros orteil. Vient-on à soulever la tête du premier métatarsien, on augmente la tension de cette bandelette fibreuse. Ce qui frappe en même temps, c'est la déformation des orteils; ils affectent la forme dite en griffe, c'est-à-dire qu'il y a hyperextension de la première phalange sur le métatarsien correspondant, tandis que la deuxième et la troisième phalanges sont dans la flexion. Le mal est-il invétéré, existe-t-il une rétraction considérable de l'aponévrose plantaire, la déformation du pied et des orteils ne saurait plus être modifiée. Mais, au début, si l'on vient à soulever le talon antérieur représenté par la tête des métatarsiens, on voit les orteils reprendre leur direction normale, en même temps que s'atténue la concavité de la voûte du pied. Il semble donc que primitivement la difformité soit

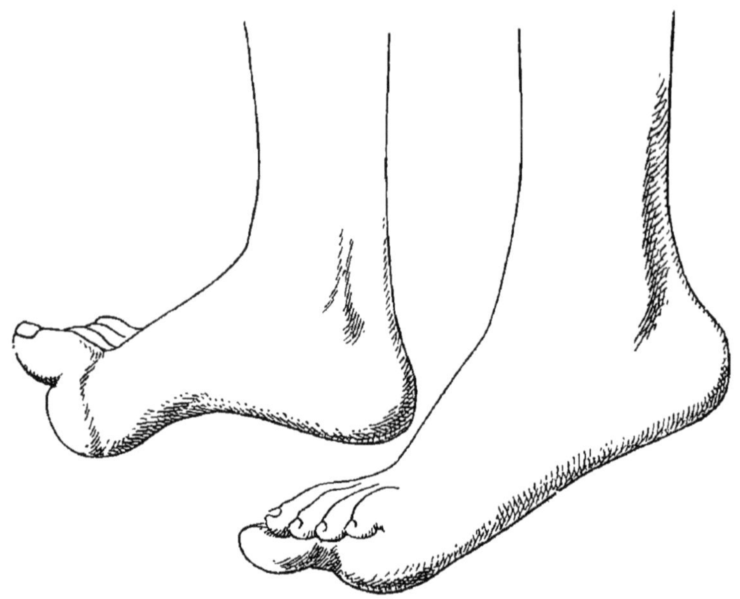

Fig. 398. — Pied creux du côté droit (d'après Walsham).

causée par la chute de l'avant-pied sur l'arrière-pied. Fréquemment, le pied creux coïncide avec un léger degré d'équinisme. Parfois il existe un peu d'adduction de la pointe du pied.

Le pied creux invétéré constitue pour les malades qui en sont porteurs une infirmité très gênante. Le poids du corps repose uniquement sur le talon antérieur; de là, à la longue, l'atrophie du coussinet adipeux qui répond à la tête des métatarsiens, la formation dans le même point de durillons qui ne tardent pas à devenir très douloureux. En même temps, on voit se former sur la face dorsale des orteils rétractés, à l'union de la première avec la deuxième phalange, des cors qui augmentent encore les douleurs.

Jusqu'ici la pathogénie du pied creux est restée extrêmement obscure. Nous n'y insisterons donc pas. Nous nous contenterons de rappeler que Duchenne (de Boulogne) faisait intervenir dans la pathogénie de la griffe pied creux la paralysie des muscles interosseux. Fisher met surtout en jeu l'affaiblissement des muscles de la région jambière antérieure, survenant à la suite d'une maladie fébrile, rougeole, scarlatine, diphtérie. Pour moi, dans les cas où je l'ai recherchée, j'ai toujours trouvé intacte la contractilité électrique de ces mêmes muscles; aussi suis-je porté à incriminer

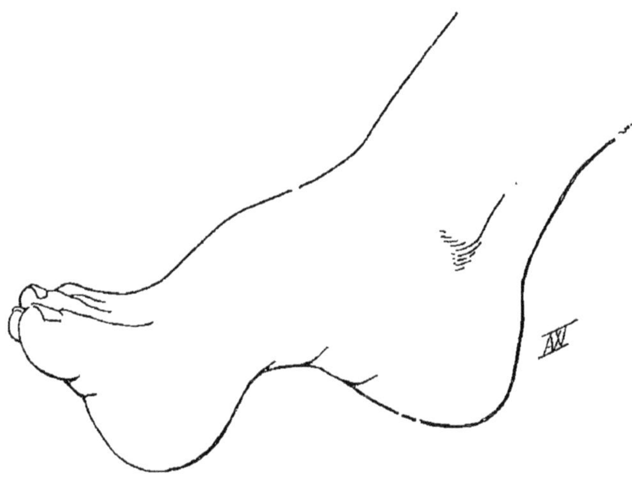

Fig. 399. — Pied creux extrêmement prononcé; pied bot plantaire (d'après Tubby); ici, la difformité est tellement marquée que l'articulation métatarso-phalangienne du gros orteil est abaissée au-dessous du talon.

primitivement la laxité des ligaments, et surtout des ligaments des articulations métatarso-phalangiennes; d'où l'abaissement de la tête des métatarsiens, et, ultérieurement, l'exagération de convexité de la voûte plantaire par rétraction de l'aponévrose plantaire. Cette chute de l'avant-pied sur l'arrière-pied a pour effet d'amener le tiraillement des extenseurs des orteils. Dans la position d'abaissement de l'avant-pied qui caractérise le pied creux, les tendons de ces muscles deviennent trop courts; aussi agissent-ils pour imprimer aux orteils la déformation spéciale, hyperextension de la première phalange avec flexion forcée des deux dernières. La preuve en est qu'il suffit de relever avec la main les articulations métatarso-phalangiennes pour voir les orteils reprendre leur forme et leur direction normales.

Pour ce qui est du traitement, il est évident que tout ce qui pourra fortifier les muscles de la région jambière antérieure, comme l'électrisation, le massage, les exercices orthopédiques, sera fort utile. En même temps, il convient de soutenir par une semelle convenable la région plantaire. Dans ce but, je me sers d'une semelle en liège surélevée au niveau des articulations métatarso-phalangiennes, tandis qu'elle est abaissée au niveau du talon. Elle a ce double avantage de soutenir l'avant-pied, en même temps qu'elle combat l'équinisme si souvent associé au pied creux. S'il existe une atrophie très marquée du coussinet adipeux et des durillons douloureux à la région plantaire, on peut rendre la semelle plus douce en la garnissant de feutre.

Dans les cas où la rétraction de l'aponévrose plantaire est extrêmement prononcée, et où la correction manuelle n'est plus possible, il devient nécessaire d'avoir recours à la ténotomie de l'aponévrose plantaire. Pour pratiquer cette petite opération, il faut se souvenir que l'aponévrose plantaire ne représente pas un cordon arrondi, mais bien une large bandelette qu'il faut sectionner dans toute sa largeur, si l'on veut obtenir un résultat satisfaisant. Pour cela, sur le bord interne du pied, au niveau de l'articulation astragalo-scaphoïdienne, on introduit un ténotome pointu que l'on fait cheminer transversalement et à plat dans toute la largeur de la voûte plantaire, du bord interne du pied jusqu'à son bord externe. En retirant l'instrument, il est bon d'imprimer à sa pointe un léger mouvement en arc de cercle, de façon à élargir un peu le canal sous-cutané ainsi créé. On substitue ensuite au ténotome pointu le ténotome mousse dont le tranchant est tourné vers l'aponévrose. En même temps qu'on appuie le tranchant sur la face libre de l'aponévrose, on imprime à l'articulation métatarso-phalangienne des orteils un mouvement de relèvement, de façon à bien tendre les différents faisceaux de l'aponévrose qui doivent être sectionnés dans toute leur largeur. L'opération terminée, le pied est soutenu au moyen d'une attelle plâtrée, qui permet à la cicatrisation de se faire dans une bonne position. L'opération pourra, s'il est nécessaire, être associée à la ténotomie du tendon d'Achille. Divers chirurgiens recommandent également le redressement forcé de la difformité par la tarsoclasie. Hoffa dit en avoir tiré d'excellents résultats.

XIII. — DIFFORMITÉS DES ORTEILS; HALLUX VALGUS; HALLUX VARUS; ORTEIL EN MARTEAU

Si l'on consulte bon nombre d'auteurs modernes, on verra que tous s'accordent à considérer les déformations des orteils comme le

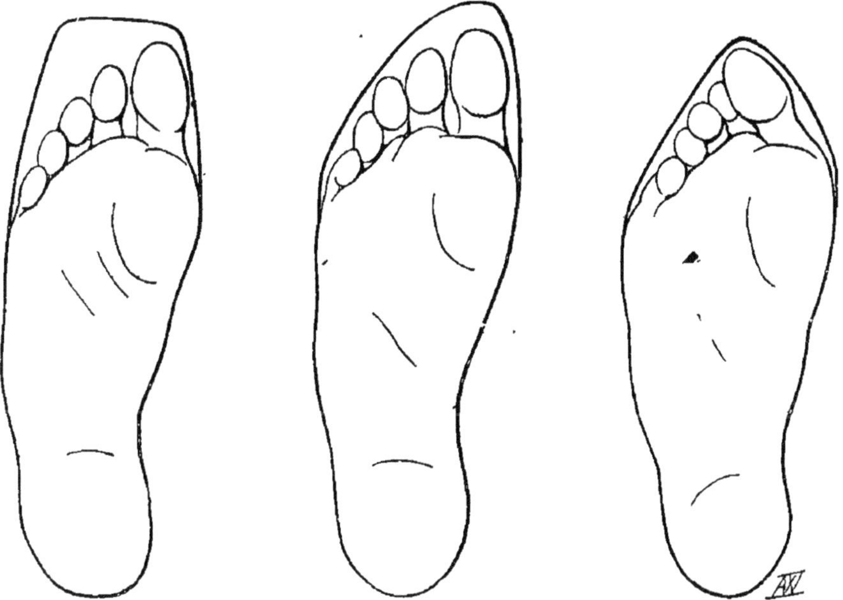

Fig. 400. — Mode d'action de la chaussure dans la production des difformités des orteils.

résultat de la compression exercée par des chaussures construites d'une façon irrationnelle, chaussures trop étroites ou trop courtes. Je ne partage pas cette manière de voir; je crois, au contraire, que, dans l'immense majorité des cas, les déformations des orteils sont le résultat de causes pathologiques diverses, rhumatisme, névrites alcooliques, maladies générales du système nerveux. A ce titre, la paralysie infantile détermine souvent chez les enfants des difformités des orteils. D'autres sont d'origine congénitale et souvent même héréditaires; enfin, il est des déformations des orteils qui se montrent au cours de l'adolescence, comme conséquence d'un trouble du développement, et sont à comparer aux troubles de l'ossification qui caractérisent le genu valgum et le genu varum; de ce nombre est l'orteil en marteau.

1° *Hallux valgus.*

Il est caractérisé par la déviation du gros orteil en dehors; la tête du premier métatarsien est à peu près abandonnée par la première phalange du gros orteil, qui, au lieu de répondre à la tête du métatarsien en totalité, ne correspond plus qu'à son côté externe. Tantôt, en se déjetant en dehors, le gros orteil se place au-dessous des orteils voisins, tantôt, et plus rarement, il passe au-dessus d'eux. Dans les cas où la déviation est moins prononcée, elle a seulement pour effet de refouler de dedans en dehors le deuxième orteil; celui-ci se fléchit parfois à l'union de sa première avec la seconde phalange, et ainsi l'hallux valgus donne naissance à la difformité connue sous le nom d'orteil en marteau. Une autre complication inhérente à l'hallux valgus, c'est l'ongle incarné. En effet, les parties molles situées au côté externe du gros orteil forment un bourrelet qui se recourbe au-devant de l'ongle, et celui-ci pénétrant dans l'épaisseur des tissus entretient une ulcération douloureuse. Cette pathogénie explique comment l'ongle incarné se voit plus souvent au côté externe du gros orteil que sur son côté interne.

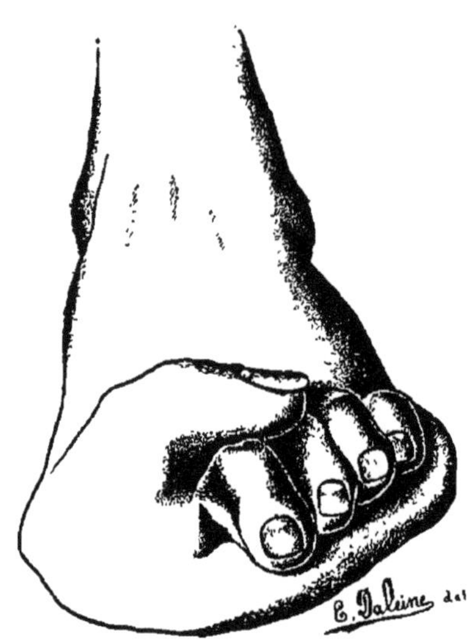

Fig. 401. — Hallux valgus avec chevauchement du gros orteil au-dessus des orteils voisins.

Le tendon de l'extenseur propre du gros orteil dessine sur la face dorsale du pied une saillie marquée. On l'a accusé de produire l'hallux valgus. Cette opinion ne saurait être admise; mais il est certain qu'une fois la déviation produite, la contracture de l'extenseur propre du gros orteil tend à l'exagérer. L'irritation partie de la jointure détermine par action réflexe la contracture du tendon extenseur; celui-ci représente la corde de l'arc que forment entre eux le premier métatarsien et le gros orteil, et par là exagère peu à peu la difformité.

A la longue, il se développe dans l'articulation métatarso-pha-

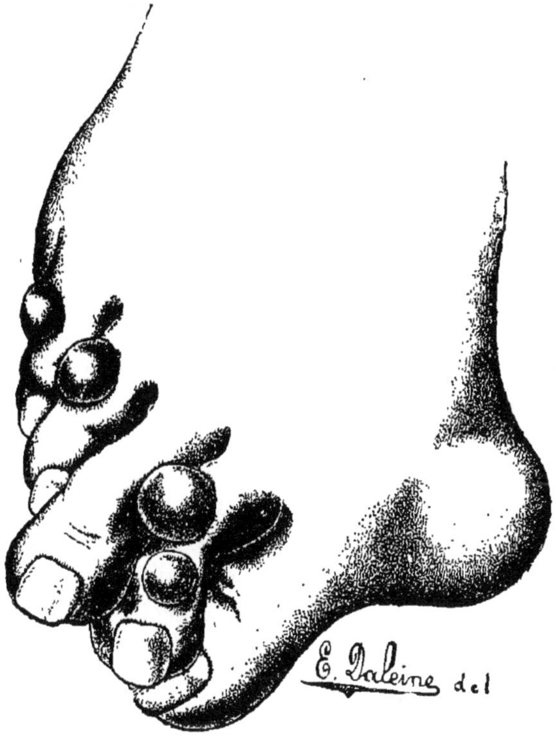

Fig. 402. — Hallux valgus avec oignon latéral enflammé au côté interne du gros orteil.

langienne du gros orteil des phénomènes d'arthrite sèche, et l'on voit se montrer au-devant de la tête du métatarsien une bourse séreuse qui constitue l'oignon latéral, susceptible de s'enflammer et de passer à la suppuration. Mais il faut bien le dire, ce sont là des phénomènes qui appartiennent à la chirurgie des adultes, bien plutôt qu'à la pathologie infantile.

Au point de vue du traitement, l'on peut dire qu'il est peu d'affections dont le traitement présente des difficultés aussi grandes que celui des déformations des orteils. On est limité en effet entre l'application d'appareils sur l'efficacité desquels on n'est pas en droit de compter d'une façon absolue, et des interventions chirurgicales sanglantes devant lesquelles les malades ou leurs parents reculent très souvent, vu le peu d'importance des lésions. C'est le cas pour l'hallux valgus. Nombreux sont les appareils qui ont été conseillés. Noble Smith entoure l'orteil dévié d'une bande circulaire à laquelle est attaché un lien solide qui vient se fixer au côté interne de la bottine. L'appareil de Bigg se compose d'un levier fixé au côté interne du pied et auquel le gros orteil est relié par un lien qui a pour but de le ramener à la position qu'il doit occuper. On arrive plus aisément au but au moyen de simples attelles plantaires. Mais ces attelles, comme les

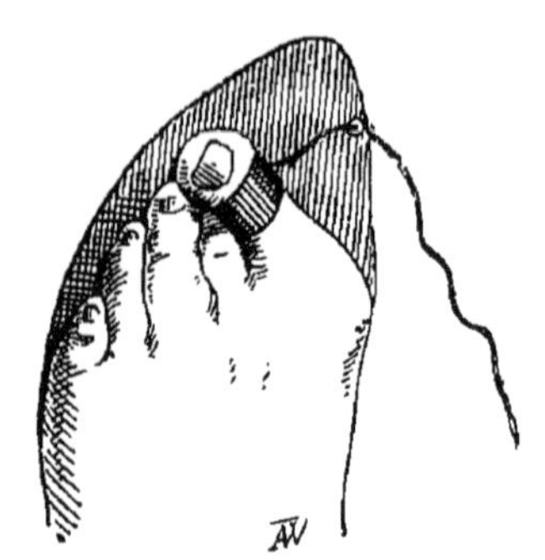

Fig. 403. — Appareil de Noble Smith pour le traitement de l'hallux valgus. L'orteil est entouré d'une bande circulaire terminée par un lien qui vient se fixer au côté interne de la bottine (d'après Hoffa).

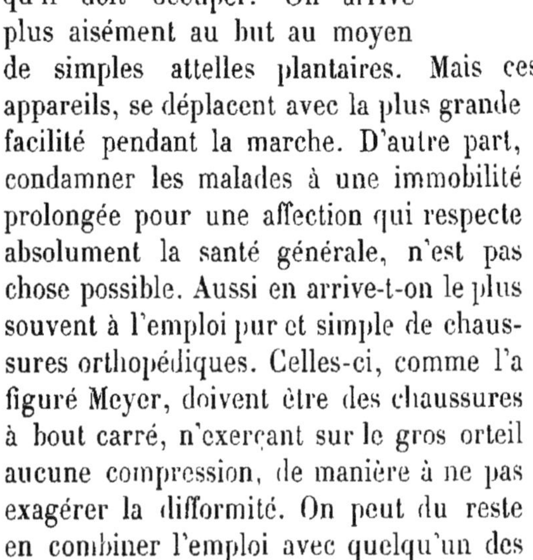

appareils, se déplacent avec la plus grande facilité pendant la marche. D'autre part, condamner les malades à une immobilité prolongée pour une affection qui respecte absolument la santé générale, n'est pas chose possible. Aussi en arrive-t-on le plus souvent à l'emploi pur et simple de chaussures orthopédiques. Celles-ci, comme l'a figuré Meyer, doivent être des chaussures à bout carré, n'exerçant sur le gros orteil aucune compression, de manière à ne pas exagérer la difformité. On peut du reste en combiner l'emploi avec quelqu'un des appareils dont nous avons parlé, appliqué pendant la nuit et pendant les heures de repos.

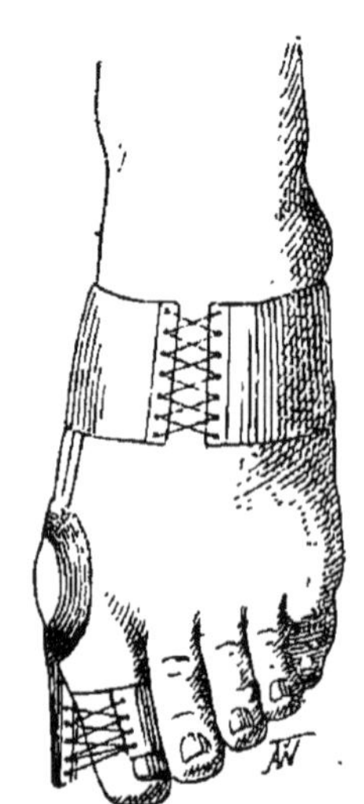

Fig. 404. — Appareil de Bigg pour le traitement de l'hallux valgus (d'après Hoffa).

Mais pour peu que la difformité augmente, et surtout si elle devient l'origine d'accidents inflammatoires, il devient nécessaire d'opérer. On a pratiqué la résection de l'articulation métatarso-phalangienne, mais cette opération a l'inconvénient de priver le malade du point d'appui si utile, qui est représenté par la tête du premier métatarsien. Aussi vaut-il mieux à l'exemple de J. Reverdin, se contenter de faire une excision cunéiforme

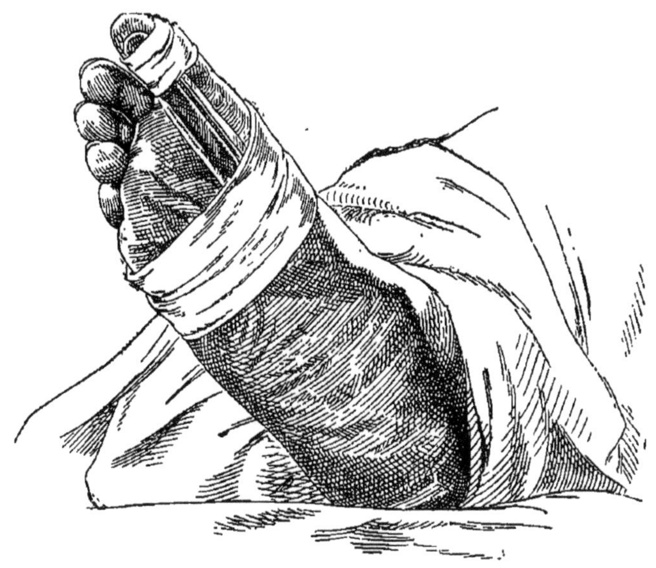

Fig. 405. — Attelle plantaire pour le redressement de l'hallux valgus (d'après Hoffa).

portant sur le col de l'os, et supprimant en même temps l'exostose située à son côté interne.

2° *Hallux varus.*

Le terme d'hallux varus désigne la difformité opposée à l'hallux valgus, c'est-à-dire qu'ici le gros orteil est porté en dedans, dans une adduction exagérée. Il n'y a aucune comparaison à établir sous le rapport de la fréquence entre ces deux déformations. Tandis que l'hallux valgus constitue une difformité banale, l'hallux varus est une véritable rareté. Hoffa dit qu'on peut le voir accompagnant le pied bot ou le genu valgum ; il l'a rencontré en coïncidence avec la déviation du pied en valgus, qui accompagne l'absence congénitale du péroné.

3° *Hallux flexus.*

Sous le nom d'hallux flexus ou encore hallux rigidus, on décrit cette position du gros orteil dans laquelle il y a un degré plus ou moins prononcé de flexion permanente avec limitation des mouvements, surtout marquée dans le sens de l'extension. Souvent il y a de la sensibilité à la pression au niveau de l'articulation, sensibilité exagérée pendant les mouvements. On voit parfois cette difformité du gros orteil associée au pied plat; je l'ai rencontrée également dans la paralysie infantile.

Si la douleur est vive et que les mouvements soient assez limités pour qu'on ne puisse opérer le redressement, la seule ressource sera dans la résection de l'articulation.

4° *Orteil en marteau.*

Bien plus que l'hallux valgus, l'orteil en marteau peut être considéré comme une difformité appartenant à l'enfance et à l'adolescence. Elle est caractérisée par une flexion permanente de la deuxième phalange de l'orteil sur la première, la troisième phalange restant dans l'extension. La déformation est le plus souvent symétrique, et porte sur le second orteil de chacun des deux pieds; on la rencontre aussi sur le troisième orteil; sur les autres orteils, elle ne constitue qu'une rare exception. La raison de cette localisation habituelle sur le deuxième orteil, c'est qu'à l'état normal il dépasse les orteils voisins. Une circonstance notée par tous les observateurs, et que la clinique journalière permet de vérifier, c'est la coïncidence fréquente entre l'orteil en marteau et le pied plat. Le pied, en pareil cas, est habituellement long et la pointe du deuxième orteil vient butter contre l'extrémité de la chaussure. Une autre relation non moins bien établie, c'est celle que nous avons signalée déjà entre l'hallux valgus et l'orteil en marteau.

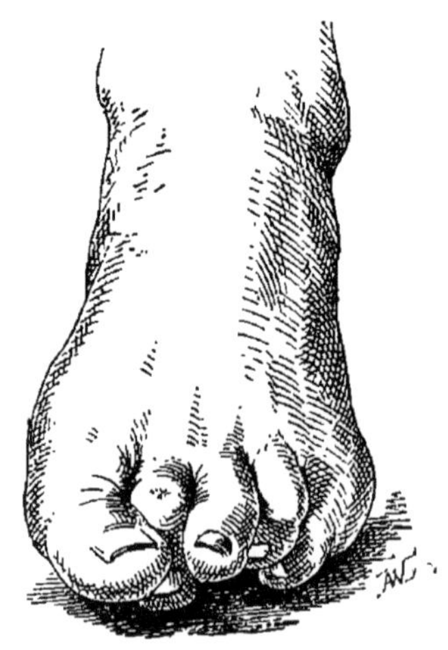

Fig. 406. — Orteil en marteau du deuxième orteil (d'après Hoffa).

Comme l'hallux valgus, l'orteil en marteau peut être d'origine congénitale et héréditaire. Il se produit également pendant l'enfance et l'adolescence comme expression symptomatique d'un trouble de l'ossification, comparable à celui qui caractérise le genu valgum. On trouve en effet la première phalange de l'orteil malade légèrement augmentée de longueur du côté de la face dorsale et déformée; les surfaces condyliennes vers la face plantaire sont aplaties. Du côté de la plante du pied et sur les parties latérales, il y a rétraction des ligaments et des tendons fléchisseurs. Sur la face dorsale, le tendon extenseur est au contraire aminci, éraillé. Au-dessus de lui, il se forme, par suite des pressions continuelles, un durillon et une bourse muqueuse à parois épaisses, susceptible de s'enflammer.

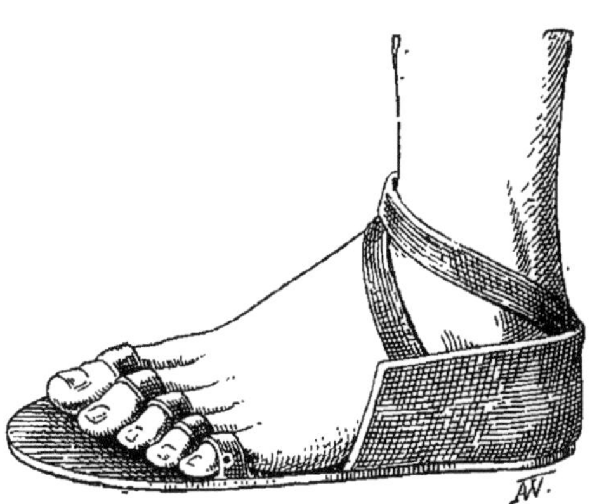

Fig. 407. — Appareil de Mellet pour le redressement des orteils.

La gène à laquelle donne naissance cette déformation rend nécessaire l'application d'un traitement. Mais on rencontre ici les mêmes difficultés que dans le traitement orthopédique de l'hallux valgus. Les appareils qui ont été conseillés sont très gênants pour le malade, et ne produisent le plus souvent aucun résultat utile. C'est ce qui arrive pour l'appareil de Mellet, qui se compose d'une bande appuyant sur l'orteil incurvé par sa face dorsale, et prenant point d'appui, d'autre part, sur une semelle spéciale. Hoffa conseille une semelle métallique embrassant la plante du pied dans toute sa largeur; une bande de diachylon passant sur la face dorsale de l'orteil incurvé en procure le redressement et vient prendre point d'appui sur l'attelle plantaire. Il dit avoir obtenu ainsi le redressement complet en six à huit semaines, chez les enfants.

Certains malades arrivent à se procurer un soulagement suffisant au moyen d'un dispositif encore plus simple. Ils prennent une bandelette de diachylon, font passer le plein de la bande sur la face dorsale de l'orteil infléchi, tandis qu'ils fixent ses deux extrémités sur les orteils voisins. Enfin ici, comme pour l'hallux valgus, il reste la ressource des chaussures orthopédiques. Il est nécessaire tout d'abord de faire un moulage exact du pied. Sur le moule en plâtre, le cordonnier applique, au niveau de la saillie répondant à la face dorsale de l'orteil, une rondelle de cuir, et, sur ce moule ainsi disposé, il confectionne la bottine qui possède une sorte de cupule destinée à la saillie de l'orteil, sans exercer sur elle de compression.

Mais, il faut bien le dire, le résultat cherché n'est pas toujours obtenu. Il est même des malades chez lesquels, la troisième phalange étant en hyperextension sur la seconde, la pulpe de cette phalange vient porter directement sur le sol; elle est alors le siège d'une macération particulièrement douloureuse; parfois même elle est entamée par les parties latérales de l'ongle.

Dans ces conditions, il devient nécessaire d'opérer.

On a pratiqué la désarticulation de l'orteil malade; mais c'est là une mutilation qui sera difficilement acceptée, et qui, du reste, n'est pas sans inconvénients. Les orteils voisins, n'étant plus soutenus, tendent en effet à s'infléchir latéralement de façon à combler le vide laissé par l'orteil supprimé. Mieux vaut donc avoir recours à des opérations plus conservatrices. On a pratiqué, suivant les cas, la ténotomie des tendons fléchisseurs, celle du tendon extenseur, des ligaments latéraux et des brides fibreuses rétractées du côté de la plante du pied. Toutes ces opérations sont infidèles et peuvent être suivies de récidive. Aussi Pétersen a-t-il conseillé une intervention plus radicale; il sectionne, du côté de la face plantaire, toutes les parties molles, la peau, les tendons fléchisseurs, la capsule articulaire, et fait bâiller largement l'articulation, jusqu'à ce qu'il ait obtenu le redressement complet; la plaie est laissée ouverte et se comble par granulation. A l'opération de Pétersen, je préfère la résection de l'articulation conseillée par M. Terrier. On attaque l'articulation par sa face dorsale, on enlève la bourse muqueuse accidentelle, et l'on résèque des surfaces articulaires ce qui est nécessaire pour opérer le redressement. On obtient ainsi une ankylose solide, avec un léger raccourcissement de l'orteil, et l'on est à l'abri de la récidive. Cette petite opération que nous avons pratiquée un certain nombre de fois nous a toujours donné les résultats les plus satisfaisants.

XIV. — DES EXOSTOSES DE DÉVELOPPEMENT

Il n'est pas démontré que les exostoses de développement dites encore ostéogéniques soient attribuables au rachitisme, mais il est bien évident qu'elles se rattachent à des troubles du développement osseux; aussi trouvent-elles ici leur place.

Ce sont, comme leur nom l'indique, des tumeurs osseuses qui se montrent pendant l'enfance ou l'adolescence, suivent les progrès du développement osseux, et demeurent stationnaires, après l'achèvement complet du squelette.

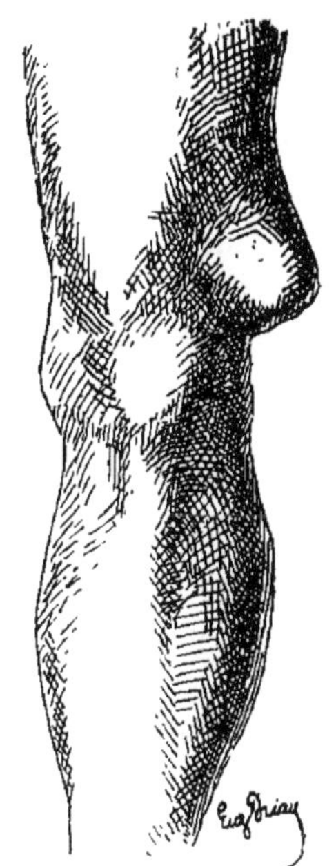

Fig. 408. — Exostose de l'extrémité inférieure du fémur.

On ne les observe pas indistinctement sur tous les points du système osseux, mais, en particulier, sur les os longs des membres. Là même, elles ont un point d'élection; c'est surtout près des extrémités épiphysaires qu'on les rencontre, et, de préférence, au niveau des épiphyses fertiles. Nous retrouvons ici cette notion des épiphyses fertiles, qui a une si grande importance pour la localisation des tumeurs malignes, aussi bien que de l'ostéomyélite. On devra donc s'attendre à rencontrer les exostoses de développement au voisinage des épiphyses qui avoisinent l'articulation du genou, extrémité inférieure du fémur, extrémité supérieure du tibia; au membre supérieur, on les observera de préférence au niveau de l'extrémité supérieure de l'humérus et de l'extrémité inférieure des os de l'avant-bras.

Mais si les os longs des membres sont leur siège de prédilection, il faut bien savoir qu'on peut les rencontrer sur toutes les parties du squelette, sur les os courts, aussi bien que sur les os plats. Elles ne sont pas rares au niveau de l'omoplate, en particulier au niveau de l'épine de cet os; on les voit aussi sur les différentes parties de l'os iliaque, où elles constituent, quand elles existent en grand nombre, ce qu'on a appelé le bassin épineux.

Au point de vue clinique, il est du reste deux grandes formes qu'il convient de distinguer : dans l'une, l'exostose constitue une tumeur isolée, ou, du moins, à peine reconnaît-on l'existence de deux à trois tumeurs semblables à la surface du corps. Dans l'autre forme, le trait caractéristique de l'affection, c'est la multiplicité des tumeurs qu'on peut rencontrer disséminées sur tous les points du corps. En ce cas, il est très habituel de les trouver symétriquement disposées sur les deux moitiés du squelette, par exemple, sur les deux extrémités supérieures des tibias. On a pu parfois en compter une centaine et même plus chez un même sujet.

Anatomie pathologique. — Les tumeurs que nous avons en vue en ce moment sont, avons-nous dit, des ostéomes. Elles sont donc constituées par un tissu osseux, plus ou moins dense, plus ou moins raréfié, selon les cas. Parfois même on rencontre à leur centre un véritable canal médullaire. Mais, ce qui les caractérise, c'est la présence à leur périphérie, au-dessous du périoste, d'une couche cartilagineuse aux dépens de laquelle la tumeur se développe. Souvent, au devant de la tumeur osseuse, entre elle et la face profonde de la peau, on voit se développer une bourse séreuse accidentelle, qui peut être le point de départ de phénomènes inflammatoires, et qui, dans certains cas même, renfermait un grand nombre de corps étrangers identiques à ceux de l'arthrite sèche. La bourse séreuse accidentelle peut être en communication avec la synoviale de l'articulation voisine, celle du genou par exemple. Cette disposition, dans la chirurgie ancienne, a été la cause des plus graves accidents, la suppuration, à la suite de l'extirpation de la tumeur, se propageant à l'articulation.

Ce sont surtout les travaux de Broca et de son élève Soulié (1864) qui ont contribué à bien démontrer les relations qui existent entre l'ossification normale et le développement des exostoses ostéogéniques. D'après ces auteurs, dont les idées sont généralement adoptées aujourd'hui, la tumeur prend son développement aux dépens du cartilage épiphysaire; d'où son siège au niveau des extrémités épiphysaires des os longs, et des extrémités épiphysaires fertiles en particulier. Il se forme alors un bourgeonnement, une végétation anormale du cartilage épiphysaire qui, en s'ossifiant, donne naissance à la petite tumeur osseuse. Il est toutefois permis de se demander si le périoste ne donne pas naissance à des tumeurs analogues. La chose est évidente pour les exostoses qui siègent sur la continuité des membres, loin du cartilage de conjugaison, et aussi pour certaines de ces tumeurs qui, loin de se continuer par un pédicule avec l'os, sont au contraire mobiles sur l'os sous-jaccent.

Étiologie et pathogénie. — Bien des incertitudes planent encore sur l'étiologie et la pathogénie des exostoses de développement. Il est toutefois un certain nombre de points qui sont bien établis. Tout d'abord l'hérédité ne fait pas de doute, surtout en ce qui concerne les exostoses multiples. Souvent on retrouve chez les ascendants, la même lésion, ou bien d'autres malformations congénitales. Quelquefois le traumatisme joue un rôle, mais seulement chez les sujets prédisposés. Enfin la statistique démontre que l'affection est plus fréquente dans le sexe masculin.

On peut se demander si les exostoses isolées et celles que l'on rencontre en si grand nombre à la surface du corps ont bien exactement la même signification. Peut-être les exostoses uniques ne sont-elles qu'une simple anomalie du développement, une disposition tératologique, tandis que les exostoses multiples seraient l'expression symptomatique d'une diathèse, par exemple, de la syphilis chez les ascendants. Dans ces dernières années, on a cité des exostoses multiples se montrant sous l'influence de la tuberculose.

Volkmann le premier a appelé l'attention sur ce fait que les exostoses de développement se rencontrent chez des malades qui présentent tous les attributs du rachitisme, et il en a fait une variété particulière de rachitisme, sous le nom de rachitisme noueux (rachitis nodosa). Il est incontestable que les exostoses ostéogéniques se rencontrent souvent chez des malades qui portent en même temps des déformations rachitiques, ou qui sont issus de parents rachitiques. Nous-même nous en avons rapporté des exemples. Cependant l'opinion de Volkmann n'a pas été admise sans conteste. Plusieurs auteurs, Bessel-Hagen entre autres, nient l'origine rachitique des exostoses ostéogéniques. Pour lui, il n'y a pas identité de nature entre les déformations osseuses et les exostoses qu'on rencontre chez un même malade. Ce sont au contraire les exostoses qui sont l'accident primitif, et les déformations osseuses se montrent consécutivement. Au lieu de s'accroître dans le sens de la longueur, l'os se développe transversalement au niveau de l'exostose. Il en résulte un arrêt de développement. La loi de Bessel-Hagen pourrait être formulée de la manière suivante : Ce que l'os gagne en largeur au niveau de l'exostose, il le perd en longueur. De là des raccourcissements marqués ; de là aussi des déformations qui tiennent à ce que l'os voisin, devant s'adapter à la longueur de son congénère, est obligé de s'incurver. Parfois même il en résulte des luxations secondaires. C'est ce qui se voit en particulier à l'avant-bras ; le cubitus porteur d'exostose étant arrêté dans son développement en longueur, le radius devient trop long, et se luxe au niveau de son articulation supérieure.

Cette discussion semble d'abord purement théorique ; mais si je l'ai indiquée ici, c'est parce qu'elle était pour moi l'occasion de faire connaître les déformations osseuses qui, souvent, accompagnent les exostoses de développement. Du reste, contrairement à l'opinion de Bessel-Hagen, ce ne sont pas toujours des raccourcissements que l'on observe ; on a cité également des hyperostoses et des allongements.

Symptômes. — Tantôt, avons-nous dit, les exostoses ostéogéniques existent à l'état isolé, tantôt elles se rencontrent en très grand nombre, disséminées sur tous les points du corps. Leur forme est aussi excessivement variable. Les exostoses multiples sont souvent symétriquement disposées ; quelquefois elles siègent en des points variables de la diaphyse, loin des extrémités épiphysaires. Quant à leur forme, elle est extrêmement variable ; parfois les exostoses affectent la forme de petits mamelons ; dans d'autres cas, elles représentent des aiguilles acuminées au niveau desquelles toute pression exercée sur la peau devient extrêmement douloureuse.

Les exostoses uniques sont en général plus volumineuses. Elles affectent parfois la forme mamelonnée, et se relient au tissu osseux voisin par un pédicule plus ou moins grêle qui peut se fracturer, ainsi que Gosselin en a rapporté un exemple. Dans ce cas, l'exostose présentait une disposition intéressante ; outre son point d'insertion, elle avait contracté une seconde adhérence avec l'extrémité inférieure du fémur, de sorte qu'elle avait une forme en anse de panier. Généralement la forme de l'exostose est modelée par la contraction des muscles qui passent au-devant d'elle. Ainsi, par exemple, pour les exostoses de l'extrémité inférieure et interne du fémur, qui représentent l'une des variétés les plus fréquentes, la tumeur est couchée de bas en haut par la contraction des muscles de la région interne de la cuisse, de sorte qu'elle affecte le plus souvent la forme d'un crochet dont la concavité est tournée par en haut.

En se développant, l'exostose peut devenir la source de gêne, et même donner naissance à de graves accidents. Déjà nous avons parlé des inflammations qui peuvent se développer dans la bourse séreuse accidentelle sus-jacente à l'exostose; il peut aussi y avoir dans les muscles voisins des phénomènes de crampes, de contractures douloureuses. Exceptionnellement, la tumeur peut se développer au point de déterminer l'ulcération de la peau; quelquefois il y a des phénomènes de compression très douloureuse du côté des nerfs; parfois aussi on a signalé la compression, et même l'ulcération des gros vaisseaux, donnant naissance à des anévrysmes diffus. Mais, il faut bien le dire, ce sont là des faits exceptionnels; et très souvent l'exostose conserve un volume modéré, et ne détermine aucun trouble fonctionnel appréciable.

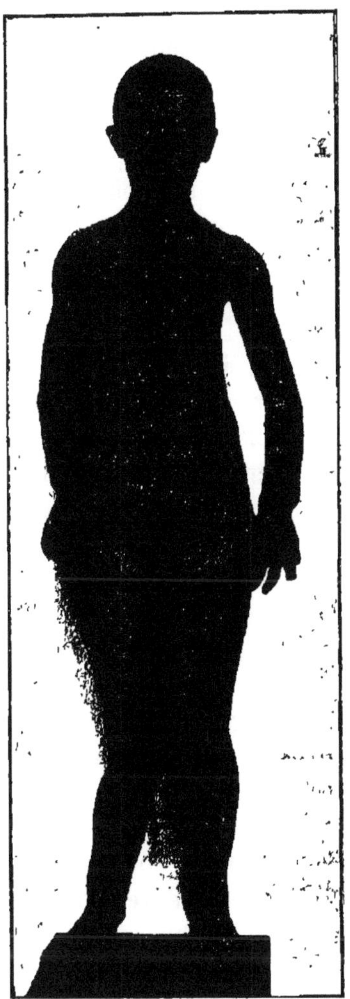

Fig. 409. — Exostoses multiples en coïncidence avec un genu valgum.

Diagnostic. — Le diagnostic ressort de tout ce que nous avons dit précédemment sur la consistance et le siège de la tumeur. Toutefois, sous ce dernier rapport, il est une remarque qu'il ne faut pas négliger. Quand on examine des exostoses de développement chez des sujets adultes, par exemple des exostoses de l'extrémité inférieure du fémur, on peut être surpris de voir ces tumeurs siéger très loin du cartilage épiphysaire inférieur. On pourrait douter tout d'abord de leur véritable nature ostéogénique; mais il faut tenir compte, dans l'établissement du diagnostic, de ce fait que l'exostose s'est montrée dans l'enfance ou pendant l'adolescence. Ensuite on ne perdra pas de vue que l'os ayant gagné en longueur par l'apposition de couches successives, l'exostose s'est trouvée peu à peu éloignée du cartilage épiphysaire avec lequel elle était primitivement en contact. Il est une autre réflexion que je désire présenter ici, et qui est relative au diagnostic des exostoses épiphysaires par la radiographie. On sera toujours frappé en pareil cas de voir l'exostose présenter, sur l'épreuve radiographique, un volume beaucoup moindre que celui que la clinique lui avait assigné. Mais il ne faut pas oublier que la partie périphérique de la tumeur est composée de tissu cartilagineux, qui se laisse traverser par les rayons X.

Traitement. — En dehors de l'extirpation, il n'est aucun traitement utile. Tant que la tumeur, par sa forme et par son volume, n'est la source d'aucune gêne, il convient de la respecter. Dans les circonstances inverses, il n'y a pas à hésiter. Les considérations qui arrêtaient la main de nos devanciers sont sans valeur aujourd'hui, et l'extirpation des exostoses ostéogéniques, quand elle est indiquée, se présente à nous comme une excellente opération.

2° Exostoses sous-unguéales du gros orteil. — Des exostoses de développement, nous devons rapprocher les exostoses sous-unguéales du gros orteil, bien que bon nombre de traits les séparent. Mais ces deux formes de tumeurs ont cependant un point étiologique commun : à savoir, qu'elles appartiennent à l'enfance et à l'adolescence.

Quand je me sers de l'expression exostose sous-unguéale du gros orteil, cela ne veut pas dire que l'affection se développe uniquement au niveau du gros orteil ; on peut la rencontrer, mais bien plus rarement, sur les orteils voisins. Je l'ai vue même se développer exceptionnellement au niveau des doigts.

Le point d'élection est dans la partie antérieure de la phalange, celle qui est recouverte par le derme sous-unguéal. La tumeur est le plus souvent médiane, mais parfois elle occupe les parties latérales. Son volume, habituellement peu considérable, peut aller de la grosseur d'un petit pois à celle d'une noisette.

Le début est insidieux ; l'ongle légèrement soulevé prend une teinte violacée, puis au fur et à mesure que la tumeur augmente de volume, les douleurs se montrent. Parfois le soulèvement de l'ongle est si considérable que son extrémité libre se recourbe d'avant en arrière, et arrive à toucher presque sa racine. En même temps le tissu de l'ongle se modifie, il s'épaissit et présente à sa surface de nombreux sillons transversaux. Lorsque la tumeur se développe latéralement, elle refoule l'ongle sur le côté, et peut donner naissance aux phénomènes de l'ongle incarné.

La tumeur étant désormais saillante en avant de l'extrémité libre de l'ongle, se présente sous la forme d'une masse arrondie, rougeâtre, sensible à la pression. Elle peut même à la longue s'ulcérer et se recouvrir de bourgeons mollasses, fongueux, saignant avec facilité.

Le jeune âge des malades a permis de rapprocher l'exostose sous-unguéale des exostoses de développement. Toutefois une première différence est relative au sexe ; tandis que les exostoses ostéogéniques se rencontrent surtout chez l'homme, c'est au contraire dans le sexe féminin qu'on voit de préférence les exostoses sous-unguéales. Une autre différence est tirée du siège. Au lieu de se montrer au niveau de la base de la phalange, dans le point où siège le cartilage épiphysaire, l'exostose sous-unguéale occupe au contraire son extrémité antérieure.

Quant à la structure, tantôt la petite tumeur est constituée uniquement de tissu spongieux, tantôt elle est revêtue à la périphérie de tissu compact. Le noyau osseux est enveloppé d'une couche blanchâtre, dense, constituée uniquement par du tissu fibreux, ou dans laquelle on trouve du tissu cartilagineux. Le tissu osseux de l'exostose offre lui-même des rapports variables avec le tissu osseux de la phalange. Si, dans un certain nombre de cas, il existe une continuité évidente entre les deux tissus, il en est d'autres dans lesquels l'exostose est complètement indépendante de la phalange, au point de présenter sur elle une certaine mobilité.

Dans les cas où on ne trouve pas d'éléments cartilagineux dans la constitution de la tumeur, il faut admettre que le développement du tissu osseux se fait directement aux dépens du tissu fibreux, ainsi que cela existe normalement pour les os du crâne. Du reste. certaines recherches histologiques ont démontré que ce mode d'ossification était normal également pour l'extrémité unguéale des phalanges. Mais, dans bon nombre de pièces, l'ossification aux dépens du cartilage était évidente.

Diagnostic. — Le diagnostic n'offre pas de sérieuses difficultés. Au début cependant, le volume de la tumeur est si peu considérable qu'elle est masquée par la saillie de l'ongle. Un stylet passé au-dessous de celui-ci est arrêté par la petite tumeur qu'il doit contourner. Plus tard, l'ongle étant soulevé, l'exostose fait au dehors une saillie évidente. Mais dans les cas où il y a une ulcération et des fongosités, on pourrait croire d'abord à l'existence d'une tumeur maligne. La marche de la maladie, l'âge des sujets, la consistance osseuse de la tumeur permettront de faire le diagnostic.

Traitement. — L'extirpation est le seul mode de traitement utile. Il est inutile de pratiquer, comme on l'a fait autrefois, la désarticulation de la phalange. On se contentera de pratiquer d'abord l'arrachement de l'ongle ; puis, la tumeur étant ainsi largement mise à nu, avec un bistouri à dos fort ou avec la gouge à main on en fera l'extirpation, en ayant soin d'enlever en totalité son point d'insertion, de façon à éviter la récidive.

CHAPITRE IV

SYPHILIS OSSEUSE ET ARTICULAIRE

Les lésions du côté des os et des articulations sont bien loin de constituer à elles seules toute la symptomatologie de la syphilis héréditaire. Ce sont elles, du moins, qui sont les plus caractéristiques; aussi les avons-nous prises comme base de notre description. Nous y rattacherons tous les autres symptômes, quand il s'agira de préciser le diagnostic.

Les lésions osseuses de la syphilis héréditaire peuvent se voir à trois périodes : 1° chez le nouveau-né; 2° pendant toute la durée de l'enfance; 3° chez les adolescents, comme conséquence de la syphilis héréditaire tardive. Nous passerons successivement en revue ces trois ordres de lésions.

1° Lésions osseuses de la syphilis héréditaire chez le nouveau-né; pseudo-paralysie syphilitique, ou maladie de Parrot. — Chez les enfants nouveau-nés syphilitiques, et dans les six premiers mois de l'existence, on observe parfois une impotence fonctionnelle des membres, qui pourrait en imposer au premier abord pour une véritable paralysie. Aussi Parrot, qui l'a bien étudiée dans son service des Enfants-Assistés, l'a-t-il décrite sous le nom de pseudo-paralysie, par altération du système osseux. La description de Parrot est demeurée si vraie qu'on donne habituellement à l'affection le nom de maladie de Parrot.

L'affection porte le plus souvent sur les membres supérieurs. Le bras, ou les bras, car nous avons vu l'affection frapper simultanément les deux membres supérieurs, sont pendants le long du corps, inertes, dans une position voisine de l'extension complète et dans la demi-pronation; les moindres mouvements imprimés au membre malade sont extrêmement douloureux; il en est de même pour la pression localisée au niveau de l'extrémité osseuse atteinte. C'est surtout au niveau du coude, et, en particulier, à l'extrémité inférieure de l'humérus que siègent les lésions. Elles se caractérisent par un gonflement plus ou moins diffus, adhérent à l'os. La pression au niveau du gonflement, et généralement à peu de distance au-dessus du cartilage épiphysaire, est très douloureuse. Le gonflement gagne assez souvent l'interligne articulaire et se diffuse même à la partie supérieure de l'avant-bras. Il arrive même qu'à un gonflement assez résistant fasse place une fluctuation véritable. La suppuration, gagnant l'articulation, peut remonter plus ou moins haut entre l'os et le périoste; elle se complique parfois de fracture ou de décollement épiphysaire; d'où frottements et mobilité anormale au niveau du foyer pathologique. Dans ces conditions, l'état général devient de plus en plus mauvais, et la mort est habituellement la terminaison de l'affection. Mais, dans un grand nombre de cas, la suppuration ne se montre pas; on observe, au contraire, et cela très rapidement sous l'influence du traitement spécifique, une amélioration. Les douleurs et le gonflement diminuent; l'enfant commence à imprimer de nouveau quelques mouvements au membre atteint. En même temps les caractères du gonflement juxta-articulaire se modifient; de mou qu'il était, il devient de plus en plus dur, et finit par présenter une consistance osseuse, tout à fait semblable à celle que l'on connaît aux nodosités rachitiques des extrémités osseuses. Enfin, l'enfant peut arriver même à la guérison complète.

Parallèlement à l'évolution clinique, Parrot a suivi l'évolution anatomo-pathologique de la maladie; et c'est ce qui donne à son travail une si haute valeur et un si grand caractère de précision.

Tout d'abord il se forme entre l'os et le périoste une couche ostéophytique; plus tard, il y a exagération de formation de la couche chondro-calcaire, qui caractérise le processus normal d'ossification. A une période plus avancée encore, les éléments osseux, le cartilage lui-même, subissent une transformation gélatiniforme. La coloration du tissu est comparée par Parrot à l'aspect d'une gelée de groseille. On comprend que, dans ces conditions, la résistance du tissu osseux est singulièrement diminuée; de là, les fractures et les décollements épiphysaires que nous avons précédemment signalés. Quand la réparation se fait, on passe à la troisième période, dite par Parrot période rachitique. Il y a à ce moment formation exagérée de tissu spongoïde, production de véritables nodosités des épiphyses, déformation et diminution de résistance des diaphyses conduisant parfois aux fractures spontanées. En un mot, il y a une confusion complète, absolue, entre les lésions osseuses de la syphilis héréditaire et celles du rachitisme. De là, à admettre que syphilis osseuse héréditaire et rachitisme sont une seule et même chose, il n'y avait qu'un pas. Ce pas, Parrot l'a franchi; mais il n'est pas arrivé d'emblée à cette conception. Il a cherché d'abord dans la constitution des ostéophytes des caractères qui lui permissent de distinguer l'une de l'autre la syphilis osseuse et le rachitisme. N'arrivant pas à les découvrir, il a identifié l'une avec l'autre les deux affections. Les vues de Parrot n'ont pas été admises d'une manière générale, et elles ne nous semblent pas devoir l'être. Sans doute on peut bien voir les altérations osseuses de la syphilis héréditaire aboutir à des déformations de tout point identiques à celles du rachitisme. Mais nous voyons tous les jours le rachitisme se montrer chez des enfants indemnes de syphilis.

Pour en revenir au côté clinique de la question, nous dirons qu'il suffit d'avoir l'attention attirée sur l'existence de la pseudoparalysie syphilitique de Parrot pour arriver à la diagnostiquer. Ce qui montre bien qu'on n'est pas en présence d'une paralysie véritable, tenant à une lésion du système nerveux, c'est qu'il suffit de palper le point malade pour voir l'enfant jeter des cris et esquisser quelques mouvements pour échapper à la douleur. Or, jamais la sensibilité n'est développée à ce point dans une paralysie nerveuse; et, d'autre part, s'il y avait paralysie vraie, il y aurait perte complète des mouvements. Du reste, la palpation soigneuse de la région malade permet de reconnaître le gonflement avec son siège spécial juxta-articulaire, et parfois la mobilité anormale, et même la crépitation.

Aux signes locaux du côté de la région osseuse malade viennent se joindre, dans un certain nombre de cas, l'ensemble des symptômes qui décèlent la syphilis héréditaire : éruptions généralisées, fissures ou rhagades au niveau de la commissure buccale, ulcérations et fissures au pourtour de l'anus, psoriasis palmaire, bulles de pemphigus, état lisse et vernissé de la peau de la paume des mains et de la région plantaire, hydrocèles de la tunique vaginale avec induration du testicule et de l'épididyme. Parfois aussi il existe, du côté du crâne, des périostoses qui siègent, soit au niveau des bosses frontales, soit au niveau des bosses pariétales. Dans ce dernier cas, il existe, de chaque côté de la ligne médiane, deux bosselures séparées par une dépression que Parrot compare à la rainure interfessière; de là, la dénomination employée par lui de *crâne natiforme* (*nates*, les fesses).

Enfin, si, dans quelque cas particulier, il pouvait rester un doute, l'action héroïque du traitement spécifique viendrait bientôt trancher la question.

2° Lésions osseuses syphilitiques pendant la première et la seconde enfance. — Indépendamment de la forme spéciale au nourrisson que nous venons de décrire, on peut encore, pendant toute la durée de la première et de la seconde enfance, observer du côté du système osseux des lésions analogues à celles qui caractérisent la syphilis chez l'adulte. Ce sont parfois des bosselures très douloureuses à la pression siégeant à la surface des os longs, et spécialement au niveau des régions superficielles de ces os, crête du tibia, bord interne du cubitus, clavicule. A la face, c'est surtout au niveau de la branche montante du maxillaire supérieur qu'on les observe; il en résulte parfois un rétrécissement du conduit lacrymo-nasal et du larmoiement. Non seulement ce gonflement osseux s'accompagne de douleurs vives à la pression; mais souvent aussi il donne naissance aux douleurs spontanées, dites douleurs ostéocopes, qui se manifestent surtout la nuit, à la chaleur du lit. Souvent il arrive que cette tuméfaction osseuse augmente rapidement de volume; sa consistance devient de plus en plus molle; il y a de l'œdème, la peau s'amincit, devient violacée; enfin, elle se perfore et laisse échapper cette masse bourbillonneuse, caractéristique de la gomme.

Dans d'autres cas, il n'y a aucune tendance au ramollissement et à la suppuration; au contraire, les exsudats périostiques de formation nouvelle donnent naissance à des masses osseuses qui s'appliquent à la face externe de l'os, augmentent son volume et le déforment. Ces exostoses se voient sur tous les os superficiels, cubitus, clavicule, os du crâne. Mais c'est surtout au niveau du tibia qu'on les observe; elles se surajoutent à la crête tibiale, lui donnent un aspect bombé en avant, souvent bosselé, irrégulier; l'os paraît au contraire aplati sur ses parties latérales. Aussi donne-t-on à cet aspect le nom de tibia en fourreau de sabre, tibia platycnémien. C'est la fréquence de cette déformation au niveau du tibia qui a permis de dire que le tibia est l'os révélateur par excellence de la syphilis héréditaire. Outre ces altérations osseuses, périostoses et gommes suppurées, on rencontre fréquemment aussi, du côté de la peau et des muqueuses, d'autres lésions de nature évidemment syphilitique, par exemple, ulcérations arrondies, cicatrices caractéristiques, perforation médiane de la voûte palatine à bords décollés et amincis. A côté des lésions manifestement syphilitiques, il faut encore faire intervenir un certain nombre d'altérations et de symptômes qu'on ne saurait considérer comme de nature syphilitique, mais qu'on s'accorde à reconnaître comme la trace évidente de l'infection syphilitique héréditaire. De ce nombre sont l'effondrement de la base du nez constituant la déformation à laquelle on donne le nom de nez en lorgnette, la kératite interstitielle, la surdité et les crénelures des dents, qui l'accompagnent si souvent, constituant la triade d'Hutchinson. Enfin, à côté de tous les caractères précédents, il faut faire intervenir encore dans le diagnostic les commémoratifs qui nous apprennent que l'infection syphilitique a existé chez les parents; à défaut de ce renseignement décisif, nous apprenons tout au moins qu'il y a eu dans la famille un ou plusieurs avortements; des naissances prématurées, des enfants débiles, morts en bas âge, quelquefois avec des éruptions caractéristiques de la syphilis.

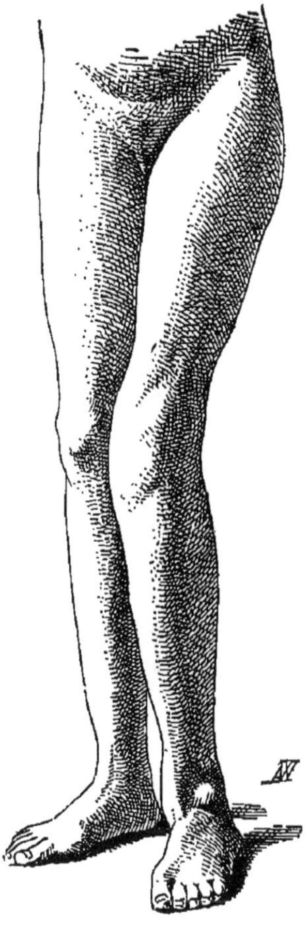

Fig. 410. — Hyperostose syphilitique du tibia gauche.

3° **Lésions osseuses de la syphilis héréditaire pendant l'adolescence.** — Ce n'est pas seulement dans la première et la seconde enfance, mais encore pendant l'adolescence que peuvent s'observer les déformations osseuses, caractéristiques de la syphilis héréditaire. C'est là le point le plus intéressant de cette histoire, car, si l'on n'était pas prévenu de l'existence des lésions à cette période de la vie, on serait exposé à méconnaître leur véritable origine. Or, ces lésions osseuses de la syphilis héréditaire peuvent se rencontrer, comme l'a montré M. Fournier, chez des jeunes gens de dix-huit à vingt ans, et même jusqu'à vingt-huit ans; c'est à cette forme qu'on a donné le nom de syphilis héréditaire tardive. Ici encore, c'est sur le tibia que portent le plus ordinairement les lésions; on retrouve le tibia bosselé, arrondi en avant, dit tibia en fourreau de sabre. Le plus souvent, à cette période, on ne trouve aucun autre symptôme que l'on puisse rapporter à la syphilis; mais fréquemment on observe les divers troubles dystrophiques, l'amaigrissement, la cachexie, qui sont la trace de cette diathèse. Lorsque, sur des os ainsi hyperostosés, on voit se développer une ostéite gommeuse aboutissant à la suppuration et à la formation de fistules, on est exposé à confondre la lésion avec une ostéomyélite à forme chronique ou prolongée. J'ai rapporté l'histoire d'un jeune garçon opéré ainsi à plusieurs reprises par divers chirurgiens et par moi-même, sans succès, et qui a guéri très rapidement à partir du jour où l'évolution des lésions nous a mis sur la voie du diagnostic, et où nous avons institué le traitement spécifique.

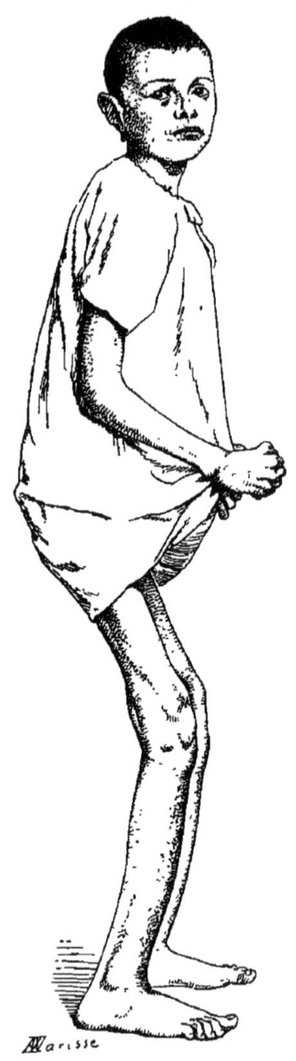

Fig. 411. — Syphilis héréditaire; déformation des tibias en lame de sabre (tibias platycnémiens).

Le traitement spécifique, et surtout le traitement mixte par le mercure et l'iodure de potassium, a en effet une puissance très grande sur les lésions osseuses de la syphilis héréditaire. Mais il faut, à cet égard, établir une distinction importante. Si, dans les ostéites gommeuses, il amène rapidement la suppression

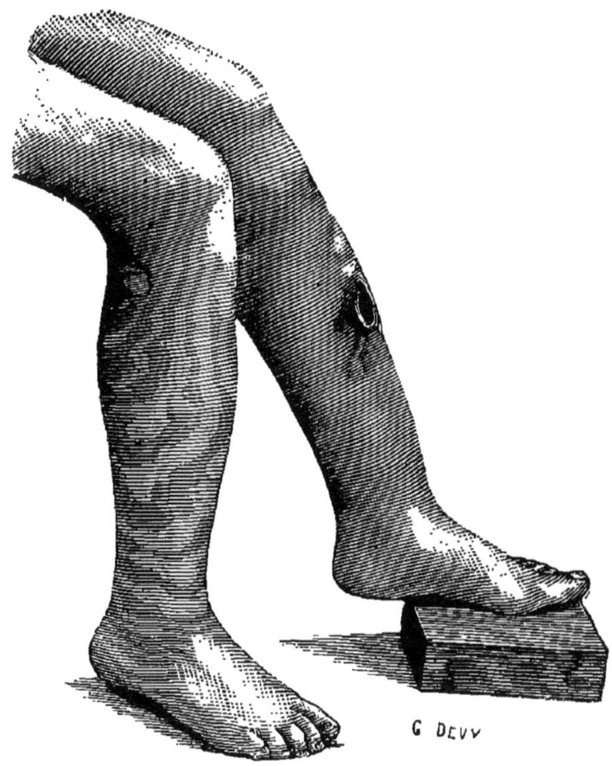

Fig. 412. — Déformation spécifique des tibias avec ulcération au devant du tibia gauche et cicatrices multiples.

de la suppuration et la cicatrisation, si, dans les hyperostoses, il supprime les douleurs et peut faire diminuer le gonflement; dans les déformations de la nature du tibia syphilitique, il reste le plus souvent impuissant. Il s'agit là en effet d'une lésion définitivement constituée; c'est une déformation, beaucoup plus qu'une maladie véritable.

4° **Lésions articulaires de la syphilis héréditaire.** — Déjà nous avons signalé, dans la maladie de Parrot, la possibilité de voir les lésions gagner l'articulation voisine. La suppuration intra-articulaire est alors en communication avec la suppuration sous-périostique, et, dans l'intérieur du foyer suppuratif, on rencontre parfois le cartilage épiphysaire décollé.

Mais à côté de cette forme à marche aiguë, et même suraiguë, on rencontre aussi, dans la syphilis héréditaire, des arthropathies à marche chronique tout à fait comparables à celles qui existent dans la syphilis acquise des adultes. Bien que toutes les articulations puissent être atteintes, c'est le genou qui est le siège le plus habituel des lésions. Parfois l'affection se manifeste sous la forme d'une hydarthrose double. survenant en dehors de toute cause appréciable, hydarthrose habituellement indolente et peu volumineuse. Dans d'autres cas, une seule jointure est atteinte; derrière une quantité plus ou moins considérable de liquide, il est possible par la palpation de percevoir des bosselures isolées, plus ou moins volumineuses, qui doublent la synoviale, et cela surtout au point de réflexion de la synoviale sur l'os. C'est donc au niveau du cul-de-sac sous-tricipital qu'il faut s'attendre à les rencontrer pour l'articulation du genou.

Dans une autre forme, ce ne sont plus des bosselures isolées de la synoviale que l'on rencontre, mais une hyperostose parfois considérable qui se prolonge à une assez grande distance sur l'une des extrémités osseuses participant à la constitution de l'articulation. Quelle que soit celle des formes anatomiques à laquelle on ait affaire, ce qui frappe surtout dans les diverses arthropathies spécifiques, c'est l'indolence de l'affection. Le malade éprouve seulement une gêne plus ou moins marquée; mais il ne ressent pas de douleurs; les mouvements ont conservé une amplitude considérable; il n'y a pas de contractures musculaires; pas d'attitude vicieuse. Tous ces caractères différencient l'arthropathie syphilitique des arthrites tuberculeuses dans lesquelles, de très bonne heure, le malade souffre, dans lesquelles les contractures et l'attitude vicieuse ne tardent pas à se montrer. Il est bien rare aussi que, dans la tuberculose, les lésions restent circonscrites à certains points de la synoviale; généralement les fongosités ne tardent pas à tapisser toute sa face interne; bien rare aussi qu'on trouve, dans la tuberculose, un gonflement osseux se poursuivant à distance sur l'une des extrémités osseuses contribuant à former l'articulation. Les diverses manifestations de la syphilis héréditaire que nous avons précédemment mentionnées, ulcérations, cicatrices, déformations osseuses, les stigmates dystrophiques de la diathèse, nez en lorgnette, kératites, triade d'Hutchinson, viendront encore confirmer le diagnostic. Enfin, dans les cas douteux, reste l'épreuve du traitement qui tranchera définitivement la question.

CHAPITRE V

DIFFORMITÉS CONSÉCUTIVES AUX MALADIES DU SYSTÈME NERVEUX

Les maladies du système nerveux sont du ressort de la pathologie médicale; mais elles donnent fréquemment naissance, dans l'enfance, à des difformités pour lesquelles le chirurgien est consulté et contre lesquelles il doit parfois intervenir. Trois affections méritent surtout d'attirer à cet égard notre attention : ce sont la paralysie infantile, l'hémiplégie infantile, et la maladie de Little ou paralysie spasmodique.

I. — PARALYSIE INFANTILE

De toutes les affections du système nerveux central pendant l'enfance, la paralysie infantile est celle qui doit surtout nous occuper, tant à cause de sa fréquence que de la multiplicité des interventions auxquelles elle donne lieu.

C'est surtout une maladie de la première enfance; dans l'immense majorité des cas, elle survient au cours de la deuxième année, assez souvent en rapport avec l'évolution de la dentition. Beaucoup plus rarement on l'observe dans le cours de la première année, et même dans les premiers mois de l'existence. Il est assez exceptionnel de la rencontrer après la troisième année.

Elle présente tous les caractères d'une maladie infectieuse, bien que l'agent qui lui donne naissance n'ait pu encore être déterminé ; on l'a vue parfois frapper simultanément ou à peu de distance un

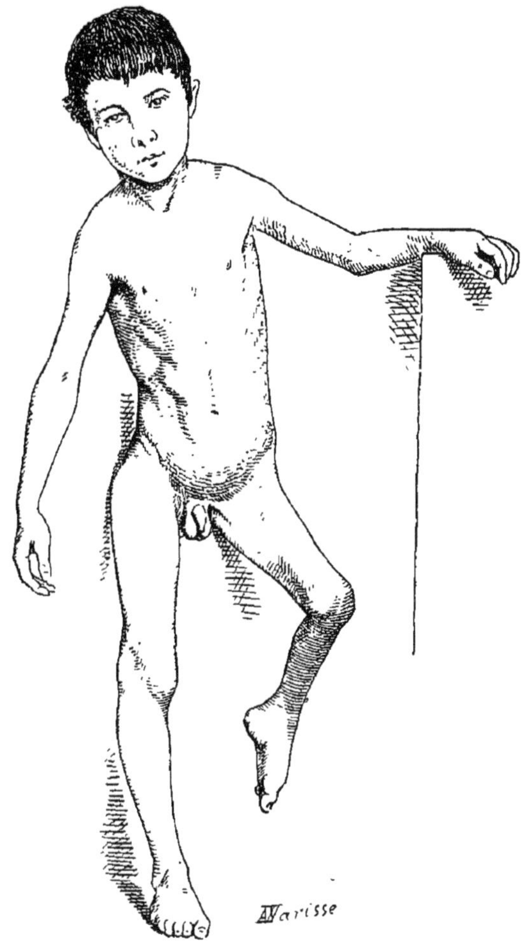

Fig. 413. — Paralysie infantile totale du membre inférieur gauche, flexion du genou et équinisme.

assez grand nombre d'enfants sur un même point, de sorte qu'on a pu penser à une véritable épidémie.

La fréquence du mal est plus grande pendant les mois d'été : aussi a-t-on pu mettre son apparition sur le compte d'un brusque refroidissement. Très souvent le début est marqué par un accès de fièvre, quelquefois même extrêmement violent, qu'il n'est pas rare de voir qualifié de méningite. Dans d'autres cas, ce sont les troubles gastro-intestinaux qui dominent la scène. Parfois enfin, la fièvre est extrêmement légère, et le début peut même passer tout à fait inaperçu. Il est assez fréquent de voir le mal commencer pendant la nuit. Un enfant s'est couché le soir en bonne santé; le matin, au réveil, il est paralysé.

Parfois la paralysie, au début, est très étendue; puis, au bout de quelques jours, elle rétrocède et se localise sur un membre, ou même sur un segment de membre.

La paralysie infantile peut porter sur tous les points du corps; mais son siège le plus fréquent, ce sont les membres inférieurs; les membres supérieurs sont beaucoup plus rarement atteints. Exceptionnellement, le mal porte sur les muscles du tronc; d'où la possibilité de voir se développer des scolioses paralytiques.

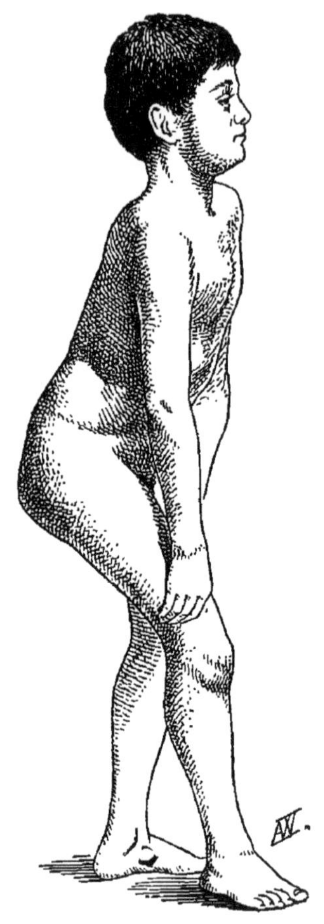

Fig. 414. — Paralysie du membre inférieur droit avec impotence complète du triceps; le malade, pendant la marche, est obligé de soutenir avec la main la partie antérieure de la cuisse (Hoffa).

Paralysie infantile des membres inférieurs. — La paralysie peut frapper simultanément les deux membres inférieurs; mais, le plus souvent, un seul membre est atteint.

Tantôt la paralysie est totale, tantôt elle est partielle. Quand la paralysie est totale, c'est-à-dire quand elle porte à la fois sur tous les segments du membre, le triceps crural reste inerte. Le malade couché est dans l'impossibilité de détacher le talon du plan du lit. Quand il marche, pour maintenir son genou dans la rectitude, il est obligé de suppléer à l'action du triceps en appuyant sa main sur la face antérieure de la cuisse. Dans un très grand nombre de cas, le tenseur du fascia lata a conservé sa contractilité, et instinctivement le malade substitue son action à celle du triceps paralysé.

On voit alors le mouvement d'extension et de soulèvement du membre se faire, mais seulement combiné avec la rotation en dehors.

Quand la paralysie infantile est limitée à un segment du membre, le plus souvent, elle porte son action sur la jambe, d'où le grand nombre de déviations du pied connues sous le nom de pieds bots paralytiques.

Beaucoup plus rarement, la paralysie se localise aux muscles de la hanche, la cuisse et la jambe conservant leur contractilité normale. Cette forme dans laquelle la paralysie limite son action à la racine du membre est au contraire, comme nous le verrons, assez souvent observée au membre supérieur.

Dans la paralysie totale, deux cas sont à considérer : 1° ou bien le membre conserve sa direction normale ; ou bien, 2° il est dévié ; en un mot, il s'est surajouté à la paralysie une difformité.

Si le membre paralysé a conservé sa direction normale, le malade peut marcher, comme nous l'avons dit, en appuyant la main sur la face antérieure de la cuisse, de façon à suppléer à l'action du triceps, ou bien encore en se servant d'un appareil prothétique. Si, au contraire, le membre paralysé est le siège d'une déviation plus ou moins complexe, il peut devenir très difficile, ou même tout à fait impossible au malade de prendre sur lui un point d'appui, et la marche ne saurait plus s'effectuer qu'à l'aide de béquilles.

Les causes qui entrent en jeu pour expliquer cette déviation des membres paralysés sont extrêmement complexes. On peut toutefois les rattacher à trois principales : savoir, l'influence de la pesanteur, la rétraction des muscles antagonistes, et l'usage fonctionnel du membre. Quand un membre n'est plus maintenu par la tonicité de ses muscles, on comprend qu'il s'abandonne d'une manière inerte dans le sens où l'entraîne son propre poids. La rétraction musculaire constitue une cause de déviation des plus puissantes. A l'état normal, en effet, les membres sont maintenus dans une position moyenne par les différents muscles qui se font contrepoids. Si une partie des puissances musculaires est supprimée par la paralysie, les muscles qui résistent, n'étant plus contrebalancés par leurs antagonistes, entraînent d'une façon permanente le membre dans le sens de leur action. Pendant la station et la marche, ces diverses causes se surajoutent les unes aux autres pour entretenir et aggraver les déformations.

Ces déformations secondaires ont, pour le chirurgien, la plus haute importance dans la paralysie infantile; car ce sont elles qui donnent naissance aux indications thérapeutiques. Leur étude doit être faite sur chacun des segments du membre.

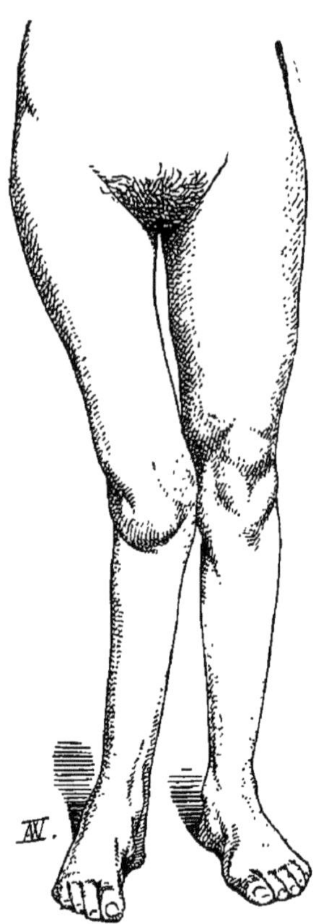
Fig. 415. — Genu valgum paralytique du côté droit chez une jeune fille de seize ans.

Au niveau de la hanche, la déformation la plus fréquente, c'est celle dans laquelle la cuisse se place dans la flexion combinée à l'abduction et à la rotation en dehors. Il en résulte parfois une véritable subluxation de la cuisse en avant, avec saillie anormale de la tête à la base du triangle de Scarpa; il est beaucoup plus exceptionnel de voir le membre se placer dans l'adduction, et la luxation se faire dans la fosse iliaque. C'est là un argument qu'on peut faire valoir contre la théorie de Verneuil qui voulait voir dans la paralysie des fessiers la source des luxations congénitales.

Quand la cuisse est ainsi immobilisée dans la flexion jointe à l'abduction et à la rotation en dehors, les seuls mouvements que le malade puisse lui imprimer sont des mouvements de flexion dont la source est dans le psoas iliaque. Ces mouvements sont d'ailleurs suffisants pour permettre au membre les oscillations très minimes qu'il doit décrire pendant la marche. Mais tant que la cuisse est ainsi immobilisée dans la flexion forcée, elle ne pourrait fournir un point d'appui; pour cela, il faut de toute nécessité pratiquer le redressement du membre, qui ne saurait être opéré sans la section des muscles rétractés, couturier, tenseur du fascia lata, grand droit antérieur de la cuisse. Du côté du genou, les déviations qui peuvent se montrer sont multiples; il arrive assez souvent que, par suite de la paralysie du triceps, les fléchisseurs du creux poplité entraînent d'une manière permanente le genou dans le sens de leur action. Plus souvent encore, la flexion du genou est associée à l'abduction, de manière à donner naissance à un genu valgum paralytique. La cause en est encore dans la rupture de l'équilibre musculaire, les muscles de la patte d'oie étant paralysés, et le biceps entraînant le membre dans le sens de son action.

Dans d'autres cas plus rares, le résultat obtenu est tout autre. Les fléchisseurs de la jambe sur la cuisse ont complètement perdu leur contractilité; le membre se place alors dans l'hyperextension. De là la production d'un genu recurvatum tel que parfois la jambe et la cuisse semblent appartenir toutes deux à une courbe de même rayon.

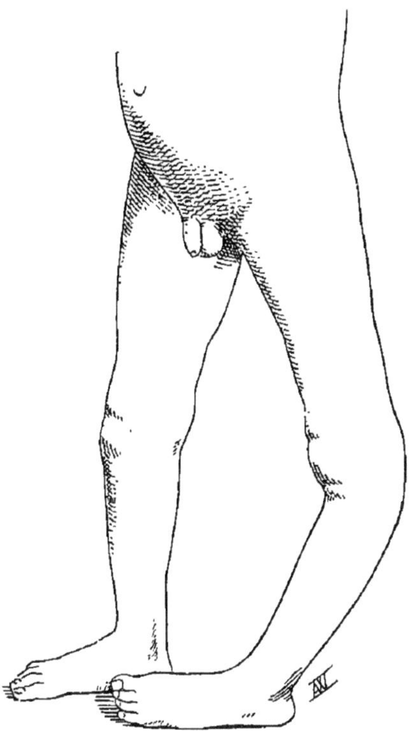

Fig. 416. — Genu recurvatum d'origine paralytique (d'après Redard).

Les déformations du pied sont les plus nombreuses et les plus importantes; ce sont elles qui, à chaque instant, appellent l'intervention chirurgicale. Ici, deux ordres de faits peuvent se présenter au chirurgien. Dans un premier groupe de cas, tous les muscles moteurs du pied sur la jambe sont frappés simultanément de paralysie; les ligaments eux-mêmes se relâchent, les os se déforment; le pied n'a plus alors une attitude fixe; il obéit à toutes les impulsions qu'on lui imprime; en un mot, on a sous les yeux un pied ballant. Tout autre est l'ensemble symptomatique dans le pied bot paralytique. Ici, la paralysie, au lieu d'être totale, porte seulement sur un ou plusieurs groupes de muscles, et ce sont les antagonistes qui produisent la difformité. Supposons, par exemple, comme il arrive assez souvent, que la paralysie ait détruit les muscles de la région jambière antérieure, les muscles du tendon d'Achille, en se rétractant, déterminent l'extension forcée et, par suite, l'équinisme. Sont-ce, au contraire, les muscles des régions antérieure et externe qui ont conservé leur contractilité, tandis que la paralysie a détruit les muscles du groupe postérieur, on voit alors se produire la déformation inverse, c'est-à-dire que le pied est dévié en talus, auquel s'associe très fréquemment le valgus, du fait de la rétraction des péroniers latéraux. Il est très habituel de voir la paralysie se circonscrire à la couche superficielle de la région jambière postérieure, les muscles de la couche profonde conservant leur contractilité. Ces derniers impriment aux orteils

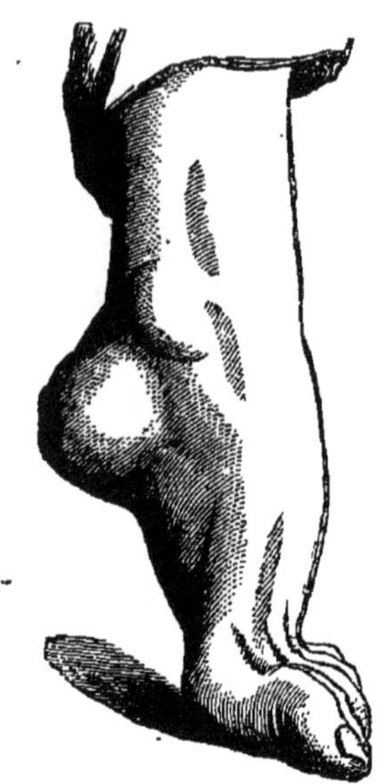

Fig. 417. — Pied équin d'origine paralytique.

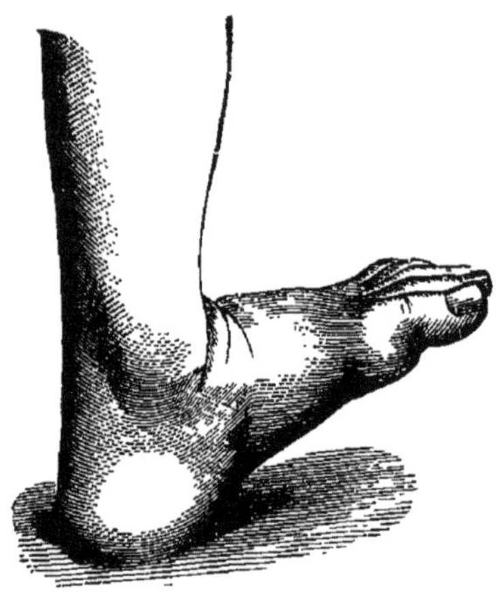

Fig. 418. — Pied bot talus paralytique.

et à toute la région plantaire une flexion forcée, et l'on voit au talus se surajouter un pied creux pour donner naissance au complexus symptomatique fréquemment observé sous le nom de pied creux talus valgus.

Il est important de noter, au point de vue du diagnostic, que le sens de la déviation n'est pas le même dans le pied bot congénital et dans les pieds bots paralytiques. Tandis en effet que l'équin pur est tellement rare parmi les pieds bots d'origine congénitale qu'on a pu même en nier l'existence, l'équinisme constitue au contraire la forme la plus souvent notée dans les pieds bots paralytiques. Très fréquemment l'équinisme se combine au varus, plus rarement au valgus; enfin nous avons noté l'association fréquente du talus au valgus.

D'une manière générale, on peut dire que les pieds bots paralytiques se différencient des pieds bots d'origine congénitale en ce qu'ils sont beaucoup moins raides, moins fixés dans leur attitude vicieuse par la rétraction des muscles et des ligaments. Toutefois il est des cas invétérés, où l'apparence extérieure est assez analogue pour qu'en dehors de commémoratifs suffisants on reste dans le doute. Il n'est pas inutile de rappeler non plus, qu'en cas de diffor-

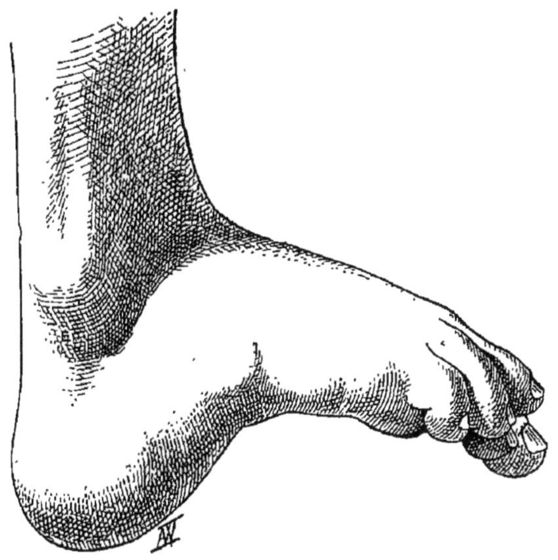

Fig. 419. — Talus pied creux d'origine paralytique.

mités doubles, généralement la difformité est de même sens pour chacun des deux pieds dans le pied bot congénital, tandis qu'elle peut être différente, s'il s'agit de difformités acquises.

Traitement. — Le traitement de la lésion médullaire en elle-même regarde la médecine. Du reste, jusqu'ici on n'a pas trouvé de traitement spécifique. Quant au traitement propre à ramener la contractilité dans les muscles paralysés, il n'est pas exclusivement du ressort de la chirurgie. Il comprend les frictions, le massage, les bains excitants, salés ou sulfureux, l'électrisation, sous ses deux formes, courants faradiques et galvaniques. Toutefois, si l'électricité constitue un moyen important dans le traitement de la paralysie infantile, il importe d'en bien régler l'emploi. Tout d'abord, il convient de s'adresser uniquement aux courants continus; encore est-il bon de n'employer que les courants descendants et de faible intensité. Plus tard, quand la contractilité commence à reparaître, on peut y associer l'usage des courants interrompus, en ayant soin d'en modérer l'emploi, de façon à ne pas épuiser les muscles sous prétexte de les fortifier.

Où commence le rôle de la chirurgie, c'est quand il s'agit du traitement des difformités. Ce traitement peut être de deux ordres, préventif ou curatif.

Quand sous l'influence de la marche associée au poids du corps, on voit les membres tendre à prendre d'une manière permanente une attitude vicieuse, on peut s'opposer aux progrès de la difformité, en faisant porter aux malades un appareil. La chose est facile quand il n'y a pas encore rétraction des antagonistes, car on peut triompher de la difformité par le seul redressement manuel.

Sans doute les appareils ont par eux-mêmes des inconvénients nombreux ; ils sont lourds, encombrants, ils imposent à un membre déjà très affaibli la surcharge résultant du poids de l'appareil. Ils prennent nécessairement point d'appui sur une peau qui n'est que trop prédisposée par la paralysie infantile aux ulcérations et aux troubles trophiques. Aussi ai-je pour habitude de dire que les appareils sont un mal nécessaire. Toutefois, judicieusement appliqués, ils peuvent être très utiles, soit pour empêcher, soit pour combattre les difformités. Les précautions à prendre dans leur construction, c'est de les faire aussi légers que possible et de proportionner leur étendue à l'étendue même de la paralysie.

S'agit-il d'une simple difformité du pied, on peut se contenter du port de chaussures orthopédiques. Celles-ci seront construites de façon à corriger l'attitude vicieuse, c'est-à-dire qu'elles posséderont une semelle surélevée à la partie interne, s'il s'agit d'un valgus, et au contraire une semelle surélevée en dehors, si le pied est dévié en varus. En même temps, pour soutenir la région du cou-de-pied, on y ajoute des contreforts latéraux solides, et, au besoin même, des tuteurs latéraux en acier.

Le genou participe-t-il aux déformations, il faut appliquer un appareil remontant jusqu'à la partie inférieure de la cuisse. Enfin, s'il s'agit de soutenir la hanche elle-même tendant à se dévier, l'appareil doit se composer de tuteurs latéraux remontant jusqu'au bassin, et prenant point d'appui sur une ceinture pelvienne. Il faut, dans la construction de ces appareils, prendre grandement en considération l'état du triceps crural. Si le triceps est conservé ou seulement affaibli, on établira une articulation au niveau du genou, en soutenant seulement la région antérieure de la jointure avec une genouillère. Le triceps est-il au contraire complètement détruit, le mieux est de supprimer toute articulation au niveau du genou et de faire marcher le malade avec un appareil rigide, possédant

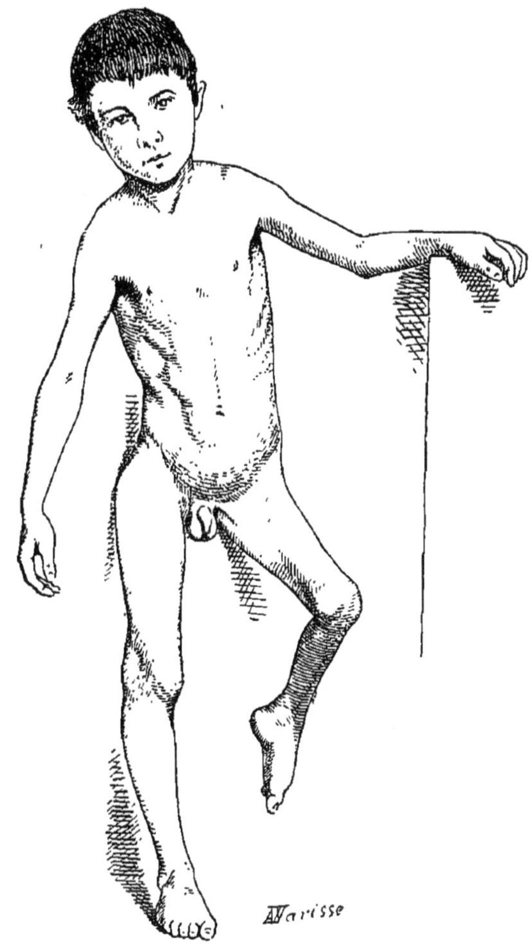

Fig. 420. — Paralysie totale du membre inférieur gauche.

même, à sa partie antérieure, une genouillère pour s'opposer aux mouvements de flexion.

Les appareils sont fort utiles, avons-nous dit, pour s'opposer au développement des difformités ; mais une fois celles-ci constituées, ils peuvent rendre encore les meilleurs services. Toutefois, il est ici deux ordres de faits à envisager : ou bien la difformité se laisse aisément corriger avec les mains ; ou bien, du fait de la rétraction des antagonistes, elle est devenue permanente. Dans ce dernier cas, il faut nécessairement, pour rendre possible l'application d'appareils, avoir recours à la ténotomie.

Au niveau de la hanche et du genou, c'est à la ténotomie à ciel ouvert qu'il faut donner la préférence. Elle permet de faire d'une façon complète et sans danger la section de tous les muscles rétractés.

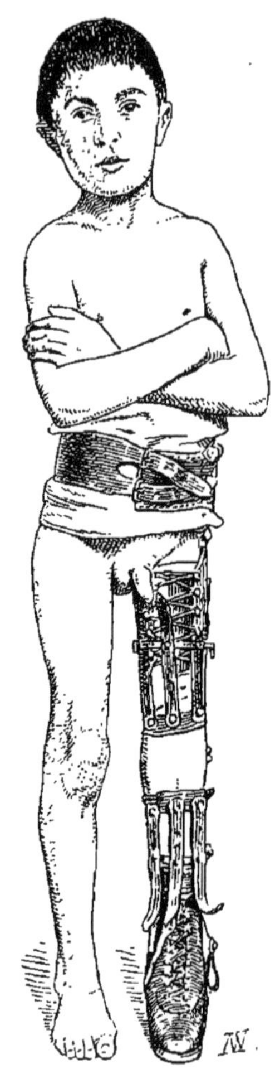

Fig. 421. — Paralysie totale du membre inférieur gauche; malade vu après le redressement du membre par la ténotomie.

Ce mode de traitement possède une valeur beaucoup plus grande qu'on ne le croirait tout d'abord ; des malades dont la contractilité musculaire est réduite au seul muscle psoas-iliaque peuvent ainsi arriver à marcher, une fois leurs membres redressés par les ténotomies nécessaires. Si même il s'agit de femmes, l'appareil est complètement dissimulé sous les vêtements, et la situation des malades est complètement différente de celle des malades obligés de se traîner péniblement sur des béquilles.

S'agit-il des difformités du pied décrites sous le nom de pied bot paralytique, il n'y a aucune raison de donner la préférence à la ténotomie à ciel ouvert ; la méthode sous-cutanée retrouve ici tous ses avantages. Au niveau du pied, la valeur de la ténotomie a été très diversement appréciée, les uns la jugeant déplorable, les autres l'exaltant outre mesure et en faisant un regrettable abus. La vérité est entre ces deux opinions extrêmes : il est certain que, judicieusement appliquée, la ténotomie peut fournir, dans le pied bot paralytique, les meilleurs résultats ; l'applique-t-on au contraire à des cas où tous les muscles sont paralysés, hormis ceux du tendon d'Achille, on comprend aisément qu'elle ne puisse fournir aucun résultat utile. Alors, en effet, de deux choses l'une : ou bien, la réparation du tendon sectionné ne se fera pas, et l'on aura substitué à un pied bot, c'est-à-dire à une attitude vicieuse, fixe et permanente, un pied ballant ; on n'aura fait en un mot qu'aggraver la difformité. Ou bien, la réparation tendineuse se faisant, on verra se reproduire la difformité, en un mot, l'opération aura été faite en pure perte.

Ce qu'il faut avant tout considérer, quand il s'agit d'établir l'indication de la ténotomie dans la paralysie infantile, c'est l'état des muscles antagonistes. Ceux-ci ont-ils conservé une contractilité suffisante pourront, après la section du tendon d'Achille, maintenir le pied en bonne position et s'opposer à la reproduction de l'attitude vicieuse. Rien ne sera plus facile que d'étudier la contractilité de ces muscles au moyen des courants faradiques ; et même, si le malade est assez âgé pour obéir aux mouvements qu'on lui commande, par la contraction volontaire.

Du reste, pour apprécier exactement la valeur de la ténotomie dans le pied bot paralytique, il faut bien réfléchir que la difformité existant dépend en pareil cas de deux éléments : 1° la paralysie plus ou moins marquée de certains muscles ; 2° la résistance qui leur est opposée par les antagonistes rétractés. Une fois cette résistance levée par la ténotomie, on comprend que ces muscles puissent se contracter plus énergiquement, et surtout plus utilement, sans que d'ailleurs l'opération ait modifié en rien leur contractilité.

Craint-on, vu la rétraction considérable du muscle, qu'il y ait après la ténotomie un trop grand écartement entre les deux bouts, rendant impossible la réparation, on peut avoir recours à certains procédés, de nature à favoriser la cicatrisation. Le premier est celui qui consiste à pratiquer une section très oblique du tendon, de sorte qu'après la section, les deux extrémités effilées du tendon restent en contact. Un procédé plus sûr encore est le dédoublement du tendon d'Achille, tel qu'il a été conseillé par Bayer (de Prague). Le tendon étant mis à nu, est sectionné sur la ligne médiane avec le bistouri, de façon à le diviser en deux moitiés égales. Chacune de ces deux moitiés est alors sectionnée transversalement à son pôle opposé, l'une en haut, l'autre en bas ; de sorte qu'après redressement du pied, les deux extrémités tendineuses viennent au contact et peuvent être aisément réunies par la suture au catgut. On obtient ainsi un allongement du tendon qui mesure la hauteur même que l'on aura donnée au dédoublement.

On est allé beaucoup plus loin dans cette voie de la plastique tendineuse, et l'on a pratiqué un grand nombre d'opérations, qui toutes se rattachent à deux grandes méthodes : *a*, le raccourcissement des tendons ; *b*, la transplantation tendineuse.

Le raccourcissement des tendons a son type dans l'opération

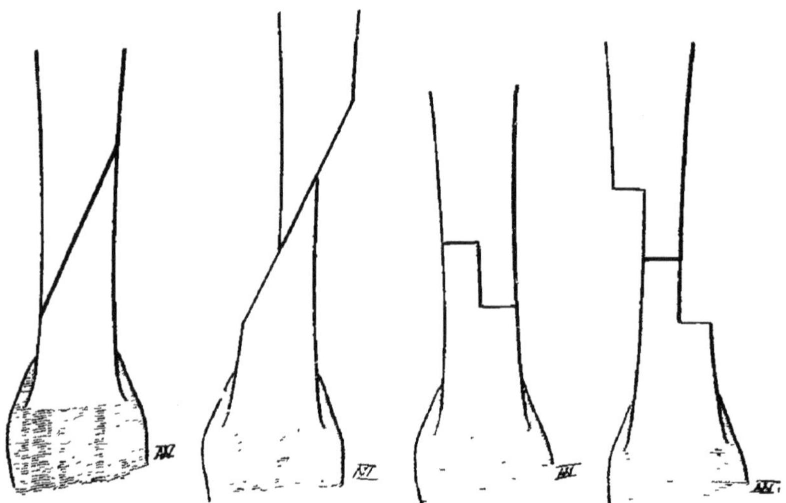

Fig. 422. — Section très oblique du tendon d'Achille dans les cas où, l'écartement devant être très considérable, on craint qu'il n'y ait pas cicatrisation.

Fig. 423. — Dédoublement du tendon d'Achille par le procédé de Bayer de Prague.

conseillée pour la première fois par Willett pour le raccourcissement du tendon d'Achille dans le pied bot talus. Il consiste, soit à exciser le tendon sur une certaine hauteur, et à rapprocher les deux bouts par la suture, soit à pratiquer le plissement du tendon sur lui-même. En somme, le but de l'opération est uniquement de diminuer la hauteur du tendon qui s'est laissé distendre par la paralysie. Les prétentions de la transplantation tendineuse sont bien plus hautes. Ici, en effet, il ne s'agit plus seulement de corriger une attitude vicieuse en diminuant la longueur d'un tendon. On se propose de substituer à l'action des muscles paralysés celle des muscles sains, en suturant, par exemple, le bout central du muscle sain, au bout périphérique du muscle paralysé. La première tentative de ce genre fut faite en 1881 par Nicoladoni, elle fut suivie de récidive, et l'opération tomba pendant quelques années dans l'oubli.

La question fut reprise en 1892 par Drobnik (de Posen). Se fondant sur un fait anatomique exact, à savoir la conservation habituelle de l'extenseur propre du gros orteil dans la paralysie infantile, Parrish conseilla la transplantation du bout central de ce muscle sur le bout périphérique du jambier antérieur paralysé.

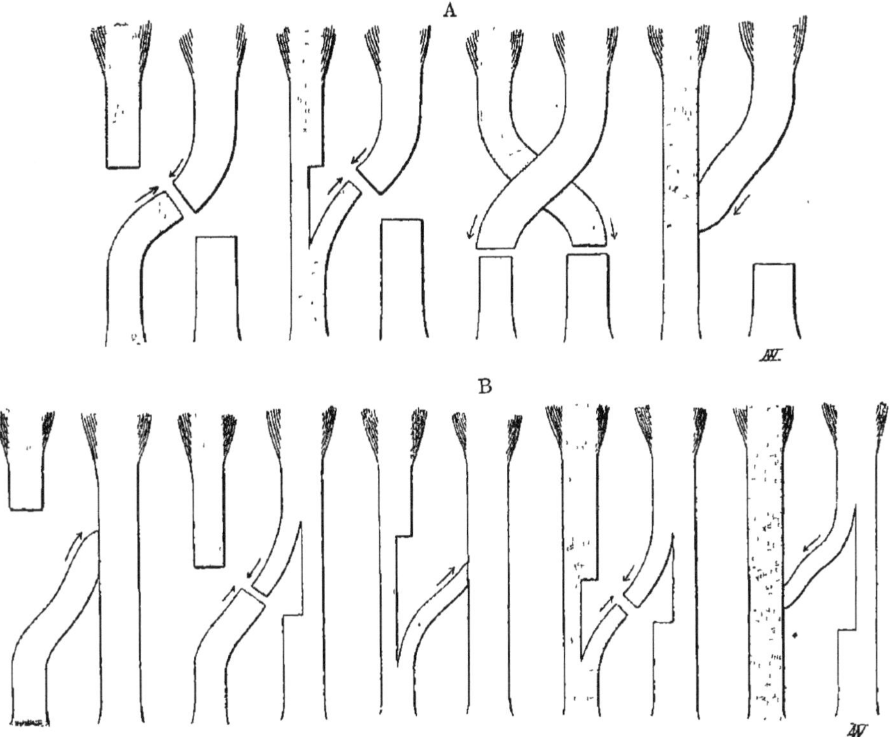

Fig. 424. — Schéma de Vulpius représentant les différents modes de transplantation tendineuse. — Le muscle paralysé est teinté, le muscle sain représenté en traits clairs. — En A, l'action propre au muscle transplanté est sacrifiée. — En B, l'action propre au muscle transplanté est conservée.

Mais l'inconvénient de cette manière de faire, c'est de supprimer l'action propre au muscle sain dont on emprunte le tendon. Pour obvier à cet inconvénient, on a substitué à la transplantation tendineuse totale la transplantation partielle, ou mieux l'anastomose tendineuse. Au lieu de sectionner transversalement le tendon dont on veut emprunter la force, on l'a dédoublé, laissant une de ses moitiés en connexion avec son point d'insertion normale, tandis que l'autre moitié est suturée avec le muscle paralysé. Mieux encore, laissant intact le muscle sain, on est venu suturer sur lui le bout périphérique du muscle paralysé, de sorte qu'il pût ainsi produire une double action, celle qui lui est propre, et celle du muscle paralysé. On ne s'est pas contenté, du reste, de faire porter l'opération sur les fibres tendineuses seules; on est remonté jusque sur les fibres musculaires que l'on a réunies sur une assez grande hauteur pour avoir un résultat plus assuré.

A entendre certains auteurs, il semble que la transplantation tendineuse soit une des plus belles conquêtes de la chirurgie contemporaine. Toutefois, l'accord est loin d'être fait sur la question; pour ma part, je n'ai obtenu que des résultats tout à fait médiocres; j'ai même vu des insuccès absolus sortant d'autres mains que les miennes; aussi, sans vouloir nier d'une façon absolue les bons résultats fournis par la transplantation tendineuse, je crois que ces résultats favorables ont été singulièrement exagérés. Bien souvent, on s'est contenté de faire connaître les résultats immédiats, et l'on a négligé les résultats éloignés, qui sont les plus importants au point de vue de la valeur thérapeutique de l'opération. D'autre part, il ne faut pas perdre de vue que, souvent la ténotomie a été associée à la transplantation tendineuse, et il est difficile, dans l'étude du résultat définitif, de faire la part qui revient à chacune des deux opérations. Enfin, souvent l'intervention a été entreprise beaucoup trop tôt, six à neuf mois, par exemple, après le début d'une paralysie infantile. A ce moment, on n'est pas en droit de considérer comme définitifs les résultats de l'affection; il peut se faire que la parésie musculaire arrive spontanément à la guérison, et alors on fait honneur à l'opération d'un résultat heureux, qui n'est que la conséquence de la marche normale de la maladie.

A nos yeux donc, la valeur de la transplantation tendineuse est loin d'être encore définitivement établie. Elle nous semble devoir être réservée aux cas légers. Mais, dans les cas graves, plutôt que de faire subir aux malades une opération complexe, dont le résultat est toujours aléatoire, il nous semble bien préférable d'avoir recours à l'arthrodèse, introduite en 1878 dans la chirurgie par Albert (de Vienne).

De l'arthrodèse. — Le but de l'arthrodèse, c'est d'obtenir la soudure des surfaces articulaires ; c'est, en un mot, une ankylose artificielle d'une articulation. Pour y arriver, il faut pratiquer l'abrasion complète du cartilage articulaire; que si, dans quelques cas, il est nécessaire, pour bien coapter les surfaces ou pour corriger une attitude vicieuse, de faire porter en même temps l'abrasion sur l'os sous-jacent, cela ne modifie en rien le caractère même de l'opération.

Parfois on se contente, après l'abrasion des cartilages articulaires, de mettre les surfaces osseuses en contact, et de les y maintenir par un appareil convenable. On peut également avoir recours à la suture osseuse, que celle-ci soit pratiquée avec du fil d'argent, ou avec du catgut. On s'est aussi servi de clous nickelés; mais l'inconvénient de ces derniers, comme du fil d'argent, c'est qu'on est obligé de les enlever ultérieurement, ce qui n'est pas toujours sans difficulté; aussi je préfère, pour ma part, toutes les fois que la chose est possible, l'enchevillement à l'aide de chevilles en ivoire préalablement bouillies et conservées dans la solution phéniquée forte. J'ai employé un très grand nombre de fois ces chevilles sans qu'il en soit résulté d'inconvénient; jamais, elles n'ont été éliminées par la suppuration.

Les principales indications de l'arthrodèse se rencontrent surtout au membre inférieur, où l'on doit rechercher avant tout la solidité. Elle est beaucoup moins indiquée au membre supérieur, à l'épaule notamment, où les mouvements propres à l'articulation sont si facilement compensés par les mouvements de l'omoplate et de la clavicule.

Au membre inférieur même, la hanche ne fournit guère d'indications pour l'arthrodèse. Elle est difficile à y réaliser et n'a pas fourni de résultats bien avantageux. Au contraire, au genou et au cou-de-pied, les indications sont nombreuses et les résultats excellents. Au genou, il arrive parfois qu'on soit obligé d'exciser, en même temps que le cartilage de revêtement, une certaine épaisseur des condyles fémoraux, cela dans le double but d'obtenir une coaptation plus large entre le fémur et le tibia, et aussi de corriger les déviations si fréquentes dans le sens du genu valgum.

La région du cou-de-pied est, par excellence, le lieu d'élection de l'arthrodèse. Pour la pratiquer, on aura recours aux incisions latérales, soit latérale interne, soit latérale externe. Si l'on attaque l'articulation par son côté interne, en circonscrivant par une incision en L la malléole tibiale, on sera obligé, pour luxer le pied en dedans, d'y joindre une ostéotomie du péroné pratiquée au-dessus de la malléole externe, comme on l'a conseillée dans la résection de l'articulation. Pour ouvrir l'articulation par le côté externe, il suffit de faire, au-devant de la malléole péronière, une longue incision courbe à convexité externe, se prolongeant à la fois sur la partie inférieure de la jambe et sur la face dorsale du pied. Si l'on prolonge suffisamment loin l'incision dans ce dernier sens, on peut ouvrir en même temps l'articulation médio-tarsienne et en pratiquer l'arthrodèse, dans les cas où cette articulation est devenue ballante. Dans tous les cas, je conseille de terminer l'opération en enchevillant l'articulation tibio-tarsienne, traversant l'astragale de part en part et faisant pénétrer la cheville en ivoire jusque dans le calcanéum, de façon à souder en même temps l'articulation sous-astragalienne.

L'opération terminée, le pied est immobilisé à angle droit sur la jambe, et maintenu en bonne position par l'application d'un appareil plâtré. Je ne permets la marche qu'après trois mois, quand la soudure obtenue est assez solide. Il arrive parfois que l'ankylose ne soit pas absolument complète, et qu'il reste encore une certaine quantité de mouvements dans la jointure. Même dans ces cas, le résultat définitif peut être très avantageux, pourvu que la région du cou-de-pied soit bien maintenue par des chaussures orthopédiques possédant des tuteurs latéraux solides.

Un point sur lequel j'insiste beaucoup, c'est celui de l'âge auquel il convient d'intervenir. Si l'on opère des enfants trop jeunes, les extrémités articulaires sont encore presque entièrement cartilagineuses; on n'obtient pas de soudure solide. Quelquefois même, comme je l'ai vu chez des malades opérés en bas âge, on voit survenir des difformités consécutives. Pour ma part, je ne pratique pas l'arthrodèse tibio-tarsienne avant la dixième année.

II. — HÉMIPLÉGIE INFANTILE

Par ses causes et par ses manifestations extérieures, l'hémiplégie infantile ressemble singulièrement à celle des adultes et des vieillards. Elle débute généralement dans les deux premières années de l'existence, quelquefois même elle remonte au moment de la naissance. et reconnaît pour cause des lésions produites par le forceps. Contrairement à ce que nous avons vu pour la paralysie infantile, il est assez habituel que l'hémiplégie infantile s'accompagne d'accidents convulsifs. Parfois même elle est l'origine de phénomènes épileptiformes, qui se perpétueront pendant toute la durée de l'existence. Un point des plus importants dans son histoire, c'est l'existence ou l'absence des troubles intellectuels. Parfois, en effet, la paralysie n'a laissé, du côté de l'intelligence, que des traces insignifiantes de son passage, de simples bizarreries du caractère, ou encore un peu de paresse intellectuelle; dans d'autres cas, au contraire, l'intelligence est très affaiblie, et il est alors bien difficile d'espérer une amélioration réelle dans les troubles du mouvement, puisqu'on ne peut compter sur la coopération du malade dans les exercices qu'il serait indiqué de lui prescrire.

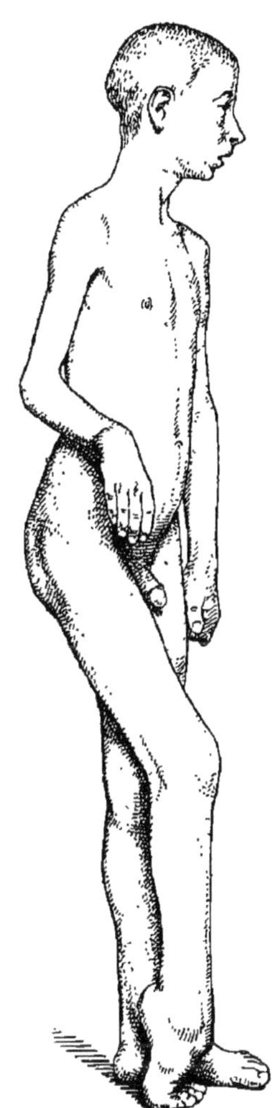

Fig. 425. — Attitude du malade dans l'hémiplégie infantile.

Quant aux troubles moteurs, ils sont ceux que nous sommes habitués à rencontrer dans toute hémiplégie ancienne. Le pied est dans un équinisme plus ou moins prononcé, soit direct, soit associé à un léger degré de varus; le malade steppe en marchant. Ce degré considérable d'équinisme détermine un allongement fonctionnel du membre; aussi le malade tient-il parfois le genou malade dans la demi-flexion. Le membre supérieur est immobilisé dans l'adduction forcée, le bras collé le long du tronc, le coude dans la demi-flexion, le poignet maintenu dans la flexion complète par la rétraction des tendons fléchisseurs; le pouce est fléchi d'une manière permanente dans la paume de la main; les autres doigts serrés les uns contre les autres en forme de cône ou de fuseau. Il n'est pas rare de voir l'hémiplégie infantile s'accompagner de paralysie faciale; très fréquemment aussi, on observe en pareil cas du strabisme.

Rien n'est plus simple que d'améliorer par la ténotomie du tendon d'Achille l'attitude du membre inférieur et la marche dans l'hémiplégie infantile. Dans les cas où l'équinisme est très prononcé, et où l'on pourrait craindre l'absence de cicatrisation, on aura recours au dédoublement du tendon. Ce n'est que dans les cas très anciens, où il existe une déformation extrême, avec une véritable luxation de la tête de l'astragale du côté de la face dorsale du pied, qu'on sera conduit à pratiquer l'excision de l'astragale. Les exercices orthopédiques ultérieurs seront fort utiles pour rendre à la marche ses caractères normaux après la ténotomie; c'est là justement qu'on devra pouvoir compter sur l'intelligence du malade pour seconder les efforts du chirurgien.

Pour ce qui est des déformations du membre supérieur, et de la main en particulier, le traitement m'en semble beaucoup plus difficile, et surtout beaucoup plus aléatoire. Ce qui rend la question fort embarrassante au point de vue thérapeutique, c'est qu'il existe un véritable antagonisme entre les mouvements du poignet et ceux des doigts. Le poignet, avons-nous dit, est entraîné d'une manière permanente dans la flexion forcée; mais, dans cette attitude, le malade peut imprimer aux doigts eux-mêmes des mouvements, et même saisir un objet entre ses doigts. Au contraire, vient-on à redresser le poignet et à le mettre dans l'extension, immédiatement les doigts se fléchissent, et ne sauraient plus rendre au malade aucun service utile. C'est là ce qui nous fait douter de la valeur de la transplantation tendineuse appliquée dans ces cas à la paralysie du poignet. Pour ma part, toutes les fois que le redressement du poignet a été possible et que la rétraction des fléchisseurs des doigts n'était pas trop marquée, je me suis contenté du port d'un bracelet en cuir moulé, maintenant le poignet et laissant libres les articulations des doigts.

III. — PARAPLÉGIE SPASMODIQUE (MALADIE DE LITTLE)

On donne le nom de paraplégie spasmodique à une affection caractérisée par l'état de contracture permanente des membres inférieurs. Parfois aussi on la désigne sous le nom de maladie de Little, et c'est là toute justice. Little, en effet, a eu le mérite, non seulement de signaler ce complexus symptomatique, mais encore d'en indiquer nettement la cause principale, savoir la naissance prématurée, au cours du huitième mois. D'après cela, il s'agit donc d'une affection congénitale, dont le substratum anatomique paraît être, dans l'immense majorité des cas, le défaut de développement du faisceau pyramidal. Mais, à côté de cette forme congénitale, il en est d'autres dans lesquelles la maladie se montre plus ou moins longtemps après la naissance, et dont les causes ne sont pas toujours rigoureusement établies. Sans nous attarder à ces discussions qui sont du ressort de la médecine, il nous suffit de savoir, au point de vue chirurgical, que la maladie consiste, non pas dans une paralysie comme son nom pourrait le laisser croire, mais dans une contracture permanente des membres inférieurs. Du côté des pieds, la contracture des tendons d'Achille détermine un équinisme plus ou moins marqué; les genoux sont maintenus d'une manière permanente dans la demi-flexion par la contracture de tous les tendons du creux poplité. Enfin, les adducteurs de la cuisse contracturés maintiennent les membres inférieurs serrés l'un contre l'autre et s'opposent à ce qu'on puisse les écarter. Les sphincters de l'anus et de la vessie restent indemnes.

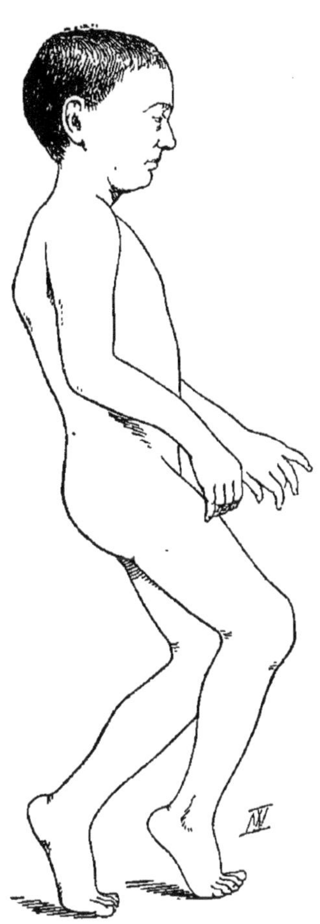

Fig. 426. — Paraplégie spasmodique; attitude caractéristique du malade pendant la marche (Bradford).

Cet état de contracture permanente des membres inférieurs rend très difficiles, et quelquefois même tout à fait impossibles la marche et la station. Quand le malade veut mettre en mouvement ses membres inférieurs, ils se détendent brusquement comme par un mouvement de ressort; les genoux et les pieds s'entrecroisent; enfin, prenant point d'appui seulement sur la pointe des pieds, le malade manque de solidité. La démarche est tellement caractéristique que, quand on l'a vue une seule fois, on ne saurait plus la méconnaître.

Ce qui permet immédiatement de distinguer la paraplégie spasmodique de la paralysie infantile, c'est que, dans cette dernière affection, les réflexes tendineux sont abolis, tandis que, dans la paraplégie spasmodique, ils sont exagérés au plus haut point. Il ne faudrait pas croire d'ailleurs que, dans tous les cas, le tableau clinique soit aussi poussé au noir que notre description pourrait le faire pressentir. Il y a des degrés dans l'état de contracture et, par suite, dans l'impotence des membres inférieurs. Il est surtout des cas où l'affection, au lieu de porter sur la totalité des membres inférieurs, se limite sur certains points, par exemple, sur les muscles du creux poplité, ou encore sur ceux du pied. On comprend que ces derniers cas soient beaucoup plus favorables. Mais ce qu'il importe surtout de prendre en considération au point de vue du pronostic, c'est l'état intellectuel des malades. Tels malades, en effet, sont très intelligents et se prêteront fort bien à tous les efforts qu'on exigera d'eux; tels autres sont d'une intelligence médiocre. Il en est enfin qui sont complètement inintelligents et dont on ne saurait attendre aucun effort utile, aucune énergie musculaire. C'est dire par conséquent que le traitement n'est pas absolument entre nos mains; prétendre, comme le font certains auteurs, que la chirurgie peut sûrement réaliser la guérison de la paraplégie spasmodique, c'est tout au moins une grande exagération. Il n'en est pas moins vrai que, bien posées et bien remplies, les indications chirurgicales peuvent procurer, dans cette affection, les résultats les plus utiles, et même les plus brillants.

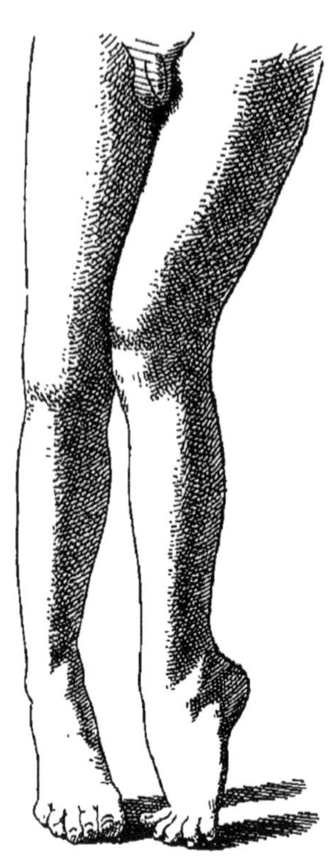

Fig. 427. — Paraplégie spasmodique ; équinisme très prononcé.

Le traitement est, avant tout, opératoire, et consiste à pratiquer la section des muscles rétractés. Au pied, la ténotomie du tendon d'Achille seule sera suffisante; on pourra se contenter le plus habituellement de la ténotomie sous-cutanée; ce n'est que dans des cas exceptionnels qu'il sera nécessaire de recourir au dédoublement du tendon d'Achille. Au niveau du genou et de la hanche, on aura recours à la ténotomie à ciel ouvert des adducteurs de la hanche et des fléchisseurs du creux poplité. Les membres seront ensuite immobilisés dans une attitude inverse de celle qu'ils avaient contractée; c'est-à-dire que le pied sera maintenu à angle droit sur la jambe, les genoux dans la rectitude, les cuisses écartées l'une de l'autre au moyen d'appareils spéciaux. Plus tard, il sera parfois encore nécessaire de faire porter pendant la marche des appareils spéciaux, conduisant au même résultat. Mais ce qu'on ne saurait négliger, c'est le traitement orthopédique, ayant pour but à la fois le redressement des attitudes vicieuses et le développement du système musculaire. Mais, on le comprend, dans l'application de ce traitement, on ne saurait se passer du concours du malade. Aussi, quand l'intelligence est nulle ou peu développée, ne peut-on espérer de bons résultats. Ici encore, comme dans la paralysie infantile, on a fait intervenir la transplantation tendineuse, notamment au niveau du genou, pour renforcer le triceps à l'aide des muscles fléchisseurs sectionnés.

DEUXIÈME SECTION

MALADIES DES DIVERSES RÉGIONS

Sous cette rubrique nous passerons en revue les affections inflammatoires des diverses régions, qui, soit par leur fréquence, soit par les caractères cliniques qu'elles présentent chez l'enfant, méritent d'attirer spécialement notre attention.

CHAPITRE PREMIER

OTITES MOYENNES ET LEURS COMPLICATIONS; DES MASTOÏDITES

La présence des otites moyennes chez les enfants s'explique tout naturellement par la fréquence, à cette période de la vie, de toutes les affections qui sont les causes habituelles de l'inflammation de l'oreille moyenne. C'est le plus souvent, en effet, à la suite d'angines, de végétations adénoïdes du pharynx, des fièvres éruptives, rougeole et scarlatine, plus rarement à la suite de la fièvre typhoïde, qu'on voit se montrer l'inflammation auriculaire. Toutes ces causes ont un lien commun, à savoir que, partie du pharynx, l'inflammation se propage à l'oreille moyenne par l'intermédiaire de la trompe d'Eustache. L'inflammation peut rester à l'état catarrhal, et guérir après avoir causé des bourdonnements d'oreilles, de la surdité, des douleurs, de l'agitation et de la fièvre. Mais le plus souvent tous ces symptômes s'exagèrent, et l'inflammation passe à la suppuration. L'agitation, la fièvre, les douleurs revêtent une telle acuité que, dans un certain nombre de cas, la confusion peut être faite avec une méningite; c'est seulement quand le pus a trouvé une issue, soit par une perforation spontanée, soit par ponction de la membrane du tympan, qu'on voit se calmer l'ensemble symptomatique et le malade arriver à la guérison. Mais souvent celle-ci n'est qu'apparente; après une période de calme trompeur, on voit reparaître la fièvre, la douleur et la suppuration, entraînant à leur suite les diverses complications que nous devrons signaler. Dans d'autres cas, le traitement ayant été mal dirigé, la suppuration ne se tarit pas, et de l'état aigu, l'otite moyenne passe à l'état chronique.

Dans ces diverses variétés, il s'agit d'otites microbiennes, et l'examen bactériologique permet de constater du staphylocoque, du streptocoque, du pneumocoque, sans qu'il soit possible de tirer des conclusions très nettes de la présence de tel ou tel micro-organisme, au point de vue de la gravité de l'affection.

Outre les cas dans lesquels la maladie est passée de l'état aigu à l'état chronique, il faut encore signaler ceux où la marche a été chronique d'emblée; il s'agit ici le plus souvent de tuberculose, et l'on a constaté souvent dans le pus la présence du bacille de Koch.

Ce qui fait le danger des otites moyennes, outre la perte de l'audition, c'est la possibilité de complications du côté des organes voisins, complications facilement expliquées par l'anatomie, et dont il est inutile de faire ressortir la haute gravité.

La caisse du tympan est en rapport par sa face supérieure avec le cerveau, et spécialement avec le lobe cérébral moyen, et aussi avec les méninges qui se prolongent dans les différents pertuis et dans les fissures que présente le rocher. Quelquefois même il y a une continuité directe entre l'oreille moyenne et les méninges, la paroi osseuse faisant défaut sur une petite étendue. Le nerf facial fait relief sur la paroi supérieure de la caisse qu'il traverse en diagonale pour gagner son angle postérieur au niveau duquel il prend la direction descendante pour sortir par le trou stylo-mastoïdien.

Sur la paroi postérieure de la caisse s'ouvre l'*aditus ad antrum*, c'est-à-dire le canal qui fait communiquer l'oreille moyenne avec l'antre mastoïdien, et, par là, avec tout l'ensemble des cellules mastoïdiennes.

A quelque distance et en arrière de la caisse tympanique se trouve le sinus latéral logé dans la gouttière osseuse, obliquement dirigée en avant et en dedans, qui aboutit au trou déchiré postérieur. Enfin, beaucoup plus loin de l'oreille moyenne, répondant à la face inférieure et au sommet du rocher, se voit l'artère carotide interne. Dans les cas où l'otite moyenne se complique de lésions osseuses à distance, ces deux vaisseaux, artère carotide interne et sinus latéral, peuvent être intéressés.

Les complications du côté des méninges et du cerveau peuvent revêtir deux formes : 1° celle de méningo-encéphalite plus ou moins diffuse ; 2° celle d'abcès localisés de l'encéphale.

Les rapports de contiguïté expliquent suffisamment comment l'infection peut se propager aux méninges et, suivant la nature de l'agent infectieux, aboutit à une inflammation plus ou moins diffuse, parfois simplement congestive, dans d'autres cas, rapidement suppurée. Parfois, au contraire, l'inflammation reste localisée en un point de la surface du cerveau et des méninges. On comprend qu'il est, au point de vue du pronostic et des indications, une différence absolue entre ces deux variétés. Si, dans la première, en effet, la diffusion des lésions enlève tout espoir de faire une intervention utile, on comprend, au contraire, que, dans la méningo-encéphalite localisée, l'ouverture du foyer et l'évacuation du pus puisse conduire à la guérison. On voit par là quel intérêt considérable s'attache à la ponction lombaire et à l'étude du liquide rachidien, dans tous les cas où l'agitation, le délire, la fièvre, la raideur musculaire font penser à la participation du cerveau et des méninges à l'inflammation.

A côté de ces inflammations méningo-encéphaliques qui prennent naissance au contact des lésions, il est d'autres inflammations encéphaliques remarquables en ce qu'elles se développent à distance. De ce nombre sont les abcès du cerveau et du cervelet ; souvent ils surviennent en dehors de toute élévation de température, et se caractérisent seulement par une torpeur et un assoupissement continuel. Dans des cas plus rares, l'abcès se développant au contact des zones motrices, on observe une hémiplégie ou une monoplégie du côté opposé. Dans les cas d'abcès du cervelet, la symptomatologie est assez vague ; cependant il faut noter les vomissements, l'amaigrissement, les troubles de l'équilibre, la rotation permanente de la tête du côté de la lésion ou du côté opposé. Il est à noter du reste que les abcès du cervelet se rencontrent plus rarement chez l'enfant que chez l'adulte.

Les complications du côté du sinus latéral sont de deux ordres : 1° l'inflammation ou phlébite des sinus ; 2° l'hémorragie. La phlébite des sinus se révèle parfois par un ensemble de symptômes, abattement, amaigrissement, sécheresse de la langue, diarrhée, élévation considérable de la température, qui rappellent ce que l'on observe dans la fièvre typhoïde, aussi donne-t-on à cette variété le nom de forme typhoïdique. Dans d'autres cas, la phlébite des sinus donne lieu à l'infection purulente. Il y a, en effet, pénétration du pus dans le torrent circulatoire ; de là, les grands frissons, les oscillations considérables de la température, la teinte jaune de la peau, les abcès à distance.

La seconde complication à laquelle peut donner naissance l'envahissement du sinus latéral, c'est l'hémorragie par usure de ses parois. Il semble d'abord que les caractères de cette hémorragie, qui sont ceux de toutes les hémorragies veineuses, coloration foncée du sang, écoulement continu, doivent la faire aisément distinguer des hémorragies dues à l'ulcération de la carotide interne. Et cependant il n'en est rien, et des chirurgiens du plus haut mérite ont pu commettre l'erreur.

Cela tient à la façon particulière dont se fait l'hémorragie dans les cas d'ulcération de la carotide interne. Le sang s'écoule lentement et s'amasse peu à peu dans une cavité osseuse anfractueuse, irrégulière ; aussi l'écoulement se fait-il d'une façon continue au dehors et avec une coloration noirâtre qui rappelle celle du sang veineux.

Il y a du reste cette différence entre les diverses complications que nous venons d'énumérer que les unes se montrent surtout dans le cours des otites aiguës, tandis que les autres appartiennent aux otorrhées chroniques. Ainsi, la méningite et les abcès du cerveau, la phlébite des sinus se voient le plus souvent au cours des otites aiguës, tandis que la paralysie faciale, les hémorragies par ulcération des parois du sinus latéral ou de la carotide interne sont des complications des otites chroniques et des lésions osseuses étendues qui les accompagnent.

Sans doute toutes ces complications sont graves ; souvent même elles sont mortelles. Par là même, elles possèdent une grande importance. Mais il en est une qui les domine toutes ; je veux parler de la mastoïdite, que nous avons à dessein laissée de côté jusqu'ici pour en faire l'objet d'une description spéciale. Ce qui donne à la mastoïdite une si haute importance, c'est d'abord sa fréquence même ; puis, ce fait que souvent elle est la porte ouverte à toutes les autres complications. C'est ainsi, par exemple, que l'inflammation, en se propageant du côté de l'apophyse mastoïde et de la gouttière du sinus latéral, peut devenir le point de départ de phlébites du sinus.

De la mastoïdite. — D'une manière générale, on peut dire que la grande cause des mastoïdites, c'est la propagation de l'inflammation, de la caisse du tympan à la région mastoïdienne à travers l'*aditus ad antrum*. Dans un certain nombre de cas, on a incriminé la rétention du pus dans les cavités de l'oreille moyenne ; mais cette cause ne peut être acceptée comme générale. Souvent, en effet, il nous arrive d'opérer, chez les enfants, des mastoïdites sans que nous trouvions autre chose, à l'intérieur de l'antre et des cavités osseuses, que des fongosités. Toutefois, la théorie de la rétention du pus dans l'intérieur des cellules mastoïdiennes a une grande importance, en ce qu'elle nous rend compte d'un préjugé qu'il importe de combattre avec la plus grande énergie. Souvent, au moment où les symptômes d'inflammation de la région mastoïdienne font leur apparition, on note la suppression de l'écoulement par le conduit auditif. L'enfant avait, depuis plusieurs mois, depuis plusieurs semaines, un écoulement abondant par l'oreille externe ; cet écoulement cesse au moment où les douleurs et le gonflement du côté de l'apophyse mastoïde font leur apparition. De là, à conclure que l'écoulement avait un rôle bienfaisant, qu'il convient de le respecter, il n'y a qu'un pas : c'est cette erreur, trop souvent répandue aujourd'hui encore dans le vulgaire, qu'il importe de détruire.

Sans doute, les complications mastoïdiennes des otites peuvent s'observer à toutes les périodes de l'enfance ; mais on les rencontre avec une fréquence toute particulière dans la première enfance, par exemple, de deux à cinq ans. Or, on sait qu'à ce moment, l'apophyse mastoïde est encore peu développée. On arriverait donc tout d'abord à cette conclusion paradoxale que la mastoïdite est surtout fréquente à l'âge où l'apophyse mastoïde est le moins développée. Mais si les cellules mastoïdiennes occupent à ce moment fort peu de place, il n'en est pas de même de l'oreille moyenne dont le développement précoce frappe, même chez les très jeunes enfants. L'antre mastoïdien et sa voie de communication avec la caisse, l'*aditus ad antrum*, sont largement ouverts. Il n'est donc pas étonnant que l'inflammation se propage aisément d'une cavité à l'autre. En outre, l'os présente, chez le jeune enfant, des conditions spéciales qui rendent compte de la propagation facile de l'inflammation. La place occupée par l'antre mastoïdien est en effet marquée à cet âge par une petite tache osseuse, rosée, criblée d'une foule de petits pertuis, à laquelle on a donné le nom de zone criblée rétro-méatique. En outre, par l'antre mastoïdien passe la fissure pétro-squameuse, obliquement dirigée en bas et en avant, et qui est le point de jonction des deux portions osseuses qui, par leur union, vont constituer l'os temporal. Par ces diverses fentes, par toutes ces fissures se fait très facilement la diffusion de l'inflammation et de la suppuration. En un mot, on a affaire à une véritable ostéomyélite qui, dépassant parfois les limites de la région mastoïdienne, se propage à toute la fosse temporale.

Les symptômes de la mastoïdite sont tout d'abord de la douleur dans la région rétro-auriculaire; en même temps on note un certain degré de gonflement, le sillon rétro-auriculaire se remplit et s'efface; le pavillon de l'oreille est pour ainsi dire soudé aux parties voisines. Les mouvements qu'on lui imprime sont douloureux; le gonflement se propage à l'intérieur même du conduit auditif dont la paroi postérieure s'abaisse au contact de l'antérieure, de façon à transformer le conduit en une véritable fente.

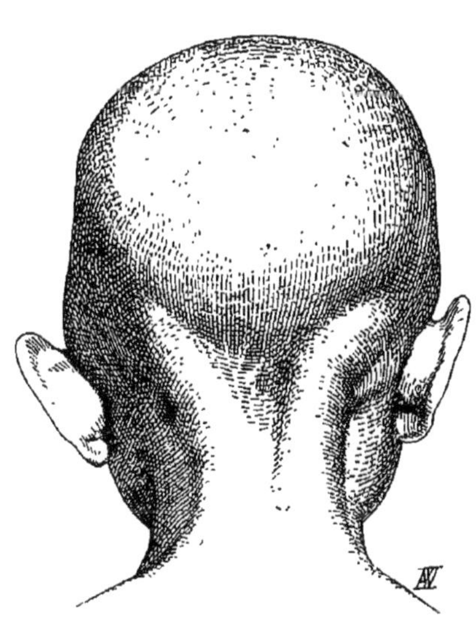

Fig. 428. — Décollement du pavillon de l'oreille dans la mastoïdite.

Au gonflement se joignent de l'œdème et de la rougeur; enfin parfois même, et cela surtout chez les très jeunes enfants, on constate une fluctuation plus ou moins étendue. A ce moment, le pavillon de l'oreille est rejeté en avant; il est, suivant l'expression consacrée en clinique, décollé des parois du crâne, et quand on le compare avec celui du côté opposé, il présente un aspect vraiment caractéristique.

On s'exposerait toutefois à de nombreuses erreurs si l'on s'attendait à rencontrer toujours le tableau symptomatique qne nous venons de nous efforcer de tracer. Il est en effet des formes anormales dans lesquelles on ne constate ni effacement du sillon rétro-auriculaire, ni déjettement du pavillon de l'oreille en avant. Dans ces cas, le gonflement est limité à la pointe de l'apophyse mastoïde, où l'on rencontre même, si l'on observe tardivement le malade, un orifice fistuleux. Cette forme est importante à connaître, non seulement au point de vue des erreurs de diagnostic qu'elle pourrait occasionner, mais aussi pour le pronostic. C'est dans ces cas en effet que l'inflammation se propageant surtout vers la pointe et la région postérieure de l'apophyse mastoïde, a le plus de tendance à déterminer des complications du côté du sinus latéral.

Parmi ces formes anormales des mastoïdites, il en est une qui mérite une description spéciale ; c'est la mastoïdite de Bezold.

De la mastoïdite de Bezold. — Le Dr Bezold (de Munich) a appelé l'attention sur une forme particulière de mastoïdite, qui, gagnant la gaine du sterno-mastoïdien, peut se propager au loin à la région cervicale, et faire méconnaître l'origine auriculaire des accidents, qui sont mis sur le compte d'un phlegmon du cou.

A la vérité, la mastoïdite de Bezold est beaucoup plus fréquente chez l'adulte. Cependant on en rencontre de temps en temps des exemples chez les enfants. Aussi devons-nous lui consacrer une description isolée.

Dans cette forme, avons-nous dit, les phénomènes inflammatoires, au lieu de se montrer du côté du sillon rétro-auriculaire et de la région mastoïdienne, se manifestent du côté du cou. Le gonflement occupe la gaine du sterno-mastoïdien, descendant jusqu'au niveau de l'angle de la mâchoire et remplissant toute la fosse rétro-maxillaire. Parfois même il se propage le long de la gaine des vaisseaux jusqu'à la partie inférieure du cou.

En arrière, la propagation peut se faire, sous le trapèze, jusqu'à la ligne médiane ; et, dans ce cas, on note de violentes douleurs, dues à la compression du grand nerf occipital.

La marche particulière de la suppuration, dans la mastoïdite de Bezold, nous est expliquée par les conditions anatomiques que présente, dans certains cas, l'apophyse mastoïde. Il arrive, en effet, que l'apophyse soit excessivement mince et transparente, d'apparence papyracée pour ainsi dire. Que si, dans ces cas, la suppuration se forme dans les cellules de la pointe, il arrive que le pus, bridé en dehors par les muscles qui s'insèrent à la face externe de l'apophyse, sterno-mastoïdien, splénius et petit complexus, s'ouvre vers la face interne de l'apophyse, celle qui répond à la rainure digastrique. Dès lors, il pénètre immédiatement dans la gaine du sterno-mastoïdien, et peut diffuser dans les couches profondes de la région cervicale.

Cette forme particulière de la mastoïdite est d'autant plus importante à connaître qu'elle affecte parfois une forme lente, insidieuse; on peut voir, en pareil cas, la région cervicale sillonnée en tous sens par des fistules, sans que la véritable origine du mal soit soupçonnée. En effet, nous le répétons, les apparences sont celles d'un phlegmon du cou, bien plutôt que d'une mastoïdite. Toutefois, il faut tenir compte des antécédents du côté de l'oreille; parfois on constatera la douleur à la pression sur l'apophyse mastoïde; enfin, quelquefois même il y a possibilité de faire refluer le pus par le conduit auditif.

Outre l'intérêt qui s'attache au diagnostic, la mastoïdite de Bezold est importante aussi par la gravité du pronostic. Outre sa diffusion à la région cervicale profonde, elle a tendance en effet à se compliquer de lésions du côté du sinus latéral et de lésions endo-crâniennes, telles que la méningite, les abcès du cerveau, et surtout du cervelet. Le siège de la suppuration dans les cellules de la pointe rend aisément compte de ces localisations particulières.

Diagnostic des mastoïdites en général. — La douleur à la région mastoïdienne, la disparition du sillon rétro-auriculaire, le déjettement du pavillon de l'oreille en avant, tels sont, avons-nous dit, les trois grands symptômes qui, dans l'immense majorité des cas, permettent de rattacher à leur véritable origine les inflammations de l'apophyse mastoïde. Mais il faut tenir compte des cas exceptionnels; en effet, outre la mastoïdite de Bezold que nous venons de signaler, il est des cas dans lesquels l'inflammation siège dans les cellules de la pointe, et où le sillon rétro-auriculaire est respecté. Si nous y ajoutons cet autre fait déjà signalé par nous, à savoir que la mastoïdite peut évoluer parfois sans qu'il y ait jamais eu d'écoulement par le conduit auditif, on comprendra combien le diagnostic peut rester hésitant. L'erreur commise en pareil cas consiste à mettre sur le compte d'une mastoïdite des symptômes qui tiennent en réalité à une adénite du ganglion rétro-auriculaire. Il existe en effet, à la partie postérieure de la région mastoïdienne, un ganglion qui, dans les affections du cuir chevelu, si fréquentes chez les enfants, est souvent le siège d'inflammation. En pareil cas, le gonflement et l'œdème siègent surtout vers la pointe de la mastoïde, le sillon rétro-auriculaire est conservé; enfin, l'on apprend que l'affection a commencé sous la forme d'une petite tumeur, roulant sous la peau, comme une bille ou un petit pois. En l'absence de semblables commémoratifs, le diagnostic restera parfois en suspens jusqu'au moment de l'intervention.

Traitement. — Tous les faits que nous venons de mentionner montrent la nécessité de ne pas négliger le traitement des otites aiguës et des écoulements chroniques par l'oreille. Il importe de pratiquer en pareil cas l'examen direct du conduit auditif à l'aide du spéculum, en s'aidant du miroir frontal; si le tympan refoulé par le pus bombe au dehors, on pratique avec une fine aiguille la paracentèse du tympan, en se guidant sur la paroi intérieure du conduit auditif, et ponctionnant la membrane dans son quart antérieur et inférieur. Si on se trouve en présence d'écoulements anciens, tout l'effort doit porter sur la désinfection du conduit auditif et de l'oreille moyenne; pour cela, les lavages avec les solutions antiseptiques, solution phéniquée faible à 1 p. 200 par exemple, ou solution de permanganate de potasse à 1 p. 2000, les insufflations de poudre d'iodoforme ou d'acide borique finement pulvérisé, les tampons imbibés de glycérine phéniquée, méritent d'être conseillés. Bien souvent il nous arrive, par une désinfection bien faite, de procurer la guérison de malades qui présentaient de la douleur, et un certain degré de gonflement et de rougeur en arrière du pavillon de l'oreille.

Mais lorsque la mastoïdite est complètement développée, qu'il y a une rougeur et un œdème diffus dans la région mastoïdienne, à plus forte raison s'il existe déjà de la fluctuation, l'intervention chirurgicale s'impose.

Deux modes opératoires se présentent à nous : 1° le large débridement des parties molles, y compris le périoste, connu généralement sous le nom d'incision de Wilde; 2° la trépanation de l'apophyse mastoïde.

Le procédé de Wilde consiste à faire, parallèlement au pavillon de l'oreille, une longue incision comprenant le périoste lui-même dans toute l'étendue où il est décollé. Si le décollement se prolonge très loin en avant du côté de la fosse temporale, ou en arrière vers la région mastoïdienne, il y a utilité à établir en ces points une contre-ouverture et à réunir les deux orifices ainsi créés par un drain en anse. L'incision primitive elle-même est maintenue béante par un tamponnement à la gaze stérilisée; en un mot, on se comporte là comme nous le faisons dans l'ostéomyélite en général. Cette manière de faire peut donner des succès chez les très jeunes enfants, où l'os est d'une minceur extrême, et où le pus contenu dans son épaisseur est évacué souvent par trépanation spontanée. Mais si le procédé de Wilde peut donner des succès dans les cas que nous venons de préciser, on ne saurait le confondre avec celui qui consiste à donner dans la région mastoïdienne un simple coup de bistouri, ne dépassant pas la peau et le tissu cellulaire sous-cutané. On laisse ainsi stagner le pus dans les couches profondes, et on expose le malade à tous les accidents de rétention. Je le répète, on se trouve en présence d'une véritable ostéomyélite du temporal, qu'il faut traiter suivant les mêmes principes que celles des autres régions.

Mais, chez les enfants plus âgés, où l'os possède une consistance plus considérable, où les cellules mastoïdiennes sont beaucoup plus développées, on s'expose, en opérant par ce procédé, à avoir des guérisons incomplètes, à voir persister des fistules, ou même à voir la suppuration, gagnant dans la profondeur, déterminer ces redoutables complications cérébrales et phlébitiques que nous avons mentionnées plus haut. Il est donc nécessaire, en pareil cas, de joindre au large débridement du périoste la trépanation de l'apophyse mastoïde. Cette opération possède à l'heure actuelle un manuel opératoire bien réglé. L'incision destinée à mettre à découvert l'apophyse mastoïde doit être une incision verticale placée immédiatement en arrière du pavillon de l'oreille, au niveau même du sillon rétro-auriculaire. Sans doute, l'incision placée en ce point rend un peu plus laborieuse la dénudation de la mastoïde; mais l'inconvénient est bien léger, et l'incision placée en ce point a l'immense avantage de laisser une cicatrice presque invisible, cachée au fond du sillon rétro-auriculaire. Il m'est arrivé de revoir de petits malades opérés par moi-même, et chez lesquels je n'aurais jamais pu supposer qu'ils eussent été opérés, sans l'affirmation des parents.

L'incision doit être assez longue pour comprendre toute la hauteur de la région mastoïdienne, de sa base à son sommet. Elle intéresse le périoste et met l'os largement à découvert. Cette incision donne toujours lieu à un écoulement sanguin abondant; mais il n'y a pas lieu de s'en préoccuper. Tout au plus devient-il nécessaire de saisir avec des pinces quelques-unes des branches des artères auriculaires sectionnées; le tamponnement pratiqué pendant quelques minutes, la compression exercée par un écarteur qui maintient rabattu en avant le pavillon de l'oreille, suffisent à arrêter l'hémorragie. On peut alors procéder au second temps de l'opération, qui consiste à décoller avec la rugine le périoste de la face externe de l'apophyse mastoïde dans toute son étendue ; à ce moment, l'hémorragie nécessite un nouveau tamponnement. Le sang étant arrêté, les bords de la plaie maintenus par des écarteurs, de façon à mettre l'apophyse mastoïde bien à nu, on peut procéder à la trépanation. Mais ici, il convient d'établir une division fondamentale suivant qu'on a affaire à de très jeunes enfants, de deux à trois ans par exemple, ou à des malades appartenant à la seconde enfance. Le siège de l'antre mastoïdien qu'il s'agit d'ouvrir n'est pas le même dans les deux cas; les points de repère sont également différents. Si l'on étudie, aux différents âges, les rapports réciproques de l'antre et du conduit auditif externe, on voit que, situé d'abord chez le fœtus au-dessus du conduit auditif, l'antre mastoïdien s'abaisse, chez les jeunes enfants, de façon à être situé audessus et en arrière du conduit auditif; chez l'adulte, il est immédiatement en arrière, de sorte que, dans son évolution, l'antre mastoïdien semble décrire un cercle concentrique tout autour du conduit auditif externe. Il faut donc rechercher l'antre mastoïdien à un niveau plus élevé dans la première enfance que, plus tard, dans la seconde enfance et chez les adultes. En outre, les points de repère pour l'atteindre ne sont pas les mêmes à l'une et à l'autre période de la vie. Chez les jeunes enfants, il n'y a pas à compter avec la ligne temporale et l'épine de Henle, qui sont peu apparentes; mais, en revanche, le point répondant à l'antre mastoïdien est marqué chez eux par une tache circulaire, légèrement déprimée, de coloration rosée, présentant un pointillé abondant; c'est la tache criblée rétro-méatique. L'os à ce niveau est extrêmement mince, souvent même il est déjà perforé; il se laisse entamer par la curette avec la plus grande facilité, et l'on pénètre rapidement dans l'antre mastoïdien.

Chez les enfants plus âgés, il n'en est pas de même : ici, la zone criblée n'est plus apparente; en revanche, on reconnaît facilement la ligne temporale et l'épine de Henle, bien qu'elle soit moins marquée que chez l'adulte. C'est au-dessous de cette ligne qu'il faut se tenir, sous peine de pénétrer dans l'étage moyen du crâne. Donc, l'apophyse mastoïde étant mise à nu dans sa totalité, on la divisera par la pensée en quatre parties, et c'est dans son

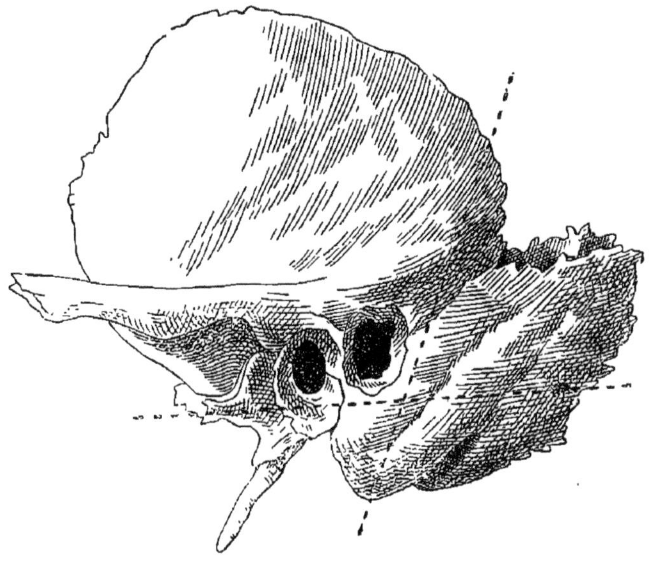

Fig. 429. — Point d'élection pour la trépanation de l'antre mastoïdien.

quadrant antérieur et supérieur, au-dessous de la ligne temporale et de l'épine de Henle, que l'on pratiquera la trépanation. Au point choisi, on fait avec le ciseau tenu solidement en main une perte de substance mesurant un centimètre carré environ. Sous peine de faire dans la profondeur des échappées dangereuses, il ne faut pas tenir le ciseau perpendiculairement à l'os, mais l'incliner à 45°. Généralement, à une profondeur de 2 à 3 millimètres, on rencontre l'antre mastoïdien; il est possible d'engager dans son intérieur le protecteur de Stacke, qui se dirige en avant et en dedans. Sur le protecteur laissé en place, on débride la paroi extérieure de l'antre, de façon à ouvrir très largement la communication avec l'oreille moyenne. On ménage ainsi le nerf facial qui reste en bas et en dedans.

A part des cas exceptionnels, on n'a point à se préoccuper du sinus latéral. Si, cependant, l'apophyse étant peu développée et le sinus anormalement situé en avant, celui-ci venait à être blessé, la seule conduite à tenir serait de pratiquer un tamponnement

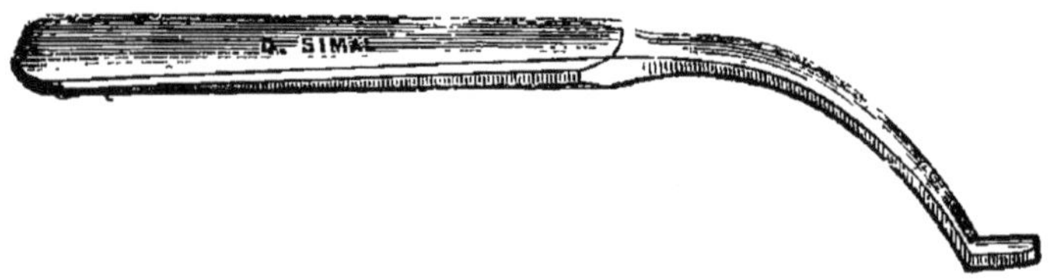

Fig. 430. — Protecteur de Stacke.

aseptique exact de la région. La blessure du sinus se répare en général avec une grande facilité.

La large ouverture de l'antre mastoïdien ne saurait suffire dans

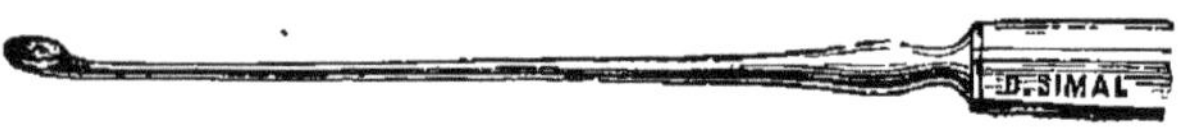

Fig. 431. — Curette.

tous les cas; souvent, avons-nous dit, il arrive que les cellules les plus reculées de l'apophyse mastoïde soient le siège de suppuration. Dans ces cas, il devient nécessaire de pratiquer l'évidement

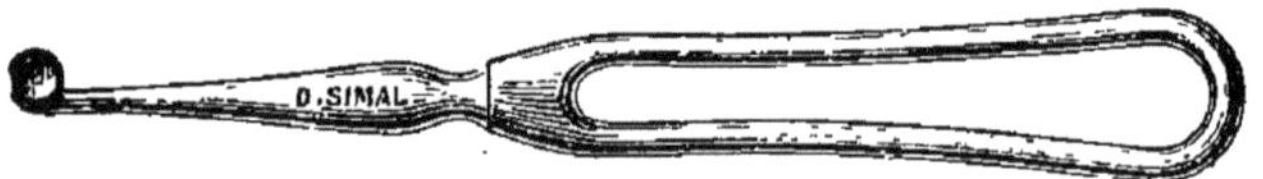

Fig. 432.

de l'apophyse mastoïde en totalité; c'est là où, se portant à la partie postérieure, on est exposé surtout à la blessure du sinus. On l'évitera, en procédant avec lenteur et se servant uniquement du ciseau; la curette est en effet un instrument dangereux, dès qu'il est manié avec force; il expose à des échappées.

Dans les cas récents, la trépanation de l'antre et des cellules mastoïdiennes est suffisante. Mais, dans les vieilles otorrhées chroniques, lorsqu'il y a nécrose des osselets, et des végétations polypiformes dans la caisse, il devient nécessaire de faire davantage. Il faut, poursuivant l'opération en haut et en avant, faire tomber la paroi supérieure du conduit auditif, de façon à ouvrir la logette des osselets, et à permettre l'évidement de la caisse ; c'est à cette opération qu'on a donné le nom d'évidement mastoïdien.

L'intervention sur l'apophyse mastoïde constitue également le temps préliminaire nécessaire dans le traitement des complications des otites moyennes. On peut, poursuivant par en haut la trépanation, ouvrir la loge moyenne du crâne, et aller à la recherche des abcès intra-crâniens de cette région qui, nous l'avons dit, sont les plus fréquents chez les enfants. On peut au contraire, prolongeant la trépanation en arrière, mettre à découvert le sinus latéral, et, en cas de phlébite du sinus, pratiquer le curettage des fongosités, suivi de ligature de la veine jugulaire interne. On peut encore, par cette même voie, atteindre les suppurations de la région cérébelleuse. En cas de mastoïdite de Bezold, s'il existe des fistules et des clapiers se prolongeant très loin dans la région cervicale, l'évidement de l'apophyse mastoïde devient insuffisant. Il faut, de toute nécessité, pratiquer le drainage des divers foyers.

CHAPITRE II

MALADIES DU PHARYNX ET DES FOSSES NASALES

Dans ce chapitre, nous décrirons certaines affections plus particulièrement fréquentes dans l'enfance, les polypes naso-pharyngiens, les tumeurs adénoïdes du pharynx, l'hypertrophie des amygdales, les abcès rétro-pharyngiens.

I. — POLYPES NASO-PHARYNGIENS

Les polypes naso-pharyngiens constituent des tumeurs dures, multilobées, remarquables par leur tendance à la récidive, et à l'envahissement de toutes les cavités de la face.

Comme l'ont montré les travaux cliniques de Nélaton et de ses élèves, l'implantation de ces tumeurs se fait dans l'immense majorité des cas sur l'apophyse basilaire, ou sur les parties voisines de la base du crâne, par exemple, sur le sommet du rocher. Leur insertion se fait en général par une large base, et se confond intimement avec le périoste de la région. Quand cette insertion se fait sur la ligne médiane, la tumeur a tendance à proéminer dans la cavité pharyngienne. A-t-elle lieu sur les parties latérales, la tumeur peut comprimer la trompe d'Eustache, et déterminer de la surdité et des complications du côté de l'oreille moyenne.

La tumeur est constituée par un tissu fibreux plus ou moins serré; c'est donc un véritable fibrome; mais elle renferme dans son intérieur une quantité variable d'éléments jeunes, arrondis ou fusiformes, qui quelquefois prennent le dessus, et transforment la tumeur en un véritable néoplasme sarcomateux; d'où la tendance aux récidives et la malignité de leur évolution. La tumeur en elle-même ne possède pas de vaisseaux très nombreux; mais la

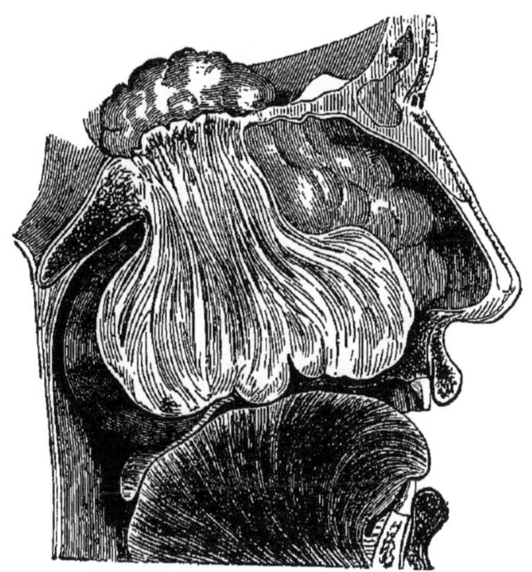

Fig. 433. — Polype naso-pharyngien implanté sur l'apophyse basilaire et proéminant dans la cavité crânienne.

muqueuse qui la recouvre est très épaissie, vasculaire, ce qui rend compte des hémorragies abondantes auxquelles donnent lieu les polypes naso-pharyngiens, et du danger de leur extirpation.

Évolution clinique. — Le premier des symptômes, c'est en effet l'hémorragie, qui se reproduit souvent sans cause appréciable, présente une abondance considérable, et distingue les polypes naso-pharyngiens des polypes muqueux, qui ne fournissent que des hémorragies insignifiantes.

En même temps se montrent des troubles du côté de la respiration, de la phonation et de l'audition. Ces derniers trouvent leur cause dans la compression de la trompe d'Eustache. L'oblitération de l'orifice postérieur des fosses nasales rend impossible la respiration par les narines; aussi les malades sont-ils obligés de tenir constamment la bouche entr'ouverte, ce qui leur donne un habitus tout particulier. Enfin la présence de la tumeur s'infiltrant dans toutes les cavités de la face donne à la voix un timbre nasillard et indistinct.

Un des principaux caractères de ces tumeurs, c'est, avons-nous

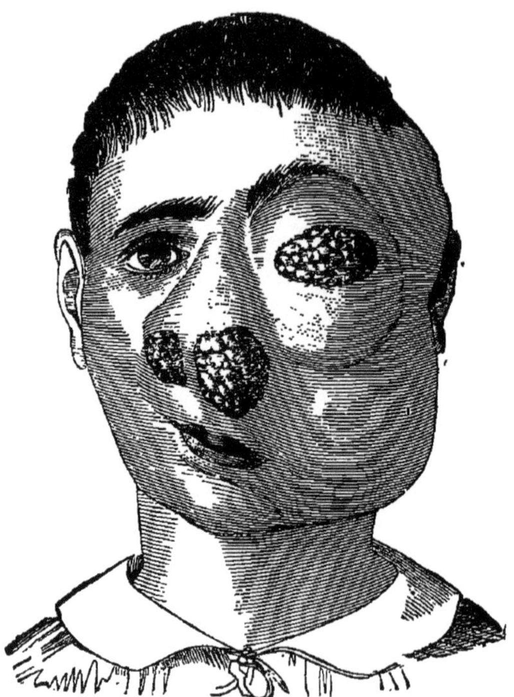

Fig. 431. — Polype naso-pharyngien remplissant toutes les cavités osseuses de la face.

dit, leur tendance à l'envahissement, et à l'infiltration dans toutes les cavités osseuses de la face. Pénétrant dans la cavité pharyngienne, la tumeur fait parfois saillie au-dessous du rebord libre du voile du palais; en même temps, elle refoule en avant le voile et le déforme. Sa pénétration dans les fosses nasales a également pour conséquence l'élargissement et la déformation de ces cavités; le palais osseux lui-même est refoulé du côté de la cavité buccale, parfois même la paroi osseuse est usée par le néoplasme qui fait saillie directement sous la muqueuse palatine. Par les fosses nasales, le polype s'insinue facilement dans la cavité du sinus maxillaire et la distend, propulsant en avant sa paroi antérieure et faisant bomber les parties molles de la joue. Soulevant la paroi supérieure du sinus maxillaire, la tumeur va refouler en avant le globe de l'œil et déterminer de l'exophtalmie. Il peut en même temps y avoir du larmoiement, par compression et irritation des voies lacrymales.

La tumeur peut également sortir du pharynx par la fente ptérygo-maxillaire, et venir s'épanouir dans la fosse ptérygo-maxillaire, auquel cas elle forme saillie à la région antérieure de la joue, comme dans le cas précédent. De là, passant au-dessous de l'arcade zygomatique, elle envahit la fosse temporale, et peut s'insinuer dans l'orbite par la fente sphéno-maxillaire. Il arrive également que le polype s'infiltre dans les sinus frontaux, et jusque dans l'intérieur même de la cavité crânienne. Cette dernière marche est d'autant plus redoutable que parfois elle ne se révèle par aucun symptôme caractéristique, et que l'extirpation entreprise en pareil cas donne lieu à une méningite mortelle que rien ne permettait de prévoir.

Les polypes naso-pharyngiens sont essentiellement une maladie de l'enfance et de l'adolescence ; on ne les voit pas débuter après l'âge de trente ans. C'est une affection propre au sexe masculin. Les deux notions précédentes ont la plus grande importance pour le diagnostic. Une tumeur du pharynx débutant chez une femme et après l'âge moyen est sans doute un épithélioma, et non un polype naso-pharyngien.

Déjà nous avons noté la tendance fréquente aux récidives ; toutefois cette tendance s'épuise avec les progrès de l'âge, et depuis longtemps déjà les chirurgiens ont remarqué qu'à partir de l'adolescence, il y avait, de la part de ces tumeurs, tendance à la résorption spontanée. C'est là une notion bonne à prendre en considération dans les indications thérapeutiques.

Traitement. — Le traitement opératoire des polypes naso-pharyngiens comprend deux grands groupes de méthodes : 1° les méthodes simples ; 2° les méthodes complexes.

Dans les méthodes simples, on s'attaque directement à la tumeur, soit qu'on ait recours à l'arrachement, à la ligature ou à la rugination. Cette dernière méthode a été tout particulièrement recommandée par A. Guérin. Elle consiste à introduire par l'une des fosses nasales une rugine à long manche que l'on conduit jusque sur le pédicule de la tumeur, tandis que l'index de la main gauche porté dans le pharynx par-dessus le voile du palais guide l'instrument. Mais cette méthode, comme toutes les méthodes simples, est bonne tout au plus pour des tumeurs petites, qui n'ont pas encore poussé de prolongements en dehors de la cavité pharyngienne ; le plus souvent, les méthodes simples se montrent insuffisantes, et il faut avoir recours aux méthodes complexes.

Ce qui caractérise ces dernières, c'est qu'elles comportent d'abord une opération dont le seul but est de conduire sur le polype, et à laquelle on donne le nom d'opération préliminaire. Trois voies peuvent être suivies pour mettre à découvert la tumeur. La première, c'est la voie nasale, qui consiste à abaisser de haut en bas l'auvent nasal, ou à le rejeter latéralement sur un des côtés de la face pour raccourcir d'autant le chemin qui conduit sur l'insertion du polype. Malgré le délabrement qu'elle cause, cette méthode ne donne que peu de jour, elle laisse nécessairement à sa suite une cicatrice qui peut être irrégulière ; aussi ne nous semble-t-elle pas devoir être conseillée.

La deuxième méthode est la méthode faciale, dans laquelle on pratique l'ablation du maxillaire supérieur. On peut du reste faire une ablation incomplète en conservant le plancher de l'orbite. dans les cas où cette cavité est intacte. Cette méthode a certes l'avantage de donner un jour considérable et un accès très large sur le point d'implantation de la tumeur ; mais elle crée une large perte de substance et laisse nécessairement à sa suite une difformité très marquée. Aussi est-il bon de la réserver pour les cas graves, où le polype pousse en tous sens des prolongements, où il récidive avec rapidité, et où le jeune âge du malade ne permet pas de compter sur la tendance à la résorption spontanée. Ajoutons que, dans certains cas même, à la suite de cette opération, des troubles trophiques se sont montrés du côté de la cornée, et ont entraîné la perte de la vision.

La voie qui nous semble préférable dans l'immense majorité des cas, c'est la voie palatine. Elle est tout indiquée par les faits dans lesquels la tumeur fait saillie du côté du pharynx et de la paroi supérieure de la bouche, refoulant en avant le voile du palais, le déformant, et quelquefois même faisant issue dans la bouche, après avoir usé la voûte osseuse du palais.

Suivant les cas, on se contentera d'inciser le voile du palais sur la ligne médiane, ou l'on excisera en même temps une partie de la voûte osseuse du palais. L'avantage de cette méthode, c'est de donner un accès large et facile sur le point d'implantation du polype. Cette voie reste ouverte pour surveiller la récidive, et, plus tard, par la palatoplastie, on peut combler la brèche, sans laisser au dehors aucune cicatrice apparente, comme dans les méthodes précédentes.

Si, du reste, il s'agit de malades adultes, chez lesquels on puisse compter sur la tendance à la régression spontanée que nous avons signalée précédemment, on pourra, au lieu d'arracher en totalité la tumeur, se contenter de pratiquer des cautérisations répétées, soit au chlorure de zinc, soit à l'acide chromique. On a pu, par ce moyen, dans les circonstances que nous venons de préciser, obtenir la guérison.

II. — TUMEURS ADÉNOÏDES DU PHARYNX

Par les troubles du développement et de la santé générale dont elles sont la cause, par les complications auriculaires dont elles deviennent trop souvent le point de départ, les tumeurs adénoïdes du pharynx méritent toute l'attention du médecin.

La muqueuse de l'arrière-cavité des fosses nasales est tapissée d'un tissu lymphoïde analogue à celui des amygdales. Ce tissu est surtout abondant sur la ligne médiane supérieure du pharynx, où il constitue un relief connu sous le nom d'amygdale pharyngienne ou glande de Luschka. C'est à l'hypertrophie de ce tissu lymphoïde, très fréquente pendant toute la durée de la première et de la seconde enfance, qu'on donne le nom de tumeurs ou encore végétations adénoïdes.

En se développant et remplissant toute la cavité naso-pharyngienne, ce tissu adénoïde obture plus ou moins complètement l'orifice postérieur des fosses nasales, comprime l'orifice pharyngien de la trompe d'Eustache, et refoule en avant le voile du palais dont il gêne les mouvements.

Ne pouvant respirer librement par le nez, l'enfant atteint de végétations adénoïdes tient généralement la bouche ouverte, ce qui lui donne un air d'hébétude tout particulier : le nez est effilé, tout le massif supérieur de la face est atrophié ; le maxillaire inférieur est proéminent en avant, d'où un fort degré de prognathisme. Cet arrêt de développement de la mâchoire supérieure se traduit, du côté de la voûte palatine, par une surélévation toute particulière de cette voûte à laquelle les Anglais donnent le nom de voûte en forme de V (V shaped maxilla). Les os incisifs font en avant une saillie exagérée, les deux moitiés de l'arcade dentaire supérieure sont rapprochées l'une de l'autre ; souvent les dents incisives chevauchent les unes sur les autres. parfois elles sont implantées latéralement. Assez souvent la lèvre supérieure trop courte laisse à nu une partie de l'arcade dentaire supérieure. L'ensemble de ces conditions réalise du côté de la face un aspect tout particulier auquel on donne le nom de facies adénoïdien. En comprimant plus ou moins l'orifice pharyngien de la trompe d'Eustache, les végétations adénoïdes donnent lieu à une surdité plus ou moins prononcée ; les enfants inattentifs ne répondent pas aux interrogations qu'on leur fait subir ; ils font répéter plusieurs fois une même question et cette surdité ajoute encore à l'aspect d'hébétude que nous avons noté précédemment. Mais à cela ne se bornent pas les dangers des végétations adénoïdes pour l'organe de l'ouïe. Fréquemment il arrive que la présence des végétations adénoïdes entretient un catarrhe naso-pharyngien. Il y a accumulation de pus et de mucosités dans le naso-pharynx. et la propagation de l'inflammation se fait à travers la trompe d'Eustache à l'intérieur de l'oreille moyenne. De là, des otites moyennes suppurées, elles-mêmes l'origine d'un bon nombre de mastoïdites.

La voix est sourde, la prononciation indistincte : bon nombre de consonnes ne sont pas prononcées, ou se confondent les unes avec les autres : le *b*, par exemple, est confondu avec le *p*. Nous avons déjà dit que les enfants tiennent habituellement la bouche ouverte ; la nuit, ils dorment également la bouche ouverte, et font entendre pendant leur sommeil du ronflement. Ce mode respiratoire particulier les expose à des laryngites, et des bronchites continuelles. Enfin, l'insuffisance du courant d'air inspiré détermine à la longue dés déformations thoraciques. La poitrine est rentrée en avant, étroite. le dos arrondi ; il y a, en un mot. tous les caractères de la cyphose dorsale, à laquelle se surajoute parfois un certain degré de scoliose. Parfois le sternum est projeté en avant, les hypochondres renversés en dehors. et sur ses parties latérales, le thorax est déprimé en gouttière.

Chez les nourrissons, les végétations adénoïdes du pharynx constituent même un danger qui menace directement l'existence. Ne pouvant respirer par le nez, le petit enfant refuse de prendre le sein : il rejette la tête en arrière en criant, et, si l'on ne porte pas remède à cette situation, on voit s'aggraver peu à peu chez lui les troubles de la nutrition. Parfois même il présente du spasme glottique et des convulsions.

Très souvent l'hypertrophie des amygdales accompagne les végétations adénoïdes du pharynx : la communauté de structure explique suffisamment la simultanéité de l'inflammation. Souvent aussi on observe en même temps du gonflement de la pituitaire : de là, la sécheresse des fosses nasales ; dans d'autres cas, au contraire, du catarrhe et des épistaxis fréquents. Enfin, les adénoïdiens offrent souvent en même temps des engorgements ganglionnaires dans la région cervicale.

Pour toutes les raisons que nous avons indiquées précédemment, il est nécessaire de faire un prompt diagnostic. Déjà le facies spécial du petit malade qui respire la bouche ouverte, qui dort la bouche ouverte également et ronfle pendant son sommeil, font penser à l'existence de végétations adénoïdes. On peut aussi, en engageant l'enfant à souffler par le nez, la bouche fermée, reconnaître que les narines sont oblitérées. Mais il faut constater directement l'hypertrophie du tissu adénoïde ; et, pour cela, il faut pratiquer le toucher de la cavité naso-pharyngienne. Une précaution qu'on ne saurait trop recommander, c'est de faire cette exploration avec une asepsie rigoureuse ; trop souvent, nous voyons des malades qui, pour avoir été explorés ou opérés avec des précautions aseptiques insuffisantes, présentent des complications auriculaires et mastoïdiennes.

Si l'enfant très indocile refuse d'ouvrir la bouche, il devient nécessaire d'introduire entre les mâchoires un ouvre-bouche. Dans les autres cas, il suffit de garnir la base du doigt d'un doigtier métallique, qui le protège contre les morsures. Il est nécessaire que ce doigtier ne dépasse pas l'articulation de la première avec la deuxième phalange, afin que le doigt puisse aisément être recourbé en crochet. Le doigt est immédiatement conduit jusque sur la paroi postérieure du pharynx ; puis il est recourbé en crochet au-dessus du voile du palais. La pulpe, dirigée par en haut, explore d'abord l'orifice postérieur des fosses nasales, puis on se porte rapidement sur les parties latérales, vers l'orifice pharyngien de la trompe, et enfin sur la paroi supérieure, où l'on se rend compte du développement anormal de la glande de Luschka. On peut ainsi reconnaître le volume, la consistance et le point d'implantation exact des végétations pharyngiennes, toutes notions qui seront fort utiles au moment de l'opération. Il est des végétations qui sont tellement molles et friables qu'elles se laissent écraser sous le doigt qui rapporte des fragments de tissu néoplasique souvent mélangés de sang. D'autres présentent au contraire une consistance beaucoup plus dure.

Bien des procédés ont été conseillés pour l'ablation des végéta-

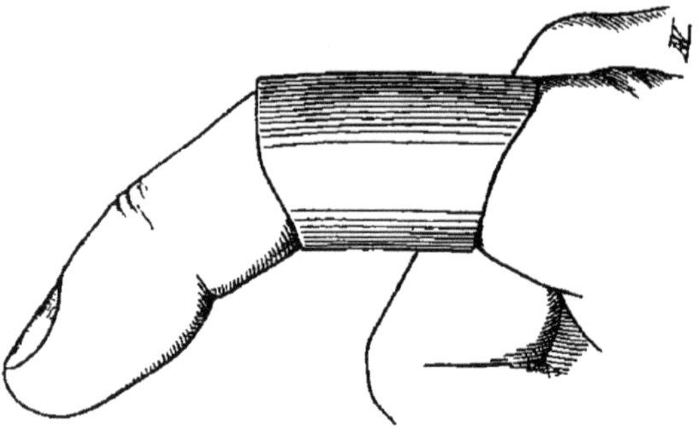

Fig. 435. — Doigtier métallique permettant la flexion de la deuxième phalange sur la première (modèle de M. Kirmisson).

tions adénoïdes; on a construit des couteaux annulaires analogues à l'anneau tranchant de l'amygdalotome; on s'est servi de curettes ou de pinces coupantes; on a employé également l'anse galvanique. Ce dernier moyen est excellent en lui-même, mais nécessite une installation spéciale. Aussi, d'une manière générale, vaut-il mieux se servir, soit d'un couteau annulaire, soit de la pince coupante. L'instrument est introduit fermé dans le rhinopharynx; on l'ouvre sur la ligne médiane, et l'on saisit entre ses mors la tumeur formée par les végétations. Dans certains cas, les végétations sont tellement molles, tellement localisées, qu'on peut les écraser avec l'ongle, pourvu que celui-ci ait été au préalable convenablement désinfecté. Pour cela, après s'être soigneusement lavé les mains et les avoir brossées, on trempe la pulpe du doigt dans un peu de poudre d'iodoforme, et l'on en garnit la rainure unguéale.

III. — HYPERTROPHIE DES AMYGDALES

Souvent, avons-nous dit, l'hypertrophie des amygdales fait partie de l'hypertrophie générale du tissu lymphoïde qui double la cavité du naso-pharynx et l'isthme du gosier; aussi est-elle intimement liée aux végétations adénoïdes du pharynx. Mais, dans certains cas, l'hypertrophie amygdalienne l'emporte de beaucoup sur celle des éléments du voisinage, et ainsi elle mérite une description isolée.

Généralement l'augmentation de volume porte à la fois sur les deux amygdales, mais souvent à un degré différent. Dans quelques cas, l'hypertrophie est telle que les deux amygdales arrivent presque à se rejoindre sur la ligne médiane. On comprend quelle gêne en résulte pour la respiration, dès qu'à l'hypertrophie se surajoute un certain degré d'inflammation.

La forme revêtue par l'amygdale est différente suivant les cas; le plus souvent elle est pour ainsi dire pédiculée, faisant entre les deux piliers du voile une saillie très prononcée. Dans d'autres cas, l'amygdale hypertrophiée se développe surtout à l'intérieur de sa loge; elle est bridée par les piliers du voile, par le pilier antérieur surtout; elle est dite alors encapuchonnée. Enfin il est des amygdales plates, étalées, qui descendent jusqu'au-dessous de la base de la langue.

L'hypertrophie amygdalienne peut revêtir deux formes anatomiques, l'une dite molle, l'autre dure. L'hypertrophie molle qu'on rencontre surtout chez les enfants est caractérisée par l'exagération de développement de l'élément lymphoïde, tandis que l'hypertrophie dure répond au développement exagéré et à la sclérose du tissu conjonctif. Certaines formes sont caractérisées par l'exagération de volume des lacunes ou cryptes de l'amygdale. A leur intérieur s'amasse une matière caséiforme d'odeur souvent très fétide; parfois aussi, on y rencontre des concrétions calcaires.

Le tissu de l'amygdale hypertrophiée est aussi caractérisé par la présence de nombreux micro-organismes, staphylocoques, streptocoques, pneumocoques, et par là s'expliquent les poussées inflammatoires nombreuses dont il est le point de départ. Ces amygdalites à répétitions revêtent le caractère de véritables maladies infectieuses, provoquant des élévations de température de 39° à 40°.

On a signalé même dans l'épaisseur de l'amygdale hypertrophiée, comme dans certaines végétations adénoïdes du pharynx, la présence de bacilles de Koch, et considéré l'hypertrophie amygdalienne et les végétations adénoïdes comme une source possible d'infection tuberculeuse.

A tous les points de vue, l'hypertrophie des amygdales constitue pour les enfants qui en sont atteints une source de dangers. Elle les expose à des poussées continuelles d'amygdalites; elle est une prédisposition à un certain nombre d'affections contagieuses, entre autres la diphtérie. En gênant le courant d'air d'inspiration, elle apporte des difficultés à l'hématose et nuit au développement général de l'individu. Elle rend la voix sourde et la prononciation indistincte et gutturale.

Pour toutes ces raisons, dès que la présence d'amygdales hypertrophiées a été constatée, il y a intérêt à en débarrasser le petit malade. Le diagnostic ne présente du reste aucune difficulté; dès que la bouche est ouverte et la langue abaissée, on constate la saillie anormale que forme l'amygdale hypertrophiée. Comme l'a fait remarquer Chassaignac, on en juge mieux encore, en poussant assez loin l'abaisse-langue du côté de l'isthme du gosier, pour provoquer un mouvement nauséeux. Dans cette contraction, l'amygdale est extraite pour ainsi dire de sa loge, et décrit un mouvement de rotation en avant et en dedans qui rend plus appréciables sa disposition et son volume.

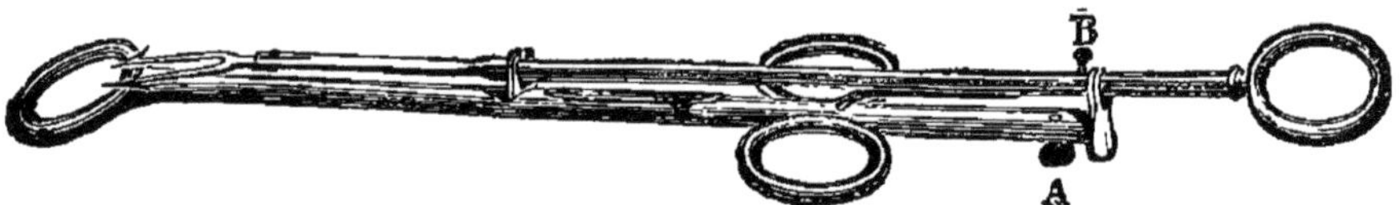

Fig. 436. — Amygdalotome se manœuvrant d'une seule main; modèle de Mathieu.

L'amygdalotome me paraît constituer l'instrument de choix pour l'ablation des amygdales chez les enfants. Si l'enfant est très indocile, il est nécessaire de maintenir la bouche ouverte par un écarteur. Dans le cas contraire, il suffit, la bouche ouverte, de conduire rapidement l'instrument jusque sur l'amygdale à enlever. L'amygdale est introduite dans la lunette de l'instrument; elle est embrochée; puis, la main droite, faisant agir la lame tranchante d'arrière en avant, l'amygdale est enlevée en quelques secondes.

Généralement l'hémorragie est très modérée; on l'arrête par quelques lavages froids. Il est du reste nécessaire de débarrasser la région cervicale de tout ce qui pourrait la comprimer, cols, cravates; il est nécessaire que l'enfant respire largement. C'est la crainte de l'hémorragie qui a fait rejeter par nombre de spécialistes l'amygdalotome; mais, je le répète, l'hémorragie n'est pas à craindre chez les enfants. On l'évitera en ayant soin de ne jamais opérer des amygdales enflammées. Il faut attendre pour intervenir que l'inflammation soit guérie, et opérer à froid, comme nous le dirons plus tard pour l'appendicite. En outre, suivant le conseil de Nélaton, il convient de ne jamais chercher à enlever l'amygdale en totalité. C'est dans la gaine celluleuse qui environne son tissu que rampent les vaisseaux importants; on serait exposé à les blesser dans une éradication complète; au contraire, en se contentant d'abraser le tissu amygdalien, on se met à l'abri de l'hémorragie, et le moignon laissé en place ne tarde pas à s'atrophier.

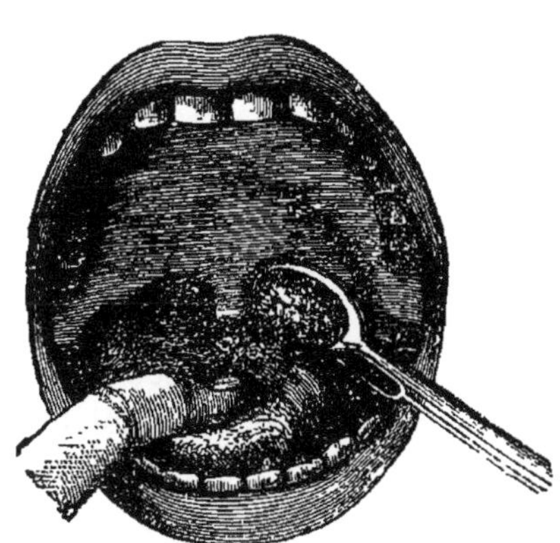

Fig. 137. — Amygdalotome en place; l'amygdale est embrochée par l'instrument.

Sans doute, bien employé, l'amygdalotome est un excellent instrument; mais il y a des limites à son emploi. Si, par exemple, il s'agit d'une amygdale encapuchonnée, ou d'une amygdale plate, étalée, il est impossible de la saisir avec l'amygdalotome. Force est d'avoir recours à la pince et au bistouri; l'amygdale est saisie avec une pince à cadre, et un bistouri boutonné contournant les mors de la pince sectionne tout le tissu amygdalien; il est préférable de faire cette section de bas en haut, de façon à ce qu'un fragment du tissu amygdalien échappant aux mors de la pince ne vienne pas tomber sur l'orifice du larynx.

Dans les cas où l'amygdale est indurée, dans les cas où elle est trop étalée pour qu'on puisse en saisir une quantité suffisante à l'aide des pinces, il devient indiqué d'avoir recours à la cautérisation. Celle-ci peut être faite avec le galvano-cautère; mais cette méthode a l'inconvénient de nécessiter une instrumentation spéciale. A son défaut, on peut se servir d'une pointe fine de thermocautère, en ayant soin de maintenir la bouche de l'enfant largement ouverte, de façon à éviter la brûlure des parties voisines. Qu'on emploie le galvanocautère ou le thermocautère, il faudra des séances répétées, et c'est là une cause d'infériorité de la cautérisation sur l'amygdalotome ou le bistouri.

IV. — ABCÈS RÉTRO- ET LATÉRO-PHARYNGIENS

A côté des abcès rétro-pharyngiens chroniques, qui sont symptomatiques du mal de Pott cervical, il est des abcès rétro-pharyngiens aigus, qui se développent dans la mince couche de tissu cellulaire comprise entre la face antérieure de la colonne vertébrale et le pharynx. On a discuté longtemps sur la pathogénie de ces abcès ; on est d'accord aujourd'hui pour les considérer comme des adéno-phlegmons ayant leur point de départ dans deux petits ganglions lymphatiques situés de chaque côté de la ligne médiane, et à peu de distance au-dessous de l'origine du pharynx. Ces ganglions reçoivent leurs lymphatiques de la muqueuse supérieure du pharynx et de la membrane pituitaire. Aussi voit-on souvent les abcès rétro-pharyngiens succéder à des angines, à des ulcérations de la muqueuse ; souvent on les rencontre dans le cours des végétations adénoïdes du pharynx, de l'hypertrophie des amygdales.

Bien que les abcès rétro-pharyngiens n'appartiennent pas en propre à l'enfance, et qu'on puisse les rencontrer à toutes les périodes de la vie, cependant ils affectent dans l'enfance une fréquence toute particulière ; ce sont surtout des maladies de la première enfance. On les rencontre le plus souvent dans les deux premières années de l'existence.

Bien que siégeant dans la nappe de tissu cellulaire que nous avons indiquée, les abcès rétro-pharyngiens n'occupent pas la ligne médiane ; le plus souvent, au contraire, ils sont situés latéralement, ce qui s'explique par leur développement aux dépens des ganglions que nous avons précédemment signalés et qui sont symétriquement disposés par rapport à la ligne médiane.

Du reste, ils n'occupent pas toujours la même hauteur dans le pharynx. Il en est qui sont situés à peu de distance au-dessous de la voûte du pharynx, au-dessus du voile du palais, en rapport avec des altérations de la muqueuse de ces régions. Le plus grand nombre répondent, au contraire, à la partie moyenne du pharynx ; ils forment le groupe auquel on a donné le nom d'abcès rétro-pharyngiens moyens. Ils sont nettement visibles sur la paroi postérieure du pharynx, au-dessous du voile du palais, dès que la bouche est ouverte. Enfin, les abcès rétro-pharyngiens inférieurs répondent à l'orifice supérieur du larynx ; on comprend quel danger ils présentent au point de vue de la propagation de la tuméfaction du côté de ce dernier organe et de l'œdème de la glotte.

Le début de l'affection est variable dans sa marche ; parfois il est très aigu ; on observe de la fièvre, des frissons, en un mot, les signes habituels de la suppuration. Dans d'autres cas, au contraire, la marche est tout à fait subaiguë, et ces cas sont les plus dangereux, parce qu'ils exposent à laisser méconnue la véritable origine du mal.

Le premier signe local, c'est la gêne de la déglutition, provoquée par la douleur ; aussi a-t-on décrit cette première période sous le nom de période angineuse. Si, à ce moment, on examine le pharynx, on aperçoit que sa muqueuse est partout tendue, rouge, luisante et tuméfiée.

Au fur et à mesure qu'augmentent la tuméfaction et la suppuration, la gêne de la déglutition devient plus prononcée ; en même temps, la propagation de l'inflammation se fait du côté du larynx, la voix est altérée ; il y a de la gêne de la respiration, qui va jusqu'au tirage. A la gêne continuelle de la respiration se surajoutent, surtout pendant la nuit, des accès de suffocation, qui exposent à des erreurs de diagnostic, et qui ont fait confondre parfois l'affection avec le croup ou avec le spasme de la glotte.

Chez les petits enfants à la mamelle, surtout, le tableau est très caractéristique. Dès qu'ils commencent à téter, les enfants sont pris de suffocation ; on les voit rejeter brusquement la tête en arrière, en même temps qu'ils repoussent de la main le sein de leur nourrice. Chez eux, le pronostic s'aggrave du trouble profond de la nutrition.

Abandonnés à eux-mêmes, les abcès rétro-pharyngiens aboutissent le plus souvent à la mort. Celle-ci survient par des mécanismes différents ; parfois elle est la conséquence des progrès croissants de l'asphyxie ; dans d'autres cas, elle survient dans un brusque accès de suffocation, provoquée par l'œdème ou le spasme de la glotte. Ou bien encore, l'abcès s'ouvre brusquement, et la suffocation est déterminée par la pénétration d'une grande quantité de pus dans les voies respiratoires. Quelquefois la rupture ne se produit pas, le pus décolle peu à peu le tissu cellulaire et fuse jusque dans la médiastin. Le malade succombe fréquemment aussi à des complications pulmonaires.

A côté des abcès rétro-pharyngiens, les seuls que nous ayons eus jusqu'ici en vue dans notre description, viennent se placer les abcès latéro-pharyngiens. Il est bien difficile d'établir entre ces deux variétés d'une même affection une ligne de démarcation bien nette. On voit en effet des enfants chez lesquels il y a eu tout d'abord inflammation du tissu cellulaire rétro-pharyngien; puis la suppuration, gagnant de dedans en dehors, vient faire saillie sur les parties latérales du pharynx. Inversement, il est des cas où l'inflammation atteint primitivement les ganglions latéraux du pharynx, faisant saillie au dehors; puis, au fur et à mesure que la suppuration augmente, on voit la tuméfaction se montrer sur les parois latérales du pharynx. Quel qu'ait été le mode de début, quand l'abcès est latéro-pharyngien, la tuméfaction se montre dans le triangle maxillo-pharyngien, et, débordant par en bas le maxillaire inférieur, envahit la région carotidienne. Dans ces cas, il y a parfois contracture des mâchoires: l'enfant n'arrive qu'avec peine à desserrer les dents, et l'exploration du pharynx est rendue très difficile.

C'est bien ici le cas de répéter cette vérité banale en clinique, que la première condition pour faire le diagnostic d'une affection quelconque, c'est d'y penser. En présence donc des symptômes que nous avons précédemment énumérés, gêne de la déglutition, gêne de la respiration avec accès de suffocation, avant d'admettre l'existence du croup ou du spasme de la glotte chez un jeune enfant, le médecin doit pratiquer l'examen minutieux du pharynx. De cette façon, on évitera des erreurs de diagnostic très regrettables, et l'on sauvera des petits malades, dont l'affection abandonnée à elle-même se serait terminée par la mort.

Cette exploration du pharynx est loin d'être facile, dans tous les cas. Chez les nourrissons, on arrive aisément à triompher de la contraction des mâchoires, et l'index introduit dans la cavité buccale peut être conduit directement sur la paroi postérieure du pharynx. Chez les enfants plus âgés, indociles, qui luttent énergiquement contre le chirurgien, il devient nécessaire de mettre en place entre les molaires un écarteur des mâchoires; puis, l'index protégé par un doigtier métallique est conduit d'emblée jusque sur la paroi postérieure du pharynx. Si le gonflement siège très haut et qu'on ait affaire à un abcès rétro-pharyngien de la variété supérieure, il devient nécessaire d'introduire le doigt recourbé en crochet au-dessus du voile du palais pour apprécier la fluctuation. Mais dans les abcès moyens qui correspondent à l'immense majorité des cas, la saillie de l'abcès est visible au fond de la bouche, au-dessous du voile du palais. Le doigt conduit sur la paroi postérieure du pharynx peut immédiatement apprécier les limites de la tumeur et sa consistance. Pour trouver la fluctuation dans ces abcès, il faut avec la pulpe de l'index déprimer brusquement la paroi de la poche ; le doigt laissé en place perçoit le choc que lui imprime l'onde liquide en retour. C'est le procédé dit du choc en retour. Dans les cas où l'abcès fait saillie à la fois dans le pharynx et sur les parties latérales du cou, la fluctuation peut être appréciée simultanément par les deux voies, tantôt plus prononcée du côté du pharynx, tantôt plus manifeste vers la peau. Enfin, dans les cas auxquels nous avons fait allusion précédemment et où la contracture des mâchoires empêche d'ouvrir la bouche, force est bien de se contenter de l'exploration du côté de la peau.

La distinction des abcès en rétro-pharyngiens et latéro-pharyngiens est loin d'ailleurs d'avoir un intérêt purement théorique; elle trouve au contraire sa consécration dans la pratique. Si, en effet, la fluctuation est nettement appréciable du côté du pharynx, l'ouverture de l'abcès sera faite par la voie buccale. Au contraire, la fluctuation prédomine-t-elle du côté de la peau, on aura recours à l'incision cutanée; *a fortiori*, si la fluctuation est uniquement perceptible au dehors. On voit par là que nous sommes éclectiques, et que nous admettons les deux voies d'accès, tout en reconnaissant que, dans l'immense majorité des cas, la voie buccale est indiquée.

Il est des cas même où, au moment de l'exploration, la paroi de l'abcès est tellement amincie qu'il suffit d'une pression un peu forte avec le doigt pour donner issue au pus. Mais s'il en est autrement, si la paroi de l'abcès présente encore une épaisseur notable, il est nécessaire d'en pratiquer méthodiquement l'incision au bistouri. Pour cela, on choisit un bistouri à lame étroite qu'on entoure de gaze aseptique jusqu'à un centimètre environ de sa pointe. La bouche de l'enfant étant maintenue ouverte par un écarteur, le chirurgien conduit son index gauche jusque sur le sommet fluctuant de l'abcès. Sur ce doigt laissé en place, le chirurgien conduit le bistouri, qui, une fois arrivé au contact de la muqueuse, est tourné la pointe en haut, puis enfoncé dans la tumeur, de façon à faire à sa paroi une incision d'un centimètre environ. Immédiadiatement le pus s'écoule en abondance; l'enfant est retourné la tête en bas et dans le décubitus ventral, de façon à favoriser l'écoulement du pus au dehors, et à éviter sa pénétration dans les voies respiratoires. Il est bon, l'enfant étant dans la même position, de pratiquer un lavage du pharynx avec un liquide antiseptique. Si l'enfant est assez docile, ces lavages pourront être répétés pendant les jours suivants. Parfois l'incision de l'abcès se referme prématurément, et il y a rétention de pus. Il devient nécessaire, avec la sonde cannelée, conduite sur l'index de la main gauche, comme préalablement le bistouri, de rouvrir les lèvres de la plaie. Convenablement exécutée, cette petite opération procure, dans l'immense majorité des cas, la guérison. Il est toutefois des abcès latéro-pharyngiens dans lesquels la fluctuation n'est que difficilement accessible, ou même pas du tout perceptible par la voie buccale. Force est en pareil cas de pratiquer l'incision du côté de la peau.

Il est nécessaire alors d'avoir recours à l'anesthésie. A partir de l'angle de la mâchoire, on fait sur le bord antérieur du sterno-mastoïdien une incision de 3 à 4 centimètres de longueur; les fibres du peaucier et l'aponévrose étant sectionnées, le bord antérieur du sterno-mastoïdien est mis à découvert; l'index de la main gauche introduit dans la plaie refoule en arrière le faisceau vasculo-nerveux; on recherche en avant la fluctuation, et sur le point fluctuant, on défonce avec la sonde cannelée la paroi de l'abcès. L'ouverture ainsi faite est agrandie avec des pinces et l'on y introduit un drain. Sans doute, faite par la voie cutanée, l'incision des abcès latéro-pharyngiens a l'avantage d'éviter la communication avec la cavité du pharynx, et l'infection secondaire de la poche, et ainsi de se rapprocher le plus possible des conditions que nous cherchons à réaliser en chirurgie dans le traitement des abcès. Mais qui ne voit qu'il s'agit ici d'une opération délicate, qui exige du sang-froid, des connaissances anatomiques précises, et des aides exercés. Au contraire, la petite manœuvre de l'ouverture des abcès rétro-pharyngiens par la voie buccale est à la portée de tout médecin instruit. Elle constitue donc la règle; la voie cutanée devant être considérée comme l'exception.

CHAPITRE III

DES ADENITES CERVICALES

S'il est un fait bien établi, c'est la prédominance du système lymphatique chez l'enfant; de là, la fréquence des altérations ganglionnaires à cette période de la vie. Sans doute, elles n'ont rien de spécial a la région cervicale; mais elles s'y rencontrent avec une si grande fréquence que nous pouvons considérer les adénites cervicales comme le type des adénites en général. Celles des autres régions, aisselle, pli de l'aine, s'y rattacheront aisément.

Du reste, il nous est facile de comprendre la très grande fréquence des adénopathies cervicales, si nous réfléchissons à la multiplicité des portes d'entrée d'infection à ce niveau. Il faut tenir compte en effet des excoriations et des éruptions du cuir chevelu si fréquentes chez les enfants; il suffit de se rappeler la fréquence des altérations de l'oreille externe, celles de la muqueuse pituitaire et du pharynx, enfin les altérations de la muqueuse buccale et les maladies des dents. Ce sont là autant de causes qui ouvrent la porte à l'infection du système lymphatique et ganglionnaire.

Suivant la nature de l'agent infectieux et la marche de l'affection, il y a lieu de décrire deux grandes formes des adénites cervicales : 1° les adénites aiguës; 2° les adénites chroniques.

1° Adénites aiguës. — L'agent d'infection est le plus souvent le staphylocoque ou le streptocoque. Ayant pénétré par une des voies que nous venons de signaler, il s'arrête dans le premier groupe ganglionnaire qu'il rencontre sur son passage, le plus souvent au niveau de la région sous-maxillaire, ou dans la région carotidienne, au niveau de l'angle de la mâchoire, constituant là la forme à laquelle Chassaignac a donné le nom de phlegmon sous-angulo-maxillaire; plus rarement, l'inflammation affecte les ganglions de la nuque. Le ganglion atteint est douloureux au toucher et augmenté de volume; tout d'abord il roule sous la peau et sur les parties profondes, comme une petite bille; mais bientôt l'adénite s'accompagne de péri-adénite; le tissu cellulaire de voisinage se prend à son tour et fixe peu à peu le ganglion. En même temps la tuméfaction augmente, la gêne et la douleur deviennent de plus en plus marquées. Le malade présente de la fièvre; l'œdème et les frissons indiquent la formation du pus. Si l'intervention chirurgicale est différée, la peau rougit et s'amincit, et la fluctuation devient manifeste.

L'adénite et la péri-adénite aiguës se retrouvent avec ces mêmes caractères dans toutes les régions ganglionnaires chez les enfants, à l'aisselle, au pli de l'aine, au pli du coude, au niveau du ganglion sus-épitrochléen, dans le creux poplité, où la fréquence des suppurations ganglionnaires ne manquera pas de frapper rapidement tous ceux qui s'occuperont de chirurgie infantile.

Quel que soit le siège de l'adénite aiguë, les principes de traitement qui lui sont applicables sont partout les mêmes. Dès que l'œdème indique la présence du pus, *a fortiori* s'il y a de la fluctuation, il faut pratiquer l'incision. Très simple dans les points où la glande est superficielle, cette petite opération est plus délicate dans tous les cas où il s'agit de ganglions profonds, sous-aponévrotiques. Plutôt que de s'exposer à la blessure de vaisseaux profonds qu'il serait fort difficile de saisir et de lier dans des tissus indurés, le mieux est de faire l'incision en deux temps. Dans un premier temps, on incise au bistouri la peau et le tissu cellulaire sous-cutané; puis, dans un second temps, on défonce avec la sonde cannelée l'aponévrose, le pus s'écoule aussitôt; l'incision aponévrotique peut d'ailleurs être élargie avec une pince, puis on insinue un drain dont la longueur est calculée de façon à ce qu'il touche le fond du foyer purulent, sans se replier. Si la poche est très étendue, il peut devenir indiqué de faire une contre-ouverture, et de réunir les deux orifices par un drain en anse qu'on laisse en place jusqu'à ce que la suppuration soit complètement tarie. De cette manière, on peut obtenir la guérison avec une cicatrice très peu apparente.

2° **Adénites chroniques.** — Dans un grand nombre de cas, l'irritation ganglionnaire ne dépasse pas la période de congestion, et, après un temps variable, on voit l'hypertrophie ganglionnaire arriver à la résolution. Mais pour peu que l'état général du malade entre en jeu, pour peu surtout qu'il s'agisse d'un tuberculeux, la marche est bien différente. Du reste, nous savons aujourd'hui que l'immense majorité des adénites chroniques, attribuées autrefois à la scrofule, sont en réalité de nature tuberculeuse. Les choses se passent au début comme dans l'adénite aiguë ; on constate que, soit sans cause apparente, soit à propos d'une maladie aiguë ou d'une affection de la peau ou des muqueuses, un ou plusieurs ganglions augmentent de volume. Ils peuvent ainsi demeurer pendant fort longtemps sans donner naissance à aucun symptôme particulier, jusqu'à ce que, à un moment donné, éclatent les phénomènes inflammatoires qui vont conduire à la suppuration et au développement de fistules.

Il est du reste deux formes qu'il faut décrire isolément, suivant que la maladie est limitée à un seul ganglion, ou qu'elle envahit simultanément tous les ganglions d'une même région. Dans la forme mono-ganglionnaire, on constate, à la région sous-maxillaire par exemple, un ganglion unique roulant librement sur la peau et sur les parties profondes. Puis, un beau jour, ce ganglion dont le volume ne dépassait pas celui d'une noisette, prend tout d'un coup le volume d'une noix, puis d'un petit œuf de poule. En même temps, il devient douloureux à la pression, sa consistance se modifie, elle est de plus en plus molle, et, à un moment donné, on constate une fluctuation manifeste. Les choses se sont passées ici comme elles se passent la plupart du temps dans les foyers tuberculeux. Les granulations tuberculeuses, d'abord isolées, sont devenues confluentes. La masse s'est caséifiée ; puis, soit sous l'influence d'une infection surajoutée, staphylocoques, streptocoques, soit en dehors de toute autre infection microbienne, et par les progrès de la désintégration des tissus, la suppuration se forme. Le ganglion est ainsi réduit à une coque épaissie remplie de pus ; il est transformé en une véritable caverne tuberculeuse. Il peut rester assez longtemps à cet état ; mais, tôt ou tard, l'inflammation gagne les couches les plus superficielles, on voit alors un peu d'œdème et de rougeur de la peau, et si l'on n'intervient pas à temps, la perforation et la fistulisation se produisent.

En cas d'adénites polyganglionnaires, la situation est infiniment plus compliquée. Les différents ganglions engorgés, de consistance et de volume différents, ne tardent pas à se souder les uns aux autres par le mécanisme de la péri-adénite; en même temps ils contractent des adhérences avec les tissus voisins, avec les veines en particulier, et c'est là une circonstance qui rend délicate leur extirpation.

Le paquet ganglionnaire adhère également à la peau; celle-ci s'amincit, s'ulcère, et le pus mélangé au magma caséeux s'écoule au dehors; plusieurs orifices peuvent ainsi se montrer successivement dans la masse indurée; la coque ganglionnaire épaissie a beaucoup de peine à revenir sur elle-même; aussi, la suppuration se prolonge-t-elle indéfiniment. Même quand elle est tarie, elle offre le gros inconvénient de laisser après elle des cicatrices déprimées, adhérentes aux parties profondes, irrégulières, caractéristiques de ce qu'on appelait autrefois les *écrouelles*.

Quelque triste que soit le tableau que nous venons de tracer des adénites tuberculeuses avec transformation caséeuse et passage à la suppuration, il est encore incomplet. En effet, en dehors de la masse ganglionnaire adhérente à la peau et aux parties profondes, et tout autour d'elle, on observe des ganglions engorgés. Ils constituent, à partir de la masse principale, une chaîne de volume décroissant; les plus volumineux entourant le paquet ganglionnaire principal, les autres diminuant progressivement de volume. En cas d'adénité suppurée sous-angulo-maxillaire, par exemple, on voit toute la région du sterno-mastoïdien occupée par une chaîne ganglionnaire qui se prolonge, le long du cou, dans le triangle sus-claviculaire. Quelquefois même, se prolongeant au-dessous de la clavicule, les ganglions engorgés forment des masses plus ou moins distinctes dans la région axillaire.

A côté de cette forme d'adénite tuberculeuse sur laquelle il ne saurait y avoir de discussion, il en est une autre toute différente. Ici, point d'adhérences des ganglions entre eux, point d'adhérences à la peau ou sur les parties profondes. On se trouve en présence de ganglions engorgés de différentes grosseurs, les plus gros, du volume d'un œuf de poule, d'autres du volume d'une noix, d'un œuf de pigeon, d'une petite noisette. De consistance ferme, de forme arrondie, ces ganglions sont parfois si mobiles, qu'on dirait des billes de grosseur différente, contenues dans un sac sur lequel on peut leur imprimer tous les mouvements de glissement. A ces caractères on reconnaît les caractères des tumeurs dites autrefois hypertrophies ganglionnaires ou lymphadénomes bénins. C'est seulement depuis un petit nombre d'années, et cela surtout sous l'influence des travaux de Sabrazès et de son élève Duclion, que cette forme d'hypertrophie ganglionnaire a été rattachée à la tuberculose. En effet sur la coupe de ces ganglions d'un gris rosé, assez semblable en apparence à celle des ganglions normaux, on a pu voir parfois de petits points caséeux; on a pu y retrouver des follicules tuberculeux, des bacilles; enfin, et surtout, la substance de ces ganglions inoculés aux cobayes a pu reproduire chez eux toutes les lésions de la tuberculose.

Quoi qu'il en soit d'ailleurs de la question pathogénique, qu'il reste une place à faire au lymphadénome, ou qu'il soit entièrement englobé par la tuberculose, il n'en est pas moins vrai que nous nous trouvons en présence de deux formes cliniques absolument distinctes : l'une, l'adénite tuberculeuse classique, caractérisée par la tendance qu'ont les ganglions envahis, à se fusionner entre eux, avec la peau et les parties voisines, la tendance à la caséification et à la suppuration ; l'autre, la forme hypertrophique, lymphadénome simple ou tuberculeux, dans laquelle les ganglions restent très mobiles les uns sur les autres, mobiles sur la peau et sur les parties profondes, sans tendance à la suppuration.

Les caractères, dans ces deux variétés, sont tellement différents que le diagnostic se trouve fait par ce que nous avons dit jusqu'ici, sans que nous ayons besoin d'y revenir. Mais il faut encore différencier la forme lymphadénique de la leucocythémie. L'examen du sang révélera dans cette dernière une proportion considérable de globules blancs; en même temps on rencontrera des engorgements ganglionnaires dans les différentes régions du corps; l'examen des viscères montrera l'hypertrophie du foie et de la rate.

Reste à différencier les diverses variétés d'adénites tuberculeuses d'avec le lymphosarcome. Mais le lymphosarcome n'a aucune tendance à la suppuration; de très bonne heure, les ganglions qui constituent la masse se soudent les uns aux autres; en même temps ils s'infiltrent dans les parties voisines, et contractent des adhérences avec la peau bientôt elle-même épaissie; de là, des compressions veineuses qui amènent un œdème plus ou moins étendu de la face et du membre supérieur; souvent en même temps que les ganglions du cou, l'amygdale est envahie, et la tumeur proémine dans le pharynx; enfin l'état général ne tarde pas à être altéré.

Le traitement des adénites chroniques cervicales est sujet à contestation. Il est en effet des chirurgiens qui regardent l'extirpation comme la méthode générale de traitement qui leur est applicable; d'autres, au nombre desquels je me range, pensent au contraire que l'extirpation doit rester l'exception. C'est que le traitement général, surtout pendant l'enfance, peut donner de meilleurs résultats. Il doit consister à entretenir la peau dans un état de propreté minutieux, traiter toutes les éruptions cutanées et les ulcérations des muqueuses qui ouvrent la porte à l'infection ganglionnaire et l'aggravent. L'excitation des fonctions de la peau par les douches, les affusions froides, les bains salés, les frictions à l'alcool sont fort utiles. L'air marin exerce aussi une influence heureuse sur la nutrition.

Parmi les médicaments les plus utiles, nous citerons l'huile de foie de morue, les préparations iodées, vins iodés, sirop iodotannique, les préparations arsenicales.

Mais un ganglion vient à se ramollir et à suppurer: dès lors, le traitement général devient insuffisant, il faut recourir à un traitement chirurgical. Deux moyens sont à notre disposition : les injections iodoformées et le séton filiforme. Les injections peuvent être pratiquées, soit avec la glycérine, soit avec l'éther iodoformé à 1/10: on procède ici comme pour les abcès froids en général. On commence par évacuer la poche, puis on y introduit une petite quantité, 2, 3, 4 grammes, du liquide modificateur. Si l'on se sert d'éther iodoformé, il faut avoir bien soin, après avoir laissé le mélange en contact avec la poche pendant quelques instants, cinq minutes par exemple, de laisser ressortir en totalité les vapeurs d'éther. Sinon, on s'exposerait à voir les vapeurs d'éther provoquer une distension exagérée de la poche, et un sphacèle de la peau préalablement amincie.

Dès que le pus est nettement collecté à l'intérieur du ganglion, je préfère pour ma part recourir au séton filiforme. Je me sers pour cela d'une grande aiguille courbe munie d'une anse de soie forte. A l'aide d'un porte-aiguille, l'aiguille est enfoncée en un point fluctuant du ganglion, puis on fait sortir la pointe à quelque distance du point d'entrée, de façon à ce que les deux orifices soient séparés par un intervalle de 2 à 3 centimètres: de cette façon on évite que, par les progrès de l'ulcération, les deux orifices viennent à se fusionner. Le fil est ensuite dédoublé: il en résulte que les orifices établis étant plus larges que le fil lui-même, le pus coule aisément le long du fil. On fait un pansement humide pour éviter qu'il y ait dessiccation du pus au niveau des orifices, et rétention de liquide dans la profondeur. Généralement au bout de trois à quatre semaines la suppuration est tarie; le fil peut être supprimé, et l'on obtient ainsi la guérison avec de petites cicatrices punctiformes, à peine apparentes. Le même procédé peut être employé avec avantage pour les petits abcès froids de la face, ceux, par exemple, qui se développent au niveau de la paupière inférieure, aux dépens d'une lésion de l'os malaire. On évite ainsi la formation d'ectropion.

Mais lorsqu'il existe de volumineuses masses ganglionnaires suppurées, que déjà il y a des fistules et des cicatrices irrégulières, le mieux est d'en pratiquer l'extirpation; on supprimera, en même temps, la portion de peau qui est le siège des fistules et des cicatrices, de façon à débarrasser le malade de cette difformité. L'extirpation des masses ganglionnaires de la région cervicale est une opération qui ne laisse pas de prêter à des objections sérieuses. La première, c'est qu'elle laisse à sa suite une cicatrice souvent fort longue, et qui peut constituer une difformité, si elle a tendance à devenir chéloïdique. En outre, l'opération par elle-même n'est pas sans danger; on est exposé, en effet, vu les adhérences intimes qui relient la masse ganglionnaire au paquet vasculo-nerveux, à blesser la veine jugulaire interne. Aussi faut-il toujours, dans cette opération, se guider sur les notions anatomiques, chercher à mettre à découvert le faisceau vasculo-nerveux, la veine jugulaire en particulier. Cela fait, on détachera les adhérences, soit avec le bistouri, soit avec les ciseaux, en ayant soin de raser toujours de près la coque ganglionnaire. Quelque soin qu'on mette à cette dissection, il arrivera qu'on blesse la veine; mais celle-ci étant au préalable repérée et mise à nu, on n'aura pas de peine à jeter sur elle une ligature, soit totale, soit latérale, suivant les cas. Ces dissections laissent après elles des plaies fort étendues et très anfractueuses; aussi le drainage s'impose-t-il comme une absolue nécessité. La dernière objection qu'on puisse faire à l'extirpation des ganglions tuberculeux, c'est que trop souvent elle reste incomplète, et expose à la récidive. En effet, il ne faut pas perdre de vue que, tout autour de la masse principale, il existe des ganglions nombreux qui se prolongent au loin dans toutes les directions. Plus le chirurgien en extirpe, plus il semble s'en présenter devant lui; aussi, de guerre lasse, il est obligé de s'arrêter, sous peine de faire une opération trop longue ou trop périlleuse. Augmentant de volume à leur tour, ces petits ganglions, laissés dans la profondeur de la plaie, constituent bientôt une tumeur nouvelle, et les malades nous reviennent avec une masse qui soulève la cicatrice. C'est pour toutes ces raisons que nous considérons l'extirpation des tumeurs ganglionnaires du cou comme une opération d'exception.

Quand il s'agit de la forme hypertrophique ou lymphadénique, les mêmes objections ne sauraient être faites. Telle est en effet la mobilité des ganglions qu'on peut aisément, même à travers une plaie d'assez peu d'étendue, les attirer au dehors, sans faire courir de risque sérieux aux organes voisins, pourvu que, dans la dissection, on ait soin de suivre toujours exactement la coque ganglionnaire. Si donc le traitement général reste sans effet, l'extirpation devra être conseillée. Mais, pour ma part, c'est dans cette forme que j'ai pu constater maintes fois les bienfaits du traitement arsenical. Je conseille toutefois de l'administrer par la bouche, sous la forme de liqueur de Fowler, par exemple, et non sous la forme d'injections interstitielles, qui peuvent provoquer entre les ganglions envahis des adhérences, et même déterminer la suppuration. Je prescris généralement la liqueur de Fowler à la dose de six gouttes par jour, trois avant chaque repas, puis j'augmente progressivement de deux gouttes tous les cinq jours jusqu'à ce qu'on ait atteint la dose de douze gouttes par jour, que je dépasse bien rarement chez les enfants. On suit ensuite la marche inverse, c'est-à-dire en diminuant tous les deux jours de deux gouttes, et l'on poursuit le traitement pendant six semaines, en ayant soin de surveiller l'état des fonctions digestives, s'assurant notamment s'il n'y a pas de diarrhée, révélant l'intolérance du médicament.

CHAPITRE IV

MALADIES DU THORAX

1° LA PLEURÉSIE PURULENTE DES ENFANTS

La pleurésie purulente présente, dans l'enfance, bon nombre de particularités qui nécessitent une description spéciale. La première est relative à l'âge des malades; sans doute, on peut rencontrer des pleurésies purulentes chez des enfants de tout âge; mais, il n'y a pas de doute, la pleurésie purulente est par excellence une maladie de la première enfance, c'est-à-dire surtout fréquente avant l'âge de cinq ans. Toutes les statistiques sont unanimes à proclamer ce résultat. Je citerai seulement ici comme exemple la statistique publiée, en 1890, dans la thèse de Mlle Finkelstein; on y voit que, sur 251 cas de pleurésie purulente, 117 ont été rencontrés de un à cinq ans, 79 de cinq à dix ans, 44 de dix à quinze ans.

Si maintenant nous envisageons le nombre des pleurésies purulentes par rapport au chiffre total des pleurésies chez les enfants, nous arrivons à la même conclusion, à savoir que la purulence se rencontre d'autant plus souvent qu'on a affaire à des malades plus jeunes. La statistique de M. Netter est très nette à cet égard. Cet auteur rencontre, au-dessous de cinq ans, 12 pleurésies purulentes sur 16, ce qui donne une proportion de 3/4; 7 sur 14, de cinq à dix ans, soit 1/2; 6 sur 18, après dix ans, soit 1/3.

La pleurésie purulente se rencontre même chez les nouveau-nés, dans les premiers mois de l'existence. Mais souvent, en pareil cas, ce n'est qu'une trouvaille d'autopsie; elle constitue uniquement une des localisations d'une infection générale, et elle est masquée par les autres localisations, en particulier, par les troubles gastro-intestinaux.

Outre ces considérations relatives à l'âge, la pleurésie purulente de l'enfance en offre d'autres qui ont trait à la nature de l'agent infectieux, et qui présentent, au point de vue clinique, le plus grand intérêt. Les recherches de M. Netter ont surtout contribué à mettre bien en lumière ce dernier point. Le premier fait à établir, c'est que la pleurésie purulente, chez l'enfant, est beaucoup moins souvent que chez l'adulte de nature tuberculeuse. Moins souvent aussi que chez l'adulte, l'agent infectieux est le streptocoque. En revanche, une variété que l'on rencontre très souvent chez l'enfant, c'est la pleurésie purulente à pneumocoques.

La pleurésie purulente à pneumocoques se rencontre dans deux conditions différentes : ou bien elle survient comme maladie primitive, ou bien, et beaucoup plus souvent, on la rencontre comme manifestation secondaire, à la suite de pneumonies vraies ou de broncho-pneumonies, constituant alors la pleurésie purulente métapneumonique. Les choses se passent le plus souvent de la façon suivante : un enfant est atteint de pneumonie ; au bout d'un certain nombre de jours, la dyspnée diminue, la température s'abaisse, le malade semble entrer en convalescence ; lorsque la température s'élève de nouveau, les troubles respiratoires s'accentuent. L'examen du thorax permet de constater l'existence d'un épanchement pleural ; la fièvre continuant, la dyspnée s'exagérant, le médecin pratique une ponction exploratrice, et constate la présence du pus. A elle seule, la marche clinique de la maladie peut faire penser qu'on se trouve en présence d'une pleurésie à pneumocoques ; mais les caractères du pus, si l'on pratique la thoracentèse pour lui donner largement issue, viennent encore confirmer le diagnostic. Ce pus est, en effet, épais, verdâtre, bien lié, renfermant dans son intérieur de grosses masses fibrineuses ressemblant à un véritable bourbillon. Il possède les mêmes caractères que ceux que nous rencontrons dans les péritonites à pneumocoques, et par là, il diffère du pus des pleurésies tuberculeuses et à streptocoques, qui est beaucoup moins épais, moins bien lié, et d'apparence beaucoup plus séreuse.

Toutefois ces caractères macroscopiques eux-mêmes ne suffisent pas à porter le diagnostic ; il est indispensable de pratiquer l'examen bactériologique du pus. L'examen direct permet de constater un diplocoque, de forme lancéolée, à extrémités effilées, dites en flamme de bougie, et encapsulé. La culture sur bouillon produit un léger trouble; la culture sur gélose donne naissance à des colonies très fines, transparentes, ressemblant à de petites gouttelettes de rosée. Le réactif par excellence pour le pneumocoque, c'est la souris blanche qui, à la suite de l'inoculation, succombe très rapidement à une septicémie aiguë.

A côté des pleurésies purulentes à pneumocoques dont l'importance est considérable chez les enfants, il est aussi des pleurésies purulentes à streptocoques; c'est surtout, comme nous l'avons déjà dit, chez les nouveau-nés que se rencontrent les infections streptococciques. Dans d'autres cas, il s'agit d'infections staphylococciques. Enfin, il n'est pas rare de rencontrer des infections mixtes, dans lesquelles le pneumocoque est associé au staphylocoque, ou bien encore on voit ce dernier associé au streptocoque, etc.

Nous devons mentionner également les pleurésies purulentes putrides, caractérisées par la présence de gaz et de masses sphacéliques, d'odeur infecte. On les rencontre notamment comme complication de l'appendicite. L'infection se faisant par la voie lymphatique à travers le diaphragme, c'est surtout à droite que se voient les pleurésies d'origine appendiculaire; mais on a pu en observer à gauche également.

Enfin, rappelons, en terminant cette énumération, que, chez l'enfant comme chez l'adulte, il y a une large place à faire à la pleurésie purulente de nature tuberculeuse.

Ce qu'il y a d'intéressant dans cette étude bactériologique de la pleurésie purulente, c'est qu'elle conduit à des conclusions importantes pour le pronostic. La pleurésie purulente à pneumocoques présente une notable bénignité.

Particularités symptomatiques. — Si maintenant nous examinons au point de vue symptomatique la pleurésie purulente des enfants, nous voyons qu'elle présente un certain nombre de particularités du plus haut intérêt. La première, c'est la persistance du murmure vésiculaire, même dans les cas où il existe un épanchement considérable, et où la matité est absolue. Un autre signe que l'on observe de très bonne heure chez les enfants, grâce à l'élasticité de toutes les parties qui entrent dans la constitution de la paroi thoracique, c'est la voussure du thorax, qui frappe surtout quand on examine par comparaison les deux moitiés de la poitrine.

Il n'est pas rare de voir la maladie prendre une marche lente et insidieuse; les malades, d'une pâleur cireuse, présentent un amaigrissement rapide; la fièvre continue, la gêne de la respiration va croissant. Cet ensemble symptomatique rapproché de la persistance des bruits respiratoires, la présence de souffle, de gros gargouillements, explique l'erreur de diagnostic qui est assez souvent commise avec la tuberculose pulmonaire à marche aiguë.

Toutefois, il est à noter qu'on a pu voir des épanchements purulents de la plèvre arriver à la résorption spontanée. Mais cette heureuse issue est tout à fait exceptionnelle. Dans l'immense majorité des cas, si le liquide n'est pas évacué, on voit se manifester tous les signes de la septicémie chronique; le malade continue à présenter de la fièvre, l'amaigrissement fait de rapides progrès; la respiration devient de plus en plus difficile. Enfin, on voit la collection purulente s'ouvrir, soit à la peau, soit dans les bronches, en donnant naissance à une vomique. Parfois l'ouverture se fait simultanément dans les bronches et vers le tégument externe. Cette dernière ouverture se produit le plus souvent vers la partie moyenne du thorax, et sur le bord antérieur de l'aisselle. On comprend que l'accès de l'air dans le foyer purulent vient encore exagérer les dangers de la septicémie.

Il est encore chez les enfants une autre conséquence grave de la pleurésie purulente; c'est celle qui a trait aux déformations considérables que l'on voit se produire à la longue du côté du thorax. Sans doute, chez l'adulte, la pleurésie purulente peut bien entraîner un affaissement prononcé de la moitié correspondante du thorax. Mais, chez l'enfant, en raison de la souplesse beaucoup plus grande des arcs costaux, l'affaissement thoracique atteint parfois un caractère beaucoup plus prononcé. Il en résulte des scolioses énormes, scolioses dans lesquelles la convexité de la courbure est naturellement dirigée du côté opposé à celui qui est le siège de la pleurésie, scolioses qui se font remarquer entre toutes par leur caractère de gravité, et qui se distinguent surtout par l'affaissement énorme d'une des moitiés du thorax, tel qu'on le rencontre rarement dans les scolioses primitives ou essentielles.

Traitement. — Les considérations précédentes disent assez toute l'importance qu'il faut attacher au traitement. Celui-ci doit intervenir rapidement, avant que se montrent tous les signes de la septicémie chronique.

Prenant en considération ce fait que, dans certains cas exceptionnels, la pleurésie purulente des enfants a pu évoluer vers la guérison spontanée, que, dans d'autres, elle a pu être obtenue par la seule ponction, quelques médecins proposent encore à l'heure actuelle le traitement de la pleurésie purulente par les ponctions répétées. Dans l'état actuel de la chirurgie, cette manière de voir ne me paraît pas défendable. Dès que le liquide se reproduit après une ou deux ponctions, le mieux est d'en venir immédiatement à l'empyème, afin de prévenir les accidents de septicémie chronique, qui constituent le principal danger.

Une autre question est celle de savoir si, chez les enfants, on doit conseiller toujours dans l'opération de l'empyème la résection costale. D'une manière générale, je pense qu'il n'y a pas de doute possible à cet égard; la résection d'une côte a pour avantage de donner une issue plus large au pus et d'assurer un drainage plus efficace; elle n'ajoute rien par elle-même à la gravité de l'opération. Aussi me paraît-il sage de l'adopter comme règle générale, et de la laisser de côté seulement dans les cas où l'état général du malade est tellement grave qu'il importe de terminer l'opération le plus rapidement possible.

Le manuel opératoire sera le suivant: on placera l'incision au niveau du huitième ou neuvième espace intercostal, suivant les cas, et aussi en arrière que possible, de façon à ce qu'elle corresponde à un point déclive, le malade étant couché. On prendra comme point de repère par exemple l'angle inférieur de l'omoplate. Il ne faut pas oublier en effet que les côtes présentent une obliquité considérable, et que si, à la partie postérieure du thorax, on se plaçait trop bas, on serait exposé à tomber dans le dixième ou dans le onzième espace intercostal, et à sectionner les fibres du diaphragme, ainsi que je l'ai vu faire une fois. Du reste, ce n'est pas dans un espace intercostal, mais bien sur la côte elle-même que je conseille de faire l'incision. Les fibres musculaires qu'on rencontre devant soi sont incisées, des pinces sont placées sur les vaisseaux ouverts. On arrive ainsi jusqu'au périoste qu'on sectionne au bistouri, puis qu'on décolle à la rugine jusqu'à ce qu'on puisse faire complètement le tour de la côte. On procède en un mot absolument comme s'il s'agissait de faire la résection d'une côte malade. Cette résection costale est pratiquée sur une étendue de 3 à 4 centimètres, à l'aide d'un costotome de petit modèle, construit spécialemeut dans ce but pour l'opération des très jeunes enfants. Dès lors, on n'a pas à se préoccuper de l'artère intercostale. Dans le lit de la côte, toujours marqué par une dépression profonde à la face externe de la plèvre, on sectionne celle-ci, ou mieux, dans les cas où elle est assez mince, on l'effondre avec des pinces, de sorte qu'on n'a à redouter aucune hémorragie. Le liquide s'écoule à flots pendant les efforts de toux, et, dans les cas de pleurésie purulente à pneumocoques, on voit sortir en même

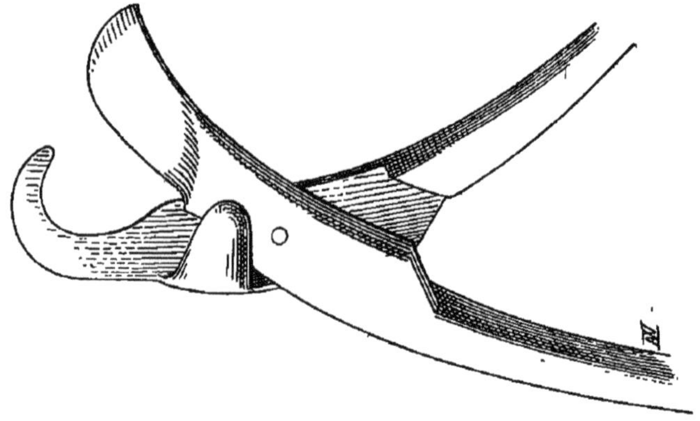

Fig. 438. — Costotome de petit modèle pour les jeunes enfants (Kirmisson).

temps les grosses masses bourbillonneuses dont nous avons précédemment parlé.

Une autre question qui se pose, c'est celle de savoir s'il convient de faire suivre l'évacuation du pus d'un lavage de la plèvre ; nous n'ignorons pas les inconvénients, et même les dangers inhérents aux lavages pleuraux ; mais, pour peu que le lavage soit fait avec douceur et qu'on emploie seulement des liquides complètement inoffensifs, tels que l'eau boriquée ou l'eau stérilisée, le lavage me paraît constituer une excellente pratique. Dans les jours suivants, au contraire, on s'abstiendra autant que possible de lavages pour ne pas contrarier la tendance à l'accolement favorable des feuillets pleuraux. L'écoulement du pus est assuré par l'introduction dans la cavité pleurale de deux gros drains adossés l'un à l'autre en canon de fusil, et qui ne sont supprimés que quand la suppuration, devenue extrêmement minime, permet de supposer qu'elle est réduite au seul trajet du drain. On ne revient au lavage que si l'élévation de la température et la rétention du pus rendent la chose nécessaire.

La maladie guérie, nous ne devons pas oublier la tendance fâcheuse qu'elle a toujours, chez les enfants, à donner naissance à des déformations thoraciques très prononcées. Aussi devra-t-on de très bonne heure instituer le traitement convenable, dont la gymnastique orthopédique constitue l'élément essentiel, gymnastique respiratoire, mouvements d'élévation du bras correspondant au côté de la pleurésie, mouvements d'inclinaison du tronc du côté opposé, etc. A la gymnastique seront associés les frictions et les massages; il sera bon, en même temps, de faire porter à l'enfant un corset qui, sans gêner la respiration, l'aide à maintenir le tronc dans la rectitude, dans l'intervalle des séances de traitement.

2° MAMMITE DES ENFANTS

Mammite des nouveau-nés et des adolescents.

On sait qu'au moment de la naissance, et cela aussi bien chez les garçons que chez les filles, la glande mammaire est le siège de phénomènes congestifs qui aboutissent le plus souvent à la sécrétion d'une quantité quelquefois très appréciable de lait. Ce phénomène congestif se reproduit plus tard, aux approches de la puberté, et cela surtout dans le sexe féminin. C'est donc, soit chez les nouveau-nés, soit chez les adolescents que s'observe le plus fréquemment la mammite. Il est beaucoup plus rare de la rencontrer dans la période intercalaire, bien que, de temps en temps, nous observions de la mammite chez de jeunes enfants, qui sont encore très éloignés de la puberté. La pathogénie des accidents est bien facile à expliquer; de la congestion physiologique à l'inflammation, il n'y a qu'un pas. Sous l'influence d'un traumatisme; ou d'une infection quelconque, la distance est franchie, et l'inflammation peut passer même à la suppuration.

Pendant la seconde enfance et dans l'adolescence, c'est parfois un traumatisme qui est la cause occasionnelle; j'ai moi-même observé, il y a quelques années, un jeune garçon de treize ans, chez lequel, à la suite d'un coup, un kyste laiteux s'était formé dans le sein gauche, kyste dont la nature fut vérifiée par la ponction. Le plus souvent, chez les adolescents, l'inflammation ne dépasse pas la période plastique et n'aboutit pas à la suppuration. Il y a seulement augmentation de volume de la glande qui forme, à la surface du grand pectoral, une plaque saillante, indurée ; le mamelon et l'aréole sont quelquefois très douloureux à la pression ; il y a une véritable hyperesthésie. Mais qu'il se surajoute une infection, et la suppuration peut se montrer. C'est ce qui arrive, par exemple, quand il y a de l'eczéma du mamelon : des fissures, des crevasses, transmettent l'infection dans l'intérieur de la glande, par la voie lymphatique, ou par la voie des canaux galactophores, et l'inflammation aboutit à la suppuration.

Chez les nouveau-nés, la production du pus s'observe beaucoup plus souvent ; elle reconnaît parfois aussi une cause mécanique : par exemple, dans cette pratique absurde, qui consiste à vider la mamelle du lait qu'elle contient, soit par des pressions énergiques, soit même par la succion. Ce dernier moyen surtout est très propre à l'infection, grâce aux microbes contenus dans la cavité buccale. Mais ici, comme toujours chez les nouveau-nés, la grande source de la suppuration, c'est l'infection puerpérale. Chez des nouveau-nés ainsi infectés, on voit parfois se produire une mammite suppurée, mammite qui peut se compliquer, soit de lymphangite, soit même de véritables phlegmons diffus, capables d'entraîner une issue funeste. C'est surtout chez les enfants débiles que se montrent ces redoutables complications ; dans les conditions inverses, chez des enfants vigoureux, et quand on a affaire à des abcès bien circonscrits, la guérison s'obtient facilement par l'incision et le drainage.

CHAPITRE V

MALADIES DE L'ABDOMEN

Sous ce titre, nous décrirons : 1° l'appendicite ; 2° la péritonite à pneumocoques ; 3° l'invagination intestinale.

I. — DE L'APPENDICITE

L'appendicite constitue une des affections les plus importantes dans la chirurgie infantile, tant par sa fréquence que par son traitement. C'est en effet essentiellement une maladie des enfants ; d'autre part, c'est là une de ces affections contre lesquelles nous devons être constamment prêts à agir, et dont l'étude appartient par conséquent à la chirurgie d'urgence.

Étiologie. — L'âge est certainement une circonstance prédisposante, et toutes les statistiques sont unanimes à démontrer que l'appendicite est surtout fréquente dans la deuxième enfance et au voisinage de l'adolescence, soit de sept à quinze ans. Dans la première enfance, au contraire, c'est-à-dire au-dessous de cinq ans, elle est beaucoup plus rare, et elle devient tout à fait exceptionnelle dans les deux premières années. C'est là du reste une circonstance heureuse, car le pronostic est certainement beaucoup plus grave, d'après notre expérience personnelle, chez les enfants en bas âge. Un autre fait bien mis en évidence par la statistique, c'est la fréquence plus grande de l'appendicite dans le sexe masculin ; et, de fait, bien que l'appendicite soit loin d'être rare chez les filles, nous en avons toujours un nombre plus considérable dans nos salles de garçons.

L'expérience clinique a démontré que souvent l'appendicite se voit chez plusieurs membres d'une même famille, par exemple sur plusieurs frères et sœurs, ou bien sur l'un des parents et plusieurs enfants ; d'où la notion d'appendicite familiale, sans qu'on puisse dire ce qui se cache sous cette dénomination, dispositions anatomiques particulières, diathèses, ou mauvaise hygiène commune aux divers membres d'une même famille. Le traumatisme a été également incriminé dans l'étiologie de l'appendicite ; de temps en temps en effet nous voyons des enfants chez lesquels la crise appendiculaire a été précédée par un traumatisme. Assez ordinairement c'est un coup de pied reçu d'un autre enfant dans la région de l'abdomen ; quelquefois un effort, une chute sur le ventre au cours d'exercices gymnastiques. Le peu d'importance du traumatisme dans un grand nombre de cas, la soudaineté des accidents éclatant immédiatement après le coup reçu démontrent bien qu'il s'agit là seulement d'une cause occasionnelle agissant sur un appendice préalablement malade.

L'appendicite peut avoir également sa cause dans la présence d'un corps étranger retenu dans la cavité appendiculaire, épingle, petit débris osseux, poil, etc. Mais, en ce qui regarde la chirurgie infantile, tout au moins, c'est là un fait tout à fait exceptionnel. Après avoir opéré un très grand nombre d'appendicites chez les enfants, je puis dire que je n'ai presque jamais rencontré de corps étrangers proprement dits. Il en est tout autrement si, sous le nom de corps étrangers, l'on envisage les petites boulettes fécales, parfois incrustées de sels calcaires qui les ont fait comparer à la lithiase biliaire. Celles-ci sont au contraire la règle. Parfois même on rencontre dans un même appendice deux ou plusieurs de ces concrétions fécales. Il n'est donc pas douteux que leur présence joue un rôle important dans la production de l'appendicite. Une hypothèse défendue par Metchnikof consiste à voir dans la présence des œufs de vers intestinaux, ascaride ou trichocéphale, la cause de l'appendicite. Sans doute, en opérant des appendicites aiguës, nous avons bien été frappé de rencontrer parfois dans le foyer pathologique des trichocéphales ; sans doute aussi les recherches faites dans notre service par notre interne M. d'Œlsnitz ont montré, dans la plupart des cas d'appendicite, l'existence dans les matières fécales d'œufs d'ascarides ou de trichocéphales ;

mais il ne faut pas oublier que la présence de ces vers intestinaux est chose banale chez les enfants. Pour conclure à leur rôle pathogénique, il faudrait les rencontrer habituellement dans l'intérieur même de l'appendice, et cela ne nous est arrivé que de temps en temps.

Une circonstance beaucoup plus importante, c'est l'existence de troubles intestinaux chez les enfants atteints d'appendicite. Beaucoup d'entre eux souffrent d'une constipation opiniâtre ; d'autres ont habituellement de la diarrhée ; enfin, il en est chez lesquels on trouve des antécédents manifestes d'entéro-colite muco-membraneuse. L'appendicite étant une maladie infectieuse, il n'est pas étonnant que toutes les affections générales puissent, en exaltant sa virulence, avoir une influence sur l'éclosion des symptômes. Ainsi, on l'a vue après la rougeole, la variole, les oreillons, la grippe, les angines. Ces deux dernières affections ont une influence pathogénique toute particulière.

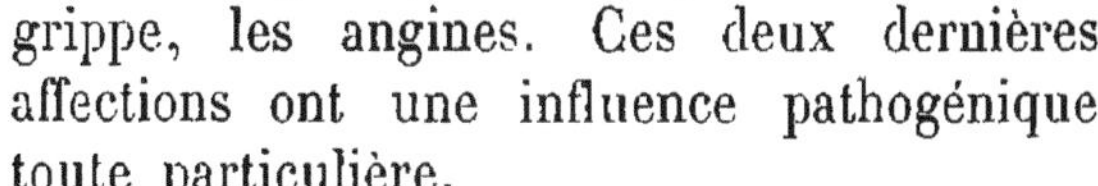

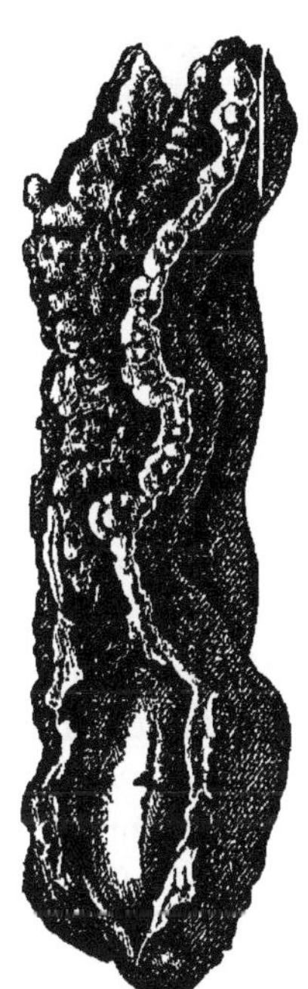

Fig. 439. — Appendicite calculeuse (Brun).

Anatomie pathologique. — L'appendice est un organe extrêmement riche en follicules clos ; on a pu, non sans raison, le comparer à l'amygdale. Il n'est donc pas étonnant que, chez l'enfant, dont tous les organes lymphoïdes sont extrêmement développés, ses inflammations soient très fréquentes.

Ce qui caractérise tout d'abord l'appendicite, c'est donc le développement exagéré des follicules clos développés dans l'épaisseur de la muqueuse. Ils font à sa surface des reliefs variables, qui lui donnent un aspect mamelonné. En même temps il y a souvent une congestion évidente des parois de l'appendice, qui est augmenté de volume. Dans son intérieur, on rencontre quelquefois un liquide muco-purulent ; quelquefois du pus véritable. Parfois il arrive que le liquide soit sanguinolent ; enfin, dans des cas beaucoup plus exceptionnels, la virulence du liquide s'éteint, et le pus fait place à un liquide purement muqueux. Comme nous l'avons déjà dit, le plus souvent l'intérieur de la cavité appendiculaire renferme une ou plusieurs concrétions stercorales. Quelquefois il s'agit d'un calcul volumineux dont le centre peut être constitué par un corps étranger, et qui distend en un point la cavité appendiculaire. Le plus souvent il y a épaississement des parois de l'appendice, mais quelquefois au contraire l'inflammation aboutit à l'atrophie de la muqueuse, et ainsi se trouve préparé le travail de l'ulcération. Très fréquemment il existe sur le trajet de l'appendice des modifications de calibre très prononcées. Ce sont, par exemple, des dilatations multiples renfermant une ou plusieurs concrétions stercorales, et séparées les unes des autres par des resserrements qui peuvent aboutir même à une oblitération complète. C'est cette circonstance qui a donné naissance à la théorie du vase clos, par laquelle on a voulu expliquer la pathogénie des accidents appendiculaires. Enfermés dans un segment de l'appendice devenu imperméable, les microbes pathogènes y exalteraient leur virulence, et donneraient naissance aux accidents redoutables d'inflammation aiguë entés sur l'inflammation chronique. Cette théorie ingénieuse est très séduisante au premier abord ; mais, bien certainement, elle n'est applicable qu'à un petit nombre de cas particuliers. Car, s'il est très habituel de rencontrer sur les appendices enflammés des dilatations et des rétrécissements successifs, il est tout à fait exceptionnel de voir l'appendice transformé en une cavité close.

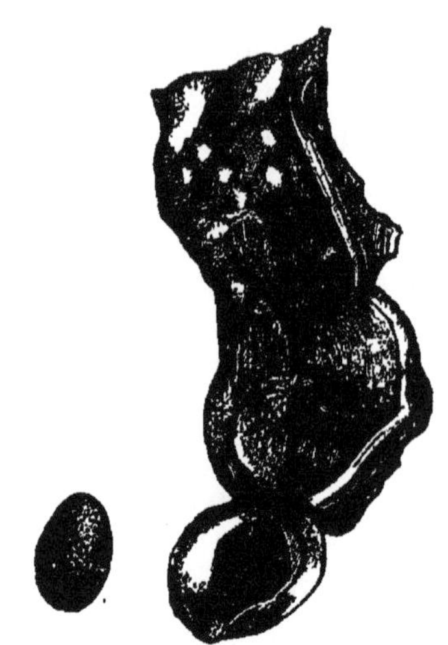

Fig. 440. — Appendicite calculeuse (Brun).

Aux dispositions précédentes il faut ajouter les torsions et les inflexions de l'appendice, déterminées soit par la torsion de l'appendice autour de son mésentère, soit par des adhérences, et très fréquemment par des brides épiploïques qui enserrent l'organe. Parfois ces adhérences relient intimement l'appendice avec les parois cæcales au point qu'il est très difficile de l'en isoler, et que parfois même, à la faveur d'une ulcération, l'appendice vient s'ouvrir secondairement dans le cæcum. Les adhérences peuvent aussi souder intimement l'appendice avec les organes voisins, anses intestinales, uretère, veine et artère iliaque. Dans quelques cas,

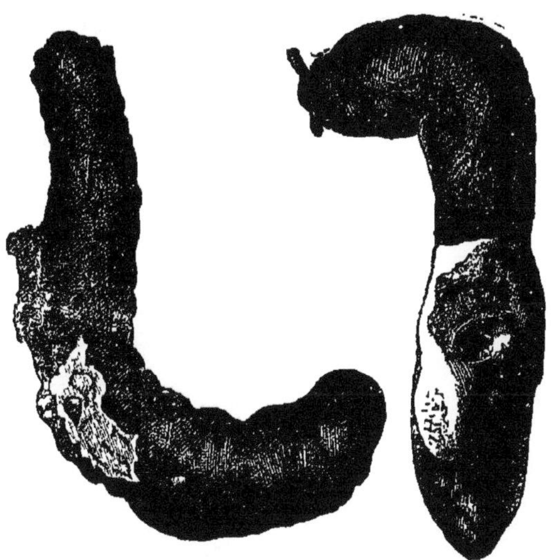

Fig. 411. — Appendice gangréné avec perforation occupant la partie centrale de l'eschare (Brun).

l'appendice chroniquement enflammé est tellement dilaté qu'on le confond tout d'abord avec une anse d'intestin grêle. Toutes ces dispositions sont fort importantes à connaître au point de vue de l'intervention chirurgicale.

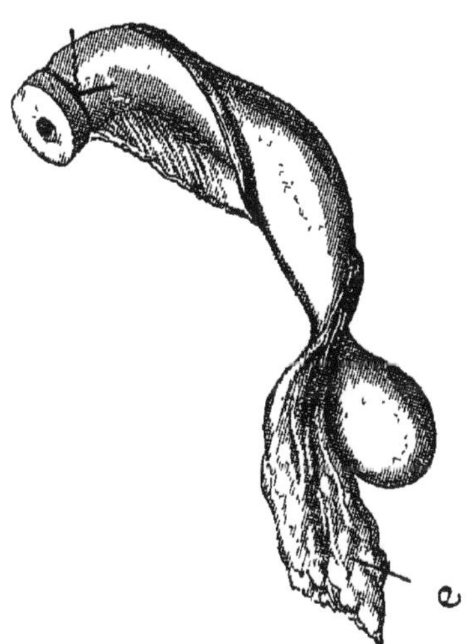

Fig. 412. — Appendice tordu autour d'une bride épiploïque.

L'appendicite chronique, c'est le feu qui couve sous la cendre. Vienne une maladie générale, une poussée d'entéro-colite, un traumatisme, ou même en dehors de toute cause appréciable, on voit survenir les accidents aigus. Le gonflement et la congestion de l'appendice sont parfois tels que souvent on le voit dans les observations comparé à la verge en érection. Dépassant les limites de la paroi appendiculaire, l'exsudation gagne les tissus voisins ; on voit ainsi se former des masses d'adhérences souvent très volumineuses qui relient entre elles la région iléo-cæcale, les dernières anses d'intestin grêle et la paroi abdominale. L'épiploon fait le plus habituellement partie de la masse, et il joue ici un rôle protecteur. C'est lui en effet qui limite le foyer inflammatoire, et qui protège le péritoine contre un envahissement total. Souvent, au milieu de

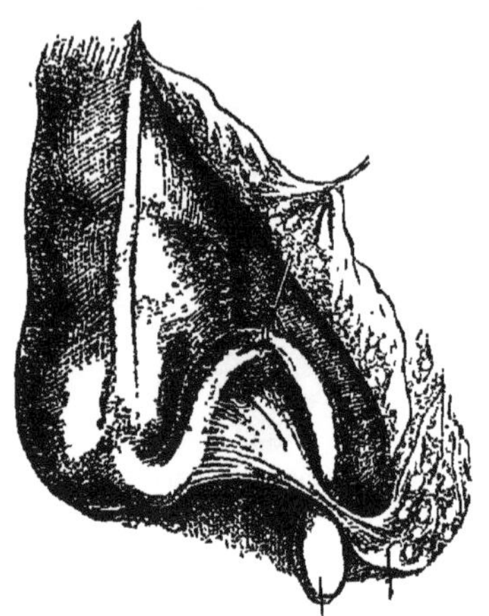

Fig. 443. — Appendice étranglé par une bride épiploïque (d'après un croquis pris pendant l'opération par Albert Jalaguier).

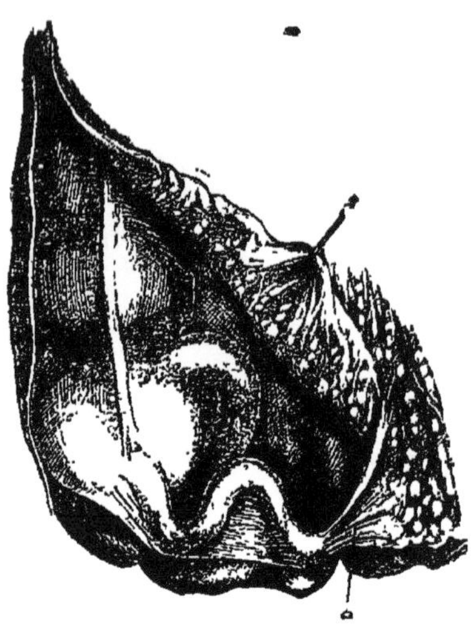

Fig. 444. — Appendice encapuchonné par l'épiploon (Albert Jalaguier).

cette masse d'adhérences, on voit se former une quantité plus ou moins considérable de pus. Le fait est constant lorsque, comme il arrive fréquemment, une perforation appendiculaire survient dans le cours des phénomènes aigus. Le pus des abcès appendiculaires présente une coloration grisâtre, et une odeur fécaloïde caractéristique ; parfois, cependant, c'est un pus verdâtre, semblable à celui des abcès chauds en général.

Dans les parois de l'abcès, plus ou moins caché par les adhérences, se trouve l'appendice souvent perforé et qui laisse échapper dans le foyer suppuré des matières fécales ou des corps étrangers. Parfois l'appendice est largement sphacélé ; il est en partie sectionné ; il est même des cas dans lesquels on l'a trouvé complètement détaché de la paroi cæcale, et nageant dans le pus. Parfois la suppuration ne reste pas aussi limitée que nous l'avons supposé jusqu'ici ; les lésions se propagent par le mécanisme de la lymphangite ; on trouve dans l'épaisseur du méso-appendice, et dans le mésentère lui-même, des ganglions engorgés, et dans l'intérieur de la cavité péritonéale, des amas de pus limités par des anses intestinales adhérentes, et isolés les uns des autres.

Enfin, dans d'autres cas, beaucoup plus graves encore, l'appendice primitivement gangrené et perforé est libre dans la grande cavité péritonéale ; il ne se produit pas autour de lui d'adhérences protectrices. La séreuse péritonéale est envahie en totalité, et remplie par un liquide séro-purulent, qu'on a comparé à du bouillon sale. C'est la forme à laquelle on donne le nom de péritonite septique généralisée.

Bactériologie. — On rencontre dans le pus des abcès appendiculaires les espèces microbiennes les plus variées, coli-bacilles, streptocoques, staphylocoques, pneumocoques, souvent associées les unes avec les autres. MM. Veillon et Zuber ont appelé l'attention sur la présence dans le pus des abcès appendiculaires de microbes anaérobies qui lui donnent sa fétidité spéciale, et qui provoquent les phénomènes gangreneux observés sur les parois de l'appendice, et parfois même sur les lèvres de la plaie abdominale à la suite de l'opération.

Symptômes et marche. — Habituellement, en pathologie, on considère l'état chronique comme la suite, le mode de terminaison des inflammations aiguës. Mais, il faut bien le dire, il est loin d'en être toujours ainsi. Dans la dacryocystite, par exemple, ce ne sont pas les phénomènes aigus qui marquent le début de la maladie. Il y avait inflammation chronique de la muqueuse des voies lacrymales ; production habituelle de muco-pus, rétention des larmes ; puis, à un moment, sur cet ensemble de phénomènes chroniques vient se greffer l'état aigu. De même encore, dans la mastoïdite, ce n'est pas l'inflammation aiguë des cellules mastoïdiennes qui est le fait initial ; le plus souvent il y avait depuis longtemps déjà une suppuration de l'oreille moyenne. Il est permis de penser que, dans l'immense majorité des cas, les choses se passent de même dans l'appendicite. Il existe des lésions de l'appendice qui se révèlent par des symptômes très légers, très fugaces ; puis, à un moment donné, éclatent les signes de l'appendicite aiguë. Au moment où l'on interroge l'enfant ou les parents, quelquefois ces phénomènes fugaces de l'appendicite chronique ont été complètement oubliés, et on peut croire que les phénomènes aigus marquènt réellement le début de la maladie. Mais en insistant sur l'interrogatoire, en rappelant les souvenirs lointains, on arrive souvent à cette notion que le malade avait présenté déjà de petites crises antérieures.

Ces crises sont d'ailleurs extrêmement fugaces : quelques douleurs dans la fosse iliaque droite qui se calment au bout d'un temps plus ou moins long. Assez souvent, il s'y joint des troubles digestifs, par exemple, des vomissements qui reviennent de temps en temps, quelques heures après le repas, et qui sont mis sur le compte d'embarras gastriques. C'est parfois à propos d'efforts, d'exercices violents que les phénomènes douloureux reparaissent. Puis, à un moment, éclatent les phénomènes aigus. Ceux-ci peuvent revêtir les formes les plus diverses; aussi peut-on dire que l'appendicite est une maladie véritablement protéiforme; de là, les difficultés du diagnostic.

Cependant il convient de décrire deux grandes formes suivant que la réaction péritonéale reste localisée, ou qu'on a affaire à une péritonite généralisée.

A. — *Appendicite avec péritonite localisée.*

Le début se révèle toujours par une douleur vive dans la fosse iliaque droite, douleur parfois si violente et si soudaine qu'on l'a comparée à un coup de pistolet. L'attaque se produit généralement quelques heures après le repas, pendant la digestion. Le plus souvent l'enfant a dîné comme d'habitude avec ses parents, il se couche, et c'est dans les premières heures de la nuit qu'il est réveillé par les douleurs. Un autre symptôme presque aussi constant, c'est le vomissement initial, qui ne manque presque jamais; aussi a-t-il une grande importance au point de vue du diagnostic. Les vomissements se répètent à plusieurs reprises pendant les premières heures; quelquefois même ils se prolongent pendant toute une journée. Ce sont d'abord des vomissements alimentaires qui font prendre la maladie pour une simple indigestion; puis, aux vomissements alimentaires succèdent les vomissements bilieux qui traduisent la réaction péritonéale. Rarement les vomissements font défaut; il y a toujours en pareil cas, au moins, un état nauséeux. Le plus habituellement les malades sont constipés; parfois cependant le début de la crise est marqué par des accidents diarrhéiques. En même temps que les symptômes précédents, on note une contracture du muscle grand droit de l'abdomen, qui donne à la partie correspondante de la paroi une résistance, une dureté, que l'on décrit généralement sous le nom de résistance de la paroi abdominale. Tout peut encore s'arrêter là; c'est à peine s'il y a un peu d'agitation du pouls; pas de température. Le tableau que l'on a sous les yeux correspond à ce qu'on a appelé la colique appendiculaire, par analogie avec ce que l'on observe dans la colique hépatique, avec laquelle elle a été souvent confondue. Dans la plupart des cas, au contraire, la maladie continue sa marche, et passe à la seconde forme à laquelle on peut donner le nom de forme plastique.

2° **Forme plastique.** — Ici les phénomènes du début, au lieu de rétrocéder, persistent; il s'y joint un ballonnement plus ou moins marqué du ventre, souvent beaucoup plus prononcé dans la fosse iliaque droite. La fièvre se caractérise par la fréquence du pouls qui, suivant l'âge des enfants et la gravité des accidents, s'élève à 110, 120, 130 pulsations. La température suit une marche parallèle; dans l'immense majorité des cas, elle reste modérée, s'élevant, par exemple, de 38° à 39°. Exceptionnellement même, elle monte à 40°, sans que cette température très élevée indique par elle-même la participation du péritoine à la lésion. Elle peut s'expliquer simplement par l'infection générale, et cette interprétation est la seule pour les malades qui, après ces températures excessives, guérissent de la crise aiguë de la façon la plus heureuse, et sans opération. La sensibilité dans la fosse iliaque droite reste très vive; elle se révèle par la palpation en un point très circonscrit, situé sur le bord externe du muscle grand droit, à mi-chemin entre l'ombilic et l'épine iliaque, et connu en clinique sous le nom de point de Mac Burney. Chez certains malades, non seulement il y a en ce point une sensibilité très vive à une pression même légère; mais l'on constate une douleur réelle au simple effleurement de la peau; il y a, en un mot, une hyperesthésie considérable. Bientôt la douleur dans la fosse iliaque droite s'accompagne d'une tuméfaction, d'un empâtement manifeste dans la même région. On sent nettement, en un point variable de la fosse iliaque, suivant la position de l'appendice, une tuméfaction plus ou moins large, plus ou moins circonscrite. Parfois la tuméfaction correspond exactement au bord externe du grand droit;

dans d'autres cas, elle est située beaucoup plus en dehors, accolée pour ainsi dire à l'os iliaque et tendant à remonter dans la région lombaire ; ce qui correspond à une situation postérieure de l'appendice, en position rétro-cæcale. Dans d'autres cas, la tuméfaction est située plus bas et se rapproche de l'arcade de Fallope, ou bien encore, elle se porte en dedans du côté de la vessie. Ce qui explique aisément les phénomènes vésicaux, douleurs pendant la miction, rétention d'urine, que nous observons assez souvent chez les enfants au cours de l'appendicite.

La tuméfaction augmente, arrivant parfois à former une masse énorme qui remplit toute la fosse iliaque ; tantôt elle déborde par en haut la crête iliaque, et se prolonge dans la région lombaire ; tantôt elle se continue dans le petit bassin. Quand on pratique en ce cas le toucher rectal, on trouve une masse qui fait saillie sur la partie latérale droite et postérieure du rectum. Même dans ces cas de tumeurs énormes, accompagnées parfois de symptômes généraux graves, élévation considérable de la température, vomissements répétés, état général mauvais, sécheresse de la langue, altération des traits ; même dans ces cas, la résolution est possible. Et l'on est tout étonné parfois de la rapidité avec laquelle la résorption de ces masses énormes se fait, dès que les phénomènes aigus sont tombés. Il est bien évident qu'en pareil cas, l'immense majorité de la masse morbide est constituée par l'infiltration du tissu cellulaire reliant entre eux l'appendice et le cæcum, les dernières anses de l'intestin et l'épiploon que, dans les opérations ultérieures, on trouve faisant partie du foyer pathologique. Mais si telle est bien, pour la majeure partie, la véritable constitution du foyer morbide qui lui vaut le nom d'appendicite plastique, il ne faudrait pas croire qu'il ne se produise pas fréquemment au sein de cette masse de tissu cellulaire infiltré une quantité plus ou moins considérable de pus. Il n'est pas douteux qu'il en soit ainsi, et que même une quantité notable de pus puisse se résorber. Nous en avons chaque jour la preuve dans les opérations que nous pratiquons à froid ou dans la période intercalaire. Souvent il nous arrive en effet de rencontrer autour de l'appendice quelques gouttes de pus, alors que, pendant l'accès, nous n'avions pas eu sous les yeux le tableau clinique d'un abcès appendiculaire.

Plus souvent encore nous voyons autour de l'appendice une matière jaunâtre, ocreuse, finement granulée. Examinée au microscope, elle se montre constituée par des cellules graisseuses.

Il n'est pas douteux que ce soit là le résidu d'un petit abcès; mais cette suppuration peu abondante n'a altéré en rien la marche de la maladie, et l'on peut dire que l'appendicite, dans ces cas, n'a pas dépassé la période plastique. Dans d'autres cas, au contraire, la suppuration devient de plus en plus abondante, et l'appendicite prend la forme suppurative avec abcès localisé.

3° **Forme d'abcès localisé.** — Ici les phénomènes du début, la douleur, la fièvre, au lieu de s'amender, persistent et vont même en augmentant d'intensité. Ou bien, dans d'autres cas, sous l'influence d'un traitement convenable, on a vu se produire une telle amélioration qu'on considère le malade comme devant entrer prochainement en convalescence; et puis, tout d'un coup, en dehors de toute cause appréciable, on voit se produire subitement une aggravation. La température s'élève; la réaction péritonéale se manifeste de nouveau par du ballonnement et des vomissements. L'empâtement de la fosse iliaque devient de plus en plus manifeste; parfois même on note une véritable voussure de la peau; on a alors sous les yeux et sous le doigt le plastron péritonéal caractérisé par l'adhérence de la masse inflammatoire avec la paroi abdominale. La fièvre continue avec de grandes oscillations thermiques; des frissons se montrent; parfois on note de l'œdème, indice certain pour le chirurgien d'une suppuration profonde. La consistance de la tuméfaction se modifie; elle devient de moins en moins dure, elle est rénitente; parfois même on constate une véritable fluctuation; mais c'est là un phénomène rare, dont il faut savoir se passer pour arriver au diagnostic.

La localisation de l'abcès tient avant tout au siège occupé par l'appendice. Gerster les a rangés dans les 5 catégories suivantes : 1° abcès iléo-inguinaux, siégeant au-dessus du pli de l'aine; 2° abcès antérieurs, occupant la face antérieure du cæcum; 3° abcès postérieurs, siégeant entre le cæcum et la fosse iliaque; 4° abcès rectaux occupant le petit bassin; 5° abcès internes siégeant en dedans du cæcum.

Dans la première forme, abcès iléo-inguinaux, la collection purulente se développe parallèlement à l'arcade de Fallope; on voit se former là une tuméfaction allongée, pouvant s'accompagner même d'œdème et de fluctuation manifeste. Si la collection n'est pas incisée à temps, on peut voir la peau rougir et le pus se faire jour au dehors. Parfois même, en même temps qu'il s'ouvre à l'extérieur, le pus s'évacue par l'intestin à travers une ulcération des parois du cæcum. Ainsi se trouve constituée la lésion dite abcès pyo-stercoral ou encore fistule stercoro-purulente; elle est essentiellement formée par une poche purulente, plus ou moins vaste, plus ou moins irrégulière, s'ouvrant d'une part dans l'intestin, d'autre part au dehors. Cette lésion, qui faisait le désespoir des chirurgiens qui nous ont précédés, tant elle est difficile à guérir, est devenue extrêmement rare de nos jours, l'appendicite étant convenablement traitée, et les abcès appendiculaires ouverts en temps opportun.

La seconde forme constituée par les abcès antérieurs répond à l'immense majorité des cas d'abcès appendiculaires. L'appendice, dans ces cas, occupe l'angle iléo-cæcal, parfois même il s'étale sur la paroi antérieure du cæcum. Le pus forme ici une nappe développée au-devant de la face antérieure du cæcum; il emplit toute la fosse iliaque et s'avance jusqu'au niveau de l'épine iliaque elle-même. Mais il faut bien savoir que, dans un très grand nombre de faits, la suppuration ne se limite pas à la fosse iliaque elle-même. L'appendice étant situé au niveau du détroit supérieur du bassin, le pus, en même temps qu'il se collecte dans la fosse iliaque, remplit également l'excavation pelvienne. Le toucher rectal permet de constater ce prolongement pelvien de l'abcès.

L'abcès postérieur développé entre la face postérieure du cæcum et la fosse iliaque constitue une forme intéressante, en ce qu'il présente une bénignité particulière. Il s'explique par la position de l'appendice situé sur la paroi postérieure du cæcum. Le pus se collecte entre la fosse iliaque et la paroi cæcale, et parfois même il s'agit d'une suppuration du tissu cellulaire rétro-cæcal, bien plutôt que d'une péritonite localisée. Quoi qu'il en soit, même dans le cas où le péritoine doit être ouvert, il l'est dans des conditions particulièrement favorables; l'ouverture étant à la fois déclive et éloignée de la masse de l'intestin grêle, il y a peu de chances de généralisation. Dans certains cas, le cæcum et l'appendice étant très haut situés, la suppuration se fait tout autour du côlon ascendant et remonte jusque sous le foie. L'appendicite peut même devenir l'origine des abcès sous-phréniques, auquel cas le pronostic présente une haute gravité.

Déjà, à propos des abcès antérieurs, nous avons parlé des prolongements que présentent très souvent ces abcès du côté du petit bassin. Mais il peut arriver aussi que ces abcès se montrent primitivement dans la cavité pelvienne, l'appendice étant lui-même situé tout entier dans le bassin; c'est à cette forme que Gerster donne le nom d'abcès rectaux.

Restent les abcès internes; ici l'appendice est situé tout entier en dedans du cæcum. Il est quelquefois démesurément long, et arrive jusque dans la fosse iliaque gauche, ce qui explique les abcès observés dans la fosse iliaque gauche au cours de l'appendicite. Il peut également s'avancer jusqu'à l'ombilic et donner naissance à des abcès situés au milieu même des anses de l'intestin grêle. Enfin parfois il s'avance en arrière du cæcum jusqu'à la base du mésentère, et peut encore dans ces circonstances être l'origine d'abcès siégeant au milieu des anses intestinales.

On voit par là à combien de variétés d'abcès peuvent donner naissance les variétés de position de l'appendice.

Déjà j'ai signalé la possibilité de l'ouverture du côté de la peau et dans l'intestin, cæcum, côlon, intestin grêle, rectum. Autrefois, quand régnait la doctrine de la typhlite, et qu'on avait recours à l'intervention chirurgicale, fréquemment on voyait le pus se faire jour dans l'intestin, et le malade arriver à la guérison. L'abcès peut s'ouvrir également dans la vessie, condition beaucoup plus défavorable. Enfin, il peut devenir le point de départ de complications graves, telles que l'ulcération de l'artère iliaque primitive.

B. — *Appendicite avec péritonite généralisée.*

La généralisation de l'inflammation au péritoine en totalité peut se voir dans deux conditions différentes : ou bien elle survient primitivement, ou bien elle est la conséquence de la transformation d'une péritonite d'abord localisée en péritonite généralisée ou diffuse.

Dans ce dernier cas, l'appendicite, qui avait évolué tout d'abord avec tous les symptômes de la forme localisée, prend tout d'un coup un caractère grave. Les douleurs qui s'étaient calmées redeviennent excessivement violentes; parfois il se produit un brusque abaissement de la température, qui fait bientôt place à une fièvre vive; les vomissements qui avaient cessé reparaissent; ils prennent la forme de vomissements bilieux, ou même de vomissements noirs, et parfois fécaloïdes; le ventre devient tendu.

ballonné; la respiration est gênée. Du fait de l'immobilisation du diaphragme, elle prend le type costal supérieur; c'est là un bon signe de péritonite généralisée. En même temps, l'état général s'aggrave rapidement; le pouls est excessivement petit et fréquent; les traits sont tirés; le nez pincé; on a tout l'ensemble du facies péritonitique; la langue devient sèche et rôtie, rouge sur les bords. Souvent les conjonctives prennent une teinte jaunâtre. Dans quelques cas, on a vu cette transformation de la péritonite localisée en péritonite généralisée se faire sous l'influence d'une palpation imprudente de la fosse iliaque. C'est là une circonstance qu'il ne faut pas perdre de vue; aussi doit-on toujours apporter une grande douceur dans l'exploration des malades atteints d'appendicite.

Les faits précédents doivent être bien connus, mais, il faut bien le dire, ce sont les plus rares. Le plus souvent, au contraire, la péritonite généralisée d'origine appendiculaire débute d'emblée.

Un mot suffira à expliquer la pathogénie de l'affection; elle est tout entière dans l'absence d'adhérences. Autour d'un appendice enflammé, parfois même perforé, il se produit du pus, et les adhérences protectrices faisant défaut, la suppuration gagne de proche en proche et se généralise à toute la cavité péritonéale. Les symptômes généraux sont ceux que je viens d'énoncer, fièvre violente. facies péritonitique, vomissements bilieux, ballonnement énorme de l'abdomen, douleurs violentes, gêne de la respiration. Le pronostic est d'une énorme gravité, et la mort survient, généralement, au bout d'un temps qui n'excède pas six à huit jours.

Il est toutefois une forme qui se rapproche beaucoup de la péritonite généralisée, c'est la péritonite à foyers multiples. Ici la suppuration n'a pas envahi la séreuse péritonéale en totalité. Il y a seulement de vastes foyers purulents isolés les uns des autres; on a prétendu même que, dans les cas où la guérison de péritonites soi-disant généralisées a été obtenue, il s'agissait en réalité de péritonites à foyers multiples. La chose est possible; on ne saurait cependant nier d'une façon absolue la curabilité de la péritonite généralisée. A un autre point de vue, la péritonite à foyers multiples est importante à connaître; elle peut en effet en imposer pour une simple péritonite localisée; on ouvre un abcès appendiculaire; on croit avoir fait une œuvre suffisante, et l'on compte sur la guérison, alors que d'autres abcès évoluant simultanément déterminent l'issue fatale.

A côté de la forme précédente de péritonite généralisée, caractérisée par la production de pus qui distend toute la cavité abdominale, il en faut distinguer une autre importante à connaître, car, si elle est méconnue, elle expose aux plus regrettables erreurs. C'est celle à laquelle on peut donner le nom de forme septique diffuse, ou septicémie péritonéale. Ici, l'on n'a pas pour se guider les grands symptômes de la péritonite généralisée sur lesquels nous avons insisté précédemment. L'ensemble des symptômes est même de nature à inspirer une tranquillité trompeuse. Il n'y a pas, ou du moins très peu d'élévation de température; pas de ballonnement du ventre, pas de douleurs, pas de défense de la paroi. Le malade, quand on lui demande de ses nouvelles, répond qu'il se trouve bien et cause tranquillement. Mais, contrastant avec cette absence de signes péritonitiques, on note un certain nombre de symptômes généraux d'une signification fâcheuse. Le premier, c'est celui qu'on a décrit sous le nom de dissociation du pouls et de la température, c'est-à-dire qu'avec une température demeurée basse, le pouls est excessivement rapide et souvent très faible; le facies du malade est mauvais, le teint est plombé; les yeux sont excavés, les conjonctives jaunes. Lorsqu'on intervient dans ces cas, ou bien si l'on a occasion de faire l'autopsie, on trouve, non pas du pus véritable, mais bien une sérosité trouble, comparée à un bouillon sale; et, nageant dans cette sérosité, l'appendice le plus souvent ulcéré ou gangrené sur une grande étendue.

Appendicite à rechutes. — Dans les formes d'appendicite à péritonite localisée, lorsqu'au bout d'un nombre variable de jours, tous les accidents sont calmés, on a l'apparence de la guérison. Mais il est des cas dans lesquels la rémission n'est pas de longue durée; sous la moindre influence, soit qu'on veuille alimenter le malade, soit qu'on lui donne un laxatif, on voit reparaître la fièvre et les douleurs; la résolution franche ne se fait pas, et l'on est obligé d'avoir recours à la résection de l'appendice pour mettre fin à une situation qui, sans cela, se prolongerait indéfiniment.

Mais, dans la plupart des cas, ce n'est pas ainsi que les choses se passent : au bout de quinze jours à trois semaines, tous les accidents ont disparu, et la guérison semble complète. Cependant si, dans ces cas, on palpe la fosse iliaque droite, on y sent persister pendant fort longtemps une tuméfaction de forme et de grosseur variable, dont il est bien difficile de préciser la véritable nature. Cependant ce qu'on peut dire, d'après l'expérience acquise, c'est que ce que l'on sent le plus souvent, n'est pas l'appendice lui-même, mais bien plutôt une masse d'adhérences à laquelle l'épiploon prend part le plus souvent.

Tous les accidents sont apaisés; le malade paraît guéri; puis, au bout d'un temps plus ou moins long, quelques semaines, quelques mois, parfois plusieurs années, éclate une nouvelle crise; et ainsi, deux ou trois fois de suite : c'est là ce qu'on appelle l'appendicite à rechutes ou à répétition. Il arrive que la maladie s'épuise pour ainsi dire à la longue, c'est-à-dire qu'à chaque rechute nouvelle, elle diminue de gravité. On s'en rend compte parfois en examinant l'appendice enlevé après plusieurs de ces accès. On voit que la plus grande partie de son étendue est transformée en un tissu fibreux, cicatriciel, et que les lésions congestives et hypertrophiques de la muqueuse sont réduites à un point très circonscrit.

D'autre part, on a remarqué que le plus souvent l'appendicite à forme généralisée d'emblée se montre comme accident initial, chez des malades qui n'ont pas eu de crise antérieure. Toutefois il ne faut pas s'y fier; et parfois, après un ou deux accès sans gravité, on voit survenir une crise dont l'issue est mortelle.

Enfin, dans l'intervalle des crises, l'appendicite laisse souvent après elle des troubles persistants; ce sont des douleurs, des troubles digestifs, de l'amaigrissement, symptômes qui peuvent être mis sur le compte, soit des altérations de l'appendice lui-même, soit des tiraillements éprouvés par l'épiploon, si souvent adhérent et faisant partie du foyer pathologique. De sorte qu'en définitive l'appendicite chronique peut être considérée à la fois comme le point de départ et l'aboutissant des accidents aigus.

Formes anormales et complications de l'appendicite. — On peut dire que tous les accidents qui caractérisent l'appendicite dépendent de deux éléments : 1° les conditions anatomiques; 2° la nature infectieuse de la maladie.

La première condition anatomique importante à rappeler, c'est que, dans l'immense majorité des cas, l'appendice est tout entier intra-péritonéal; aussi l'appendicite aiguë prend-elle nécessairement la forme de péritonite d'allures et de gravité variables. C'est un point que nous avons suffisamment développé pour n'avoir pas besoin d'y revenir. Il est beaucoup plus exceptionnel de voir l'appendice situé en arrière dans le tissu cellulaire rétro-cæcal; de là, les suppurations qui peuvent se faire de ce côté et se propager à tout le tissu cellulaire de la fosse iliaque, ou bien, remontant derrière le cæcum et le côlon ascendant, envahir la fosse lombaire, et prendre la forme du phlegmon périnéphrétique. C'est dans ces cas, on le comprend aisément, que la suppuration peut gagner la gaine du psoas et donner naissance à la psoïtis que l'on a vue compliquer parfois l'appendicite. Rappelons enfin que, dans les positions élevées du cæcum, l'appendicite peut se développer sous le foie et donner naissance à des collections péri-hépatiques ou même à des abcès sous-phréniques; inversement, l'appendice peut être tout entier compris dans le bassin, d'où la forme d'appendicite pelvienne; enfin, il peut occuper la ligne médiane et s'avancer même du côté gauche, au point de donner naissance à des abcès de la fosse iliaque gauche.

La seconde condition qui influe grandement sur la marche et les complications de l'appendicite, c'est la nature infectieuse de la maladie. Que l'appendicite doive être considérée comme une maladie infectieuse, c'est ce qu'il n'est pas nécessaire de discuter. Tout le démontre dans les symptômes aussi bien que dans l'anatomie pathologique de la maladie. Le degré d'infection est très variable suivant les cas; sans doute aussi, il s'agit, suivant les circonstances, d'infections de nature différente. On ne peut guère en douter quand on voit la maladie se révéler d'emblée par un sphacèle étendu de l'appendice, donnant naissance à la forme de péritonite septique généralisée, tandis que, dans d'autres cas, le sphacèle se montre seulement au bout d'un certain temps comme conséquence de l'inflammation, ou bien même, il fait complètement défaut, alors que les accidents d'appendicite aiguë ont été très caractérisés, et ont donné même naissance à la suppuration. Cette appendicite gangréneuse est parfois l'origine de suppuration et de sphacèle de la paroi abdominale. Enfin, à la nature infectieuse de la maladie se rapportent les graves complications qui nous restent à signaler.

Parfois l'infection se transporte par la voie de la veine porte et va donner naissance à des pyléphlébites et à des abcès du foie. Il n'est pas étonnant que, dans des circonstances semblables, l'inflammation se propage à travers les parois du diaphragme à la plèvre. On a ainsi des cas analogues à celui que j'ai pu observer il y a quelques années dans mon service de l'hôpital Trousseau, chez un jeune garçon qui, en même temps qu'un volumineux abcès appendiculaire, présentait un abcès du foie et une pleurésie droite, de sorte que, chez lui, le pus allait du pubis jusque sous la clavicule.

A côté de ces pleurésies droites, qui sont de beaucoup les plus fréquentes, on peut observer également des pleurésies appendiculaires siégeant du côté gauche ; enfin, la suppuration peut occuper le parenchyme hépatique lui-même.

A toutes les complications précédentes, joignons les phlébites des membres inférieurs dont les observations se multiplient de jour en jour, et qui peuvent devenir le point de départ d'embolies. Déjà nous avons signalé l'apparition des vomissements noirs ; il peut même se produire, au cours de l'appendicite aiguë, des hématémèses foudroyantes, véritable vomito negro appendiculaire, comme les a appelées M. Dieulafoy. Un des premiers cas de cette nature a été observé par moi, il y a quelques années, chez une fillette très vigoureuse, qui a été enlevée en quelques instants par une hématémèse foudroyante, à la suite de l'ouverture d'un abcès appendiculaire très simple en apparence.

Diagnostic. — L'aspect véritablement protéiforme de l'appendicite expose à de nombreuses erreurs de diagnostic.

Deux cas sont possibles : ou bien il n'y a pas de tuméfaction dans la région appendiculaire, ou bien l'on constate dans la fosse iliaque droite une tuméfaction manifeste.

Lorsqu'il n'y a pas de tuméfaction, mais seulement des douleurs vives, véritables coliques appendiculaires, on est exposé à les confondre avec des coliques hépatiques ou néphrétiques ; mais, il faut bien le dire, semblables accidents sont rares chez les enfants, et se montrent le plus souvent chez des malades qui ont présenté antérieurement quelques symptômes appelant l'attention du côté du foie ou du rein.

Chez les jeunes filles, au moment de l'établissement de la fonction menstruelle, on peut se demander si les douleurs ne sont pas à mettre sur le compte de lésions du côté des organes génitaux internes ; et, de fait, il n'est pas très rare de voir la trompe et l'ovaire en connexions intimes avec l'appendice, et participant à son inflammation. Il m'est arrivé, chez une jeune fille, d'être obligé d'enlever la trompe et l'ovaire droit intimement fusionnés avec le foyer pathologique.

Une erreur beaucoup plus fréquente, banale celle-là, c'est celle qui consiste à prendre l'attaque d'appendicite pour un simple embarras gastrique. Et c'est là une erreur dont les conséquences sont particulièrement fâcheuses; elle conduit trop souvent les familles, et parfois les médecins eux-mêmes, à administrer aux malades des vomitifs, des lavements, des purgatifs répétés, dont l'influence sur la marche de l'appendicite aiguë est certainement des plus fâcheuses. Quand on se demande comment l'appendicite, cette maladie si fréquente, a pu pendant si longtemps passer presque complètement inaperçue, il n'est pas douteux que beaucoup de formes légères n'aient été classées sous le nom d'embarras gastrique fébrile, cette affection qu'on diagnostiquait si volontiers, et qui s'accompagnait parfois de douleurs dans la fosse iliaque droite, tandis que les formes graves étaient englobées sous la dénomination générale de péritonite.

Souvent on est embarrassé, au début, pour savoir si l'on a affaire à une appendicite ou à une fièvre typhoïde commençante : même prostration, même sécheresse et état fuligineux de la langue; même élévation de la température; enfin, dans un cas comme dans l'autre, il peut y avoir de la douleur et de petits gargouillements dans la fosse iliaque. C'est même là, soit dit en passant, un des arguments les plus puissants qu'on puisse invoquer contre l'intervention chirurgicale pratiquée dès le début des accidents. Le diagnostic est parfois mal assuré, et la laparotomie, chez des malades, au début d'une dothiénenterie, est loin d'être sans gravité. Outre le gonflement de la rate, on a pour se guider l'épreuve du séro-diagnostic.

Enfin, il est une erreur qui, au premier abord, paraîtra bien singulière à ceux qui n'ont pas l'habitude de la pathologie infantile, et que cependant la pratique démontre très fréquente, c'est celle qui consiste à confondre la pneumonie avec l'appendicite. On en comprendra facilement la raison, quand on saura que le point de côté classique de la pneumonie des adultes fait le plus souvent défaut chez les enfants. Ils déclarent souffrir du ventre, et quand on leur demande de préciser la région douloureuse, ils montrent l'épigastre. Joignez à cela une élévation considérable de la température, la coloration rouge du visage, la sécheresse de la langue rouge sur les bords, de l'agitation, et quelquefois même du délire, et vous comprendrez que la confusion puisse être commise. De fait, il n'est pas très exceptionnel de voir arriver dans nos salles, sous la rubrique d'appendicite, des malades qui sont atteints en réalité de pneumonie. Le peu de netteté des phénomènes douloureux dans la fosse iliaque, l'absence des symptômes initiaux habituels, des vomissements, par exemple, enfin et surtout la percussion et l'auscultation très soigneuse du thorax, en particulier dans la région axillaire, permettront de faire le diagnostic.

Lorsque déjà il existe une tuméfaction marquée dans la fosse iliaque, on peut faire la confusion avec une invagination iléo-cæcale; j'ai vu un enfant qui m'a été présenté, quelques heures après le début des accidents, comme atteint d'appendicite. Le fait que la tumeur existant dans le flanc droit était mobile dans le sens transversal me permit d'affirmer qu'il s'agissait, non d'une appendicite, mais d'une invagination intestinale, et l'opération vint confirmer le diagnostic. L'erreur avec l'occlusion intestinale en général est d'autant plus facile à comprendre que l'appendicite elle-même, par des adhérences, des coudures de l'intestin, peut donner naissance secondairement à l'occlusion intestinale. Mais ce qui distingue les deux affections l'une de l'autre, c'est que, dans l'appendicite, ce qui domine, c'est la fièvre et les phénomènes généraux et locaux de péritonite, tandis que, dans l'occlusion intestinale, les phénomènes mécaniques de l'occlusion restent longtemps à l'état isolé; ce n'est qu'ultérieurement qu'il s'y ajoute de la fièvre, des douleurs violentes et des vomissements, du ballonnement du ventre, marquant l'invasion de la péritonite secondaire. Il y a quelques années un fait intéressant de cette nature s'est présenté à moi dans mon service de l'hôpital Trousseau. A mon retour de vacances, on me montra un jeune garçon admis dans le service sous la rubrique d'appendicite; mais il s'agissait à coup sûr, ajoutaient mes élèves, d'une appendicite de forme anormale, les phénomènes du début ayant été peu marqués. Au bout de quelques jours, les vomissements reprirent avec une grande intensité, et, contrastant avec ce phénomène, nous n'observions ni accélération du pouls, ni ascension de la température; le ventre n'était pas ballonné, l'état général restait satisfaisant. Dès lors je fis le diagnostic d'occlusion intestinale et pratiquai la laparotomie. Je trouvai en effet, à peu de distance au-dessus du cæcum, un étranglement causé par un diverticule de Meckel, et nous eûmes la satisfaction d'obtenir la guérison.

Cette année même, cette question du diagnostic entre l'appendicite et l'occlusion intestinale s'est présentée à moi dans mon service des Enfants-Malades. Il s'agissait d'une jeune fille de quatorze ans, chez laquelle le début des accidents s'était montré quelques heures après son dîner sous la forme d'une violente indigestion. C'est bien là ce que l'on observe dans un grand nombre d'appendicites. Mais les vomissements continuaient, le ventre était très ballonné, et, contrastant avec ce ballonnement, il n'y avait pas de douleurs vives dans la fosse iliaque droite, pas de contracture de la paroi, pas d'empâtement appréciable; pas de fièvre. Nous fîmes donc le diagnostic d'étranglement interne; la laparotomie nous permit de constater qu'il s'agissait d'un étranglement par brides et coudures de l'intestin au cours d'une péritonite tuberculeuse, et cette fois encore nous eûmes le bonheur de guérir notre malade. La péritonite tuberculeuse peut en effet, dans certains cas, en imposer pour une appendicite ; mais la diffusion des symptômes péritonéaux, les indurations qu'on peut trouver çà et là à la palpation de l'abdomen, la présence de liquide sont autant de symptômes qui l'en distinguent. Dans les cas où il y a occlusion intestinale manifeste, comme dans celui que je viens de signaler, ou bien si une perforation a déterminé une péritonite suraiguë, l'erreur est de peu d'importance, puisque, dans ces diverses circonstances, l'intervention s'impose.

Il n'en est pas de même dans les cas où la tuberculose est limitée au cæcum et où elle prend la forme hypertrophique, donnant naissance à une tumeur plus ou moins considérable. La tumeur en présence de laquelle on se trouve peut être également un néoplasme malin, et, dans un cas comme dans l'autre, le diagnostic peut rester hésitant. C'est dans ces cas que l'on a conseillé d'avoir recours à l'examen du sang; l'expérience a montré que, lorsqu'on se trouvait en présence d'une augmentation considérable du nombre des leucocytes, que ce nombre atteignait, par exemple, ou dépassait 15 000, on pouvait conclure à une affection inflammatoire.

Enfin nous avons signalé déjà la singulière erreur de diagnostic, qui consiste à confondre l'appendicite avec la coxalgie. Pour s'en rendre compte, il suffit de songer aux connexions intimes existant, dans bon nombre de cas, entre le muscle psoas iliaque et l'appendice, connexions telles qu'il en résulte parfois une propagation de la suppuration au muscle et une psoïtis. Dans les formes subaiguës, on voit parfois se produire une contracture du psoas, limitant les mouvements de la cuisse, et donnant naissance à une attitude vicieuse, de tout point comparable à celle de la coxalgie. L'année dernière, on me présentait un jeune garçon atteint, me disait-on, de coxalgie droite, à la suite de la chute qu'il avait faite du haut d'un arbre un mois auparavant. En effet, il y avait flexion considérable de la cuisse sur le bassin avec ensellure. Mais, le malade étant couché, il me fut facile de m'assurer qu'il existait en réalité une quantité considérable de mouvements dans l'articulation, mouvements qui s'accomplissaient sans aucune douleur. Ils étaient seulement limités par la contracture du psoas; en outre, la palpation permettait de constater l'existence d'une énorme collection purulente remplissant toute la fosse lombaire. L'incision de l'abcès me fit constater dans le pus l'apparence spéciale et la fétidité caractéristique du pus appendiculaire.

Traitement. — Certaines personnes s'en vont répétant complaisamment : « Il n'y a pas de traitement médical de l'appendicite ». Or c'est là, je crois, une erreur, et une erreur dangereuse. Si l'on veut dire par là qu'il n'y a pas de traitement spécifique de l'appendicite, d'accord. Mais cela, on peut le répéter dans l'immense majorité des cas. Je sais bien que ceux qui parlent ainsi sous-entendent : Il n'y a pas de traitement utile de l'appendicite, et ils concluent : Le seul traitement, c'est le traitement chirurgical. En présence d'une appendicite, il faut y avoir immédiatement recours. On n'a pas craint même d'employer la formule suivante : Opérer toujours et tout de suite. Si elle était prise au pied de la lettre, que de désastres une semblable formule ne causerait-elle pas! Sans doute, si l'on était appelé près du malade dès les premières heures, on pourrait faire une opération utile, contre laquelle ne sauraient être soulevées de graves objections. Mais, en réalité, cette condition se trouve bien rarement réalisée. D'autre part, il y a à compter avec les incertitudes du diagnostic que nous avons précédemment mentionnées. On s'expose à opérer comme atteint d'appendicite un malade au début d'une fièvre typhoïde, ou d'une pneumonie, et l'opération est loin d'être innocente en pareil cas.

Plus tard, au deuxième ou troisième jour, par exemple, si l'on voulait faire l'application rigoureuse de la même formule, qu'en résulterait-il? Je suppose le médecin en présence d'une appendicite évidente : il y a de la fièvre, de la douleur, un empâtement manifeste dans la fosse iliaque. S'appuyant sur la formule : Toujours et tout de suite, il se dira : C'est une appendicite, j'en suis certain, donc j'opère sans retard. Le péritoine ouvert, on ne trouve pas de pus; on n'aperçoit même pas l'appendice. Dès lors, que faire? Le refermer; mais ce n'était pas la peine de l'ouvrir. On ira donc à la recherche de l'appendice; pour cela, on détruira les adhérences épiploïques, on dissociera les anses intestinales; on libèrera le cæcum jusqu'à ce qu'on arrive sur l'appendice que l'on trouve plus ou moins enflammé. L'appendice est lié et réséqué; mais, pour arriver jusqu'à lui, on a dû travailler au milieu des parties infectées; on court ainsi le risque de généraliser au péritoine une infection qui, sans intervention chirurgicale, fût restée localisée. Plus d'une fois j'ai été témoin d'un résultat semblable. Donc, pas de formule générale, simpliste, commode à employer; mais qui, dans la clinique, ne trouve pas sa place.

Et, d'ailleurs, rien ne prévaut contre les faits; or, les faits démontrent qu'une proportion considérable d'appendicites aiguës guérissent sans intervention chirurgicale. Nous conclurons donc qu'il y a bien réellement un traitement médical utile de l'appendicite. Les trois grands éléments de ce traitement sont : le repos absolu au lit, la diète, et l'application de glace sur le ventre.

On a vu des malades atteints d'appendicite à forme subaiguë, qui ont continué à aller et venir, et qui sont pour ainsi dire morts debout. Il importe dès le début des accidents de mettre le malade au repos absolu au lit. Une seconde prescription qui, celle-là malheureusement, est trop souvent enfreinte, consiste à laisser les malades à la diète absolue. A chaque instant nous voyons des enfants que leurs parents ont continué à alimenter pendant les premiers jours d'une crise appendiculaire; ou bien encore, si l'on a supprimé toute alimentatation solide, on continue à leur faire prendre du lait. Or, ce qu'il faut, c'est un repos complet de l'intestin; tout au plus donnera-t-on quelques cuillerées de champagne glacé. Mais les enfants supportent mal la diète absolue, et c'est ici que les injections sous-cutanées de sérum rendent de précieux services. Suivant l'état général et l'âge du petit malade, on fera tous les jours des injections de 200 à 500 grammes de sérum, et on permettra à l'enfant d'atteindre ainsi le moment où l'on pourra reprendre l'alimentation.

Le troisième élément de traitement, c'est l'application de glace sur le ventre; pour être utile, cette application doit être faite d'une façon large et continue. A aucun moment, on ne doit laisser le malade sans une large vessie de glace recouvrant toute la moitié droite du ventre; ceci exige une surveillance incessante.

Il y a quelques années, l'emploi méthodique de l'opium faisait aussi intégralement partie du traitement médical de l'appendicite. Pour ma part, j'y ai renoncé en tant que méthode générale de traitement. L'opium a en effet l'inconvénient de produire une accalmie trompeuse ; j'y ai recours seulement quand il existe des douleurs vives, et le supprime dès que ces douleurs sont calmées.

S'il est une pratique dangereuse dans l'appendicite, c'est celle qui consiste à administrer des lavements et des purgatifs. Le repos absolu des anses intestinales est nécessaire pour favoriser la localisation de l'inflammation. Du reste, de grands progrès ont été accomplis; les idées que nous venons de défendre se généralisent parmi les praticiens; nous voyons bien plus rarement arriver vers nous de pauvres enfants atteints de péritonite généralisée, avec un tympanisme énorme et portant sur les parois de l'abdomen les traces d'application de sangsues ou de vésicatoires.

Bien compris, et méthodiquement appliqué dès le début, le traitement médical de l'appendicite fournit tous les jours dans la chirurgie infantile les meilleurs résultats. Mais il est à remarquer que les résultats fournis par le traitement médical sont toujours très rapides. Dès les quarante-huit premières heures, on voit les vomissements disparaître, les douleurs s'apaiser, la fièvre diminuer. Si le traitement médical bien appliqué ne réussit pas à procurer rapidement ce résultat, cela démontre son impuissance et la nécessité d'en venir à une intervention chirurgicale. La situation se résume en un mot ; il y a une péritonite qui, loin de se localiser, tend au contraire à la diffusion. Un symptôme auquel j'attache en pareil cas une très grande importance, c'est l'intensité de la douleur. Le malade accuse spontanément des douleurs intenses irradiant dans toute la partie inférieure de l'abdomen. Ces douleurs sont si vives, si superficielles, que la moindre pression ne saurait être supportée. A cela il faut ajouter la tendance à la dissociation entre le pouls et la température, et le mauvais état général de l'enfant. Il n'y a pas de doute : il faut opérer. A plus forte raison opérera-t-on, si l'on se trouve en présence d'un malade qui présente déjà tous les signes d'une péritonite généralisée.

Dans un second ordre de cas, le doute n'est pas non plus permis. Le malade a eu tous les signes d'une appendicite aiguë ; les symptômes ont été promptement améliorés par le traitement médical ; mais il persiste dans la fosse iliaque une induration manifeste. Loin de diminuer, elle augmente même. Bientôt elle devient adhérente à la paroi abdominale, constitue un véritable plastron, en même temps que la température remonte. Il n'y a pas d'hésitation ; on se trouve en présence d'un abcès qu'il va falloir ouvrir.

Reste un troisième ordre de faits beaucoup plus difficiles, beaucoup plus troublants. Ce sont ceux qui répondent à la forme septique d'emblée. Ici pas, ou très peu de retentissement péritonéal ; pas de ballonnement du ventre ; pas de douleurs. Souvent même on est frappé par la sensation de bien-être du malade, qui, à toutes les questions qu'on lui pose, répond invariablement qu'il va bien. Mais avec cette quiétude apparente contrastent l'altération des traits, la teinte subictérique, la sécheresse de la langue, la dissociation du pouls et de la température. En pareil cas, il n'y a pas à s'arrêter au traitement médical, l'opération immédiate peut seule sauver le malade. C'est ici qu'on trouve souvent l'appendice sphacélé, libre dans la cavité abdominale, et nageant dans une sérosité trouble.

En résumé, de cette longue discussion nous conclurons que, chez les enfants, le traitement médical appliqué à la crise d'appendicite aiguë a une réelle valeur ; dans l'immense majorité des cas, il suffit à procurer la guérison. Dès lors, l'intervention chirurgicale n'est plus qu'une opération d'exception. Elle s'impose dans tous les cas où il s'agit d'une péritonite généralisée ou d'une péritonite à forme septique ; de même aussi, dans les cas d'abcès appendiculaire, et dans tous ceux où, après être restée quelque temps localisée, la péritonite tend à la diffusion. Ce sont là bien évidemment de grandes catégories que nous sommes obligés d'admettre pour la clarté de la description, mais que ne respecte pas toujours la clinique ; aussi y aura-t-il toujours des cas embarrassants. Pour formuler notre pensée, nous dirons : En cas de doute, loin de vous abstenir, il faut au contraire opérer.

Ceci étant dit, voyons maintenant quelles sont les règles de l'intervention en cas d'appendicite aiguë.

1° — *De l'intervention chirurgicale dans les cas d'appendicite aiguë.*

Dans tous les cas, l'incision sera faite dans la fosse iliaque droite. Le malade étant endormi, on commence par palper doucement la fosse iliaque, pour se rendre compte de l'étendue et de la véritable situation du foyer pathologique. D'après ces considérations, le siège de l'incision sera variable. Parfois on devra la faire parallèlement à l'arcade de Fallope et à un travers de doigt au-dessus d'elle ; dans d'autres cas, on sera conduit à la placer beaucoup plus en dedans et à ouvrir même la gaine du muscle grand droit de l'abdomen. Dans la plupart des cas, au contraire, l'incision sera reportée beaucoup plus en dehors, à peu de distance de l'épine iliaque qu'elle dépassera légèrement par en haut. Enfin, dans les cas où il s'agit d'une position rétro-cæcale de l'appendice et où le foyer s'étend vers la région lombaire, l'incision sera placée beaucoup plus haut et plus en arrière, dans la région lombaire elle-même.

On sectionne successivement tous les plans constituants de la paroi abdominale, en faisant soigneusement l'hémostase, et l'on repère les lèvres de l'incision péritonéale avec des pinces. Parfois, au cours de l'incision de la paroi, on rencontre une infiltration du tissu cellulaire et du fascia transversalis, et, à travers le péritoine, on perçoit la coloration verdâtre du pus. A peine le péritoine ouvert, le pus s'écoule au dehors : on l'absterge avec des compresses de gaze stérilisée : puis, tout en protégeant les bords de la plaie avec des compresses semblables, on explore méthodiquement le foyer, de façon à reconnaitre le cæcum et l'appendice qui s'en détache. Pour les mettre à nu, on est parfois obligé de réséquer l'épiploon adhérent, renfermant dans son intérieur des foyers de suppuration, ou même sphacélé. On se comporte vis-à-vis de l'épiploon, comme on le fait dans les cas de hernie, c'est-à-dire qu'on le lie en un ou plusieurs faisceaux avec un gros catgut, avant d'en pratiquer la résection. L'appendice étant mis à nu et isolé est lié lui-même au catgut et réséqué : de même, on lie les vaisseaux du méso-appendice. Mais le foyer abstergé, et l'appendice réséqué, il ne faut pas considérer l'opération comme terminée. Il est en effet deux régions qu'il faut soigneusement explorer. La première, c'est la région lombaire. Souvent, en effet, le pus remonte très haut le long du côlon ascendant : de ce côté aussi, il est donc nécessaire d'absterger très soigneusement la cavité avec des compresses stérilisées. Déjà nous avons dit combien il était fréquent, presque constant, de voir la suppuration se prolonger dans l'intérieur de la cavité pelvienne. Parfois, en examinant attentivement le foyer, on voit le pus sourdre du petit bassin entre les anses intestinales, au niveau du détroit supérieur. Mais, dans d'autres cas, on ne voit absolument rien. Après l'évacuation du pus situé autour de l'appendice, on pourrait croire l'opération terminée, et cependant le petit bassin est rempli de pus. Si l'on vient alors à introduire à l'aide d'une pince un tampon à travers les anses intestinales jusque dans la cavité pelvienne, on voit s'écouler un flot de pus. Il faut alors avec des tampons montés sur une pince et guidés par l'index de la main gauche, absterger complètement le liquide contenu dans la cavité pelvienne, en continuant la manœuvre jusqu'à ce que les tampons reviennent absolument secs. Lorsque tout le pus contenu dans la cavité abdominale a été soigneusement abstergé, on termine par un large drainage. J'ai l'habitude de drainer au moyen de deux gros drains, adossés en canon de fusil, sortant d'une part par la plaie, et reposant de l'autre sur le plancher pelvien. Un semblable drainage est pratiqué au besoin du côté de la région lombaire ; la plaie est laissée largement ouverte, et, dans l'intervalle des drains, tamponnée avec la gaze stérilisée. Le premier pansement est laissé en place pendant cinq à six jours, jusqu'à ce que des adhérences aient eu le temps de se former. Ce que nous venons de dire s'appliquant aux cas d'appendicite avec foyer non localisé et tendance à la diffusion, il est bien évident que, dans les cas de péritonite généralisée ou à foyers multiples, l'opération devra être bien plus large encore. Il faudra s'efforcer d'évacuer tout le liquide contenu dans la cavité abdominale, de ne laisser passer aucun clapier, aucun abcès, et pratiquer au besoin des contre-ouvertures multiples, suivies de drainage, soit sur la ligne médiane ou dans la fosse iliaque gauche, soit encore dans les régions lombaires. Pour ma part, je ne suis point partisan de grands lavages du péritoine ; je préfère de beaucoup assécher la séreuse aussi complètement que possible à l'aide de tampons ou de compresses aseptiques. J'ai réussi ainsi à guérir quelques cas de péritonite généralisée ; mais ce sera toujours malheureusement l'exception. Il est presque inutile d'ajouter qu'après l'opération, les injections de sérum ont encore une grande utilité pour combattre le choc et remonter les forces du malade.

Dans les cas d'abcès circonscrits, les conditions sont bien différentes et l'intervention infiniment plus simple. Dès que l'abcès est ouvert, et le pus évacué, on examine les parois de la cavité ; si l'on aperçoit facilement l'appendice, qu'on n'ait pour ainsi dire qu'à le prendre, on en pratiquera la résection. Dans le cas contraire, si l'appendice est caché au fond d'adhérences nombreuses et serrées, on le laissera en place. Son extirpation aurait en pareil cas plus d'inconvénients que d'avantages. On serait exposé en effet, en détruisant les adhérences pour aller à la recherche de l'appendice, à généraliser l'infection à tout le péritoine. D'autre part, l'ablation de l'appendice ne s'impose pas ici comme en cas d'appendicite à foyer non localisé. Dans ce dernier cas, en effet, l'appendice suppuré ou gangrené continuerait à verser dans la grande cavité péritonéale des produits septiques ; l'infection générale continuerait en dépit de l'opération, et pourrait emporter le malade. En cas d'abcès localisé, il en va tout autrement ; si même l'appendice laissé en place fournit de nouveaux produits septiques, ils tomberont dans l'intérieur de la poche, et seront évacués au dehors avec le pus. En pareil cas, il n'est pas rare de voir, au bout d'un certain nombre de jours, l'appendice se perforer et donner naissance à une petite fistule stercorale. Tantôt cette fistule guérit spontanément, tantôt elle persiste et nécessite pour sa guérison la résection de l'appendice.

2° — *Opération de l'appendicite à froid ou dans l'intervalle des crises.*

Ce qui fait l'incertitude des opérations à chaud, c'est le danger de l'extension de l'inflammation à tout le péritoine, et surtout le danger de la toxémie. Autant que possible donc, on s'abstiendra d'intervenir dans la période aiguë, pour pratiquer l'opération dans les périodes de calme, c'est-à-dire à froid. Toutefois on peut contester l'utilité de cette dernière opération. Eh quoi ! dira-t-on ; le malade est guéri, et on va l'exposer aux dangers d'une nouvelle opération. Tout d'abord, nous ferons observer que les dangers de l'opération à froid sont extrêmement minimes, et que le pronostic peut être considéré comme bénin. Mais une nouvelle crise est toujours à craindre, souvent même beaucoup plus grave que la première ; et tel malade qui a résisté à une première attaque peut très bien succomber à une seconde ou à une troisième. C'est donc une opération de précaution, comparable à la cure radicale des hernies.

D'autre part, l'appendicite, en passant à l'état chronique, détermine des troubles de la santé générale, diarrhée, vomissements, douleurs de ventre, qui, par leur continuité ou par leur répétition, deviennent pour les malades une véritable calamité.

Toutefois, une première question se pose : c'est celle de savoir si l'opération à froid doit être conseillée aussitôt après une première crise d'appendicite, ou s'il faut en attendre une autre. A cela je répondrai que s'il y a eu une crise très nette, très franche, d'appendicite, le mieux est de proposer, sans plus tarder, l'opération à froid. Si, au contraire, les phénomènes sont très peu marqués, ou que même il puisse y avoir du doute, on peut différer l'opération, jusqu'à ce qu'une seconde crise soit venue démontrer sa parfaite légitimité. Il est encore d'autres circonstances accessoires dont il faut tenir compte : si le malade se trouve placé dans des conditions telles qu'il ne puisse être exactement surveillé, le mieux est de le débarrasser immédiatement d'un organe gênant et dangereux.

Mais quand peut-on dire que l'opération est véritablement faite à froid, c'est là une question à laquelle il est bien difficile de répondre avec une précision vraiment scientifique. Il arrive en effet qu'on croit faire une opération tout à fait à froid, et qu'on tombe sur un appendice épais, congestionné, renfermant du pus dans son intérieur. Ou bien encore, on trouve autour de l'appendice lui-même quelques gouttelettes de pus, ou ce magma jaunâtre, caséeux dont nous avons parlé précédemment, et qui est la trace d'une suppuration ancienne. Tout ce que nous pouvons dire, c'est que, pour avoir la chance de faire une opération vraiment à froid, il faut attendre un temps très long après la fin de la crise aiguë. On fera bien d'attendre six semaines à deux mois, sauf les cas dont nous avons déjà parlé et où la crise n'arrive pas à la résolution complète, où il y a pour ainsi dire des accès subintrants. Mais, dans ces cas, bien entendu, on se résigne d'avance à ne pas faire une opération complètement à froid.

Ceci étant dit, voyons quelles sont les règles applicables à l'extirpation de l'appendice à froid. Ici encore, je conseille vivement, dès que le malade est endormi, de palper doucement l'abdomen pour rechercher, mieux qu'on n'a pu le faire jusque-là, à cause de la contraction des muscles, s'il y a quelque empâtement profond et d'en préciser le siège exact. Il y a intérêt, dans tous les cas où on le pourra, à faire une incision aussi petite que possible et à ne point sectionner de fibres musculaires. On pourra y réussir en ouvrant la gaine du grand droit, comme l'ont conseillé

Max Schüller et Jalaguier. Cependant il est des cas où l'empâtement est situé si loin de la ligne médiane, accolé, par exemple, contre la crête iliaque et remontant dans la région lombaire, qu'on aurait de grandes difficultés dans l'extirpation de l'appendice, si on voulait la faire à travers la gaine du grand droit. Mieux vaut, dans ces circonstances, rejeter l'incision beaucoup plus en dehors. D'une manière générale, au contraire, on emploiera, pour la résection à froid de l'appendice, l'ouverture de la gaine du grand droit, qui a l'avantage de ne pas exposer, comme les autres procédés qui sacrifient les muscles de l'abdomen, à une éventration ultérieure.

La peau et l'aponévrose d'enveloppe étant incisées sur une longueur de 5 centimètres environ, on incise également l'aponévrose d'enveloppe du grand droit sur son bord externe, et l'on refoule en dedans les fibres musculaires en les décollant avec la sonde cannelée. On a alors sous les yeux l'aponévrose profonde du muscle se terminant par le repli falciforme de Douglas, et, plus bas, le fascia transversalis dans lequel rampent l'artère et la veine épigastrique et leurs branches. Si l'on a eu le soin de placer l'incision, comme nous l'avons dit, sur le bord externe de la gaine du muscle, le tronc de l'artère et de la veine épigastrique lui-même se trouve plus en dedans, et peut être aisément ménagé, mais l'on voit toujours s'en détacher deux branches qui se portent très obliquement en haut et en dehors, et qui doivent être sectionnées. Tous les vaisseaux qui donnent sont saisis avec des pinces, et, l'hémostase étant complète, on passe à l'ouverture du péritoine lui-même. Celui-ci est soulevé délicatement avec une pince; sur le pli de la séreuse ainsi soulevé, on fait avec la pointe du bistouri une petite boutonnière par laquelle on engage la sonde cannelée; avant de sectionner, il est bon de passer la pulpe de l'index sur le péritoine soulevé, pour s'assurer qu'il n'y a pas derrière lui quelque anse intestinale. La précaution est nécessaire, vu la fréquence des adhérences au niveau des foyers anciens d'appendicite. Le péritoine étant incisé, ses bords sont repérés avec des pinces. Le pourtour de la plaie est garni de compresses aseptiques, de façon à l'isoler des parties voisines et à protéger la grande cavité péritonéale. Le point de repère qu'il faut chercher, c'est l'angle iléo-cæcal. On peut rencontrer ici une disposition gênante sur laquelle j'ai appelé l'attention; je veux parler du prolapsus ou de la ptose du gros intestin. En pareil cas, le côlon transverse est abaissé, formant une anse dont la convexité est tournée par en bas. On rencontre alors dans la fosse iliaque droite deux anses du gros intestin, parallèles l'une à l'autre, et l'on peut être embarrassé pour reconnaître quelle est celle qui aboutit au cæcum. Le malade étant incliné dans la position de Trendelenburg, la difficulté est moindre ; d'ailleurs, il faut se souvenir que l'anse cæcale est nécessairement celle qui est située le plus en dehors. Dans cette recherche de l'angle iléo-cæcal, on est guidé, non seulement par la vue et par les connaissances anatomiques ; mais parfois aussi par le toucher, qui permet de reconnaître dans la profondeur de la plaie un cordon arrondi, dur, qui, par tous ses caractères, répond bien à l'appendice. Il est bien difficile d'ailleurs de donner de la résection à froid de l'appendice une description générale, applicable à tous les cas. On peut en dire ce qui est vrai de beaucoup d'opérations abdominales. Quand on trouve immédiatement l'appendice et qu'il ne présente pas d'adhérences, ou seulement des adhérences filamenteuses, très lâches, rien n'est plus simple. Au contraire, l'appendice est-il enfoui au milieu d'adhérences solides et serrées, est-on obligé de le sculpter, comme il arrive parfois, dans les parois du cæcum, son extirpation devient alors très laborieuse. En général, on procède à l'isolement de l'appendice, en allant de sa pointe vers sa base. Mais il est des cas où il y a avantage à suivre une marche inverse ; l'appendice est alors sectionné à sa base entre deux pinces, et l'on procède à sa dissection à partir de ce point jusqu'à son sommet. L'appendice étant isolé, dans les cas ordinaires, il s'agit d'en pratiquer l'excision. Pour cela, on jette, à sa base, le plus près possible de la paroi cæcale, une ligature au catgut fort, bien serrée. De même, tous les points qui saignent, aussi bien au niveau du méso-appendice que des adhérences, sont liés au catgut. Reste à traiter le moignon appendiculaire. Il est bon tout d'abord de détruire avec le thermo-cautère la muqueuse tapissant sa paroi interne, puis on peut, rabattant de chaque côté les bords de la séreuse, les maintenir inversés par une suture au catgut ou à la soie phéniquée fine, de façon à ce qu'il n'y ait dans l'intérieur de la cavité péritonéale qu'une surface séreuse. Un autre procédé est celui qui consiste à enfouir le moignon appendiculaire dans les parois du cæcum, ou bien dans l'angle iléo-cæcal. Quelquefois même on peut rabattre au-devant de lui une frange ou un lambeau épiploïque. Depuis quelque temps, j'ai renoncé à l'enfouissement du moignon appendiculaire dans les parois du cæcum. Quand l'appendice a été lié à sa base avec un catgut fort, je l'écrase avec une pince écrasante; sur le moignon ainsi réduit de volume, je jette un catgut fin, et je sectionne au thermo-cautère, de façon à détruire toute trace de muqueuse.

La résection de l'appendice étant terminée, on s'assure qu'il n'y a plus aucun point saignant, et l'on procède à la fermeture du ventre. Une question à discuter, c'est celle du drainage.

Quand l'opération a été parfaitement simple, qu'il ne s'est produit aucun incident, le drainage est inutile. Mais pour peu qu'il y ait eu une gouttelette de pus, ou de ces masses caséeuses jaunâtres dont nous avons parlé, pour peu qu'il y ait eu des adhérences larges, laissant après leur destruction des surfaces saignantes, le mieux est d'insinuer dans l'angle inférieur de la plaie un drain. La paroi abdominale est ensuite refermée à l'aide de trois plans de suture, deux plans de suture au catgut portant sur le péritoine lui-même, puis sur l'aponévrose du grand oblique; une troisième suture de la peau est faite au crin de Florence.

J'ai l'habitude de soumettre mes opérés d'appendicite à froid au même traitement que les malades atteints d'appendicite à chaud, c'est-à-dire que je place de la glace sur le ventre et que je soumets les malades à la diète absolue. Au bout de quarante-huit heures, si tout va bien, le pansement est ouvert, et le drain est supprimé. On commence à alimenter légèrement les malades avec du lait. Au cinquième jour, je fais administrer un petit lavement huileux de 125 grammes, et, dès que les malades sont allés à la selle, je permets une alimentation plus consistante, du bouillon, des potages. Les fils sont retirés le dixième jour, et, généralement, à ce moment la guérison est complète. Certes, il y a bien eu de temps en temps des cas malheureux, dont quelques-uns imputables certainement à des fautes opératoires, comme l'absence de drainage; mais on peut dire d'une manière générale que l'extirpation de l'appendice à froid est une opération bénigne, et qui fournit les meilleurs résultats.

II. — PÉRITONITE A PNEUMOCOQUES

On peut rencontrer chez l'enfant toutes les variétés de péritonite, soit à l'état aigu, soit à l'état chronique, péritonites par perforation, péritonites streptococcique et gonococcique, péritonite tuberculeuse. Mais il est une variété de péritonite qui appartient plus spécialement à l'enfance, c'est la péritonite à pneumocoques. Non pas qu'elle lui soit spéciale : il s'en faut de beaucoup; on la rencontre aussi chez l'adulte; mais il n'est pas douteux qu'elle ne soit beaucoup plus fréquente chez l'enfant.

La maladie débute brusquement pàr de violentes douleurs accompagnées de vomissements et de diarrhée. Nous en donnerons comme exemple une petite fille de cinq ans et demi, entrée l'année dernière dans notre service, et chez laquelle la douleur se montra brusquement pendant que l'enfant jouait à la corde; malgré le repos au lit et l'application de cataplasmes laudanisés, les douleurs devinrent de plus en plus fortes, et s'accompagnèrent bientôt de vomissements et de diarrhée. C'est ainsi que les choses se passent le plus souvent. Il y a de la fièvre, un état général plus ou moins marqué; puis, au bout d'un certain nombre de jours, les phénomènes initiaux s'atténuent pour faire place à l'apparition d'une tumeur dans la région sous-ombilicale.

Le propre de la péritonite à pneumocoques, c'est de tendre à l'enkystement. Non pas que toutes les péritonites à pneumocoques soient des péritonites enkystées; il en est un certain nombre, ainsi que nous le dirons bientôt, qui prennent le caractère de péritonites diffuses; mais elles sont en plus petit nombre. C'est la péritonite enkystée qui constitue par excellence la forme clinique de la péritonite à pneumocoques: aussi est-ce par elle que nous commencerons notre description.

Après la période de début marquée par la douleur, les vomissements et la diarrhée, on voit apparaître une saillie dans la région ombilicale. Le ventre est distendu sur la ligne médiane, puis le gonflement augmente, en s'étalant dans la région des flancs, et remontant jusqu'à l'ombilic. Il se forme là une cavité parfois énorme, pouvant contenir jusqu'à 4 ou 5 litres de pus. Cette cavité est constituée en arrière par la paroi postérieure de l'abdomen et le plancher pelvien; latéralement, elle se prolonge dans les deux fosses iliaques; en avant, elle confine à la paroi abdominale. Enfin, en haut et en arrière, elle est limitée par le paquet des anses intestinales refoulées par le pus, et tapissées par le grand épiploon.

Il semblerait parfois, tant la cavité est vaste, que l'on ait affaire à une péritonite généralisée. Mais ce qui l'en distingue, c'est qu'il n'y a pas d'anses intestinales flottantes dans la cavité. L'intestin a été refoulé en masse, en haut, en arrière et sur les côtés; il semble qu'on ait sous les yeux une membrane d'un gris blanchâtre, tomenteuse, qui laisse deviner seulement, à ses saillies et ses enfoncements, le relief des anses intestinales.

Quant au pus, il présente tous les caractères que nous lui avons précédemment décrits à propos de la pleurésie purulente à pneumocoques. C'est un pus épais, bien lié, de coloration parfois blanchâtre; mais quelquefois au contraire d'un vert porracé extrêmement marqué. Souvent l'on rencontre dans son intérieur d'énormes masses constituées par des dépôts fibreux, qu'on ne saurait mieux comparer qu'à de gros bourbillons. Le pus est sans odeur, ce qui le différencie du pus de l'appendicite.

L'examen microscopique permet d'y constater la présence de pneumocoques, c'est-à-dire de microcoques, associés deux à deux, en forme de flammes de bougie, dont les pointes sont opposées l'une à l'autre, encapsulés et colorables par le Gramm.

Les cultures sur bouillon donnent un dépôt ténu, qui trouble le bouillon; les cultures sur agar présentent de petits points transparents qu'on a l'habitude de comparer à des gouttelettes de rosée. Enfin l'inoculation à la souris blanche détermine chez elle une septicémie rapidement mortelle.

Si la maladie est livrée à elle-même, on voit la moitié sous-ombilicale du ventre augmenter progressivement de volume, la tumeur affecte la forme d'une courbe dont la convexité, tournée par en haut, affleure l'ombilic. On voit la cicatrice ombilicale se déplisser et affecter la forme d'une hernie, comme il arrive dans certaines ascites; la peau rougit, s'amincit, et se perfore, en donnant écoulement à une quantité considérable de pus. On a pu observer, dans ces conditions, la guérison spontanée; mais le fait est assez exceptionnel. En effet, l'ouverture se trouve placée, non pas dans une situation déclive, comme il convient toujours dans le traitement des collections purulentes, mais à la partie supérieure de la poche. D'où la stagnation du pus et la production d'accidents septicémiques. Dans un cas, on a pu voir, consécutivement à l'ouverture à l'ombilic, se faire une seconde ouverture dans le vagin, amenant la guérison.

Nous nous sommes efforcés de tracer, de la péritonite à pneumocoques, un tableau aussi net que possible, qui permette de la reconnaître d'emblée pour ainsi dire, quand on la rencontrera en clinique. Ce tableau peut se résumer de la façon suivante : début brusque par des douleurs violentes accompagnées de vomissements et de diarrhée ; puis, période de calme, à laquelle succède l'apparition, dans la région sous-ombilicale, d'une tumeur fluctuante, assez bien circonscrite, qui tend à pointer à l'ombilic.

Mais il ne faut pas schématiser à l'excès, et laisser croire que le tableau précédent contienne toutes les péritonites à pneumocoques. A côté de la forme enkystée, il est malheureusement des formes diffuses, beaucoup plus difficiles à reconnaître, et dont le pronostic est aussi beaucoup plus grave.

Ici, comme dans l'appendicite, on est conduit à en distinguer deux formes, la forme septique et la forme purulente. A propos de ces deux formes, nous pouvons répéter ce que nous avons dit déjà, en parlant de l'appendicite. La forme septique diffuse implique une virulence très grande du microbe infectant, et un défaut de réaction de la part du malade. Ce que l'on rencontre dans l'abdomen, c'est une sérosité trouble, bien plutôt que du pus. De très bonne heure, l'état général est profondément atteint ; on observe la dissociation du pouls et de la température. Dans la forme purulente, la sécrétion du pus en abondance indique la tendance de l'organisme à lutter par une leucocytose considérable contre l'infection. Aussi le pronostic, tout en restant fort grave, l'est-il moins que dans la forme septique d'emblée.

Pathogénie. — L'agent d'infection, c'est le pneumocoque, déterminé pour la première fois par Pasteur dans la salive d'un enfant rabique, et qui existe normalement dans la bouche et dans le pharynx. L'infection se fait bien évidemment par la voie sanguine ; mais, à cet égard, il y a lieu de distinguer deux modes d'envahissement, deux formes pathogéniques de la péritonite à pneumocoques, suivant qu'elle se montre comme manifestation primitive de l'infection, ou qu'elle est secondaire à une autre localisation, par exemple, à une pneumonie ou à une broncho-pneumonie. En pareil cas, après la défervescence du foyer pulmonaire, on voit le ventre devenir douloureux, et les phénomènes de la péritonite à pneumocoques se manifester. Mais il ne faut pas croire que ce soit là le mode le plus habituel d'invasion. Bien au contraire, si, dans un certain nombre de cas, on voit des péritonites généralisées à pneumocoques se montrer à la suite d'une infection pneumococcique du côté du poumon, le plus souvent la péritonite enkystée survient comme forme primitive. Force est donc d'admettre que l'infection s'est faite par une autre voie que la voie pulmonaire. Or, il est un fait parfaitement établi en clinique et dont on ne saurait ne pas tenir compte au point de vue de la pathogénie. C'est la fréquence infiniment plus grande de la péritonite à pneumocoques dans le sexe féminin. Il est donc bien probable que l'infection se fait très souvent par les voies génitales. On sait, du reste, quelle est la fréquence des vulvites chez les petites filles.

Diagnostic. — Si la forme enkystée de la péritonite à pneumocoques arrivée à son complet développement présente une physionomie caractéristique, qui permet difficilement de la méconnaître, il est loin d'en être ainsi dans les phases du début. La fièvre intense avec diarrhée et prostration peut faire penser à une fièvre typhoïde.

C'est surtout avec l'appendicite qu'on est exposé à commettre la confusion. Toutefois, dans l'appendicite, les douleurs sont plus nettement localisées à la fosse iliaque droite; on constate le point de Mac Burney; ce qui domine, c'est la constipation, tandis que, dans la péritonite à pneumocoques, on constate dès le début de la diarrhée. Enfin, souvent, en cas d'appendicite, des crises antérieures viennent mettre sur la voie du diagnostic.

Si l'on ne voit le malade qu'un certain temps après le début des accidents, et qu'on n'ait pas de détails précis sur la première période de la maladie, c'est surtout avec la péritonite tuberculeuse que la confusion sera faite. En effet, on se trouve en présence d'un malade amaigri par la suppuration, présentant une distension de l'abdomen avec fluctuation évidente, que l'on croit constituée par du liquide ascitique. L'erreur est encore plus à craindre si le malade porte quelque autre lésion qu'on puisse rapporter à la tuberculose. C'était le cas d'un petit garçon que j'ai observé autrefois dans mon service des Enfants-Assistés, et qui, quelques semaines avant sa péritonite, avait présenté au pied un abcès pouvant passer pour un abcès tuberculeux.

Faisons remarquer cependant que, dans la péritonite tuberculeuse, les lésions sont moins circonscrites. En même temps que des signes d'ascite, on constate des masses dures, des gâteaux péritonéaux isolés les uns des autres, des zones de matité à côté de zones sonores, de petits gargouillements fins et très superficiels.

Plus tard, quand la péritonite à pneumocoques tend à s'ouvrir à l'ombilic, on peut la confondre avec un phlegmon profond ou sous-péritonéal de la paroi abdominale. Mais, dans le phlegmon, on sent un gâteau, un véritable plastron dans l'épaisseur même de la paroi abdominale antérieure; de plus, souvent il existe des troubles antérieurs, soit du côté de l'intestin, soit du côté de la vessie.

Enfin, c'est surtout dans les formes diffuses, généralisées, que le diagnostic devient difficile. On peut penser à une péritonite généralisée d'origine appendiculaire, à une perforation intestinale. Au reste, en présence de la gravité absolue des accidents, il n'y a pas à s'attarder à une longue discussion; dans tous ces cas, la seule chance de guérison du malade est dans une prompte intervention.

Restent certaines formes d'infection, telles que l'infection staphylococcique et streptococcique que l'examen bactériologique seul permettra de reconnaître. Disons toutefois que, dans la péritonite gonococcique, l'issue funeste constitue une très rare exception. Le plus souvent, les symptômes inquiétants du début se calment, et la maladie évolue vers la guerison.

Traitement. — Dans toutes les formes de la péritonite à pneumocoques, le seul traitement utile, c'est la laparotomie. Dès que la présence du pus nettement collecté a été reconnue, la laparotomie est pratiquée sur la ligne médiane. Quand le pus a été évacué en totalité, on assure le drainage par deux gros drains adossés en canon de fusil, et conduits jusque sur le plancher pelvien. La guérison est la règle, en cas de péritonite enkystée; dans les formes diffuses, le pronostic est au contraire d'une haute gravité.

III. — DE L'INVAGINATION INTESTINALE

Les diverses formes de l'occlusion intestinale qui appartiennent à la chirurgie des adultes se rencontrent aussi chez l'enfant. Déjà nous avons eu l'occasion de parler de l'occlusion par brides se faisant au cours de la péritonite tuberculeuse; on voit également des cas de torsion de l'intestin (volvulus); il est même des cas de torsion complète de l'intestin autour de son mésentère. Une cause particuliere se trouve dans la persistance du diverticule de Meckel, soit que ce diverticule, libre dans la cavité abdominale, vienne à contracter des adhérences avec une anse intestinale voisine, et constitue ainsi une bride sous laquelle s'étrangle l'intestin, soit qu'il soit resté adhérent à l'ombilic, auquel cas il est tout disposé pour jouer le même rôle. Mais au-dessus de toutes ces formes, il en est une qui appartient plus spécialement à l'enfance, et à laquelle nous consacrerons une description : c'est l'invagination intestinale.

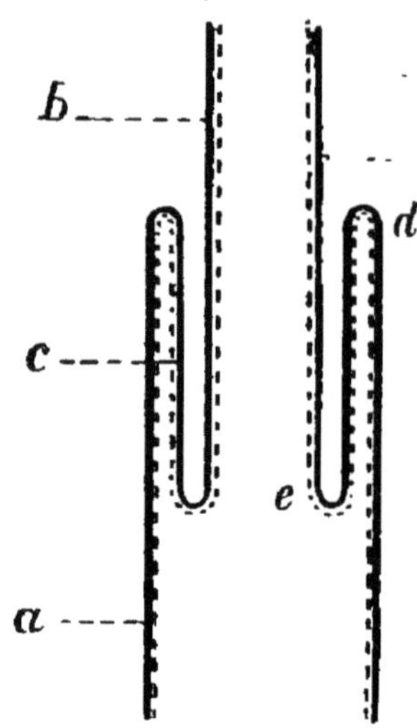

Fig. 445. — Schéma de l'invagination intestinale.

Sous le nom d'invagination intestinale, on décrit la pénétration d'un segment d'intestin dans le segment voisin. Nous dirions bien la pénétration d'un segment d'intestin dans le segment sous-jacent. C'est ainsi en effet que les choses se passent le plus souvent : mais la définition ne serait pas assez compréhensive. Il est en effet des cas où l'invagination se fait en sens inverse, c'est-à-dire de bas en haut : mais ils sont beaucoup plus exceptionnels.

Si, sur un schéma, nous examinons comment les choses se passent, vous voyons qu'au niveau de l'invagination se rencontrent trois cylindres superposés : en dehors, le cylindre extérieur, invaginant, *a*, à la partie interne, le cylindre interne ou cylindre invaginé, *b* ; entre les deux, se trouve le cylindre moyen, *c*, qui se termine supérieurement par un rebord mousse, libre au dehors, *d*, qu'on appelle le collier de l'invagination, et inférieurement, par un rebord opposé, libre dans la cavité de l'intestin, *e*, et auquel on donne le nom de tête de l'invagination.

Telle est la disposition des parties dans les cas les plus simples ; mais il arrive, dans des cas exceptionnels, qu'on rencontre une disposition beaucoup plus compliquée. L'invagination intestinale, constituée comme nous venons de le dire, peut pénétrer dans une anse d'intestin sous-jacente, de sorte qu'on rencontre, à un même niveau, cinq parois intestinales superposées : c'est l'invagination doublée. Cette dernière peut elle-même pénétrer dans un nouveau segment d'intestin pour donner naissance à une invagination triplée ou à sept cylindres; mais ce sont là des cas tout à fait exceptionnels.

Voyons comment les choses se passent dans les cas habituels, c'est-à-dire dans l'invagination simple, à triple cylindre, et pour

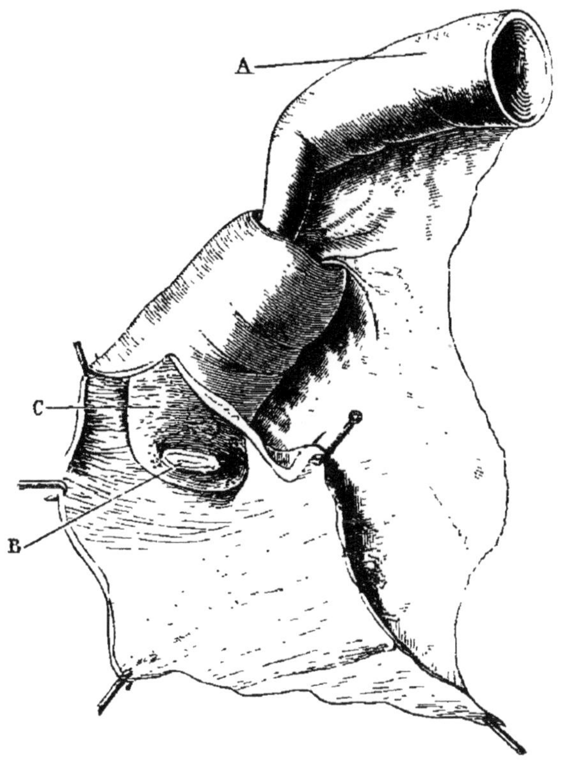

Fig. 446. — Invagination intestinale. — A. Bout supérieur; B, bout inférieur, ouvert pour laisser voir l'anse invaginée C.

cela reprenons le schéma décrit précédemment. Nous y voyons que les deux cylindres interne et moyen, *b* et *c*, sont adossés l'un à l'autre par leur surface séreuse. Il en résulte que des adhérences solides peuvent se former entre elles, adhérences qui s'opposeront à la pénétration des matières intestinales dans la cavité péritonéale et rétabliront la continuité de l'intestin, après l'élimination du cylindre invaginé. C'est par le mécanisme de la gangrène que se produira cette élimination. Le collier de l'invagination constitue un véritable orifice dans lequel la paroi intestinale se trouve resserrée; d'ailleurs, elle n'y pénètre pas seule; elle est accompagnée par le mésentère, dont la présence a ceci d'avantageux qu'il représente un lien exerçant sur l'intestin une véritable traction et limitant l'étendue de la portion invaginée. Par sa traction, cette corde mésentérique imprime même au segment invaginé la disposition d'une courbe dont la concavité répond au bord mésentérique. Mais s'il y a là une disposition avantageuse à un certain point de vue, il ne faut pas oublier que c'est dans le

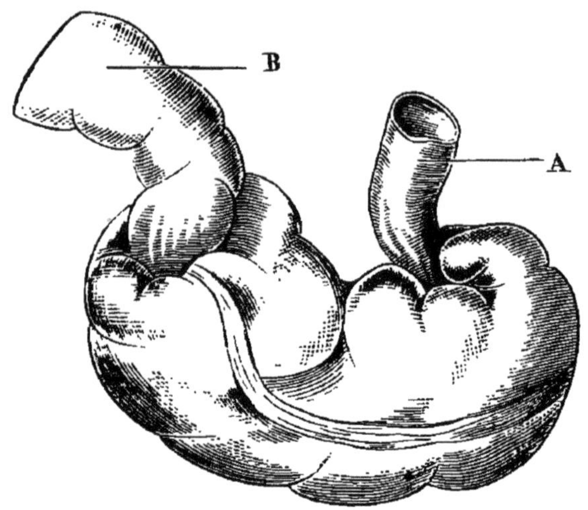

Fig. 447. — Invagination double. — A, intestin grêle; — B, colon.

mésentère que cheminent les vaisseaux chargés de nourrir la paroi intestinale : tout d'abord le sang artériel continuant à pénétrer, il y aura gêne de la circulation en retour, d'où la tuméfaction et l'œdème du cylindre invaginé. Celle-ci a pour conséquence de s'opposer à la réduction de l'invagination ; en outre, elle exerce une compression sur les veines elles-mêmes, de sorte qu'à un moment donné, la circulation se trouve complètement arrêtée. Il peut en résulter une gangrène totale du cylindre invaginé ; grâce aux adhérences existant au niveau du collier, cette élimination peut se faire sans qu'il y ait de péritonite. Ainsi peut s'obtenir la guérison spontanée. Mais cette évolution heureuse est extrêmement rare.

Un point important à étudier, c'est celui du siège de l'invagination. A ce point de vue, tous les cas d'invagination peuvent être divisés en quatre grands groupes : 1° les invaginations portant sur l'intestin grêle isolément, invaginations iléales ou entériques; 2° les invaginations iléo-côliques, c'est-à-dire dans lesquelles la terminaison de l'intestin grêle s'invagine dans le côlon ascendant; 3° les invaginations iléo-cæcales, dans lesquelles l'invagination porte sur le cæcum lui-même, de sorte que la valvule iléo-cæcale et le cæcum retourné forment la tête de l'invagination; 4° enfin, les invaginations côliques, où une partie du côlon s'invagine dans une portion voisine du même intestin. Ces quatre variétés d'invagination sont bien loin d'avoir la même fréquence.

Dans une étude générale sur l'invagination intestinale, Leichtenstern a trouvé, sur 100 cas d'invagination, 44 invaginations iléo-cæcales, 18 invaginations côliques, 8 iléo-côliques, et 30 de l'iléon seul ou entériques. Mais si, comme l'a fait Wiggin, on considère l'invagination chez les enfants seulement, on trouve pour l'invagination iléo-cæcale une proportion infiniment plus forte, 89 p. 100. Dans une statistique récente, Grisel, envisageant l'invagination intestinale chez les nourrissons exclusivement, c'est-à-dire, dans la première année, constate que, sur 183 cas de cette espèce, il y avait 149 invaginations iléo-cæcales, soit 82 p. 100, et 20 cas d'invagination iléo-côlique, soit 11 p. 100; l'invagination entérique était représentée par 5 cas seulement, et l'invagination côlique par 2. De tous ces chiffres se dégage une notion extrêmement importante, à savoir que, chez les enfants surtout, l'immense majorité des cas d'invagination intestinale portent sur la terminaison de l'intestin grêle et sur le gros intestin.

Cette considération du siège a la plus grande importance au point de vue de l'étendue de l'invagination. Quand une anse d'intestin grêle pénètre dans une portion du même intestin, le calibre des deux cylindres invaginant et invaginé étant le même, on comprend que bientôt la portion invaginée est le siège d'une constriction qui s'oppose à la pénétration d'une nouvelle quantité d'intestin. Aussi l'invagination, en pareil cas, présente-t-elle peu d'étendue. Au contraire, quand il s'agit d'une invagination iléo-cæcale, la masse pénétrant de bas en haut dans le gros intestin, dont le calibre et la mobilité sont considérables, sans cesse de nouvelles portions d'intestin pénètrent dans son intérieur, et ainsi le boudin d'invagination arrive jusque dans le rectum, et peut même faire issue à travers l'anus.

Il n'en va pas de même quand il s'agit d'une invagination iléo-côlique. Ici, le cæcum et la valvule iléo-cæcale demeurent en place; elle représente pour ainsi dire un anneau au travers duquel l'intestin grêle fait hernie. On comprend que, dans ces conditions, le mécanisme d'accroissement de l'invagination sera très différent de ce qu'il était dans les cas précédents. Ici, ce n'est plus le cylindre invaginant qui pénètre progressivement de bas en haut dans la masse pour augmenter son volume. Il représente au contraire le point fixe, et c'est l'anse invaginée qui s'insinue de haut en bas à travers la valvule iléo-cæcale; aussi, dans ces conditions, le volume de l'invagination est-il assez limité.

Il est, en ce qui concerne l'invagination iléo-cæcale, un point intéressant à noter. Dans un certain nombre de cas, c'est la valvule iléo-cæcale elle-même qui forme la tête de l'invagination; aussi a-t-on dit qu'en pareil cas, il s'agissait d'une invagination de la tête du cæcum, invagination cæcale du caput cæci; dans d'autres cas, au contraire, l'invagination a commencé par l'appendice, qui a pénétré de bas en haut dans les parois du cæcum. Aussi, dans les cas de cette nature, a-t-on pu voir sur le cylindre invaginé deux orifices, l'un répondant à l'appendice, l'autre à la valvule iléo-cæcale.

Étiologie et pathogénie. — Un fait domine toute l'étiologie de l'invagination intestinale, à savoir que c'est essentiellement une maladie de l'enfance. Mais cette notion ne suffit pas; il faut ajouter : une maladie de la première enfance, et même de la première année; car, c'est le plus souvent chez les nourrissons qu'on l'observe.

Toutes les statistiques sont unanimes à cet égard :

Leichtenstern, sur 593 cas, en trouve 131 dans la première année, dont aucun dans les deux premiers mois; 80, de quatre à six mois, et 49, de deux à cinq ans.

D'après Pilz, sur 162 cas de zéro à quatorze ans, 91 appartiennent à la première année, dont 3 au-dessous de deux mois, 10 jusqu'à quatre mois; 55, de quatre à six mois; 23, de sept à douze mois; 71, de un à quatorze ans.

Widerhofer compte 48 cas, dont 32 dans la première année; sur le total des invaginations, Treves en trouve 53 p. 100 dans les dix premières années, et 25 p. 100 dans les douze premiers mois,

Dans sa statistique portant sur 300 observations dans lesquelles l'âge des malades était indiqué, M. Grisel en trouve 204, c'est-à-dire 68 p. 100, qui sont relatives à des nourrissons âgés de moins d'un an.

Ainsi donc, il ne saurait y avoir de doute, l'invagination intestinale est surtout une maladie de la première enfance, et, en particulier, une maladie du nourrisson.

Une autre circonstance également bien établie, c'est l'influence du sexe : toutes les statistiques démontrent en effet que l'invagination intestinale est beaucoup plus fréquente dans le sexe masculin.

A côté de ces circonstances relatives à l'âge et au sexe des malades, il est encore un certain nombre de conditions pathologiques dont l'importance est bien établie. On comprend, par exemple, que les tumeurs diverses, des corps étrangers de l'intestin, des polypes surtout, puissent, par leur poids, par leur volume croissant, entraîner avec eux la paroi intestinale et déterminer l'invagination. Comme cause, il faut encore citer la présence d'un diverticule de Meckel, qui, s'invaginant dans la paroi de l'intestin, amorce pour ainsi dire la maladie. Enfin, nous avons dit que l'invagination pouvait débuter également par l'appendice iléo-cæcal. On comprend que cette éventualité aura surtout des chances de se produire lorsque les parois de l'appendice seront préalablement altérées, du fait d'une appendicite chronique.

A côté de ces causes locales, il faut faire intervenir les causes générales dont la plus puissante, c'est une mauvaise hygiène, une alimentation irrationnelle, et les troubles gastro-intestinaux, qui en sont la conséquence. Ce sont là sans doute des causes fort importantes. Mais, il faut bien le dire, nous voyons l'invagination intestinale se produire chez des enfants nourris au sein par leur mère, et parfaitement bien portants, en dehors par conséquent de toute influence appréciable. La cause la plus générale qu'on puisse indiquer est suivant moi la puissance énorme des actions réflexes chez les tout petits enfants. Il se produit, à un moment donné, un spasme violent, en un point limité de l'intestin ; puis, sous l'influence de la contracture péristaltique, ce point resserré de l'intestin pénètre brusquement dans le segment intestinal sous-jacent, absolument comme une masse d'intestin se précipite dans un anneau herniaire pour s'y étrangler.

Étude clinique. — Le début est habituellement brusque. S'il s'agit de nourrissons, ils traduisent leurs douleurs par leurs cris et une violente agitation ; ils refusent de prendre le sein. L'enfant est-il au contraire en âge d'indiquer ses sensations, il accuse une douleur dans la fosse iliaque droite avec des irradiations douloureuses dans le reste de l'abdomen. En même temps, l'état général s'aggrave; les traits sont tirés, la température s'abaisse, il y a un état de collapsus souvent très marqué.

Aux douleurs se joignent les vomissements. Ceux-ci sont le plus souvent très précoces, et se renouvellent très fréquemment. D'abord alimentaires, puis bilieux, ils prennent rarement le caractère fécaloïde, sauf dans les cas où il y a gangrène du bout invaginé, et où l'élimination a tendance à se produire.

Il suffit de se remettre sous les yeux le schéma que nous avons donné en commençant pour se convaincre que, tout d'abord, il n'y a pas oblitération complète du calibre de l'intestin; aussi l'évacuation des matières et des gaz n'est-elle pas entièrement supprimée. De temps en temps, l'enfant rend quelques gaz; mais, ce qui est surtout caractéristique, c'est la nature des matières rendues par l'anus. Ce sont habituellement des parcelles de matières fécales, mélangées à des mucosités abondantes, et à une quantité variable de sang. Le plus souvent, cette quantité de sang est assez minime; mais il arrive qu'elle soit assez abondante pour entraîner la mort. Ce caractère des selles sanguinolentes, indiqué dès longtemps par Cruveilhier, est de la plus haute importance au point de vue du diagnostic de l'invagination intestinale. En effet, chez les enfants, il ne fait presque jamais défaut. On en a facilement l'explication, si l'on réfléchit aux conditions anatomiques que nous avons précédemment indiquées. Il y a une congestion veineuse considérable dans le cylindre invaginé, congestion allant jusqu'à la rupture et provoquant des hémorragies interstitielles dans l'épaisseur des tuniques intestinales, et à la surface de la muqueuse.

La quantité de matières rendues est toujours peu considérable; et quand l'invagination est définitivement constituée, la constipation devient absolue. Plus tard, elle peut faire place à une diarrhée excessivement fétide, qui dénote la gangrène complète du cylindre invaginé, et le rétablissement de la perméabilité intestinale.

La palpation du ventre doit être pratiquée avec le plus grand soin. Elle permettra, dans un très grand nombre de cas, de constater la présence d'une tumeur répondant à la masse formée par l'invagination. Dans quelques cas, il s'agit d'une tumeur arrondie, globuleuse, mobile transversalement. Mais très souvent, elle prend la forme d'un boudin, ou d'un cylindre allongé, dont le siège peut être variable. Habituellement, la tumeur, répondant à une invagination iléo-cæcale, se trouve située dans la fosse iliaque droite. Au fur et à mesure qu'elle augmente d'étendue, elle remonte jusqu'au-dessous du foie; elle peut même répondre à la portion moyenne de l'abdomen, et faire saillie jusque dans la fosse iliaque gauche. Le déplacement de la tumeur permet ainsi de mesurer le progrès de l'invagination.

Déjà nous avons dit que le boudin invaginé peut même venir faire saillie dans l'intérieur du rectum. De là l'importance du toucher rectal dans les cas d'invagination intestinale. Le toucher permet de constater dans l'intérieur du rectum la présence d'une tumeur mollasse, arrondie, dont le doigt fait tout le tour, sans parvenir à découvrir un pédicule, un point d'attache à la paroi intestinale; ce qui, outre le volume beaucoup plus considérable de la tumeur, fait le diagnostic avec un polype du rectum. Généralement la surface de la tumeur est saignante, et le doigt revient couvert de mucosités sanguinolentes. Si déjà l'invagination est gangrénée, son volume et sa consistance sont beaucoup moindres, et le doigt explorateur rapporte un liquide sanieux, excessivement fétide.

Un degré de plus, et la masse invaginée fait saillie à travers l'orifice anal. Lorsque cette procidence à travers l'anus se montre de bonne heure, il peut se faire que l'intestin ne soit pas encore sphacélé, mais présente seulement une teinte violacée, noirâtre. Cette coloration spéciale et l'absence de pédicule serviront à différencier l'invagination intestinale du prolapsus rectal. Lorsque déjà la masse saillante à travers l'anus présente tous les caractères du sphacèle, le diagnostic ne saurait plus prêter à aucun doute. Nous avons dit que c'était là un mode possible de guérison spontanée; toutefois, chez les enfants surtout, cette issue favorable est excessivement rare. Le plus souvent la mort survient, soit par péritonite, soit par septicémie.

Au point de vue de la marche, on peut diviser tous les cas d'invagination intestinale en trois grands groupes, suivant qu'il s'agit d'invaginations aiguës, subaiguës ou chroniques. On peut même dire qu'il y a des cas où la marche est suraiguë, puisqu'on a vu la mort survenir après treize heures. D'après Leichtenstern, la mort survient dans 80 p. 100 des cas, avant le septième jour, pour les enfants âgés de moins d'un an; chez les enfants plus âgés, elle se montre entre la fin de la première semaine et le commencement de la seconde.

Dans les formes subaiguës, la durée de la maladie peut se prolonger pendant vingt-cinq à trente jours, sans que l'issue en soit plus heureuse. La marche chronique est très rare chez les enfants. Si nous examinons avec Grisel le tableau des 106 cas d'invagination traités à Saint-Thomas Hospital de 1875 à 1900, nous voyons que, sur 102 cas, où la durée de l'affection est indiquée, il y en a 100 aigus et 2 chroniques. Sur 102 cas, 81, tous aigus, appartiennent à des enfants âgés d'un an au plus; les 2 cas chroniques ont été observés chez des enfants de deux et de trois ans.

Diagnostic. — D'une manière générale, on peut dire que, pour qui connaît bien les symptômes de l'invagination intestinale et les conditions dans lesquelles elle se montre, le diagnostic ne présente pas de difficultés.

L'erreur la plus fréquemment commise chez les très jeunes enfants, c'est de prendre les débuts de l'invagination pour une entéro-côlite. Sans doute, les deux affections peuvent donner naissance à de violentes douleurs; mais, dans l'invagination, l'altération de l'état général est beaucoup plus rapide. En outre, il y a de la constipation; l'enfant rend seulement des mucosités sanguinolentes, tandis que, dans l'entéro-côlite, il y a une diarrhée abondante.

Chez les enfants plus âgés, la confusion est surtout faite avec l'appendicite. J'ai déjà eu l'occasion de dire que, dans l'invagination, la tumeur est beaucoup plus circonscrite, et même mobile transversalement, tandis que, dans l'appendicite, il s'agit d'une tuméfaction diffuse, dont les limites sont difficilement établies, et complètement immobile. Enfin, le début de l'appendicite a été marqué par de la fièvre, ce qui n'est pas le cas pour l'invagination.

On n'oubliera pas que l'invagination constitue la forme par excellence de l'obstruction intestinale chez les enfants, et qu'elle appartient surtout à la première enfance, voire même à la première année. En un mot, c'est surtout une affection des nourrissons. Au point de vue des symptômes, que l'on n'oublie pas la présence presque constante des évacuations sanguinolentes, que l'on recherche par une palpation soigneuse de l'abdomen le boudin d'invagination, enfin que l'on ne néglige pas le toucher rectal, et l'on est à peu près certain de ne pas laisser inaperçu un cas d'invagination intestinale.

C'est en effet d'un prompt diagnostic que dépend essentiellement le pronostic de la maladie.

Traitement. — Il est une remarque intéressante à faire, c'est que la plupart des faits qui nous servent à établir le traitement de l'invagination intestinale nous viennent d'Angleterre. On peut dès lors se demander si, dans l'étiologie de l'affection, la question de race ne joue pas un très grand rôle. Il est possible aussi que la question d'hygiène, différente dans les différents pays, ait une grande importance. Enfin, peut-être aussi la maladie paraît-elle plus fréquente en Angleterre, parce qu'elle y est mieux connue, et plus souvent diagnostiquée. Il n'est pas impossible qu'il y ait une part de vérité dans chacune de ces trois opinions, et que le jour où les praticiens français connaîtront mieux les caractères de l'invagination intestinale dans la première enfance, elle paraisse plus fréquente parmi nous.

Quoi qu'il en soit, l'assimilation est complète, au point de vue du traitement, avec la hernie étranglée. Dès que la maladie est reconnue, il faut en obtenir la réduction. Pour cela, deux méthodes s'offrent à nous, l'une non sanglante, l'autre sanglante.

La méthode non sanglante consiste à chercher la réduction de l'intestin invaginé par la distension de la cavité intestinale. Pour cela, on peut avoir recours, soit à l'insufflation d'air, soit à l'injection d'eau. L'insufflation peut se faire d'une manière très simple à l'aide d'une sonde en caoutchouc montée sur la soufflerie du thermo-cautère.

On préfère généralement à l'insufflation les grands lavements, administrés à l'aide d'une sonde en caoutchouc rouge et d'un bock placé à une hauteur de 80 centimètres environ. On se servira d'eau salée à 38°, et on introduira une quantité variable de liquide suivant l'âge, soit un demi-litre environ. Un aide rapproche fortement les deux fesses l'une de l'autre de façon à fermer l'orifice anal, et à s'opposer au reflux du liquide au dehors. L'enfant est placé dans une position oblique, le siège beaucoup plus élevé que la tête et les épaules. Le chirurgien suit par la palpation les modifications subies par la tumeur qui devient de moins en moins apparente, et qui se déplace vers la droite. Souvent la désinvagination reste incomplète, et il est nécessaire de parfaire par le massage le résultat obtenu. Ultérieurement on soumet le malade à l'administration de l'opium, pour s'opposer à la reproduction de l'invagination.

Bon nombre de guérisons ont pu être obtenues par cette méthode; il ne saurait donc être question de la proscrire complètement dans le traitement de l'invagination intestinale. Il en est ici comme du taxis dans l'étranglement herniaire qui, dans le début des accidents, et si l'on n'est pas placé dans des conditions possibles pour l'exécution de la kélotomie, peut trouver son indication. De même, pour que le traitement par l'insufflation ou par les injections soit applicable, il faut qu'on soit en présence d'une invagination récente. C'est ce que démontre bien la statistique de Barker qui, sur 10 cas, donne 8 guérisons et 2 morts.

De 1 à 12 heures, il y a 5 cas avec 5 guérisons.

De 12 à 24 heures, 3 cas, 2 guérisons, 1 mort.

De 24 à 36 heures, 2 cas, 1 guérison, 1 mort.

Ainsi donc, dans les douze premières heures, tous les cas ont été suivis de guérison. Passé ce moment, il faut avoir recours à l'intervention sanglante.

La laparotomie sera faite, suivant les circonstances, soit sur la ligne médiane, soit sur le bord externe du muscle grand droit de l'abdomen. C'est seulement dans les cas où la tumeur sera située manifestement à droite, qu'il pourra y avoir avantage à inciser la gaine de ce dernier muscle ; le plus souvent, l'incision sera faite sur la ligne médiane. Si la tumeur est assez petite et assez mobile pour qu'elle puisse être attirée en dehors de l'abdomen, il y aura avantage à suivre cette méthode, de façon à faire autant que possible une opération extra-péritonéale. L'invagination étant reconnue, on procède à la réduction en suivant le conseil donné par Hutchinson, c'est-à-dire qu'on se garde bien d'exercer des tractions sur le bout invaginé. On aurait à craindre, en opérant ainsi, la rupture d'un intestin dont les parois sont toujours plus ou moins friables. On procède au contraire par expression, en pressant doucement de bas en haut à travers les parois intestinales sur le cylindre invaginé. C'est seulement en finissant qu'on s'aidera de quelques tractions douces sur l'anse invaginée, car c'est toujours en arrivant à la tête ou au sommet de l'invagination qu'on éprouve le plus de résistance à la réduction.

La réduction complète étant obtenue, il convient d'examiner soigneusement l'état de la paroi intestinale, pour voir si elle ne présente pas une coloration grisâtre qui dénote la tendance au sphacèle ou des déchirures multiples de sa tunique séreuse. Dans ces conditions, il convient de drainer la cavité péritonéale à l'aide d'une mèche de gaze iodoformée. Si, au contraire, l'intestin est parfaitement sain, on peut refermer l'abdomen, après avoir lavé l'anse invaginée avec le sérum artificiel.

Un fait qui devait nécessairement préoccuper les opérateurs, c'est la possibilité des récidives : on les a observées en effet un certain nombre de fois. De là, l'intervention de procédés opératoires destinés à les empêcher. C'est ainsi qu'on a fixé la portion d'intestin désinvaginé à la paroi abdominale : on a proposé également de raccourcir le mésentère en lui faisant une plicature parallèle à l'intestin. Dans un cas, M. Jalaguier a cherché à prévenir une réinvagination du cæcum, en déterminant une plicature longitudinale sur cette portion de l'intestin. Tous ces procédés sont applicables suivant les cas ; mais ils ont tous l'inconvénient de prolonger l'opération. Aussi, d'une manière générale, est-il préférable de compter sur l'emploi de l'opium pour immobiliser l'intestin et s'opposer à sa réinvagination.

Un phénomène assez souvent noté à la suite de la désinvagination, c'est une ascension considérable de la température. Elle a probablement sa source dans la résorption des produits septiques contenus dans l'anse invaginée. Enfin, même quand l'opération a bien réussi, le malade n'est pas à l'abri de tout accident. Outre la possibilité des récidives, on a observé parfois sur l'intestin des rétrécissements, des coudures, qui donnent naissance à de nouveaux phénomènes d'occlusion.

Il est intéressant de savoir quels sont les résultats fournis par l'opération dans les cas où la désinvagination a pu être obtenue.

Si nous consultons à cet égard la statistique établie par M. Grisel, nous voyons que les 147 cas rassemblés par lui fournissent une mortalité globale de 40 p. 100.

Si nous envisageons les résultats suivant la période à laquelle l'opération a été pratiquée, nous trouvons :

Operations faites	à la 12e heure.....	Mortalité.	14	p. 100.
—	à la 24e —	—	39	—
—	à la 36e —	—	36	—
—	au 2e jour.....	—	37	—
—	au 3e —	—	54	—
—	au 4e —	—	78	—

Ces résultats montrent donc, d'une manière évidente, la nécessité d'un prompt diagnostic et d'une intervention aussi rapide que possible.

Lorsque l'on se trouve en présence d'une invagination irréductible, on pourrait penser à l'établissement d'un anus contre nature permettant l'évacuation des matières fécales, en attendant l'élimination du cylindre invaginé. Mais la clinique démontre que ce moyen, logique en apparence, ne fournit que des insuccès. Ainsi donc, que l'on ait affaire à une invagination irréductible, ou que l'on se trouve en présence d'un segment d'intestin gangrené ou ulcéré, c'est à la résection de l'intestin qu'il faut avoir recours.

Celle-ci peut être faite par deux procédés : dans l'un, on supprime le segment d'intestin malade, et l'on réunit les deux bouts par la suture. Dans l'autre, on imite le mode de guérison spontanée, c'est-à-dire qu'on ouvre d'abord le cylindre invaginant, et qu'à travers cette boutonnière, on pratique la résection de la portion invaginée.

Dans le procédé de Widenham Maunsell, on sectionne longitudinalement la gaine. On transfixe par deux fils la base des deux cylindres invaginés qui sont réséqués. Les deux moignons restants sont réunis par une série de points de suture; enfin, l'incision longitudinale faite à la gaine est refermée.

Barker a perfectionné le procédé de Maunsell en commençant par suturer le collier d'invagination à la partie sus-jacente de l'intestin, de façon à protéger efficacement la grande séreuse péritonéale.

Dernièrement, Israël a conseillé de commencer par attirer au dehors le côlon ascendant et de le suturer au péritoine de la paroi abdominale, de façon à faire toutes les manœuvres de résection pour ainsi dire hors du ventre. Jusqu'ici, malheureusement, les procédés de résection à travers l'anse invaginante n'ont pour ainsi dire pas donné de succès; aussi la résection franche avec suture des deux bouts se présente-t-elle comme la méthode de choix.

L'invagination chronique est rare, avons-nous dit, chez l'enfant; c'est la résection intestinale qui, dans cette forme, constitue le meilleur traitement. Dans ces conditions, elle aurait donné, d'après la statistique de Grisel, 17 guérisons sur 21 cas, soit une mortalité qui ne dépasse pas 19 p. 100.

La procidence de l'invagination par l'anus, ou sa présence dans l'intérieur du rectum ne sont point des contre-indications à l'opération, pourvu que la masse invaginée ne soit pas encore sphacélée. Il est même intéressant de noter que des guérisons ont été obtenues dans ces circonstances particulières. Lorsque la masse procidente est gangrénée, la conduite à tenir est beaucoup plus embarrassante. Si les accidents d'occlusion sont très marqués, c'est là qu'on serait tenté de pratiquer l'anus artificiel. Malheureusement, la pratique démontre qu'il ne fournit presque pas de guérisons. Le mieux est donc de se contenter de l'expectation, tout en immobilisant l'intestin par l'emploi de l'opium. Tout au plus pourra-t-on réséquer les portions accessibles de l'invagination pour désobstruer l'intestin. C'est dans ces cas que les injections de sérum se présentent à nous comme une précieuse ressource pour soutenir les forces du petit malade, en attendant l'élimination spontanée.

CHAPITRE VI

MALADIES DE L'ANUS ET DU RECTUM

I. — POLYPES DU RECTUM

Lorsqu'une mère nous amène son enfant, parce qu'il rend du sang par l'anus, la première hypothèse que nous devions faire, c'est celle de l'existence d'un polype du rectum. Non, certes, que les hémorroïdes n'existent pas chez l'enfant; mais elles sont fort rares, et donnent très exceptionnellement lieu à des accidents. Sans être fréquents, les polypes se voient au contraire assez souvent chez les enfants. On peut les rencontrer aussi bien dans la première que dans la seconde enfance: on a même cité exceptionnellement des cas où on les a vus chez de tout jeunes enfants, de trois ou de six mois. Les garçons et les filles en sont également atteints.

Le premier symptôme qui attire l'attention, c'est l'écoulement de sang par l'anus au moment des garde-robes. Cet écoulement est en général assez peu abondant; il a pu cependant dans quelques cas prendre des proportions inquiétantes. Ce qui est surtout fâcheux pour le petit malade, c'est sa répétition; on comprend aisément que, perdant chaque jour et même plusieurs fois par jour, une certaine quantité de sang, l'enfant puisse tomber dans un véritable état d'anémie. La manière dont se fait cet écoulement sanguin mérite d'être bien précisée. Le sang n'est point noirâtre, ni mélangé aux matières fécales; il est au contraire d'un rouge vif; il tache à la surface les matières dures; on le voit s'écouler goutte à goutte, comme dans un véritable épistaxis; il forme des taches rouges à la partie postérieure de la chemise.

Les enfants éprouvent de fréquents besoins d'aller à la selle; ils ont, pendant les garde-robes, des douleurs irradiées au bas-ventre et des épreintes. Même lorsqu'ils ont rendu des matières, il semble que le besoin n'est pas satisfait, et ils continuent à pousser et à faire des efforts. Souvent ces efforts ont pour conséquence d'amener au dehors la petite tumeur. Il peut même, à la longue, se produire, comme complication, un prolapsus de la muqueuse rectale; une autre complication fréquente, c'est la rectite. D'où la production de mucosités glaireuses abondantes, qui tachent les matières rendues. Lorsque le polype a un certain volume et une consistance suffisante, il est un signe qu'on observe parfois : je veux parler d'un sillon que trace, à la surface des matières fécales, le polype, pendant la défécation.

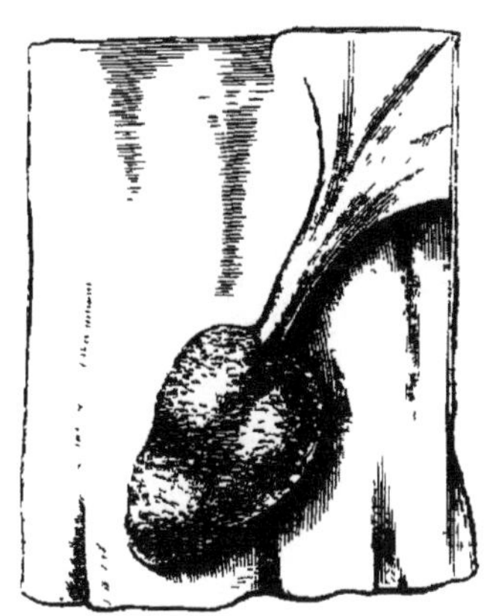

Fig. 118. — Polype muqueux.

Lorsque l'ensemble des phénomènes précédents a été constaté, le diagnostic ne laisse guère de doute. Il reste seulement à constater nettement par la vue et par le toucher, quelquefois par les deux à la fois, la présence du polype. Un bon moyen, c'est de faire administrer à l'enfant un lavement qui est rendu en présence du médecin lui-même. Souvent, au moment des efforts d'expulsion, on voit apparaître, à l'orifice anal, une petite tumeur d'un rouge foncé, qui peut être saisie entre les doigts ou avec une pince, tumeur partout libre à la périphérie, ce qui la différencie des hémorroïdes, et adhérente à la paroi rectale seulement en un point très circonscrit qui répond à son pédicule.

Même dans les cas où le polype n'est pas visible au dehors, le diagnostic peut être aisément fait par le toucher rectal. Il est bon également de débarrasser au préalable le rectum des matières contenues, par un lavement. Deux notions doivent guider dans cette recherche, à savoir que les polypes du rectum s'insèrent sur la paroi postérieure du rectum, et à peu de distance (4 ou

5 centimètres au plus, au-dessus de l'anus. Pour ma part, je n'ai jamais vu de polype s'insérant sur la paroi antérieure de l'intestin. Lorsque le polype a un certain volume et une certaine consistance, il n'est pas difficile de le reconnaître par le toucher, et même de l'accrocher avec le doigt, de façon à se rendre compte de la longueur et de l'épaisseur de son pédicule. Quand il est très mou, on est exposé à le confondre avec une boulette fécale ; mais, si on peut l'accrocher avec le doigt, ce qui n'est pas toujours très facile, car il s'échappe sous le doigt comme un noyau de cerise, si, dis-je, on peut l'accrocher avec le doigt, on reconnaît manifestement qu'il est attenant par un pédicule à la paroi rectale, et l'on peut même l'attirer au dehors. Ce n'est que dans des cas exceptionnels où tous les symptômes fonctionnels indiquent la présence d'un polype, qu'on n'a pu reconnaître, ni par la vue, ni par le toucher, qu'il devient nécessaire de recourir à l'examen à l'aide du spéculum.

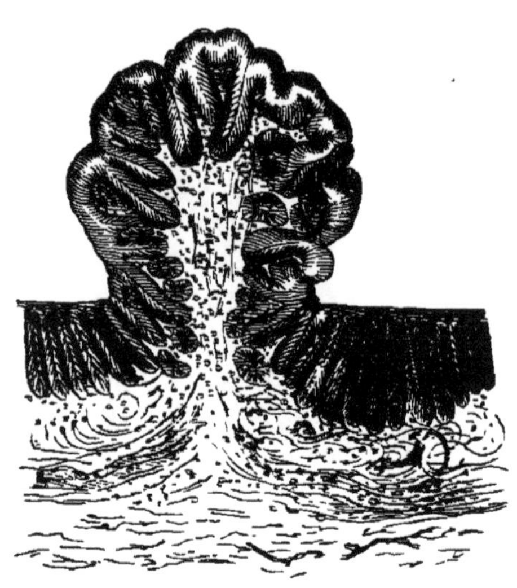

Fig. 419. — Coupe d'un polype papillaire.

Lorsque la tumeur est saillante à travers l'anus, on peut étudier ses caractères. Généralement les polypes du rectum sont de petit volume ; comparables tantôt à un noyau de cerise, tantôt à une petite noisette, ils ont une coloration d'un rouge foncé. Leur surface est tomenteuse, leur aspect framboisé. Si maintenant nous les étudions sous le champ du microscope, nous voyons que l'immense majorité de ces productions morbides, chez les enfants du moins, sont de véritables adénomes. A la coupe, au-dessous de l'épithélium de la muqueuse rectale, on rencontre de nombreux tubes glandulaires, sectionnés suivant leur grand axe, ou perpendiculairement, suivant les hasards de la coupe. Parfois, dans leur intérieur, se voient des formations kystiques. Sans doute, il existe bien des polypes du rectum, de nature fibreuse, ou plutôt fibromusculaire, comparables aux myomes utérins; mais je n'ai pas souvenir d'en avoir observé chez les enfants.

Le polype du rectum est le plus souvent isolé; il est très exceptionnel d'en rencontrer plusieurs simultanément. Mais ce qu'on note de temps en temps, ce sont des récidives après extirpation.

Traitement. — C'est ici encore une de ces affections de l'enfance que le médecin a intérêt à bien connaître, car elle lui procurera des succès faciles, en même temps qu'il rendra à ses petits malades un service évident. Rien n'est plus facile que l'extirpation des polypes du rectum. Il arrive même, de temps en temps, que le pédicule est si long et si grêle, qu'au moment où l'on accroche la petite tumeur pour l'attirer au dehors, le pédicule se rompt, et le malade est ainsi débarrassé. Ce même résultat peut se produire aussi spontanément, pendant les efforts que fait l'enfant pour aller à la selle.

Dans les cas où le pédicule est plus solide et plus court, ce même résultat ne peut être obtenu; il y a aussi à compter avec la présence de vaisseaux nombreux dans son intérieur; aussi est-il plus sage de jeter à sa base une ligature avec un fin catgut. On abrase ensuite la tumeur avec le thermocautère; on se met ainsi à l'abri de toute crainte d'hémorragie.

II. — PROLAPSUS DU RECTUM

Sous le nom de prolapsus du rectum, on décrit la chute, à travers l'orifice anal, d'une certaine étendue de la paroi rectale. Deux cas sont possibles : ou bien c'est une partie seulement de la paroi intestinale, sa muqueuse, qui fait saillie, auquel cas on a affaire à un prolapsus de la muqueuse rectale; ou bien c'est une hernie de la paroi rectale en totalité, prolapsus du rectum proprement dit. Dans ce dernier cas, deux hypothèses sont possibles : ou bien le rectum s'est retourné en totalité, à la manière d'un doigt de gant. En ce cas, il n'y a pas de sillon existant entre les parois de la tumeur et l'orifice anal; on est en présence d'une invagination constituée seulement par deux cylindres ou deux épaisseurs de la paroi rectale. Dans une autre forme, on a affaire à une véritable invagination de la partie supérieure du rectum à travers l'anus; c'est un prolapsus invaginé. On a alors une invagination constituée par un triple cylindre, une triple épaisseur de paroi intestinale, absolument comme nous l'avons vu dans l'étude que nous avons

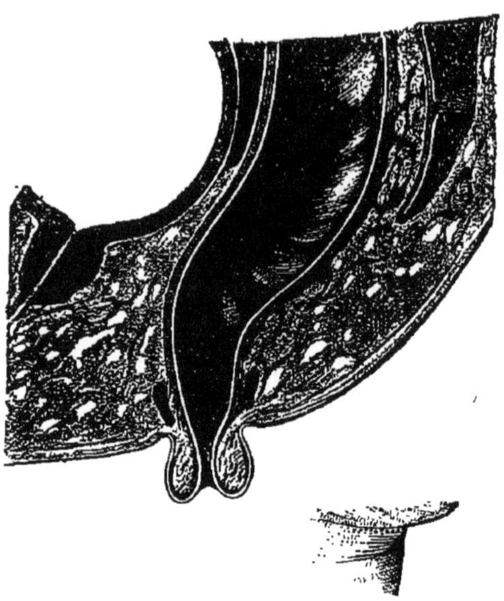

Fig. 450. — Prolapsus partiel; la muqueuse seule fait issue au dehors.

faite de l'invagination intestinale. Cette dernière disposition est tout à fait exceptionnelle chez l'enfant.

Ce que nous voyons le plus souvent, c'est le prolapsus de la muqueuse rectale d'abord; puis, si la maladie continue son évolution, la paroi intestinale tout entière glisse en dehors de l'anus; on a alors un prolapsus à double cylindre; la muqueuse au niveau de l'orifice anal se continue directement avec la peau, sans sillon interposé.

Tout d'abord, la muqueuse forme seulement autour de l'anus un bourrelet plus ou moins saillant, plus ou moins aplati; la muqueuse déborde la paroi rectale, suivant la comparaison classique de Gosselin, comme la doublure déborde l'étoffe, sur la manche d'un vieux vêtement. Plus tard, quand la paroi rectale tout entière participe à la formation de la tumeur, la masse devient cylindrique, allongée; elle augmente progressivement de volume, et comme le méso-rectum, retenant la paroi rectale en arrière, s'oppose à son déplacement, on voit le prolapsus prendre la forme d'une crosse, à concavité postérieure.

Le prolapsus du rectum, dit aussi chute du rectum, constitue une maladie fréquente chez les enfants, et surtout dans la première

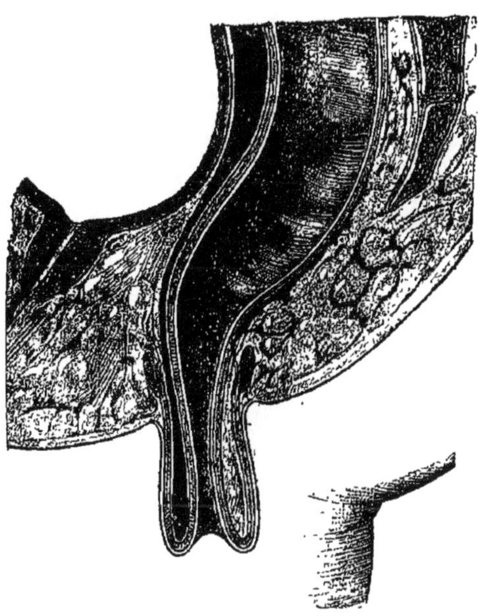

Fig. 451. — Prolapsus complet, à deux cylindres; dans la partie antérieure, on aperçoit le cul-de-sac péritonéal.

enfance. Les causes qui lui donnent naissance sont nombreuses. On peut incriminer tout d'abord les efforts prolongés de défécation, et la mauvaise habitude de quelques mères de famille qui installent de jeunes enfants sur la chaise percée et les y laissent pendant un temps indéfini, livrés à eux-mêmes et faisant des efforts. A côté de cette cause générale, il en est un bon nombre d'autres qui peuvent entrer en jeu. Tout d'abord la diarrhée habituelle, ou, au contraire, la constipation, qui, chacune à leur manière, et sans que nous soyons obligé d'en développer les effets, aboutissent aux efforts. Chez bon nombre d'enfants, on peut incriminer encore la toux, et, en particulier, la coqueluche, qui agit, non seulement en déterminant des efforts de toux, mais encore en débilitant l'enfant, par la gêne de la nutrition et les vomissements incessants. Notons encore un phimosis très serré, qui apporte de la gêne dans la miction, des calculs vésicaux, un polype du rectum, déterminant du ténesme et des épreintes continuelles. Il est enfin une cause générale d'ordre

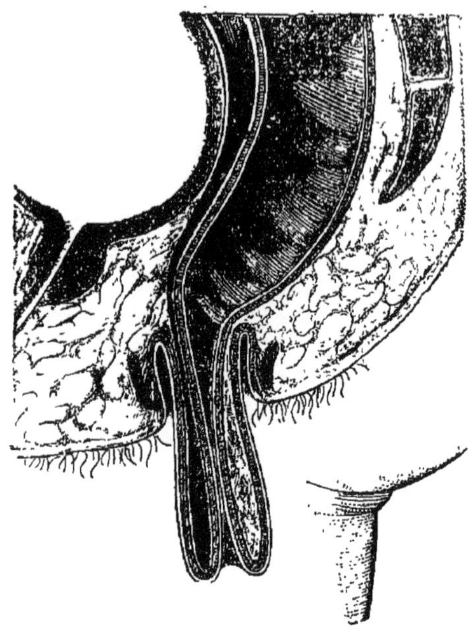

Fig. 452. — Prolapsus par invagination à trois cylindres.

physiologique, qu'on a invoquée pour expliquer la présence du prolapsus rectal chez les enfants. Cette cause, c'est la courbure moindre de la face antérieure du sacrum à cette période de la vie. Aussi les efforts se transmettent-ils plus directement, et dans le sens vertical pour ainsi dire, à la région anale.

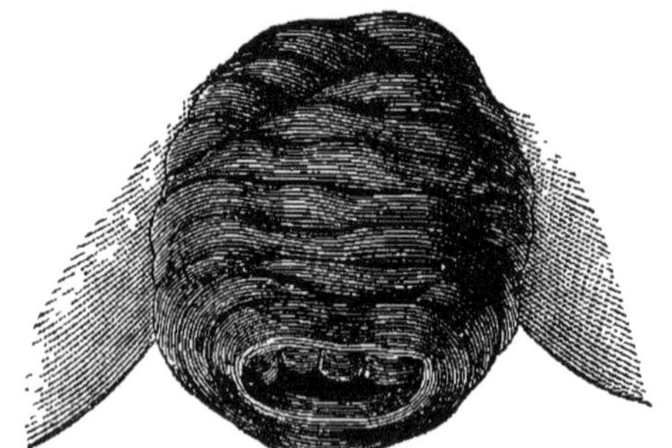

Fig. 453. — Tumeur formée par le prolapsus de la muqueuse rectale.

Mais, au-dessus de toutes ces causes, il en est une qu'il faut surtout incriminer, c'est le mauvais état général des enfants. Beaucoup d'entre eux sont de petits rachitiques, très amaigris, à la paroi abdominale saillante, présentant habituellement de la diarrhée. Dans ces conditions, les muscles sont affaiblis; le sphincter de l'anus est relâché; le tissu cellulaire lui-même, du fait de la disparition de la graisse, est le siège d'un relâchement manifeste. On comprend aisément que, dans ces conditions, le prolapsus se produise.

Tout ce que nous venons de dire est applicable au prolapsus des jeunes enfants, par exemple de deux à cinq ans. Mais c'est surtout chez les nourrissons, dans le cours de la première année, que nous avons de fréquentes occasions d'observer le prolapsus du rectum. Il s'agit alors d'enfants athrepsiques, à la face ridée, présentant l'aspect de petits vieillards, déplorables produits du biberon. Ces pauvres petits êtres, que consume la diarrhée verte, présentent au plus haut point toutes les conditions que nous avons énumérées précédemment, fonte du tissu graisseux, relâchement du sphincter anal et du tissu cellulaire sous-muqueux.

Caractères de la tumeur. — Si nous cherchons quels sont les caractères de la tumeur faisant issue à travers l'anus, nous voyons qu'il s'agit d'abord de replis muqueux aplatis, discontinus; c'est la doublure d'habit qui déborde la manche. Plus tard, la paroi rectale tout entière faisant issue à travers l'orifice anal, la tumeur prend une forme cylindrique, et, à son sommet, se voit l'orifice qui conduit dans l'intérieur du rectum. Plus tard encore, la tumeur, comme nous l'avons dit, prend la forme d'une crosse à concavité postérieure, bridée qu'elle est, dans ce sens, par la tension du méso-rectum. Dans le cul-de-sac de Douglas, ainsi renversé au dehors, peuvent même se faire des hernies auxquelles on a donné le nom d'hédrocèles.

Au point de vue clinique, on peut distinguer dans le prolapsus du rectum, trois degrés : dans un premier degré, la tumeur est spontanément réductible. Elle sort au moment où le malade va à la selle, mais quand les efforts de défécation ont cessé, si surtout l'enfant est placé au repos, dans le décubitus dorsal, la tumeur rentre spontanément. Dans un second degré, une pression directe sur la tumeur est nécessaire pour obtenir la réduction. Enfin, dans un troisième degré, tous les efforts sont inutiles; la tumeur ne se laisse plus réduire. Elle reste constamment exposée au dehors. C'est alors surtout que les inconvénients se font jour. L'enfant souffre continuellement; des ulcérations se forment à la surface de la muqueuse exposée. Elles sont la source d'hémorragies; il en résulte de la rectite, un écoulement glaireux qui contribue encore à affaiblir le malade ; à la longue même, les ulcérations peuvent déterminer la formation d'un rétrécissement au sommet de la tumeur.

Pathogénie. — Déjà nous avons mentionné les divers éléments que l'on peut incriminer dans la production du prolapsus rectal ; le premier d'entre eux, c'est la laxité du tissu cellulaire sous-muqueux, et le relâchement progressif de la muqueuse. Plus tard, il faut compter avec le relâchement des moyens de suspension du rectum, représentés par le méso-rectum, et surtout avec le relâchement du sphincter anal. Dans ces dernières années, une théorie nouvelle s'est produite. Un auteur allemand, Lüdlow, a admis que, dans le prolapsus complet du rectum, l'accident initial, c'était la production d'une véritable hernie périnéale dans le cul-de-sac de Douglas. Ainsi donc, d'après Ludlow, la hernie ne serait pas un phénomène secondaire, mais au contraire l'accident initial. Cette théorie a été défendue par Gérard Marchant devant la Société de chirurgie. Il a montré que le cul-de-sac péritonéal répondait exactement au repli valvulaire qui forme le sphincter supérieur de Nélaton ; or, c'est toujours ce repli qui limite le prolapsus, et qui se trouve situé à son sommet. En ce qui concerne la chirurgie des enfants, je ne crois pas cette pathogénie bien fondée. En effet, comme je l'ai dit en commençant, dans l'enfance, la véritable invagination rectale, le processus invaginé est rare ; ce que nous observons presque toujours, c'est le prolapsus de la muqueuse, ou la chute totale de la paroi rectale, donnant naissance à l'invagination à double cylindre.

Diagnostic. — Le diagnostic du prolapsus rectal ne présente pas de difficultés. Il résulte de la description que nous venons de faire de la maladie elle-même, et aussi des détails que nous avons donnés antérieurement sur les diverses affections, qui pourraient être confondues avec lui, comme l'invagination intestinale, ou le polype du rectum.

Les hémorroïdes sont rares chez les enfants ; de plus, elles constituent des tumeurs bosselées, de coloration bleuâtre, attenant à la paroi rectale. Le polype du rectum est une tumeur petite, d'un rouge violacé, dont le doigt peut faire tout le tour, qui est, par conséquent, distincte de la paroi rectale, qui n'atteint jamais le même volume que le prolapsus. Enfin, dans l'invagination intestinale, on a une tumeur violacée, ulcérée, présentant parfois même des plaques de sphacèle, dont le doigt peut faire le tour sans arriver à rencontrer son niveau de réflexion sur la paroi intestinale. On a à compter en outre avec les accidents généraux d'occlusion intestinale.

Étant admis qu'il s'agit d'un prolapsus rectal, reste à se demander à quelle forme l'on a affaire. Le prolapsus de la muqueuse représente le plus souvent au début de simples replis minces, valvulaires; il n'atteint jamais le volume que peut prendre le prolapsus de la paroi rectale en totalité. Dans cette dernière forme, s'il s'agit d'un prolapsus complet, la paroi muqueuse se continue directement avec la peau. Au contraire, a-t-on affaire à un prolapsus invaginé, il existe, à la base de la tumeur, un sillon qui la sépare de l'orifice anal. Le doigt introduit dans ce sillon est arrêté par la réflexion de la muqueuse de la tumeur elle-même sur la paroi rectale. Enfin, dans les cas de prolapsus complet, il reste à se demander si le prolapsus n'est pas compliqué de la présence de cette hernie dans le cul-de-sac de Douglas à laquelle on a donné le nom d'hédrocèle. Comme signe de cette hernie, on a donné la forme de la tumeur recourbée en crosse, à concavité postérieure. En pressant sur la partie antérieure de la tumeur, on peut déterminer le gargouillement dû à la présence des anses intestinales.

Traitement. — Tout d'abord le traitement doit être prophylactique : éviter les efforts répétés de défécation; combattre, soit la diarrhée, soit la constipation, et surtout déconseiller aux mères de famille cette pratique fâcheuse qui consiste à laisser les enfants indéfinitivement assis sur la chaise percée.

Le prolapsus étant produit, il faut en pratiquer la réduction. Pour cela, la tumeur est enveloppée dans une compresse trempée dans de l'eau aussi froide que possible, et doucement la main du chirurgien exerce par l'intermédiaire de cette compresse une pression concentrique sur la tumeur. Au bout d'un certain temps, sous l'influence du froid, la tumeur se flétrit, elle diminue de volume, et brusquement la réduction se produit. Pour s'opposer à la reproduction du prolapsus. le moyen que j'emploie habituellement, c'est l'hydrothérapie sous la forme de douches périnéales. Je fais garnir l'enfant d'un petit caleçon en caoutchouc, laissant à nu la région périnéale; puis, sur le périnée et sur la région anale je fais administrer chaque jour une douche froide avec l'irrigateur. En même temps, on administre quotidiennement des lavements froids. Quand le prolapsus est réduit, il est bon de soutenir pendant quelques instants la région périnéale en rapprochant les fesses l'une de l'autre; après quoi, on soutient à l'aide d'un tampon de ouate maintenu en place par un bandage en T. A l'aide de ce traitement combiné au repos absolu et à une bonne hygiène alimentaire, on arrive à guérir la plupart des prolapsus du rectum, surtout chez les nourrissons. Il y a toutefois des cas rebelles; aussi a-t-on conseillé des traitements nombreux. Tout d'abord il est un certain nombre de moyens médicaux qui ont été tentés.

De ce nombre est l'électrisation du sphincter anal, on a fait même l'électro-puncture à travers le sphincter. On a fait également des injections sous-cutanées de sulfate de strychnine, ou encore des injections sous-cutanées d'ergotine. Je ne puis rien dire de ces moyens, ne les ayant jamais employés. Giraldès dit avoir observé une fois des accidents convulsifs, à la suite de l'emploi de la strychnine.

Quant aux moyens chirurgicaux, ils consistent surtout en cautérisations faites à la surface de la muqueuse; on a employé dans ce but, soit les caustiques chimiques, tels que l'acide nitrique, ou le nitrate d'argent, soit le fer rouge. Avec le thermocautère, on fait sur la muqueuse de longues traînées de cautérisations sur tout le pourtour de la tumeur; ou mieux, à l'union de la muqueuse et de la peau, on fait dans l'épaisseur même du sphincter quatre ou cinq pointes de feu, suivant la méthode de Guersant. J'ai mis plus d'une fois en œuvre ce procédé, et il est à conseiller dans le cas de prolapsus rebelle.

C'est tout à fait exceptionnellement que, chez les enfants, on sera conduit à employer les méthodes opératoires complexes, qui, chez les adultes, sont pratiquées sous le nom de rectopexie, ou recto-coccypexie. Pour ma part, deux fois seulement j'ai eu occasion de les mettre en œuvre, chez deux enfants âgés l'un de quatre mois, l'autre de sept mois. Dans ces deux cas, le prolapsus était considérable, et surtout l'anus, largement béant, représentait une circonférence de 4 centimètres de diamètre. L'enfant étant dans le décubitus latéral, j'ai commencé par faire, à la partie postérieure de l'anus, l'excision d'un V cutané, dont la base comprenait la demi-circonférence postérieure de l'anus, et dont le sommet remontait au-dessus de la pointe du coccyx. Ce lambeau a été complètement disséqué par sa face profonde, puis détaché au niveau de la continuation de la muqueuse avec la peau. Un aide alors réduit le prolapsus et le maintient réduit à l'aide d'un tampon monté sur une pince. On réunit alors les lèvres de l'incision cutanée à l'aide d'une suture au fil d'argent dont les points traversent la paroi rectale, sans toutefois la perforer complètement et pénétrer dans la cavité de l'intestin. Le rectum est ainsi fixé en arrière; au niveau de l'union de la muqueuse avec la peau, la suture est complétée par quelques points au crin de Florence. Chez les deux petits malades, dont l'un avait déjà été traité antérieurement par la cautérisation, l'opération a donné un plein succès.

CHAPITRE VII

MALADIES DES ORGANES GÉNITO-URINAIRES

I. — TUBERCULOSE DES ORGANES GÉNITO-URINAIRES

La tuberculose génito-urinaire, sans être d'une observation fréquente chez l'enfant, est loin de constituer une rareté. Giraldès dit, dans ses *Leçons cliniques*, qu'il en observe tous les ans 4 ou 5 cas, dans son service des Enfants-Malades. Notre collègue M. Félizet en a relevé 58 cas en dix années dans son service. Mais il est un point sur lequel tous les observateurs sont d'accord, et qui mérite d'être bien mis en relief : à savoir, que la tuberculose du testicule ne s'observe pas indifféremment à toutes les périodes de l'enfance. C'est surtout une maladie de la première enfance. M. Félizet, à propos de la statistique que nous venons de citer, note que la tuberculose testiculaire apparaît le plus souvent au-dessous de sept ans, et il ajoute : « la grande enfance est l'exception ».

Une statistique établie par M. Jullien, dans le service de M. Lannelongue, parle dans le même sens. Cette statistique comprend 20 cas, dont 6 ont été observés dans la première année, et 6 dans le cours de la seconde année. Des huit faits restant, cinq concernent des enfants au-dessous de sept ans ; un seul a trait à un enfant de sept ans, un à un enfant de douze ans et demi et un à un garçon de treize ans. Mon expérience personnelle confirme celle de tous mes collègues : c'est surtout dans la première enfance que j'ai rencontré la tuberculose testiculaire.

A côté de ces considérations relatives à l'âge, il en est un certain nombre d'autres qui ont trait aux formes cliniques et à la marche de l'affection. Chez les enfants, et surtout chez les enfants du premier âge, la tuberculose testiculaire affecte très souvent la marche aiguë, on voit en quelques jours se produire un gonflement considérable d'une des moitiés du scrotum; le testicule et l'épididyme très augmentés de volume forment une masse adhérente à la peau. Cette dernière devient rouge luisante, œdémateuse; elle forme une bosselure de plus en plus saillante, bosselure fluctuante qui, à un moment donné, se rompt en livrant passage à une quantité variable de pus, et devient l'origine d'un trajet fistuleux. Une particularité qu'on retrouve aussi très souvent dans la tuberculose testiculaire de la première enfance, c'est la participation du testicule lui-même à la lésion. C'est un point sur lequel ont beaucoup insisté dans leur mémoire MM. Hutinel et Deschamps. On sait que, dans la tuberculose génitale des adultes, c'est l'épididyme qui est le siège primitif des lésions, du moins dans l'immense majorité des cas. Ce n'est pas à dire que jamais le testicule lui-même ne soit atteint, du moins l'est-il beaucoup plus rarement. Chez les jeunes enfants, au contraire, il est très habituel de voir le testicule être envahi en même temps que l'épididyme, souvent ils forment une masse unique, dans laquelle il est difficile de préciser ce qui appartient à chacun des deux organes en particulier. C'est là un point qu'on devra ne pas oublier à propos du diagnostic.

Dans la tuberculose des enfants comme dans celle des adultes, on voit très habituellement le cordon spermatique participer aux lésions; il est dur, augmenté de volume en totalité, ou bien il présente sur son trajet des bosselures, des nouures; d'où la comparaison classique avec un chapelet. Mais ce qui est beaucoup plus rare, c'est de rencontrer des lésions, soit du côté de la prostate et des vésicules séminales, soit du côté du col vésical. Sans doute il est bien des observations dans lesquelles on trouve la prostate ou les vésicules séminales malades, mais ce sont là des phénomènes exceptionnels. En d'autres termes, beaucoup plus souvent que chez l'adulte, la tuberculose orchi-épididymaire se présente comme manifestation tuberculeuse isolée. Il est cependant des cas nombreux où elle constitue une manifestation secondaire, par exemple, à une tuberculose osseuse, coxalgie, mal de Pott, ou bien à une tuberculose péritonéale. MM. Hutinel et Deschamps insistent tout particulièrement sur ce point, et ils se demandent si, bien souvent, l'infection ne se transmet pas du péritoine au testicule par l'intermédiaire du canal vagino-péritonéal non oblitéré. Cette hypothèse est d'autant plus admissible que, plus d'une fois, on a rencontré des granulations tuberculeuses sur les parois d'une hydrocèle, ou à la face interne d'un sac herniaire.

Quoi qu'il en soit, il est bien évident que, suivant qu'on a affaire à une tuberculose testiculaire primitive ou secondaire, le pronostic se présentera dans des conditions absolument différentes. C'est parce qu'ils observaient dans un service de médecine, que MM. Hutinel et Deschamps ont porté un pronostic aussi grave. Souvent, en effet, ils ont vu leurs petits malades atteints de tuberculose testiculaire succomber à la méningite, ou encore aux progrès de la tuberculose pulmonaire ou péritonéale. Au contraire, les chirurgiens qui ont eu surtout sous les yeux des faits de tuberculose testiculaire primitive, sont unanimes à porter un pronostic favorable. C'est à ce dernier avis que je me range; sans doute, il convient de faire ici, comme pour toutes les altérations tuberculeuses, des réserves expresses relatives à la possibilité d'une récidive ou d'une généralisation, mais ce fait que nous avons indiqué précédemment, à savoir que la vessie, la prostate et les vésicules séminales sont beaucoup plus rarement envahies que chez l'adulte, montre que la guérison spontanée est beaucoup plus facile à obtenir.

Diagnostic. — D'une manière générale, le diagnostic ne donne pas prise à de sérieuses difficultés. Comme chez l'adulte, la maladie se traduit surtout par l'existence de bosselures et de nodosités sur la tête de l'épididyme; les adhérences à la peau, les lésions du cordon viennent encore affirmer la nature tuberculeuse des lésions. En présence d'une évolution aiguë, aboutissant rapidement aux abcès et à la fistulisation, il ne saurait y avoir de doute. Mais il faut compter aussi avec les cas à marche subaiguë, ou même tout à fait chronique. Dans ces cas, chez les jeunes enfants surtout, vu l'envahissement simultané de la glande et de l'épididyme, on peut se demander si l'on a affaire à de la tuberculose ou à de la syphilis. On sait en effet que les lésions orchi-épididymaires sont fréquentes chez les petits syphilitiques. Sans doute, elles sont indolentes; sans doute aussi, il est difficile de distinguer dans l'ensemble ce qui appartient au testicule et ce qui revient à l'épididyme. Dans la tuberculose, au contraire, on sent des bosselures manifestes du côté de l'épididyme et sur le cordon; en outre, la lésion est douloureuse. Mais il peut y avoir des cas d'une interprétation difficile, et dans quelques cas, on sera obligé de recourir au traitement spécifique comme pierre de touche. Pour ce qui est des tumeurs malignes, l'hésitation ne saurait être de longue durée : car bientôt le néoplasme malin prendra un volume que n'atteint jamais la tuberculose.

Traitement. En matière de tuberculose orchi-épididymaire, comme pour la tuberculose osseuse et articulaire, je suis partisan du traitement conservateur. Ce n'est que dans des cas tout à fait exceptionnels, lorsque l'épididyme et le testicule lui-même sont convertis en clapiers suppurants, que j'aurais recours à la castration. Il convient en effet de tenir compte de ce fait que, chez les enfants, la tuberculose orchi-épididymaire offre souvent une tendance marquée à la guérison spontanée. D'autre part, les cas de guérison obtenue par le traitement conservateur ne se comptent pas. Je puis citer à cet égard ce que dit M. Jullien à propos des petits malades qu'il a observés dans le service de M. Lannelongue. « J'ai été assez heureux, dit-il, pour connaître les suites éloignées du mal qui m'occupe dans 9 cas ; à trois ans de distance, l'observation n'était pas dénuée d'intérêt. Chose curieuse, tous ces enfants ont surmonté la tuberculose et sont aujourd'hui en pleine guérison. » J'ai pu observer aussi un certain nombre de guérisons. Je citerai en particulier le cas d'un jeune homme de vingt-six ans que j'ai pu revoir cette année. Il y a neuf ans, à l'âge de dix-sept ans par conséquent, j'ai pratiqué chez lui, à plusieurs reprises, des cautérisations énergiques au thermo-cautère pour une vaste caverne tuberculeuse de l'épididyme gauche. Aujourd'hui ce jeune homme est fort et vigoureux ; l'épididyme et le testicule gauche sont d'apparence normale. Comme trace de cette grave lésion, il conserve uniquement une petite cicatrice du scrotum à peine visible.

Sans doute, tous les faits ne sont pas aussi heureux ; mais il y en a un assez grand nombre pour que nous soyons autorisés à conclure que le traitement conservateur est la véritable méthode de choix dans la tuberculose épididymaire de l'enfance. Lorsqu'il n'y a qu'une induration du testicule et de l'épididyme, sans abcès, j'exerce la compression sur le scrotum à l'aide de bandelettes de Vigo, comme je le fais dans le traitement du spina ventosa. Quand il y a des abcès, la ponction suivie d'injections de glycérine iodoformée peut donner des succès. Enfin, quand il y a déjà des cavernes et des trajets fistuleux, le large débridement des cavités suppurantes et leur cautérisation énergique avec le thermo-cautère me paraissent constituer la méthode de choix. On aura recours ensuite aux pansements à l'iodoforme.

II. — DES CALCULS VÉSICAUX CHEZ LES ENFANTS

Tant à cause de leur composition chimique que des symptômes auxquels ils donnent lieu, les calculs vésicaux méritent pendant l'enfance une description spéciale.

D'une manière générale, leur fréquence n'est pas très considérable ; elle est, du reste, évaluée de manière différente suivant les pays. D'après la thèse de Mayet, on n'en aurait recueilli que 21 cas pendant une période de 30 années à l'hôpital Necker. Cependant Guersant nous dit avoir pratiqué 100 tailles et 40 lithotrities.

En Hongrie, les calculs vésicaux sont très fréquents dans l'enfance : Bokay en a relevé 387 cas à l'hôpital Stéphanie de Pest, dans une période de cinquante-sept ans.

Holmes note aussi la fréquence des calculs vésicaux chez les enfants, particulièrement aux Indes.

Au point de vue de la composition chimique, on trouve dans l'enfance toutes les variétés de calculs, calculs d'acide urique, de phosphates et de carbonate de chaux, et même des calculs de cystine ; mais ce qu'il faut surtout noter, c'est la fréquence, dans l'enfance, des calculs d'oxalate de chaux, dits à cause de leur forme mamelonnée, calculs mûraux.

La prédominance des calculs dans le sexe masculin est tres marquée.

Symptômes. — Il faut noter tout d'abord que, pendant l'enfance, les calculs peuvent rester pendant très longtemps inaperçus. La cause en est dans ce fait que les jeunes enfants rendent très mal compte de leurs sensations. D'autre part, l'affection peut être très peu douloureuse, souvent elle traduit seulement sa présence par l'incontinence d'urine, incontinence qui se produit, non seulement pendant la nuit, mais surtout pendant le jour. Il existe, en effet, une très grande excitabilité de la vessie, qui, à chaque instant, se contracte pour expulser son contenu. Dès lors, on porte seulement le diagnostic d'incontinence d'urine ; on dirige le traitement dans ce sens, et on néglige l'exploration directe de la vessie. Une autre raison qui fait que les calculs vésicaux, dans l'enfance, restent souvent latents, c'est l'absence d'hémorragies. Beaucoup d'enfants portent pendant de longues années un calcul dans la vessie, sans avoir jamais uriné de sang. Tout au moins les hémorragies abondantes si souvent observées chez l'adulte sont-elles exceptionnelles dans l'enfance.

Dans d'autres cas, au contraire, les calculs vésicaux traduisent leur présence, chez les enfants, par des symptômes extrêmement violents.

Outre les besoins très fréquents d'uriner, les petits malades accusent des douleurs très violentes pendant la miction ; ils poussent des cris, ils s'agitent, ils trépignent, ils sont obligés de se cramponner aux objets voisins. Les douleurs s'irradient au bas ventre, et à la partie supérieure des cuisses ; mais les irradiations se font surtout au prépuce et à l'extrémité du gland. Aussi les enfants contractent-ils l'habitude d'exercer des tiraillements continuels sur la verge et sur le prépuce. Il en résulte parfois un développement exagéré du prépuce. Le ténesme, les efforts continuels que font les petits malades déterminent assez souvent comme complication la production d'un prolapsus rectal.

Un symptôme fréquemment rencontré dans l'affection calculeuse de la vessie chez les enfants, c'est l'interruption du jet d'urine pendant la miction. La cause en est dans l'absence de développement de la prostate à cette période de la vie ; il n'y a pas de bas-fond vésical ; la vessie, se contractant avec force, efface complètement sa cavité, et, pour peu que le calcul ne soit pas trop volumineux, elle le chasse vers le col qu'il vient oblitérer.

Aux symptômes précédents joignons l'existence de la cystite qui se produit de très bonne heure comme complication de l'affection calculeuse chez les enfants. Comme, chez eux, les autres causes de cystite sont assez exceptionnelles, c'est une raison de plus pour croire à l'existence d'un calcul.

Lorsque la présence d'un ou de plusieurs des symptômes que nous venons de signaler a fait soupçonner l'existence d'un calcul vésical, il faut pratiquer l'examen local, pour confirmer le diagnostic. Le peu de développement de la prostate et des vésicules séminales permet très fréquemment chez les enfants de constater par le toucher rectal la présence d'une pierre dans la vessie. L'index de la main droite, par exemple, étant introduit dans le rectum, pendant que la main gauche palpe la région abdominale, on peut, à la faveur du peu d'épaisseur des parois abdominales à cet âge, circonscrire entre les deux mains le calcul, et préjuger assez exactement son volume. On peut du reste, chez les enfants comme chez l'adulte, constater directement la présence du calcul, en introduisant un explorateur métallique dans la vessie. L'urètre des enfants a des parois très souples, se laisse aisément dilater, et chez des enfants de huit à dix ans, on arrive aisément à introduire des instruments des numéros 18 à 20 de la filière Charrière. Le cathétérisme est d'autant plus facile que la prostate n'est pas développée. A tous les moyens précédents, joignons encore la radiographie, qui donne des résultats très nets à cet âge, vu le peu d'épaisseur des parois.

Diagnostic. — Déjà nous avons signalé l'erreur qui consiste à mettre tous les accidents observés sur le compte de l'incontinence d'urine. Une autre erreur de diagnostic consisterait à attribuer au phimosis et à la balanite, qui l'accompagne, les douleurs ; la confusion pourrait être faite avec les douleurs de la colique néphrétique. Dans tous ces cas, c'est l'examen direct par le toucher rectal et l'exploration vésicale qui viendra trancher la question.

Traitement. — La lithotritie est parfaitement applicable chez les enfants. Elle est admise par Guersant, qui dit l'avoir pratiquée 40 fois sur 35 garçons et 5 filles, avec 7 morts, dont 4 attribuables à des maladies intercurrentes, et 3 seulement du fait de l'opération elle-même.

La lithrotritie, chez les enfants, est admise aussi par Giraldès ; en revanche, Thompson et Holmes lui sont peu favorables. Bokay lui préfère la taille.

Fenwick a réuni 106 observations de lithotritie avec une mortalité de 0,9 p. 100. Les statistiques réunies de Keegan, Preyer, Newell et Gilmette donnent, pour la lithotritie, une mortalité globale de 2,7 p. 100.

Aujourd'hui le principal reproche que l'on pouvait faire à la lithotritie de laisser dans la vessie des fragments irritants, tombe avec la litholapaxie de Bigelow, qui permet de débarrasser les malades en une seule séance. Il est à remarquer toutefois que, chez les enfants comme chez les femmes, l'absence de prostate prive l'instrument d'un point d'appui, et rend plus difficiles les manœuvres de la lithotritie.

Quant à la taille, on a employé, chez les enfants, soit la taille périnéale, soit la taille sus-pubienne. Autrefois c'était la taille périnéale qui était presque exclusivement pratiquée. Guersant dit y avoir eu recours 100 fois avec 14 morts, dont 6 dues à des maladies intercurrentes. et 8 imputables à l'opération. Il pratiquait la taille bilatérale. D'autres auteurs, comme Holmes, Giraldès, Bokay, ont fait la taille latéralisée, dans le but de ménager les conduits éjaculateurs.

D'après Bokay, 340 cas de tailles ont été pratiqués à l'Hôpital Stéphanie de Pest avec une mortalité de 15 p. 100. Outre la blessure des canaux éjaculateurs, on a à craindre aussi la blessure du rectum. Guersant dit en avoir observé trois cas, dont un ayant laissé à sa suite une fistule persistante. Pour toutes ces raisons, il nous semble qu'on doit sans hésitation donner aujourd'hui la préférence à la taille hypogastrique. Pour notre part, c'est la seule que nous ayons pratiquée. L'opération est d'autant plus facile que chez les enfants la vessie s'élève très haut au-dessus du détroit supérieur; aussi n'a-t-on pas besoin de la soulever à l'aide du ballon de Petersen. Elle est d'autant meilleure que, chez les enfants, pour peu qu'il n'y ait pas de cystite, on peut parfaitement pratiquer avec succès la suture immédiate de la plaie vésicale.

En résumé, nous conclurons que, si le calcul est petit et que la vessie soit saine, la lithotritie trouve parfaitement son application chez les enfants.

Au contraire, le calcul est-il volumineux et la vessie malade, on donnera la préférence à la taille, et c'est alors à la taille hypogastrique que l'on aura recours. Mais il est encore une autre considération que l'on ne saurait laisser de côté dans la pratique, c'est l'aptitude même du chirurgien. Il est bien évident que, dans des mains non exercées, la lithotritie est une dangereuse opération.

LIVRE IV

NÉOPLASMES OU TUMEURS

NÉOPLASMES OU TUMEURS

Bien que moins fréquents que ceux observés chez l'adulte, les néoplasmes ou tumeurs des enfants sont cependant de variétés nombreuses. Il en est un certain nombre qui existent au moment même de la naissance, ou qui apparaissent dès les premiers jours de la vie extra-utérine; ce sont là les tumeurs d'origine congénitale; les autres se montrent plus ou moins tardivement. Mais ce qui a plus d'importance que leur époque d'apparition, c'est leur marche, qui permet, comme chez l'adulte, de les diviser en tumeurs bénignes et tumeurs malignes, suivant qu'elles restent localisées ou qu'elles ont tendance à se généraliser et à infecter l'organisme.

CHAPITRE PREMIER

TUMEURS BÉNIGNES

Dans ce groupe nous décrirons : 1° les angiomes; 2° les lipomes; 3° les kystes dermoïdes; 4° les hypertrophies congénitales.

I. — DES ANGIOMES

Sous le nom d'angiomes, on décrit des productions néoplasiques qui sont caractérisées par des amas de vaisseaux capillaires de production nouvelle. Par leur grande fréquence, les angiomes constituent l'une des variétés les plus importantes de néoplasmes congénitaux chez les enfants.

Au point de vue anatomo-pathologique, on en distingue deux grandes variétés : les angiomes simples, constitués uniquement par des vaisseaux capillaires anastomosés entre eux, et les angiomes caverneux dans lesquels les parois vasculaires arrivant au contact, s'atrophient pour donner naissance à des lacs sanguins irréguliers.

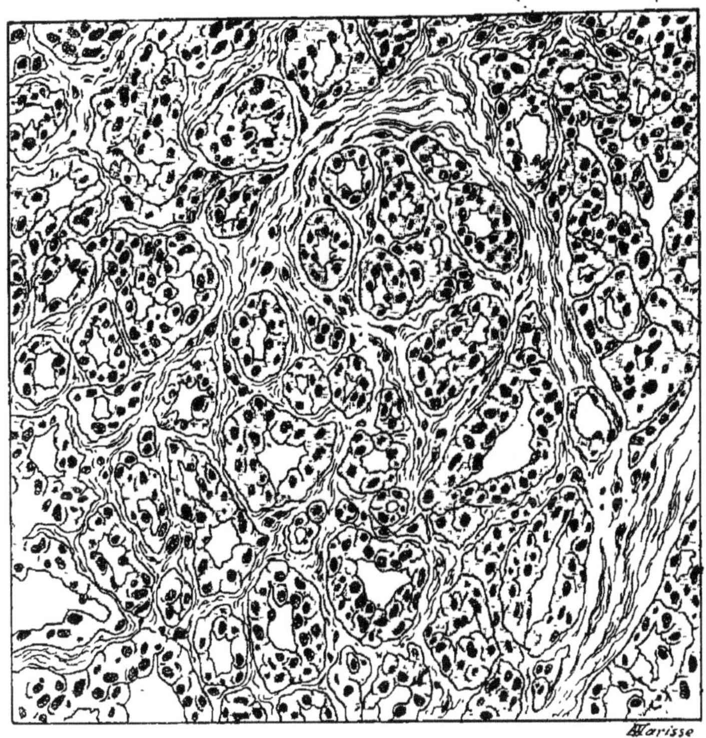

Fig. 454. — Coupe à travers le lacis vasculaire constituant un angiome

Il est important de noter la prédilection qu'affectent les angiomes pour la région cervicale et l'extrémité céphalique. Virchow en cherchait la raison dans l'existence des fentes branchiales. Et, de fait, les processus du développement étant plus complexes à ce niveau, on comprend qu'il puisse s'y montrer plus souvent des anomalies de l'évolution du système vasculaire, conduisant à la formation d'angiomes. Quoi qu'il en soit, les angiomes s'observent avec une fréquence toute particulière sur le trajet des fentes branchiales, et au pourtour des orifices normaux de la face, tels que la bouche et les paupières.

Au point de vue clinique, les angiomes se présentent avec des caractères extrêmement différents, suivant les cas. Ce sont parfois de petites saillies d'un rouge vif, développées dans l'épaisseur de la peau, et faisant un relief peu marqué. C'est cette coloration qui leur faisait donner par les chirurgiens anciens le nom d'angiomes artériels, dénomination impropre; car il n'y a dans les angiomes, ni artères, ni veines; ils sont exclusivement formés par des capillaires, et leur coloration d'un rouge vif ou violacée dépend de la rapidité ou de la lenteur plus ou moins grande avec laquelle se fait la circulation dans leur intérieur. Ce sont les angiomes siégeant dans le tissu cellulaire sous-cutané ou sous-muqueux qui présentent la coloration violacée qui leur a valu le nom d'angiomes veineux. Très fréquemment les deux variétés sont associées l'une à l'autre, c'est-à-dire qu'au-dessous d'une tache cutanée on rencontre par la palpation une tumeur mollasse développée dans le tissu cellulaire sous-cutané.

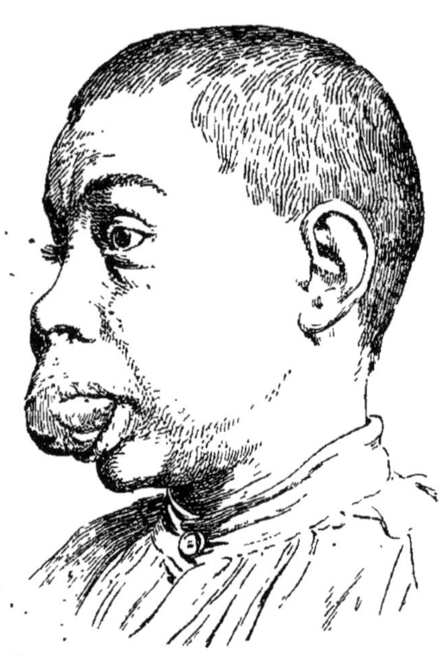

Fig. 455. — Volumineux angiome de la lèvre supérieure.

Une autre distinction qui présente la plus grande importance au point de vue clinique, c'est celle des angiomes en circonscrits et diffus. Souvent, en effet, la tumeur est parfaitement limitée de toutes parts; dans d'autres cas, elle envoie en tous sens des prolongements, de sorte qu'il est fort difficile de tracer ses limites d'une manière précise.

Ce sont surtout les angiomes sous-muqueux qui présentent cette tendance à la diffusion. On les rencontre principalement du côté de la cavité buccale. Ils forment là, sous la muqueuse, des bosselures violacées plus ou moins saillantes. Parfois l'angiome se diffuse dans l'épaisseur de la joue ; il constitue sous la muqueuse de grosses bosselures, violacées, proéminant du côté de la cavité buccale. La joue elle-même est repoussée en avant, et constitue une difformité visible au dehors; plus rarement, les angiomes siègent sur la voûte du palais. Ils sont au contraire très fréquents sur le plancher de la bouche, où ils donnent naissance à des tumeurs diffuses qui proéminent dans la région sublinguale et constituent parfois ce qu'on a nommé des grenouillettes sanguines. Souvent ils envahissent la langue et se prolongent sur les piliers du voile du palais.

Parfois ces énormes tumeurs vasculaires se portent en même temps du côté de la région sus-hyoïdienne, englobant dans leur épaisseur la glande sous-maxillaire, se prolongeant en arrière jusqu'à la parotide et au sterno-mastoïdien, s'avançant d'autre part jusqu'à l'os hyoïde et à l'orifice supérieur du larynx. Nous avons vu, chez une petite fille de notre service des Enfants-Assistés, une énorme tumeur vasculaire de cette nature, développée sur la partie latérale droite du cou, se compliquer d'accidents inflammatoires aigus et déterminer, pendant la nuit, la mort par œdème de la glotte, avant qu'on ait pu porter secours à l'enfant.

Les angiomes des glandes parotide et sous-maxillaire sont d'ailleurs loin d'être rares. Ils se voient parfois accompagnés d'angiomes de la peau et du tissu cellulaire sous-cutané; dans d'autres cas, ils existent isolément à l'état d'angiomes profonds. Le seul signe qu'on ait alors pour arriver au diagnostic, c'est la notion des changements de volume survenus dans la tumeur sous l'influence des pressions exercées sur elle, ou encore sous l'influence des cris, des efforts, ou des changements de position.

Aux angiomes diffus qui occupent surtout la région de la tête et du cou, on peut opposer les angiomes circonscrits, encapsulés, dont le siège de prédilection est aux membres. La tumeur bien limitée présente parfois une coloration rouge violacée qui décèle manifestement sa nature. Mais lorsque l'angiome circonscrit est uniquement sous-cutané, le diagnostic est beaucoup plus malaisé. Tout se borne en effet à l'existence d'une tumeur nettement circonscrite, siégeant dans le tissu cellulaire sous-cutané, sans changement de coloration de la peau. Vu sa consistance lobulée, la tumeur peut être prise pour un lipome, mais son origine congénitale, ses changements de volume en rapport avec les modifications de la circulation, peuvent nous fixer sur sa véritable nature.

Quelques-uns de ces angiomes sous-cutanés présentent un signe particulier, c'est la douleur ; aussi en a-t-on fait une classe spéciale sous le nom d'angiomes sous-cutanés douloureux ; dans un travail sur ce sujet, M. Ch. Monod a démontré la présence, dans les parois de la tumeur, de filets nerveux, qui rendent compte de son caractère douloureux. On comprend que l'existence des douleurs puisse devenir la source d'erreurs de diagnostic, et faire confondre ces angiomes avec des névromes, par exemple.

Nous devons signaler en outre quelques transformations que peuvent subir les angiomes. De ce nombre est la transformation kystique, dès longtemps signalée par Holmes Coote, Bickersteth, et étudiée dans la thèse de Laboulbène. Certaines loges de la tumeur s'isolent du torrent circulatoire; le sang contenu s'y transforme, et devient le point de départ de kystes séro-sanguins. Dans d'autres cas, la tumeur est envahie par le tissu adipeux, et constitue les angio-lipomes.

Ce qui distingue surtout les angiomes, et ce qui conduit au diagnostic, ce sont les modifications de volume qu'ils peuvent présenter sous l'influence des diverses conditions qui déterminent la stase veineuse, telles que les cris, les efforts, la position déclive de la région, Aussi les anciens chirurgiens leur avaient-ils donné le nom de tumeurs érectiles, dénomination impropre, puisqu'il n'y a pas afflux exagéré de sang artériel dans leur intérieur, mais seulement stase veineuse. Toutefois cette dénomination met bien en relief leur caractère principal, consistant dans les variations de leur volume.

La marche des angiomes est très variable suivant les cas. Il en est qui disparaissent spontanément, pendant les jours qui suivent la naissance. Plus souvent, ils restent stationnaires; parfois même ils augmentent rapidement de volume. Le pronostic est basé sur les différentes circonstances au milieu desquelles se présente la tumeur. Siégeant sur les parties découvertes du corps, les angiomes constituent parfois des difformités très considérables. Le volume et les rapports particuliers de la tumeur viennent encore modifier les conditions du pronostic. Les angiomes diffus de la région cervicale peuvent devenir graves, en gênant la déglutition et la respiration. Il en est de même des angiomes de la langue et du plancher de la bouche.

Outre le danger d'hémorragies, les angiomes peuvent encore se transformer en anévrysmes cirsoïdes. Cela se voit surtout sur les parties latérales de la région crânienne, et à la suite de traumatismes. Les artères subissent un développement considérable, et dessinent sous la peau autant de ramifications tortueuses que, depuis J.-L. Petit, l'on compare à des pelotons de ficelle.

Pour toutes ces raisons, les angiomes appellent nécessairement un traitement chirurgical. Parmi les nombreux moyens qui se présentent à nous, le choix doit être fait d'après les circonstances de chaque cas particulier.

S'agit-il purement et simplement d'angiomes cutanés, de taches

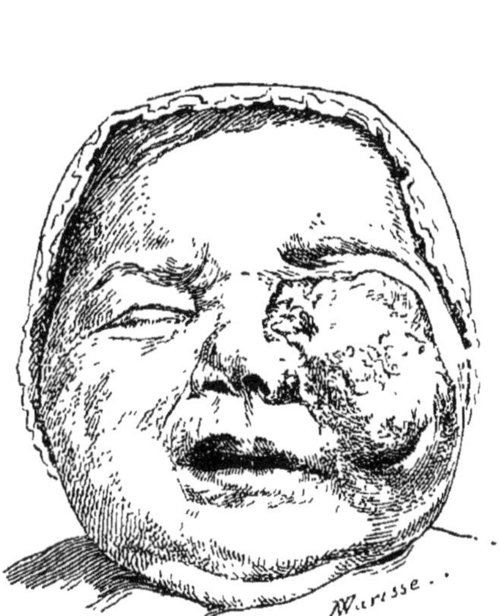

Fig. 456. — Volumineux angiome de la face traité par l'ignipuncture.

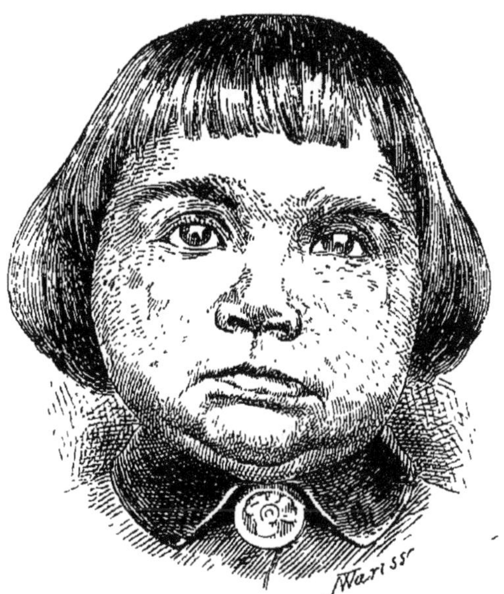

Fig. 457. — Résultat opératoire.

érectiles de la peau, la compression peut suffire à en amener la guérison. Mais, à la face, comme à la région cervicale, la compression n'est pas applicable. Nous possédons pour ces taches de la peau un excellent moyen de traitement dans la vaccination. Elle détermine la coagulation du sang et la production d'un tissu fibreux de cicatrice qui amène la disparition de la tache érectile.

Mais pour peu que la tache cutanée ait une certaine épaisseur, si surtout il s'y ajoute un angiome sous-cutané, comme il arrive très souvent, la vaccination est insuffisante. La cautérisation avec le thermocautère est alors d'un emploi très avantageux, bien plus pratique que le galvano-cautère, qui nécessite un appareil spécial. Il faut ici se servir d'une pointe très fine de thermocautère, semblable à celles dont nous avons conseillé l'usage dans le traitement des arthrites tuberculeuses. Mais si l'instrument est le même, la manière de s'en servir est essentiellement différente dans les deux cas. Dans les arthrites tuberculeuses, nous chauffions à blanc la pointe fine du thermocautère de façon à lui donner un grand pouvoir de pénétration ; ici, au contraire, nous la chauffons à peine, au rouge sombre, afin d'éviter l'hémorragie. Si quelques gouttes de sang s'échappent par une des piqûres, on arrête facilement l'hémorragie par la compression. J'ai pu par ce procédé obtenir la guérison d'angiomes très étendus en surface et d'une grande épaisseur. J'en donnerai comme exemple le cas d'une petite fille de huit mois guérie, en l'espace de six mois, par huit applications de pointes de feu, d'un volumineux angiome de la joue gauche.

Dans les angiomes caverneux où la circulation est fort active, par exemple, les angiomes caverneux des muqueuses, ceux de l'orifice buccal, des glandes salivaires, l'emploi du thermocautère n'est plus possible. On peut avoir recours aux injections coagulantes, telles que la liqueur de Piazza, dont la composition est la suivante :

Eau........	15 grammes.
Perchlorure de fer à 30°...............	15 —
Chlorure de sodium...................	4 —

Ces injections doivent être poussées très lentement, et peu abondantes, par exemple, 5 à 6 gouttes à la fois. Pour qu'elles soient sans danger, il faut qu'on puisse interrompre la circulation dans le segment de la tumeur sur lequel on opère. On a vu en effet des caillots détachés de la masse aller produire dans le torrent circulatoire des embolies mortelles.

Quand la circulation ne peut être interrompue dans la tumeur, le mieux est d'avoir recours à l'électrolyse; malheureusement l'électrolyse est un moyen de traitement long et douloureux.

S'agit-il d'angiomes nettement circonscrits et peu étendus, le mieux est d'avoir recours à l'extirpation avec ligature des vaisseaux afférents et réunion immédiate de la peau.

II. — DES LIPOMES

Les lipomes comptent parmi les plus fréquentes des tumeurs congénitales. On les a rencontrés au périnée; ils font également partie des tumeurs congénitales de la région sacro-coccygienne, et dans cette région, ils sont souvent associés à des kystes. Enfin, il n'est pas rare de voir les lipomes associés aux angiomes donner naissance aux angio-lipomes. Parfois, le lipome existe en coïncidence avec d'autres malformations, par exemple, un pied bot.

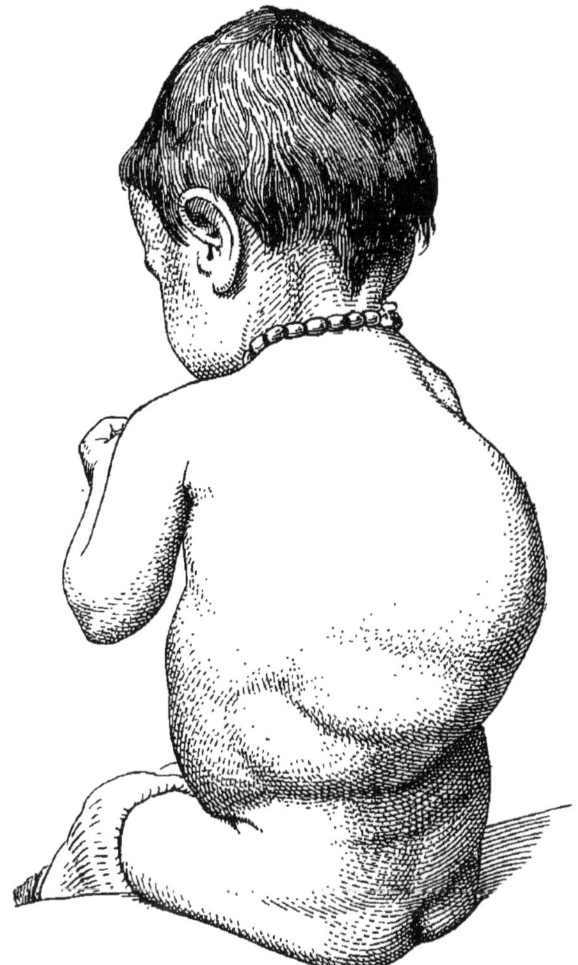

Fig. 458. — Volumineux lipome congénital du dos.

Tantôt sous-cutané, tantôt sous-aponévrotique, le lipome peut affecter une marche très aiguë et prendre un développement considérable. J'ai vu aux Enfants-Assistés une petite fille qui, au moment de sa naissance, portait un lipome gros comme la moitié d'un œuf au niveau de l'omoplate droite. Le développement fut extrêmement rapide, et, quand j'observai l'enfant, à l'âge d'un an, la tumeur mesurait 25 centimètres de hauteur, et s'infiltrait à travers les muscles spinaux, arrivant en contact avec la colonne vertébrale.

Le professeur Masse (de Bordeaux) a publié un exemple de lipome diffus congénital de la paroi thoracique, qui, à l'âge de dix mois, formait une saillie du volume de la moitié d'une tête d'enfant. Gold a rapporté l'histoire d'une jeune fille de quinze ans qui présentait un lipome monstrueux, partant de la région du dos, et recouvrant presque toute la région antérieure du tronc.

Dans le cas de Gold, comme dans celui de Masse et dans celui qui m'est personnel, l'extirpation a pu être faite avec succès.

III. — KYSTES DERMOIDES; TÉRATOMES ET INCLUSIONS PARASITAIRES

L'histoire des kystes dermoïdes est intimement liée à celle du développement de la tête et du cou; aussi avons-nous dû les décrire à propos de ces régions; mais on peut les rencontrer dans tous les points du corps.

Kystes dermoïdes du médiastin. — On rencontre des kystes dermoïdes siégeant au niveau des parois thoraciques, et, en particulier, au-devant du sternum. Mais les kystes dermoïdes siégeant dans l'épaisseur du médiastin antérieur sont beaucoup plus intéressants. Ils ont été étudiés par Ekehorn, qui a pu en réunir une trentaine d'observations. Deux particularités frappent dans leur histoire : ce sont d'abord l'âge des malades, puis la marche lente et insidieuse de ces tumeurs, qui n'ont été le plus souvent reconnues qu'à l'autopsie.

L'âge est presque toujours celui de la puberté, et, quand les malades sont morts à un âge avancé, ils avaient commencé à souffrir dès leur jeunesse. Les symptômes prédominants sont la dyspnée, la toux et la difficulté de la déglutition, qui s'explique par la compression de l'œsophage.

Aujourd'hui où l'attention est éveillée sur la question, on pourra sans doute éviter l'erreur, en s'aidant du diagnostic radiographique. On peut aussi trouver dans l'expectoration des débris dermoïdes; enfin, l'absence des bacilles de Koch dans les crachats, alors que l'examen du thorax fait conclure à l'existence d'une cavité suppurante, a aussi une valeur importante.

Le pronostic présente jusqu'ici une haute gravité, puisque, sur 30 observations, on compte seulement 7 guérisons, toutes dues à l'intervention. Celle-ci doit consister dans la large ouverture du kyste, de façon à faciliter l'évacuation de son contenu, dût-on, pour cela, avoir recours à la résection du sternum et des cartilages costaux.

Kystes dermoïdes de l'abdomen. — Les kystes dermoïdes sont rares au niveau des parois de l'abdomen; on en rencontre cependant au niveau de la cicatrice ombilicale. Les kystes dermoïdes contenus dans l'intérieur même de la cavité abdominale ont une bien plus grande importance; on les a trouvés, soit dans l'épiploon, soit dans l'épaisseur du mésentère. Mais c'est surtout au niveau des organes génitaux internes qu'on les rencontre le plus souvent.

Chez les filles on les voit, soit dans l'ovaire lui-même, soit dans l'épaisseur des ligaments larges, ou encore dans les culs-de-sac péri-utérins du péritoine. Les kystes dermoïdes de l'ovaire sont d'ailleurs loin d'être fréquents. Sur 1 462 kystes ovariques réunis par MM. Lannelongue et Achard, on trouve seulement 44 kystes dermoïdes, soit environ 3 p. 100. La statistique d'Olshausen, basée sur 2 275 cas, comprend 80 kystes dermoïdes, ou 3,5 p. 100. Les deux statistiques sont donc très comparables.

Si maintenant on envisage les kystes ovariques chez la petite fille, on voit que la plupart d'entre eux sont de nature dermoïde, de sorte qu'en présence d'un kyste de l'ovaire chez une jeune fille, la première idée qui doit se présenter à l'esprit est celle du kyste dermoïde.

La constitution de ces kystes est souvent très complexe. Outre les poils et les matières grasses, on peut y rencontrer tous les tissus constituants de l'économie, os, cartilages, dents, tissus musculaire et nerveux. Ces kystes peuvent contracter des adhérences avec les parties voisines, et venir s'ouvrir dans le vagin, dans le rectum, dans l'utérus ou dans la vessie, ce qui donne naissance au phénomène de la pilimiction.

Les dermoïdes de l'ovaire ont leurs analogues dans les tumeurs dermoïdes du scrotum, dans le sexe masculin. Ces tumeurs ont été bien étudiées pour la première fois dans un mémoire publié par Verneuil, en 1855. L'auteur insiste, dans son travail, sur ce fait que, primitivement, la tumeur n'englobe pas le tissu testiculaire : aussi pense-t-il qu'il serait possible d'enlever le néoplasme, tout en conservant le testicule. Certains faits, tels que ceux de MM. Berger et Reclus, sont venus démontrer le bien fondé de l'opinion de Verneuil ; dans d'autres cas, cependant, le testicule était intimement fusionné avec la tumeur, et l'on a dû recourir à la castration.

Les dermoïdes du scrotum constituent le plus souvent des tumeurs extrêmement complexes, dans lesquelles on rencontre tous les éléments constituants de l'organisme, des os, du cartilage, des dents, des fibres musculaires, des glandes, et même des segments d'intestin. Bien que leur origine soit congénitale, souvent, comme les autres tumeurs dermoïdes, ils n'ont été reconnus qu'à la puberté.

Ils occupent le plus souvent le côté droit du scrotum ; jamais les deux côtés ne sont envahis simultanément. Les signes de la tumeur n'ont rien de bien caractéristique ; l'un des plus frappants, c'est l'indolence ; la consistance est inégale, ferme dans certains points, molle, et même fluctuante dans d'autres. Parfois on note l'existence d'un épanchement dans la tunique vaginale ; dans certains cas, au contraire, la ponction exploratrice est restée sans résultat. Parfois elle a fourni une matière grasse, qui a fixé le diagnostic ; mais souvent le diagnostic reste malheureusement incertain.

Pathogénie des kystes dermoïdes. — Déjà, à propos des kystes dermoïdes de l'extrémité céphalique, nous avons exposé la pathogénie de ces kystes, et la théorie de l'enclavement d'un bourgeon ectodermique au niveau des fentes branchiales, théorie formulée pour la première fois par Verneuil, et généralement adoptée aujourd'hui. Mais lorsqu'il s'agit de tumeurs extrêmement complexes, renfermant dans leur intérieur une foule de tissus qui n'appartiennent pas au feuillet externe du blastoderme, tels que des fragments d'intestin, des tissus cartilagineux, musculaire et osseux, la théorie de l'enclavement d'un bourgeon ectodermique ne saurait être suffisante. C'est pour ces faits que Lebert avait imaginé sa théorie de l'*hétérotopie plastique*, aujourd'hui tombée dans l'oubli. On ne voit pas bien, en effet, sous quelle influence des tissus normaux fourniraient au développement d'éléments qu'ils ne sont pas destinés à produire. Une théorie nouvelle formulée par le professeur Mathias Duval a été défendue dans sa thèse par le Dr Répin ; c'est la théorie de la *parthénogénèse.*

D'après cettte théorie, on pourrait exceptionnellement rencontrer chez l'homme un fait normal chez certains animaux inférieurs, tels que les mollusques et les insectes ; c'est-à-dire que l'ovule, en dehors de toute fécondation, pourrait subir un commencement de segmentation, aboutissant au développement d'ébauches organiques irrégulièrement disposées.

Peut-être cette interprétation pourrait-elle être donnée pour expliquer la production des tumeurs dermoïdes du scrotum, l'épithélium germinatif de Waldeyer aux dépens duquel vont se former les éléments du testicule, pouvant, dans certains cas exceptionnels, devenir le point de départ d'un développement anormal. Il est bien certain toutefois que la même interprétation ne saurait être donnée pour les kystes fœtaux, renfermés dans l'épaisseur du mésentère et de l'épiploon, et dans lesquels on rencontre un embryon plus ou moins complètement développé. Ici force est bien d'avoir recours à la théorie de l'*inclusion fœtale.* C'est également à l'aide de cette dernière théorie qu'on a interprété la production de ces tumeurs complexes développées aux dépens des mâchoires, qu'on décrit sous le nom générique de polygnathie, et dont l'histoire se rattache intimement à celle des tumeurs dermoïdes ou tératomes d'origine congénitale.

De la polygnathie. — Geoffroy Saint-Hilaire a depuis longtemps décrit cette anomalie chez le veau ; il en distingue deux variétés, suivant que la tumeur est implantée sur le maxillaire inférieur (hypognathie), ou sur le maxillaire supérieur (épignathie).

En 1875, Magitot a fait de la polygnathie chez l'homme une étude fort intéressante ; à ce moment, il n'existait, dit-il, que deux cas cités par Ahlfeld, et deux cas tirés de la littérature française, qui eussent été étudiés chez l'homme. Il en citait deux autres dus, l'un à Faucon (d'Amiens), l'autre à Verneuil. Depuis, M. Lannelongue a cité un fait semblable à la Société de Chirurgie.

Le cas de Faucon a trait à une fillette de quinze mois portant une difformité congénitale et complexe occupant la mâchoire inférieure, la lèvre, le cou et le sternum.

Elle portait : 1° une solution de continuité de la lèvre inférieure, depuis son bord libre jusqu'à la base de la mâchoire inférieure ; 2° une fissure du maxillaire inférieur, siégeant, comme celle de la lèvre, sur le côté droit, à égale distance de la symphyse et de la branche montante; 3° une tumeur du corps du maxillaire du côté gauche, du volume d'un œuf de dinde. La tumeur pend au devant du cou jusqu'à la poitrine. La fourchette sternale est échancrée en V profond, au fond duquel on voit battre les gros vaisseaux du cou. Cette tumeur fut enlevée avec le segment de maxillaire sur lequel elle reposait, et soumise à l'examen de Magitot.

Malgré le mauvais état de conservation de la pièce, dit Magitot, on peut conclure que la masse osseuse est composée de deux arcades alvéolaires superposées, c'est-à-dire d'un maxillaire inférieur dont les deux branches horizontales sont accolées l'une à l'autre, et dont les branches montantes, confondues ensemble, sont creusées de cavités kystiques destinées à la deuxième dentition. La symphyse de ce maxillaire surnuméraire correspondrait au point d'insertion de la tumeur sur le maxillaire inférieur.

Dans le cas de Verneuil, il s'agissait d'une tumeur congénitale polykystique, insérée à la symphyse du maxillaire inférieur et à la face inférieure de la langue. L'accouchement spontané se produisit avant terme, et la tumeur se détacha au cours du travail. Magitot fit une étude très soignée de cette tumeur, et trouva dans son intérieur un second maxillaire inférieur, caractérisé par la présence d'une double série de follicules dentaires.

L'observation de M. Lannelongue se rapporte à une fillette de deux ans et demi, présentant une division médiane complète de la lèvre inférieure, empiétant sur la région sus-hyoïdienne, avec une division également médiane et complète du maxillaire inférieur. Il existait, en outre, une tumeur adhérente à l'extrémité antérieure du maxillaire, et une bride cutanée normale large de deux centimètres, étendue depuis le menton jusqu'à la partie supérieure du thorax. L'examen de la tumeur fait par Magitot démontre, ici encore, dans son intérieur, un maxillaire inférieur surnuméraire muni de follicules dentaires.

D'après Magitot, il ne faut pas voir dans la polygnathie un exemple d'inclusion fœtale, mais le résultat d'un dédoublement des bourgeons maxillaires, analogue à ce qui se passe dans la polymélie.

L'intérêt chirurgical de cette question, c'est que, dans certains cas, on a pu intervenir utilement. Faucon a pu débarrasser sa petite malade de sa tumeur, de même aussi Chevalier (de Provins) a pu pratiquer l'ablation du néoplasme dans le cas qui a été publié par Lannelongue.

Épignathie. — Sous le nom d'épignathie on oppose à l'hypognathie les tumeurs dermoïdes et tératoïdes implantées sur la mâchoire supérieure. Geoffroy Saint-Hilaire ne connaissait qu'un exemple de tératome implanté sur la voûte palatine. Depuis lors, les exemples se sont singulièrement multipliés, puisque MM. Lannelongue et Ménard ont pu en réunir 50 observations. Mais, comme le font observer ces auteurs, le terme *épignathie* a beaucoup dévié de sa signification primitive ; on y rattache en effet non seulement les tumeurs implantées sur le maxillaire supérieur, mais encore celles qui ont leur implantation sur la voûte palatine, sur le voile du palais, dans le pharynx, et même sur la base du crâne. Sous le rapport de la composition, on y rencontre des dermoïdes simples, analogues à ceux de la face et du cou, et aussi des tératomes à structure complexe, comme ceux du testicule, de l'ovaire et du périnée, et enfin des tumeurs parasitaires dans lesquelles se retrouvent des parties fœtales nettement reconnaissables. Toutefois, ce dernier groupe de tumeurs touche bien plus à la tératologie qu'à la chirurgie, puisque, sur 39 cas, il s'en trouve trois seulement se rapportant à des nouveau-nés en état de survivre.

Il en est tout autrement des dermoïdes simples des cavités de la face, qui donnent lieu à des considérations pratiques intéressantes. Elles sont toutefois beaucoup plus rares que les tumeurs complexes ; MM. Lannelongue et Ménard n'en comptent qu'une douzaine d'observations. Généralement, elles sont d'un petit volume et ne causent guère de gêne ; aussi passent-elles souvent inaperçues. Mais, comme les dermoïdes superficiels, elles peuvent, au moment de la puberté, prendre un grand développement et causer une gêne de la déglutition et de la respiration, qui rend leur extirpation nécessaire. Ces tumeurs étant généralement bien pédiculées, leur extirpation n'offrira le plus souvent, du reste, aucune difficulté.

IV. — HYPERTROPHIES CONGÉNITALES

Sous le nom d'hypertrophies congénitales, on décrit en clinique des faits très différents les uns des autres. Dans certains cas, il s'agit de parties qui ont subi un développement considérable, tout en conservant leur configuration extérieure normale ; dans d'autres, il s'agit de parties très irrégulièrement développées, ou même de

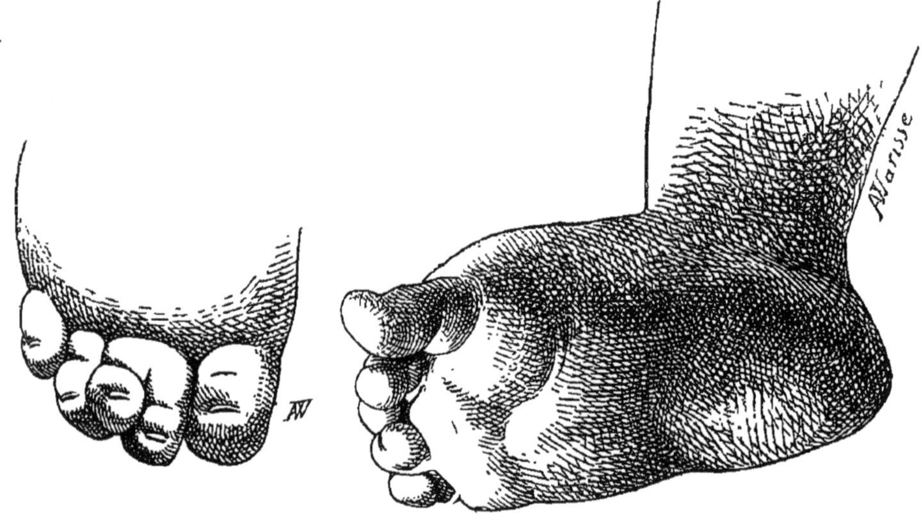

Fig. 159.

véritables tumeurs surajoutées. De là, la division en hypertrophies régulières et irrégulières que j'ai introduite dans cette étude, division qui présente, au point de vue pratique, le plus haut intérêt.

L'hypertrophie présente parfois ceci de particulier qu'elle occupe toute une moitié du corps. Dans un mémoire publié en 1869, MM. Trélat et Monod ont appelé l'attention sur cette forme spéciale. D'après eux, l'hypertrophie atteint de préférence le membre inférieur, et se rencontre surtout dans le sexe masculin. La peau présente souvent de l'hyperhydrose, de l'hyperthermie, de l'hypertrichose, de la kératose, souvent le membre atteint est le siège d'angiomes, de lipomes congénitaux, de varices capillaires.

Une observation publiée par Friedberg est remarquable en ce qu'au lieu d'occuper une moitié du corps, l'hypertrophie, dans ce cas, était croisée, portant à la fois sur le membre inférieur droit et sur le membre supérieur gauche.

Dans un travail publié en 1887, P. Wagner dit que l'examen des

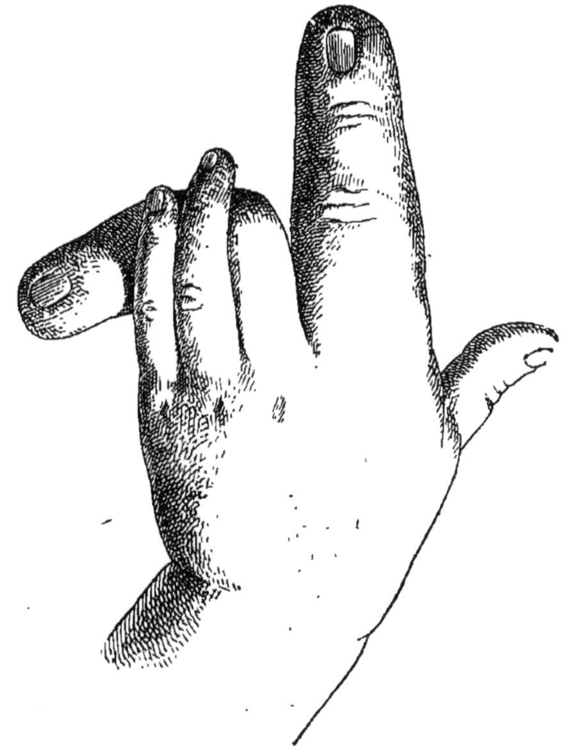

Fig. 460.

46 cas qu'il a pu réunir lui a démontré que l'affection se montre de préférence à gauche et aux membres inférieurs ; elle est plus fréquente dans le sexe masculin.

A côté des faits dans lesquels l'hypertrophie porte sur un membre en totalité, ou même sur toute une moitié du corps, il en est où l'extrémité terminale du membre, les orteils en particulier, sont le siège d'une hypertrophie irrégulière. A ce groupe de faits se rapportent les cas qui ont été décrits sous le nom de macrodactylie ou hypertrophie congénitale des doigts.

D'après les 43 observations de macrodactylie qu'il a pu relever,

M. Polaillon admet que le sexe masculin est plus fréquemment atteint que le sexe féminin ; 26 cas, en effet, ont été rencontrés chez l'homme, et 12 seulement chez la femme.

Sous le rapport de la fréquence avec laquelle les doigts sont atteints, les résultats sont les suivants :

Le pouce a été atteint........................	13 fois.
L'index............................	21 —
Le médius............................	28 —
L'annulaire............................	11 —
L'auriculaire............................	8 —

Il y a donc une prédominance marquée pour les trois premiers doigts, et, en particulier, pour l'index et le médius.

Habituellement plusieurs doigts sont atteints simultanément. Il est assez exceptionnel de voir les doigts hypertrophiés conserver leur forme et leur direction normale : souvent ils sont infléchis dans le sens antéro-postérieur ou déviés latéralement.

Une division importante consiste en ce que certains doigts sont régulièrement hypertrophiés dans tous leurs éléments, tandis que d'autres portent des masses graisseuses qui les déforment et leur donnent l'aspect de véritables tumeurs.

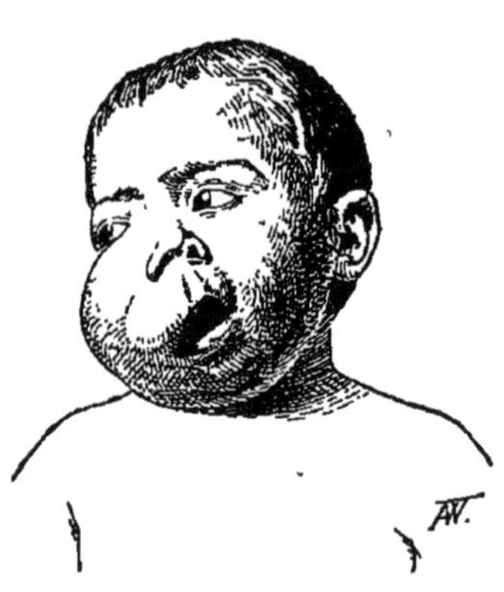

Fig. 461.

L'hypertrophie congénitale peut également porter sur les parties molles et sur les os de la face, comme c'était le cas chez une petite fille de notre service des Enfants-Assistés, dont nous donnons ici la photographie et que nous avons pu suivre pendant quatre ans.

Pathogénie des hypertrophies congénitales. — On peut rapporter aux trois catégories suivantes toutes les causes qui ont été invoquées pour expliquer la production des hypertrophies congénitales : 1° la théorie lymphatique ; 2° la théorie vasculaire sanguine ; 3° la théorie nerveuse.

D'ailleurs, tous les cas qui ont été publiés sous la dénomination d'hypertrophies congénitales ne sont pas de même nature, et ne sauraient être rapportés à une cause unique.

Il est des cas d'éléphantiasis congénital pour lesquels la théorie lymphatique doit être adoptée. Nous en donnerons comme exemple un fait présenté à la Société de chirurgie par M. Th. Anger. Il s'agit d'une petite fille de cinq mois portant, sur la face externe de la jambe et sur le dos du pied, une tumeur congénitale. La tuméfaction est blanche, résistante, se confond avec les parties voisines et

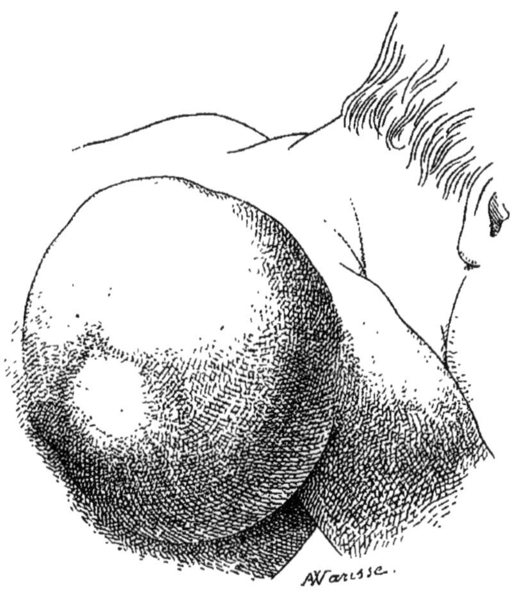

Fig. 462. — Lymphangiome kystique de l'épaule droite.

commence à deux travers de doigt au-dessous du genou, pour finir à un travers de doigt au-dessus de l'articulation tibio-tarsienne, qui est saine. La circonférence de la jambe du côté malade a 4 centimètres de plus que l'autre. La peau paraît saine, mais elle est *chagrinée*, adhérente ; la tumeur elle-même est adhérente à l'aponévrose. Ses limites ne sont pas nettes, et, pendant l'opération, M. Th. Anger ouvrit plusieurs petits kystes à la partie profonde de la tumeur.

On reconnaît, dans ces hypertrophies congénitales des membres, des ectasies lymphatiques semblables à celles qui constituent les hypertrophies de la langue et de la lèvre inférieure décrites sous les noms de macroglossie et de macrochilie.

Entre ces lymphangiomes simples, et les lymphangiomes kystiques, tels que les kystes séreux congénitaux du cou, il existe des degrés insensibles. D'ailleurs les lymphangiomes kystiques sont loin d'appartenir en propre à la région cervicale; on les trouve assez souvent à la région axillaire et sur tout le tronc. En voici un exemple rencontré par nous au niveau de l'omoplate droite sur une enfant de deux mois (voir fig. 462).

Restent les cas dans lesquels il s'agit d'hypertrophie simple ou régulière. Ici l'hypertrophie porte, non seulement sur les parties molles, mais encore sur le squelette; on a affaire à un développement gigantesque, limité à une partie du corps.

Deux théories ont été invoquées pour expliquer ces faits, la théorie vasculaire sanguine et la théorie nerveuse, MM. Trélat et Monod ont nettement formulé, dans leur mémoire, la théorie vasculaire. Lorsque, disent-ils, la circulation capillaire est ralentie par une cause quelconque. on observe un accroissement de volume, une suractivité fonctionnelle des parties nourries par ces capillaires. « C'est donc à la théorie vasculaire que nous nous rattachons pour expliquer les hypertrophies congénitales unilatérales. Ces lésions nous semblent relever primitivement d'une paralysie incomplète. Aussi, nous dirons volontiers, sans vouloir créer une expression vicieuse, que ce que nous avons décrit est un éléphantiasis vasculaire sanguin, tandis que la maladie qui porte habituellement ce nom, est un éléphantiasis lymphatique. »

Il est certain que, dans tous les cas où il y a stase veineuse, comme dans les anévrysmes artérioso-veineux, par exemple, on voit survenir des troubles trophiques. D'autre part, tous les auteurs s'accordent à noter la présence fréquente d'angiomes superficiels, sur les membres atteints d'hypertrophies congénitales. M. Duzéa, dans sa thèse, a insisté sur l'allongement des membres qui sont le siège d'angiomes superficiels. Chez les jeunes gens en voie de croissance, dit-il, une irritation quelconque portant sur le cartilage juxta-épiphysaire et sur le périoste, amène l'allongement du membre correspondant. Il est naturel d'admettre que la congestion épiphysaire et périostique causée par la présence d'un nævus entraîne un allongement hypertrophique de l'os.

Ainsi donc, la présence très fréquente de nævi superficiels sur les membres atteints d'hypertrophie congénitale, l'allongement du squelette dans les cas de nævi, les troubles trophiques survenant sous l'influence de la suractivité de la circulation capillaire, sont autant de circonstances qu'on peut invoquer à l'appui de la théorie vasculaire sanguine.

Reste la théorie nerveuse; on a rapporté aux nerfs trophiques les troubles de nutrition des membres. La même hypothèse a été faite pour l'hypertrophie congénitale. On a fait remarquer que les vastes nævi congénitaux observés sur les membres paraissent suivre parfois tel ou tel territoire nerveux. L'auteur d'une thèse récente, M. Leblanc, a même cherché à démontrer que, dans l'hypertrophie congénitale, les lésions ne suivent pas exactement le trajet de tel ou tel nerf, mais sont en rapport avec les métamères ou segments primordiaux, d'où viennent les éléments nerveux sensitifs des parties affectées. C'est, en un mot, l'adaptation à la théorie pathogénique de l'hypertrophie congénitale, de ce qui a été admis pour le zona et pour les nævi superficiels eux-mêmes. Mais c'est encore là pour le moment une simple hypothèse.

Traitement. — Quand il s'agit d'hypertrophie régulière, c'est-à-dire d'un membre normalement conformé, mais seulement augmenté de volume, le moyen à conseiller, c'est la compression élastique qui a pu procurer des succès. Peut-être aussi pourrait-on avoir recours à la ligature de l'artère principale du membre, qui a été conseillée dans l'éléphantiasis, et qui a donné des résultats dans la macroglossie. Dans tous les cas où il s'agit d'un développement monstrueux, irrégulier, avec ou sans tumeur surajoutée, l'amputation reste comme l'unique ressource. Encore a-t-on pu voir la maladie récidiver; ainsi, après l'amputation d'un ou de plusieurs doigts, on a pu voir l'hypertrophie se montrer de nouveau, et envahir la racine du membre.

CHAPITRE II

TUMEURS MALIGNES

Les tumeurs malignes sont loin d'être rares chez les enfants, et présentent, tant au point de vue anatomo-pathologique qu'au point de vue clinique, des particularités dignes d'intérêt. Au point de vue anatomo-pathologique, on peut dire que, si le cancer épithélial représente surtout le cancer des vieillards, le sarcome est le cancer des enfants; c'est, en effet, sous cette forme qu'il se manifeste dans l'immense majorité des cas.

Il n'est pas un point du corps qui ne puisse être, chez les enfants, le siège de tumeurs malignes. On les rencontre sur le tronc aussi bien que dans la continuité des membres; mais il est trois organes qui sont surtout, dans la première enfance, le siège de tumeurs malignes; ce sont l'œil, le rein et le testicule. Enfin, les phénomènes d'accroissement et de transformation rapide dont le système osseux est le siège rendent facilement compte de la grande fréquence de l'ostéo-sarcome à cette période de la vie. Il semble d'ailleurs que les tumeurs malignes participent de la vitalité énorme de tous les tissus pendant l'enfance; aussi se développent-elles à cet âge avec une énorme rapidité, ce qui ajoute encore à la gravité du pronostic.

Un point intéressant dans l'étude des tumeurs malignes chez les enfants, c'est celui qui a trait à l'époque de leur apparition. Il est des tumeurs qui sont bien réellement congénitales. Elles ont été en effet constatées au moment même de la naissance, parfois même, elles ont pu être la cause de dystocie. D'autres ont été observées chez de très jeunes enfants, mais seulement dans les mois qui ont suivi la naissance. L'existence de ces tumeurs congénitales, ou du moins apparues très peu de temps après la naissanee, a pu être invoquée à l'appui de la théorie de Cohnheim, qui voit dans l'existence de cellules embryonnaires, enfouies dans les tissus, et se mettant tout d'un coup à proliférer, l'origine des tumeurs malignes en général.

C'est du reste une volumineuse tumeur du rein gauche développée chez une petite fille de vingt mois, qui fut pour Cohnheim; l'occasion de formuler sa théorie. A l'autopsie, on constata que le rein gauche mesurant 25 centimètres de longueur et 17 centimètres de largeur était le siège d'une tumeur constituée par des fibres musculaires striées, groupées en faisceaux se croisant en tous sens; le rein droit était lui-même le siège d'une tumeur beaucoup plus petite.

Cohnheim rattache l'origine de ces tumeurs à un vice primitif de conformation. Il rappelle que le rein primitif se trouve en contact intime avec les protovertèbres, d'où dérive une grande partie de la musculature du tronc. Ne peut-on pas admettre, dit-il, que quelques cellules musculaires embryonnaires sont restées mélangées aux deux reins primitifs? Cela expliquerait l'origine des deux tumeurs musculaires au sein des reins définitifs. Quant aux nodules sarcomateux rencontrés dans la tumeur, Cohnheim se demande s'ils viennent d'une prolifération du tissu conjonctif intermusculaire, ou s'il faut y voir des éléments préparatoires destinés à se transformer dans la suite en fibres musculaires striées.

A côté de ces tumeurs dont le début a été noté dans les premiers mois qui ont suivi la naissance, il en est, avons-nous dit, qui ont été observées au moment même de l'accouchement. Nous en donnerons comme exemple une observation publiée par MM. Brindeau et Georghin. dans laquelle un sarcome du rein du fœtus s'accompagnait d'hydramnios. La mère, une primipare âgée de trente-trois ans, était enceinte de cinq mois. Son ventre augmentant rapidement, elle entra à la Maternité. L'utérus est celui d'une femme à terme, l'état général est mauvais, il y a de la dyspnée, des vomissements. On ponctionne les membranes; il s'écoule 7 litres de liquide. Le fœtus, du poids de 1 100 grammes, est atteint d'une tumeur du rein gauche, grosse comme une orange. Il s'agit d'un sarcome à petites cellules. L'hydramnios était dû à la gêne circulatoire du système veineux ombilical.

De Saint-Germain rapporte l'histoire d'une enfant venue au

monde avec une tumeur du volume d'une noisette, siégeant vers le tiers inférieur de l'avant-bras gauche. Cette tumeur paraissait avoir des adhérences profondes. Son volume grandit rapidement; la peau qui la recouvre s'amincit; une ponction exploratrice ne retire que du sang. En dix jours, la tumeur atteint le volume d'un œuf de poule. L'enfant est présenté à Dolbeau et à Nélaton; tous deux portent le diagnostic de tumeur maligne, et Nélaton propose l'amputation de l'avant-bras. C'est alors que de Saint-Germain fut appelé; il pratiqua l'ablation de la tumeur à l'aide de l'écraseur linéaire. Sept jours après, récidive du volume d'un gros œuf. Pendant six mois, on cautérise avec acharnement au chlorure de zinc et au galvano-cautère toute trace de repullulation. Au bout d'un certain temps, sans cause apparente, la repullulation cessa, et la cicatrisation s'opéra. L'enfant mourut à l'âge de deux ans, d'une broncho-pneumonie. L'examen histologique fait par M. Malassez montra qu'il s'agissait d'un sarcome embryonnaire.

Une question fort intéressante, c'est celle de la propagation cancéreuse de la mère au fœtus, que pose Friedreich à propos d'une observation personnelle. Ce fait est relatif à une femme de trente-sept ans, qui succomba quelques jours après l'accouchement et chez laquelle on constata, à l'autopsie, un carcinome du foie avec métastases dans les os, les mamelles, les ganglions. Or, l'enfant présentait, au-devant de la rotule gauche, une tumeur dont la constitution histologique était la même que celle des tumeurs maternelles. Friedreich regarde ce fait comme un exemple probant de généralisation qui s'est faite, pendant la vie intra-utérine, de la mère au fœtus. Sans être aussi affirmatif, il est du moins intéressant de poser la question.

Cancer de l'œil. — Le cancer de l'œil chez l'enfant est représenté surtout par le gliome de la rétine, répondant à ce qui a été étudié autrefois par Maunoir (de Genève) sous le nom de fongus médullaire de l'œil. Robin y voyait des tumeurs constituées par des éléments normaux de l'organisme, tumeurs à myélocytes, et possédant, comme telles, une certaine bénignité. L'observation clinique démontre au contraire que le gliome rétinien est une tumeur susceptible de présenter une très grande malignité. Toutefois on a sans doute aussi exagéré en ce sens, et les recherches modernes, telles que celles de Lagrange et de Wintersteiner, démontrent qu'à côté de gliomes très malins, véritables sarcomes, d'origine mésodermique (angio-sarcome tubuleux, sarcome à cellules rondes), il existe des gliomes relativement bénins, gliomes renfermant des éléments nerveux (neurogliomes, neuro-épithéliomes). De telle sorte qu'en définitive, tout en restant fort grave, le pronostic du gliome rétinien serait moins fatal qu'on ne le pensait jusqu'ici. Lagrange compte 20 guérisons sur 94 cas, et Wintersteiner, 68 guérisons sur 497 cas.

Étiologie et pathogénie. — Le gliome rétinien est surtout une affection de la première enfance; on le rencontre surtout de un à quatre ans; souvent même il est congénital, et, dans ce cas, il n'est pas très rare de voir les deux yeux être affectés, soit l'un après l'autre, soit simultanément. Parfois on l'a rencontré sur plusieurs membres d'une même famille.

Symptômes. — L'évolution du gliome, comme celle du cancer de l'œil en général, peut être divisée en 4 périodes : 1° période des troubles visuels; 2° période glaucomateuse; 3° période de perforation de la coque oculaire; 4° période de généralisation. Mais ce qui, chez le jeune enfant, rend très difficile l'étude clinique, c'est que, chez lui, ces quatre périodes ne se distinguent pas nettement les unes des autres. Chez les très jeunes enfants, les troubles visuels passent naturellement inaperçus; chez eux également la période glaucomateuse ne survient que tardivement, ou peut même passer inaperçue, étant donnée l'élasticité très grande de la sclérotique à cet âge. C'est seulement lorsque le néoplasme a proliféré dans l'intérieur du corps vitré, repoussant au-devant de lui la rétine décollée, qu'on est conduit à faire le diagnostic. On aperçoit alors dans le champ pupillaire, à travers la pupille dilatée, un reflet blanchâtre, chatoyant, connu en ophtalmologie sous le nom d'œil de chat amaurotique de Beer. Chez les jeunes enfants, il est facile de s'assurer que le petit malade ne suit pas du regard les déplacements qu'on imprime à un objet promené devant ses yeux; les réflexes palpébraux font défaut, quand l'objet est approché de l'œil. En même temps, comme nous l'avons dit, la pupille est dilatée, la chambre antérieure refoulée en avant; s'il y a simultanément des douleurs, et de l'augmentation de la tension intra-oculaire, le diagnostic devient évident. L'examen ophtalmoscopique permet de reconnaître, à côté de la rétine décollée avec ses vaisseaux normaux, le néoplasme possédant parfois une vascularisation propre, et un aspect chatoyant qui lui est particulier. Sans doute, il est bien certaines variétés de choroïdites plastiques et suppuratives qui, chez l'enfant, peuvent parfois donner naissance à des caractères analogues à ceux du gliome. Mais il s'agit ici de maladies infectieuses, liées à la présence de micro-organismes ; elles s'accompagnent de fièvre et, plutôt que du glaucome, elles occasionnent, dans l'immense majorité des cas, une diminution de la tension intra-oculaire.

Cette marche spéciale du gliome rétinien chez les très jeunes enfants ajoute singulièrement à la gravité du pronostic. En effet, pendant longtemps les petits malades n'accusant pas de douleurs, les troubles visuels restant inaperçus, le mal se propage au point de gagner l'épaisseur même de la sclérotique et le nerf optique, et les conditions de récidive sont beaucoup plus favorables quand on vient à pratiquer l'énucléation. On a même beaucoup de peine à faire accepter aux parents une intervention aussi radicale, pour une maladie qui se traduit uniquement par cette masse blanchâtre dans le champ pupillaire ; et cependant l'énucléation est, en pareil cas, la seule ressource, et elle donnera des résultats d'autant plus satisfaisants qu'elle aura été faite d'une façon plus précoce. Quand déjà le gliome a perforé la coque oculaire, il ne saurait plus être question d'énucléation ; c'est l'orbite en totalité qu'il faut vider de son contenu, par l'opération dite *exentération* de l'orbite. Mais trop souvent, en pareil cas, l'opération sera suivie de récidive, et on verra se produire la généralisation ; les ganglions pré-auriculaires et parotidiens sont envahis. Des tumeurs secondaires se forment au niveau du crâne et de la face ; la généralisation peut même, comme dans toutes les tumeurs malignes, gagner les os des membres et les différents viscères.

Cancer du testicule. — Le testicule est, comme l'œil, une des localisations les plus fréquentes des tumeurs malignes chez les enfants. C'est également dans la première enfance qu'on l'observe le plus souvent, et souvent aussi sous la forme de tumeurs mixtes dans lequelles le sarcome est associé à l'épithélioma, au myxome et à l'enchondrome.

Tout d'abord le diagnostic pourrait hésiter entre une tumeur maligne et la tuberculose du testicule ou la syphilis ; mais l'augmentation rapide de volume de la tumeur, l'impuissance du traitement spécifique viennent vite démontrer qu'il s'agit d'un néoplasme malin. De bonne heure, le cordon est envahi dans toute son étendue : au fur et à mesure que l'enfant maigrit, se cachectise, la tumeur augmente de volume, et parfois l'on peut sentir, à travers la paroi abdominale, la masse formée par les ganglions lombaires envahis. La marche est tellement envahissante, la malignité est si grande que le plus souvent la récidive survient à brève échéance, après la castration.

Tumeurs malignes du rein. — Bien qu'elles soient plus rares que chez l'adulte, les tumeurs malignes du rein se voient cependant dans l'enfance, et ce sont surtout des tumeurs de la première enfance. L'observation clinique de chaque jour le démontre. Pour en donner une bonne idée, nous citerons ici la statistique suivante, empruntée au livre de MM. Albarran et Imbert.

De 0 à 3 ans.......	89 cas.........	55	p. 100.
De 4 à 6 ans.......	42 —	25,50	—
De 7 à 9 ans......	21 —	12,70	—
De 10 à 12 ans. ..	7 —	4,30	—
De 13 à 15 ans....	6 —	3,60	—

Rappelons que c'est justement à propos d'une tumeur congénitale du rein gauche que Cohnheim a fait connaître sa théorie sur l'origine des tumeurs malignes en général.

Ce qui caractérise les tumeurs malignes du rein chez l'enfant, c'est leur début insidieux. Les hématuries sont beaucoup plus rares que chez l'adulte ; aussi le développement de l'abdomen est-il le plus souvent le premier signe qui attire l'attention ; et, quand on le constate, l'enfant est déjà parfois dans un état de cachexie avancée. Cette circonstance vient encore ajouter à la gravité du pronostic.

Les veines sous-cutanées abdominales peuvent être le siège d'un développement considérable ; mais le varicocèle, complication si fréquente des tumeurs du rein chez l'adulte, est exceptionnel chez l'enfant. Les tumeurs malignes du rein chez le jeune enfant sont susceptibles d'acquérir un développement énorme. Elles remplissent tout l'abdomen dont le volume contraste avec le reste du corps réduit à un degré d'émaciation extrême. Lorsqu'elles siègent du côté droit, elles se confondent avec la matité hépatique ; parfois, du reste, le foie lui-même est envahi par le néoplasme. Vu leur volume énorme, ces tumeurs donnent aisément naissance à des phénomènes de compression, compression du côté de l'uretère, d'où l'oligurie, ou l'anurie ; compressions nerveuses du côté des nerfs intercostaux, des branches du plexus lombaire et du nerf sciatique.

Le volume de la tumeur refoule parfois la colonne vertébrale et donne lieu à une déviation latérale du rachis. Citons encore comme complications possibles l'ascite, l'œdème de la paroi abdominale et des membres inférieurs.

La marche est excessivement rapide, et, le plus souvent, la mort survient en un an, ou même en quelques mois. Parfois le développement du néoplasme s'accompagne de fièvre, ainsi, du reste, que le fait a été depuis longtemps signalé par Estlander et par Verneuil pour le sarcome en général.

La mortalité est très considérable après les opérations, la récidive est habituelle. Cependant Albarran et Imbert conseillent l'intervention, même chez les enfants très jeunes, et avec des tumeurs très volumineuses. Pour ma part, d'après ce que j'ai vu jusqu'ici, je crains que ce conseil ne soit empreint d'un optimisme dangereux. Parfois les jeunes enfants succombent, même à une simple incision exploratrice. Il est évident qu'il faut tenir compte, avant tout, de l'état général, et s'abstenir si le petit malade est déjà cachectique. La voie abdominale est celle qui mérite la préférence, tant à cause du volume considérable de la tumeur que vu le peu de jour que donne l'incision lombaire chez les très jeunes enfants.

De l'ostéo-sarcome. — La vitalité très grande du tissu osseux pendant toute la période de croissance explique la production fréquente d'ostéo-sarcomes, comme du reste les autres affections du tissu osseux, pendant toute la durée de l'enfance et de l'adolescence. C'est surtout au niveau de l'extrémité épiphysaire des os longs que l'ostéo-sarcome prend son développement. Comme toutes les autres affections osseuses, il montre une prédilection toute particulière pour les épiphyses les plus fertiles, c'est-à-dire au membre inférieur, l'épiphyse inférieure du fémur et l'épiphyse supérieure du tibia ; au membre supérieur, l'épiphyse supérieure de l'humérus, les épiphyses inférieures du cubitus et du radius.

On y rencontre toutes les variétés du sarcome, c'est-à-dire le sarcome embryonnaire ou à cellules rondes, le sarcome fuso-cellulaire répondant aux anciennes tumeurs fibro-plastiques de Lebert, le sarcome périostique affectant parfois la forme de sarcome ostéoïde ou ossifiant, enfin le sarcome myéloïde et l'angio-sarcome. Ces dernières variétés donnent naissance à des tumeurs souvent d'un volume considérable, animées de souffle et de battements, constituant ce qu'on a désigné parfois sous le nom d'anévrysmes des os. On rencontre avec une prédilection marquée cette variété de sarcomes au niveau de l'extrémité supérieure du tibia.

Le diagnostic de l'ostéo-sarcome des membres peut donner naissance à des difficultés considérables. Tout d'abord il peut être confondu avec une arthrite tuberculeuse de l'articulation voisine. Mais, quand on peut facilement explorer les deux extrémités osseuses qui entrent dans la constitution de l'articulation, comme il arrive au niveau du coude et du genou, on est frappé de voir que le gonflement porte sur l'une seule de ces extrémités osseuses, par exemple, l'extrémité inférieure du fémur ou celle de l'humérus, tandis que, dans les arthrites tuberculeuses, les lésions se diffusent vite à la totalité de l'articulation. Parfois, on a noté, au cours de l'ostéo-sarcome, des paralysies de voisinage par compression ; le fait s'est vu notamment pour le nerf cubital au niveau du coude. Or, on ne l'observe pas dans les arthrites tuberculeuses.

S'agit-il d'une articulation profondément située, comme celle de la hanche, les difficultés sont encore beaucoup plus grandes. Toutefois, en cas d'ostéo-sarcome, on sera frappé par le volume de la tuméfaction, contrastant avec la conservation souvent très étendue des mouvements. C'est en effet un fait remarquable que l'intégrité des surfaces articulaires dans l'ostéo-sarcome pendant un temps fort long, et quelquefois même pendant toute la durée de la maladie. L'intensité des douleurs est aussi extrêmement frappante, et l'immobilisation dans un appareil convenable, qui amène si rapidement le soulagement des douleurs en cas d'arthrite tuberculeuse, reste impuissante dans l'ostéo-sarcome. C'est là une circonstance qu'on a invoquée comme signe différentiel. Enfin, aujourd'hui, nous avons dans la radiographie un auxiliaire précieux.

Il est encore une erreur de diagnostic dont il faut soigneusement se garder, c'est celle qui consiste à prendre pour un ostéo-sarcome le cal exubérant d'une fracture. On peut voir, en effet, et cela surtout chez de très jeunes enfants, parfois à la suite de fractures itératives, le cal prendre un volume énorme qui en impose pour une tumeur osseuse. Dans un cas même, on a pratiqué la désarticulation de l'épaule pour un cas de cette nature, croyant avoir affaire à un ostéo-sarcome. MM. Delbet et Broca ont cité des faits où l'erreur avait été commise; moi-même j'ai rapporté le cas d'un nouveau-né portant une volumineuse tumeur du bras que j'avais cru être un ostéo-sarcome; ce n'était en réalité qu'un cal exubérant, comme l'a montré la suite de l'observation. L'enfant a parfaitement guéri.

Si les ostéo-sarcomes des os longs des membres sont les plus importants par leur fréquence, il n'en est pas moins vrai que ces tumeurs peuvent se rencontrer sur toutes les pièces osseuses du squelette, sur les os courts, aussi bien que sur les os plats. Au niveau du bassin, sur l'os iliaque, les ostéo-sarcomes peuvent constituer des tumeurs volumineuses remplissant toute la fosse iliaque interne, et quelquefois même la région fessière. Ici, le diagnostic est à faire avec certaines ostéites tuberculeuses de l'os iliaque qui donnent naissance à des ossifications périostiques tellement volumineuses, qu'elles en imposent pour un néoplasme proprement dit. Il faut alors observer la marche de la maladie, l'ostéo-sarcome ayant une tendance incessante à l'augmentation de volume, tandis que, sous l'influence du repos et de l'immobilisation, l'ostéite tuberculeuse diminue parfois rapidement. Dans d'autres cas, la tumeur se ramollit et peut même devenir fluctante; c'est alors la ponction exploratrice qui, seule, permettra d'établir le diagnostic. La ponction, en cas d'ostéo-sarcome, ne fournira que du sang, parfois mélangé de débris sarcomateux, tandis qu'on retirera du pus, en cas d'ostéite tuberculeuse.

Au niveau des côtes et du sternum, on peut voir des sarcomes à marche excessivement rapide, s'accompagnant de fièvre et de fluctuation manifeste; aussi peut-on penser avoir affaire à une inflammation osseuse aiguë. C'est encore ici la ponction, qui, ne fournissant que du sang, viendra démontrer l'erreur.

Au niveau des mâchoires, l'ostéo-sarcome donne naissance à certaines variétés d'épulis, décrites par Eugène Nélaton dans sa thèse sous le nom de tumeurs à myéloplaxes. Elles constituent des tumeurs bosselées, irrégulières, d'une coloration rouge violacée, animées de battements. Elles débutent au niveau du collet de la dent, et s'infiltrent souvent dans l'interstice compris entre deux dents voisines. Partant autrefois de la notion des tumeurs homologues et hétérologues, et considérant que les myéloplaxes entrent dans la constitution de la moelle osseuse normale, on avait considéré, avec Robin et Eugène Nélaton, les tumeurs à myéloplaxes comme de nature bénigne. Il y a là une exagération manifeste; on a cité plus d'un cas de récidive et de généralisation à la suite d'extirpation de tumeurs à myéloplaxes des mâchoires. Il n'en est pas moins vrai que, comparée aux autres formes de l'ostéo-sarcome, la tumeur à myéloplaxes présente un réel degré de bénignité.

La seule ressource que nous ayons dans le traitement de l'ostéo-sarcome, c'est l'ablation très étendue du néoplasme. Prenant en considération ce fait que souvent le canal médullaire renferme des noyaux néoplasiques isolés, qui, en cas d'amputation, amèneraient une prompte récidive, on a conseillé de substituer, partout où on le pourra, la désarticulation du membre à l'amputation. Mais, en dépit des sacrifices les plus étendus, on voit survenir le plus souvent la récidive.

TABLE DES MATIÈRES

LIVRE PREMIER

MALADIES CHIRURGICALES D'ORIGINE CONGÉNITALE

PREMIÈRE SECTION

MALADIES CONGÉNITALES DU RACHIS, DE LA TÊTE ET DU COU

DEUXIÈME SECTION

MALADIES CONGÉNITALES DU TRONC

TROISIÈME SECTION

VICES DE CONFORMATION DES MEMBRES

LIVRE DEUXIÈME

LÉSIONS TRAUMATIQUES DE L'ENFANCE

LIVRE TROISIÈME

LÉSIONS INFLAMMATOIRES ET TROUBLES DE NUTRITION

PREMIÈRE SECTION

MALADIES DE L'APPAREIL LOCOMOTEUR

DEUXIÈME SECTION

MALADIES DES DIVERSES RÉGIONS

LIVRE IV

NÉOPLASMES OU TUMEURS

1112-05. — Coulommiers. Imp. Paul BRODARD. — 1-06.

Traité de Chirurgie

Publié sous la Direction

DE MM.

SIMON DUPLAY	PAUL RECLUS
Professeur de clinique chirurgicale à la Faculté de médecine de Paris, Chirurgien de l'Hôtel-Dieu. Membre de l'Académie de médecine.	Professeur agrégé à la Faculté de médecine de Paris, Chirurgien des hôpitaux, Membre de l'Académie de médecine

PAR MM.

BERGER — BROCA — PIERRE DELBET — DELENS — DEMOULIN
J.-L. FAURE — FORGUE — GÉRARD-MARCHANT — HARTMANN
HEYDENREICH — JALAGUIER — KIRMISSON — LAGRANGE — LEJARS
MICHAUX — NÉLATON — PEYROT — PONCET — QUÉNU — RICARD
RIEFFEL — SEGOND — TUFFIER — WALTHER

DEUXIÈME ÉDITION, ENTIÈREMENT REFONDUE

8 forts volumes grand in-8° avec nombreuses figures dans le texte **150** fr.

Tome I.

1 vol. avec 218 figures. . . . . **18** fr.

Tome II.

1 vol. avec 361 figures. . . . . **18** fr.

Tome III.

1 vol. avec 285 figures. . . . . **18** fr.

Tome IV.

1 vol. avec 354 figures. . . . . **18** fr.

Tome V.

1 vol. avec 187 figures. . . . . **20** fr.

Tome VI.

1 vol. avec 218 figures. . . . . **20** fr.

Tome VII.

1 vol. avec 297 figures. . . . . **25** fr.

Tome VIII.

1 vol. avec 163 figures. . . . . **20** fr.

Précis de Chirurgie cérébrale

Par Aug. BROCA

Chirurgien de l'hôpital Tenon, agrégé à la Faculté de médecine

1 vol. avec 58 figures. . . . . **6** fr.

Précis de Manuel opératoire

Par L.-H. FARABEUF

Professeur à la Faculté de Paris, Membre de l'Académie de médecine.

Nouvelle édition, 1 vol. in-8°, avec 799 figures dans le texte. **16** fr.

Les Fractures des Os longs

Leur traitement pratique

PAR LES D^rs

J. HENNEQUIN
Membre de la Société
de Chirurgie.

ROBERT LŒWY
Ancien interne des hôpitaux
Lauréat de l'Institut

1 volume in-8° avec 215 figures dans le texte,
dont 25 planches représentant 222 radiographies originales. . **16 fr.**

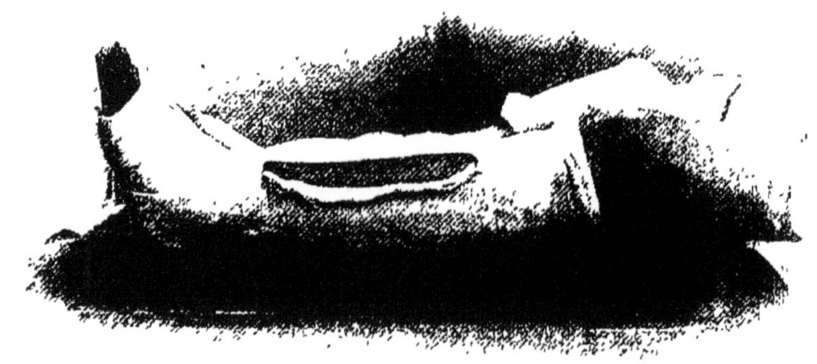

Fig. 41. — Appareil plâtré de jambe. Le lint a été incisé et rabattu pour permettre la surveillance de la région.

Manuel de Pathologie externe

Par MM. RECLUS, KIRMISSON, PEYROT, BOUILLY
Professeurs et agrégés à la Faculté de Paris, Chirurgiens des Hôpitaux.

Septième édition, entièrement refondue et largement illustrée

I. **Maladies des tissus et des organes**, par le Pr P. Reclus.
II. **Maladies des régions, Tête et Rachis**, par le Pr Kirmisson.
III. **Maladies des régions, Poitrine, Abdomen**, par le Dr Peyrot.
IV. **Maladies des régions, Organes génito-urinaires**, par le Dr Bouilly.

4 volumes in-8°. . . . . **40 fr.**

Chaque volume séparément **10 fr.**

Précis de Technique opératoire

PAR LES PROSECTEURS DE LA FACULTÉ DE MÉDECINE DE PARIS

Avec Introduction par le Professeur Paul BERGER

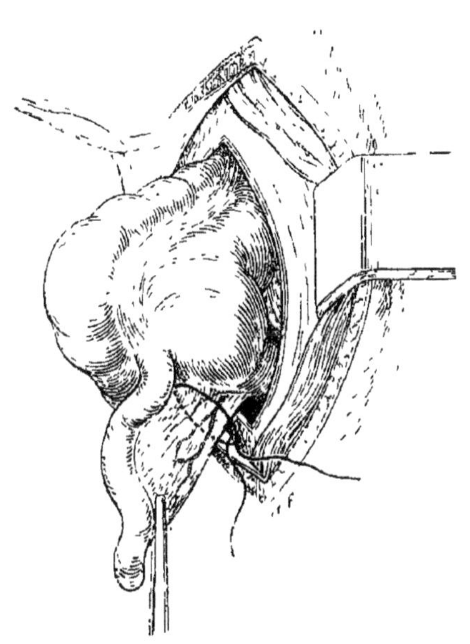

Ligature du méso-appendice.

Le *Précis de Technique opératoire* est divisé en 7 volumes.

Tête et cou, par CH. LENORMANT. — **Thorax et membre supérieur**, par A. SCHWARTZ. — **Abdomen**, par M. GUIBÉ. — **Appareil urinaire et appareil génital de l'homme**, par PIERRE DUVAL. — **Pratique courante et Chirurgie d'urgence**, par VICTOR VEAU. — **Membre inférieur**, par GEORGES LABEY. — **Appareil génital de la femme**, par R. PROUST.

Chaque volume, cart. toile et illustré d'environ 200 fig., la plupart originales. . . . . **4 fr. 50**

Petite Chirurgie Pratique

PAR LES DOCTEURS

Th. TUFFIER
Professeur agregé a la Faculte de Paris
Chirurgien de l'hopital Beaujon.

P. DESFOSSES
Ancien interne des hopitaux de Paris.

1 volume in-8° de 528 p., avec 307 figures, cartonné a l'anglaise. **10 fr.**

Traité des Maladies chirurgicales d'origine congénitale

Par le Pr KIRMISSON

Professeur de clinique chirurgicale infantile à la Faculté de médecine
Chirurgien de l'hôpital Trousseau. Membre de la Société de Chirurgie.

1 volume in-8°, avec 311 figures et 2 planches en couleurs . . . . **15** fr.

Les Difformités acquises de l'Appareil locomoteur

PENDANT L'ENFANCE ET L'ADOLESCENCE

Par le Pr KIRMISSON

1 volume in-8°, avec 430 figures dans le texte. . . . . **15** fr.

Leçons cliniques de Chirurgie infantile

Par A. BROCA

Professeur agrégé, Chirurgien de l'hôpital Tenon (Enfants-Malades)

DEUXIÈME SÉRIE

1 volume in-18, avec 99 figures. . . . . **10** fr.

Technique du Traitement de la Coxalgie

Par le Dr F. CALOT

Chirurgien en chef de l'hôpital Rothschild, de l'hôpital Cazin-Perrochaud, etc.

1 volume grand in-8° avec 178 figures dans le texte **7** fr.

Technique du Traitement de la Luxation Congénitale DE LA HANCHE

Par le Dr F. CALOT

e in-8° avec 206 figures et 5 planches en photocollographie. . **7** fr.

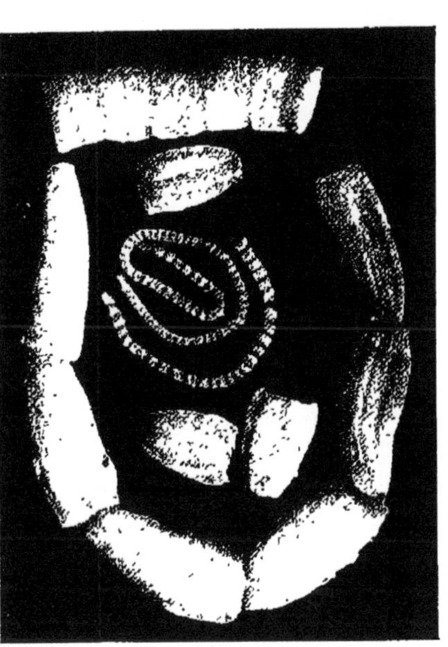

Manuel de Pathologie interne

PAR

Georges DIEULAFOY

Professeur à la Faculté de Paris, Médecin de l'Hôtel-Dieu,
Membre de l'Académie de médecine.

Quatorzième édition, entièrement refondue.

4 vol. in-16, avec figures en noir et en couleurs, cartonnés à l'anglaise. **32** fr.

Les Maladies infectieuses

Par G.-H. ROGER

Professeur à la Faculté de médecine de Paris,
Médecin de l'Hôpital de la porte d'Aubervilliers, Membre de la Société de Biologie.

1 vol. in-8 de 1520 p. publié en 2 fascicules avec fig. dans le texte. **28** fr.

Les Maladies microbiennes des Animaux

PAR

Ed. NOCARD ET **E. LECLAINCHE**

Professeur à l'École d'Alfort — Professeur à l'École de Toulouse

TROISIÈME ÉDITION REFONDUE ET AUGMENTÉE

2 volumes grand in-8°, formant ensemble 1312 pages. . . . . . **22** fr.

Vient de paraître :

Les différentes formes cliniques et sociales de la

Tuberculose pulmonaire

PRONOSTIC — DIAGNOSTIC

TRAITEMENT

PAR

G. DAREMBERG

Correspondant de l'Académie de médecine

1 volume in-8° de 400 pages broché . . . . **6** fr.

Traité de Pathologie générale

PUBLIÉ PAR

CH. BOUCHARD

MEMBRE DE L'INSTITUT
PROFESSEUR DE PATHOLOGIE GÉNÉRALE A LA FACULTÉ DE MÉDECINE DE PARIS

SECRÉTAIRE DE LA RÉDACTION

G.-H. ROGER

Professeur agrégé à la Faculté de médecine de Paris, Médecin des hôpitaux.

COLLABORATEURS :

MM. ARNOZAN — D'ARSONVAL — BENNI — R. BLANCHARD — BOINET — BOULAY — BOURCY — BRUN — CADIOT — CHABRIÉ — CHANTEMESSE — CHARRIN — CHAUFFARD — J. COURMONT — DEJERINE — PIERRE DELBET — DEVIC — DUCAMP — MATHIAS DUVAL — FÉRÉ — GAUCHER — GILBERT — GLEY — GOUGET — GUIGNARD — LOUIS GUINON — J.-F. GUYON — HALLÉ — HÉNOCQUE — HUGOUNENQ — LAMBLING — LANDOUZY — LAVERAN — LEBRETON — LE GENDRE — LEJARS — LE NOIR — LERMOYEZ — LESNÉ — LETULLE — LUBET-BARBON — MARFAN — MAYOR — MENETRIER — MORAX — NETTER — PIERRET — G.-H. ROGER — GABRIEL ROUX — RUFFER — SICARD — RAYMOND TRIPIER — VUILLEMIN — FERNAND WIDAL.

---

6 volumes grand in-8°, avec figures dans le texte . . **126** fr.

TOME I. — 1 vol. grand in-8° de 1018 pages, avec figures dans le texte. **18 fr.**

TOME II. — 1 vol. grand in-8° de 940 pages, avec figures dans le texte. **18 fr.**

TOME III. — 1 volume in-8° de 1400 pages, avec figures dans le texte, publié en deux fascicules . . . . **28 fr.**

TOME IV. — 1 volume in-8° de 719 pages, avec figures dans le texte . **16 fr.**

TOME V. — 1 volume in-8° de 1180 pages, avec nombreuses figures dans le texte . . . . **28 fr.**

TOME VI. — 1 volume in-8° de 635 pages, avec figures dans le texte. **18 fr.**

Chaque volume est vendu séparément.

Pathologie générale expérimentale

Processus généraux

PAR LES

Dr CHANTEMESSE
Professeur à la Faculté de Paris.

Dr PODWYSSOTZKY
Professeur à l'Université d'Odessa.

TOME I. — Histoire naturelle de la maladie. — Hérédité. — Atrophies. — Dégénérescence. — Concrétions. — Gangrènes.

1 vol. grand in-8°, avec 162 figures en noir et en couleurs. . . . **22** fr.

TOME II. — Hypertrophies. — Régénérations. — Tumeurs. — Pathologie de la circulation sanguine. — Pathologie du sang. — Pathologie de la lymphe et de la circulation lymphatique. — Inflammation. — Hypothermie. — Hyperthermie. — Fièvre.

1 vol. grand in-8°, avec 94 figures en noir et en couleurs. . . . **22** fr.

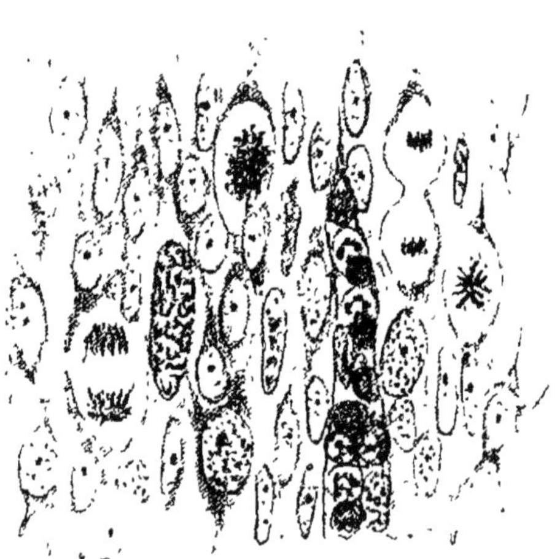

Fig. 70. — Cicatrice vieille de 5 jours.

Introduction à l'Étude de la Médecine

par le Dr H. ROGER
Professeur à la Faculté de Médecine de Paris.
Médecin de l'hôpital d'Aubervilliers.

Deuxième édition. 1 vol. in-8°, suivi d'un lexique des termes techniques, broché **9** fr., cartonné. . . . . **10** fr.

CHARCOT — BOUCHARD — BRISSAUD

BABINSKI — BALLET — P. BLOCQ — BOIX — BRAULT — CHANTEMESSE — CHARRIN
CHAUFFARD — COURTOIS-SUFFIT — DUTIL — GILBERT — GUIGNARD — L. GUINON
GEORGES GUINON — HALLION — LAMY — LE GENDRE — MARFAN — MARIE
MATHIEU — NETTER — ŒTTINGER — ANDRÉ PETIT — RICHARDIÈRE
ROGER — RUAULT — SOUQUES — THOINOT — THIBIERGE — TOLLEMER — FERNAND WIDAL

OUVRAGE COMPLET

TRAITÉ DE MÉDECINE

DEUXIÈME ÉDITION (*Entièrement refondue*)

PUBLIÉE SOUS LA DIRECTION DE MM.

BOUCHARD
Professeur à la Faculté de médecine de Paris,
Membre de l'Institut.

BRISSAUD
Professeur à la Faculté de médecine de Paris
Médecin de l'hôpital St-Antoine.

10 volumes grand in-8°, avec figures dans le texte. En souscription jusqu'à la publication du tome X. . . . . **150** fr.

TOME Ier

1 vol. grand in-8° de 845 pages avec figures dans le texte. . . . . **16** fr.

Les bactéries. — Pathologie générale infectieuse.— Troubles et maladies de la nutrition. — Maladies infectieuses communes à l'homme et aux animaux.

TOME II

1 vol. grand in-8° de 896 pages, avec figures dans le texte. . . . . . . **16** fr.

Fièvre typhoïde. — Maladies infectieuses. — Typhus exanthematique. — Fièvres éruptives. — Érysipèle. — Diphtérie. — Rhumatisme articulaire aigu. — Scorbut.

TOME III

1 vol. grand in-8° de 702 pages, avec figures dans le texte. . . . . . . **16** fr.

Maladies cutanées. — Maladies vénériennes. — Maladies du sang. — Intoxications.

TOME IV

1 vol. grand in-8° de 680 pages, avec figures dans le texte. . . . . . . **16** fr.

Maladies de l'estomac. — Maladies du pancréas. — Maladies de l'intestin. — Maladies du péritoine. — Maladies de la bouche et du pharynx.

TOME V

1 vol. grand in-8° de 943 pages, avec figures en noir et en couleurs dans le texte. . . . . **18** fr.

Maladies du foie et des voies biliaires. — Maladies du rein et des capsules surrénales. — Pathologie des organes hématopoiétiques et des glandes vasculaires sanguines, moelle osseuse, rate, ganglions, thyroïde, thymus.

TOME VI

1 vol. gr. in-8° de 612 pages avec figures dans le texte

14 fr.

Maladies du nez et du larynx. — Asthme. — Coqueluche. — Maladies des bronches. — Troubles de la circulation pulmonaire. — Maladies aigues du poumon.

TOME VII

1 vol. gr. in-8° de 550 pages, avec figures dans le texte.

14 fr.

Maladies chroniques du poumon. — Phtisie pulmonaire. — Maladies de la plèvre — Maladies du mediastin.

TOME VIII

1 vol. gr. in-8° de 580 pages, avec figures dans le texte.

14 fr.

Maladies du cœur. — Maladies des vaisseaux sanguins.

TOME IX

1 vol. gr. in-8° de 1092 pages, avec figures dans le texte.

18 fr.

Maladies de l'encéphale. — Maladies de la protubérance et du bulbe. — Maladies intrinsèques de la moelle epinière. — Maladies extrinsèques de la moelle epinière. — Maladies des méninges. — Syphilis des centres nerveux.

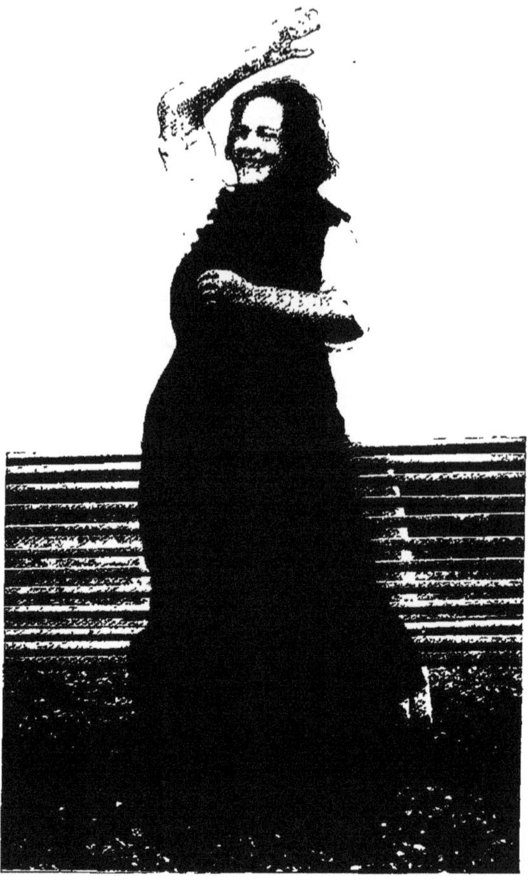

Figure extraite du TOME X sous presse.

Pour paraître le 10 Décembre 1905

TOME X et dernier

1 vol. grand in-8°, avec figures dans le texte.

Les névrites. — Maladies des nerfs et des muscles en particulier. — Tics, Crampes professionnelles. — Chorées, Myoclonies. — Maladie de Thomsen. — Paralysie agitante. — Myopathie primitive progressive. — Amyotrophie Charcot-Marie et Werding-Hoffmann. — Acromégalie, Achondroplasie, Gigantisme, Myxœdéme. — Goître exophtalmique. — Pathologie du grand Sympathique. — Neurasthénie. — Épilepsie. — Hystérie. — Paralysie générale. — Les psychoses.

Table analytique des 10 volumes

Traité de Physiologie

PAR

J.-P. MORAT
PROFESSEUR A L'UNIVERSITÉ DE LYON

Maurice DOYON
PROFESSEUR ADJOINT A LA FACULTÉ DE MÉDECINE DE LYON

5 volumes gr. in-8, avec figures en noir et en couleurs dans le texte.
En souscription : **60 fr.**

TOME I. **Fonctions élémentaires.** — Prolégomènes, contraction. — Secretion, milieu intérieur, avec 194 figures. . . . . **15** fr.

TOME II. **Fonctions d'innervation,** avec 263 figures. . . . . **15** fr.

TOME III. **Fonctions de nutrition.** — Circulation. — Calorification, avec 173 figures . . . . **12** fr.

TOME IV. **Fonctions de nutrition** (*suite et fin*). — Respiration ; excrétion. — Digestion, absorption, avec 167 figures. . . . . **12** fr.

Sous presse : TOME V ET DERNIER
Fonctions de relation et de reproduction.

Éléments de Physiologie Humaine

PAR

Léon FRÉDÉRICQ ET **J.-P. NUEL**
Professeurs à l'Université de Liege.

CINQUIÈME ÉDITION REVUE ET AUGMENTÉE

1 vol. grand in-8° de XXVI-716 p., avec 284 fig. . . . . . . **12** fr. **50**

Éléments de Chimie physiologique

PAR

Maurice Arthus
Chef de laboratoire à l'Institut Pasteur de Lille.

QUATRIÈME ÉDITION REVUE ET AUGMENTÉE

1 volume, avec figures . . . . **5** fr.

La Pratique Dermatologique

Traité de Dermatologie appliquée

PUBLIÉ SOUS LA DIRECTION DE MM.

ERNEST BESNIER, L. BROCQ, L. JACQUET

PAR MM.

AUDRY, BALZER, BARBE, BAROZZI, BARTHÉLEMY, BÉNARD, ERNEST BESNIER BODIN, BRAULT, BROCQ, DE BRUN, COURTOIS-SUFFIT, DU CASTEL, A. CASTEX, J. DARIER, DEHU, DOMINICI, W. DUBREUILH, HUDELO L. JACQUET, JEANSELME, J.-B. LAFFITTE, LENGLET, LEREDDE, MERKLEN, PERRIN, RAYNAUD, RIST, SABOURAUD, MARCEL SÉE, GEORGES THIBIERGE, TRÉMOLIÈRES, VEYRIÈRES.

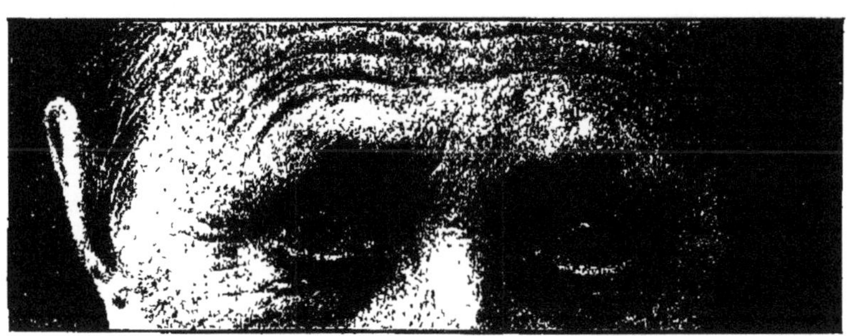

Tome IV. Agénésie sourcilière.

4 volumes reliés toile formant ensemble 3870 pages, et illustrés de 823 figures en noir et de 89 planches en couleurs . . . . . . **156** *fr.*
Chaque volume est vendu séparément.

TOME I. — 1 vol. avec 230 fig. et 24 planches . . . . **36** fr.

Anatomie et Physiologie de la Peau — Pathologie générale de la Peau. — Symptomatologie générale des Dermatoses. — Acanthosis nigricans à Ecthyma.

TOME II — 1 vol. avec 168 fig. et 21 planches. . . . . **40** fr.

Eczéma à Langue

TOME III. — 1 vol. ave 201 fig. et 19 planches . . . . **40** fr.

Lèpre à Pityriasis.

TOME IV. — 1 vol. avec 213 fig. et 25 planches . . . . . **40** fr.

Poils à Zona.

MANUEL ÉLÉMENTAIRE
de
Dermatologie topographique régionale

PAR

R. SABOURAUD

Chef du laboratoire de la Ville de Paris à l'hôpital Saint-Louis.

1 volume grand in-8°, de XII-736 pages avec 231 figures dans le texte
Broché . . . . **15** fr. | Relié toile . . . . **16** fr.

Ce livre, le premier ainsi conçu, réalise dans l'étude des maladies cutanées ce que représentent, pour la botanique élémentaire, les flores dichotomiques qui donnent le moyen de reconnaître une plante alors même qu'on la rencontre pour la première fois.

Thérapeutique des Maladies de la peau

PAR LE

Dr LEREDDE

Directeur de l'Établissement dermatologique de Paris.

1 vol. in-8° de 700 pages, broché . . . . **10** fr.

Les Maladies du Cuir chevelu

PAR LE

Dr R. SABOURAUD

Chef du Laboratoire de la Ville de Paris à l'hôpital Saint-Louis.

I. — Maladies séborrhéiques : Séborrhée, Acnés, Calvitie

1 vol. in-8°, avec 91 figures dont 40 aquarelles en couleurs. **10** fr.

II. — Maladies desquamatives : Pytiriasis et Alopécies pelliculaires

1 vol. in-8°, avec 122 fig. dans le texte en noir et en couleurs. **22** fr.

Traité de Gynécologie

Clinique et Opératoire

PAR **Samuel POZZI**

Professeur de Clinique gynécologique à la Faculté de médecine de Paris, Membre de l'Académie de médecine, Chirurgien de l'hôpital Broca.

QUATRIÈME ÉDITION ENTIÈREMENT REFONDUE

AVEC LA COLLABORATION DE **F. JAYLE**

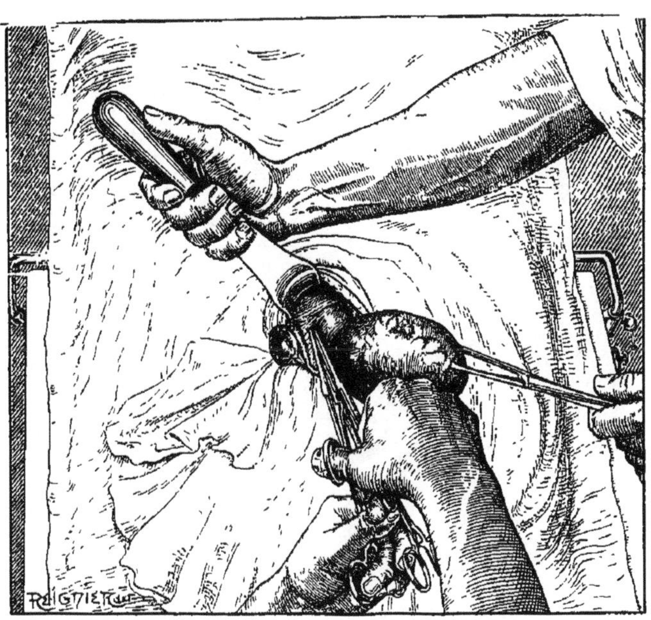

Vient de paraître :

Tome I. — Asepsie et Antisepsie. — Anesthésie. — Moyens de réunion et d'hémostase. — Exploration gynécologique. — Métrites. — Adénomes et adéno-myomes de l'utérus. — Cancer de l'utérus. — Sarcomes et endothéliomes de l'utérus. — Tumeurs utérines d'origine placentaire. — Déviations de l'utérus. — Prolapsus des organes génitaux. — Inversion de l'utérus. — Difformités du col de l'utérus. — Atrésie. — Sténose. — Atrophie. — Hypertrophie.

1 vol. grand in-8°, de xv-765 pages avec 526 figures dans le texte, relié toile. . . . . **20** fr.

Le Tome II actuellement sous presse sera vendu **15** *fr.*

A dater de l'apparition du Tome II le Tome premier ne sera plus vendu séparement et le prix de l'ouvrage complet sera porté à **40** *fr.*

Précis d'Histologie

Par M. Mathias DUVAL

Professeur à la Faculté de Paris, Membre de l'Académie de medecine.

Deuxième édition, revue et augmentée.

1 volume grand in-8°, avec 427 figures . . . . **18** fr.

Manuel d'Anatomie microscopique et d'Histologie

Par M. P.-E. LAUNOIS

Professeur agrégé, médecin des hôpitaux.

Préface de M. le Pr Mathias DUVAL

Deuxième édition refondue.

1 volume avec 261 figures. **8** fr.

Précis de Microbie

Technique et microbes pathogènes

Par M. le Dr L.-H. THOINOT

Professeur agrégé, médecin des hôpitaux

et E.-J. MASSELIN

Médecin-vétérinaire.

Quatrième édition, entièrement refondue.

1 volume, avec figures en noir et en couleurs. . . . . **8** fr.

Précis de Bactériologie médicale

Par F. BERLIOZ

Professeur à l'Université de Grenoble.

Avec une Préface du professeur LANDOUZY

1 volume avec figures . . . . **6** fr.

Trypanosomes et Trypanosomiases

PAR

A. LAVERAN
de l'Institut et de l'Académie de médecine.

F. MESNIL
Chef de Laboratoire a l'Institut Pasteur.

1 vol. grand in-8°, avec 61 figures et 1 planche en couleurs . **10** fr.

Traité d'Anatomie Pathologique Générale

PAR

R. TRIPIER

Professeur d'Anatomie pathologique
à la Faculté de médecine
de l'Université de Lyon.

1 vol. grand in-8° avec 239 figures en noir et en couleurs . . . . . . **25** fr.

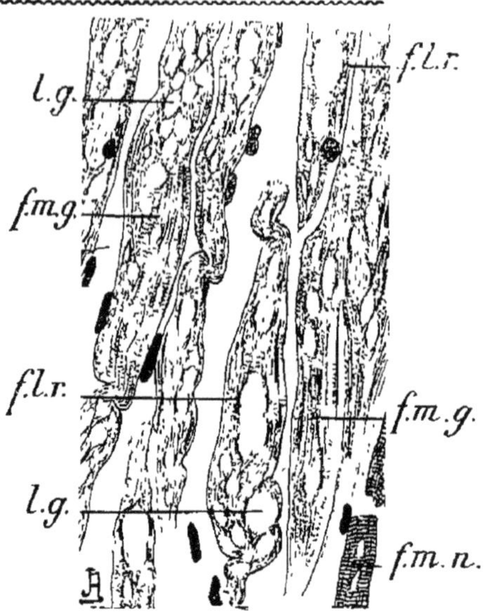

Fig. 11. — Fibres musculaires du cœur avec vacuoles précédemment occupées par la graisse, refoulant les fibrilles voisines.

f. m. n. fibres musculaires normales. *f. m. g.* fibres musculaires graisseuses. *l. g.* loges des vésicules graisseuses intra-musculaires. *f. l. r.* fibrilles longitudinales refoulées précédemment par la graisse.

Précis d'Anatomie Pathologique

Par M. L. BARD

Professeur à la Faculté de Lyon.

DEUXIÈME ÉDITION REVUE

1 volume, avec 125 figures . . . . **7** fr. **50**

La Pratique des Autopsies

Par M. LETULLE

Professeur agrégé, Médecin de l'hôpital Boucicaut.

1 vol. in-8° cavalier de 548 pages, avec 136 figures.

Broché . . . . **10** fr. | Cartonné à l'anglaise. **12** fr.

L'ŒUVRE MÉDICO-CHIRURGICAL (Dr CRITZMAN, Directeur).

SUITE DE MONOGRAPHIES CLINIQUES

SUR LES QUESTIONS NOUVELLES

EN MÉDECINE, EN CHIRURGIE ET EN BIOLOGIE

Chaque Monographie est vendue separément. . . . . 1 fr. **25**

Il est accepté des Abonnements pour une série de 10 Monographies consécutives, au prix à forfait et payable d'avance de **10** francs pour la France et **12** francs pour l'Etranger (port compris).

DERNIÈRES MONOGRAPHIES PUBLIÉES :

25. **L'Asepsie opératoire**, par MM. PIERRE DELBET, professeur agrégé, chirurgien des hôpitaux, et L. BIGEARD, chef de clinique adjoint.
26. **Anatomie chirurgicale et médecine opératoire de l'Oreille moyenne**, par AUG. BROCA, professeur agrégé.
27. **Traitements modernes de l'hypertrophie de la prostate**, par E. DESNOS.
28. **La Gastro-entérostomie**, par les professeurs ROUX et BOURGET.
29. **Les Ponctions rachidiennes accidentelles** et les complications des plaies du rachis, par E. MATHIEU, directeur du Val-de-Grâce.
30. **Le Ganglion lymphatique**, par M. DOMINICI.
31. **Les Leucocytes.** *Technique* (*Hématologie, cytologie*), par MM. le professeur COURMONT et F. MONTAGNARD.
32. **La Médication hémostatique**, par le Dr P. CARNOT, Dr ès sciences.
33. **L'Élongation trophique.** *Cure radicale des maux perforants, ulcères variqueux, etc., par l'élongation des nerfs*, par le Dr A. CHIPAULT, de Paris.
34. **Le Rhumatisme tuberculeux** (*pseudo-rhumatisme d'origine bacillaire*), par le professeur Antonin PONCET et Maurice MAILLAND.
35. **Les Consultations de nourrissons**, par Ch. MAYGRIER, agrégé.
36. **La Médication phosphorée**, par le Pr GILBERT et le Dr POSTERNAK.
37. **Pathogénie et traitement des névroses intestinales**, par le Dr GASTON LYON.
38. **De l'Enucléation des fibromes utérins**, par Th. TUFFIER, professeur agrégé, chirurgien de l'hôpital Beaujon.
39. **Le Rôle du sel en Pathologie**, par Ch. ACHARD, professeur agrégé.
40. **Le Rôle du sel en thérapeutique**, par Ch. ACHARD.
41. **Le traitement de la Syphilis**, par le professeur E. GAUCHER.
42. **Tics**, par le Dr HENRY MEIGE.
43. **Diagnostic de la Tuberculose par les nouveaux procédés de laboratoire**, par le Dr NATTAN LARIER, chef de clinique de la Faculté de Paris.

Encyclopédie Scientifique ⚘⚘⚘⚘⚘⚘⚘ ⚘⚘⚘⚘⚘⚘ des Aide-Mémoire

Publiée sous la direction de H. LÉAUTÉ, Membre de l'Institut

Au 1er Décembre 1905, 362 VOLUMES publiés

Chaque ouvrage forme un volume petit in-8°, vendu : Broché, **2** fr. **50**
Cartonné toile, **3** fr.

DERNIERS VOLUMES MÉDICAUX PUBLIÉS

dans la *SECTION DU BIOLOGISTE*

MALADIES DES VOIES URINAIRES, URÈTRE, VESSIE, par le Dr Bazy, chirurgien des hôpitaux, membre de la Société de chirurgie, 4 vol.

I. *Moyens d'exploration et traitement*. 2e édition. II. *Séméiologie*. III. *Thérapeutique générale. Médecine opératoire*. IV. *Therapeutique spéciale*.

LES FORMES CHIRURGICALES DE LA TUBERCULOSE INTESTINALE, par Leon Bérard et Maurice Patel, professeurs agregés à la Faculte de Lyon.

GUIDE DE L'ÉTUDIANT A L'HOPITAL, par A. Bergé, interne des hôpitaux. 2e edit.

BIOLOGIE GÉNÉRALE DES BACTÉRIES, par le Dr E. Bodin, professeur de Bactériologie à l'Université de Rennes.

LES BACTÉRIES DE L'AIR, DE L'EAU ET DU SOL, par E. Bodin.

L'OREILLE, par Pierre Bonnier, 5 vol.

I. *Anatomie de l'oreille*. II. *Pathogénie et mécanisme*. III. *Physiologie : Les Fonctions*. IV. *Symptomatologie de l'oreille*. V. *Pathologie de l'oreille*

PRÉCIS ÉLÉMENTAIRE DE DERMATOLOGIE, par MM. Brocq et Jacquet, médecins des hôpitaux de Paris. 2e édition, entièrement revue. 5 vol.

I. *Pathologie générale cutanée*. II. *Difformités cutanées, éruptions artificielles, dermatoses parasitaires*. III. *Dermatoses microbiennes et néoplasies*. IV. *Dermatoses inflammatoires*. V. *Dermatoses d'origine nerveuse. Formulaire*.

POISONS DE L'ORGANISME, POISONS DU TUBE DIGESTIF, par A. Charrin. 2e éd.

LA PELADE, par A. Chatin, membre de la Société de Dermatologie, et F. Trémolieres, ancien interne à l'hôpital Saint-Louis.

L'HYGIÈNE SCOLAIRE, par le Dr J. Delobel.

PROPHYLAXIE DU PALUDISME, par A. Laveran, membre de l'Institut.

EXAMEN ET SÉMÉIOTIQUE DU CŒUR, *Signes physiques*, par le Dr Pierre Merklen, médecin de l'hôpital Laënnec. 2e édition.

MOUSTIQUES ET MALADIES INFECTIEUSES. Guide pratique pour l'etude des moustiques, par les Drs Edmond et Etienne Sergent, de l'Institut Pasteur de Paris.

L'INANITION CHEZ LES DYSPEPTIQUES ET LES NERVEUX, par A. Mathieu, médecin a l'hôpital Andral et J.-Ch. Roux, ancien interne des hôpitaux.

L'HÉRÉDITÉ DE LA TUBERCULOSE, par J. Vires, professeur agrégé a la Faculte de Montpellier.

BRISSAUD. — **Leçons sur les maladies nerveuses** (Salpêtrière, 1893-1894), recueillies et publiées par Henry Meige. 1 vol. gr. in-8° avec 240 fig. (schémas et photog.) . . . . **18** fr.

— **Leçons sur les maladies nerveuses** (*Deuxième série*; hôpital St-Antoine), recueillies et publiées par Henry Meige. 1 vol. grand in-8°, avec 165 figures dans le texte . . . . **15** fr.

CHARRIN. — **Leçons de pathogénie appliquée.** *Clinique médicale, Hôtel-Dieu* (1895-1896), par A. Charrin, professeur agrégé, médecin des hôpitaux, directeur adjoint au laboratoire de Pathologie générale, assistant au Collège de France, Vice-président de la Société de Biologie. 1 vol. in-8° . . . . . **6** fr.

— **Les Défenses naturelles de l'organisme:** *Leçons professées au Collège de France*, par A. Charrin. 1 vol. in-8° . . . . **6** fr.

DIEULAFOY. — **Clinique médicale de l'Hôtel-Dieu de Paris,** par G. Dieulafoy, professeur de clinique médicale à la Faculté de médecine de Paris, médecin de l'Hôtel-Dieu, membre de l'Académie de médecine. 4 vol. gr. in-8°, avec figures dans le texte.

I. 1896-1897. 1 vol. in-8°. . . . . **10** fr.
II. 1897-1898. 1 vol. in-8°. . . . . **10** fr.
III. 1898-1899. 1 vol. in-8°. . . . . **10** fr.
IV. 1900-1901. 1 vol. in-8°. . . . . **10** fr.

DUCLAUX. — **Traité de microbiologie,** par E. Duclaux, membre de l'Institut, directeur de l'Institut Pasteur.

Tome I. *Microbiologie générale.* — Tome II. *Diastases, toxines et venins.* — Tome III. *Fermentation alcoolique.* — Tome IV. *Fermentations variées des diverses substances ternaires.* Chaque volume gr. in-8°, avec fig. **15** fr.

GAUTIER (A.). — **Cours de Chimie minérale et organique,** par M. Arm. Gautier, membre de l'Institut, professeur de chimie à la Faculté de médecine de Paris. *Deuxième édition*, revue et mise au courant des travaux les plus récents. 2 vol. grand in-8°, avec figures dans le texte.

I. *Chimie minérale.* 1 vol. grand in-8°, avec 244 fig. dans le texte. **16** fr.
II. *Chimie organique.* 1 vol. grand in-8°, avec 72 figures. . . . . . **16** fr.

— **Leçons de Chimie biologique normale et pathologique.** *Deuxième édition*, publiée avec la collaboration de M. Arthus, professeur de physiologie à l'Université de Fribourg. 1 vol. in-8°, avec 110 figures . . . . **18** fr.

HAYEM. — **Leçons sur les maladies du sang** (*Clinique de l'hôpital Saint-Antoine*), par Georges Hayem, professeur, médecin des hôpitaux, membre de l'Académie de médecine, recueillies par MM. E. Parmentier, médecin des hôpitaux, et R. Bensaude, chef du laboratoire d'anatomie pathologique à l'hôpital Saint-Antoine. 1 vol. in-8°, avec 4 planches en couleurs. . . **15** fr.

KIRMISSON. — **Leçons cliniques sur les maladies de l'appareil locomoteur** (*os, articulations, muscles*), par le Dr Kirmisson, professeur à la Faculté de médecine, chirurgien des hôpitaux, membre de la Société de chirurgie. 1 vol. in-8°, avec figures dans le texte . . . . **10** fr.

LAVERAN. — **Traité du Paludisme,** par A. Laveran, membre de l'Institut et de l'Académie de médecine. 1 vol. grand in-8°, avec 27 figures dans le texte et une planche en couleurs . . . . **10** fr.

— **Traité d'hygiène militaire,** par le Dr Laveran. 1 vol. in-8°, avec 270 figures . . . . **16** fr.

MEIGE (HENRY) ET **FEINDEL** (E.). — **Les Tics et leur Traitement.** Préface de M. le professeur BRISSAUD. 1 vol. in-8° de 640 pages . . . . **6** fr.

OLLIER. — **Traité expérimental et clinique de la régénération des os** et de la production artificielle du tissu osseux, par le Pr OLLIER, professeur de clinique chirurgicale à la Faculte de médecine de Lyon. 2 vol. in-8°, avec figures dans le texte et planches en taille-douce. (Grand prix de chirurgie.) **30** fr.

— **Traité des Résections** et des opérations conservatrices que l'on peut pratiquer sur le système osseux, par le Pr L. OLLIER. 3 vol. . . . . . . **50** fr.

I. *Introduction. — Résections en général.* 1 vol. in-8°, avec 127 fig. **16** fr.
II. *Résections en particulier. Membre supérieur.* 1 vol. in-8°, avec 156 figures . . . . **16** fr.
III. *Résections en particulier. Résections du membre inferieur, tête et tronc.* 1 vol. in-8°, avec 224 figures. . . . . **22** fr.

PANAS. — **Traité des maladies des yeux,** par PH. PANAS, professeur de clinique ophtalmologique à la Faculte de medecine, chirurgien de l'Hôtel-Dieu, membre de l'Académie de medecine, membre honoraire et ancien president de la Société de chirurgie. 2 vol. grand in-8°, avec 453 figures et 7 planches en couleurs. Reliés toile . . . . **40** fr.

PETIT (H.). — **Guide thérapeutique des Infirmeries régimentaires,** par le Dr HENRY PETIT, medecin-major de 1re classe. 1 vol. in-12 de 350 p., cartonne toile anglaise . . . . **3** fr. **50**

PONCET. — **Traité clinique de l'actinomycose humaine.** *Pseudo-actinomycoses et botryomycose,* par ANTONIN PONCET, professeur à l'Université de Lyon, et LEON BÉRARD, chef de clinique chirurgicale à l'Universite de Lyon. *Ouvrage couronne par l'Académie de medecine et par l'Institut.* 1 vol. in-8°, avec 45 figures dans le texte et 4 planches hors texte en couleurs . . . **12** fr.

PRUNIER. — **Les Médicaments chimiques,** par LÉON PRUNIER, membre de l'Academie de medecine, pharmacien en chef des hôpitaux de Paris, professeur à l'École supérieure de pharmacie.

I. *Composes minéraux.* 1 vol. gr. in-8°, avec 137 fig. dans le texte. **15** fr.
II. *Composes organiques.* 1 vol. gr. in-8°, avec 47 fig. dans le texte. **15** fr.

RANVIER. — **Traité technique d'histologie,** 2e ed., entièrement refondue et corrigée, par M. L. RANVIER, membre de l'Institut, professeur au Collège de France. 1 vol. grand in-8° de 880 pages, avec 414 gravures dans le texte et 1 planche en chromo. . . . . **12** fr.

RECLUS. — **L'anesthésie localisée par la cocaïne,** par PAUL RECLUS, professeur à la Faculte de Paris, chirurgien de l'hopital Laënnec. 1 vol. petit in-8° avec 59 figures dans le texte. . . . . **4** fr.

SOULIER (H.). — **Traité de Thérapeutique et de Pharmacologie,** par M. H. SOULIER, professeur a la Faculté de medecine de Lyon, membre correspondant de l'Academie de medecine. **Additionné d'un mémento formulaire des médicaments nouveaux** (1901). *Ouvrage couronne par l'Académie des Sciences et par l'Academie de medecine.* 2 vol. grand in-8°. . . . . **25** fr.

THIBIERGE. — **Syphilis et Déontologie,** par GEORGES THIBIERGE, médecin de l'hôpital Broca. 1 vol. in-8° broché. . . . . **5** fr.

EXTRAIT DE LA LISTE DES 46 PÉRIODIQUES SCIENTIFIQUES

Publiés par la Librairie MASSON et Cie

Revue de Gynécologie et de Chirurgie Abdominale

paraissant tous les deux mois SOUS LA DIRECTION DE

S. POZZI

Professeur de clinique gynécologique à la Faculté de médecine de Paris.

Secrétaire de la Rédaction : **F. JAYLE**

ABONNEMENT ANNUEL : FRANCE, **28** fr. UNION POSTALE, **30** fr.

Journal de Physiologie et de Pathologie générale

PUBLIÉ TOUS LES 2 MOIS PAR MM. LES PROFESSEURS

BOUCHARD ET **CHAUVEAU**

Comité de Rédaction : MM. J. Courmont, E. Gley, P. Teissier.

ABONNEMENT ANNUEL : Paris et Départements, **35** fr. — Union postale, **40** fr

---

Bulletin de l'Institut Pasteur

REVUES ET ANALYSES

COMITÉ DE RÉDACTION :

BERTRAND — A. BESREDKA — A. BORREL — C. DELEZENNE — A. MARIE — F. MESNIL

de l'Institut Pasteur de Paris.

Le **Bulletin** paraît deux fois par mois en fascicules grand in-8°, d'environ 50 pages.

ABONNEMENT ANNUEL : Paris, **22** fr. — Départements et Union Postale, **24** fr

---

Archives de Médecine Expérimentale et d'Anatomie pathologique

Fondées par J.-M. CHARCOT

Publiées tous les 2 mois par MM. GRANCHER, JOFFROY, LÉPINE

Secrétaires de la rédaction : CH. ACHARD, R. WURTZ

ABONNEMENT ANNUEL : Paris, **24** fr. — Départements, **25** fr. — Union postale, **26** fr.

Archives de Médecine des Enfants

PUBLIÉES TOUS LES MOIS PAR MM.

J. COMBY — J. GRANCHER — V. HUTINEL — O. LANNELONGUE

A.-B. MARFAN — P. MOIZARD — A. SEVESTRE

Dr **J. COMBY**, Directeur de la Publication.

ABONNEMENT ANNUEL : Paris et Départements, **14** fr. Union postale, **16** fr.

LE RADIUM

La Radioactivité & les Radiations

LES SCIENCES QUI S'Y RATTACHENT ET LEURS APPLICATIONS

Comité de direction : d'Arsonval, H. Becquerel, Béclère. R. Blondlot, Ch. Bouchard, P. Curie, Danysz, Debierne, Ch. Fery, Finsen. Ch. E Guillaume Oudin, Rubens. Rutherford

Secrétaire de la rédaction : Jacques DANNE.

LE RADIUM paraît le 1er de chaque mois par numéro de 32 pages in-4°
avec de nombreuses figures dans le texte

ABONNEMENT ANNUEL Paris et Départements . **12** fr. — Étranger. . . . **15** fr

50237. — Imprimerie LAHURE, rue de Fleurus, [illegible]

www.ingramcontent.com/pod-product-compliance
Ingram Content Group UK Ltd.
Pitfield, Milton Keynes, MK11 3LW, UK
UKHW021836190726
13855UKWH00001B/13